Psicopatologia Clínica
e Entrevista Psiquiátrica

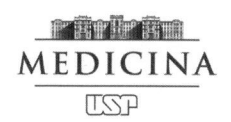 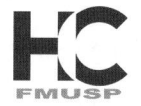 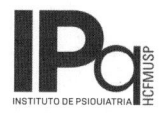

Psicopatologia Clínica e Entrevista Psiquiátrica

Editores

Gustavo Bonini Castellana

Flávio Guimarães-Fernandes

Eduardo Wagner Aratangy

Paulo Clemente Sallet

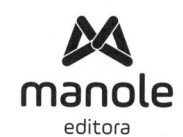

manole
editora

A edição desta obra foi financiada com recursos da Editora Manole Ltda., um projeto de iniciativa da Fundação Faculdade de Medicina em conjunto e com a anuência da Faculdade de Medicina da Universidade de São Paulo – FMUSP.

Logotipos *Copyright* © Faculdade de Medicina da Universidade de São Paulo
Copyright © Hospital das Clínicas – FMUSP
Copyright © Instituto de Psiquiatria do HCFMUSP

Capa e imagem da capa: Iuri Guião
Projeto gráfico: Departamento Editorial da Editora Manole
Produção editorial: Juliana Waku
Editoração eletrônica e ilustrações: Formato

CIP-BRASIL. CATALOGAÇÃO NA PUBLICAÇÃO
SINDICATO NACIONAL DOS EDITORES DE LIVROS, RJ

P969

Psicopatologia clínica e entrevista psiquiátrica / editores Gustavo Bonini Castellana ... [et al.]. - 1. ed. - Santana de Parnaíba [SP] : Manole, 2023.
; 23 cm.

Inclui bibliografia e índice
ISBN 978-65-5576-994-4

1. Psicopatologia. 2. Psicanálise. 3. Psiquiatria. I. Castellana, Gustavo Bonini.

22-79347

CDD: 616.89
CDU: 616.89

Gabriela Faray Ferreira Lopes - Bibliotecária - CRB-7/6643

Editora Manole Ltda.
Alameda América, 876
Tamboré – Santana de Parnaíba – SP – Brasil
CEP: 06543-315
Fone: (11) 4196-6000
www.manole.com.br | https://atendimento.manole.com.br/

Impresso no Brasil | *Printed in Brazil*

Editores

Gustavo Bonini Castellana
Psiquiatra especialista em Psiquiatria Forense pela Faculdade de Medicina da Universidade de São Paulo (FMUSP). Mestre e Doutor em Ciências pela FMUSP. Coordenador e professor da Pós-graduação em Psiquiatria Forense da EEP-HCFMUSP. Professor do curso de Psicopatologia e Entrevista Psiquiátrica da Residência em Psiquiatria do Instituto de Psiquiatria do Hospital das Clínicas da FMUSP (IPq-HCFMUSP).

Flávio Guimarães-Fernandes
Médico formado pela Faculdade de Medicina da Universidade de São Paulo (FMUSP). Psiquiatra pelo Instituto de Psiquiatria do Hospital das Clínicas da Faculdade de Medicina da Universidade de São Paulo (IPq-HCFMUSP). Coordenador do curso de Psicopatologia e Entrevista da Residência em Psiquiatria do IPq-HCFMUSP. Médico assistente do Hospital Dia e da Enfermaria de Agudos do IPq-HCFMUSP. Editor-chefe da *Revista Psicopatologia Fenomenológica Contemporânea*.

Eduardo Wagner Aratangy
Psiquiatra. Médico Supervisor do Instituto de Psiquiatria do Hospital das Clínicas da Faculdade de Medicina da Universidade de São Paulo.

Paulo Clemente Sallet
Doutor em Psiquiatria pela Faculdade de Medicina da Universidade de São Paulo (FMUSP). Professor Colaborador do Departamento de Psiquiatria da FMUSP. Coordenador do Programa de Residência Médica em Psiquiatria da FMUSP. Coordenador da Unidade de Agudos do Instituto de Psiquiatria do Hospital das Clínicas da FMUSP.

Autores

Alan Campos Luciano

Psiquiatra. Residência de Psiquiatria pela Faculdade de Medicina da Universidade de São Paulo (FMUSP). Doutorando em Ciências Médicas pela FMUSP. Médico Assistente do Hospital das Clínicas da FMUSP. Psiquiatra e Docente do Programa de Ansiedade (AMBAN) do Instituto de Psiquiatria do Hospital das Clínicas da FMUSP (IPq-HCFMUSP).

Alexandre de Lima Freitas

Psiquiatra e Psicoterapeuta. Analista junguiano pela Sociedade Brasileira de Psicologia Analítica, filiada à International for Analytical Psychology. Supervisor de residentes do Serviço de Psicoterapia do Instituto de Psiquiatria do Hospital das Clínicas da Faculdade de Medicina da Universidade de São Paulo (IPq-HCFMUSP).

Aline Jimi Myung Cho

Psiquiatra e psiquiatra infantil pelo Instituto de Psiquiatria do Hospital das Clínicas da Faculdade de Medicina da Universidade de São Paulo (IPq-HCFMUSP). Médica Supervisora do Ambulatório para o Desenvolvimento dos Relacionamentos e das Emoções (ADRE) do Serviço de Psiquiatria da Infância e Adolescência (SEPIA) do IPq-HCFMUSP. *Research Fellowship* na Yale University.

Aline Villalobo Correia

Médica graduada pela Universidade Federal de São Paulo (UNIFESP). Cursando residência médica em Psiquiatra no Instituto de Psiquiatria do Hospital das Clínicas da Faculdade de Medicina da Universidade de São Paulo (IPq-HCFMUSP).

Chei Tung Teng

Coordenador do Serviço de Interconsultas e Pronto-Socorro do Instituto de Psiquiatria do Hospital das Clínicas da Faculdade de Medicina da Universidade de São Paulo (IPq--HCFMUSP). Professor Colaborador do Departamento de Psiquiatria da FMUSP. Médico Supervisor do HCFMUSP. Membro da Associação Brasileira de Familiares, Amigos e Portadores de Transtornos Afetivos (ABRATA). Membro da Comissão de Emergência Psiquiátrica da Associação Brasileira de Psiquiatria (ABP). Doutorado pela FMUSP.

Dafini Ramos Brandão
Graduanda de Psicologia – Fundação Hermínio Ometto (FHO).

Daniel Santos Martins
Psicólogo. Mestrando em Psicologia Clínica. Especialista em Terapia Cognitivo-Comportamental. Colaborador do Programa de Ansiedade do Instituto de Psiquiatria do Hospital das Clínicas da Faculdade de Medicina da Universidade de São Paulo.

Daniela Ceron-Litvoc
Médica formada pela Faculdade de Medicina da Universidade de São Paulo (FMUSP). Psiquiatra pelo Instituto de Psiquiatria do Hospital das Clínicas da FMUSP (IPq-HCFMUSP). Docente do curso de Pós-graduação em Psicopatologia Fenomenológica pela Faculdade de Ciências Médicas da Santa Casa de São Paulo. Doutorado em Ciências Médicas pela Faculdade de Ciências Médicas da Santa Casa de São Paulo. Presidente da Sociedade Brasileira de Psicopatologia Fenômeno-Estrutural (SBPFE). Editora-Chefe da *Revista de Psicopatologia Fenomenológica Contemporânea*.

Débora Chou Feniman
Médica formada pela Faculdade de Medicina da Universidade de São Paulo (FMUSP). Residente de Psiquiatria pelo Instituto de Psiquiatria do Hospital das Clínicas da FMUSP (IPq-HCFMUSP).

Eduardo Wagner Aratangy
Psiquiatra. Médico Supervisor do Instituto de Psiquiatria do Hospital das Clínicas da Faculdade de Medicina da Universidade de São Paulo.

Fábio Moreira Vargas
Graduado em Filosofia pela Faculdade de Filosofia, Letras e Ciências Humanas da Universidade de São Paulo (USP). Igualmente licenciado em Filosofia pela mesma universidade, possuindo também Licenciatura em Sociologia. Doutorando do Instituto de Psicologia da Universidade de São Paulo (IP-USP), onde desenvolve pesquisa sobre filosofia da psicanálise, especificamente temas concernentes às relações da psicanálise freudiana com o pensamento filosófico alemão do século XVIII. Professor de Sociologia na Fundação Escola de Comércio Álvares Penteado (FECAP), entre outras instituições.

Felipe Corchs
Professor Colaborador Médico do Departamento de Psiquiatria da Faculdade de Medicina da Universidade de São Paulo (FMUSP). Médico Assistente do Instituto de Psiquiatria do Hospital das Clínicas da FMUSP (IPq-HCFMUSP). Coordenador do Grupo de Trauma e do Núcleo de Análise do Comportamento do Serviço de Psicoterapia do IPq-HCFMUSP.

Flavia Cardoso
Médica formada pela Faculdade de Medicina da Universidade de São Paulo (FMUSP). Residência em Psiquiatria pelo Instituto de Psiquiatria do Hospital das Clínicas da

FMUSP (IPq-HCFMUSP). Preceptora na residência médica em rede em Psiquiatria da Secretaria Municipal de Saúde de São Paulo e Psiquiatra do CAPS II Perdizes em São Paulo. Ex-preceptora da graduação da FMUSP. Psiquiatra voluntária do Programa da Mulher Dependente Química (PROMUD) do IPq-HCFMUSP.

Flávio GuimarãesFernandes

Médico formado pela Faculdade de Medicina da Universidade de São Paulo (FMUSP). Psiquiatra pelo Instituto de Psiquiatria do Hospital das Clínicas da Faculdade de Medicina da Universidade de São Paulo (IPq-HCFMUSP). Coordenador do curso de Psicopatologia e Entrevista da Residência em Psiquiatria do IPq-HCFMUSP. Médico assistente do Hospital Dia e da Enfermaria de Agudos do IPq-HCFMUSP. Editor-chefe da *Revista Psicopatologia Fenomenológica Contemporânea*.

Francisco Lotufo Neto

Professor Associado da Faculdade de Medicina e do Instituto de Psicologia da Universidade de São Paulo.

Gabriel Engel Becher

Médico pela Faculdade de Medicina da Universidade de São Paulo (FMUSP). Psiquiatra e psicoterapeuta pelo Instituto de Psiquiatria do Hospital das Clínicas da FMUSP (IPq-HCFMUSP). Filósofo pela Faculdade de Filosofia, Letras e Ciências Humanas da Universidade de São Paulo (FFLCH-USP). Membro da Sociedade Brasileira de Psicopatologia Fenômeno-estrutural (SBPFE). Supervisor do ambulatório didático do Grupo de Estudos em Sexualidade Humana (PROSEX) do IPq-HCFMUSP. Coordenador do Departamento de Parafilias da Associação Brasileira de Estudos em Medicina e Saúde Sexual (ABEMSS).

Gabriel Henrique Beraldi

Psiquiatra pelo Instituto de Psiquiatria do Hospital das Clínicas da Faculdade de Medicina da Universidade de São Paulo (IPq-HCFMUSP). Preceptor do Departamento de Psiquiatria da FMUSP. Membro do Programa Esquizofrenia (PROJESQ) do IPq-HCFMUSP.

Guilherme Braga Cliquet

Médico Psiquiatra graduado pela Faculdade de Medicina da Universidade de São Paulo (FMUSP). Preceptor da disciplina de Psiquiatria no Instituto de Psiquiatria do Hospital das Clínicas da FMUSP.

Gustavo Bonini Castellana

Psiquiatra especialista em Psiquiatria Forense pela Faculdade de Medicina da Universidade de São Paulo (FMUSP). Mestre e Doutor em Ciências pela FMUSP. Coordenador e professor da Pós-graduação em Psiquiatria Forense da EEP-HCFMUSP. Professor do curso de Psicopatologia e Entrevista Psiquiátrica da Residência em Psiquiatria do Instituto de Psiquiatria do Hospital das Clínicas da FMUSP (IPq-HCFMUSP).

Gustavo Gil Alarcão
Psicanalista, Membro associado à Sociedade Brasileira de Psicanálise de São Paulo. Psiquiatra. Doutor em Ciências pela Faculdade de Medicina da Universidade de São Paulo (FMUSP). Integrante da Coordenação do Núcleo de Psicanálise do Serviço de Psicoterapia do Hospital das Clínicas da FMUSP.

Isabella D'Andrea Garcia da Cruz
Médica formada pela Faculdade de Medicina da Universidade de São Paulo (FMUSP). Residência em Psiquiatria pelo Instituto de Psiquiatria do Hospital das Clínicas da FMUSP (IPq-HCFMUSP). Preceptora da Graduação da FMUSP. Revisora científica da segunda edição do tratado *Clínica psiquiátrica* do IPq-HCFMUSP.

José Gallucci Neto
Mestre em Psiquiatria pela Faculdade de Medicina da Universidade de São Paulo (FMUSP). Chefe da Unidade Metabólica do Instituto de Psiquiatria do Hospital das Clínicas da FMUSP (IPq-HCFMUSP). Diretor dos Serviços de ECT e Vídeo-EEG do IPq-HCFMUSP. Supervisor do Programa de Neuropsiquiatria do IPq-HCFMUSP. *International Fellow* da American Psychiatric Association. *Fellow* em ECT pela Columbia University – City of New York.

Júlia Cunha Loureiro
Psiquiatra. Graduação, Residência Médica e Subespecialidade em Psiquiatria Geriátrica pela Universidade Estadual de Campinas (UNICAMP). Doutoranda no Instituto de Psiquiatria do Hospital das Clínicas da Faculdade de Medicina da Universidade de São Paulo (IPq-HCFMUSP). Pesquisadora do Laboratório de Neurociências (LIM-27) do IPq-FMUSP.

Juliana Pinto Moreira dos Santos
Médica formada pela Faculdade de Medicina do ABC. Psiquiatra pela Universidade Federal de São Paulo (UNIFESP) e Psiquiatra da Infância e da Adolescência pelo Hospital das Clínicas de Porto Alegre (HCPA-UFRGS). Especialização em Psicopatologia Fenomenológica-Estrutural pela Faculdade de Ciências Médicas da Santa Casa de São Paulo (FCMSCSP). Mestranda pelo Departamento de Psiquiatria da UNIFESP.

Karla Mathias de Almeida
Mestre em Saúde Comunitária pelo Instituto de Saúde Coletiva da Universidade Federal da Bahia. Doutora em Ciências pela Universidade de São Paulo (USP). Professora Colaboradora do Departamento de Psiquiatria da Faculdade de Medicina da USP (FMUSP). Médica Assistente e Supervisora de Residentes do Instituto de Psiquiatria do Hospital das Clínicas da FMUSP (IPq-HCFMUSP). Vice-Coordenadora do Programa de Transtorno Bipolar (PROMAN) do IPq-HCFMUSP.

Liana Silva Tortato

Médica formada pela Faculdade de Medicina da Universidade de São Paulo (FMUSP). Residência em Psiquiatria pelo Instituto de Psiquiatria do Hospital das Clínicas da FMUSP (IPq-HCFMUSP). Preceptora da Graduação da FMUSP em 2020. Assistente de Ensino da Graduação da FMUSP em 2021. Revisora científica da segunda edição do tratado *Clínica psiquiátrica* do IPq-HCFMUSP.

Livia Emy Fukuda

Graduação em Medicina pela Faculdade de Medicina da Universidade de São Paulo (FMUSP). Residência em Psiquiatria pelo Instituto de Psiquiatria do Hospital das Clínicas da FMUSP (IPq-HCFMUSP). Membro da Sociedade Brasileira de Psicopatologia Fenômeno-Estrutural (SBPFE).

Louise de Lemos Bremberger

Psiquiatra pela Secretaria Municipal de Saúde de Mauá, SP. Estágio optativo na Enfermaria Jaspers de Psiquiatria na Universitatsklinikum Heidelberg. Pós-graduada em Psicopatologia Fenomenológica pela Faculdade de Ciências Médicas da Santa Casa de São Paulo (FCMSCSP). Preceptora do Ambulatório de Psiquiatria Geral da Secretaria Municipal de Saúde de Mauá, SP. Psiquiatra Colaboradora do Grupo de Estudos em Sexualidade Humana (PROSEX) do Instituto de Psiquiatria do Hospital das Clínicas da Faculdade de Medicina da Universidade de São Paulo (IPq-HCFMUSP). Membro do Departamento de Parafilias da Associação Brasileira de Estudos em Medicina e Saúde Sexual (ABEMSS).

Luara Nagata Otoch

Psiquiatra Geral e Psiquiatra da Infância e Adolescência pelo Instituto de Psiquiatria do Hospital das Clínicas da Faculdade de Medicina da Universidade de São Paulo (IPq-HCFMUSP). Colaboradora do Serviço de Psiquiatria da Infância e Adolescência do IPq-HCFMUSP.

Luca Schilling Gonçalves

Médico graduado pela Faculdade de Medicina da Universidade de São Paulo (FMUSP). Cursando residência médica em Psiquiatria no Instituto de Psiquiatria do Hospital das Clínicas da FMUSP (IPq-HCFMUSP).

Lucas Tokeshi

Graduação em Medicina pela Faculdade de Medicina da Universidade de São Paulo (FMUSP). Residência em Psiquiatria pelo Instituto de Psiquiatria do Hospital das Clínicas da FMUSP (IPq-HCFMUSP). Médico Psiquiatra do Grupo de Apoio Psicológico ao Aluno FMUSP (GRAPAL).

Luis Antonio Bozutti

Psiquiatra. Pós-graduação em Psicopatologia Fenomenológica, membro da Sociedade Brasileira de Psicopatologia Fenômeno-estrutural (SBPFE) e colaborador do PROJEPSI do Instituto de Psiquiatria do Hospital das Clínicas da Faculdade de Medicina da Universidade de São Paulo (IPq-HCFMUSP).

Luiza Magalhães de Oliveira
Médica graduada pela Universidade Federal de Pelotas. Psiquiatra pelo Instituto de Psiquiatria do Hospital das Clínicas da Faculdade de Medicina da Universidade de São Paulo.

Marcelo José Abduch Adas Brañas
Médico e Psiquiatra pela Faculdade de Medicina da Universidade de São Paulo (FMUSP). Supervisor e cofundador do Ambulatório para o Desenvolvimento dos Relacionamentos e das Emoções (ADRE) do Serviço de Psiquiatria da Infância e Adolescência (SEPIA) do Instituto de Psiquiatria do Hospital das Clínicas da FMUSP (IPq-HCFMUSP). *Research Fellowship* no Mclean Hospital, Harvard University. Treinador Oficial de *Good Psychiatric Management* pelo Gunderson Personality Disorders Institute (McLean Hospital).

Márcio Antonini Bernik
Médico Psiquiatra graduado pela Faculdade de Medicina da Universidade de São Paulo (FMUSP). Doutor em Ciências pelo Departamento de Psiquiatria da FMUSP. Coordenador do Programa de Ansiedade do Instituto de Psiquiatria do Hospital das Clínicas da FMUSP.

Marcos Signoretti Croci
Médico e Psiquiatra pela Faculdade de Medicina da Universidade de São Paulo (FMUSP). Supervisor e cofundador do Ambulatório para o Desenvolvimento dos Relacionamentos e das Emoções (ADRE) do Serviço de Psiquiatria da Infância e Adolescência (SEPIA) do Instituto de Psiquiatria do Hospital das Clínicas da FMUSP (IPq-HCFMUSP). *Research Fellowship* no Mclean Hospital, Harvard University. Treinador Oficial de *Good Psychiatric Management* pelo Gunderson Personality Disorders Institute (McLean Hospital).

Maria Odila Buti de Lima
Psiquiatra e Psicoterapeuta. Analista junguiana pela Sociedade Brasileira de Psicologia Analítica, filiada à International for Analytical Psychology. Supervisora de residentes do Serviço de Psiquiatria da Infância e Adolescência do Instituto de Psiquiatria do Hospital das Clínicas da Faculdade de Medicina da Universidade de São Paulo (IPq-HCFMUSP). Supervisora de residentes do Serviço de Psicoterapia do IPq-HCFMUSP.

Mariana Echegaray
Graduada em Medicina pela Universidade Federal da Bahia (UFBA). Residente em Psiquiatria pelo Instituto de Psiquiatria do Hospital das Clínicas da Faculdade de Medicina da Universidade de São Paulo (HCFMUSP).

Mauro Shigueharu Oide Junior

Graduação e residência médica em Psiquiatria pela Faculdade de Medicina da Universidade de São Paulo (FMUSP). Bacharelado em Educação Física pela Escola de Educação Física da Universidade de São Paulo (EEFUSP).

Melissa Tamelini

Médica pela Faculdade de Medicina da Universidade de São Paulo (FMUSP). Psiquiatra pelo Instituto de Psiquiatria do Hospital das Clínicas da FMUSP (IPq-HCFMUSP). Médico assistente da Enfermaria de Agudos do IPq-HCFMUSP entre 2008 e 2020. Docente do curso de Pós-graduação em Psicopatologia Fenomenológica pela Faculdade de Ciências Médicas da Santa Casa de São Paulo. Membro fundador da Sociedade Brasileira de Psicopatologia Fenômeno-Estrutural (SBPFE).

Michelle M. Vieira

Psicóloga graduada pela Universidade Federal de Juiz de Fora (UFJF). Especialista em Psicologia do Desenvolvimento Humano pela UFJF. Aprimoramento em Terapia Cognitivo Comportamental pelo AMBAN do Hospital das Clínicas da Faculdade de Medicina da Universidade de São Paulo (HCFMUSP). Colaboradora do Programa de Ansiedade do Instituto de Psiquiatria do HCFMUSP.

Natália Saldanha

Psiquiatra Geral com especialização em Psiquiatria da Infância e Adolescência. Graduada em Medicina na Universidade Federal de Alagoas (UFAL), com residência no Instituto Bairral de Psiquiatria e subespecialidade no Instituto de Psiquiatria do Hospital das Clínicas da Faculdade de Medicina da Universidade de São Paulo.

Nathaly de Oliveira Bosoni

Médica formada pela Universidade de São Paulo (USP). Residência em Psiquiatria pelo Instituto de Psiquiatria do Hospital das Clínicas da Faculdade de Medicina da Universidade de São Paulo (IPq-HCFMUSP).

Nicole Rezende da Costa

Psiquiatra. Especialista em Dependência Química e Transtornos do Impulso pelo Instituto de Psiquiatria do Hospital das Clínicas da FMUSP (IPq-HCFMUSP). Colaboradora do Programa Ambulatorial Integrado dos Transtornos do Impulso (PRO-AMITI) e do Programa Ambulatorial do Jogo (PRO-AMJO) do IPq-HCFMUSP.

Octávio Gonçalves Ribeiro

Geriatra. Médico graduado pela Faculdade de Medicina da Universidade de São Paulo (FMUSP). Residência em Clínica Médica e Geriatria pelo Hospital das Clínicas da FMUSP. Pós-graduado em Cuidados Paliativos pelo Instituto de Ensino e Pesquisa (IEP) do Hospital Sírio-Libanês. Médico colaborador do Ambulatório de Psiquiatria Geriátrica e do Ambulatório de Envelhecimento Cognitivo em Síndrome de Down do Laboratório de Neurociências LIM-27 do Hospital das Clínicas da FMUSP.

Oswaldo Ferreira Leite Netto

Diretor do Serviço de Psicoterapia do Hospital das Clínicas da Faculdade de Medicina da Universidade de São Paulo (HCFMUSP). Coordenador do Núcleo de Psicanálise do Serviço de Psicoterapia do HCFMUSP. Psicanalista, Membro efetivo e docente da Sociedade Brasileira de Psicanálise de São Paulo. Psiquiatra, Instituto de Psiquiatria do HCFMUSP.

Paulo Chenaud Neto

Psiquiatra. Médico graduado pela Universidade Federal da Bahia (UFBA). Residência Médica em Psiquiatria pela Faculdade de Medicina da Universidade de São Paulo (USP). Pós-graduado em Psicopatologia Fenomenológica pela Santa Casa de São Paulo.

Paulo Clemente Sallet

Doutor em Psiquiatria pela Faculdade de Medicina da Universidade de São Paulo (FMUSP). Professor Colaborador do Departamento de Psiquiatria da FMUSP. Coordenador do Programa de Residência Médica em Psiquiatria da FMUSP. Coordenador da Unidade de Agudos do Instituto de Psiquiatria do Hospital das Clínicas da FMUSP.

Renato Del Sant

Diretor do Hospital Dia de Adultos do Instituto de Psiquiatria do Hospital das Clínicas da Faculdade de Medicina da Universidade de São Paulo (IPq-HCFMUSP).

Renato Fernandes Lordello

Médico formado pela Universidade Federal de São Paulo (UNIFESP). Residente em Psiquiatria pelo Instituto de Psiquiatria do Hospital das Clínicas da Faculdade de Medicina da Universidade de São Paulo (IPq-HCFMUSP). Especialização em Psicopatologia Fenomenológica pela Faculdade de Ciências Médicas da Santa Casa de São Paulo.

Renato Luiz Marchetti

Psiquiatra. Doutor em Psiquiatria pela Faculdade de Medicina da Universidade de São Paulo (FMUSP). Médico assistente do Instituto de Psiquiatria do Hospital das Clínicas da FMUSP (IPq-HCFMUSP). Coordenador do PROJEPSI do IPq-HCFMUSP.

Rodrigo Lage Leite

Psicanalista, Membro associado à Sociedade Brasileira de Psicanálise de São Paulo. Psiquiatra, Instituto de Psiquiatria do Hospital das Clínicas da Faculdade de Medicina da Universidade de São Paulo (IPq-HCFMUSP). Pós-graduando do Departamento de Psiquiatria da FMUSP. Integrante da Coordenação do Núcleo de Psicanálise do Serviço de Psicoterapia do HCFMUSP.

Thaís de Castro Gazotti

Psicóloga pela Pontifícia Universidade Católica de Campinas (PUCCAMP). Mestre em Psicologia (PUCCAMP). Aprimorada em tratamento para Transtornos Alimentares no AMBULIM do Instituto de Psiquiatria do Hospital das Clínicas da Faculdade de

Medicina da Universidade de São Paulo (IPq-HCFMUSP). Psicopatologista Fenômeno-estrutural (FCMSCSP). Doutoranda em Ciências (FMUSP). Membro da Sociedade Brasileira de Psicopatologia Fenômeno-estrutural (SBPFE). Psicoterapeuta individual e familiar da ECAL e do AMBULIM. Coordenadora do Grupo de Apoio Multifamiliar do AMBULIM.

Thiago Fernando da Silva
Médico Psiquiatra, especialista em Psiquiatria Forense pelo Instituto de Psiquiatria do Hospital das Clínicas da Faculdade de Medicina da Universidade de São Paulo (IPq-HCFMUSP). Membro do Núcleo de Psiquiatria Forense e Psicologia Jurídica (NUFOR) do IPq-HCFMUSP. Doutorando pelo Instituto de Ensino e Pesquisa do Hospital Sírio-Libanês. Professor da Pós-graduação em Psiquiatria Forense do IPq-HCFMUSP.

Thiago Pacheco de Almeida Sampaio
Psicólogo. Doutor pelo Instituto de Psicologia da Universidade de São Paulo. Mestre em Ciências pela Faculdade de Medicina da Universidade de São Paulo (FMUSP). Colaborador do Programa de Ansiedade do Instituto de Psiquiatria do Hospital das Clínicas da FMUSP.

Thiago Viegas Gomes Lins
Psiquiatra pelo Instituto de Psiquiatria do Hospital das Clínicas da Faculdade de Medicina da Universidade de São Paulo (IPq-HCFMUSP). Pós-graduado em Psicopatologia Fenomenológica pela Faculdade de Ciências Médicas da Santa Casa de São Paulo (FCMSCSP). Psiquiatra da Universidade Federal da Paraíba (UFPB).

Volnei Vinícius Ribeiro da Costa
Médico psiquiatra, membro do conselho científico da Associação Brasileira de Familiares, Amigos e Portadores de Transtornos Afetivos (ABRATA).

William Isao Miyamoto
Psiquiatra pelo Instituto de Psiquiatria do Hospital das Clínicas da Faculdade de Medicina da Universidade de São Paulo (IPq-HCFMUSP). Membro da Sociedade Brasileira de Psicopatologia Fenômeno-estrutural (SBPFE).

Sumário

SEÇÃO IV   AS SÍNDROMES PSICOPATOLÓGICAS

Prefácio

Profissionais da saúde mental se interessam pelos novos livros editados sobre psicopatologia. O motivo é compreensível, pois a psicopatologia é a ciência nuclear da psiquiatria. Por que ciência fundamental? O sofrimento mental difere do sofrimento das doenças somáticas. Enquanto nas especialidades corporais (cardiologia, ortopedia, oftalmologia, neurologia, etc.) o paciente sofre por um sintoma (respiratório, locomotor, sensorial, etc.) o paciente psiquiátrico sofre por um sentido do sintoma, que ao observador é "sem sentido", mas ao paciente tem sentido extremamente significativo que o impede de realizar-se existencialmente.

O fóbico tem medo de algo sem sentido para os outros, o paciente com transtorno obsessivo-compulsivo empresta ao mundo em que vive um sentido mágico ameaçador, o paranoide sofre das perseguições emprestando sentidos hostis aos objetos percebidos. O doente somático, mesmo sofrendo do sintoma decorrente de sua doença, procura continuar a realização da sua vida, o paralítico treina para poder competir em esportes, o amaurótico continua exercendo atividades profissionais, o cardiopata procura apoderar-se mesmo com limitações sérias decorrentes. O paciente psiquiátrico, ao contrário, pelo sentido estranho que confere a um sintoma, paralisa sua realização existencial.

O paralítico conversivo não mais sai de casa, o amaurótico psicogênico se torna totalmente incapaz de viver, o rapaz hígido fisicamente com neurose cardíaca deixa de estudar, de trabalhar, de se relacionar socialmente, seja pelas constantes visitas aos pronto-socorros, pelos quadros de pânico ou por se atemorizar pela perspectiva de morte. Transtorno mental é sempre grave! Esta é a diferença da psiquiatria com as outras especialidades médicas. E somente pela psicopatologia pode o observador compreender este "sentido sem sentido".

A psicopatologia ensina, por meio das vivências, do exame psíquico, expressões corporais, descrição de comportamentos, do envolvimento social, profissional, acadêmico, lúdico, afetivo, da biografia da concepção de mundo, permitindo ao examinador intuir o sentido vivencial patológico. É uma tarefa árdua, conseguida após vários encontros. Psicopatologia, a ciência que permite empatizar-se com a alma do paciente que sofre.

Este livro vem tratar da psicopatologia ministrada no curso da Residência do Departamento de Psiquiatria da Faculdade de Medicina da Universidade de São Paulo. Essa é a novidade, uma psicopatologia que nasce da prática e não simplesmente embasada em fundamentos teóricos. Em aulas de psicopatologia deve haver uma tensão conflitiva entre os alunos e o professor, aparecendo o viés das diversas doutrinas. Uma aula de psicopatologia sempre termina com dúvidas, indagações, respostas a serem procuradas; aula de psicopatologia transcorrida em clima de paz não deve ter sido boa. A atual obra nasce dessas discussões que os queridos residentes levantam. Parabéns, então, aos organizadores do curso e deste livro.

As aulas ministradas, que nortearam o formato deste livro, abordam os conceitos fundamentais da psicopatologia, servindo de aprendizado e aprimoramento tanto ao residente quanto ao psiquiatra experiente, questões sobre o que se considera patológico, a necessidade da contribuição da filosofia, a questão das neurociências e psicopatologia, as técnicas e os modelos de entrevistas, fundamentais na propedêutica, que em psiquiatria constituem a única propedêutica que também é terapêutica, pois uma entrevista bem conduzida alivia o paciente e solidifica a adesão ao profissional. Na seção sobre a objetivação da psique pelo exame psíquico, esta obra discorre de forma profunda e didática sobre as diversas funções. Finalmente, como Karl Jaspers cita, o psicopatólogo é um médico que faz diagnóstico, enquanto o livro explana o estudo da nosologia no item sobre as principais síndromes.

Parabéns a todos que contribuíram para a realização deste livro; é agradável, útil e leitura meditativa para todos.

Prof. Renato Del Sant
Diretor do Hospital Dia de Adultos do Instituto de Psiquiatria do Hospital das Clínicas da Faculdade de Medicina da Universidade de São Paulo (IPq-HCFMUSP). Mestre em Psiquiatria pela FMUSP. Coordenador do Curso de Psicopatologia do Programa de Residência Médica em Psiquiatria da FMUSP.

Introdução

Este manual surgiu no intuito de reunir e sedimentar os ensinamentos do Curso de Psicopatologia e Entrevista Psiquiátrica ministrado aos Residentes do Programa de Residência Médica da Faculdade de Medicina da Universidade de São Paulo (Instituto de Psiquiatria do Hospital das Clínicas da FMUSP – IPq-HCFMUSP).

Além do trabalho de editores e autores de capítulos, diversos professores e autores nacionais e internacionais nos inspiraram para que fosse possível a realização desta obra. Muitos são citados na bibliografia, outros transmitiram e transmitem até hoje seu conhecimento por meio de publicações, aulas teóricas, supervisões de caso, postura e visão de mundo. Como ilustres representantes dessa estirpe, os Professores Renato Del Sant e Renato Luís Marchetti são dignos de menção honrosa. Embora não tenham atuado diretamente na elaboração deste livro, pavimentaram sua construção por meio de seu imenso esforço e legado para com inúmeras gerações de psiquiatras formados nesta instituição. Ambos coordenaram o Curso de Psicopatologia e Entrevista Psiquiátrica do Programa de Residência durante muitos anos e constituem grandes referências na área, não somente em nossa Universidade, mas em todo o Brasil.

Assim, o livro nasceu de uma demanda prática: organizar o conhecimento acumulado pelos profissionais do IPq-HCFMUSP – professores, assistentes e residentes – sobre Psicopatologia e Entrevista Psiquiátrica. Embora estes temas estejam menos presentes em congressos e publicações científicas, constituem um conhecimento essencial à formação e prática psiquiátricas de todos os profissionais envolvidos em saúde mental.

O avanço das neurociências nas últimas décadas tem fomentado um ressurgimento e refinamento da psicopatologia com bases mais ecléticas, em que humildade científica e espírito crítico na depuração de vieses ideológicos permitem um diálogo enriquecedor entre ambas. Contudo, o treinamento em Psicopatologia e Entrevista Psiquiátrica permanece como instrumento vital na formulação diagnóstica válida e confiável, por sua vez imprescindível à formulação diagnóstica e à elaboração de plano terapêutico adequado aos nossos pacientes.

Ao longo da formação médica há sobreposição entre os papéis de aluno e professor, uma característica ainda mais marcante em Psiquiatria, área na qual o conhecimento formal adquirido durante os anos de graduação e residência é apenas parte do necessário para uma boa atuação profissional. A passagem do papel de aluno da graduação em Medicina para o de residente em Psiquiatria e depois para assistente em Psiquiatria, por mais que seja interposta por exames que atestam qualificações, costuma se dar de forma orgânica. Mal percebemos quando mudamos de um papel para o outro, quando recebemos ou transmitimos conhecimento aos pares. Fato é que somos todos alunos em contínua formação quando o assunto é psicopatologia, o que não é mero exercício de humildade, mas uma clara realidade nessa área em que o desenvolvimento profissional nunca cessa, exigindo de nós mente aberta e constante curiosidade para com os diversos campos do saber que permeiam a psicopatologia.

Resumir todo o conhecimento disponível sobre o tema neste livro foi um grande exercício de aprendizado e responsabilidade, já que pela primeira vez o Departamento e Instituto de Psiquiatria da FMUSP lança seu próprio manual de psicopatologia, a ciência mãe da Psiquiatria, e de entrevista psiquiátrica, cuja prática também envolve o que possa haver de arte na nossa profissão. Tentamos ao máximo atender a essa responsabilidade criando um texto coeso, coerente e compreensível que abarcasse todos os grandes temas da psicopatologia e de sua descendente direta, a entrevista psiquiátrica.

O livro está organizado em quatro seções interdependentes: na primeira, apresentamos os fundamentos da psicopatologia, com suas definições, histórico e articulações com as principais áreas do conhecimento em interface com a psicopatologia; na segunda seção, as principais técnicas da entrevista psiquiátrica são exploradas em contextos específicos de atuação, permitindo o aprofundamento necessário em cada situação clínica; na terceira seção, apresentamos o exame psíquico conforme o Sistema AMPD (Associação para Metodologia e Documentação em Psiquiatria) com o fim de uniformizar a linguagem psicopatológica utilizada na clínica psiquiátrica; por último, na seção referente às síndromes psicopatológicas, os conhecimentos explorados nas três seções anteriores – fundamentos, entrevista e exame psíquico – são concatenados à psicopatologia fenomenológica característica de cada um dos transtornos mentais.

Esperamos que o livro atenda às necessidades não somente dos psiquiatras, mas de todos os profissionais de saúde mental, na medida em que a psicopatologia interessa a psicólogos, enfermeiros, terapeutas ocupacionais, nutricionistas e demais profissionais de saúde, bem como aos profissionais das ciências humanas, tais como filósofos e sociólogos interessados no tema. A interdisciplinaridade é hoje uma marca imprescindível ao trabalho em saúde mental e, portanto, o aprendizado contínuo e o exercício virtuoso da profissão dependem de nossa abertura para as diversas áreas do conhecimento humano, conforme demonstram Radden e Sadler*.

Ao encerrar este prefácio gostaríamos de agradecer aos colegas do Departamento de Psiquiatria da FMUSP, representados pelos Professores Eurípedes C. Miguel e Orestes V. Forlenza, por seu apoio incondicional e confiança depositada.

Agradecemos sobretudo a todos os colaboradores desta obra: autores diretos, nomeados em cada capítulo, e indiretos, que participaram de nossa formação e desenvolveram em nós a paixão por essa área desafiadora do cuidado e ensino em saúde mental. É a todos eles que dedicamos este livro.

Os editores

---

* Radden J, Sadler JZ. The virtuous psychiatrist: character ethics in psychiatric practice. International Perspectives in Philosophy and Psychiatry Series. Oxford University Press, 2010.

Seção I

Fundamentos de psicopatologia

1
Introdução à psicopatologia

Livia Emy Fukuda
Renato Fernandes Lordello
Gustavo Bonini Castellana

 SUMÁRIO

- Introdução
- Contextualização histórica da obra de Karl Jaspers
- Princípios filosóficos em *Psicopatologia geral*
- Organização da obra *Psicopatologia geral*
- Conceitos fundamentais
- Considerações finais
- Referências

 PONTOS-CHAVE

- Detalhar a psicopatologia em sua vertente descritiva.
- Explicar por que o grande expoente desse modelo é Karl Jaspers.
- Apresentar os pressupostos filosóficos fundamentais da Psicopatologia Geral.
- Conhecer a organização metodológica da obra.
- Elaborar os conceitos fundamentais: Forma vs. Conteúdo; Explicação vs. Compreensão; Processo vs. Desenvolvimento de Personalidade; Conceito de Doença.

INTRODUÇÃO

O nascimento da psicopatologia como ciência estrita tem como marco a publicação do livro *Psicopatologia geral*, de Karl Jaspers[1,2], em 1913, a partir do qual o termo psicopatologia passa a denominar a ciência básica responsável pela compreensão e delimitação conceitual das experiências psíquicas patológicas. Dessa forma, como toda ciência, deve operar por métodos determinados, sistematizados, válidos e confiáveis sobre os quais o psicopatologista deve ter clareza a respeito de suas aplicações e seus limites. A psicopatologia é, portanto, a ciência básica da psiquiatria[3].

O termo psicopatologia ganhou outros usos mais triviais como sinônimo de sintomatologia subjetiva ou designando uma síndrome psiquiátrica. Isso decorre de duas perspectivas pelas quais se pode estudar essa disciplina: a descritiva e a clínica, respectivamente. Stanghellini[4,5] ainda acrescenta a essas duas uma terceira vertente, a estrutural.

A psicopatologia descritiva visa a descrição precisa e a categorização das experiências anormais como relatado pelo paciente e observado no seu comportamento, aproximando-se, portanto, da semiologia da subjetividade. Com isso, busca uniformizar a linguagem entre os psiquiatras para permitir um diálogo frutífero. A psicopatologia clínica busca os elos de ligação entre a psicopatologia descritiva e a nosografia, estabelecendo as bases para o diagnóstico e classificação dos transtornos mentais. Já a psicopatologia estrutural ou fenomenológica considera que os fenômenos ou sintomas de determinado adoecimento mental são reciprocamente interconectados e partes de uma totalidade coerente, denominada estrutura. Desse modo, para Minkowski[6], a psicopatologia é ciência autônoma e constitui uma psicologia do patológico e não uma patologia do psicológico, já que ocorre no paciente uma transformação global do seu ser-no-mundo, sua estrutura, com a inserção de uma essência patológica. Por meio dessa perspectiva, recupera-se o diálogo entre ciência nomotética e ideográfica que, de certo modo, fora escanteado pela psicopatologia clínica.

Neste capítulo, será apresentada a psicopatologia descritiva, cujo maior expoente é Karl Jaspers. Embora sua obra *Psicopatologia geral*, de 1913, seja muitas vezes associada ao nascimento da psicopatologia fenomenológica, a maior parte dos autores atualmente considera que sua maior contribuição na área foi a descrição dos fenômenos mentais. Por isso, será chamada aqui de psicopatologia descritiva, seguindo a proposta de Stanghellini.

A psicopatologia clínica e a psicopatologia estrutural serão exploradas na Seção IV do livro de acordo com cada síndrome psicopatológica. Dessa forma, o leitor terá um aprofundamento gradual com o texto e poderá conhecer as principais referências conceituais e autores já articulando com as categorias diagnósticas.

Antes de adentrar na psicopatologia descritiva, vale destacar que qualquer estudo de Psicopatologia não pode prescindir de uma reflexão epistemológica do próprio conceito de transtorno mental em cada época histórica e, por isso, dois capítulos serão especificamente dedicados a esse assunto (Capítulos 2 e 3).

CONTEXTUALIZAÇÃO HISTÓRICA DA OBRA DE KARL JASPERS

Jaspers nasceu na cidade alemã de Oldenburg no ano de 1883. Antes de ingressar na Medicina, Jaspers estudou Direito e desde muito cedo mostrava grande interesse por leituras filosóficas de autores como Husserl, Kant, Kierkegaard, Nietzsche, entre outros. Graduou-se em Medicina pela universidade de Heidelberg em 1908. Apresentava uma condição pulmonar delicada (bronquiectasia), que definiu sua transição do Direito para a Medicina e também restringiu sua prática médica[7]. Como sua condição física frágil limitava uma participação mais ativa nas práticas do curso de Psiquiatria, ele foi a orientado a centrar-se em atividades mais teóricas e revisões bibliográficas, que viriam então a resultar na sua grande obra *Psicopatologia geral*, publicada em 1913 quando tinha cerca de trinta anos[8]. Subsequentemente, sua trajetória guiou-se para os estudos filosóficos, distanciando-se da Medicina[9].

No período de ascensão e consolidação do regime nazista, pelo fato de ser casado com Gertrud Mayer, uma mulher judia, foi destituído do seu cargo de professor em Filosofia em 1937, sofrendo constantes ameaças. Retornou para o cargo em 1945, e três anos após passou a lecionar Filosofia na universidade da Basileia, na Suíça. Faleceu na cidade de Basileia em 1969 aos 86 anos. O fato de Jaspers ter vivido com uma frágil condição de saúde e o período de constantes adaptações em razão de ameaças políticas iminentes direcionaram sua biografia e influenciaram marcantemente a sua obra, que valoriza as necessidades de adaptações na vida do indivíduo como determinantes no seu todo histórico.

No final do século XIX, a Psiquiatria operava em meio positivista, cujo grande expoente era o psiquiatra alemão Emil Kraepelin. Em 1895, Kraepelin classificou as doenças mentais em endógenas orgânicas postuladas (esquizofrenia e psicose maníaco-depressiva), orgânicas demonstráveis (no caso das psicoses orgânicas) e essencialmente psíquicas (atuais transtornos de personalidade), forma de classificação que, por ser atualizada ao longo dos anos, mantém-se bastante atual nos livros de diagnósticos. A escola de Kraepelin perseguia a causa das doenças mentais por meio de exames físicos, laboratoriais e de outros instrumentos da clínica médica, na mesma época em que foi descoberta a causa da paralisia geral progressiva (atual neurossífilis). Buscava-se marcar o lugar da Psiquiatria junto a todos os outros ramos da Medicina focando na semiologia, clínica e prognóstico. Entretanto, apesar da descoberta de causas de algumas psicoses orgânicas e um período de otimismo, pouco foi descoberto sobre a causa das demais doenças mentais por esse método.

A psiquiatria então passou a se utilizar da psicologia para elaboração diagnóstica de seus transtornos, fragmentando a totalidade das experiências em funções psíquicas, colocando um grande acento nos fatos objetivos diretamente observáveis e pluralizando as entidades nosológicas. Em resposta, emerge a necessidade de um retorno à unidade. A passagem do século XIX para o século XX marcou uma mudança para o paradigma das grandes estruturas psicopatológicas (conforme descrito por Lanteri-Laura em 2000[10]), dando maior ênfase ao ser humano, suas construções internas e maior participação em sua própria história, movimento seguido por grandes intelectuais como Sigmund Freud, Eugen Bleuler, Kurt Goldstein, entre outros.

A primeira edição de *Psicopatologia geral*[1,2] é publicada em 1913 ainda imersa no contexto positivista, cuja grande referência era Kraepelin. No entanto, sua oitava edição – última com Jaspers ainda vivo – é de 1965[11]. Disso pode-se constatar que a obra se insere no momento de transição do paradigma das enfermidades mentais para o das grandes estruturas, o que inclusive justifica a presença de algumas ambiguidades e contradições entre suas partes. Na psiquiatria, as transições entre paradigmas representam períodos de crise do modelo em vigor, mas estes não são totalmente superados e mantêm resquícios larvais que podem reaparecer[10].

Karl Jaspers também estava conectado ao movimento *Methodenstreit*, que debatia a metodologia a ser empregada pelas Ciências Humanas. Nesse período, questionava-se se as ciências do espírito (*Geisteswissenschaften*) tinham uma especificidade metodológica ou se deveriam utilizar-se do modelo causalista-explicativo das ciências naturais (*Naturewissenschaften*). Inspirado por Wilhelm Dilthey, Heinrich Rickert, Georg Simmel e Max Weber, Jaspers insere também na psicopatologia o método histórico-compreensivo.

Nos próximos tópicos, além de outros temas, serão abordadas principalmente quatro grandes contribuições de Jaspers: a proposição de uma organização metodológica plural para o estudo do psiquismo, a incorporação de conceitos das ciências humanas – como a filosofia e a sociologia – ao estudo das experiências psíquicas anormais, o estudo sobre relações de conexão compreensivas e explicativas entre fenômenos psíquicos e as categorias biográficas biológicas e histórico-vitais.

PRINCÍPIOS FILOSÓFICOS EM *PSICOPATOLOGIA GERAL*

Para facilitar a compreensão deste livro é necessário entendermos as ideias elementares nas quais Jaspers se baseou para a elaboração de sua estrutura. Em primeiro lugar, é fundamental entendermos a sua noção de que todo conhecimento se dá por dois elementos: o conteúdo (intuição, sensação) e a forma (conceito). Segundo esse preceito, quando estudamos algo, o objeto-alvo do estudo nos é dado intuitiva ou sensorialmente e, ao mesmo tempo, o apreendemos de acordo com determinadas categorias ou conceitos ordenadores. Forma é o modo de ordenação, conceptualização e função constitutiva da cognição. Aqui observa-se a influência kantiana no pensamento de Jaspers, conciliando o empirismo e o racionalismo[12]. Ao percebermos o objeto, trazemos dentro dessa percepção aquilo que a faz possível, ou seja, temos as categorias prévias de percepção que dão forma ao ato de perceber. Essas categorias estão articuladas dentro de uma estrutura mental.

Assim, no entendimento de Jaspers, a realidade só pode ser conhecida por meio de recortes particulares que realizamos de acordo com essas formas e, portanto, não podemos conhecer a totalidade em sua plenitude.

Em segundo lugar, seguindo as ideias do psicólogo e filósofo Wilhelm Dilthey, Jaspers traz a noção de que o conhecimento deve articular-se à ideia de todo. A fim de conciliar a restrição do nosso acesso a um objeto somente por suas particularidades com a ideia de sua totalidade absoluta, a saída encontrada por Jaspers foi o círculo hermenêutico, em sua dialética partes-todo. Esse diálogo contínuo entre partes e todo permeia toda a obra *Psicopatologia geral*, começando o estudo psicopatológico pelos fenômenos psíquicos isolados ou particulares, avançando para outros recortes parciais (como o estudo das conexões dos fenômenos), mas sempre tendo como pretensão a visão da totalidade. Jaspers destacava que a existência singular do homem é uma totalidade inabarcável e, portanto, inacessível ao conhecimento, escapando do escopo da ciência. Para Jaspers, o acesso ao homem é realizado apenas pelas particularidades. A obra *Psicopatologia geral* propõe-se a estudar e organizar as ciências particulares, mantendo sempre no horizonte a ideia estruturante de totalidade. Jaspers encontrou no círculo hermenêutico – em sua dialética entre parte e todo – a solução filosófica para se aproximar dessa totalidade absoluta[13].

Em terceiro lugar, Jaspers recebe influências também da fenomenologia dos trabalhos iniciais de Husserl, utilizando-a exclusivamente como método descritivo de vivências específicas e mantendo-se restrito em relação à evolução para as intuições de essências e reflexões filosóficas sobre a existência. Fenomenologia é o método que examina, descreve e discrimina as vivências. A incorporação da fenomenologia em psicopatologia é melhor explorada em um trabalho anterior a 1912, intitulado *A abordagem fenomenológica em psicopatologia*[14]. Nele, Jaspers faz a distinção dos sintomas objetivos, que são manifestações que podem ser comunicadas pelo paciente sem necessidade empática do observador – como, por exemplo, atividade motora, ações e condutas no geral – e dos sintomas subjetivos, o que requer um método empático, ou seja, um deslocamento do eu no psiquismo do outro, compreendendo então experiências de tristeza, raiva e alegria, por exemplo[15].

Apesar de ser o pioneiro em introduzir a fenomenologia no estudo das experiências psíquicas – salientando definitivamente a imprescindibilidade da inclusão das vivências subjetivas no estudo empírico com sólida base científica –, Jaspers não é considerado para a maioria dos autores um representante da psicopatologia fenomenológica. No entanto, muitas das intuições presentes na obra *Psicopatologia geral* foram depois aprofundadas pelos autores da psicopatologia fenomenológica[16,17].

ORGANIZAÇÃO DA OBRA *PSICOPATOLOGIA GERAL*

Jaspers propõe, em *Psicopatologia geral*[1,2], o estudo e a organização das ciências particulares, mantendo sempre no horizonte a ideia estruturante de totalidade, sendo historicamente valorizada a sua proposição de pluralismo metodológico. Para alcançar seu objetivo, o psiquiatra alemão inicia abordando os fenômenos de forma isolada, avança para o estudo de como eles se conectam e, em seguida, chega a reuni-los em totalidades parciais. A cada passo, vai acrescentando complexidades que caracterizam a vida humana. Ao final, aponta para a totalidade absoluta – a existência humana – entendida como inabarcável ao conhecimento e, portanto, campo de estudo da filosofia. Sob influência da noção de totalidade dinâmica hegeliana, os capítulos se conversam em uma dialética de partes e todo.

A primeira parte trata de como se apresenta o psíquico no doente mental de forma particular. O capítulo I aborda os fenômenos subjetivos ou fenomenologia, momento esse em que o paciente deve falar sem maiores interrupções do entrevistador, sem ter preconceitos ou contradizê-lo, pressupondo uma verdade de consciência para aquele indivíduo. Esse capítulo está dividido em nove partes, que abrangem cinco categorias fenomênicas (apriorísticas no sentido kantiano), para a manifestação da experiência, válidas então para todos os seres humanos. São elas: espaço e tempo, consciência do objeto, consciência corpórea, vivências interiores e juízo de realidade, e, posteriormente, a totalidade dessas categorias deságua na "consciência reflexiva". Ao final do primeiro capítulo, há uma nova totalidade que envolve as categorias anteriores, o "estado de consciência"[13]. Por exemplo, podemos descrever a experiência do paciente que está delirando, mas é fundamental colocarmos tal experiência na totalidade do estado de consciência, pois ele pode estar delirando em um estado de vigilância ativo ou com rebaixamento do nível de consciência, influenciando de maneira importante o diagnóstico.

O capítulo II trata dos fenômenos objetivos ou psicologia dos rendimentos. Trata das funções psíquicas passíveis de análises diretas e que, de alguma forma, são mensuráveis. São foco do exame psíquico as funções psíquicas: percepção, orientação, memória, inteligência, atividade motora, linguagem, pensamento e julgamento. O capítulo III aborda a somatopsicologia, isto é, analisa a forma como o psíquico se expressa no corpo. Esses fenômenos podem ser tanto incompreensíveis, mediados pelo sistema nervoso autônomo, como, por exemplo, quando ocorre dilatação das pupilas em razão de um acontecimento que gera ansiedade intensa, ou compreensíveis, quando observamos expressões corporais significativas. No capítulo IV, Jaspers aborda a psicologia da expressão, a psicologia do mundo pessoal e a psicologia da criatividade, por meio da expressão, da fisionomia, da mímica e de outros gestos involuntários, da conduta, do mundo pessoal e da obra.

A primeira parte do livro ganhará maior complexidade na segunda e na terceira partes – horizontais entre si, e por isso chamadas ciências de conexão –, que se empenham em analisar como fatos psíquicos se conectam entre si. Seguindo ao aforismo diltheano "Explicamos a natureza, compreendemos a vida psíquica", Jaspers propõe dois modelos de articulação dos fenômenos psíquicos, a compreensão e a explicação, exploradas respectivamente na segunda e terceira partes.

A segunda parte, "Psicologia compreensiva", estuda o modo como um evento psíquico surge espontaneamente de outro evento psíquico por meio de elos de sentido/significado que são empatizáveis. Buscam-se os motivos individuais e a forma como deles deriva uma atitude ou uma decisão. Por exemplo, podemos compreender como uma pessoa agredida se enfurece, como quem perde um ente pode sofrer um trauma e deprimir, como alguém enganado rompe uma relação. Essa parte é dividida em quatro capítulos que abordam: as conexões compreensíveis em si (capítulo V), os mecanismos específicos ou leis da compreensão (capítulo VI), a atitude do paciente a sua doença (capítulo VII) e caracterologia (capítulo VIII). A totalidade dos fenômenos compreensivos – o todo compreensível do indivíduo ou personalidade – é objeto de estudo da caracterologia, a ciência que estuda o modo como as pessoas se expressam, como experimentam as situações, como amam, como conduzem a vida e também quais necessidades têm e quais valores as guiam. É nesse capítulo que Jaspers traz a noção de tipologia e tipos ideais de Max Weber para a psicopatologia, discutida adiante.

A terceira parte, por sua vez, aborda a psicologia explicativa. Para o autor, quando não há possibilidade de empatizar, intuir ou buscar um motivo individual na vida do indivíduo, deve-se buscar explicações, isto é, causas que estabelecem teorias e leis universais (nesse espaço entram, por exemplo, as neurociências). Essa parte é dividida em três capítulos: efeitos do ambiente e do corpo na vida psíquica (capítulo IX), hereditariedade (capítulo X) e teorias explicativas (capítulo XI).

Na quarta parte, Jaspers propõe novas camadas de complexidade a partir das sínteses dos fenômenos psíquicos em totalidades parciais. Aqui se encontram os capítulos "Nosologia" (capítulo XII), "Eidologia" (capítulo XIII) e "Biografia" (capítulo XIV). Na aplicação da nosologia, o psiquiatra deve se atentar a todas as informações colhidas nos níveis anteriores e reuni-las em um diagnóstico. A eidologia trata de variabilidades humanas, representadas por raça, sexo e constituição/disposição. Por exemplo, nesse capítulo, Jaspers descreve a morfologia e constituição somática do ser humano dentro do estudo psíquico, analisando as constituições atléticas, leptossômicas e pícnicas. Por fim, para entender a historicidade e compreender alguém, o autor propõe estudar a biografia. O todo temporal do indivíduo não equivale ao simples elencamento de eventos crono-logicamente, mas também como a pessoa vivenciou fatos da vida, a faculdade, a vida profissional, os relacionamentos etc. Por meio dessa análise, podemos observar se o indivíduo está se apropriando do mundo, desenvolvendo-se nele ou se está estancado ou regredindo pela perspectiva longitudinal.

A quinta parte sintetiza os níveis anteriores e atualiza o ser humano no meio histórico sociocultural. O homem vive em sociedade, sob uma estruturação política herdada e isso deve ser levado em conta. Observa-se que podemos apreender o psiquismo em todas as instâncias, nos neurônios, no cérebro, no corpo, nas vivências e também na relação com a sociedade e a cultura. Jaspers explora nessa parte a significância das situações sociais para o adoecimento mental, aspectos demográficos, criminológicos, históricos, religiosos e culturais associados à psicopatologia.

A sexta parte trata da síntese do ser humano como um todo e é considerada uma análise mais alinhada à filosofia e não tanto à psicopatologia. Nela, Jaspers discute os conceitos de saúde, de doença, de psiquiatria e psicologia, as diferenças da Neurologia com a psiquiatria e como uma psicoterapia pode ser utilizada.

CONCEITOS FUNDAMENTAIS

Feita essa introdução à principal obra de Jaspers, serão apresentados a seguir os conceitos fundamentais da psicopatologia descritiva, que serão úteis à leitura dos capítulos seguintes.

Compreensão e explicação

Após a apreensão do psíquico por meio das vivências, da ordenação em categorias elementares, do exame objetivo, dos comportamentos manifestos e dos eventos somáticos concomitantes, deve-se analisá-lo em um nível maior de complexidade, ou seja, entender como um evento psíquico se conecta a outro evento psíquico. Como já apresentado, as relações de conexões podem se dar de maneira explicativa, quando se estabelecem princípios de causalidade entre fatos, ao usar, por exemplo, uma teoria para conectá-los, embasando-se em exames de imagem ou laboratoriais que corroborem as hipóteses. Por outro lado, as conexões podem se dar também de maneira compreensiva, quando o entrevistador se utiliza da empatia para caracterizar a conexão. Enquanto o primeiro seria explorado pelas ciências naturais, o segundo estaria no âmbito das ciências humanas.

A compreensão inicia-se com o método fenomenológico e sua premissa fundamental de "retornar às coisas mesmas", ou melhor, focar no que é efetivamente vivido, abstendo-se de preconceitos e teorias. Jaspers inclusive denomina essa fenomenologia descritiva como compreensão estática. Outro aspecto fundamental da compreensão psicológica jaspersiana é a empatia. Já em seu artigo de 1912, empatia é definida como representação intuitiva. O autor alemão é ambíguo, ressaltando que o acesso às vivências anormais dos doentes se dá de forma ora direta, ora indireta[18]. Como a vivência tal como ocorre em primeira pessoa para o paciente não pode ser experimentada pelo psicopatólogo, pode-se apenas representar, sentir por analogia, transpor-se na situação do outro. Essa concepção de empatia difere dos desenvolvimentos posteriores, especialmente da Psicopatologia Fenomenológica, que a caracteriza como uma intencionalidade direcionada ao Outro que é experimentada de forma direta (ou intuitivamente), por meio da perspectiva em segunda pessoa, isto é, intersubjetivamente. As relações compreensivas ou "motivos" são individuais, autoevidentes, limitadas e não são obtidas indutivamente. Desse modo, não culminam em teorias e não apresentam aplicação universal. O estudo de certa generalidade dentro desse modelo é alcançado pelo constructo de tipo ideal[19].

Porém, a compreensão possui limites e contornos. A compreensão psicológica segue o círculo hermenêutico, ou seja, os fenômenos isolados e as conexões devem ser avaliados em correlação aos contextos e situações globais nos quais o paciente está inserido. Dentro desse entendimento, também não se deve restringir apenas à plausibilidade dos conteúdos (compreensão racional). Um exemplo clássico são os casos de ciúmes, muito bem explorados pelo próprio Jaspers em um artigo de 1910[20]. O ciúme é um estado humano e, portanto, do ponto de vista puramente do conteúdo estaria no campo da compreensibilidade. Podemos pensar em duas situações: (i) um indivíduo que se desenvolve no sentido de uma personalidade obsessiva e possessiva e apresenta estado de ciúmes excessivo em relação a todos os seus relacionamentos, controlando, por exemplo, o que sua companheira pode vestir ou com quem ela pode se relacionar; e (ii) um outro paciente que passa a desconfiar da esposa quando, a partir de uma percepção delirante de um determinado gesto ou comportamento dela, tem a certeza de uma traição. Em seguida, esse paciente passa a associar quaisquer sinais (p. ex.: posição dos seus chinelos ou presença de uma garrafa em determinado local da casa) ou movimentos da esposa (p. ex.: coçou o nariz para sinalizar algo ao amante) como reafirmação de sua ideia e passa a acusá-la. Apesar de compreensível do ponto de vista do conteúdo (traição e ciúmes), o contexto geral e forma de aparecimento do sintoma indica a perda da possibilidade de compreensão psicológica empática. No primeiro caso, mantém-se a linha compreensiva e no segundo, há uma ruptura.

Quando não é possível compreender, deve-se lançar mão da psicologia compreensiva para explicar a conexão. Diferentemente da psicologia compreensiva, a psicologia explicativa opera buscando as causalidades e o modo como elas se estruturam em regras e leis que culminam nas teorias explicativas. As causas são ilimitadas. O aumento da frequência de observação de uma correlação de fenômenos alarga a evidência. Nesse modelo, os casos particulares são submetidos aos mecanismos universais (no sentido de aplicar-se em todos os casos) e assim se pode trabalhar com a ideia de verificabilidade objetiva e validade científica. Jaspers ressalta a necessidade de cuidado para não operar de forma míope somente com as teorias, como explicitado em sua crítica às mitologias do cérebro. Podemos, por exemplo, explicar os quadros esquizofrênicos de infinitas formas: pela desregulação nos circuitos dopaminérgicos cerebrais, por alterações enzimáticas, por alterações genéticas etc. Nenhuma dessas teorias isoladamente corresponde ao que de fato ocorre no doente.

Apesar de diferentes, compreensão e explicação são complementares. O próprio Jaspers ressaltava a dificuldade de uma clara delimitação entre essas duas metodologias, como fica evidente na sua discussão sobre processo e desenvolvimento, que será abordada mais adiante. Frente ao paciente esquizofrênico, embora sua vivência primária não seja empatizável, existe uma possibilidade de compreensão dentro de um espaço restrito, sua patoplastia ou sua personalidade, por exemplo. No caso de um transtorno afetivo bipolar, apesar de não empatizarmos com o humor apresentado pelo paciente, podemos compreender as ideias deliroides secundárias, sejam pensamentos de ruína ou ideias megalomaníacas.

As leis e os limites da compreensão psicológica jaspersiana

Para analisar um fenômeno de conexão de maneira empática, devemos nos ater a algumas características fundamentais. A ambiguidade de Jaspers ao definir empatia tem implicações aqui. Considerando empatia como acesso direto ao psiquismo do outro – que se dá imediatamente de modo intuitivo, assim como o "ver" – o psiquismo do psicopatólogo é o diapasão ou termômetro para a avaliação da experiência do outro. De modo divergente, quando destaca que o acesso ao outro é possível apenas de forma indireta, só é possível inferir seu estado psíquico por meio de fatos objetivos ou representar sua vivência por analogia em exercício reflexivo. Talvez excessivamente preocupado com o caráter empírico e a necessidade de rigor científico da época positivista – afastando-se da acusação de subjetivismo –, Jaspers valorizou mais o modo indireto. Disso decorre a sua primeira lei da compreensão, que afirma que toda compreensão é uma interpretação. E, se compreensão é interpretação, ela é ilimitada (quinta lei da compreensão)[17].

A segunda lei da compreensão psicológica jaspersiana é que ela segue o círculo hermenêutico, conforme já citamos anteriormente. A terceira lei enfatiza que os opostos são igualmente compreensíveis e que se deve procurar pelas ambiguidades, e não eliminá-los mutuamente. A vida compreensiva se dá pelos contrastes, em oposições. Sempre que se analisar uma relação compreensiva, deve-se manter a possibilidade de analisá-la, seguindo o mesmo critério de validade, sob a ótica do seu significado oposto[17]. A proposição de analisar o paciente por meio de polaridades e dialéticas será levada à máxima potência na psicopatologia fenomenológica por autores como Binswanger e Blankenburg.

A quarta lei fundamental de compreensão, segundo Jaspers, é que ela é inconclusiva pelo fato de esbarrar nos seus limites que, por sua vez, são móveis. A totalidade das conexões compreensíveis está fundada no incompreensível. Os limites da compreensibilidade estão fora de calculabilidade e são denominados extraconscientes. Pela perspectiva externa, temos como limite a realidade do mundo (p. ex.: determinantes da época histórica; força da coletividade) e pela interna, as disposições biologicamente dadas (p. ex.: impulsos, instintos, constituição, hereditariedade) e a liberdade individual como potência aberta da transformação. Toda análise compreensiva, em última instância, apoia-se em uma base incompreensiva, acarretando em sua inconclusividade. Por exemplo, quando rememoramos fatos do nosso passado estamos sempre dando diferentes significados, variando de acordo com a pessoa que somos hoje. Durante o acompanhamento psiquiátrico, o paciente sempre pode trazer informações novas ou diferentes relatos do seu sintoma, o que deve levar à maturidade e modéstia do profissional em entender que seu diagnóstico também estará sempre aberto a novas modificações.

Análises posteriores dos autores da psicopatologia fenomenológica promoveram uma ampliação da compreensão, como reflexo inclusive da conceptualização de empatia como intencionalidade direcionada à alteridade que é acessada direta e imediatamente de modo intersubjetivo. A compreensão passa a corresponder àquilo que é referido intersubjetivamente. Por exemplo, a incompreensibilidade de Jaspers na psicose esquizofrênica é reelaborada como perda do contato com a realidade (Minkowski) ou perda da evidência natural (Blankenburg).

O aperfeiçoamento na prática da psicologia compreensiva não é tarefa simples. Para desenvolvê-la, é necessário não somente uma boa exploração descritiva das vivências subjetivas com uma escuta interessada e despida de pré-concepções, a apreensão detalhada dos fatos objetivos e o interesse pelos valores, pelos sentidos e pela história do indivíduo como um todo, mas também atenção aos determinantes biológicos e, principalmente, à liberdade de escolhas de determinações individuais. A expertise constrói-se sobre certo dom inato, mas deve ser fruto de treinamento prático intenso. Outra forma de se aperfeiçoar se dá pela ampliação das vivências do profissional, com o objetivo de ampliar seu repertório compreensivo por meio de experiências artísticas, literárias, cinematográficas, por exemplo. Quanto menos informações são adquiridas ou quão menos o psicopatólogo consegue compreender, maior será a sua necessidade de utilizar recursos explicativos e maior é a chance de não apreendermos adequadamente a pessoa que está à nossa frente.

Nosologia

Na quarta parte da obra, Jaspers propõe algumas sínteses em totalidades parciais, sendo uma delas a nosologia. Colocando-se na posição de médico psiquiatra, Jaspers aponta a importância de apreender elementos para se chegar a um todo: entidade nosológica ou simplesmente diagnóstico. No capítulo XII, Jaspers explora: como se dão as investigações guiadas pela ideia de entidade nosológica; as classificações no campo das doenças psíquicas; os complexos sintomáticos (ou síndromes); os esquemas diagnósticos.

O todo não é a simples soma de suas partes (p. ex., a noção de cubo não equivale à soma de suas seis faces). Na psiquiatria, a simples soma dos sintomas não equivale a uma entidade nosológica. O sintoma nunca está desconectado dessa totalidade parcial. Em psiquiatria, não identificamos um sintoma que seja patognomônico de um diagnóstico. Um mesmo sintoma pode remeter a condições completamente distintas. A identificação do sentimento de medo não necessariamente refere-se a uma fobia específica, o surgimento de uma dor no peito ou de palpitação isoladamente não equivale a um ataque de pânico e mesmo a autorreferência ou sensação de perseguição não define uma paranoia. Deve-se atentar ao contexto geral (situação e circunstâncias) no qual emerge o sintoma, quais outros fenômenos são concomitantes e qual o sentido que o paciente dá àquela determinada vivência.

Determinar uma entidade nosológica em outras especialidades médicas é mais simples, pois se tem à mão conhecimentos etiológicos, achados clínicos diretos e até mensuráveis, exames laboratoriais e anatomopatológicos. Na psiquiatria, é uma tarefa difícil. Apesar da descoberta de algumas causas orgânicas, a maior parte das doenças em saúde mental não possui um mecanismo definido, além de os sintomas se apresentarem de maneira variável, de o curso das doenças também apresentar diferentes evoluções ou diferentes condições caminharem para o mesmo desfecho (p. ex.: um esquizofrênico simples sem grandes déficits ou um neurótico grave que se torna incapacitado pela sua condição). Há uma enorme patoplastia ou variações fenotípicas individuais.

No capítulo XII da obra *Psicopatologia geral*, Jaspers descreve os esforços nosológicos mais destacados de sua época, representados por Kahlbaum, Kraepelin, Bleuler e Carl Schneider. Kraepelin foi um dos precursores na classificação de doenças mentais, com parte dela utilizada até hoje. As grandes síndromes psiquiátricas são divididas por esse autor em três grandes grupos: orgânicas, endógenas e psicógenas. Na época da publicação de sua classificação (1895), o estudo da psicopatologia ainda estava se organizando, e não havia critérios específicos para o diagnóstico dos transtornos. O que foi destacado pelo psiquiatra na época foi o método evolutivo, valorizando o curso da doença com seu prognóstico e desfecho, para determinação das doenças. Para a definição do diagnóstico do que hoje se conhece como esquizofrenia requeriam-se 15 a 20 anos de acompanhamento.

Em 1911, Eugen Bleuler buscou elaborar o diagnóstico a partir de um corte transversal sintomatológico, buscando características fundamentais e, por isso, aproximando-se do pensamento estrutural. No caso da esquizofrenia, buscavam-se sintomas essenciais (ou os seis 'As'): **a**utismo (ou predominância de vivências interiores em detrimento da realidade exterior), embotamento **a**fetivo, prejuízo nas **a**ssociações do pensamento, **a**mbivalência, distúrbio da **a**tenção e **a**volição. Os sintomas acessórios eram: ideias delirantes, alucinações, catatonia e alterações do humor. O diagnóstico então poderia ser realizado pontualmente, sem aguardar longos períodos de tempo, ampliando o conceito de esquizofrenia, apesar de eventualmente diagnosticar a doença em pessoas que não a tinham.

Em sua obra, Jaspers também explora as dificuldades do diagnóstico psiquiátrico. Destaca, por exemplo, que uma mesma lesão cerebral pode causar quadros diferentes (afetivos, catatônicos ou mesmo assintomáticos), assim como mesmo a perda de metade de um hemisfério cerebral pode não mudar a personalidade de uma pessoa. Dessa forma, a proposta do método psicopatológico se faz fundamental, mesmo que uma doença orgânica tenha sua causa conhecida, a utilização da Psicopatologia ainda se mantém imperiosa na avaliação do paciente.

Apesar das críticas à Psiquiatria de sua época, Jaspers mantém um esquema classificatório semelhante ao de Kraepelin[21]: no grupo I as doenças somáticas conhecidas com distúrbios psíquicos associados (doenças cerebrais, doenças sistêmicas com psicose sintomática, intoxicações); no grupo II as três grandes psicoses: esquizofrenia, doença maníaco-depressiva e epilepsia; e no grupo III os transtornos de personalidade (reações anormais isoladas, neuroses, personalidades anormais). Estes foram descritos posteriormente como personalidades psicopáticas por Kurt Schneider.

A diferença entre patogenia e patoplastia, proposta por Karl Birnbaum[22], também entra como importante critério para avaliação diagnóstica. Patogenético ou patogênico refere-se ao que causa as características essenciais da doença e patoplástico, às características não específicas/idiossincráticas da desordem que variariam entre os indivíduos afetados em resultado de influências biográficas ou culturais. Na patogenia, os sintomas são derivados diretamente do processo doentio, como, por exemplo, em um quadro maníaco incompreensível, em que o humor é derivado do processo essencial do transtorno afetivo bipolar ou nos seis As apontados por Bleuler no diagnóstico da esquizofrenia. Na patoplastia, temos uma resposta da personalidade, tratando-se de eventos compreensíveis, mediatos, que se alteram com o ambiente, com a personalidade, forma de apropriação do mundo do paciente e da forma de interação social, caracterizados como fenômenos compreensíveis secundários.

Biografia

Outra síntese, ou totalidade parcial, que Jaspers propõe no capítulo XIV da quarta parte do livro *Psicopatologia geral* é o estudo biográfico. O todo temporal da existência é denominado Biografia. É necessário apreender o psíquico por meio das categorias descritas nos capítulos prévios e projetá-lo no fluxo temporal global, adquirindo conhecimento totalitário da pessoa singular. Nesse complexo objetivo de síntese, Jaspers destaca a dialética entre generalidade (ciência nomotética) e individualidade (ciência ideográfica). O destaque à vida humana como única e singular solicita a utilização pelo autor de elementos de sua filosofia da existência. O interesse de Jaspers pela questão biográfica expressa-se também nas suas patografias de figuras como Hölderlin, Strindberg e Van Gogh[23].

Os fenômenos psíquicos isolados ou as entidades nosológicas estão imersos na vida do indivíduo como um todo e não podem ser isolados dela. Tem-se aqui mais uma mostra de como Jaspers articula bem todas as porções de seu livro na dialética partes e todo. Cabe ressaltar que a biografia não é simplesmente uma sucessão cronológica quantitativa de eventos, mas é uma configuração qualitativa. O relato biográfico não corresponde apenas ao histórico de aparecimento e desenvolvimento de sintomas, de internações ou de medicações utilizadas pelo paciente. É necessário saber da vivência dele ao longo de sua vida, como se dedicou aos estudos, à sua profissão, à sua vida amorosa etc., dando ênfases qualitativas de onde o psíquico aparece na vida da pessoa por meio de vivências subjetivas e objetivas, incluindo o sintoma e a forma como houve alteração da vida da pessoa em decorrência dele.

Jaspers – mantendo-se coerente com sua divisão entre explicação e compreensão – propõe a ordenação da tipicidade formal, patológica ou não, no percurso histórico por meio de duas perspectivas: dos eventos biológicos e dos eventos históricos. Essa partição é apenas didática, já que na existência o biológico e o histórico, apesar de radicalmente diversos, ocorrem de forma indissolúvel.

Perspectiva biológica ou categorias biográficas biológicas

Os eventos biológicos não são descritos como atrelados ao cérebro, mas sim como algo que está na base vital humana, em seu fundamento elementar. Sem o biológico não há realidade histórica. Está dividida em dois eixos: época da vida (idade) e as séries típicas de curso.

Época de vida/idade

A simples progressão biológica no tempo – infância, puberdade, idade adulta, senilidade – é fonte de constante transformação. Cada época da vida tem características próprias e os transtornos psíquicos inseridos nelas podem assumir coloridos próprios. Algumas doenças chegam a limitar-se a certas idades.

Nas épocas de vida, distinguimos as diferentes fases da vida da pessoa. O período infantil é caracterizado pela rapidez de crescimento, aparecimento de capacidades e sentimentos vitais sempre novos, capacidade de pronto restabelecimento e maior heteronomia (orientada pelo meio externo: pais, familiares, professores). A criança em geral é muito influenciável e tem grande imaginação. Os eventos psíquicos são desmedidos, os afetos são intensos e os impulsos não têm filtros. Durante a adolescência, verifica-se que a heteronomia gradualmente se transforma em autonomia, buscando sempre um "chegar a ser", por meio do corpo, pelo próprio processo de transformação ou no desenvolvimento da sexualidade, ou pelo desenvolvimento de ideais, buscando soluções para os dilemas sociopolíticos do mundo, em necessidade também de autoafirmação. É um período de atenção para o desenvolvimento de patologias, como quadros de despersonalizações por questões identitárias e abertura de quadros psicóticos[24].

O começo da idade adulta, por sua vez, é marcado pelo questionamento envolvendo a consolidação dos próprios projetos e metas construídos na adolescência, abrindo possibilidades para surgimento de crises existenciais. É outro período de aparecimento de patologias como transtornos endógenos (esquizofrenias), abuso de substâncias, ansiedades e fobias etc.

Posteriormente, observa-se os adultos amadurecidos. Nessa faixa etária, há uma maior estabilidade emocional, com menos reatividade. Desfruta-se dos próprios recursos, assume-se a própria sexualidade, os limites financeiros, as posições políticas. Consegue-se também desenvolver, descartar ou aprofundar as próprias fantasias por meio das experiências. Tem-se um arco conativo de desejo íntegro, sabendo o que deseja, avaliando, ponderando riscos e mantendo a própria decisão. Quando não há um amadurecimento adequado, podem acontecer crises existenciais, com sensação de fracasso e perda do sentido da vida.

Na velhice, tem-se uma identidade sedimentada, um patrimônio sólido, um passado que dá ancoragem e uma projeção futura mais encurtada. Os interesses restringem-se e há a redução das necessidades instintivas. Verifica-se ainda diminuição das capacidades físicas e da elasticidade para adaptações psíquicas. Caso tenha se transcorrido e amadurecido bem ao longo da vida, aceita-se as limitações biológicas (limitação de força muscular, capacidade cardiorrespiratória, sexualidade), mantendo-se funcional e pouco dependente. Caso contrário, há um processo de não aceitação da própria idade e maior dependência.

Em uma biografia autenticamente desenvolvida, a história vai sendo construída na medida em que o paciente se compreende e participa ativamente desse processo de transformações biológicas. Podemos observar as possibilidades de intercâmbio do biológico e da história na prática clínica de modo problemático de duas formas: (a) irrupções de natureza endógena tão intensas capazes de fragmentar de tal forma uma biografia, impossibilitando encontrar o indivíduo de fato e sua história (p. ex.: esquizofrenias graves, demências); e (b) "brigas" do sujeito com o biológico, dessincronizando as transformações naturais da história vital (p. ex.: recusa ao amadurecimento; apartar-se da vivência de envelhecimento e proximidade com a morte; dificuldade de integrar um adoecimento ao desenvolvimento vital).

Séries típicas de curso de uma doença

Na ordenação biográfica pelo prisma dos eventos biológicos, Jaspers agrega às transformações etárias as séries típicas de curso de uma doença. São elas: ataques, fases, períodos e processos.

Os ataques são eventos de curta duração e reversíveis em relação ao tempo biográfico. Jaspers exemplifica com os ataques epilépticos e epileptoides e estados disfóricos. São reversíveis e são acometimentos agudos, assim como as fases.

As fases são alterações da vida psíquica que irrompe a existência, levando à perda de continuidade compreensiva da personalidade, com maior duração que os ataques, mas igualmente reversíveis em relação ao tempo biográfico. Isto é, remitem completamente. As desordens fásicas depressivas e maníacas nas doenças afetivas são o exemplo clássico. Quando as fases se sucedem de forma recorrente, denominam-se períodos. Apesar de caracterizados por não deixar defeitos na personalidade após a fase, é sabido que pacientes bipolares suscetíveis a oscilações periódicas intensas e recorrentes podem evoluir com modificação da personalidade e prejuízos permanentes.

O processo é assim chamado quando uma pessoa, que até então seguia um desenvolvimento compreensível, tem uma inflexão ou quebra biográfica que muda a personalidade em uma deformação sem possibilidade de restituição *ad integrum*, que deixa alterações permanentes irreversíveis. Na avaliação em longo prazo (longitudinal/cronicamente), observa-se perda do caráter unitário do desenvolvimento. Em outras palavras, é a perda da continuidade compreensiva primariamente – de modo não derivável – pelo surgimento de algo novo e heterogêneo em relação ao todo do desenvolvimento existencial. Em razão disto, quando a compreensão se encontra limitada, é necessário recorrer às causalidades para explicar o fenômeno. Há dois tipos de processos: os orgânicos e os endógenos. Segundo Jaspers, ambos comungam: início determinado, mudança permanente, persistente e incurável com deterioro. Os processos orgânicos apresentam causa definida e os endógenos, causa postulada. O exemplo clássico destes é a esquizofrenia. É importante ressaltar a esquizofrenia não equivale simplesmente à identificação da cisão em si, mas envolve transformações mais profundas e abrangentes. O processo psíquico pode apresentar diferentes maneiras de evolução. Uma menor parcela dos pacientes abre o quadro de maneira súbita, mas a maioria se dá de maneira insidiosa, muitas vezes se inicia com alterações semelhantes a um transtorno obsessivo-compulsivo, um transtorno de personalidade, um transtorno afetivo, e apenas posteriormente os sintomas ditos primários (percepção delirante, fenômenos primários de subtração, perda da consciência do eu, alterações comportamentais exuberantes) aparecem. Um aparente prejuízo intelectual nos pacientes esquizofrênicos decorre mais do autismo e do prejuízo do pragmatismo do que propriamente por perda cognitiva. Quanto mais incisiva a progressão da doença, mais extensa é a cicatriz deixada na personalidade, atentando-se assim para a importância do tratamento precoce assim que realizado o diagnóstico.

Já no processo orgânico, a personalidade da pessoa sofre uma alteração e fica sempre a mesma ao longo dos anos com características gliscroides (viscosidade, perseveração, irritabilidade ou tendências paranoides) e com grandes déficits de rendimento (memória, atenção, inteligência, pensamento perseverante, alterações motoras). Observamos então uma mudança de personalidade que pode permanecer assim ou apresentar novos sintomas, com alterações de humor, sintomas paranoides e sintomas impulsivos, mantendo certa imprevisibilidade. O que deve ser destacado em relação aos processos é o surgimento de características novas e a criação de um mundo diferente que é exclusivo do paciente, com estreitamento das realizações de mundo, social, familiar, educacional, profissional e acadêmica. Em 1942, por meio da contribuição de Kurt Schneider, Jaspers acrescenta aos processos também variações de TOC graves e paranoias que aparecem de maneira não compreensível.

Perspectiva histórica ou categorias biográficas históricas

O objetivo de se estudar os eventos históricos é trazer a totalidade da história do indivíduo no tempo, ou seja, iluminar o passado que todos temos atrás de nós e que nos orienta para projeção futura. O desenvolvimento da história é irreversível e todos os fenômenos limitam a biografia e a conferem certa direcionalidade. Um determinado evento orienta o desenvolvimento em um certo sentido e obstrui outros. Como exemplo, pode-se pensar na escolha profissional. Quando escolhemos seguir a carreira médica, abrimos mão de inúmeras outras possibilidades e nosso desenvolvimento é direcionado para certo sentido. Outro exemplo: um paciente que vivenciou um evento traumático terá sempre essa marca em sua história. Ele poderá ressignificar o acontecido posteriormente, duvidar do seu acontecimento ou tentar fugir do fato de que aquilo aconteceu, mas o evento marca de forma irreversível.

Séries histórico-vitais

A ordenação biográfica jaspersiana, por meio dos eventos históricos, é apresentada pelas séries histórico-vitais. São elas: primeiras vivências, adaptações, crises e desenvolvimento de personalidade. Todas têm caráter de irreversibilidade (no sentido de serem determinantes), mas mantendo as conexões de forma compressível em relação ao todo da personalidade.

As primeiras vivências têm força reveladora única com peso e significância específicos, com impressão decisiva existencialmente e alheias à escolha do indivíduo. Elas devem ser sempre entendidas no contexto global. Toda experiência tem uma primeira vez e esse caráter original não pode ser repetido. O que aconteceu não pode ser revertido e poderá apenas ser reatualizado posteriormente no presente do indivíduo que a rememora. Como exemplo, pode-se citar o modo como algumas experiências traumáticas na infância com pouco acolhimento materno acabam por determinar o desenvolvimento anormal de algumas personalidades.

Adaptação é uma caraterística intrínseca dos seres humanos com grande variabilidade individual, seja tanto em termos físicos como psíquicos. O mundo não é estável, mudam-se situações e circunstâncias e o indivíduo é defrontado com seus limites. Se quiser conservar a existência é necessário adaptar-se. Uma forma de adaptação ou aquisição de novos conhecimentos que acaba por se incorporar ao indivíduo é, por exemplo, o automatismo.

As crises são situações críticas das quais o homem emerge transformado, mas mantendo-se dentro do que é compreensível. Em geral, são momentos que exigem do indivíduo uma tomada de decisão. Jaspers destaca que cada crise tem seu tempo, que não se pode antecipá-la e nem se esquivar dela. Há de esperar que ela amadureça. Ela pode se apresentar como catástrofe aguda, mas também pode realizar-se em curso tranquilo, externamente inaparente.

Já o desenvolvimento de personalidade corresponderia à resultante das três séries anteriores que, reunidas, são os constituintes da construção total unitária do indivíduo. A unidade da personalidade aparece conservada, mesmo que alguns fenômenos sejam considerados anormais (inconsistentes ou não harmônicos com o todo) quantitativamente. Esses fenômenos podem ser integrados ao contexto psicológico de modo uniforme, mantendo a coerência compreensiva. O desenvolvimento reflete a capacidade da pessoa de viver pela síntese de sua vida por meio de oposições ou movimentos dialéticos.[1,2]

Cabe aqui também inserirmos nesse momento o conceito de reação, que não é descrito por Jaspers no capítulo "Biografia", mas entre os mecanismos compreensivos (capítulo VI). Denominam-se reações as respostas emocionais dos indivíduos provocadas por eventos externos, ou por experiências e vivências internas. O curso temporal é diretamente conectado ao desencadeante e há remissão assim que este cessa. Os indivíduos podem ter maior ou menor propensão a desenvolverem determinadas reações, a variar conforme o evento gatilho e a personalidade prévia do indivíduo, mas todos têm possibilidade de apresentar uma reação psicogenética. Um indivíduo mais maduro tende a apresentar reações mais estruturadas e complexas, enquanto uma pessoa imatura apresentará respostas mais primitivas, inespecíficas ou instintivas como agitação psicomotora, reações catatoniformes, apatia, estupor, dissociações.

As reações podem caracterizar-se como normais ou anormais. Por exemplo, o processo de luto após o falecimento de um ente querido é uma reação vivenciada de diferentes formas por diferentes pessoas. O mesmo indivíduo pode reagir de formas distintas de acordo a fase de vida em que se encontra e de acordo com outras variáveis, como o grau de proximidade que detinha com o falecido. A reação de luto ganha um colorido patológico quando a apresentação difere do que é considerado típico, quantitativa e qualitativamente.

A ideia de reação acabou ganhando maior complexidade nas discussões entre de Straus e Binswanger sobre a correlação entre acontecimento e vivência, e no conceito de Tellenbach de situação. A situação humana não consiste somente nas ações das circunstâncias do entorno sobre o sujeito, mas também na ação do homem sobre o mundo. Supera-se, então, a dicotomia eu-mundo ou sujeito-objeto[25].

Saúde e doença

Conforme apresentado ao longo do capítulo de nosologia, Jaspers retoma na sexta parte do livro *Psicopatologia geral* que a psiquiatria é uma especialidade que apresenta uma dificuldade intrínseca na elaboração diagnóstica, em razão da impossibilidade de se definir uma etiopatogenia ou achados clínicos, laboratoriais ou de imagem, marcando diferenças entre a medicina somática e a psiquiatria. Apesar desse obstáculo, é fundamental o estabelecimento da concepção de doença para que se possa ajudar os pacientes, estabelecendo terapias, critérios de internação etc. Nessa parte de sua obra, Jaspers inicia tecendo algumas considerações que se aproximam de uma discussão sobre ontologia ou a natureza da doença mental. Trata-se de uma discussão sobre saúde e doença mais dentro do escopo filosófico e não psicopatológico, como é no capítulo de nosologia, mas mantendo um diálogo frutífero com ele.

Ainda nessa sexta parte, Jaspers retoma dois conceitos que, do ponto de vista histórico, foram bastante explorados, mas que posteriormente se demonstram pouco eficientes e tiveram seu emprego reduzido. Primeiro, o critério de norma, conceito sociopolítico que dá um julgamento valorativo ao conceito de doença. É um modo temerário de definição pelo fato de atribuir às doenças mentais um caráter ideológico, como ocorria no paradigma da alienação mental com as suas propostas de tratamento moral, e que, portanto, teve seu emprego quase eliminado. Segundo, o critério de média, conceito empírico que define doença como desvios do padrão. Jaspers recorre a esse conceito especialmente quando trata dos transtornos de personalidade. É bastante empregado na medicina somática e permanece em destaque na Psiquiatria entre os que trabalham com os sistemas criteriológicos associados a investigações estatísticas. Uma saída para superar os problemas de definir doença por norma ou média foi por meio de categoria ideal. Pelo pensamento científico categorial que lida com conceitos, chega-se à definição de doença mental. Jaspers define três modos ideais de conceituar doenças psiquiátricas (conforme já apresentado): processo somático, grandes psicoses e indesejadas variações da natureza humana (desenvolvimentos anormais).

Outro modo de definir doença mental apontado por Karl Jaspers é por meio da avaliação longitudinal observando o todo temporal do indivíduo e, para isso, é necessário o conhecimento das categorias biográficas já apresentadas anteriormente. Para o autor alemão, a diferenciação entre as categorias biográficas processo e desenvolvimento é um problema fundamental da psicopatologia. Quando se observa uma quebra irreversível do alinhamento compreensível de indivíduo, estamos diante de um processo, seja ele orgânico ou endógeno. Aqui a doença mental é caracterizada pela impossibilidade de estabelecer empatia ou quebra radical das possibilidades de comunicação. Nos casos em que se mantêm o equilíbrio e harmonia compreensiva e as reações são deriváveis da unidade da personalidade, temos um desenvolvimento de personalidade. Estes podem ser caracterizados como normais ou anormais. As personalidades anormais representam disposições que desviam da média e aparecem como variações extremas da natureza humana. Aqui incluem-se os transtornos de personalidade e as neuroses. O próprio Jaspers constatou a dificuldade de fazer a diferenciação entre processo e desenvolvimento, pois em muitos casos eles acabam se mesclando, dificultando delimitação clara e expondo uma dicotomia que nada ajuda o ato diagnóstico, o julgamento de gravidade ou o estabelecimento de prognóstico. Por exemplo, se doença é processo e desenvolvimento é variação do normal, seria natural concluir que processo é mais grave do que desenvolvimento. No entanto, não é o que podemos observar na prática. Existem acometimentos processuais que evoluem de forma insidiosa com o mínimo de comprometimentos funcionais, como as esquizofrenias simples. Por outro lado, é possível ver desenvolvimentos de personalidade (transtorno de personalidade ou paranoias) com grande prejuízo nas relações interpessoais e nas funções cognitivas, com grande deterioro e pouca resposta farmacológica. Como solução, Häefner[26] propõe a exclusão do termo desenvolvimento para se referir a uma patologia e a substituição dos termos processo e desenvolvimento por processo modificativo e processo restritivo, respectivamente. No mesmo sentido, os autores da Psicopatologia Fenomenológica reinterpretam processo e desenvolvimento de acordo com o nível estrutural acometido, com suas repercussões ou compensações na arquitetura das categorias apriorísticas fundamentais da existência, temporalidade e espacialidade.

Além disso, Jaspers pontua o fato de que a doença mental pode ser definida pela perspectiva do observador e pela do paciente. Para aquele, enfatiza-se a presença da incompreensibilidade para a conceptualização. Já para este, destaca-se que o ponto de partida para constatar doença mental é o sofrimento.

Jaspers, em sua discussão sobre saúde, destaca que a essência do homem é sua incompletude e que saúde seria harmonia entre forças opostas e capacidade de cumprir o potencial natural do destino humano. Uma concepção muito similar pode ser encontrada tanto nos estudos de Henri Ey[27] como nos de Blankenburg[28]. O psiquiatra francês dos anos 1960 caracterizou doença mental como "patologia da liberdade", e Blankenburg a definiu como engessamento do diálogo dialético entre polaridades, expressa como um não poder comportar-se senão de forma desviada. Desse modo, retira-se o foco da conduta desviada em si e coloca-se na incapacidade do doente de agir de outros modos. Por exemplo, depressão se diferencia de tristeza pelo fato de uma pessoa triste ter a liberdade de ficar alegre com outras coisas de sua vida, enquanto o deprimido perde essa liberdade, ou o dependente alcoólico e a pessoa que bebe socialmente, enquanto a primeira não tem controle da situação, a segunda tem a liberdade de beber ou não. Não importa se trata-se de uma psicose, neurose, transtorno de personalidade, o que caracteriza uma patologia é a perda da liberdade.

CONSIDERAÇÕES FINAIS

Ao longo deste trabalho, procurou-se apresentar de maneira introdutória algumas das principais contribuições de Jaspers à psicopatologia. O autor se manteve extremamente coerente e lógico ao longo de toda a obra, e entender os princípios filosóficos que o nortearam torna sua leitura mais acessível.

Jaspers nos fornece valiosas ferramentas para acessarmos e entendermos os pacientes que ainda são valiosas e permanecem bastante úteis à prática clínica. Além disso, é possível encontrar em sua obra *Psicopatologia geral* muitas intuições teóricas e práticas que foram e seguem sendo exploradas por aqueles que de certa forma mantêm vivo o seu legado e seu rigor no exercício da Psicopatologia como ciência estrita.

Embora a psicopatologia não possa ser resumida a Jaspers, é inegável que seu *Psicopatologia geral* é um marco no estudo desse campo, e não se poderia estudar Psicopatologia sem conhecer minimamente os principais conceitos apresentados em sua obra, resumidos aqui.

REFERÊNCIAS

1. Jaspers K. General psychopathology. V.1. Baltimore and London: Johns Hopkins University Press; 1997.
2. Jaspers K. General psychopathology. V.2. Baltimore and London: Johns Hopkins University Press; 1997.
3. Stanghellini G, Broome MR. Psychopathology as the basic science of psychiatry. Br J Psychiatry. 2014;205(3):169-70.
4. Stanghellini G. The meanings of psychopathology. Curr Op Psychiatry. 2009;22:559-64.
5. Stanghellini G. A hermeneutic framework for psychopathology. Psychopathology. 2010;43:319-26.
6. Minkowski E. Traité de psychopathologie. Le Plessis-Robinson: Institut Synthélabo. 1999.
7. Bormuth M. Karl Jaspers. In: Stanghellini G, Broome M, Fernandes A, Fusar-Poli P, Raballo A, Rosford R. The Oxford handbook of phenomenological psychopathology. Oxford: OUP; 2019.
8. Rodrigues A. Karl Jaspers e a abordagem fenomenológica em psicopatologia. Rev Latinoam Psicopatol Fundam. 2005;8(4):754-68.
9. Kirkbright S. Karl Jaspers: a biography: navigations in truth. Londres: Yale University Press; 2004.
10. Lanteri-Laura G. Ensayos sobre los paradigmas de la psiquiatria moderna. Madrid: Tricastela; 2000.
11. Park SC. Karl Jaspers' general psychopathology (Allgemeine Psychopathologie) and its implication for the current Psychiatry. Psychiatry Investig. 2019;16(2):99-108.
12. Walker C. Karl Jaspers as a Kantian psychopathologist: II. The concept of form and content in Jaspers' psychopathology. History of Psychiatry. 1993;4(15, Pt 3):321–348.
13. Messas GP. O sentido da fenomenologia na Psicopatologia Geral de Karl Jaspers. Psicopatol Fenomenol Contemp. 2014;3(1):23-47.
14. Jaspers K. The phenomenological approach in psychopathology (original 1912). Br J Psychiatry. 1968;114:1313-23.
15. Moreira V. A contribuição de Jaspers, Binswanger, Boss e Tatossian para a psicopatologia fenomenológica. Rev Abord Gestáltica. 2011;17(2):172-84.
16. Dörr O, Pelegrina J. Karl Jaspers' General psychopathology in the framework of clinical practice. In: Stanghellini G, Fuchs T. One century of Karl Jaspers' General Psychopathology. Oxford: Oxford University Press; 2013.
17. Fukuda L, Tamelini M. A compreensão psicológica jasperiana revisitada sob a perspectiva da psicopatologia fenomenológica. Psicopatol Fenomenol Contemp. 2016;5(2):160-84.
18. Oulis P. The epistemological role of empathy in psychopathological diagnosis: a contemporary reassessment of Karl Jaspers' account. Philosophy, Ethics, and Humanities in Medicine. 2014;9(6):1-8.
19. Schwartz MA, Wiggins OP. Diagnosis and ideal types: a contribution to psychiatric classification. Compr Psychiatry. 1987;28(4):277-91.

20. Jaspers K. Escritos psicopatológicos. Madrid: Gredos; 1977. (Trabalho original publicado em 1910.)

21. Stanghellini G, Aragona M. Phenomenological psychopathology: toward a person-centered hermeneutic approach in the clinical encounter. In: Stanghellini G, Aragona M. An experiential approach to psychopathology. Philadelphia: Springer; 2016.

22. Birnbaum K. The making of psychosis: the principles of structural analysis in psychiatry. In: Hirsch SR, Shepherd M (eds.). Themes and variations in European psychiatry. Bristol: John Wright & Sons; 1974. p.199-238.

23. Jasper K. Strindberg and van Gogh. Tucson: University of Arizona Press; 1977.

24. Messas G. The existential structure of substance misuse. Switzerland: Springer; 2021.

25. Tellenbach H. Melancholie problemgeschichte endogenität typologie pathogenese klinic. 4.ed. Berlim: Springer; 1983.

26. Häefner H. 'Prozess und Entwicklung als Grundbegriffe der Psychopathologie', Fortschritte der Neurologie, Psychiatrie und ihrer Grenzgebiete. 1963;31(8):393-438.

27. Ey H. Des idées de Jackson à un modèle organo-dynamique en psychiatrie. Toulouse: Privat; 1975.

28. Blankenburg W. La psicopatologia como ciencia basica de la psiquiatria. Psychopathology as a basic science of psychiatry. Rev Chil Neuro-psiquiatr. 1983;21(3):177-88.

2
O normal e o patológico em saúde mental

Fábio Moreira Vargas
Flávio Guimarães-Fernandes
Gustavo Bonini Castellana

 SUMÁRIO

- Introdução
- Quem foi Georges Canguilhem
- Saúde, norma e doença
- A normatividade vital como critério de saúde
- Considerações finais
- Referências

PONTOS-CHAVE

- Qualquer teoria em psicopatologia traz de forma explícita ou implícita uma noção do que é normal e patológico em saúde mental.
- O autor que melhor estudou esses conceitos na Medicina em geral foi Georges Canguilhem, e por isso sua obra tem sido retomada no estudo de psicopatologia.
- O conceito de normatividade vital lança luz à importância de se valorizar a relação entre a pessoa e o mundo que a cerca para a compreensão dos transtornos mentais.

INTRODUÇÃO

Estabelecer uma definição precisa e irrestrita do que é normal e do que é patológico em termos do comportamento humano talvez seja uma das tarefas mais improváveis da psicopatologia. Na prática, mesmo que um comportamento se mostre anormal ou incomum, é necessário não somente descrever bem os fenômenos observados, mas também estabelecer as relações de significado entre esses e a biografia do paciente, bem como seus valores e o todo de sua personalidade, o que torna esse exercício uma tarefa complexa e de maior importância para a prática psiquiátrica.

Os critérios adotados para o diagnóstico dos transtornos mentais listados nas nosografias oficiais do DSM-5 e CID-11 contemplam, entre outros, a presença de sofrimento pessoal e prejuízos significativos na vida pessoal e/ou profissional[1]. Ainda que tais critérios possam parecer objetivos, sempre caberá uma boa margem de subjetividade do paciente na avaliação de seu sofrimento e do prejuízo por parte do profissional de saúde.

Isso ocorre, em parte, porque o psiquiatra não pode se valer de exames subsidiários para atestar a fisiopatologia do transtorno, e mesmo a semiologia dependerá mais da perspicácia e qualidades individuais do examinador do que de um exame cardiológico, por exemplo. Essas particularidades do diagnóstico psiquiátrico em relação às doenças somáticas justificam o uso do termo "transtorno mental" (*mental disorder*) no lugar de doença mental (*mental disease*).

Porém, se os critérios para definir o que é normal e o que é doença – ou transtorno – não se encontram no corpo do sujeito doente, como definir então quem está ou não doente? Como podem os psiquiatras não cair no *furor curandis* – tão bem exemplificado por Simão Bacamarte, "O alienista" de Machado de Assis – e estabelecer critérios confiáveis e válidos para o diagnóstico dos transtornos mentais? Em grande medida, as críticas sofridas pelos psiquiatras sustentam-se exatamente pela ausência de maior densidade epistemológica nos seus critérios diagnósticos ao longo da história.

Por isso, não se pode prescindir, em qualquer curso de psicopatologia, de um aprofundamento nessa questão. Dentre inumeráveis contribuições filosóficas sobre a distinção entre o normal e o patológico em saúde, destaca-se a epistemologia histórica do médico e filósofo francês Georges Canguilhem, que dedicou sua vida a esse tema, e por isso sua obra será explorada neste capítulo.

QUEM FOI GEORGES CANGUILHEM

Georges Canguilhem nasceu em 1904, em Castelnaudary, na França, e faleceu em 1995 em Marly-le-Roi, no mesmo país. Filósofo de vasto domínio intelectual, interessou-se principalmente pelas interfaces entre a Filosofia e a Medicina, ou, dizendo de modo mais abrangente, pelas relações entre a filosofia e a epistemologia e história das ciências. Canguilhem concorrera para École Normale Supérieure em 1924, tendo sido, inicialmente, discípulo do filósofo Émile-Auguste Chartier, ao qual viria a se afastar ao final dos anos 1930, movido por razões tanto práticas quanto teóricas. Distanciado do pacifismo político de Alain (como é conhecido Chartier), aderiu à luta antifascista e, teoricamente, voltou-se já nesse período majoritariamente para a história das ciências, sobretudo a constituição dos campos médicos e biológicos. Em plena Segunda Guerra Mundial, o filósofo aderiu à Resistência contra o invasor nazista e defendeu sua tese em Medicina em 1943, cujo título de publicação foi *Essai sur quelques problèmes concernant le normal et le pathologique* (publicada no Brasil como "O normal e o patológico", 2002). Árduo crítico das posições positivistas que estruturam boa parte do campo médico-universitário de sua época, Canguilhem aproximou-se de um vitalismo radicalmente oposto às práticas positivistas em Medicina ao focalizar a experiência individual daquele que sofre e por pensar as difíceis relações entre a patologia e a norma, não mais como se esta fosse um desvio das formas ditas "normais" de vida mas levando em consideração a normatividade variável dos sujeitos em relação ao meio no qual estes se encontram. Tese de profundo impacto tanto no campo médico como no filosófico, o vitalismo de Canguilhem continua a provocar forte impacto nas reflexões médicas de nosso tempo. Pela dupla formação, tanto em Medicina quanto em Filosofia, os esforços intelectuais de Canguilhem lhe permitiram mover-se por uma profunda reflexão sobre a filosofia da Medicina, assim como contribuíram para a instauração, na França, de um novo campo de estudos: "as ciências da vida".

Ao final da Segunda Guerra Mundial, Canguilhem lecionou na Universidade de Estrasburgo e escolheu Gaston Bachelard como orientador de sua tese sobre *La formation du concept de reflexe aux xviie et xviiie siecle*, trabalho em que as concepções bachelardianas apareceram em primeiro plano. Em 1955, Canguilhem foi eleito para a Cátedra de Filosofia das ciências da Sorbonne, cadeira esta deixada vaga precisamente por Bachelard. Acerca das profundas relações entre Canguilhem e Bachelard, talvez a mais importante em uma rápida apresentação seja aquela que indica o campo de continuidade por parte de Canguilhem de determinada forma de reflexão compartilhada com seu professor: uma epistemologia das ciências (movimento tão importante, inclusive, para constituição da racionalidade própria às ciências humanas) que não se interessaria por evidenciar a estruturação dos campos epistemológicos por meio da uma exaustiva análise das faculdades humanas, do ordenamento de critérios cientificamente válidos tomados inteligíveis por uma análise das estruturas de experiência do sujeito cognitivo humano.

A análise de Canguilhem, na esteira do pensamento de Bachelard (em que se inclui a obra de Michel Foucault, orientada por Canguilhem, *A história da loucura*), visava mostrar que a estruturação de um campo epistemológico próprio às ciências estava sempre indissociavelmente atrelada à história de constituição e desenvolvimento das próprias ideias científicas que, por sua vez, atrela-se sempre a histórias mais amplas dos sistemas filosóficos, sociais, históricos e religiosos de determinado contexto histórico. Isto é, para compreender a especificidade de um campo epistemológico no interior das ciências, sobretudo as ciências biológicas e fisiológicas às quais Canguilhem se dedicou profundamente, é necessária uma ampla reconstrução sócio-histórica dos solos de emergência da própria racionalidade científica, o que inclui inserir em uma discussão puramente "epistemológica" as tessituras mais amplas dos contextos plurais de emergência e constituição dos saberes.

SAÚDE, NORMA E DOENÇA

Canguilhem mostra em sua tese que o desvio, a patologia e a doença só podem aparecer do modo como comumente são compreendidos na Medicina porque o que sustenta a compreensão da saúde, do normal e da norma é uma concepção estritamente fisiológica sobre o equilíbrio orgânico. Se esta é a norma assumida, é evidente que a sua violação só poderia aparecer como a morbidez. A doença, então, é "subvalor derivado do normal" (p. 16)[2]. É, portanto, a anterioridade de um quadro epistemológico assumido que permitirá classificar determinada experiência desse modo e não de outro.

Assim, a centralidade das preocupações clínicas está voltada para um conceito de saúde previamente assumido e, portanto, a doença não teria nada a ensinar que não seja, precisamente, evidenciar um quadro de desvio, de ruptura, de transgressão daquela norma previamente assumida. Assim, o quadro patológico é pensado como um efeito das perturbações da norma. É a saúde a chave para compreender a doença:

> Por isso, a prática médica centrada exclusivamente nos paradigmas fisiológicos [...], se encaminha necessariamente para uma noção de cura que não pode ser compreendida de outro modo que não como restauração do normal, isto é, reencontrar a situação antes da doença, do desvio, do patológico. Em termos mais técnicos, poderíamos pensar que esta tessitura epistemológica desenha a dimensão da doença como essencialmente quantitativa e não qualitativamente (p. 277)[3].

O quadro patológico é pensado, então, como simples modificação, variação do quadro estabelecido da normalidade. É porque este se "corrompe", deteriora-se em algum nível que àquele pode aparecer. Assim, quando qualquer situação produzir no corpo perda de equilíbrios organicamente estabelecidos e alteração de ordenamentos fisiologicamente observáveis estaremos diante da emergência da experiência patológica, da experiência da doença. É preciso notar que, nesse movimento, a doença não surge como especificidade própria, mas, ao contrário, ela só é levada em consideração em relação à norma perdida. A doença, puramente negativa, elemento que aponta privação e corrupção de um estado anterior não tem, então, substância própria. Tudo se passa como se a doença só pudesse se revelar na exata medida em que indicaria qual foi a norma (fisiológica) perdida.

É justamente como crítico dessas formas redutoras de compreensão das relações entre patologia e saúde que Georges Canguilhem se insurge. O primeiro passo, antes de explorar um pouco mais detidamente seu pensamento, é observar que, do ponto de vista do doente, do ponto de vista daquele que sofre com determinado estado patológico, a doença não pode ser capturada como simples desvio de uma norma anterior – é a totalidade da vida do sujeito que se vê radicalmente alterada. O que torna a experiência patológica compreendida como tal por aquele que sofre é que todas as dinâmicas habituais de funcionamento de sua vida são alteradas pela instauração de um quadro patológico, isto é, pode-se olhar a doença por meio das relações que o sujeito tem com a globalidade do seu meio ambiental. O sujeito em sofrimento não verá sua situação como um desvio de uma norma fisiológica anterior, como uma interrupção do funcionamento normal em uma localidade física qualquer, por exemplo, mas como modificações importantes na totalidade de suas formas habituais de viver. Ou seja, uma análise mais ampla sobre as relações entre o patológico e o normal deve começar pela compreensão de que os entornos ambientais nos quais a vida humana se desenvolve intrinsecamente são elementos fundamentais para compreender os estados patológicos. É preciso compreender que a doença não é um acontecimento puramente interno ao corpo e suas funções e equilíbrios. É curioso que, do ponto de vista de uma perspectiva puramente fisiológica, quando o médico se depara com um sujeito que se encontra em uma situação patológica, ele está de frente a um humano que é focalizado pela sua doença, disfunção localizada da norma, e não pelo fato complexo de estar doente, isto é, com modificações em todas as dimensões do seu ser. A doença é uma nova experiência que se integra à totalidade da vida daquele que sofre e não um simples desarranjo capturado:

> Quando um indivíduo começa a se sentir doente, a se dizer doente, a se comportar como doente, ele passou para um outro universo, ele tornou-se um outro homem. A relatividade do normal não deve de nenhuma maneira ser para o médico um estímulo a anular na confusão a distinção do normal e do patológico. Considerado em seu todo, um organismo é "outro" na doença e não o mesmo em dimensões reduzidas (p. 165)[4].

O argumento central de Canguilhem perturbará completamente as formas habituais de pensar a doença e o lugar do sujeito que sofre, pois agora a doença é vista como aquilo que produz novas formas de vida, novas experiências com o meio ambiental, novas formas de existência e, como tal, ela não é mera privação de uma norma anterior, mas instauração de uma forma singular de vida. Isso equivale a notar que a experiência global do sujeito que sofre é trazida para primeiro plano, pois o médico não é aquele que estende a análise apenas por um corpo de tecidos hierarquicamente ordenados e biologicamente mapeados que não possui, no entanto, subjetividade alguma. Ao contrário, ao olhar desprovido de atenção para a experiência total do sujeito em sofrimento, surge a necessidade de compreender a instauração dessas novas formas de vida ocasionadas pela doença e, para tal, a subjetividade daquele que sofre é essencial. Não se trata de reduzir o olhar ao nível dos tecidos e dos funcionamentos orgânicos, mas notar que "o patológico só começa quando é reconhecido como tal pela consciência marcada pela experiência da doença" (p. 19)[2]. Trata-se de uma mudança fundamental de compreensão: a doença é algo qualitativamente denso, acontecimento capaz de ser percebido como algo muito diferente da simples disfunção da norma. E isso é possível porque se passou a considerar o sujeito, enquanto subjetividade complexa que sofre, como integrante da experiência médica:

> A dor não é sentida por uma terminação nervosa, pela raiz posterior da medula espinhal, nem por uma região específica do cérebro. A dor – e a doença – são sentidas e vividas por um sujeito em sua totalidade orgânica e biográfica p. 5)[5].

A NORMATIVIDADE VITAL COMO CRITÉRIO DE SAÚDE

Alternativamente ao modelo de saúde que a considera sinônimo da ausência de doença bem retratado pela famosa definição de Leriche – "a saúde é a vida no silêncio dos órgãos"[6] –, Canguilhem propõe o conceito de normatividade vital, que pode ser assim definido e, ao mesmo tempo, atrelado à discussão sobre o que significa um indivíduo saudável:

> O indivíduo saudável é essencialmente normativo, isto é, ele é capaz de transbordar os limites que definem o que é o normal meramente estabelecido, é igualmente capaz de lidar de modo eficaz com as variações sempre presentes no ambiente e, o mais importante, ele é capaz de instituir novas normas de vida. Canguilhem amplia de modo profundo nossa compreensão acerca da saúde e da doença pois, para ele, saúde pressupõe mudança, novas formas de instituir normas, maneiras de viver que caminham indissociavelmente ao lado das exigências ambientais da complexidade da vida. A integridade dos tecidos pode ser violada sem que com isso haja a consciência da doença uma vez que não se encontra qualquer perturbação da vida em sua totalidade ambiental (p. 278)[3].

Para Canguilhem, a saúde não corresponde a um ordenamento absolutamente mapeável de funcionamentos organicamente equilibrados, mas à capacidade que o organismo tem de não estar filiado, fixado, encerrado em uma única norma de vida. O sujeito saudável é aquele que consegue responder ativa e dinamicamente às exigências do entorno ambiental no qual se encontra. Isto é, de instituir, por si próprio, formas de normatividade nas quais a vida, passível de ser alterada para responder de maneira mais favorável possível às demandas sempre dinâmicas do ambiente, consegue existir sem limitações absolutamente incapacitantes.

Um indivíduo saudável, então, é aquele que possui a capacidade de modificar-se em relação às exigências do ambiente, e não aquele que está inserido em uma estrutura fixada previamente e que corresponde a um equilíbrio fisiológico de suas partes constitutivas. A normatividade, capacidade de instituir novas formas de existência em determinados contextos, não é exterior ao sujeito que sofre, mas interior à globalidade de sua existência. Não um *corpus* teórico decidido de forma exterior à experiência subjetiva daquele que sofre, mas componente vital do organismo que vive.

Uma profunda ruptura é operada quando se passa a considerar a normatividade vital de um organismo para se pensar a relação entre a patologia e a doença, pois, para Canguilhem:

> O anormal não pode ser reduzido ao doente. O que vem a ser a anomalia? O indivíduo que possui uma anomalia está fora do estatisticamente definido como média, isto é, fora do "padrão" de funcionamento em relação a maioria. Mas isto não configura o patológico, pois o corpo que sofre de anomalia pode possuir perfeitamente a mesma capacidade de normatividade vital na medida em que continua sendo um centro produtor de normas para si mesmo e estar genuinamente integrado às modificações ambientais do mundo a sua volta (p. 278)[3].

Pensar as relações dinâmicas do sujeito com seu meio ambiental será, desse ponto de vista, o aspecto fundamental para se compreender a patologia. Ou seja, o sujeito pode possuir determinada anomalia, mas isso não será suficiente para considerá-lo um corpo doente, pois ele pode ser completamente capaz de responder de forma dinâmica, instituindo novas formas de vida às exigências do seu meio, isto é, estar inserido às necessidades complexas que dele são exigidas nas relações com seu contexto ambiental. Há, portanto, uma normatividade vital nesse corpo que porta uma determinada condição anômala, há uma atividade fundamental que permite integrar o sujeito à complexidade do mundo ao seu redor.

É preciso que se tome cuidado, no entanto, para que não se substitua a ideia de "meio", de situação ambiental aqui traçada, por uma simples descrição do entorno biológico do sujeito. Meio ambiental não significa aquelas exigências puramente biológicas, mesmo instintivas, nas quais um corpo estaria imerso: buscar alimento, fugir de perigos externos, proteger-se contra formas de aniquilamento, lutar, sem suma, pela própria conservação. Canguilhem não está se referindo a um rigoroso modo de adaptação puramente biológica ao mundo externo. Isso conduziria a uma espécie de passividade do indivíduo na medida em que ele deveria se adaptar o mais adequadamente possível às demandas de caráter biológico já postas e já determinadas pela natureza. O ambiente, em Canguilhem, deve ser compreendido como algo muito mais rico e completo: trata-se de focalizar as relações sempre dinâmicas e complexas entre um determinado organismo e o entorno ambiental que é estruturado por meio de "operações de determinação de valor postas pelo próprio organismo" (p. 25)[2].

Ora, se o sujeito se adequasse de forma rigorosa às demandas puramente instintivas e biológicas de um contexto ambiental, isso significaria precisamente o oposto de uma vida saudável, pois a capacidade do indivíduo de instaurar novas formas de vida, novas formas de normatividade fora completamente abolida pelo imperativo ambiental. Esse corpo, rigorosamente adequado, está filiado a uma única norma de vida, uma única forma de existência, incapaz, portanto, de vitalidade na construção de formas distintas de existência. Note-se a grande transformação de perspectiva aqui operada: pode não haver anomalia alguma nesse corpo rigorosamente adaptado, nenhuma disfunção das partes orgânicas, muito pelo contrário, mas isso não significa considerá-lo como um corpo saudável, mas, surpreendentemente, como um organismo próximo à patologia. Canguilhem tem em mente, assim, nas formas de refletir sobre o normal e o patológico, as complexas relações entre um organismo e seu entorno ambiental, relação que deve ser pensada pela mútua constituição, e não pela mera adaptação do sujeito ao meio.

Mútua constituição porque o conceito de saúde, aqui ampliado, indica que o sujeito se modifica na exata medida em que modifica a própria contextura ambiental na qual se encontra. O indivíduo saudável não está simplesmente colado às exigências biológicas do mundo. A normatividade é vital porque se trata de um processo dinamicamente ativo de instauração de formas de vida que consigam tanto se adaptar às demandas que apareçam quanto modificar determinados aspectos do mundo ao redor. Com base nisso, pode-se regressar à discussão sobre a doença e ampliar a grande revolução trazida por Canguilhem:

> A doença passa a ser uma experiência de inovação positiva do ser vivo e não apenas um fato diminutivo ou multiplicativo. O conteúdo do estado patológico não pode ser deduzido – exceto pela diferença de formato — do conteúdo da saúde: a doença não é uma variação da dimensão da saúde; ela é uma nova dimensão de vida. (p. 149)[6].

O que se percebe, paradoxalmente, pelas posições de Canguilhem, é que a doença passará a figurar ao lado da criação e não do mero desvio da norma. Por quê? Porque ela é capaz de instaurar novas formas de relacionamento entre o sujeito e o seu meio ambiental, novas modalidades de vida com novas necessidades, novos caminhos a serem tomados e novas formas de interação entre sujeito e meio. Mas isso não significaria anular, de alguma forma, a diferença entre saúde e doença? Se a saúde é a capacidade de não se filiar a normas únicas de relação entre organismo e meio, e a doença é precisamente aquilo que instaura novas formas de vida, não se está perigosamente diante da anulação pura e simples das distâncias entre os dois conceitos? Retomando a ideia de que a doença não é puramente negativa, simples desvio e deterioração, mas diz respeito à totalidade da vida do sujeito em seu contexto ambiental, a resposta de Canguilhem conduzirá a notar que:

> o patológico possui uma capacidade de normatividade vital inferior, ou seja, o indivíduo que se vê e se sente como doente está reduzido em sua capacidade de normatividade, de plenas relações na complexidade exigida por uma vida que se comunique com o meio. [...] No momento em que surge, a doença é uma modificação completa da vida, impondo novas formas de vida e exigindo que outros caminhos sejam cogitados na interação com o ambiente. Nesse sentido, há uma normatividade na doença. Mas, num segundo momento, o patológico se desenha mais claramente na medida em que o sujeito fica limitado a uma única norma de vida, o que o torna bastante vulnerável à complexidade exigida pelo [...] meio (p. 278)[3].

O sujeito saudável, como vimos, não é mais aquele que tem sua integridade fisiológica absolutamente preservada, mas o organismo que altera suas formas complexas de se relacionar com as exigências do meio à sua volta. Toda vez que as exigências do meio impuserem novas formas de relacionamento, o organismo saudável é capaz de responder de maneira ativa com novas formas de existência. No organismo em estado patológico, em contraste, a experiência da doença limita justamente a capacidade do organismo, suas potências vitais, de responder da maneira mais adequada possível às exigências do entorno ambiental. No entanto, e isso é fundamental, a doença não é por isso vazia, desvio negativo de um estado perdido, mas possui, ela mesma, uma normatividade própria, ela também modifica as formas de relacionamento do sujeito com o mundo. A questão é que o corpo doente verá essa capacidade de normatividade vital menos potente em relação ao estado saudável. O doente, nesse sentido, opera do mesmo modo que o saudável, mas de forma reduzida. Isso conduz a conclusão inevitável de que um sujeito que possua um estado fisiologicamente perfeito possa estar muito mais doente e em estado mórbido do que um organismo fisiologicamente dese-quilibrado, mas que conseguiu instituir, mesmo que de modo limitado, formas dinâmicas de relação com seu ambiente.

Mas resta, então, regressar às primeiras inquietações. Afirmou-se que as formas de classificação da doença, as formas de conceituação do normal estavam sempre atreladas às estruturas prévias que sustentavam as nossas maneiras de pensar sobre a normalidade da doença. Por meio de Canguilhem, outra pers-pectiva se abre. Contudo, o que essa discussão teria a ensinar sobre as formas de produção do diagnóstico em psiquiatria, bem como sobre uma discussão mais ampla sobre psicopatologia? Justamente o fato de que, para Canguilhem, há uma falsa separação entre transtornos do corpo e transtornos da mente. Ou seja, as clássicas formulações sobre as barreiras intransponíveis entre somático e psíquico devem ser derrubadas para que se possa compreender que a noção de normatividade vital deverá ser pensada também para os fenômenos ditos mentais. O que é, então, a saúde mental? Será exatamente uma determinada capacidade de instituir novas formas de interação entre o organismo psíquico e a complexa estrutura do meio que o circunda, pressiona e constitui determinado organismo, isto é, trata-se da ideia de que o saudável, considerado do ponto de vista psíquico, é justamente portar a capacidade de criar novas formas de viver, novas formas de existência, de instituir novas experiências de relacionamento com o mundo. Ou seja: "A saúde mental é certa capacidade de superar crises psíquicas para instaurar uma nova ordem mental" (p. 92)[7].

Note-se mais uma vez as consequências dessa formulação: o psiquismo absolutamente adaptado às rigorosas exigências do meio cultural[*] pode ser considerado tão doentio quanto um organismo biológico puramente identifi-cado com as repetidas demandas instintivas de determinado ambiente. Logo, a presença de determinadas anomalias psíquicas, por exemplo, não pode ser automaticamente associada a uma experiência de loucura, perda da norma

---

[*]   Em texto de 1951, ocorrerá uma importante transformação no que diz respeito aos termos utilizados por Canguilhem que muito nos interessará nesse momento. Recorrendo às formu-lações já publicadas, centralmente a tese de doutoramento, *O normal e o patológico*, o filósofo proporá a sutil, mas determinante modificação, na maneira como define a noção de ambiente. Quando se tratava de pensar o patológico pensado para os organismos biológicos, Canguilhem referia-se a "meio natural" (*milieu*), agora, quando se trata de pensar a relação psique e ambiente, a noção se transforma em "meio cultural" (*milieu de culture*) (p. 93)[7]. Isso já indica que, ainda que possamos (e devamos) pensar as ideias de normatividade vital também para a saúde e a doença mentais, neste último caso, as interações do sujeito com o mundo se revestem de uma complexi-dade ambiente de tal natureza que trata-se de levar em consideração as exigências e demandas de um mundo "cultural", isto é, todas as determinações tão ricamente conhecidas que caem sobre a dimensão da cultura.

racional, estado negativo que apenas indica a falência de um estado perdido. Determinada experiência psíquica de perturbação, de desequilíbrio, associada tão rapidamente com a loucura, pode bem ser a instauração de novas formas de existência, novas configurações psíquicas que podem ser bastante normativas em certos contextos sociais e culturais, por exemplo. Isso nos impõe a tarefa de pensarmos a experiência da doença mental sempre em dinâmica relação com o meio cultural no qual o sujeito está globalmente inserido, isto é, a tessitura social, religiosa, linguística, moral, política, amorosa etc. Há em jogo uma normatividade psíquica que é:

> [...] a capacidade de instaurar novas normas e outros valores no interior deste complexo e diversificado caldo cultural. O doente, nesse caso, não é o portador de anomalias [...] mas o sujeito psiquicamente incapaz de flexibilidade e de instauração de novas normas. A doença, que num primeiro momento singulariza e impõe a percepção de que a totalidade da vida se apresenta com novas configurações, num segundo momento impõe limitações ao indivíduo precisamente pela fixidez a uma norma única de vida, estando vulnerável à complexidade mutável do meio cultural (p. 279)[3].

A doença mental deixa de ser o desvio de uma norma previamente assumida para se converter, duplamente e ao mesmo tempo, em uma situação que instaura novas formas de relacionamento do sujeito com seu meio cultural, ainda que essa instauração se dê com menor potência do que seria capaz um sujeito psiquicamente saudável. Essa modificação de perspectiva é capaz de alterar de modo drástico algumas maneiras comumente assumidas. Um sujeito mentalmente saudável não é o sempre idêntico a si mesmo em um mundo dinâmico e complexo, mas aquele que responde de maneira ativa às exigências mutáveis do mundo; da mesma forma que o sujeito mentalmente doente não é aquele que apresenta simplesmente determinadas diferenças puramente fisiológicas em relação à média dos seres humanos, mas aquele que está tão completamente atrelado a formas únicas de vida psíquica, identificado com formas fixas de arranjos mentais no relacionamento com o meio cultural, que perderá a capacidade de normatividade vital.

CONSIDERAÇÕES FINAIS

A herança intelectual de Georges Canguilhem não cessará de reencontrar nas preocupações contemporâneas sobre a vida, a saúde e a doença um poderoso motor que tornará as originais posições do filósofo um arsenal indispensável para os pesquisadores interessados nas "ciências da vida". A epistemologia histórica de Canguilhem continua a ser uma poderosa arma teórica contra as formas de reducionismo epistemológico tão presentes nas formas de pensar a saúde e a doença. Há assim, na continuidade histórica das preocupações fundamentais que Canguilhem desbravou e na instauração de um campo de saber em que ele fora fundamental para instituir, não só a presença de nomes que figurarão como indispensáveis pensadores do século XX, mas a permanência, em nossos dias, da mesma necessidade de refletir sobre a vida em suas múltiplas formas de experiência. Nessa tarefa, as análises sobre normatividade vital, sobre as normas socialmente instituídas e sobre as sempre difíceis relações entre o normal e o patológico encontrarão em Canguilhem sempre um interlocutor indispensável.

Esse pequeno recorte de sua obra resgata o conceito de normatividade vital como critério de saúde aplicado à saúde mental. Embora sua contribuição à epistemologia histórica e às ciências da vida seja muito mais ampla, o conteúdo aqui apresentado é o bastante para compreender que as discussões sobre diagnóstico, a classificação acerca das doenças mentais e a filiação irrestrita a formas definitivas de compreender a saúde e a doença podem ser completamente enriquecidas se forem levadas em consideração as ideias de Canguilhem e a potência sempre crítica de seu pensamento.

REFERÊNCIAS

1. Bolton D. What is mental illness? In: Fulford KWM, Davies M, Gipps RGT, Graham G, Sadler JZ, Stanghellini G, Thornton T. The Oxford Handbook of philosophy and psychiatry. 1.ed. Oxford: Oxford University Press; 2013. p. 451-79.
2. Safatle V. O que é uma normatividade vital? Saúde e doença a partir de Georges Canguilhem. Scientiae Studia, São Paulo. 2011;9(1):11-27.
3. Guimarães-Fernandes F, Vargas FM, Castellana GB. O Conceito de transtorno mental. In: Miguel EC, Lafer B, Elkis H, Forlenza OV (eds.). Clínica psiquiátrica, Vol. I: Os fundamentos da psiquiatria. 2.ed. Santana de Parnaíba: Manole, 2021.
4. Canguilhem G. O conhecimento da vida. Rio de Janeiro: Forense Universitária; 2012.
5. Serpa Jr OD. Indivíduo, organismo e doença: a atualidade de "O normal e o patológico" de Georges Canguilhem. Psicologia Clínica. 2003;15(1):121-35.
6. Canguilhem G. O normal e o patológico. Rio de Janeiro: Forense Universitária; 1982.
7. Franco FLFN. Georges Canguilhem e a psiquiatria: norma, saúde e patologia mental. Primeiros Escritos. 2009;1(1):87-95.
8. Craddock N, Mynors-Wallis L. Psychiatric diagnosis: impersonal, imperfect and important. RCP, 2014.
9. Dalgalarrondo P. Conceito de normalidade em psicopatologia. In: Dalgalarrondo P. Psicopatologia e semiologia dos transtornos mentais. 2.ed. Porto Alegre: Artmed; 2008. p. 31-4.
10. Jaspers K. General Psychopathology. 1.ed. Chicago: University of Chicago Press; 1997.
11. American Psychiatric Association. DSM-5: Manual diagnóstico e estatístico de transtornos mentais. Porto Alegre: Artmed; 2014. p. 5-20.
12. Bezerra Jr B. A psiquiatria contemporânea e seus desafios. In: Zorzanelli R. Bezerra Jr B, Freire Costa J (orgs.). A criação de diagnóstico na psiquiatria contemporânea. Rio de Janeiro: Garamond; 2014.

13. Messas G, Fulford K, Stanghellini G. The contribution of human sciences to the challenges of contemporary psychiatry. Trends in Psychiatry and Psychotherapy. 2017;39(4):229-31.
14. Minayo MCDS, Sanches O. Quantitativo-qualitativo: oposição ou complementaridade? Cadernos de Saúde Pública. 1993;9(3):237-48.
15. Segre M, Ferraz FC. The health's concept. Revista de saúde pública. 1997;31(5):538-42.
16. Zorzanelli R. Sobre os DSM'S como objetos culturais. In: Zorzanelli R, Bezerra Jr B, Freire Costa J (orgs.). A criação de diagnóstico na psiquiatria contemporânea. Rio de Janeiro: Garamond; 2014.

3
História da psiquiatria e classificações dos transtornos psiquiátricos

Paulo Clemente Sallet

 SUMÁRIO

 PONTOS-CHAVE

- Descrição cronológica resumida das principais tendências na apreensão dos transtornos psíquicos, da Antiguidade ao presente.
- Descrição dos fatores socioculturais e seu impacto na constituição da psiquiatria como ciência médica, bem como de seus desdobramentos na concepção da psicopatologia e nas classificações dos transtornos mentais.
- Apresentação das críticas feitas à psiquiatria e do movimento conhecido como antipsiquiatria.

INTRODUÇÃO

A história da psiquiatria ocidental é vasta e complexa, podendo ser vista nas perspectivas das ciências naturais, da história em geral ou das ciências sociais específicas. Em geral, há duas tendências historiográficas contrastantes: de um lado temos uma história da psiquiatria desenvolvida a partir de sua dinâmica interna, com abordagens fundadas na perspectiva do modelo biomédico, no afã de emancipar os transtornos psíquicos das tendências místico-religiosas ou morais originárias[1,2]; de outro, uma historiografia baseada no pressuposto de que o desenvolvimento da psiquiatria tenha se dado mais em razão de forças sociais, políticas e econômicas do que por meio do discurso científico racional ou de evidências empiricamente fundamentadas, perspectiva em geral crítica à vertente anterior, afirmando que agendas externas à psiquiatria influenciaram seu caminho e, por vezes, comprometeram sua integridade[3,4]. Ambas as narrativas são importantes por apresentar dualidades pertinentes ao entendimento histórico da psiquiatria (p. ex., perspectiva interna *vs.* externa, justaposição ciência *vs.* sociedade). Por exemplo, o grande confinamento dos doentes a partir do século XVIII pode ser visto como efeito de forças coercitivas sobre os loucos no interesse da coesão social, segurança pública e racionalização econômica, visão que não exibe grande sintonia com a noção de que as alterações mentais tenham finalmente sido reconhecidas como doenças em razão das formulações conceituais e pesquisas produzidas por inovações científicas da época. Ambas as perspectivas contribuem para o entendimento do processo histórico, mas em geral subestimam-se os pressupostos culturais e as condições sociais que possibilitaram o surgimento da ciência psiquiátrica[5].

Neste capítulo, adotaremos uma apresentação cronológica de alguns dos principais tópicos sobre a concepção e os desdobramentos envolvendo os transtornos psíquicos ao longo da história ocidental, sempre que possível contemplando ambas as tendências citadas anteriormente.

ANTIGUIDADE

A natureza dos fenômenos psíquicos

Os primeiros registros de alterações psíquicas se baseiam em concepções místico-religiosas, em geral decorrentes de intervenções divinas como forma de punição ou interferência nos eventos humanos[6]. A visão mítica pode ser ilustrada na loucura infligida por Atena ao herói Ajax durante a guerra de Troia, descrita na *Ilíada* de Homero (928-898 a.C.), e na tragédia *Ajax Furioso* (450 a.C.), de Sófocles: ao perder a disputa pela armadura do herói Aquiles, morto em combate, Ajax foi tomado de fúria e decidiu vingar-se de seus oponentes. Para evitar o massacre, Atena o fez confundir um rebanho de ovelhas com seus adversários. Ao recobrar a consciência e perceber que havia decapitado um rebanho, cego de vergonha Ajax comete suicídio.

Com os filósofos pré-socráticos, inaugura-se a tendência em naturalizar a vida psíquica e seus transtornos, com a adoção de princípios materiais cujo equilíbrio determinaria as diversas manifestações humanas. Assim, não divindades, mas elementos da natureza como água (Thales [650-580 a.C.]), ar (Anaxímenes [570-500]), fogo (Heráclito [536-470]) e terra (Xenófanes [570-475]) constituiriam a essência da natureza, determinando os desígnios humanos. Essas teorias cosmológicas baseadas em princípios materiais irão inspirar a teoria dos humores, formulada por Alcmeon (510-?) e adotada por Hipócrates (460-370) e seguidores como entendimento e classificação das alterações psíquicas (Tabela 1).

Tabela 1 Teoria dos humores, formulada por Alcmeon de Crotona (*Sobre a Natureza* - séc. 5 a.C.), que influenciou Hipócrates e a posteridade até o surgimento da medicina experimental no século XIX

Princípios	Qualidades	Humores	Órgãos	Temperamento	Doenças
Fogo	Calor	Sangue	Coração	Sanguíneo	Mania
Terra	Secura	Flegma	Cérebro	Fleumático	Letargia (Orgânica?)
Água	Umidade	Bile amarela	Fígado	Colérico	Frenesi (Paranoia?)
Ar	Frio	Bile negra	Baço	Melancólico	Depressão

Portanto, a filosofia grega naturalista supera a noção mítica aplicando princípios de causalidade empírica aos fenômenos psíquicos. Esses filósofos são ditos "realistas ingênuos" por conceber o mundo percebido pelos sentidos como realidade absoluta.

Contudo, filósofos sofistas como Protágoras (480-410) chamaram atenção para a necessária distinção entre realidade (objeto de investigação) e sujeito cognoscente (observador). Inspirado pela lógica de Pitágoras e a filosofia transcendental de Platão, Protágoras, não por acaso considerado o fundador da epistemologia, dizia que "o homem é a medida de todas as coisas" e não percebemos os objetos como eles realmente são. A observação resulta de interação entre o objeto e o observador e o resultado dessa interação (que constitui o conteúdo de nossas percepções) depende não apenas da natureza do objeto observado, mas também da natureza do observador.

Portanto, no pensamento grego vemos a origem das tendências que ecoam até o presente: os fenômenos psíquicos em sua concepção místico-religiosa, em sua concepção cosmológica (material) e, finalmente, na perspectiva do homem enquanto sujeito do conhecimento (psicológica), culminando com as filosofias de Sócrates (470-399), Platão (427-347) e Aristóteles (384-322).

A natureza do *Self* – *psychè* e *soma*

Psychè (alma, espírito) e *soma* (corpo) são designações amplamente encontradas desde a literatura e filosofia gregas até a atualidade para referir-se ao homem. Pode-se dizer que ambas constituem e são necessárias à concepção de ser humano, ao mesmo tempo em que também remetem à sua fragmentação dicotômica, uma espécie de antinomia. Contudo, nem sempre foi assim.

Investigando a origem da noção de indivíduo (*Self*) no pensamento grego, Long[7] argumenta que na poesia épica de Homero e na tradição pré-socrática a identidade humana é completamente física, corpórea, contendo a *psychè* como parte inerente dela, não como algo imaterial. Em Homero, a distinção entre *soma* e *psychè* só tem lugar na situação de morte: *psychè* é referida como o sopro ou espírito que deixa a pessoa após a morte e persiste como fantasma no Hades; e *soma* refere-se ao corpo sem vida deixado pela *psychè*. Contudo, na condição de ser vivo, *psychè* e *soma* são corpóreos e inseparáveis, não há existência independente para nenhum deles.

A ideia de alma imaterial é um conceito introduzido mais tarde por Platão, inspirado em Sócrates, e seguido pelo Neoplatonismo ao longo da Idade Média, sedimentando-se na doutrina cristã da alma imaterial e eterna. Segundo Long[7], a ênfase e autonomia da *psychè* na cultura grega após Platão teria sido consequência de duas situações: (1) esperança de uma vida após a morte, na qual boa conduta e injustiças sofridas em vida seriam reparadas, noção que teria sido inspirada por Sócrates como reação ao "descompromisso com a verdade" protagonizado pelos sofistas; e (2) desenvolvimento da retórica como instrumento educacional e político no século V a.C. (a suscetibilidade das pessoas a discursos persuasivos, advogando pelo poder político como valor em si, precisava ser racionalmente contraposta).

Platão politiza a *psychè*: na *República*, uma vida digna só é possível quando a razão governa emoções e apetites; no *Phedro*, representa-a como uma biga conduzida pelo auriga (cocheiro) e puxada por um par de cavalos alados. Na alegoria, o auriga representa o desejo de razão e justiça, conduz seus cavalos no espaço contemplando formas ideais, essências da virtude. Mas a biga, impulsionada pelo cavalo negro (apetite, prazer carnal) e pelo cavalo branco (ambição, *thumos* [espírito]), quer voltar à terra, cai e é incorporada como forma humana. Portanto, em Platão a *psychè* (consciência humana) torna-se a essência da pessoa viva, dividida entre conflitos, acidentalmente associada ao *soma*, mas autônoma em relação a ele, capaz de ser julgada, recompensada ou punida e até mesmo renascer em outro ser vivo. Por meio do modelo tripartido da alma, Platão concebe a essência do ser humano como mental e não fisiológica. Em vida, essas três partes estão ligadas; após a morte, apenas a razão sobrevive. Essa noção contrasta com a identidade psicossomática do ser humano em Homero e nos épicos, em que nada sobrevivia à morte do corpo.

Por sua vez, Aristóteles estabeleceu que a forma (*res cogitans*), herdeira da alma platônica, era um princípio universal do ser humano, dando origem à inteligibilidade; a matéria (*res extensa*), por outro lado, é um princípio passivo, mas pelo qual a individuação torna-se possível (as coisas se fazem concretas por meio da matéria). Portanto, para Aristóteles a matéria não é algo meramente negativo, uma limitação do ser, mas um princípio causal do ser que, fundindo-se com a forma, dava origem ao ser existente ou substância. O homem em Aristóteles é uma unidade substancial, não simplesmente uma união acidental entre alma e corpo, como propunha o modelo platônico.

Aristóteles concebia o conhecimento como uma consequência direta dos sentidos por meio das experiências empíricas, não como algo inato ou concedido pela divindade. Esse ponto de vista mais empírico vai ao encontro das concepções de Hipócrates (460-370), que concebia as doenças mentais como decorrentes de alterações cerebrais provocadas pelo desequilíbrio dos humores, que por sua vez resultam de causas internas (especialmente flegma e bile) e/ou externas (p. ex., alimentação). O *Corpus hippocraticum* revolucionou a medicina Antiga, tradicionalmente associada a rituais teológicos e à filosofia, estabelecendo-a como disciplina separada de outras áreas. De acordo com a teoria dos humores, a saúde encontra-se no equilíbrio entre os humores (sangue, flegma, bile amarela e bile negra) e as qualidades que os acompanham (calor-frio, secura-umidade etc.). Não há dicotomia mente-cérebro, todas as doenças são doenças físicas e, como tais, requerem tratamentos somáticos. As doenças mentais decorrem de alterações cerebrais provocadas pelo desequilíbrio dos humores, que por sua vez podem resultar de causas internas e externas.

Escolas médico-filosóficas e principais entidades nosológicas

A historiografia costuma identificar quatro escolas médicas no período grego:

- Escola dogmática – constituída pelo *Corpus Hippocraticum* (cerca de 70 textos, incluindo tratados, investigações, aulas e ensaios filosóficos), provavelmente escrito por mais de 19 seguidores de Hipócrates.
- Escola empírica – em oposição à escola dogmática, considera que a cura depende da experiência do médico e da experiência coletiva constatada na prática e relatada nos tratados. Novos casos são tratados em analogia aos casos anteriores. Ao contrário do que hoje costumeiramente se entende

por empirismo*, os membros dessa escola eram contrários à investigação anatômica. Para eles a natureza era insondável e assim deveria ser deixada.

- Escola metódica – surgiu da oposição entre dogmáticos e empíricos, baseada na filosofia de Epicuro (341-271). Com epistemologia empirista, física atomista e ética hedonista, concebe o corpo como um conjunto de partículas em contínuo movimento através de condutos por onde também passa uma espécie de ar elaborado (*pneuma* ou *spiritus*) e os fluidos corporais. Também aqui não se faz distinção entre doenças somáticas e psíquicas. Também avessos ao estudo das causas da doença, tidas como ocultas e como tal deveriam ser deixadas.

- Escola pneumática – em oposição aos metódicos, baseava-se no estoicismo (avesso às paixões, propunha aceitação resignada do destino e indiferença à dor anímica, com foco no que pode ser controlado pelo indivíduo). Também sustentava a ideia dos *pneuma* – produto refinado do ar exterior, circulando pelo corpo e determinando saúde ou doença.

Ecletismo

Essas escolas transitaram da cultura grega para o período romano por meio de grandes figuras da medicina antiga, que entretanto assumiam posições ecléticas em relação às doutrinas anteriores.

Areteu da Capadócia (50-130 d.C.), na obra *Sobre as causas e os signos das doenças agudas e crônicas*, dedica um capítulo sobre a *Mania*, distinguindo-a de outros transtornos como intoxicação por mandrágora e demência senil. Um dos antigos que melhor descreveu o que hoje conhecemos como transtorno de humor bipolar: "se, depois de um período de abatimento, ocorre de vez em quando que se produza uma melhora, a alegria se apodera da maioria; mas os outros se convertem em maníacos." (Areteu: I, V, I.).[4] Areteu dividiu as doenças mentais em: (1) agudas, como a *frenitis* (ou *delirium*) e a *letargia*; e (2) crônicas, constituídas basicamente pelos quadros de demência senil e alterações graves da cognição. Considerava que a *frenitis* ocorresse não apenas nos quadros febris, mas também na intoxicação por álcool e outras drogas (*delirium tremens*).

Cláudio Galeno (130-200) refinou a teoria dos humores estabelecendo temperamentos (sanguíneo, fleumático, colérico e melancólico) conforme o predomínio de um dos quatro humores. Classificou as doenças mentais como decorrentes

---

* Em filosofia, empirismo pode ser definido como doutrina em que todo conhecimento provém unicamente da experiência, limitando-se ao que pode ser captado do mundo externo por meio dos sentidos, mas também do mundo subjetivo por meio da introspecção. Refuta tanto as verdades reveladas e transcendentes do misticismo quanto as aprioristicas e inatas do racionalismo.

de: (1) comprometimento da sensibilidade e da inteligência, (2) lesões cerebrais, ou (3) comprometimento primário de outros órgãos. Nas suas dissecações, estabeleceu a diferença entre nervos motores e sensitivos, propondo o "princípio do descobrimento pela experiência". Os escritos de Galeno, especialmente seu tratado *Sobre a Melancolia*, influenciaram a medicina ao longo de 15 séculos.

Alexandre de Tralles (525-605) foi um dos primeiros a propor localização cerebral nas doenças mentais.

Em resumo, na medicina greco-romana todas as doenças são somáticas, embora algumas tenham a particularidade de afetar a alma, o caráter, o espírito ou o comportamento. O *frenesi* e a *letargia* são alterações agudas acompanhadas de febre (o que sugere etiologia orgânica), uma com excitação (*frenesi*), outra com prostração (*letargia*). A mania (excitação) e a melancolia (prostração) representam alterações crônicas sem febre (Quadro 1).

Quadro 1 As principais entidades nosológicas na idade antiga

Frenesi ou *frenite*	Associada à *bile amarela* – delírios, agitação, febre intensa e contínua, tremores, sudorese, alterações de frequência cardiorrespiratória e cefaleia. Resultava de afecção localizada no cérebro.
Letargia	Entrada de *fleuma* no cérebro – mais grave do que o frenesi, debilidade e obnubilação, febre aguda contínua ou remitente, bradicardia, frequentemente acompanhada de anúria e alterações neurovegetativas (obviamente de origem orgânica).
Mania	Agitação e delírio. Segundo Célio Aureliano, a mania é uma doença crônica, sem febre (o que a distingue do frenesi). Pode ser contínua ou apresentar períodos de melhora. Durante as crises são descritos sintomas que sugerem delírios e alterações do humor, como ideias de grandeza ("...acham que são deuses ou atores de tragicomédias"), insônia e capacidades incomuns ("...fazem astronomia sem havê-la aprendido, filosofam ou escrevem poesias espontaneamente, graças à inspiração das Musas.").
Melancolia	Associada à *bile negra* – basicamente com dois sintomas específicos: tristeza e medo. "Quando o medo e a tristeza duram muito tempo, trata-se então de melancolia", escreve Hipócrates nos seus *Aforismas*. Segundo Célio Aureliano, "a melancolia tem esse nome porque o doente frequentemente vomita bile negra". Os doentes melancólicos declaram que "estão cheios de ansiedade e mal-estar, além disso demonstram tristeza acompanhada de mutismo e ódio aos que os rodeiam. Algumas vezes o doente deseja morrer, noutras viver, e suspeita de maquinações tramadas contra ele. Ao mesmo tempo chora sem motivo, fala palavras incompreensíveis".

Com relação ao tratamento e cuidados dispensados, tanto na Grécia como em Roma o cuidado dos insanos não era de responsabilidade do Estado. Com exceção de poucas pessoas admitidas nos santuários de Esculápio (Grécia), ou de soldados romanos admitidos em hospitais militares, a maioria dos doentes mentais era mantida em condições de restrição em suas próprias residências familiares. Os romanos criaram leis regulamentando a incompetência legal dos doentes e atribuindo sua guarda a tutores, uma espécie de interdição determinada por juízes, não por médicos.

As medidas consideradas terapêuticas variavam segundo as escolas médicas, embora houvesse relativo consenso quanto à chamada regra dos contrários. Célio Aureliano descreve a conduta em pacientes com mania:

> "... é conveniente dispor o paciente em uma sala sem luz ou calor excessivos, à qual não chegue qualquer ruído e não seja adornada por pintura alguma; que não chegue a luz de janelas baixas; que esteja situada na planta baixa, pois os que padecem de mania costuma se jogar pela janela. Da mesma maneira, é conveniente fixar o leito solidamente, mas sem dispô-lo na direção da porta para evitar que os doentes vejam as pessoas que entram e, exasperados pela visão de rostos estranhos, possam agravar os desvarios de sua loucura (...) Da mesma forma, há que se recomendar aos criados que lhe corrijam os erros, prestando-lhe uma benévola atenção. Ou seja, deve-se evitar que - por meio da aprovação de tudo o que o doente diz – haja agravamento da mania mediante a confirmação de todas as suas elucubrações; mas também há que se evitar o outro extremo, o de opor-se a tudo e assim agravar a crise; assim, algumas vezes deve-se fazer concessões, noutras trata-se de convencê-lo mediante insinuações, corrigindo as ilusões e mostrando-lhe a verdade (...) Se os doentes se agitam à vista das pessoas, ter-se-á que fazer uso de ataduras, desde que sem provocar-lhes dano, protegendo primeiro seus membros com chumaços de lã, sobre os quais então se assentam as ataduras."

Quando o doente estiver melhorando,

> "é conveniente prescrever a leitura de livros, e ainda de livros catalogados como errôneos para que os doentes exercitem seu espírito em profundidade. (...) depois da leitura há que se lhes apresentar uma obra cômica, ou de mímica, se estes loucos padecem de tristeza; ou o inverso, uma obra de tristeza ou temor trágico se os doentes estão afetados de alegria pueril, pois convém corrigir as características particulares da alienação mediante seus contrários, para que dessa maneira o estado da alma recupere a condição média que é a saúde."

IDADE MÉDIA

Na Idade Média, a tradição antiga de autores romanos (p. ex., Celso e Célio Aureliano) e bizantinos (p. ex., Alexandre de Tralles) foi sendo gradualmente incorporada à medicina (Baixa Idade Média). Contudo, foi a partir do trabalho de tradução dos textos árabes para o latim, no século XI (Alta Idade Média), que houve maior difusão da medicina antiga no mundo ocidental.

Baixa Idade Média (séculos V-XI)

Estima-se que a peste Antonina (165-180 d.C.), surto de varíola documentado por Galeno, extinguiu 30% da população romana e acirrou conflitos existentes entre a tradição politeísta romana e o cristianismo emergente. Segundo Loomis (2018)[8], a conduta resignada e a prática piedosa dispensada aos doentes fizeram crescer o número de adeptos e fortaleceram o Cristianismo, que passou a ser tolerado (Édito de Milão – 313 d.C.), assumido como religião oficial (380 d.C.) e, com o declínio do império romano ocidental (476 d.C.), estabelecido como hegemonia filosófico-teológica do ocidente. As ideias de Platão foram combinadas com a moral cristã, criando uma visão de mundo que dominou o pensamento ocidental pelo menos até o Renascimento. Deve-se sobretudo a Santo Agostinho (354-430) a incorporação das ideias platônicas ao cristianismo, incluindo-se a dicotomia essencial entre corpo e alma. Seguindo a tendência religiosa, as questões psicológicas passaram a ser vistas sob uma perspectiva predominantemente teológica e moral. O conceito de doença mental enfatizava sua origem a partir do pecado, resultando de punição divina ou de possessão demoníaca. Embora nas esferas mais cultas houvesse esforços em combinar as teorias humorais de Hipócrates e Galeno com a doutrina cristã, em larga escala havia uma grande tendência em subsumir as doenças mentais ao paradigma religioso.

Os sete pecados capitais constituíam uma lista de vícios com o objetivo de educar os primeiros seguidores do cristianismo e promover o controle de seus instintos mais básicos. No final do século VI, o Papa Gregório modificou a lista substituindo o termo *acedia* (cujo significado mais aproximado seria 'preguiça') por *melancolia*, que passou a ser tratada com rezas, expiações e trabalho. Somente no século XVII a igreja substituiu *melancolia* por *preguiça*.

Na medida em que os pecados eram considerados causa das doenças mentais, a prática religiosa constituía sua prevenção e cura. Se a doença mental é consequência da alienação de Deus, o retorno a Deus é essencial à sua cura. Foram escritos tratados como guias pastorais, a confissão e a penitência tornaram-se instrumentos de cura e certos monastérios se tornaram centros de tratamento de doenças mentais, juntamente com outras doenças que também fossem julgadas fruto do pecado ou da falta de fé. Paralelamente a isso, dava-se continuidade a práticas antigas de tratamentos por meio de purgativos, sangrias e trepanações.

Contudo, a noção de doença mental durante a Idade Média não se resume ao seu viés religioso. Segundo Jacquart[9], os médicos da Idade Média assumem uma perspectiva racional e tratam de compreender os estados psicológicos recorrendo à filosofia e tentando integrá-los a uma concepção essencialmente somática. Essa tendência será observada sobretudo na chamada alta Idade Média.

Alta Idade Média (séculos XI-XV)

A partir do século XI, o ocidente passa a receber enorme influência da cultura islâmica em razão de fatos históricos como as Cruzadas e a presença dos turcos otomanos na península ibérica (711-1492). O mundo islâmico havia incorporado os ensinamentos de Hipócrates e Galeno combinados à filosofia de Aristóteles, adquirindo um elevado grau de desenvolvimento na medicina e nas ciências da época. Embora os ensinamentos do Alcorão tragam a doença mental vinculada à vontade divina, diversos asilos para doentes mentais foram criados em Bagdá (século XVIII), Damasco (século IX) e Egito, onde se dispensava um tratamento humanizado, primando-se por ambiente calmo e relaxado, com fontes, jardins, banhos mornos, música, perfumes e dietas especiais.

Prescindindo dos autores gregos diretamente conhecidos pelos romanos, há dentre os autores árabes traduzidos para o latim duas obras dedicadas exclusivamente às doenças mentais, ambas traduzidas por Constantino, o Africano (final do século XI): (1) *De melancolia* – tratado sobre a melancolia, de Ishaq ibn-Imran; e (2) *Viaticum. De oblivione* – tratado sobre *a doença do esquecimento*, de Ibn al-Jazzar. As demais informações sobre doenças mentais encontram-se dispersas em tratados de medicina geral. Figuras de destaque nesse período, os copistas eram monges de diversas ordens religiosas, poliglotas eruditos, que traduziram para o latim obras em grego, árabe e hebreu oriundas da cultura antiga (vide *O Nome da Rosa*, do livro homônimo do semiólogo italiano Umberto Eco).

Tomás de Aquino (1224-1274), filósofo e teólogo, foi uma das figuras principais da alta Idade Média. Ao fundar uma teologia natural com a reintrodução de Aristóteles no pensamento ocidental, Aquino determinou um desvio das ideias platônicas para uma crescente ênfase no empirismo aristotélico. Na *Suma Teologica* (1273), Aquino aborda questões sobre Deus, a natureza humana e a moral cristã. No esforço para combinar o racionalismo aristotélico com o dogma cristão, afirmava que a loucura fosse um fenômeno somático[10]. Essa tomada de posição repercute mais tarde nas chamadas escolas psiquiátricas organicistas, dentre as quais a psiquiatria que surgiu na Alemanha a partir do século XIX.

Da mesma forma, a ênfase crescente na razão em detrimento da fé mais tarde fomentou os movimentos do Renascimento e do Iluminismo.

Embora a tendência religiosa tenha provocado atraso no desenvolvimento da ciência em sentido empírico, por outro lado permitiu uma maior elaboração dos fenômenos psicopatológicos. Um dos esforços na reconciliação entre *soma* e *psychè* pode ser visto em um sistema explicativo dos processos mentais baseado na chamada teoria dos sentidos internos, já difundida entre autores árabes e hebreus. Diferente dos sentidos externos, os internos são concebidos como forças ou virtudes (à semelhança dos *pneuma* estoicos) que se localizam nos três ventrículos cerebrais. Avicena, no tratado *De anima*, traduzido para o latim no século XII, descreve uma das formulações mais representativas da teoria dos sentidos internos (Quadro 2).

Quadro 2 Exposição comparativa dos sentidos internos segundo Avicena (*De anima*, I, 5)

Localização cerebral	Sentido interno	Função desempenhada
Ventrículo anterior	Sentido comum Virtude imaginativa	Centraliza os dados das diferentes sensações Retém e conserva o recebido pelo sentido comum
Ventrículo médio	Virtude cogitativa Virtude estimativa	Sob o domínio da razão, combina ou separa as imagens presentes na imaginação Formula um juízo sobre as intenções não percebidas pelos sentidos externos
Ventrículo posterior	Memória	Retém e conserva as intenções da virtude estimativa

Para ilustrar esse modelo, tome-se como exemplo a explicação de *amor patológico* dada por Arnaldo de Vilanova[†] (1238-1311) no seu *De amore heroico*, que combina a teoria dos sentidos internos de Avicena com tópicos tomados de empréstimo a Aristóteles: a percepção do objeto leva à concepção de um prazer; a virtude estimativa julga que esse prazer é muito grande; virtude imaginativa

---

† Arnaldo de Vilanova – médico e teólogo laico, nasceu provavelmente em Valência (1238) e morreu em um naufrágio próximo a Gênova (1311). Estudou medicina em Montpellier e teologia com os dominicanos, seguindo uma atitude reformista que lhe custou alguns percalços: ao explicar suas ideias apocalípticas em Paris, foi aprisionado pelos doutores da Sorbonne em 1299. Se lhe atribuem diversos tratados médicos (*Antidotarium*), obras filosófico-teológicas e de alquimia (*Thesaurus thesaurorum* e *Novum lumen*).

e memória conservam a apreciação da virtude estimativa; a virtude cogitativa opera continuamente no sentido de encontrar os meios de alcançar o objeto desejado. Essa reflexão contínua pode levar à loucura. A causa do transtorno é atribuída à virtude estimativa, que efetua um juízo errôneo ao privilegiar demasiadamente o objeto desejado, convertendo-o no único bem que se possa desejar. Portanto, a origem do problema deve ser buscada no ventrículo cerebral médio. Contudo, o processo envolve também o coração, onde a visão do objeto desejado desperta uma ebulição de espíritos vitais que se difunde do coração para todo o corpo. Como se pode ver, o esquema teórico explica os estados psicológicos e as manifestações somáticas do amor, tais como o emagrecimento e a taquicardia.

No que se refere à nosologia, durante a Idade Média a lista de transtornos mentais segue aproximadamente as entidades já descritas na Idade Antiga. Autores mais afeitos à descrição clínica tratam de enumerar esses transtornos sem se preocupar com qualquer ordenação estabelecida. Os médicos mais galenistas tratam de criar uma classificação com base na (1) presença ou ausência de lesão anatômica e na (2) função perturbada.

Um exemplo dessa tendência está no *Canon* de Avicena, que classificou as doenças que causam transtornos mentais em três grupos: (1) os apostemas ou inflamações de uma parte do cérebro (meninges ou parênquima), tais como no frenesi ou na letargia; (2) as afecções caracterizadas por alteração dos sentidos, por exemplo, alienação do espírito ou confusão da razão, a estupidez ou redução da razão, a corrupção da memória e da imaginação, a mania, a melancolia, a licantropia e o amor; e (3) as afecções envolvendo alterações do movimento, como vertigem, epilepsia ou apoplexia.

Surgimento das instituições manicomiais

Na medida em que se estruturam as cidades-estados, são criadas instituições asilares para abrigar (ou confinar) pobres, leprosos e doentes mentais. Ao longo do século XIV, um crescente número de hospitais gerais europeus passou a cuidar também dos doentes mentais. Entretanto, um dos primeiros asilos destinados exclusivamente a doentes mentais foi o de Valência (Espanha, 1409), seguido da construção de outros asilos também na Espanha, em razão da influência árabe. Outros argumentam que o primeiro asilo de doentes mentais foi criado na cidade de Hamburg (1375). Também na Inglaterra, o hospital geral Bethlem começou a admitir doentes mentais em 1400.

IDADE MODERNA E RENASCIMENTO

O Renascimento caracteriza-se pelo crescente fortalecimento das cidades--estados associadas ao comércio cosmopolita (especialmente marítimo) e o florescimento da classe burguesa em alternativa ao clero e à nobreza. Um novo aporte de conhecimentos resultou da tomada de Constantinopla pelos turcos (1453), provocando a fuga de eruditos para o Ocidente, trazendo em sua bagagem obras que foram traduzidas ao latim. A partir do século XV, a disseminação do processo de impressão forneceu os meios para que uma parcela crescente da população tivesse acesso aos escritos da época.

No campo das artes e das ciências, o influxo do classicismo greco-romano já esboçado nos séculos anteriores teve papel central. Graças a humanistas como Dante, Boccaccio, Petrarca e Giovanni Pico, o classicismo já não é buscado nos comentários dogmáticos da doutrina escolástica; o novo ideal humanista consiste em ler os autores clássicos em seus originais. A representação dinâmica do corpo humano nu em sua voluptuosa realidade substitui a noção pecaminosa medieval, com seus corpos achatados, estáticos e encobertos.

Dentre outros, Leonardo da Vinci (1452-1519), que passou a estudar anatomia em pessoas vivas e em cadáveres, injetando cera líquida nos ventrículos cerebrais para estudá-los, afirmava: "Aqueles que estudam os autores antigos ao invés das obras da natureza são filhos bastardos, não filhos legítimos da Natureza, que é a mãe de todos os autores." Andreas Vesalius (1514-1564), que ainda criança dissecava animais e estudava textos antigos de anatomia, roubava cadáveres em cemitérios de Paris para estudos anatômicos. Aborreceu-se por ter de lecionar a anatomia de Galeno (extrapolada de animais) e transferiu-se para Pádova, que gozava de reputação liberal, onde escreveu *De Humani Corporis Fabrica* (1543 – também ano do tratado heliocêntrico de Copérnico), obra que revolucionou o estudo da anatomia cerebral, demarcando as diferenças entre substância branca e cinzenta.

Entretanto, do ponto de vista científico, a confiança nos próprios sentidos e na experiência empírica em detrimento da palavra escrita por autoridades antigas, embora esteja no âmago do Renascimento, constitui um movimento gradual. Vesalius foi banido e proibido de publicar sob ordem da Inquisição.

O tribunal da Inquisição, vigente entre os séculos XI e XVIII, representou a reação da Igreja contra o humanismo renascentista. É provável que muitos dos acusados de bruxaria e executados fossem doentes mentais. Data de 1487 a publicação do *Malleus Maleficarum* (*O Martelo das Feiticeiras que destrói as bruxas e sua heresia, como uma espada de dois gumes*), escrito pelos monges holandeses Kraemer e Sprenger, uma espécie de manual de combate aos praticantes de heresias que se tornou o guia dos inquisidores, ensinando métodos cruéis de tortura e morte. Médicos humanistas como Paracelso (1493-1541) e Weyer (1515-1588) opuseram o conceito de doença mental da época à noção religiosa sobre bruxarias e possessões, salientando o papel de causas ambientais nos transtornos psíquicos.

DESCARTES E O SURGIMENTO DA CIÊNCIA MODERNA

O hilomorfismo aristotélico (*hilé* = matéria; *morphé* = forma), unidade substancial indivisa envolvendo *psychè* e *soma*, manteve-se até o final da Idade Média, quando foi questionado por René Descartes (1596-1650). Servindo-se do conceito atomista e mecânico da natureza (desenvolvidos por Galileu e Newton), Descartes refuta a concepção hilomórfica e propõe uma noção de causalidade com base empírica. Propõe uma nova ciência ao eliminar as formas materiais substanciais da física aristotélica e, assim, refutar o fundamento que essas formas proporcionavam, tanto para a existência quanto para a demonstração científica de causas naturais reais. Separa a mente do corpo e promove a investigação empírica da natureza, na qual os mecanismos físicos substituem a noção metafísica das formas materiais substanciais. O corpo é visto como extensão, mecânico, material e quantificável; a mente é imaterial, desvinculada do corpo, cuja essência é pensamento, consciência e vontade. A mente resulta do acúmulo de experiências sensoriais elementares, que se associam em grandes agregados de ideias, que em contraste entre si constituem funções mentais mais amplas (consciência, reflexão, imaginação, abstração). As ideias podem ser derivadas (das sensações e experiências) ou inatas (desenvolvidas a partir da mente).

A substituição do modelo hilomórfico pelo modelo mecanicista representa uma transição histórica, mudou para sempre nossas concepções sobre causalidade e explicação dos fenômenos humanos, levando ao surgimento de diversas ramificações, tanto para a ciência quanto para as teorias da agência humana e da responsabilidade moral.

Mas ao separar a mente do corpo, Descartes se depara com alguns problemas: (1) como explicar a relação entre os fenômenos mentais e os mecanismos corpóreos e (2) como garantir que o conhecimento sensível, obtido por meio dos sentidos, não seja enganoso.

Com relação à comunicação entre mente e cérebro, Descartes lança mão de um artifício imaginativo: a mente encontra-se na glândula pineal, situada medianamente e nas adjacências do terceiro ventrículo, o que permite ser estimulada por mensageiros físicos (*espíritos animais*, semelhantes aos *pneuma* estoicos) originados pelos sentidos, deliberar e responder por meio destes mesmos mensageiros para os órgãos efetores do corpo.

No que se refere à garantia de que o conhecimento sensível seja verdadeiro, Descartes apela: a ideia de ser perfeito não é minha, pois sou imperfeito; portanto, Deus existe. Na medida em que Deus existe, é bom e perfeito, não me dotaria de sentidos [completamente] enganosos; portanto, o conhecimento verdadeiro é garantido, o mundo físico existe, coisas materiais ocupam espaço e têm características quantificáveis passíveis de investigação empírica. Se por um lado a separação entre mente e corpo permitiu a independência da ciência diante de religião e misticismo, por outro deixou em aberto a explicação de como mente e cérebro se articulam (vide capítulo "Psicopatologia e Filosofia").

Transformações no campo científico

A revolução cartesiana fomentou a investigação empírica da natureza, que repercutiu em descobertas sobre a fisiologia cerebral. Thomas Willis (1621-1675), médico de Oxford, escreveu *Cerebri anatome*, obra focada na fisiologia cerebral, considerada uma das mais importantes contribuições à neurociência. Willis propõe que os giros cerebrais controlam memória, imaginação e vontade, tanto quanto o *corpus striatum* controla sensações e movimentos. Emanuel Swedenborg (1688-1772, sueco) publicou *Oeconomia regni animalis* em 1740, obra em que considera funções psíquicas como pensamento, juízo e vontade representadas em diferentes regiões do córtex cerebral, cujas alterações poderiam explicar as diversas perturbações psíquicas observadas na clínica. Swedenborg atribuiu as funções intelectuais ao lobo frontal do *cerebrum*. Jean-César Legallois (1770-1840), fisiologista francês, descobriu o centro respiratório no tronco cerebral. Com base em experimentos animais (lesões e estimulações), Charles Bell (1774-1842, escocês), François Magendie (1783-1855, francês) e contemporâneos descobriram a segregação medular entre sistema sensitivo (posterior) e sistema motor (anterior).

Frenologia

Franz Joseph Gall (1758-1828), médico alemão de Estrasburgo, radicado em Viena, a partir de 1781 passou a formular a ideia de que características do crânio indicassem o desenvolvimento cerebral, cujas diferentes regiões estariam relacionadas ao caráter e comportamento das pessoas: "onde há variação de função, deve haver variação das estruturas que a controlam." As ideias de Gall e seguidores ficaram conhecidas como frenologia. Servindo-se da cranioscopia (análise morfométrica do crânio), traços caracterológicos do indivíduo poderiam ser identificados. Por exemplo, "destrutividade" era representada pela região temporal; "ambição", pela região parietal etc. Proibido de ministrar conferências em Viena, Gall mudou-se para Paris, onde começou a publicar suas teorias (1808). Embora banida das sociedades científicas mais conservadoras, a frenologia teve grande impacto público e midiático, foi expandida para análise e mapeamento da fisionomia, influenciou a medicina forense e fomentou a criação de sociedades e periódicos voltados à publicação de seus achados na Europa e na América. As conferências de Gall tornam-se bastante populares e lhe rendem uma vida economicamente tranquila[11]. Contudo, no âmbito acadêmico a frenologia passa a ser rejeitada e seus seguidores são discriminados pela comunidade científica.

Teoria localizatória

No mundo acadêmico, a teoria localizatória teve continuidade com a investigação de lesões cerebrais em associação a prejuízos funcionais específicos, sobretudo no campo das alterações da linguagem falada em sua associação com regiões frontais.

Em 1861, Paul Broca (1824-1880) apresentou na *Société d'Anatomie* dois casos clínicos de alteração na articulação da fala, cuja análise anatomopatológica demonstrava lesões na região frontal que hoje leva seu nome.

Na Alemanha, Eduard Hitzig (1838-1907, psiquiatra) e Gustav Fritsch (1838-1927, anatomista) conduziram uma série de experimentos laboratoriais com estimulação elétrica em cães, delimitando a zona cortical motora e identificando sua organização somatotópica. O britânico David Ferrier (1843-1928) refinou a teoria da organização somatotópica estudando primatas por meio de estimulação e ablação.

Além dos achados neurocirúrgicos, houve três desenvolvimentos que sedimentaram a teoria localizatória:

Registros eletrofisiológicos cerebrais – atribui-se ao britânico Richard Caton (1842-1926) os primeiros registros de atividade elétrica cerebral espontânea, por meio de um galvanômetro registrando "débeis correntes" corticais a partir de eletrodos dispostos na superfície do crânio. Em 1929, o neuropsiquiatria alemão Hans Berger (1873-1941) publicou seus estudos eletroencefalográficos (EEG) em humanos.

Estudos citoarquitetônicos cerebrais – no início do século XX, diversos histologistas, como os alemães Korbinian Brodmann (1868-1918), Cécile (1875-1962) e Oscar Vogt (1870-1950), mapearam a citoarquitetura do cérebro humano, documentando diferenças corticais regionais sugestivas de especificidade funcional.

Neurônios como entidades independentes – o histologista alemão Theodor Schwann (1810-1882) identificou a bainha de mielina em estruturas nervosas periféricas e o checo Jan Purkinje (1787-1869) já havia identificado as células que levam seu nome no cerebelo. Contudo, a teoria prevalente era de que o SNC fosse composto por uma espécie de sincício difuso, não delimitado por unidades celulares. O método de coloração pela prata do italiano Camilo Golgi (1843-1926) e os estudos do espanhol Santiago Ramón y Cajal (1852-1934) permitiram que a teoria do neurônio fosse estabelecida, ou seja, as células nervosas não se fundem, mas se tocam. Mais tarde, o britânico Charles Scott Sherrington (1857-1952) tratou de explicar o processo de comunicação entre neurônios através da sinapse. Golgi, Cajal (1906) e Sherrington (1932) foram agraciados com o prêmio Nobel em medicina.

Transformações socioeconômicas

O período designado como Idade Moderna, compreendido entre o Renascimento e a Revolução Francesa, representa um processo gradual de transformação em diversas esferas políticas, sociais e econômicas. Além do Renascimento cultural, as transformações econômicas e religiosas tiveram profundo impacto na concepção e cuidados dispensados às pessoas com transtornos psíquicos.

Sob o ponto de vista socioeconômico, o processo de industrialização e urbanização crescente repercutiu no enfraquecimento do suporte familiar tradicional, aumento da miséria, concentração e provável aumento no número de doentes mentais. Com o fim da presença árabe na Europa, houve redução dos casos de hanseníase, fazendo com que espaços destinados à cura desses doentes ficassem vagos. Por outro lado, a organização dos Estados emergentes passa a demandar maior controle sobre as ameaças de desordem social. Estas e outras contingências históricas determinaram o Grande Confinamento de indivíduos desviantes, dentre eles os doentes mentais, em prisões e casas de caridade, fomentando o surgimento da psiquiatria como disciplina médica capaz de lidar com a caótica situação[3].

A ética da reforma protestante em grande medida atribuía o valor do indivíduo à sua capacidade para trabalhar e produzir, a prosperidade econômica era considerada dádiva divina e os doentes mentais, incapazes disso, passam a ser tratados com negligência e desprezo. Há relatos de *tours* promovidos por escolas burguesas londrinas em que os alunos eram levados para visitar instituições asilares (p. ex., Bethlem) para que reconhecessem o exemplo a não ser seguido[12]. Desdobramentos dessa situação fomentaram o surgimento do chamado tratamento moral dos insanos.

PSIQUIATRIA MODERNA NA FRANÇA

Philippe Pinel (1745-1826), junto de seu auxiliar Pussin, tratou de organizar um tratamento mais humanizado aos doentes mentais, conhecido com tratamento moral. Os grilhões foram substituídos pela camisa de força moral, diriam alguns. Transferido para a Salpêtrière em 1795, publica a *Nosographie philosophique ou méthode de l'analyse appliquée à la médecine* (1798), sua classificação de transtornos mentais, bastante popular à época, e o *Traité médico-philosophique sur l'aleniation mentale* (1801), onde discute um tratamento psicologicamente orientado[13]. Pinel foi adepto da Revolução Francesa, acreditava que se o Estado fosse justo e a liberdade permitida, as doenças mentais desapareceriam. Enfatizava a importância da história do paciente na compreensão dos sintomas, vendo a insanidade como distúrbio do autocontrole e da identidade (alienação). Na sua concepção, o tratamento moral consistia em afastar o paciente da família e fortalecer o vínculo com o médico, o que lhe permitiria maior controle interno. O cultivo de autocontrole, bons hábitos, forte relação com o médico e atividades para aumentar autoestima e reeducação eram vistos como essenciais. O uso de medicações como belladona, acônito e ópio era frequente. Alegava que seu método tinha uma taxa de cura de 60 a 70%.

Dominique Esquirol (1772-1840) foi discípulo de Pinel e acreditava que a origem das doenças mentais estivesse nas paixões da alma. Estava convencido de que a loucura não comprometia a razão de modo total e irreversível. Abordou o tema das doenças mentais em sua perspectiva coletiva (institucional e nacional), atribuindo aos médicos a responsabilidade de cuidar de doentes mentais criminosos, declarando-os não responsáveis por seus atos. Atribui-se a Esquirol o primeiro ensino formal de psiquiatria na França, ao ensinar sobre doença mental nas salas da Salpêtrière (1817). Seu interesse em saúde pública revelou que as reformas psiquiátricas não haviam tido repercussão nas cidades do interior, o que inspirou um programa de reformas destinadas ao Estado e à profissão médica. O programa consistia em quatro tópicos: (1) a doença mental deve ser tratada em hospitais especiais por médicos com treinamento especializado; (2) a reforma envolve fazer penetrar nas províncias as melhorias obtidas em Paris; (3) um hospital de doentes mentais é um instrumento de cura; e (4) medicalização da doença mental: "O médico deve ser o princípio vital de um hospital de lunáticos", sobre ele devem recair todas as responsabilidades e deve ser investido de autoridade absoluta sobre os temas envolvidos. Esquirol foi o arquiteto da Lei de 1838, instituindo asilos estatais para todos os doentes mentais necessitados.

Bénédict A. Morel (1809-1873) foi assistente de Falret (1870-1854 – conhecido por descrever as psicoses maníaco-depressivas em 1854), amigo de Claude Bernard (1813-1878 – fundador da medicina experimental) e admirador de Charles Darwin. No seu *Traité des maladies mentales* (1860), cunhou o termo *démence-precoce* para designar o que hoje conhecemos como esquizofrenias. Morel desenvolveu sua teoria da degeneração, atribuindo a origem das doenças mentais à hereditariedade e a outros fatores como álcool e drogas.

> "O ser humano degenerado, se abandonado a ele próprio, cai em degradação progressiva. Torna-se (...) não apenas incapaz de tomar parte na cadeia de transmissão do progresso na sociedade humana, mas também constitui o maior obstáculo para esse progresso devido ao contato com a porção saudável da população (...)".

Jean-Martin Charcot (1825-1893), eminente neurologista, treinou diversos psiquiatras que se tornaram influentes na época, tais como Freud, Bleuler, Janet e Betchterev. Seu interesse pela *histeria* permitiu a aceitação de conceitos e fenômenos a ela relacionados (tais como inconsciente, hipnose e neurose) no ambiente acadêmico conservador da época.

Pierre Janet (1859-1947) escreveu sua tese sobre a histeria sob a orientação de Charcot e juntos fundaram um laboratório de psicologia experimental na *Salpê-trière*. Contribuiu para desmistificar a histeria, demonstrando que as possessões demoníacas da Idade Média eram casos de histeria. Janet estudou as neuroses por meio de fenômenos como sonambulismo, fugas, contraturas, anestesias e obsessões, enfatizando a função do trauma. Propunha que o trauma resultasse em reação emocional reprimida que reaparece como alteração da consciência, repetindo a experiência do trauma. Esses estados eram vistos como quebra de funções psicológicas mais elevadas, com comprometimento do estado mental fisiológico.

PSIQUIATRIA MODERNA NO REINO UNIDO

Alguns estudiosos britânicos já haviam formulado temas que seriam objeto de desdobramentos posteriores na escola francesa.

Thomas Sydenham (1624-1689) enfatizou a abordagem clínica, em um esforço para delinear o curso e a história natural dos transtornos psíquicos. Descreveu especialmente condições histéricas e neuróticas, esboçando uma crescente tendência em estudar doenças não psicóticas na Medicina, particularmente aquelas que afetavam classes sociais mais elevadas. A razão era vista como controladora das paixões e a insanidade, frequentemente equiparada ao irracional.

William Cullen (1710-1790) foi traduzido por Pinel na França e influenciou diversos médicos da época, especialmente quanto à sistematização das doenças mentais. Introduziu o termo *neurose* para designar diversas doenças do SNC, "todas aquelas afecções não naturais dos sentidos e movimento, sem pirexia." Descreveu quatro tipos de neuroses, organizadas a partir de quatro "ordens" específicas: (1) comas (ou perda dos movimentos voluntários, como na apoplexia); (2) adinamias (doenças constituídas pelo enfraquecimento ou perda dos movimentos nas funções vitais ou naturais, incluindo síncope, dispepsia e hipocondria); (3) afecções espasmódicas sem febre, como tétano, epilepsia, asma e histeria; e (4) vesânias, como a mania (loucura) e a melancolia[14].

William Tuke (1732-1822) preocupou-se em prover tratamento humanizado aos doentes mentais, para os quais projetou o Retiro de York (1792), onde se tentava manter os doentes mentais sem restrições excessivas, tidas como essenciais na época. Seu sucesso levou à criação de leis no interesse dos insanos.

Contudo, o maior impacto na ciência da época viria de Charles Darwin (1809-1882), biólogo e naturalista, que revolucionou o *establishment* antropológico e filosófico com sua *The Origin of Species by Natural Selection* (1858). Nos campos da psiquiatria e psicologia, a teoria evolucionista apagou a distância entre humanos e outros animais, fomentando estudos comparativos e sobre etologia animal. Desviou o foco dos modelos estruturais da mente (associacionistas) para os modelos funcionais (funções mentais a serviço da adaptação evolutiva). Darwin também descreveu uma série de temas que seriam mais tarde adotados por escolas diversas, como a existência de conflitos e processos inconscientes e o instinto sexual[15].

A ideia de hereditariedade passou a ser encarada seriamente (não mais como mero preconceito) e o grau de predisposição hereditária às psicoses poderia ser explorado de maneira científica. Francis Galton (1822-1911), primo de Darwin, na obra *Hereditary Talent and Character* (1865), examinou a influência da hereditariedade sobre a inteligência, usando traços quantitativos para criar uma distribuição gaussiana com sete níveis de inteligência. Estudando a combinação de traços hereditários com fatores ambientais, Galton cunhou o termo *eugenia*, com o propósito de contribuir para o "melhoramento" da humanidade. A comunidade psiquiátrica da época nos mais diversos países acolheu a ideia, que no século XX foi utilizada por ideologias fascistas para fomentar o mito da superioridade racial e justificar práticas "eugênicas". É possível que algumas das ideias evolucionistas formuladas por Darwin tenham sido inspiradas no biólogo francês Jean-Baptiste Lamarck (1744-1829).

Henry Maudsley (1835-1918), na obra *The physiology and pathology of the mind* (1867), propôs uma psiquiatria com base neurobiológica (à semelhança de Griesinger na Alemanha). Formulou uma classificação de transtornos mentais com base na etiologia orgânica – anemia, infecções, toxinas etc. No capítulo *On the insanity of early life*, escreve sobre psiquiatria infantil, em tom vitoriano, com comentários morais sobre permissividade e promiscuidade na adolescência, antecipando a monografia de Emminghaus (1887) sobre psiquiatria infantil.

John Hughlings-Jackson (1835-1911), neurologista, interessou-se por epilepsias (sua esposa sofria de convulsões parciais ou localizadas – *jacksonianas*, como hoje conhecidas). Propôs que a evolução das doenças na estrutura e função do SNC se manifestasse de três maneiras: (1) do mais para o menos organizado, (2) do mais para o menos complexo e (3) do mais automático para o mais voluntário. Estudou a organização evolutiva do sistema nervoso, propondo três níveis: um inferior, um médio e um superior. No nível mais baixo, os movimentos são representados em sua forma menos complexa e estão associados ao corpo estriado e à medula espinhal; o nível médio consiste na chamada área motora do córtex; e os níveis motores mais elevados são encontrados na área pré-frontal. Lesões dos centros superiores inibem os inferiores, causando sintomas "negativos" (ausência de função). Os sintomas "positivos" são causados pela liberação funcional dos centros inferiores. Jackson chamou esse processo de "dissolução". Na década de 1980, a distinção "positivo-negativo" foi introduzida para designar sintomas da esquizofrenia[16]. Em suas observações clínicas, Jackson estava convencido de que os centros nervosos associados ao movimento estivessem localizados em uma região cortical somatotopicamente organizada, ideia mais tarde confirmada pelos experimentos de Hitzig e Frisch (1870). Psiquiatras e psicólogos continentais (p. ex., Ribot, Janet, Freud e Henri Ey) foram mais influenciados pelas ideias teóricas de Jackson do que seus colegas britânicos.

PSIQUIATRIA MODERNA NA ALEMANHA

Enquanto a psiquiatria da primeira metade do século XIX é dominada pelos hospitais franceses e seu tratamento moral, a psiquiatria alemã tornou-se vanguarda com o surgimento das pesquisas em âmbito acadêmico, culminando com o sistema de classificação dos transtornos psíquicos avançados por Kraepelin em 1904.

A concepção de que doenças psíquicas sejam decorrentes de comprometimento cerebral identificável está associada ao surgimento da psiquiatria como especialidade médica e às formulações de estudiosos germânicos como Griesinger, Meynert e Wernicke[13].

A psiquiatria moderna, inicialmente ancorada em concepções filosófico-religiosas, assume uma direção propriamente neuropsiquiátrica com Wilhelm Griesinger (1817-1868), que tratou de afastar a Medicina alemã das concepções de fundo animista, características da época. A publicação da obra *Die Pathologie und Therapie der psychischen Krankheiten* (1845) é considerada o marco fundador da neuropsiquiatria. Nela, Griesinger propõe que "doenças psíquicas são doenças do cérebro", psiquiatria e neuropatologia falam a mesma língua e são regidas pelas mesmas leis. Adepto da medicina fisiológica (foi aluno de Magendie em Paris), propõe que o primeiro passo para a compreensão dos transtornos psíquicos seja a sua localização cerebral, sua compreensão a partir de alterações patológicas cerebrais empiricamente verificáveis. Contudo, Griesinger não chegou a desenvolver plenamente esse trabalho, tal como fizeram seus contemporâneos Meynert e Wernicke. Ele propôs uma noção específica de ego na tentativa de explicar todas as doenças sob um único modelo conceitual, baseado no deterioro patológico gradual da integridade do ego. Todas as doenças mentais resultariam de um processo patológico básico dividido em estágios: no primeiro, a doença básica alteraria o ego ainda na ausência de alterações neuropatológicas aparentes; no segundo e terceiro estágios haveria uma completa desintegração do ego, com alterações cerebrais permanentes. Portanto, as intervenções terapêuticas só poderiam ter sucesso no primeiro estágio. Griesinger então propõe a integração entre neurologia e psiquiatria, fundando uma clínica nesses moldes em Berlim (1861). Assim, os doentes psiquiátricos passaram a ser tratados e estudados no âmbito da neuropsiquiatria acadêmica[17]. Professor na *Charité*, Griesinger fundou a Sociedade Médico-Psicológica de Berlim, passando a publicar o famoso *Archiv für Psychiatrie und Nervenkrankheiten*. Faleceu aos 51 anos de difteria, que ironicamente foi tema de sua dissertação na graduação em Medicina.

Theodore Meynert (1833-1892), neuropsiquiatria alemão-austríaco, foi diretor da clínica psiquiátrica da universidade de Viena, desenvolvendo estudos sobre anatomia, patologia e histologia cerebrais, incluindo o mapeamento de suas vias e topografia. Considerado o fundador da citoarquitetura cerebral, Meynert também desenvolveu teorias envolvendo correlações entre os processos neuroanatômicos e mentais: associações corticais seriam responsáveis pelo "fluxo do pensamento" e ideias e memórias estariam codificadas em células corticais específicas. Com relação aos transtornos psíquicos, Meynert supunha existir um conflito entre o córtex cerebral e as regiões subcorticais como causa primária das anormalidades funcionais. Também formulou a hipótese de que existisse uma conexão causal entre patologias cerebrais e psicoses em razão da "falta de nutrição cerebral" relacionada à funcionalidade vasomotora. Meynert tentou estabelecer a psiquiatria como uma ciência exata baseada na anatomia. Em seu *Psychiatrie-Klinik der Erkrankungen des Vorderhirns* [doenças do prosencéfalo] (1884), declara que

> "... o leitor não encontrará nenhuma outra definição de 'psiquiatria' neste livro, exceto aquela dada na página de título: *Psiquiatria – Clínica das Doenças do Prosencéfalo*. O termo histórico para psiquiatria, ou seja, 'tratamento da alma', implica mais do que podemos realizar e transcende os limites da investigação científica precisa."

Meynert teve grande influência na neuropsiquiatria germânica, tendo como alunos Breuer, Freud (com quem teve conflitos envolvendo o uso de hipnose e a definição de histeria), Wagner-Jauregg (inoculação de malária no tratamento da neurossífilis – prêmio Nobel em 1927), Flechsig (neuropatologista alemão, definiu áreas de associação e de projeção corticais, distinguiu afasias sensoriais de motoras e estudou a mielogênese), Korsakoff (neuropsiquiatra russo), Forel (neuroanatomista suíço) e Wernicke.

Karl Ludwig Kahlbaum (1828-1899) teve sua formação em Berlim, foi nomeado professor na universidade de Königsberg e, posteriormente, foi diretor de clínica privada em Görlitz. Kahlbaum desenvolveu um sistema classificatório de doenças mentais de acordo com sua evolução [*Verlauf*] e desfecho [*Endzustand*] (*Die Gruppierung der psychischen Krankheiten und die Einteilung der Seelenstörungen*, 1863). Junto com seu associado Ewald Hecker (1843-1909), estudou pacientes psicóticos jovens, descrevendo o que chamava *jugendliche Irresein* (loucura juvenil, mais tarde esquizofrenia), e salientou a importância do modelo educacional em sua etiologia.

Opondo-se aos métodos antiquados de "trabalhar unilateralmente de acordo com os princípios psicológico ou somático", Kahlbaum propunha o método clínico nos estudos psiquiátricos, no qual "todos os fenômenos vitais do paciente" deveriam ser observados. Para tal, desenvolveu o conceito de complexos sintomatológicos, no qual a sintomatologia psiquiátrica era cientificamente organizada. Kahlbaum e Hecker trabalharam 10 anos juntos em Görlitz e foram pioneiros em aplicar práticas clínicas modernas no estudo das doenças mentais, utilizando termos descritivos como distimia, ciclotimia, catatonia, parafrenia e hebefrenia[18].

Com base na *parafrenia hebetica* descrita por Kahlbaum em 1863, Hecker publicou *Die Hebephrenie* (1871), descrevendo uma síndrome de início precoce com curso deteriorante caracterizado por afeto pueril, peculiaridades comportamentais e alterações formais do pensamento. Por sua vez, Kahlbaum publicou *Die Katatonie oder das Spannungsirresein* (Catatonia ou a insanidade da tensão – 1874), descrevendo o que se conhece hoje por catatonia, manifesta por alterações da motricidade, como fase de uma doença progressiva caracterizada por estágios de mania, depressão e psicose, que de modo característico evolui para demência. Os sintomas catatônicos já eram conhecidos na época (ausência de movimento era chamada *Stupor* na Alemanha e ausência de resposta, de *stupidité* na França), mas deve-se a Kahlbaum o seu agrupamento coerente.

Hermann Emminghaus (1845-1904), juntamente com Maudsley (1867), é considerado um dos pioneiros da psiquiatria da infância/adolescência com a publicação de *Os Transtornos Psíquicos na Infância* (1887). Desde 1984, a cada dois anos o prêmio Hermann Emminghaus é concedido em reconhecimento a trabalhos científicos de destaque no campo da psiquiatria da infância e adolescência.

Carl Wernicke (1848-1905) encarnou como poucos a visão de que a neurologia pudesse esclarecer os transtornos psíquicos. Influenciado por Meynert, publicou *Das aphasische Symptomencomplex* (1874), implicando a região que hoje leva seu nome na afasia sensorial ou afasia fluente. Partindo das afasias sensoriais, Wernicke acolheu a proposição de Broca de que há uma zona frontal cuja lesão leva à afasia motora (via eferente), agregando uma via aferente ou sensitiva (córtex auditivo de associação) envolvendo os giros temporal posterossuperior e supramarginal, hoje conhecida como área de Wernicke. Pacientes com lesões nesta área apresentavam um tipo de afasia em que a articulação da fala estava preservada (região de Broca íntegra), embora o conteúdo da fala fosse destituído de sentido compreensível (afasia fluente), na medida em que a área de Wernicke é responsável pelo conteúdo semântico da linguagem. Wernicke observou que alguns pacientes apresentavam alterações afásicas sem lesão das áreas de Broca ou de Wernicke, mas sim das conexões entre essas duas áreas (fascículo arqueado), constituindo as afasias transcorticais, o que resultou na sua teoria de sejunção (*Sejunktionstheorie*). Ou seja, a perturbação na conexão entre diferentes regiões cerebrais envolvidas em determinada função poderia determinar alterações funcionais na ausência de lesões anatomopatológicas evidentes. Na medida em que as grandes síndromes psiquiátricas não apresentassem alterações anatomopatológicas verificáveis, Wernicke aplicou sua teoria da sejunção como hipótese explicativa das alterações psíquicas. Os sistemas de associação entre regiões receptoras e efetoras corticais são responsáveis pelos processos mentais cuja alteração resultará nos transtornos mentais. Segundo Wernicke, a diferença entre as psicoses e as afasias está em que, nas psicoses, as vias estão comprometidas isolada e seletivamente, enquanto as lesões focais da afasia exercem seu efeito em blocos compactos (*Grundriss der Psychiatrie*, 1900). A sejunção constitui uma ruptura das vias associativas levando a alterações da personalidade e à dissociação das funções psíquicas, dessa forma permitindo que representações entre si desconexas atuem na unidade da consciência. Wernicke afirma que a sejunção deixaria marcas indeléveis na unidade da consciência, produzindo alterações definitivas quer na personalidade (consciência autopsíquica), na percepção do mundo exterior (consciência alopsíquica) ou na percepção do corpo (consciência somatopsíquica).

A teoria da sejunção passa a explicar a maioria dos sintomas psicóticos: alucinações resultariam de sejunção nas vias de associação entre os centros de projeção sensorial e os centros da percepção, ou seja, excitações do centro projetivo aparecem na consciência do paciente como estranhas a ele mesmo, que não mais consegue diferenciar a memória visual (*Erinnerungsbilder*) da percepção real. Se as alucinações e delírios são atribuídos à sejunção na parte psicossensorial, as alterações psicomotoras resultam de sejunção na parte psicomotora central. Wernicke rejeitou a classificação de seu contemporâneo Kraepelin e propôs uma divisão não a partir do prognóstico, mas sim do quadro sintomatológico de estado. Com base no seu "arco-reflexo psíquico", Wernicke propõe que

> "cada tentativa de classificação das psicoses se faça em primeiro lugar com base na localização [cerebral] e no conteúdo das representações (vias psicossensorial, intrapsíquica e psicomotora) e, em segundo lugar, com base na etiologia e na rejeição de qualquer sistema cuja natureza não derive do órgão doente."

Emil Kraepelin (1856-1926) é considerado um dos fundadores da psiquiatria científica moderna. Considerava que as doenças psiquiátricas fossem determinadas por causas biológicas e genéticas, posição que por um lado contrastava com as ideias psicanalíticas emergentes no início do século XX e, por outro, rivalizava com outras tendências, principalmente com as teorias localizatórias de Wernicke e Kleist.

Aos 30 anos (1886), Kraepelin foi designado professor e diretor da clínica universitária de Tartu (hoje Estônia), onde pode observar longas evoluções clínicas, o que lhe permitiu enfatizar a importância dos *estados finais de defeito* (*Endzustand*)‡ das doenças na sua classificação diagnóstica. Dez anos depois, Kraepelin expôs sua nova concepção dos transtornos mentais, denominando-a *concepção clínica* (à semelhança de Kahlbaum e Hecker), em contraste com o que chamou *concepção sintomática*. A concepção clínica resultou do estudo de centenas de casos observados ao longo de sua evolução (consignados nas suas famosas *Zahlkarten*), agrupando as doenças mais de acordo com o grau de deterioro do que com a sintomatologia, embora também considerasse os quadros sindrômicos (padrões sintomatológicos comuns).

O conceito de *Dementia praecox* (termo tomado de Morel e mais tarde designado *esquizofrenia* por Bleuler) foi apresentado na quarta edição do seu *Lehrbuch der Psychiatrie* (1893): "o desenvolvimento subagudo de uma condição peculiar de fraqueza mental ocorrendo em idade jovem." A demência precoce aparece entre as doenças degenerativas, onde também constavam a *Catatonia* e a *Dementiae paranoides*. O conceito de *Dementiae praecox* correspondia grosso modo à hebefrenia de Hecker. Na sexta edição do seu tratado (1899), Kraepelin subscreve essas três condições como diferentes manifestações de uma mesma doença, a *Dementia praecox*.

O desdobramento da concepção Kraepeliniana levou ao conceito unitário das psicoses, que passaram a ser vistas em apenas duas formas distintas: doença maníaco-depressiva (que hoje compreende o transtorno bipolar e a depressão unipolar), apresentando curso intermitente, com períodos relativamente assin-

---

‡ O termo *Endzustand* (ingl. *outcome*; port. *estado final*), empregado por autores germânicos como Kraepelin e Bleuler, designa literalmente o "estado final de defeito", referindo-se ao grau de deterioro funcional do paciente a partir do estado pré-mórbido, sobretudo pelo déficit cognitivo resultante (*Verblödung*). Já a expressão *Verlauf* (ingl. *course*; port. *evolução, progresso, curso*) é mais abrangente e remete tanto ao modo de evolução (início subrepitício ou abrupto, expressão sintomática, caráter contínuo ou *por surtos* etc.) quanto à direção do processo, ao desfecho (*Ausgang*) ou resultado final (*Endzustand*). Boa parte da literatura em língua inglesa sugere que a classificação de Kraepelin teria dado maior importância ao curso (*course*) das doenças, enquanto a literatura germânica afirma que ele deu primazia aos "estados finais de defeito" (*Endzustände*).

tomáticos entremeados por episódios de reagudização psicótica; e *Dementia praecox*, apresentando curso deteriorante, com declínio progressivo das funções mentais, até um estado final como graus variados de défice. Kraepelin acreditava que cada uma das doenças mentais principais apresentasse uma fisiopatologia cerebral específica subjacente. De fato, Alzheimer descreveu as alterações da demência no laboratório de Munique (1906), sob direção de Kraepelin.

Kraepelin tentou estabelecer "unidades doença" organizadas por meio de um sistema em que se consideram simultaneamente os aspectos clínicos transversal e longitudinal, bem como os aspectos relacionados com resposta terapêutica, base anatomofisiológica e fatores causais ambientais e genéticos (hipotéticos na sua época).

O modelo Kraepeliniano recebeu diversas críticas, desde a posição de Bonhoeffer (1912), afirmando que diferentes causas somáticas podem originar sintomas psicopatológicos semelhantes (p. ex., défice cognitivo) e que uma mesma causa somática pode resultar em quadros psicopatológicos diversos (p. ex., neurossífilis), até críticas mais recentes: (1) de um lado temos um conceito unitário das psicoses ou, mais recentemente, a noção de que haja um *continuum* psicótico abrangendo transtornos de humor e o espectro das esquizofrenias (posição fortalecida por estudos genéticos); (2) de outro, temos a posição de que haja diversas formas de psicoses caracterizadas por genética, sintomatologia e curso da doença específicos (p. ex., escola de Wernicke-Kleist-Leonhard).

Contudo, a perspectiva de Kraepelin manteve-se hegemônica na psiquiatria até os dias de hoje. Seu sistema diagnóstico baseado na etiologia e no curso ainda exerce influência absoluta nos sistemas diagnósticos internacionais (CID e DSM).

Pode-se dizer que Karl Kleist (1879-1960) adotou a perspectiva neurobiológica de Wernicke. Clínico e pesquisador incansável, Kleist trabalhou em lazaretos durante a Primeira Guerra Mundial, nos quais encontrou farto material para suas pesquisas a partir de soldados com lesões cerebrais. A partir de 1920, foi diretor clínico em Frankfurt, tendo fundado o centro de pesquisa sobre Patologia Cerebral e Psicopatologia (1950), onde trabalhou até sua morte aos 81 anos. Kleist adotou os ensinamentos de Wernicke ao mesmo tempo em que procurou respaldá-los no princípio prognóstico proposto por Kraepelin. Isso lhe permitiu uma divisão das psicoses baseada no quadro sintomatológico das formas nosológicas propostas por Wernicke, mas não tão somente na sintomatologia, como também no seu curso e resultado final (Kraepelin). Dessa maneira, no campo das psicoses endógenas surgiram formas autônomas, por meio das quais sobretudo o grupo das esquizofrenias foi novamente restrito às formas de prognóstico desfavorável (*Gehirnpathologie*, 1934).

A partir de estudos sobre as psicoses da motilidade, já descritas por Wernicke, Kleist publicou uma série de artigos nos quais dirige seus esforços para a caracterização clínica de diferentes quadros em associação com a localização cerebral das regiões envolvidas. Segundo Leonhard (1961), "... ele sabia que não poderia oferecer o substrato para todos os sintomas psiquiátricos, mas seu esforço estava constantemente dirigido a preencher os espaços que ele via". Kleist estudou exaustivamente diferentes formas de lesão cerebral durante sua estada na Primeira Guerra, de 1914 a 1916: ao contrário das lesões vasculares observadas em tempos de paz, os ferimentos penetrantes de guerra resultavam em lesões com topografias circunscritas e variadas, que Kleist associava com os distintos quadros neuropsiquiátricos decorrentes. Disso resultou um extenso material publicado como *Lesões cerebrais de guerra e sua significação para a localização e patologia cerebrais* (1922), com 1.073 páginas descrevendo défices neurocognitivos em associação com a localização e integração regional das lesões, incluindo 413 figuras em uma riqueza de detalhes que impacta o leitor pelo caráter sistemático e profundidade de suas investigações. Mais tarde publicou seu *Gehirnpathologie* [*Patologia cerebral*] (1934), no qual descreve diversos avanços na identificação funcional de regiões cerebrais, tais como lesões da região orbitofrontal associadas com transtornos do caráter (ou transtornos do *Eu* social [*Gemeinschaft ich Störungen*], como chamou); distinguiu acinesias do tronco cerebral de alterações do impulso decorrentes de lesões frontais etc. Desse esforço resultaram os característicos mapas corticais apresentados por Kleist, relacionando diferentes regiões com funções neurocognitivas específicas.

Kleist não foi apenas um cientista extraordinário. Em conferência pronunciada no Congresso da Associação de Psiquiatria e Neurologia Alemã (Insbruck, 1924), Kleist expõe uma visão crítica das diferentes tendências na psiquiatria da época, ancoradas em seus respectivos pressupostos históricos. Nesse texto, de grande valor heurístico, Kleist discute de forma lúcida e consistente seus pontos de vista com relação às tendências filosófica (filosofia da vida de Bergson, fenomenologia etc.), psicológica (psicoterapias e psicanálise), neurológica e constitucional[20]. A orientação teórica de Kleist foi seguida por seu aluno Karl Leonhard (1904-1988), que aprofundou estudos sobre os quadros de défice nas esquizofrenias e fez importantes investigações na herdabilidade das doenças psíquicas (p. ex., demonstrou as bases genéticas na distinção entre depressões bipolares e monopolares), além de complementar os estudos de Wernicke e Kleist sobre as psicoses cicloides (hoje classificadas como transtornos psicóticos agudos transitórios), reformulando sua classificação. Atualmente, diversos pesquisadores germânicos reunidos em torno da Sociedade Wernicke-Kleist-Leonhard, inspirados por tais ideias, mantêm-se ativos na investigação neurobiológica dos transtornos psíquicos.

Eugen Bleuler (1857-1939), psiquiatra suíço, foi nomeado diretor da clínica de Burghözli em 1898, tendo Carl Jung como colega. Na obra *Dementia praecox oder Gruppe der Schizophrenien* (Demência precoce ou grupo das esquizofrenias – 1911), Bleuler critica a designação demência precoce por vê-la indevidamente associada às doenças neurodegenerativas e propõe a designação "grupo das esquizofrenias", salientando tratar-se de condições diversas agrupadas sob o mesmo título por mera comodidade. Defende a denominação por verificar na fragmentação (*schizo*) do *Self* dos pacientes uma das características essenciais do transtorno. Bleuler é conhecido por propor que os sintomas essenciais da esquizofrenia (os famosos "quatro As de Bleuler") são (1) afrouxamento das associações (*Assoziationslockerung*), (2) alterações afetivas (*Affektstörung*), (3) Autismus e (4) Ambitendência (*Ambivalenz*). Bleuler considerava que alterações sensoperceptivas (alucinações), alterações do conteúdo do pensamento (delírios) e sintomas catatônicos fossem de interesse secundário, reconhecendo a maior importância dos sintomas deficitários[21].

Desenvolvimentos na psicologia

Seguindo-se a ruptura operada por Descartes, a filosofia tornou-se menos metafísica e mais interessada na psicologia. O empirismo britânico, impulsionado por pensadores como John Locke (1632-1704), George Berkeley (1685-1753), David Hartley (1705-1757) e John Stuart Mill (1806-1873), passou a utilizar métodos de inspiração atomista, mecanicista e positivista que iriam pavimentar a metodologia da ciência moderna: a principal fonte de informação são os sentidos; a vida anímica encontra-se organizada em elementos, que são analisados a partir da experiência consciente; os processos de associação operam uma síntese desses elementos em experiências mentais conscientes de complexidade crescente. No início do século XIX, a atuação desses filósofos havia fornecido as bases teóricas para uma ciência natural da natureza humana. Mas a teoria exigia estudos experimentais, o que oportunamente passa a ser oferecido pelos estudos emergentes sobre fisiologia cerebral[22].

Escola experimental de psicologia

Embora as bases filosóficas do empirismo tenham sido um construto eminentemente britânico, o exame experimental das teorias psicológicas foi levado a cabo por pesquisadores alemães. Ernst Weber (1795-1878) fez importantes contribuições na área de fisiologia dos sentidos; Gustav Theodor Fechner (1801-1887) desenvolveu a psicofísica, estudo científico das relações entre processo mental e processos físicos; e Hermann von Helmholtz (1821-1894) desenvolveu estudos psicológicos aplicando física e fisiologia.

No entanto, cabe a Wilhelm Wundt (1832-1920) a fundação de uma escola experimental de psicologia usando técnicas da fisiologia. A escola focou em descobrir a estrutura da consciência introspectiva em sua relação com a fisiologia, acreditando que a compreensão da construção dos blocos da consciência mental permitiria o conhecimento das leis que governam associação e combinação nas faculdades mentais mais elevadas. Wundt via a psicologia como uma ciência empírica das Humanidades: (1) como ciência da experiência direta, em contraste com as ciências naturais que se referem ao conteúdo indireto da experiência, deixando de fora o sujeito cognoscente; (2) como ciência das formas gerais válidas da experiência humana direta, a psicologia é a fundadora das Humanidades; (3) dentre as ciências empíricas é aquela cujos resultados mais beneficiam o exame dos problemas gerais de epistemologia e ética, as duas áreas fundamentais da filosofia. Wundt criou o primeiro sistema epistemológico e metodológico de psicologia empírica e seus alunos acabaram por fundar a psicologia acadêmica nos Estados Unidos e em toda a Europa.

Entretanto, a escola experimental de Wundt e contemporâneos passou a sofrer críticas, precisamente de natureza epistemológica (observações introspectivas constituem experiências pessoais, portanto não necessariamente compartilhadas) e política (Wundt aderiu à política expansionista alemã durante a Primeira Guerra, ganhando a antipatia de pesquisadores estrangeiros).

Na Europa dessa época, surgem duas outras escolas competidoras: a psicanálise (vide capítulo "Psicopatologia e Filosofia") e a psicologia *Gestalt*.

Em paralelo às teorias de Wundt, outros pesquisadores desenvolveram perspectivas independentes. Hermann Ebbinghaus (1850-1909) fez investigações experimentais sobre aprendizagem e memória, mudando a forma como se pensava o processo de aprendizagem.

Franz Brentano (1838-1917) publicou *Psicologia sob o Ponto de Vista Empírico* (1874), contradizendo as teses de Wundt. Também inspirou a psicologia *Gestalt* por meio de seu aluno Christian von Ehrenfels (1859-1932), que introduziu o conceito de *Gestalt* em filosofia e psicologia (1890). Como Wundt, Brentano também desejava fazer da psicologia uma ciência, mas, em contraste com o método experimental de Wundt, utilizava observação empírica servindo-se tanto de experimentações quanto de experiências individuais. Na perspectiva de Brentano, à psicologia interessa a atividade mental em si (a ação mental de ver, ou intencionalidade) e não o conteúdo mental (o que a pessoa vê). Brentano postulou duas maneiras de estudar os atos mentais: (1) por meio da memória (relembrando os processos mentais envolvidos em um estado mental particular) e (2) por meio da imaginação (imaginando um estado mental e observando os processos mentais concomitantes).

Carl Stumpf (1848-1936) interessou-se pelo trabalho de Brentano em Würzburg, focando sua atenção em filosofia e ciência. Stumpf formulou um método introspectivo de examinar a experiência como ela ocorre, sem reduzi-la a componentes elementares, uma forma de conhecimento pela descrição não enviesada da experiência imediata, método que chamou *fenomenologia* (que acabou inspirando seu aluno Edmund Husserl [1859-1938] – vide Modelo Fenomenológico no capítulo "Psicopatologia e Filosofia"). Contemporâneos, Wundt e Stumpf travaram discussões que foram do debate acadêmico a ataques pessoais.

Oswald Külpe (1862-1915) foi assistente de Wundt em Leipzig, mas acabou liderando um grupo de estudantes dissidentes de sua teoria. Külpe assumiu cargo de professor em Würzburg (1894), onde criou um laboratório de psicologia experimental. Rivalizando com os ensinamentos de Wundt em Leipzig, Külpe desenvolveu um *método de introspecção sistemática* no laboratório de Würzburg, no qual o sujeito (1) realizava uma tarefa complexa (p. ex., estabelecer conexões lógicas entre conceitos) e, em seguida, (2) fazia um relato retrospectivo sobre seus processos cognitivos durante a tarefa. Isso permitia que os processos de pensamento e de julgamento fossem estudados, mas Wundt, que sempre fora avesso a relatos retrospectivos de experimentos, obviamente rejeitou o método do ex-aluno Külpe.

Edward Bradford Titchener (1867-1927) foi aluno de Wundt e migrou para os Estados Unidos, onde desenvolveu uma abordagem bastante diferente, que chamou estruturalismo. Nos Estados Unidos, o estruturalismo de Titchener manteve-se hegemônico por duas décadas, até ser substituído por novas tendências, dentre as quais o funcionalismo. O funcionalismo, influenciado pela teoria evolucionista de Darwin, substituiu amplamente o modelo estruturalista (focado na estrutura da consciência) por um modelo interessado no seu funcionamento[22].

Psicologia *Gestalt*

A *Gestalt* surgiu na Áustria e na Alemanha no início do século XX, em oposição ao estruturalismo de Helmholtz, Wundt e Titchener, enfatizando que o sujeito percebe padrões e configurações inteiros e não apenas componentes individuais. Em outras palavras, o método mais produtivo em psicologia consiste em conceber os fenômenos psicológicos como um todo estruturado e organizado, mesmo porque "o todo é mais do que a soma de suas partes".

Max Wertheimer (1880-1943) fora aluno do filósofo von Ehrenfelds na Áustria, membro da escola de Brentano que introduziu o conceito de *Gestalt* em 1890, argumentando que uma experiência perceptiva possui algo além dos elementos perceptivos que ele chamou *Gestalt-qualität* (*qualidade formal*), uma ideia que remonta aos filósofos David Hume (1711-1776) e Kant (1724-1804), ao escritor Goethe (1749-1832) e ao físico e filósofo Ernst Mach (1838-1916). Wertheimer acreditava que a *Gestalt* define as partes, e não o contrário, tomando como exemplo a música: ao ouvir uma música, percebemos a totalidade da melodia e não suas partes, cuja percepção depende primariamente da totalidade da composição.

Wolfgang Köhler (1887-1967) foi aluno do físico Max Planck (1858-1947) e de Stumpf.

Kurt Koffka (1886-1941), também aluno de Stumpf, mudou-se para os Estados Unidos em 1924. Especialista em física acústica, estudou fenômenos do movimento e aspectos psicológicos do ritmo. Estudando aprendizagem em chimpanzés, demonstrou que esses animais obtêm *insight* a partir da estrutura de um problema, e não pelo aprendizado associativo, então defendido por Ivan Pavlov (1849-1936) e Edward Thorndike (1874-1949). Assim como a psicologia, a ciência não é apenas o acúmulo de fatos. O que faz a pesquisa ser científica é a incorporação de fatos em uma estrutura teórica.

Jaspers e a psiquiatria germânica entre os séculos XIX e XX

O século XIX e o início do século XX marcam uma série de avanços culturais e científicos na Europa e, particularmente, na Alemanha. No âmbito acadêmico, na Alemanha dispunha-se de aportes financeiros generosos e de grande liberdade nas investigações, fatores incomuns para a época e que resultaram no florescimento de diversas teorias científicas nos campos da Medicina, Psiquiatria e Psicologia. Teóricos da ciência discutiam os métodos de conhecimento desde a segunda metade do século XIX, buscando estabelecer critérios de conhecimento objetivo e confiável. Windelband (1848-1915) tratou de diferenciar as ciências da natureza (*Naturwissenschaften*) das ciências do espírito (*Geisteswissenschaften*), ou ciências sociais. As ciências da natureza procedem nomotecnicamente, ou seja, a partir da observação de fenômenos e eventos naturais pode-se derivar leis e regras gerais válidas; enquanto as ciências do espírito procedem idiograficamente, ou seja, partem de uma descrição exata de fenômenos ou eventos que nunca se repetem, mas são observados como casos individuais únicos[23]. Segue-se uma acirrada discussão epistemológica em torno das condições necessárias à obtenção de conhecimento válido e confiável, movimento que ficou conhecido como *Methodenstreit* (disputa do método).

No âmbito da psiquiatria e psicologia, as teorias têm como divisor de águas a atribuição etiológica dos transtornos psíquicos: na tendência neurobiológica (somática), as doenças mentais se devem a causas físicas (lesões ou disfunções cerebrais); na tendência psicológica (mental), os transtornos resultam de traumas emocionais e estressores ambientais. O que essas tendências exibem em comum é a concepção de que os transtornos psíquicos resultem de quebra no funcionamento psíquico associativo.

Êxitos na neurociência na época

Os métodos histológicos aliados aos estudos experimentais e neuropatológicos permitiram grandes avanços na compreensão de diversas condições clínicas, tais como as demonstrações sobre as afasias motora (Broca, 1861) e sensorial (Wernicke, 1874), a demência de Korsakoff (1887), a descrição dos emaranhados neurofibrilares e placas de esclerose na demência pré-senil (Alzheimer, 1906), a demonstração da espiroqueta (*Treponema*) no cérebro de pacientes com paralisia geral do insano (Noguchi e Moore, 1913), dentre muitos outros avanços na compreensão do funcionamento cerebral. Contudo, se por um lado as descobertas da época elevaram o prestígio acadêmico das ciências neurobiológicas, por outro parecem ter chegado a uma espécie de exaustão, afinal, os processos envolvendo funções superiores cognitivas e emocionais em grande medida permaneceram desconhecidos e o fantasma da frenologia ainda pairava sobre os localizacionistas sobreviventes. Além do fracasso em demonstrar algumas hipóteses neurobiológicas mais ousadas, excessos como a frenologia e, posteriormente, a prática da lobotomia (Egas Moniz [1874-1955] – Nobel em 1949) levaram a um descrédito do modelo neurobiológico ao longo do século XX. Situação propícia para o surgimento de movimentos mais alinhados com o modelo mental e psicológico, particularmente a psicanálise e a fenomenologia.

Karl Jaspers

No cenário da psiquiatria, Jaspers (1883-1969) tratou de acomodar as diferentes tendências de sua época em uma heurística que perdura até o presente. Nas suas publicações e, particularmente, na *Allgemeine Psychopathologie* (1913), trata de apreciar de forma crítica as diferentes correntes da *Methodenstreit* e de conciliar suas antinomias em um pluralismo metodológico lúcido e racional. Como especialidade médica, a psiquiatria se serve de uma ampla gama de disciplinas das ciências naturais, tais como genética, epidemiologia, neurobiologia, neuropsicologia, bem como das psicologias experimental e do desenvolvimento. No contexto histórico-filosófico, a psiquiatria também guarda marcantes afinidades com as ciências sociais e humanas, tais como filosofia, psicologia, sociologia e antropologia. Para Jaspers, uma compreensão filosófica adequada estimula uma atitude de investigação sofisticada e atenta aos riscos de teorização dogmática e reducionismos de toda espécie. Enfim, todas essas disciplinas exercem influência decisiva em psiquiatria e psicopatologia.

Jaspers emprega quatro distinções principais na análise do fenômeno mental:

- Relação causal *vs.* relação de significado – reconhece que fenômenos psíquicos devam também ser estudados por meio de métodos descritivos comportamentais, medidas de desempenho e seu relacionamento causal com estruturas e processos neurais; mas também considera que a análise dos eventos psíquicos requer um estudo profundo da experiência do paciente, no qual são os significados subjetivos conscientes (e não mecanismos neurobiológicos) que exercem seu efeito.

- Compreensão *vs.* explicação – a psicopatologia envolve tanto as ciências humanas, na medida em que procura *entender* (*verstehen*) a experiência individual do paciente, quanto as ciências naturais biológicas, quando procura *explicações* gerais (*erklären*) para os transtornos mentais com base em causas neurobiológicas. Compreensão é a via para o estado mental da outra pessoa, permite que se entenda seus motivos e significados subjetivos a partir de atitudes e verbalizações, um método tomado de empréstimo à filosofia hermenêutica[24]. Já fenômenos como alterações do Eu ou afrouxamento de associações são vistos como incompreensíveis e podem ser mais bem entendidos como objeto empírico e explicados pelas neurociências.

- Sintomas objetivos *vs.* subjetivos – sintomas objetivos (publicamente observáveis e, em geral, mensuráveis quantitativamente) podem ser direta e convincentemente demonstrados para qualquer pessoa capaz de sensopercepção e pensamento lógico; enquanto os

"sintomas subjetivos não podem ser percebidos pelos órgãos dos sentidos, mas precisam ser obtidos transferindo-se a si mesmo na psique do outro indivíduo, por assim dizer; ou seja, através da empatia" (Jaspers, 1913).

Sintomas subjetivos incluem emoções e processos internos como medo, tristeza e alegria; sentimos poder apreendê-los imediatamente a partir de seus concomitantes físicos, fisionomia, gestos e verbalizações. Jaspers entende esse processo como método hermenêutico, interminável e hipotético, continuamente testado na exploração sistemática do sentido na experiência subjetiva e pontos de vista do paciente.

- Forma *vs.* conteúdo – Jaspers deriva esses conceitos de Kant (1724-1804). Na *Crítica da razão pura*, Kant estabelece como condição de todo conhecimento (1) a forma da categoria ou conceito e (2) a substância (o *conteúdo*) da sensação ou intuição. A forma indica o modo de descrever ordem, organização, determinação e funções constitutivas da cognição. A substância (ou conteúdo) refere-se ao conteúdo da sensação ou intuição apresentado na cognição[25]. Afinal, "pensamentos sem conteúdo são vazios, intuições sem conceito são cegas" (Kant, 1781). Assim, forma remete à maneira pela qual o indivíduo articula o processo cognitivo, *como* ele chega a saber ou conhecer; o conteúdo refere-se ao tema veiculado (p. ex., um delírio de culpa e uma obsessão de culpa têm o mesmo conteúdo [culpa], mas são diferentes formas [delírio e obsessão]). Se o paciente acredita estar sendo torturado por alienígenas que implantaram um dispositivo em seu cérebro e, por isso, não vê saída além do suicídio, pode-se dizer que a forma (delírio) interessa mais ao psicopatólogo, o *conteúdo* (desespero da tortura) interessa ao paciente e ambos interessam ao clínico (reconhecimento do delírio e intervenção no risco de suicídio).

PSIQUIATRIA NO SÉCULO XX

Durante o século XX, assiste-se ao desenvolvimento de diversas escolas de psiquiatria e psicologia, cada qual com seu modelo psíquico e sua posição ao longo da díade cérebro-mente: (1) modelo funcional descritivo (psiquiatria e escola funcional de psicologia), (2) behaviorismo, (3) modelo cognitivo-comportamental, (4) psicanálise e (5) escolas humanistas existencialistas e *Gestalt*[15].

O modelo funcional-descritivo tem em comum a influência de Darwin (1809-1882), seguindo uma metodologia observacional, positivista e empírica. Em psiquiatria, atribui-se a Kraepelin (1856-1926) e Janet (1859-1947) a sistematização dessa tendência. Na perspectiva funcional-descritiva, o cérebro é visto como sede de estruturas e funções hierarquicamente organizadas que se desenvolveram sob pressão evolutiva.

O modelo funcional descritivo obteve avanços significativos na compreensão das causas e na terapêutica de diversos transtornos psíquicos. Houve esclarecimento de fatores etiopatogênicos relacionados a doenças como demência de Alzheimer (1906), encefalite letárgica (1917-1930), identificação do *Treponema palidum* (1917) etc. No âmbito terapêutico, estudos experimentais permitiram descobertas como utilização da febre induzida por malária no tratamento da neurossífilis (Wagner-Jaureg [1857-1940], prêmio Nobel em 1927), a eletroconvulsoterapia (Cerletti e Bini, 1938), a penicilina (1938) e o lítio (1949).

O princípio da separação entre as células nervosas (investigações de Golgi e Cajal) levou Charles Sherrington (1857-1952, Nobel em 1932) a desenvolver o conceito de sinapse, pavimentando o caminho para que Arvid Carlsson (1923-2018, Nobel em 2000) descrevesse os mecanismos pelos quais se dava a transdução de sinais entre os neurônios (1966). Esses avanços na compreensão da neuroquímica cerebral permitiram a compreensão dos mecanismos farmacológicos envolvidos no efeito terapêutico de drogas que já eram empregadas na clínica, como clorpromazina (1952), clozapina (1956) e imipramina (Kuhn, 1958), também fomentando o surgimento de novas medicações, como fluoxetina (1974), venlafaxina (1993) etc.

PSIQUIATRIA – CRÍTICAS E A ANTIPSIQUIATRIA

Manifestações e denúncias contra maus-tratos aos doentes mentais podem já ser vistas no século XVIII, quando William Tuke (1732-1822), *quaker* e filantropo inglês, engajou-se em movimentos propondo um tratamento mais humanizado para os doentes mentais. Tuke projetou o Retiro de York (1792), instituição que tratava de evitar restrições excessivas e dispensava um tratamento humanizado aos doentes, o que contrastava absurdamente com o tratamento recebido, por exemplo, pelos doentes no Bethlem Royal Hospital of London. Conduzido pela Religious Society of Friends, o sucesso do Retiro de York levou à criação de leis no interesse dos insanos na Inglaterra.

Na França, o tratamento moral implementado por Pinel (1745-1826) também propunha um manejo mais humanizado aos doentes. Pinel frequentava o *Salão da Madame Helvétius* (ponto de reunião de Iluministas e ativistas que se tornaram o poder em 1789) e defendia que, se o Estado fosse justo e racional, não haveria doenças mentais. Pinel e Esquirol (1772-1840) contribuíram ativamente no estabelecimento de leis de proteção e direitos dos doentes mentais na França. Contudo, sob o ponto de vista de Foucault (1961), Pinel e Tuke foram os principais protagonistas do desvio da opressão física para a opressão mental, os grilhões foram trocados pela camisa de força moral.

Ao longo do século XX, poucos pacientes ex-internos puderam manifestar seu protesto, o que em geral ocorria quando autoridades psiquiátricas os cooptavam para justificar reformas pretendidas. Por exemplo, Clifford Beers, ex-interno, teria publicado *A mind that found itself* (1908) estimulado por Adolf Meyer e colegas, que pretendiam obter apoio para reformas.

Inspirada na *Origem das espécies* (Darwin, 1858) e no *Talento e caráter hereditários* (Galton, 1965), a eugenia passou a ser objeto de sério interesse nos diversos países do mundo, incluindo-se o *establishment* psiquiátrico brasileiro, com o propósito de contribuir para um "melhoramento" da humanidade. Na Alemanha nazista, a esterilização coercitiva e mesmo o extermínio de doentes psíquicos foram práticas comuns. Durante o Programa T4, sancionado por Hitler em 1939, cerca de 300 mil pacientes neuropsiquiátricos graves foram condenados ao extermínio por meio de uma *morte piedosa* (*Gnadentod*) em hospitais psiquiátricos do Estado, com o ativo apoio de autoridades psiquiátricas da época, alguns deles posteriormente julgados no Tribunal de Nuremberg (1946).

Na França, inspirado pelo Surrealismo, o poeta e diretor dramático Antonin Artaud (1896-1948) defendia o acolhimento da desrazão como parte do mundo em sua realidade. Na obra *Folie et déraison: histoire de la folie à l'âge classique* (1961), o filósofo Michael Foucault (1926-1984), considerado um dos integrantes do chamado estruturalismo francês, desenvolveu uma arqueologia crítica de como a sociedade ocidental definiu, segregou e medicalizou o fenômeno da loucura no início do século XIX[3]. Em seus cursos no Collège de France, Foucault expõe suas investigações sobre a genealogia da psiquiatria, sobre como aparatos e técnicas de poder organizaram o conhecimento e tratamento médico da loucura no período compreendido entre Pinel e Charcot. Segundo ele, a psiquiatria não surge do progresso no conhecimento da loucura, mas de um aparato disciplinar imposto pelo regime para a organização do fenômeno da loucura. Não se trata do exercício violento do poder, mas de um desequilíbrio de forças entre indivíduo e poder político, em que o sistema age de forma gradual e calculada como exercício de poder sobre a desrazão[26]. Essas ideias contribuíram para o surgimento da antipsiquiatria.

Antipsiquiatria

A partir dos anos 1960, seguidores do movimento conhecido com antipsiquiatria passam a veicular diversas críticas à psiquiatria, críticas motivadas por razões diversas, desde preocupação com a eficácia e riscos potenciais do tratamento dispensado (p. ex., lobotomia e ECT), até questões éticas e filosóficas sobre a natureza dos transtornos mentais e suas práticas. A noção de que a psiquiatria represente um instrumento coercitivo de opressão, mediada pela relação de poder desigual entre médico e paciente, levou à concepção de que a doença mental não passe de um mito instrumental, noção atribuída ao psiquiatra húngaro naturalizado americano Thomas Szasz (1920-2012), embora ele próprio tenha rejeitado essa perspectiva. Por essas razões, a coerção ao tratamento e as internações compulsórias foram veementemente criticadas.

Algumas das figuras mais representativas da antipsiquiatria foram David Cooper (1931-1986, sul-africano) – cunhou o termo antipsiquiatria em 1967; RD Laing (1927-1989) – psiquiatra escocês; Theodore Lidz (1910-2001) – psiquiatra em Yale; Thomas Szasz (1920-2012) – psiquiatra húngaro-americano; e Silvano Arieti (1914-1981) – psiquiatra italiano de Pisa, perseguido pelo Fascismo, migrou para os EUA. Em 1970, Lang, Szasz e colegas chegaram a fundar o jornal *The Radical Therapist*, que publicou 12 edições até 1972. Influenciado pelos ventos da contracultura e movimentos antiguerra da época, o periódico propunha uma visão alternativa dos transtornos mentais: seriam mais bem "tratados" por meio de transformações sociais, e não com modificação do comportamento. Seu lema: "Terapia significa mudança social, política e pessoal, não ajustamento."

Franco Basaglia (1924-1980), psiquiatra italiano, aparece como pioneiro das transformações na forma de cuidado dos pacientes institucionalizados. Foi o arquiteto da *Legge 180* (1978), determinando uma ampla reforma no sistema de saúde italiano, propondo a extinção gradual dos hospitais psiquiátricos e a criação de serviços comunitários e leitos para internação de quadros agudos.

No Brasil, sob inspiração da experiência italiana, nos anos 1970 têm início as primeiras mobilizações com vistas ao processo de reforma psiquiátrica envolvendo mudanças nos modelos de atenção e gestão das práticas de saúde. A partir dos anos 1980 são criados os primeiros CAPS (Centros de Atenção Psicossocial), NAPS (Núcleos de Atenção Psicossocial), Hospitais-Dia, Residências Terapêuticas e oferta de leitos psiquiátricos em hospitais gerais, na tentativa de prover uma rede de cuidados substitutiva aos hospitais psiquiátricos. Práticas que, no entanto, tiveram um processo de expansão descontínuo, em decorrência sobretudo da pouca alocação de recursos financeiros. Após 12 anos tramitando no Congresso Nacional, a Lei Federal n. 10.216 (chamada Lei Paulo Delgado) é promulgada em 2001, redirecionando a assistência em saúde mental para serviços de base comunitária, mas sem instituir mecanismos claros, tanto para a progressiva redução de leitos manicomiais quanto de financiamento da rede comunitária[27,28].

No Brasil atual, de fato verificam-se avanços na oferta de serviços comunitários e redução no número de leitos manicomiais. Entretanto, os serviços comunitários se mostram precários ou inexistentes para 77% da população nacional, com apenas 6,7% dispondo de cobertura assistencial total na Rede de Atenção Psicossocial (RAPS). As metrópoles, que concentram 46% da população brasileira, não apresentaram avanço na cobertura de serviços comunitários[29]. Esses dados parecem sugerir que, novamente, o sistema cooptou ideais libertários para respaldar façanhas políticas sem grande impacto no bem-estar das pessoas com transtornos psíquicos.

CLASSIFICAÇÕES DOS TRANSTORNOS PSÍQUICOS

Na perspectiva da ciência moderna, o caráter científico das classificações de doenças médicas teve origem a partir da utilização de métodos estatísticos aliados à observação clínica. A tendência em classificar transtornos psíquicos com base em causas orgânicas remonta à proposição de Griesinger (1845): "doenças mentais são doenças do cérebro". Alavancados pela neurofisiologia emergente no século XIX, estudiosos como Wernicke, Kleist e outros tentaram definir os transtornos mentais com base em estudos neuropatológicos. Contudo, embora o modelo tenha tido sucesso em transtornos como demência de Alzheimer e neurossífilis, a tendência localizacionista falhou em demonstrar achados etiopatogênicos na grande maioria das síndromes psiquiátricas. Por outro lado, Kraepelin e contemporâneos propuseram uma classificação com base descritiva e funcional, enfatizando quadro clínico, evolução e desfecho dos transtornos, tendência que perdura até os dias atuais.

Na transição entre os séculos XIX e XX, ciências naturais e humanas envolvem-se em um debate sobre a legitimidade de seus métodos (*Methodenstreit*), o que em psiquiatria culminou com uma espécie de acerto de contas, em grande medida organizado por Karl Jaspers (1883-1969) na sua *Allgemeine Psychopathologie* (1913 e edições subsequentes), em que as contribuições de ambas as esferas (ciências sociais e biológicas) foram avaliadas e apreciadas de modo eclético e complementar.

CID e DSM

CID (Classificação Internacional de Doenças) – com a participação de diversos países, a então Liga das Nações publicou a 1ª Classificação Internacional de Causas de Morte (Chicago, 1893). Contudo, um capítulo específico sobre "Doenças Mentais e Deficiências" surgiu somente a partir da criação da ONU, com a publicação da 6ª Classificação Internacional de Doenças (CID-6, 1948).

DSM (*Diagnostic and Statistical Manual of Mental Disorders*)

Após a Segunda Guerra, as ideias psicanalíticas de Freud e seguidores tiveram grande impacto no ensino e prática da psiquiatria, particularmente nos Estados Unidos. Em 1952, a American Psychiatric Association (APA) publicou o DSM-I, exclusivamente dedicado aos transtornos mentais e sob forte influência da psicanálise, para alguns considerada a segunda revolução na psiquiatria[30]. Como consequência, os sistemas diagnósticos internacionais (CID e DSM) tiveram diferentes desenvolvimentos. Enquanto as escolas psiquiátricas europeias mantiveram seu referencial na tradição fenomenológica e psicopatológica, a escola norte-americana tornou-se predominantemente ancorada na psicanálise. O DSM-I foi desenvolvido a partir de três fontes principais: (1) um censo federal estatístico sobre hospitais psiquiátricos; (2) um sistema de categorização de doenças psiquiátricas usado pelo exército norte-americano; e (3) uma revisão das opiniões de cerca de 10% dos membros da APA, em sua maioria diretores de centros manicomiais[31]. Nos DSM-I e DSM-II, diagnósticos e classificações foram relegados como improdutivos e passou-se a vincular o raciocínio clínico à natureza dos conflitos intrapsíquicos, com pouco interesse nas observações psicopatológicas descritivas[32]. Diferente da escola norte-americana ancorada na psicanálise, as escolas psiquiátricas europeias mantiveram seu referencial na tradição psicopatológica.

O DSM-II (1968) foi escrito por uma equipe de oito membros da APA e continha basicamente as mesmas diretrizes e categorias da CID-8 (1965). Separava 182 categorias de doenças mentais, classificadas em nove grupos principais. Um desses grupos, as neuroses, era descrito como apresentando ansiedade, por sua vez caracterizada como "sentida e expressa diretamente, ou pode ser controlada inconscientemente e automaticamente por conversão, deslocamento e vários outros mecanismos psicológicos." Assim, diferentes condições (p. ex., humor deprimido, sintomas obsessivo-compulsivos e sintomas dissociativos) eram vistas como diferentes maneiras do inconsciente lidar com os conflitos internos. Tanto quanto o DSM-I, o DSM-II tinha propósitos mais administrativos, com pouca influência no ensino, pesquisa ou prática clínica. O DSM-II sofreu uma série de reformulações. Na 7ª edição do DSM-II (1974), em razão de controvérsias e protestos de ativistas nas conferências anuais da APA de 1970 a 1973, homossexualidade foi suprimida como categoria diagnóstica, substituída pelo eufemístico "distúrbio da orientação sexual".

DSM-III (1980)

Diversos fatores determinaram mudanças no *establishment* psiquiátrico da época, dentre os quais a disseminação e êxito terapêutico das medicações antipsicóticas (implicando em vantagens econômicas para o Estado por conta da redução de leitos psiquiátricos) e o desgaste do modelo psicodinâmico. Houve retomada das investigações neurobiológicas e redimensionamento das classificações para uma perspectiva descritiva e relativamente depurada de axiomas teóricos, embora claramente identificada com o paradigma neurobiológico, resultando na publicação do DSM-III (1980). Comparado ao DSM-II (134 páginas e 182 categorias diagnósticas), o DSM-III tinha 494 páginas e 265 categorias diagnósticas[33].

Embora na psiquiatria norte-americana a psicanálise tenha se mantido hegemônica, contrastando com a psiquiatria psicopatológica europeia, alguns centros acadêmicos norte-americanos foram exceção à regra (as chamadas "instituições do meio do Atlântico", como as universidades de Washington, Johns Hopkins, Iwoa, St. Louis e New York), trazendo importantes contribuições à psiquiatria dos anos 1970, dentre as quais o desenvolvimento de critérios diagnósticos baseados em instrumentos como o RDC (*Research Diagnostic Criteria*) e a SADS (*Schedule for Affective Disorders and Schizophrenia*). O contraste entre as escolas norte-americanas e europeias ficou evidente em estudos epidemiológicos internacionais, como o *International Pilot Study of Schizophrenia* e o *US-UK Study*, nos quais se demonstrou que os psiquiatras norte-americanos estavam diagnosticando doenças mentais "excessivamente" se comparado ao resto do mundo (p. ex., diagnóstico de esquizofrenia mais frequente nos EUA do que na Inglaterra). O artigo *"Establishment of diagnostic validity in psychiatric illness: its application to schizophrenia"*, de Robins e Guze[34], teve o impacto de um manifesto: argumentavam pela necessidade de resgatar a história natural do modelo-doença como alternativa às especulações psicanalíticas sobre conflitos inconscientes e aos sistemas teóricos de Jaspers e Kurt Schneider (1887-1967), designando sua proposta como neokraepeliniana. Em seguida, Feighner et al.[35] publicaram uma proposta de critérios diagnósticos operacionalizados para 16 categorias diagnósticas, que por iniciativa do NIMH (*National Institute of Mental Health*) resultou no RDC (*Research Diagnostic Criteria*)[36,37], trazendo o esboço conceitual do que viria a ser o DSM-III.

A força tarefa tinha como objetivos: (1) melhorar a confiabilidade diagnóstica entre psiquiatras e pesquisadores; (2) melhorar o ensino da psiquiatria, treinando estudantes na entrevista clínica e diagnóstico diferencial; e (3) realinhar a psiquiatria norte-americana com outros centros, especialmente com a então CID-9.

Assim, o DSM-III passa a constituir um sistema diagnóstico baseado em evidências, com critérios diagnósticos objetivos (ao invés de descrições gerais pautadas em elementos teóricos) e, portanto, capaz de prover maior confiabilidade entre clínicos e pesquisadores, garantindo que profissionais de diferentes locais e contextos chegassem ao mesmo diagnóstico. As principais inovações do DSM-III foram: (1) suprimir especulações teóricas sobre etiologia (a maioria das doenças tem etiologia desconhecida); (2) formulação de critérios diagnósticos, obtidos por meio de revisão da literatura e encontros de comitês específicos; e (3) banimento do termo "neurose" e abandono da influência psicanalítica, em favor de um modelo biomédico com clara distinção entre normal e patológico (o que causou controvérsia política entre os membros da APA, tanto que em alguns casos "neurose" foi mantida entre parênteses). A categoria dos *transtornos neuróticos* (DSM-II), representando formas de defesa contra conflitos inconscientes, foi distribuída nos transtornos de humor, ansiedade, dissociativos e somatoformes. Por exemplo, a chamada "neurose obsessivo-compulsiva" (DSM-II) foi dividida em transtorno de personalidade obsessivo-compulsiva (início precoce, preocupação excessiva com ordem, perfeccionismo e controle) e transtorno obsessivo-compulsivo (obsessões e compulsões), com evidentes vantagens em termos de validade; (4) inclusão de um glossário definindo os termos empregados; e (5) descrição diagnóstica multiaxial.

O sistema diagnóstico multiaxial teve como objetivo incorporar os aspectos médicos e psicossociais na avaliação clínica, organizando o diagnóstico em um sistema com cinco níveis:

- Eixo I: doenças psiquiátricas clínicas, incluindo transtornos específicos do desenvolvimento e do aprendizado.
- Eixo II: transtornos de personalidade e défice cognitivo.
- Eixo III: condições médicas relevantes na compreensão e tratamento dos transtornos mentais.

- Eixo IV: fatores psicossociais e ambientais influentes na gravidade do transtorno mental.
- Eixo V: avaliação do funcionamento global (GAF – *Global Assessment of Functioning*), com escore de 0 a 100.

A abordagem hierárquica tradicional das classificações psiquiátricas, baseada na regra das camadas ('*Schichtenregel*') de Jaspers, dava maior peso aos sintomas interpretados como mais relevantes na hierarquia diagnóstica (p. ex., pacientes apresentando sintomas esquizofrênicos e depressivos eram diagnosticados como esquizofrenia). Os sistemas operacionalizados da CID-10 e o DSM-III/IV mudaram essa estratégia: agora, um paciente poderia ser diagnosticado com diversos transtornos simultaneamente, na medida em que os sintomas pertinentes e os critérios relacionados ao tempo sejam preenchidos. Isso resultou em maior relevância das comorbidades nas classificações atuais.

Diversas críticas foram avançadas contra o DSM-III: (1) ao priorizar sinais e sintomas e o emprego clínico da classificação, o DSM-III parece ter estimulado mais uma espécie de psicopatologia descritiva do que formulações sobre a história natural[13]; (2) os critérios fomentam assimilação acrítica, desestimulando a busca de outros sinais e sintomas não descritos; (3) desestímulo à escuta do paciente leva a uma certa desumanização da psiquiatria (história clínica substituída por um *check-list* do DSM); (4) a validade foi sacrificada em função da confiabilidade, o que repercute em heterogeneidade amostral e o consequente entrave nas pesquisas.

DSM-IV (1994)

Em uma força tarefa chefiada por Allen Frances, o comitê com 13 grupos conduziu um processo de três estágios: (1) extensa revisão da literatura relacionada aos diagnósticos em questão; (2) coleta de dados de pesquisa, com posterior análise de quais critérios exigiriam mudanças (postura mais restritiva); (3) estudos de campo multicêntricos testando os diagnósticos na prática clínica[38]. Em 2000 foi publicada uma revisão (DSM-IV-TR) com informações diagnósticas adicionais obtidas em pesquisas.

O DSM-IV passou a utilizar qualificadores de intensidade (p. ex., leve, moderado, grave) em alguns transtornos e também introduziu "estresse clinicamente significativo ou déficit no funcionamento sócio-ocupacional" como critério diagnóstico para diversos transtornos.

DSM-5 (2013)

APA e NIMH instituíram uma comissão de pesquisa para elaboração do DSM-5 em 1999. Os planos iniciais previam uma mudança do modelo de categorias diagnósticas descritivas para diagnósticos com base em fatores etiológicos, obtidos principalmente por meio das pesquisas genéticas (*genome-wide association studies*) e de neuroimagem. Expectativa em grande medida frustrada, pois nenhum biomarcador útil ao diagnóstico de síndromes psiquiátricas foi efetivamente validado. Outros objetivos previam o acréscimo de construções dimensionais nos diagnósticos categoriais, o que resultou em desacordos com relação aos critérios que seriam adotados para as mudanças diagnósticas. Diferente da costumeira colaboração entre APA e NIMH nas edições anteriores, dessa vez o NIMH teria se recusado a alocar recursos financeiros suficientes "para um projeto nas mãos de uma única organização profissional" (APA), alegando que o modelo baseado em diagnósticos categoriais tem sido pouco útil e, em decorrência da heterogeneidade neurobiológica resultante das categorias utilizadas, represente até mesmo um entrave à pesquisa. Assim, recursos do NIMH que antes eram alocados às forças-tarefa dos DSM foram em grande medida destinados aos estudos em torno do *Research Domain Criteria* (RDoC), projeto criado para estruturar uma classificação com base exclusiva em pesquisas orientadas pelo modelo neurobiológico[39].

Após anos de estudos e controvérsias, o DSM-5 manteve-se em grande parte semelhante ao DSM-IV, embora as propostas de mudanças envolvendo uso de substâncias, espectro autista e transtornos somáticos tenham sido aceitas. O modelo alternativo de transtornos de personalidade foi colocado na Seção III – "Medidas emergentes e seção de modelos".

Zachar et al.[39], alguns deles com papel central nos 14 anos de elaboração do DSM-5, admitem que houve muita controvérsia sobre as diretrizes de elaboração. Kendler e Kupfer[40] organizaram um *Guideline* com critérios para estandardizar as mudanças no DSM-5: basicamente, as mudanças deveriam ser respaldadas em evidências de pesquisa e a magnitude das mudanças pretendidas deveria ser proporcional à força das evidências obtidas. Contudo, os grupos de trabalho teriam tido pouca adesão aos critérios propostos. Comparado às edições anteriores, a elaboração seguiu um rumo bastante descentralizado, com grande autonomia dos grupos envolvidos nas diferentes áreas.

Com relação às edições anteriores, as mudanças estruturais e conceituais do DSM-5 são resumidas a seguir.

Abandono do sistema diagnóstico multiaxial

Sob a alegação de "incompatibilidade com os sistemas diagnósticos do resto da medicina", extingue-se a distinção entre transtornos mentais primários (Eixo 1), transtornos de personalidade (Eixo2) e condições médicas associadas (Eixo 3), e os diagnósticos passam a ser feitos de forma linear. Os fatores socioambientais (Eixo 4) e o nível de funcionamento global (Eixo 5) agora podem ser registrados por instrumentos incluídos na seção III, por meio de códigos da CID e pela *Disability Schedule* (OMS), respectivamente. É provável que essa mudança repercuta no desestímulo de avaliações diagnósticas envolvendo fatores psicológicos, sociais e ambientais, refletindo um distanciamento do modelo biopsicossocial para uma abordagem mais estritamente biomédica.

Definição de transtorno mental

De acordo com o DSM-5,

> "transtorno mental é uma síndrome caracterizada por alteração clinicamente significativa na cognição, regulação da emoção ou comportamento que reflitam uma disfunção nos processos psicológico, biológico ou do desenvolvimento subjacentes ao funcionamento mental. Transtornos mentais estão frequentemente associados com sofrimento ou disfunção significativos em atividades sociais, ocupacionais ou outras atividades importantes. Uma resposta previsível ou culturalmente aprovada a um estressor comum ou perda, tal como a morte de um ente querido, não é doença mental. Comportamento socialmente desviante (p. ex., político, religioso ou sexual) e conflitos primariamente entre indivíduo e sociedade não são transtornos mentais, a menos que o desvio ou conflito resulte de uma disfunção do indivíduo, como descrito acima."

A rigor, não há diferenças significativas entre as definições do DSM-IV e do DSM-5, mas o DSM-5 agrega que, não obstante os esforços das forças-tarefa, não foi possível "separar os conceitos de transtorno mental e incapacidade (*disability*) (disfunção significativa no funcionamento social, ocupacional ou outra área importante)", em razão da ausência de marcadores biológicos claros ou de medidas de gravidade clinicamente úteis, capazes de "separar completamente expressões normais e expressões de sintomas patológicos contidos nos critérios diagnósticos." Em outras palavras, a noção "genérica" de que transtornos mentais causem sofrimento ou disfunção parece continuar relevante como critério diagnóstico apenas porque não foi possível (ainda) encontrar marcadores biológicos ou escalas válidas capazes de delimitar a fronteira entre normal e patológico.

Tentativa de abandonar a abordagem descritiva

Ao longo das sucessivas edições, observa-se uma gradação: no DSM-III falava-se de um "sistema de classificação não teórico", no DSM-IV, a pretensão não teórica é discretamente excluída do texto, enquanto no DSM-5 a classificação tem por objetivo explícito o conhecimento teórico sobre a etiologia neurobiológica dos transtornos mentais. Como não se obteve grandes progressos nessa área, em larga medida os critérios descritivos do DSM-IV foram mantidos.

Apreciação valorativa (ética)

Mais do que nas edições anteriores, na elaboração do DSM-5 houve preocupação com o risco potencial de causar dano (p. ex., estigma, diagnóstico e tratamento excessivos). Os chamados "efeitos do mau uso" (p. ex., interpretação indevida por parte do *marketing* das companhias farmacêuticas ou de judicialização inescrupulosa) foram reconhecidos como tais e abertamente discutidos. A preocupação dos grupos de trabalho em "não causar danos" pode ser vista em diversas publicações com intuito de promover facilitação para tratamento apropriado, fornecer categorias úteis para pesquisas futuras e melhorar a comunicação clínica. Os danos potenciais considerados incluem estigmatização e autoestigmatização, tratamento inadequado de falso-positivos, as consequências legais e burocráticas e a potencial medicalização da normalidade[41].

As inovações do DSM-5 deverão ser incorporadas pelo capítulo de transtornos mentais da CID-11, incluindo-se as propostas descritas na seção III. Portanto, ambas as classificações de transtornos psíquicos em última instância seguem tendência em reaproximar critérios diagnósticos e são produtos de três instituições: a sociedade médica profissional americana (APA), a agência federal de fomento à pesquisa federal americana (NIH) e a organização de saúde internacional da ONU (OMS)[39].

Críticas ao DSM

Ao longo das sucessivas edições, o DSM foi objeto de críticas diversas. Em geral, fala-se que a atenção dedicada à procura de categorias diagnósticas para um determinado paciente seria mais bem utilizada investigando a história desse paciente, os eventos que precipitaram suas crises e o monitoramento de seu tratamento. Em algumas circunstâncias, o critério de doença resultou de aceitação ou rejeição social de determinados comportamentos, como no caso da homossexualidade (que foi considerada categoria diagnóstica até a 7ª edição do DSM-II em 1974). Em questões envolvendo conflito de interesse, estudos mostraram que dentre os 170 membros da força-tarefa envolvida na elaboração do DSM-IV, 56% tinham uma ou mais associações financeiras com empresas da indústria farmacêutica. Havia forte vínculo financeiro entre a indústria farmacêutica e os responsáveis por desenvolver e modificar os critérios diagnósticos para doenças mentais, especialmente em áreas diagnósticas, nas quais os medicamentos são a primeira linha de tratamento (100% dos membros dos painéis sobre transtornos do humor e esquizofrenia tinham laços financeiros com empresas farmacêuticas). As principais formas de vínculo financeiro foram financiamento de pesquisa (42%), consultorias (22%) e palestras (16%)[42]. Com relação à agência FDA (Food and Drug Administration), desde 1992 os Estados Unidos vêm permitindo que a indústria farmacêutica pague o salário de seus cientistas, responsáveis pela revisão e inscrição de novas drogas com vistas à comercialização. Desde então, a participação da indústria farmacêutica no financiamento do FDA mostra um crescimento gradual, tendo superado a cifra de financiamento público federal a partir de 2004[43]. Com relação aos transtornos de personalidade, as críticas se dão no sentido de que as distinções entre personalidade normal, traço de personalidade ou transtorno de personalidade são em grande medida arbitrárias.

Parâmetros para a classificação de transtornos psíquicos

Segundo Möller et al.[44], as condições necessárias para que uma classificação de transtornos mentais seja útil envolvem: (1) permitir inferências acerca de prognóstico sobre curso, evolução e resposta terapêutica; (2) permitir a investigação de fatores causais; e (3) acomodar casos individuais de modo confiável. Quanto mais esses critérios forem satisfeitos, mais clinicamente útil será a classificação.

Pies[45] propõe um modelo ilustrativo da evolução de uma condição inicial (*dis-ease*) para uma entidade nosológica plenamente estabelecida (*disease*) de acordo com o modelo médico:

- Estágio 1: reconhecimento de incapacidade ou sofrimento considerável e prolongado. O "sofrimento" deve ser intrínseco à condição (não mera consequência de respostas sociais punitivas ao comportamento – p. ex., prisão por determinado comportamento sexual). "Sofrimento e incapacidade" são concebidos como prejuízo social, ocupacional, de funções vitais ou resultando em distorções da essência do indivíduo (p. ex., desvalia).
- Estágio 2: descrição sindrômica da condição (conjunto de sinais e sintomas presentes durante longos períodos e em diferentes regiões/populações).
- Estágio 3: protodoença, síndrome caracterizada em termos de curso, evolução, comorbidades, herdabilidade, resposta ao tratamento e prognóstico. Também pode haver dados preliminares sobre fisiopatologia e biomarcadores. Esquizofrenia, transtornos de humor e a maioria dos transtornos psíquicos encontra-se nesse estágio.
- Estágio 4: doença específica, situação em que são conhecidos fisiopatologia, etiologia, biomarcadores específicos e, em alguns casos, o padrão de herança, com manifestações clínicas bem caracterizadas.
- Estágio 5: entidade doença plenamente estabelecida, condição em que, além dos itens anteriores, encontram-se estabelecidas etiologia cromossômica e biomolecular, além das manifestações clínicas (fenomenologia) de todos os subtipos.

Com relação aos transtornos psíquicos, Pies[45] agrega que a "etiologia biomolecular" também envolve a participação de fatores psicossociais e a experiência vivida pelo paciente (fenomenologia) em todos os estágios da doença, ou seja, as dimensões biológica e psicológica são complementares.

Tendências atuais no sistema de classificação diagnóstica

RDoC (*Research Domain Criteria*)

Instituído pelo NIMH em 2009, o projeto RDoC foi apresentado como alternativa às classificações atuais com base em consenso clínico (DSM e CID), na pressuposição de que estas prejudiquem o alinhamento com achados das neurociências clínicas e genéticas. Sinais e sintomas, que em grande medida determinam o sistema classificatório dos transtornos mentais, provavelmente não traduzem os mecanismos fisiológicos operantes na determinação dos transtornos, produzem amostras heterogêneas à investigação e, dessa forma, dificultam sua compreensão e o surgimento de novas terapias. O projeto RDoC propõe uma estrutura de pesquisa capaz de identificar novos alvos terapêuticos, detectar subgrupos na seleção de tratamento e prover melhor sintonia entre achados de pesquisa e tomada de decisões clínicas[46].

Ao fazer isso, o RDoC atualiza as proposições da psiquiatria neurobiológica: (1) transtornos mentais são doenças do cérebro, resultantes de disfunções em circuitos neurais; (2) disfunções de circuitos neurais podem ser identificadas pelos métodos da neurociência (neurofisiologia, neuroimagem funcional e outros); e (3) a estrutura do RDoC permitirá que genética e neurociência clínicas encontrem marcadores biológicos necessários ao manejo clínico preciso e individualizado.

Com foco principal em instrumentalizar a pesquisa neurobiológica dos transtornos psíquicos, o RDoC propõe: (1) reunir especialistas em clínica e ciências básicas para identificar componentes comportamentais fundamentais envolvidos nos diversos transtornos (p. ex., função executiva, regulação do afeto); (2) determinar a totalidade de variações em componentes fundamentais, dessa forma aumentando o conhecimento sobre níveis de funcionamento fisiológico e patológico; (3) desenvolver medidas válidas e confiáveis desses componentes, que possam ser utilizadas em ciência básica e na clínica; e (4) integrar os componentes genéticos, neurobiológicos, comportamentais, ambientais e fenomenológicos envolvidos nos transtornos mentais.

O fio condutor do modelo são os circuitos neurais, a partir dos quais pode-se proceder com investigações ascendentes (p. ex., partindo de variáveis quantitativas relacionadas aos circuitos para variações clínicas observáveis) e descendentes (p. ex., de circuitos para fatores celulares, moleculares e genéticos que os determinam). O modelo é apresentado sob a forma de uma matriz em cujas linhas tem-se os domínios das diversas funções psíquicas (sistemas e valências) e em colunas que apresentam as unidades de análise (ver https://www.nimh.nih.gov/research/research-funded-by-nimh/rdoc/constructs/rdoc-matrix.shtml).

De modo resumido, o RDoC difere dos sistemas DSM/CID ao propor uma estrutura a partir de variáveis obtidas nas ciências básicas (p. ex., polimorfismos gênicos), nas quais as unidades de análise das colunas da matriz são utilizadas como variáveis independentes. Essas variáveis são então testadas na sua relação com variáveis dependentes, tais como gravidade dos sintomas, desempenho em testes padronizados, comportamento quantificável etc., em um sentido oposto ao processo dos diagnósticos categoriais, cujo ponto de partida são categorias diagnósticas resultantes do agrupamento de manifestações clínicas observáveis.

Apesar de celeumas iniciais sobre a disputa entre DSM e RDoC pela primazia em classificar os transtornos mentais, o RDoC reconhecidamente não se propõe a substituir as classificações diagnósticas internacionais. Porém, seus achados neurocientíficos e comportamentais certamente trarão importantes contribuições à compreensão dos mecanismos etiopatogênicos e fisiopatológicos na determinação da psicopatologia, o que se acredita possa trazer maior validade e, assim, influenciar as classificações diagnósticas internacionais. Em síntese, os manuais de classificação diagnóstica continuam baseados em sintomas clínicos, assim cumprindo sua utilidade clínica, enquanto o RDoC é visto como uma estrutura de pesquisa cujos resultados deverão informar não apenas os sistemas diagnósticos futuros, mas também a compreensão empírica, avaliação, tratamento e prevenção dos diversos transtornos psíquicos. Para uma descrição mais detalhada e crítica do modelo RDoC, vide o capítulo "Psicopatologia e Neurociências".

HiTOP (*Hierarchical Taxonomy of Psychopathology*)

Reunindo psiquiatras e psicólogos de diversos centros acadêmicos, o consórcio HiTOP surgiu em 2015 com o objetivo de articular uma classificação da psicopatologia com base totalmente empírica, adotando um sistema estritamente definido por resultados em pesquisas nosológicas e capaz de auxiliar a prática clínica e a pesquisa em saúde mental (http://medicine.stonybrookmedicine.edu/HITOP). O consórcio se baseia no entendimento comum de que (1) diagnósticos tradicionais têm limitações fundamentais, (2) construções derivadas estatisticamente (ou seja, quantitativas) podem resolver muitas dessas limitações, (3) é útil organizar hierarquicamente construções que vão do mais específico ao mais amplo, (4) apenas os construtos com suficiente embasamento empírico devem ser incluídos no modelo, e (5) a classificação proposta já possa ser usada na pesquisa e na prática clínica, visto que muitos construtos incluídos já podem ser operacionalizados com as medidas existentes[47,48].

O sistema HiTOP foca em traços distribuídos como variáveis contínuas na população, o que permite elaborar esquemas psicopatológicos hipotéticos com base em análises fatoriais dos sintomas, a partir das quais se possa construir dimensões que reflitam a estrutura natural dos transtornos psíquicos.

A estrutura hierárquica do HiTOP envolve: Espectros > Subfatores > Síndromes/transtornos > Traços > Sintomas (Figura 1).

Juntos, o RDoC e a HiTOP constituem sistemas dimensionais complementares capazes de inovar a forma como a psicopatologia é estudada, classificada e tratada. O RDoC tem uma estrutura dedutiva (*top down*), a partir de categorias elementares das neurociências, objetivando a compreensão dos sistemas biocomportamentais transdiagnósticos subjacentes à psicopatologia; a HiTOP constitui um sistema de classificação dimensional indutivo (*bottom-up*) derivado de covariações observadas entre sintomas psicopatológicos e traços desadaptativos (construções dimensionais e avaliações clínicas), visando favorecer pesquisas mais informativas e alvos de tratamento mais específicos do que as categorias diagnósticas tradicionais permitem. De forma complementar, a estrutura biocomportamental do RDoC pode ajudar a elucidar os fundamentos das dimensões clínicas incluídas na HiTOP; enquanto a HiTOP pode fornecer alvos clínicos psicometricamente robustos para a pesquisa informada pelo RDoC. A expectativa dos pesquisadores é de que a interface RDoC-HiTOP possa informar o desenvolvimento de uma nosologia psiquiátrica unificada, dimensional e baseada no biocomportamento[49].

CONSIDERAÇÕES FINAIS

"Aqueles que não conseguem lembrar o passado estão condenados a repeti-lo", frase atribuída ao filósofo madrileno George Santayana (1863-1952), justifica a importância da história no ensino da psiquiatria. Porém, essa importância vai além de prevenção e aconselhamento. Os bons programas de ensino atuais não se limitam ao ensino de conteúdos e treinamento de práticas clínicas, mas visam prover competências como espírito crítico e capacidade de liderança. Psiquiatras, psicólogos e profissionais de saúde mental terão o privilégio de atuar em uma área complexa e profunda da condição humana, serão formadores de opinião, sua prática terá impacto indelével para indivíduos e sociedade. Tamanha responsabilidade exige o conhecimento técnico das ciências neurobiológicas, o conhecimento veiculado pelas ciências sociais (dentre as quais a história) e uma postura ética sensível e reflexiva[50]. É preciso buscar continuamente um sentido racional tanto na prática clínica quanto na relação com pacientes, colegas e com a sociedade, sem esquecer do sentido existencial para consigo próprio, talvez o mais importante porque em grande medida dele derivam os outros. Isso requer aprender o que é ser humano, um caminho evidentemente facilitado pelas humanidades[51].

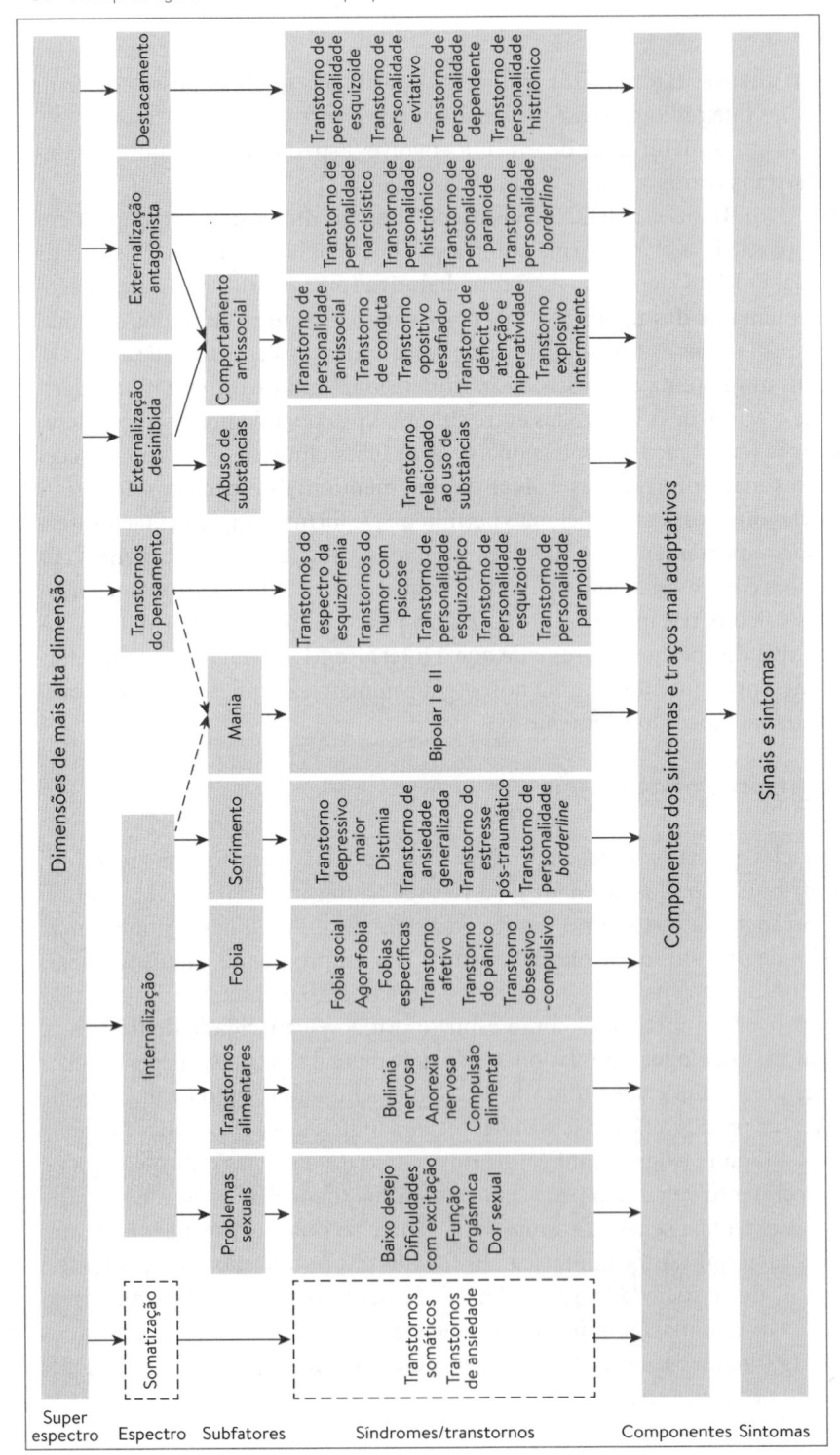

Figura 1 Estrutura da Taxonomia Hierárquica da Psicopatologia (HiTOP).
Fonte: HiTOP Clinical Network[57].

📖 REFERÊNCIAS

1. Shorter E. A history of psychiatry: From the era of the asylum to the age of prozac. John Wiley & Sons; 1997.
2. Stone MH. Healing the mind: a history of psychiatry from antiquity to the present. Norton & Company; 1997.
3. Foucault M. História da loucura na Idade Clássica. Rio de Janeiro: Perspectiva; 1978.
4. Postel J, Quetel C. Nouvelle histoire de la psychiatrie. 2.ed. Paris: Dunod; 1994.
5. Engstrom EJ. On attitudes toward philosophy and psychology in German psychiatry (1967-1917). In: Kendler KS, Parnas J (eds.). Philosophical issues in psychiatry III: The Nature and Sources of Historical Change. Oxford University Press; 2015.
6. Alexander FG, Selesnick ST. The history of psychiatry: An evaluation of psychiatric thought and practice from prehistoric times to the present. Jason Aronson; 1995.
7. Long AA. Greek models of mind and self. Harvard University Press; 2015.
8. Loomis JS. Epidemics: the impact of germs and their power over humanity. Praeger. 2018.
9. Jacquart D. La reflexión médica medieval y la aportación árabe. In: Nueva Historia de la Psiquiatría. Postel & Quétel Ed. Fondo de Cultura Económica, Mexico, 2000. p.49.
10. García-Valdecasas M. Psychology and mind in Aquinas. History of Psychiatry. 2005;16(3):291-310.
11. Finger S. Origins of neuroscience: A history of explorations into brain function. Oxford University Press; 1994.
12. Postel J, Quetel C. Nouvelle histoire de Ia psychiatrie. Toulouse: Privat; 1984.
13. Zachar P, Kendler KS. The philosophy of nosology. Ann Rev Clin Psychol. 2017;13:49-71.
14. Pereira M. Cullen e a introdução do termo "neurose" na medicina. Revista Latinoamericana de Psicopatologia Fundamental. 2010;13(1).
15. Merkel RL. The history of psychiatry. PGY Lecture, University of Virginia, 2003. https://www.scribd.com/document/62292238/History-of-Psychiatry
16. Berrios GE. Positive and negative signals: a conceptual history. In: Negative versus positive schizophrenia. Marneros A, Tsuang MT, Andreasen NC (eds.). Springer, 1991. pp.8-27.
17. Caine ED, Lyness JM. Cognitive disorders and secondary syndromes. In: Kaplan HI, Sadock BJ (eds.). Comprehensive textbook of psychiatry, 7. ed. Baltimore: Lippincott, Williams & Wilkins; 2000.
18. Sedler MJ. The legacy of Ewald Hecker: a new translation of "Die Hebephrenie". Translated by Marie-Louise Schoelly. Am J Psychiatry. 1985;142(11):1265-71.
19. Kleist K. Die gegenwärtigen Strömungen in der Psychiatrie. Allgemeine Zeitschrift für Psychiatrie.1925;82:1,1-41.
20. Kleist K. E. Bleuler: Lehrbuch der Psychiatrie, 4. Aufl., Berlin: Springer; 1924.
21. Bleuler E. Dementia praecox oder Gruppe der Schizophrenien. Deuticke, Leipzig/Viena, 1911.
22. Schultz DP, Schultz SE. A history of modern psychology. Wadsworth Cengage; 2011. p. 414.
23. Windelband W. Geschichte und Naturwissenschaft. In: Windelband W, Hrsg. Präludien. Tübingen: Mohr; 1911.
24. Dilthey W. Descriptive psychology and historical understanding. The Hague: Nijhoff, 1977.
25. Walker C. Karl Jaspers as a Kantian psychopathologist, I The philosophical origins of the concept of form and content. History of Psychiatry. 1993;4(14):209-38.
26. Foucault M. Psychiatric power. Lectures at the College de France. 1973/1974.
27. Ministério da Saúde. Reforma Psiquiátrica e política de saúde mental no Brasil, 2005. Disponível em: https://bvsms.saude.gov.br/bvs/publicacoes/Relatorio15_anos_Caracas.pdf
28. Gentil V. A ética e os custos sociais da "reforma psiquiátrica". Revista de Direito Sanitário. 2004;5(1) 55-66.
29. Fernandes CJ, et al. Índice de Cobertura Assistencial da Rede de Atenção Psicossocial (iRAPS) como ferramenta de análise crítica da reforma psiquiátrica brasileira. Cad Saude Publica. 2020;36(4): e00049519.
30. Zilborg G. A history of medical psychology. Norton & Company; 1941.

31. Grob GN. Origins of DSM-I: a study in appearance and reality Am J Psychiatry. 1991;148(4):421-31.
32. Andreasen NC. DSM and the death of phenomenology in America: An example of unintended consequences. Schizophr Bull. 2007;33(1):108-12.
33. Spitzer RL. Values and assumptions in the development of DSM-III and DSM-III-R: An insider's perspective and a belated response to Sadler, Hulgus, and Agich's "On values in recent American Psychiatric Classification". J Nerv Ment Dis. 2001;189:351-9.
34. Robins E, Guze SB. Establishment of diagnostic validity in psychiatric illness: its application to schizophrenia. Am J Psychiatry. 1970;126(7):983-7.
35. Feighner JP, Robins E, Guze SB, Woodruff RA, Winokur G, et al. Diagnostic criteria for use in psychiatric research. Arch Gen Psychiatry. 1972;26:57-63.
36. Spitzer RL, Endicott J, Robins E. Clinical criteria for psychiatric diagnosis and DSM-III. Am J Psychiatry. 1975;132:1187-92.
37. Spitzer RL, Endicott J, Robins E. Research diagnostic criteria: rationale and reliability. Arch Gen Psychiatry. 1978; 35:773-82.
38. Schaffer D. A participant's observations: Preparing DSM-IV. Can J Psychiatry. 1996;41:325-9.
39. Zachar P, Regier DA, Kendler KS. The aspirations for a paradigm shift in DSM-5: An oral history. J Nerv Ment Dis. 2019;207(9):778-84.
40. Kendler KS, Kupfer D, Narrow W, Phillips K, Fawcett J. Guidelines for making changes to DSM-V. American Psychiatric Association; 2009.
41. Cooper R. Understanding the DSM-5: stasis and change. Hist Psychiatry. 2018;29(1):49-65.
42. Cosgrove L, Krimsky S, Vijayaraghavan M, Schneider L. Financial ties between DSM-IV panel members and the pharmaceutical industry. Psychother Psychosom. 2006;75(3):154-60.
43. Avorn J. Paying for drug approvals—who's using whom? N Engl J Med. 2007;356(17):1697-700.
44. Möller HJ, Piree S, von Zerssen D. Psychiatric classification (author's transl). Nervenarzt. 1978;49:445-55.
45. Pies R. What should count as a mental disorder in DSM-V? [Editorial]. Psychiatric Times. 2009;26(4).
46. Insel T, Cuthbert B, Garvey M, Heinssen R, Pine DS, Quinn K, et al. Research domain criteria (RDoC): toward a new classification framework for research on mental disorders. Am J Psychiatry. 2010;167(7):748-51.
47. Kotov R, Krueger RF, Watson D, et al. The hierarchical taxonomy of psychopathology (HiTOP): A dimensional alternative to traditional nosologies. J Abnorm Psychol. 2017;126(4):454-77.
48. Kotov R, Krueger RF, Watson D, et al. The hierarchical taxonomy of psychopathology (HiTOP): A quantitative nosology based on consensus of evidence. Annu Rev Clin Psychol. 2021;17:83-108.
49. Michelini G, Palumbo IM, DeYoung CG, Latzman RD, Kotov R. Linking RDoC and HiTOP: a new interface for advancing psychiatric nosology and neuroscience. Clin Psychol Rev. 2021;86:102025.
50. Beauchamp TL, Childress JF. Principles of biomedical ethics. 7.ed. Oxford University Press, 2012.
51. Schlozman SC. Why psychiatric education needs the humanities. Acad Psychiatry. 2017;41:703-6.
52. Berrios GE. The history of mental symptoms: Descriptive psychopathology since the nineteenth century. Cambridge University Press, 1996.
53. American Psychiatric Association. DSM-5 Diagnostic and Statistical Manual of Mental Disorders, 5.ed. American Psychiatric Press; 2013.
54. Jaspers K. Allgemeine Psychopathologie. 9te Aufl., Springer; 1973.
55. Sallet PC, Corchs F. RDoC: aplicações em pesquisa e prática clínica. In: Clínica Psiquiátrica. Os fundamentos da psiquiatria. Miguel EC, Lafer B, Elkis H e Forlenza OV (eds.). Vol. 1. Barueri: Manole; 2021.
56. World Health Organization (WHO). History of the development of the ICD; 2018. http://www.who.int/classifications/icd/en/HistoryOfICD.pdf.
57. HiTOP Clinical Network. Hierarchical taxonomy of psychopathology. Disponível em: https://hitop.unt.edu/introduction.

4

Formulação de caso: enfoque biopsicossocial

Liana Silva Tortato
Paulo Clemente Sallet

PONTOS-CHAVE

- Formulação de casos clínicos em psiquiatria com enfoque no modelo biopsicossocial.
- Descrição de premissas e métodos na obtenção de informações pertinentes à formulação de diagnóstico e plano terapêutico, abrangendo a diversidade de fatores envolvidos na evolução e prognóstico dos transtornos psíquicos.
- São abordados os fatores neurobiológicos, psicológicos e sociais determinantes do sofrimento psíquico, organizando intervenções específicas no cuidado à saúde mental da pessoa.

INTRODUÇÃO

Este capítulo oferece um roteiro para a formulação de casos clínicos com base no modelo biopsicossocial. Está articulado com a Seção III – "Exame psíquico" (exame do estado mental com enfoque no AMDP) e com os capítulos "Princípios da entrevista psiquiátrica" e "Estrutura e técnicas da entrevista psiquiátrica" (Seção II). Encorajamos o leitor a familiarizar-se com os tópicos descritos nesses capítulos para que possa sedimentar informações e conceitos importantes na formulação de casos clínicos. O cultivo de uma linguagem comum sobre sintomas psicopatológicos é fundamental para que haja comunicação clara entre colegas[1].

MODELO BIOPSICOSSOCIAL (BPS)

O modelo biopsicossocial tem uma importância histórica ao propor uma quebra de paradigmas não apenas na psiquiatria, mas na Medicina como um todo. A mudança se dá a partir do entendimento do conceito de doença como parte de um sistema complexo, envolvendo não apenas questões neurobiológicas, mas também os contextos psicológico e social em que o indivíduo, em sua singularidade, encontra-se inserido. O modelo foi proposto como instrumento médico por George Engel (1913-1999), psiquiatra e professor de psicossomática na Universidade de Rochester, em 1977. Os princípios gerais do modelo BPS propostos por Engel são:

- Alterações bioquímicas não necessariamente correspondem ao sentimento de "estar doente" por parte do paciente. Fatores psicológicos, sociais e culturais são necessários para compreender a forma com que o indivíduo sente e a maneira como é afetado pela doença.
- É preciso ter habilidades em técnica de entrevista para obtenção de informações confiáveis e avaliação clínica precisa, o que permite estabelecer correlações entre os aspectos comportamentais, psicossociais e os fenômenos bioquímicos.
- Não apenas determinantes bioquímicos, mas condições de vida, fatores psicológicos e sociais também são significativos no que se refere à percepção e reconhecimento do início da doença (tanto para o paciente quanto para terceiros), aceitação da condição de doente e evolução clínica.
- Tratamento dirigido somente para a alteração bioquímica não necessariamente restaura a saúde do indivíduo. Outros fatores podem manter o paciente "doente".
- A relação médico-paciente influencia muito a evolução terapêutica. O médico exerce as funções de educador e terapeuta.

O modelo mencionado origina-se da teoria geral de sistemas (TGS), formulada pelo austríaco Ludwig von Bertalanffy (1901-1972) para estudos no campo da biologia. Bertalanffy passou a aplicar sua teoria na psiquiatria e psicologia a partir da década de 1960. Buscando evitar o reducionismo de uma avaliação mecanicista do adoecimento, baseada apenas em termos matemáticos, *feedback* e tecnologia, a teoria propõe a compreensão do organismo como um sistema aberto que se mantém em equilíbrio por meio de trocas contínuas com o ambiente.

A percepção não é o reflexo da coisa real, mas o resultado de uma interação complexa entre o sujeito cognoscente e o objeto conhecido, o que, por sua vez, depende de fatores biológicos, psicológicos, culturais e linguísticos. Portanto, mais do que propor uma concepção holística da realidade, Bertalanffy propõe que a pesquisa interdisciplinar iria prevenir a adoção de concepções unilaterais. Esses princípios foram aplicados em diversas áreas, mas nosso foco aqui é sua aplicação no âmbito do psiquismo humano.

Outro importante antecessor do modelo BPS foi o neurologista e psiquiatra norte-americano Roy R. Grinker (1900-1993), professor da Universidade de Chicago. Em artigo sobre a esquizofrenia, considera que nenhuma abordagem única seria suficiente para compreender as múltiplas questões envolvidas na doença. Grinker reconhecia a diátese biológica como condição levando ao estresse psicológico durante o desenvolvimento e períodos críticos da vida, que, por sua vez, levaria aos sintomas de embotamento afetivo e, finalmente, aos sintomas psicóticos. Argumentava pela necessidade de pesquisas complementares e multidisciplinares, no sentido de trazer as diversas teorias para uma síntese compreensível e fértil à investigação. Grinker enfatizava que um bom psiquiatra deveria ser um bom médico e dispor de quatro qualidades essenciais: (1) habilidade para se comunicar com outros; (2) capacidade de ser autocorretivo; (3) capacidade integrativa (no sentido de resiliência); e (4) ser tributário de uma ética consistente. Além disso, preconizava aos residentes três atitudes fundamentais: (1) espírito de investigação; (2) tolerância para com ideias estranhas; e (3) ceticismo e escrutínio do que parece ser a verdade[2]. Informações adicionais sobre as premissas do modelo BPS podem ser vistas no capítulo "Psicopatologia e filosofia".

ENTREVISTA PSIQUIÁTRICA E FORMULAÇÃO DE CASO CLÍNICO

A qualidade da formulação de caso e o padrão da entrevista estão intimamente correlacionados. Na medida em que a entrevista é o principal instrumento para a coleta de dados em pacientes psiquiátricos, é de fundamental importância que ela assegure a obtenção de informações válidas e confiáveis.

A validade depende da acurácia dos dados e pode ser prejudicada por fatores: (1) do entrevistador (p. ex., desconhecimento e negligência do *background* sociocultural do entrevistado, utilização de técnicas que possam levar à sugestão ou indução de respostas por parte do entrevistado); (2) do entrevistado (p. ex., ativação de postura defensiva, recusa deliberada em participar, limitações na capacidade de exprimir-se etc.); e também (3) de contingências ambientais (p. ex., limitações na disponibilidade de tempo, interrupções durante entrevistas em emergência etc.). Ver capítulo "Princípios da entrevista psiquiátrica" para mais informações sobre esse tema.

A confiabilidade depende de certa consistência na obtenção de informações, ou seja, é importante que diferentes entrevistadores obtenham informações e conclusões semelhantes na descrição do paciente. Em psiquiatria, fatores comumente associados à baixa confiabilidade entre avaliadores amiúde refletem suas afiliações a diferentes escolas e tendências em psiquiatria, cada qual com jargões conceituais e métodos específicos que podem levar a conclusões díspares. Para minimizar problemas dessa natureza, aconselhamos a utilização das definições e conceitos disponíveis no Sistema AMDP (2016), descritos na Seção "Exame psíquico".

A linguagem utilizada tanto na entrevista quanto na elaboração da formulação é de grande relevância. A linguagem adequada às contingências socioculturais do paciente favorece a obtenção de dados confiáveis e válidos, bem como evita sugestionar as respostas do paciente. Na formulação, o uso de uma linguagem mais descritiva, em detrimento de termos técnicos sem a devida referência, permite que os profissionais envolvidos na discussão de caso tirem conclusões próprias, evitando-se a indução de diagnósticos precipitados.

Com relação à atitude do avaliador durante a entrevista, aconselha-se o que alguns autores denominam um escutar ativo:

- Usar linguagem adequada ao contexto sociocultural do paciente.
- Manter atitude positiva incondicional.
- Utilizar-se de empatia, movendo-se ativamente para o mundo interno do paciente, suspendendo [pré-]conceitos ou juízos de valor.
- Utilizar técnicas de comunicação empática, portões de transição, sumarização, normalização etc. para amenizar eventuais desconfortos, manejar possíveis defesas e favorecer a comunicação.
- Usar técnicas para clarificar a experiência interna, de forma a compreender melhor a fenomenologia dos sintomas.

Insegurança na entrevista psiquiátrica não é privilégio de iniciantes. Entrevistadores experientes também ficam em dúvida sobre como, quando e quais informações veiculadas pelo paciente merecem maior aprofundamento e detalhamento. Em geral, terão maior relevância os tópicos mais diretamente relacionados ao diagnóstico diferencial e situações emergentes. Contudo, entrevista psiquiátrica e formulação de casos são práticas que precisam ser aperfeiçoadas ao longo de toda a vida profissional.

FORMULAÇÃO DE CASO CLÍNICO PSIQUIÁTRICO

Formulação de caso é um processo pelo qual se gera um conjunto de hipóteses sobre a etiologia dos problemas apresentados pelo paciente, sobre fatores desencadeantes, mantenedores e protetivos, que sedimentam hipóteses diagnósticas e, assim, assistem à elaboração de intervenções terapêuticas específicas e individualizadas. A formulação não se restringe aos diagnósticos nosológicos das classificações internacionais (CID e DSM), em razão da complexidade de uma boa formulação e de deficiências no treinamento de profissionais de saúde mental, por vezes ocorrem simplificações indevidas, com consequências negativas à saúde dos pacientes.

Segundo definição da Comissão de Psicoterapia da APA, formulação BPS "… é uma hipótese de trabalho experimental que tenta explicar os fatores biológicos, psicológicos e socioculturais que se combinam para criar e manter os problemas clínicos atuais. Constitui um guia para a seleção e planejamento da terapia. Deverá ser contestada, modificada, ou ampliada, na medida em que o terapeuta aprenda mais sobre o paciente."

Diagnóstico e formulação são conceitos essencialmente diferentes:

- Diagnóstico é uma abordagem categorial que descreve sintomas em agrupamentos confiáveis (*reliability*), cujo objetivo é estabelecer validade preditiva (*validity*) na evolução do tratamento. Pretende-se que seja ateórico e baseado no conceito de doença.
- Formulação de caso consiste em uma síntese de informações que integram uma teoria sobre o desenvolvimento dos problemas e sua respectiva evolução, constituindo uma perspectiva mais qualitativa e dimensional. Contribui para o desenvolvimento de um plano terapêutico (vulnerabilidades, precipitantes de exacerbação sintomática, fatores mantenedores e protetivos, bem como impacto e significado dos sintomas para o paciente e sua família).

A formulação BPS tem sido utilizada há mais de 40 anos em diversos centros acadêmicos do mundo e é ministrada em cursos nos encontros anuais da APA. É um recurso para formular casos, de maneira abrangente, organizada e estruturada, nos três domínios pertinentes. O registro é feito de forma reduzida e integrada em uma folha, na qual também são registradas diretrizes terapêuticas específicas para cada caso clínico. A ferramenta é simples, mas bastante útil e segura para formulação e apresentação de casos clínicos (Figura 1).

Pode ser usada por profissionais de diversas áreas: psiquiatras, enfermeiros, psicólogos, terapeutas ocupacionais, assistentes sociais etc. Ainda que existam diretrizes claras e objetivas para a formulação de casos nesse formato, é preci-

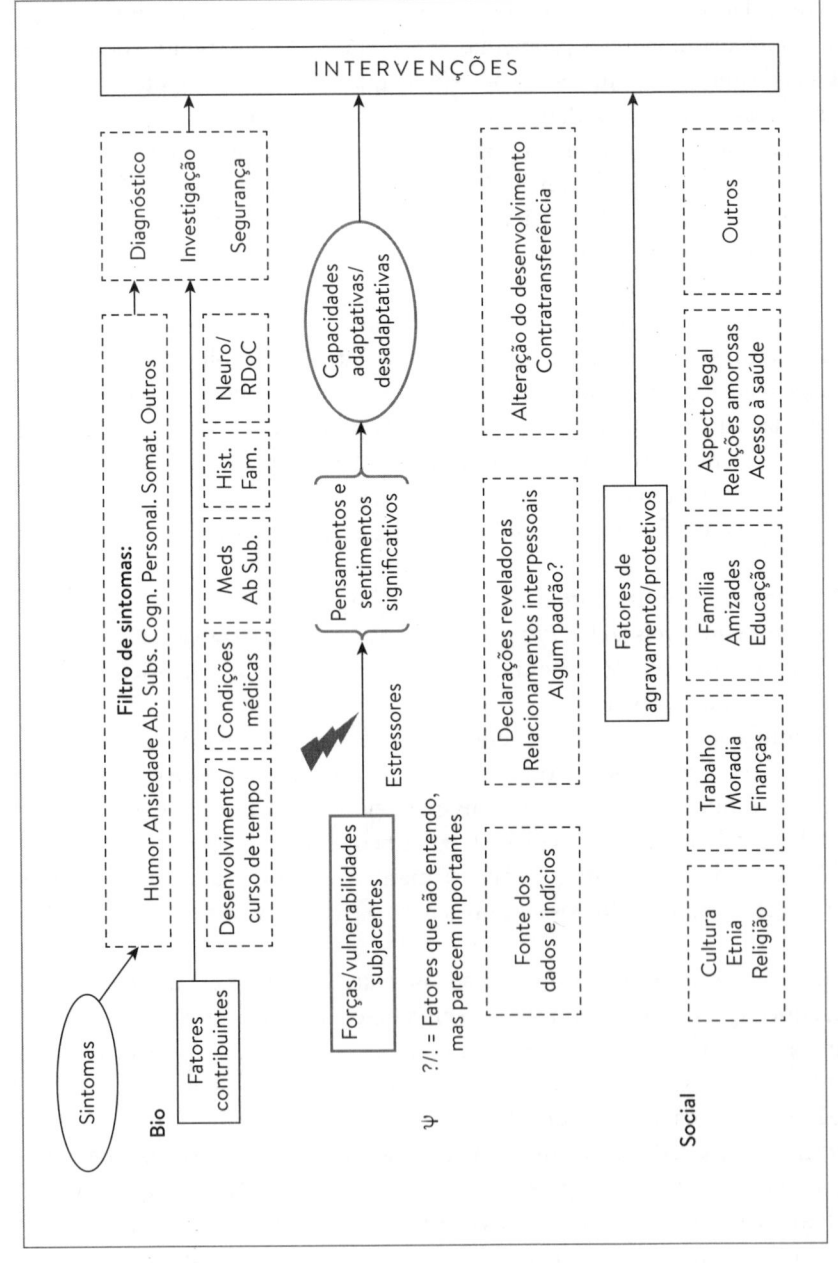

Figura 1 Esquema para registro de formulação biopsicossocial.

so ter o cuidado de evitar parcialidade, pois a ênfase excessiva em uma única perspectiva em detrimento das outras é deletéria à completude da avaliação, podendo afetar negativamente o cuidado do paciente.

A formulação de caso envolve (1) história psiquiátrica, (2) exame do estado mental (descrito na seção "Exame psíquico"), (3) exames subsidiários, (4) formulação diagnóstica (aspectos biológico, psicológico e social), (5) prognóstico e (6) plano terapêutico.

História psiquiátrica

- Identificação: nome, idade, estado civil, sexo, ocupação, *background* étnico e cultural, escolaridade, religião e condições de vida do paciente (de onde vem, onde e com quem mora etc.).
- Queixa principal: motivo da avaliação nas palavras do paciente (mesmo que *nonsense*). Também é importante obter dados objetivos (informantes confiáveis) e informação sobre como chegou ao atendimento (procura espontânea/coercitiva, encaminhamento etc.).
- História da moléstia atual: descrição cronológica abrangente dos eventos que levaram à consulta. Envolve início dos sintomas, fatores precipitantes, em que medida afetam a vida do paciente, bem como descrição dos sintomas e sua evolução cronológica à luz dos tratamentos buscados (Figura 2).
- Doenças prévias: engloba tanto problemas psiquiátricos prévios quanto de outras áreas médicas. Podem indicar vulnerabilidades em áreas específicas. Para questões psiquiátricas, descrever sintomatologia em ordem cronológica, tratamentos buscados e fármacos utilizados (com dose, adesão, tempo de uso e resposta ao tratamento). Com relação a outras condições clínicas, investigar etiologias, queixas e tratamentos realizados. Atenção especial deve ser dada para eventuais situações de trauma com necessidade de internação e para doenças com sintomas neurológicos, tais como epilepsia, acidentes vasculares cerebrais, HIV, sífilis, doenças autoimunes, hipertireoidismo etc. Por fim, é imprescindível avaliar o uso de substâncias lícitas e ilícitas,

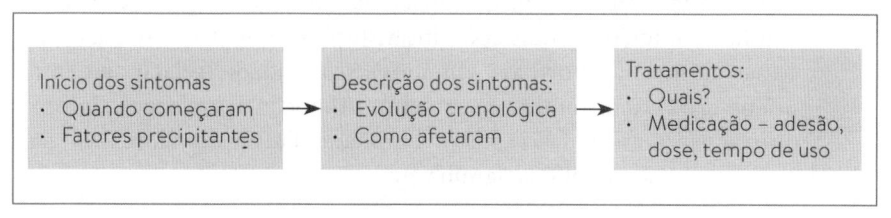

Figura 2 Principais informações sobre a história da doença atual.

investigando o tipo de substância, a quantidade, a frequência de uso, os efeitos desejados e adversos, bem como eventuais tentativas de abstinência e sintomas associados.

- História familiar: é importante investigar doenças neuropsiquiátricas envolvendo parentes biológicos e também fatores psicossociais, como descrição de personalidade, funções e papéis das pessoas que vivem com o paciente, bem como suporte sociofamiliar, papel da doença na família etc.
- História pessoal (anamnese): a história pessoal do paciente deve ser abrangente e focada em fatos/eventos que possam ter relação com o problema atual.
  - História pré/perinatal: avaliar se a gestação foi planejada ou não, condições de vida da família, problemas com a gestação ou o parto, problemas de saúde materna durante a gestação, parto ou pós-parto e uso de substâncias durante a gestação.
  - Primeira infância (< 3 anos): avaliar hábitos alimentares, interação mãe/bebê, desenvolvimento neuropsicomotor, padrão de sono, existência de ansiedade de separação, problemas com vínculo inseguro, treinamento de controle esfincteriano, eventuais alterações de comportamento (chupar o dedo, crises de raiva, medos, terror noturno, enurese etc.) e traços de personalidade mais marcantes (vergonha, hiperatividade, timidez, perseverança etc.).
  - Segunda infância (3 a 11 anos): avaliar experiências escolares, vínculos, identidade de gênero, capacidade de aprendizado e padrões de comportamento (assertividade, impulsividade, ansiedade, passividade, crueldade com animais etc.). Investigar eventuais histórias de abuso, violência e/ou negligência.
  - Adolescência (11 a 18 anos): fase crucial na formação da identidade, estabelecimento de valores e independência na relação com os pais. Avaliar relacionamentos com familiares e pares, desempenho escolar e em atividades extracurriculares, uso de drogas, desenvolvimento e experiências envolvendo sexualidade, formação religiosa e questões psíquicas (medos, delinquências, insatisfações corporais, inseguranças, ideação suicida etc.).
  - Vida adulta: avaliar história ocupacional (cargos, relações de trabalho, conflitos, ambições, aquisições, insatisfações), atividades sociais (interesses culturais, esportivos, vínculos), sexualidade (relacionamentos, orientação sexual, número de parceiros e duração das relações, sintomas de insatisfação sexual etc.), história militar e sistema de valores (religião, organização sociopolítica, família etc.).

Exame do estado mental

Na medida em que constitui um dos parâmetros mais importantes para o diagnóstico, o exame do estado mental deve ser obtido da maneira mais completa e detalhada possível. De especial importância é a coerência (ou não) entre os achados do exame do estado mental e as queixas e/ou apresentação clínica do paciente. Aqui é importante explorar sistematicamente a existência de sintomas que deverão ser incluídos no filtro de sintomas que compõem a parte neurobiológica da formulação BPS. Como dito antes, a Seção 3 – "Exame psíquico" traz as definições e diretrizes do exame do estado mental com base no sistema AMDP.

Formulação diagnóstica

O atual DSM-5 suprimiu o sistema diagnóstico multiaxial do DSM-IV, que permitia a organização dos diagnósticos pertinentes à psiquiatria em cinco eixos: eixo 1 (principais síndromes psiquiátricas), eixo 2 (transtornos de personalidade e déficit cognitivo), eixo 3 (doenças clínicas influentes na condição psíquica), eixo 4 (estressores envolvidos) e eixo 5 (níveis de funcionamento psicossocial e ocupacional). No DSM-5, esses fatores foram realocados para a seção III, que apresenta escalas de avaliação dimensional de sintomas e espectros diagnósticos (avaliações dimensionais de gravidade). Os transtornos de personalidade receberam um modelo de classificação alternativo (embora em razão de desacordos entre os curadores do conselho da APA tenha sido mantido o modelo anterior). A avaliação do nível de funcionamento é feita por meio da escala WHODAS 2.0 (*World Health Organization Disability Assessment Schedule*), adotada pelo grupo de estudo por apresentar melhores propriedades psicométricas e aplicabilidade na rotina clínica. Assim como diversos colegas da comunidade internacional, acreditamos que a extinção do sistema diagnóstico multiaxial repercute em prejuízo da formulação BPS e, portanto, torna ainda mais premente a aplicação da formulação aqui sugerida para o cuidado íntegro e eficaz dos pacientes[3].

Formulação neurobiológica

A formulação neurobiológica é constituída basicamente por três partes: sintomas presentes, predisposições biológicas (fatores genéticos e condições físicas) e dados demográficos (consistentes ou não com as hipóteses diagnósticas em consideração). Os sintomas devem ser organizados em grupos de acordo com o filtro de sintomas, no qual um mesmo sintoma pode pertencer a mais de um grupo. Os grupos usados para organizar os sintomas no "filtro" são: (1) humor, (2) ansiedade, (3) sintomas psicóticos, (4) sintomas somáticos, (5) sintomas cognitivos, (6) uso de substâncias, (7) sintomas de personalidade e (8) outros.

Os atuais sistemas diagnósticos internacionais vêm sofrendo tentativas de mudança no sentido de abandonar gradualmente o modelo categorial e estabelecer diagnósticos com base em síndromes dimensionais transnosológicas. Contudo, essa expectativa em grande medida tem sido frustrada diante da dificuldade em estabelecer biomarcadores clinicamente válidos que possam orientar novas formas de classificação com base neurobiológica. Assim, exceto por algumas mudanças conceituais e estruturais menores, o DSM-5 manteve os critérios diagnósticos categoriais da versão anterior (para uma discussão mais detalhada, ver capítulo "História da psiquiatria"). Portanto, na análise dos diagnósticos diferenciais a partir dos dados obtidos continua prevalecendo o princípio da parcimônia (ou seja, priorizar o diagnóstico que consegue explicar o maior número de sintomas observados), lembrando que um sintoma isoladamente não constitui diagnóstico algum.

Outro conselho de muita importância: deve-se evitar "apostas" em somente um diagnóstico. Experiência e literatura sugerem que no início da entrevista, se não mesmo antes de ver o paciente, costumamos aventar as principais hipóteses diagnósticas. Isso implica que o foco atencional durante a entrevista acaba privilegiando tópicos relacionados a essas hipóteses, algo compreensível e útil, mas que pode negligenciar uma exploração mais ampla e, assim, permitir que problemas importantes passem despercebidos. Além disso, a existência de comorbidades em psiquiatria tem sido cada vez mais regra do que exceção. Portanto, mesmo após termos concluído a formulação, convém deixá-la em aberto para reformulações futuras, conservando pelo menos duas ou três hipóteses diagnósticas diferenciais. Estas devem ser organizadas em uma escala de probabilidades, juntamente com as eventuais comorbidades.

Formulação psicológica

A formulação psicológica deve prover elementos que ajudem a explicar os fatores predisponentes (alterações no desenvolvimento psicológico, declarações e comportamentos reveladores, problemas recorrentes de relacionamento), os fatores precipitantes (estressores psicossociais), as consequências psíquicas (emoções intensas, pensamentos/fantasias, alterações sutis da cognição) e os mecanismos de ajustamento (adaptativos ou problemáticos) do paciente à situação do adoecimento (Figura 3).

Teorias psicodinâmicas, cognitivas e comportamentais têm ênfase teórica e terminologia próprias para cada um desses quatro componentes. Para a formulação biopsicossocial, sugere-se avaliar alguns temas psicológicos comuns (a seguir), servindo-se dos aportes teóricos oferecidos nas diferentes modalidades psicoterápicas e desenvolvendo uma base de dados abrangente. Caso necessário, aprofundamentos teóricos eventuais podem ser feitos *a posteriori*.

Fatores predisponentes	Fatores precipitantes	Consequências psíquicas	Mecanismos de ajustamento
Identificação de temas psicológicos	Identificação de estressores psicossociais	Identificação de pensamentos e emoções intensas	Identificação de como se ajusta ao estresse
Como o paciente desenvolveu certas vulnerabilidades psicológicas predisponentes?	Por que essas vulnerabilidades tornam os eventos atuais tão estressantes?	O que o paciente pensa e sente como resultado desses estressores?	Como o paciente tenta lidar com esses estresses?

Figura 3 Fatores envolvidos na formulação psicológica.

Temas psicológicos comuns

- Confiança – "Eu me sinto protegido física e emocionalmente pelas outras pessoas?"
- Controle – "Eu consigo manter o controle sobre mim e sobre o ambiente?"
- Autoestima – "Eu consigo manter uma sensação de autoestima saudável?"

Fatores psicológicos predisponentes

- Alterações no desenvolvimento psicológico: reação a eventuais experiências traumáticas. Esses dados são obtidos por meio de anamnese detalhada. Por exemplo, o paciente pode relatar ter tido uma infância boa, mesmo que com muitas dificuldades financeiras, ou relatar que nada em sua vida deu certo em razão de dificuldades financeiras, situação que revela não apenas a condição objetiva, mas principalmente o impacto psicológico sofrido.
- Problemas recorrentes de relacionamentos (passados, atuais ou durante a terapia): investigar motivos de rupturas em relacionamentos anteriores e percepção das relações em geral. Que tipo de vínculo o paciente estabelece com os outros?
- Declarações e comportamentos reveladores: declarações como as que seguem dizem muito a respeito da percepção do paciente sobre o mundo e sobre si mesmo: "Aprendi que não posso depender de ninguém"; "Sempre me senti controlado nos relacionamentos"; "Nunca servi para nada"; "O problema é que ninguém reconhece minhas qualidades".

Fatores psicológicos precipitantes

A ideia central aqui é entender por que o processo de adoecimento se evidenciou nesse momento. Alguns gatilhos frequentes são separações, demissões, vestibular, luto etc. Muitas vezes esses eventos trazem à tona situações que não foram bem elaboradas psicologicamente. Por exemplo, uma pessoa demitida por dificuldade em lidar com autoridades pode repetir o padrão de enfrentamento adquirido na relação com um pai autoritário durante a infância.

Consequências psíquicas

Quais foram as consequências psíquicas do evento estressor para o paciente? Ele pode estar respondendo ao estresse com emoções intensas, como ansiedade ou raiva, que podem ser expressas de maneira clara ou reprimidas por mecanismos de defesa. Pode ocorrer também a reativação de conflitos latentes de vivências passadas, como no exemplo dado sobre o pai autoritário. Por fim, as vivências da pessoa podem estar permeadas por distorções cognitivas que levam a interpretações mais negativas de eventos relativamente benignos.

Mecanismos de ajustamento (coping)

Envolve os mecanismos pelos quais o paciente lida com problemas e frustrações, que podem ser adaptativos (distração ativa, reflexão, atividade física etc.) ou problemáticos (ruminação obsessiva, rancor, fantasiar sem tomar medidas efetivas, passividade, abuso de substâncias, autolesões etc.).

Pode ser necessário encaminhar o paciente para investigações neuropsicológicas mais objetivas, que serão de grande ajuda tanto para o diagnóstico quanto para a identificação de áreas com maior demanda de intervenção e para estimativa prognóstica. A avaliação psicológica pode ser complementada por meio de escalas como a MMPI e o Inventário de Cloninger.

Formulação social

A obtenção de dados sociais engloba diversos aspectos nas esferas de relacionamentos e influência sociocultural. Tópicos importantes envolvem:

- Família: constituição familiar, número de irmãos, situação conjugal dos pais.
- Amizades: qualidade e quantidade de relações significativas, círculos sociais que a pessoa frequenta.
- Questões sociais: situação financeira, risco ambiental relacionado à moradia, criminalidade.
- Educação: escolaridade, condições de acesso.
- Trabalho: estabilidade, duração, nível de atividade, relações interpessoais, satisfação pessoal.
- Cultura e espiritualidade: identidade cultural e espiritual, compreensão dos sintomas dentro do contexto cultural/espiritual, importância e dimensão desses fatores na vida do sujeito e implicações possíveis no tratamento médico.

Cada um desses itens pode ser investigado e classificado como fator predisponente, precipitante, mantenedor ou protetivo[4] e organizados conforme exemplos a seguir.

Relacionamentos sociais

Família, amizades, relacionamentos sexuais, relacionamentos afetivos etc.:

- Predisponentes – exposições à depressão materna e violência doméstica, adoção tardia, discrepâncias de temperamentos, conflitos conjugais.
- Precipitantes – perda/separação de familiares próximos, mudança com perda das amizades, trauma interpessoal etc.
- Mantenedores – discórdia conjugal crônica, falta de empatia dos pais, expectativas de desenvolvimento inapropriadas.
- Protetivos – relacionamento pais/filhos positivo, comunidade suportiva, família grande etc.

Fatores socioculturais

Cultura, etnia, fatores sociais de risco, sistema de valores, religião:

- Predisponentes – pobreza, baixo *status* socioeconômico, pais adolescentes, dificuldade de acesso a cuidados de saúde física e mental.
- Precipitantes – imigração, perda do lar, perda de serviços de suporte (p. ex., escola).
- Mantenedores – vizinhança delinquente ou hostil, conflito de gerações, problemas relacionados à imigração, ausência de suporte cultural.
- Protetivos – coesão comunitária, rede de suporte social, funcionamento familiar adaptado.

FORMULAÇÃO DO DIAGNÓSTICO CLÍNICO

O diagnóstico presuntivo deverá ser feito com base no "filtro de sintomas" biológicos e nos dados psicossociais obtidos. Sugere-se a elaboração de uma lista de hipóteses diagnósticas em ordem decrescente de probabilidade. A lista deve ser abrangente, porém não excessiva. Como visto anteriormente, é importante manter hipóteses diagnósticas menos prováveis, que não possam ser excluídas por insuficiência de informações disponíveis ou falta de exames subsidiários (p. ex., abuso de substâncias, doenças clínicas, história familiar de transtorno afetivo bipolar em pacientes deprimidos etc.).

Erros frequentes na formulação diagnóstica:

- Considerar dados fora de seu contexto global e traçar hipóteses a partir de "dados órfãos".
- Apostar prematuramente em um diagnóstico único, negligenciando a consideração de hipóteses diagnósticas alternativas ou comórbidas.

Exames subsidiários

- Exame físico (ênfase no exame neurológico).
- Exames laboratoriais pertinentes (neuroimagem, EEG, investigação de condições orgânicas, toxicológico etc.).
- Entrevistas adicionais com familiares/cuidadores.
- Testagem neuropsicológica (projetivos e objetivos).

Avaliação de riscos

A avaliação a respeito da presença/ausência de riscos é parte fundamental de uma formulação diagnóstica. Envolve os riscos do indivíduo para consigo mesmo, seja em termos de integridade física (p. ex., risco de autolesão ou suicídio) ou de prejuízo social (p. ex., exposição social negativa, prejuízo econômico), como também o risco que ele apresenta para com outras pessoas e com o ambiente externo (p. ex., risco de homicídio ou de provocar incêndio).

Risco de suicídio

Campbell e Rohrbaugh[5] sugerem o artifício mnemotécnico *sad personas*: S (sexo – as tentativas são mais frequentes no sexo feminino, mas os homens costumam ter maior êxito letal); A (ausência de cônjuge – indivíduos celibatários têm maior risco); D (depressão – depressões graves apresentam maior risco); P (passado com história de tentativas de suicídio – tentativas prévias são o preditor mais robusto de novas tentativas); E (etanol – álcool e substâncias que reduzem o controle inibitório aumentam o risco); R (racionalidade comprometida – nas psicoses ou no défice cognitivo); S (suporte sociofamiliar precário); O (organização ou planificação – quanto mais estruturado, maior o risco); N (nível etário – distribuição bimodal, picos na juventude e em idosos); A (acesso a meios letais – armas de fogo aumentam muito o risco); S (saúde comprometida – doenças clínicas graves e/ou crônicas).

Fatores de risco para violência

O risco de heteroagressividade está associado a diferentes fatores causais. A chamada violência afetiva em geral é caracterizada por ativação autonômica intensa associada a indícios comportamentais mais facilmente identificáveis (p. ex., xingamentos, vocalizações ameaçadoras, inquietação e posturas de ataque/defesa). No entanto, a violência pode ter um caráter mais premeditado, como no caso da violência predatória associada à personalidade antissocial. Quando a violência é planejada, proposital e dirigida é mais difícil identificar indícios que possam alertar para o risco, sendo necessária investigação ativa. Tem-se que a violência é mais frequentemente praticada por adolescentes e adultos jovens, do sexo masculino, com baixo *status* socioeconômico e menor escolaridade. Doenças psiquiátricas e neurológicas (p. ex., catatonia, epilepsias e lesões de lobo frontal), histórico de violência ou prisão, abusos sofridos na infância, instabilidade laboral ou perda de moradia aumentam o risco. O ambiente também contribui para a ocorrência de violência. Ambientes conflituosos e violentos, com recursos sociais precários e fácil acesso a armas e drogas aumentam o risco de violência.

O processo de avaliação de riscos não se limita à identificação de fatores atuais e pregressos associados, mas deve também identificar áreas de possível intervenção preventiva e acioná-las. É importante intervir em fatores que possam ser modificados (p. ex., acesso a tratamento adequado, proteção social etc.) e acionar fatores de proteção (p. ex., convocar familiares, pessoal de saúde, forças de segurança pública etc.). Dependendo das circunstâncias e de quão próximo o paciente esteja de uma eventual ação, deve-se direcionar o nível de tratamento (p. ex., internação hospitalar, domiciliar, tratamento ambulatorial etc.).

FORMULAÇÃO DO PLANO TERAPÊUTICO

Em uma formulação BPS, o plano terapêutico é organizado nas três áreas (biológica, psicológica e social), cada qual com o registro da avaliação e as respectivas intervenções preconizadas, sempre lembrando da avaliação de riscos e dos diagnósticos diferenciais.

Plano terapêutico biológico

Inclui investigação com exames subsidiários visando explorar causas reversíveis, como doenças clínicas e medicamentos ou substâncias que possam causar ou agravar a condição psiquiátrica do paciente. Os exames a serem propostos envolvem estudos laboratoriais, de neuroimagem, neurofisiológicos e/ou neuropsicológicos.

Deve-se atentar para a eventual necessidade e revisões do tratamento atual. No que se refere ao tratamento farmacológico, sempre que possível deve-se evitar polifarmácia, estar atento às interações medicamentosas, mudanças recentes de medicações e descompensações de condições clínicas preexistentes. Ao propor mudança do esquema terapêutico, é importante lembrar que a otimização de medicamentos já prescritos pode evitar o acréscimo de outros. Caso se opte pela substituição ou associação de novos fármacos, deve-se pesar o risco-benefício em termos de efeitos colaterais, interações medicamentosas, probabilidade de melhora e, especialmente em pacientes com recursos econômicos limitados, na relação custo-benefício.

Plano terapêutico psicológico

As intervenções propostas devem se basear na formulação e diagnóstico psicológicos obtidos. Indicações sobre a modalidade de intervenção proposta devem levar em consideração o diagnóstico estabelecido, informações sobre evidência de eficácia nos diferentes transtornos, preferências do paciente e, evidentemente, disponibilidade de acesso. É importante identificar os estressores envolvidos e implementar técnicas cognitivo-comportamentais que possam amenizar o sofrimento do paciente (p. ex., técnicas de respiração nos transtornos de ansiedade) e endereçar intervenções psicoterápicas que possam ajudar o paciente a identificar comportamentos e cognições disfuncionais, tanto quanto a elaboração de conflitos e formulação de estratégias defensivas mais adaptativas. O reconhecimento desses aspectos permite a viabilização de mudanças.

Plano terapêutico social

A avaliação social é feita a partir do estudo dos componentes listados sob o título formulação social. As intervenções correspondentes incluem o estabelecimento de pontes com o serviço social, contatos escolares, acionamento de conselhos de proteção, orientações quanto aos direitos do paciente, dispensa de medicamentos na rede pública e encaminhamento a centros de reintegração social.

PROGNÓSTICO

O prognóstico de um transtorno psiquiátrico depende de uma ampla gama de fatores, desde os relacionados à própria história natural do transtorno e características individuais do paciente, até a possibilidade de intervenções nas dimensões biológica, psicológica e social. Com relação ao transtorno, a psicoeducação é de suma importância para pacientes e familiares. Informar, de maneira sensível e adequada ao perfil cultural, sobre o curso natural do transtorno (se fásico ou contínuo, se progressivo ou estático, se crônico ou com perspectiva de remissão), sobre a evolução (possibilidades de resposta ao tratamento, chance de remissão e risco de recorrências), sobre o grau de comprometimento social e ocupacional (familiar, profissional e capacidade de autonomia). Em relação ao tratamento, pondera-se que o prognóstico dependa da adesão, de respostas a tratamentos anteriores, da disponibilidade de recursos terapêuticos, de aspectos da personalidade do paciente e do suporte sociofamiliar.

CONSIDERAÇÕES FINAIS

A formulação de caso clínico exerce um papel central no raciocínio clínico e na prática psiquiátrica. A despeito de sua reconhecida importância na eficácia e efetividade do tratamento, o tema recebe relativamente pouca atenção nos programas de residência. A supressão do sistema diagnóstico axial ocorrida no DSM-5 deve aumentar o risco de que os aspectos psicológicos e sociais envolvidos na etiologia e evolução dos transtornos psíquicos sejam negligenciados e a formulação de casos clínicos seja relegada aos diagnósticos diferenciais descritivos das classificações internacionais (DSM e CID). Isso torna ainda mais importante o aprendizado e treinamento da formulação biopsicossocial.

O modelo BPS recebe críticas pela sua tendência "demasiado inclusiva"[6]. De fato, considerando-se as lacunas epistemológicas entre as dimensões biológica, psicológica e social, a perspectiva biopsicossocial pode ter dificuldades em oferecer hipóteses cientificamente testáveis à pesquisa ou endereçar cientificamente questões sobre o modo de articulação entre os fatores biológicos, psicológicos e sociais[7].

Por outro lado, o modelo BPS tem enorme relevância heurística precisamente por integrar os três domínios (biológico, psicológico e social), dessa forma assegurando atenção para aspectos não biomédicos pertinentes e permitindo um tratamento multidimensional. O modelo passou a ser utilizado em psiquiatria como uma forma de resgatar a ampla gama de fatores envolvidos no sofrimento psíquico, dessa forma evitando tendências reducionistas e seus impactos negativos na psiquiatria e na vida dos pacientes (p. ex., lobotomia, mãe esquizofrenogênica etc.). Embora não seja prescritivo, abrange as esferas que interativamente determinam as manifestações e a evolução dos transtornos psíquicos, oferecendo estrutura e organização para um plano terapêutico abrangente e eficaz.

A formulação de casos clínicos permite uma discussão contextualizada de sintomas e sofrimentos na vida das pessoas. Permite também identificar elementos que atuam na sua capacidade de resiliência, os quais são cruciais no estabelecimento de intervenções personalizadas no cuidado à saúde mental.

🕮 REFERÊNCIAS

1. Vanheule S. Psychiatric diagnosis revisited. From DSM to clinical case formulation. Palgrave Macmillan; 2017. 243 p.
2. Grinker RR. An essay on schizophrenia and science. Arch Gen Psychiatry.1969;20(1):1-24.
3. Zachar P, Regier DA, Kendler KS. The aspirations for a paradigm shift in DSM-5: An oral history. J Nerv Ment Dis. 2019;207(9):778-84.
4. Barker P. The child and adolescent psychiatry evaluation: basic child psychiatry. Oxford: Blackwell Scientific; 1995.
5. Campbell WH, Rohrbaugh RM. The Biopsychosocial Formulation Manual. Routledge Taylor & Francis; 2006.
6. Ghaemi SN. The rise and fall of the biopsychosocial model. Reconciling art & science in Psychiatry. Johns Hopkins University Press; 2010.
7. Bolton D, Gillet G. The biopsychosocial model of health and disease. New philosophical and scientific developments. Palgrave Macmillan; 2019. 149 p.
8. American Psychiatric Association. Diagnostic and Statistical Manual of Mental Disorders, Fifth Edition (DSM-V). Arlington: American Psychiatric Association, 2013.
9. Engel GL. The need for a new medical model: a challenge for biomedicine. Science. 1977;196(4286):129-36.
10. McIntyre KM, et al. Psychiatric interview, history, and mental status examination. In: Sadock BJ, Sadock VA, Ruiz P (eds.). Kaplan & Sadock's comprehensive textbook of psychiatry, 9.ed. Lippincott Williams & Wilkins; 2009.
11. McWilliams N. Psychoanalytiic diagnosis: understanding personality structure in the clinical process. 2.ed. New York: Guilford Press; 2011.
12. Winters NC, Hanson G, Stoyanova V. The case formulation in child and adolescent psychiatry. Psychiatric Clin N Am. 2007;16:111-32.

5

Psicopatologia e filosofia

Paulo Clemente Sallet

 SUMÁRIO

- Introdução – ontologia, epistemologia e ética
- Psicopatologia – conceito e definições
- Ontologia e a natureza dos fenômenos psíquicos
- Teorias da mente e relação mente-cérebro
- Relação mente-cérebro – evidências de influência recíproca
- Epistemologia e modelos atuais sobre transtornos psíquicos
- Considerações finais
- Referências

 PONTOS-CHAVE

- Influências da filosofia (ontologia e epistemologia) em psiquiatria e psicopatologia.
- Teorias da mente – dualismo cartesiano e reducionismo biológico.
- Descrição e apreciação crítica dos modelos atuais (médico, psicanalítico e fenomenológico) em suas visões sobre a psicopatologia e os transtornos psíquicos.

INTRODUÇÃO

A psiquiatria, seja como especialidade médica ou como saber constituído em torno do psiquismo humano, é continuamente influenciada por ideias e tendências de caráter histórico-social e antropológico, estudadas no âmbito das ciências sociais e filosofia.

As implicações envolvendo filosofia e psiquiatria podem ser resumidas em três áreas:

- Ontologia: definida como o estudo filosófico do ser em geral, que para os fins aqui propostos pode mais simplesmente ser entendida como resposta à questão: "o que é o ser humano?".
- Epistemologia: ou teoria do conhecimento, estuda a natureza, condições e limites do conhecimento frente ao tema investigado. Para fins do capítulo, tenta responder à questão: "como é possível conhecer a dimensão psíquica humana?".
- Ética: disciplina prática da filosofia, a ética lida com questões morais que orientam a ação. Alguns exemplos de conflitos éticos em psiquiatria envolvem as antinomias beneficência *vs.* autonomia e deontologia *vs.* utilitarismo: beneficência (tomada de decisões como internação psiquiátrica involuntária do paciente, sob o argumento da beneficência, de estarmos fazendo o melhor para ele) *vs.* autonomia (mesmo psicótico, tem-se de respeitar o direito à autodeterminação do paciente); deontologia (as ações devem se basear no respeito às normas vinculadas) *vs.* utilitarismo (a ação moral deve se pautar no maior benefício possível ao indivíduo e à coletividade) diante de decisões práticas envolvendo contingências econômicas e relação custo-benefício.

Em sentido histórico e filosófico, a psiquiatria sofre influência das diferentes ontologias por meio de seus desdobramentos nos âmbitos epistemológico e ético. A apreensão conceitual do objeto de estudo (ontologia – p. ex., mente ou cérebro) vai determinar o método utilizado na sua investigação (epistemologia – p. ex., fenomenologia ou neurobiologia); por sua vez, a escolha do método e os resultados por ele obtidos hão de influenciar os respectivos modos de apreensão conceitual do objeto em questão. Por exemplo, as manifestações psíquicas pelas quais a mente pode ser investigada reforçam o modelo mental (psicológico); enquanto os achados de investigações neurocientíficas reforçam o modelo neurobiológico das ciências naturais. Portanto, em psiquiatria ambas as ontologias terão consequências na escolha do método de investigação e na maneira como seus resultados serão apreciados e implementados sob forma de ação terapêutica nos diferentes transtornos psíquicos. Na medida em que uma dessas posições seja assumida sem a devida consideração da outra, corremos o risco de cair em um reducionismo que impede a compreensão do todo, influenciando a prática médica psiquiátrica de modo potencialmente nocivo aos indivíduos que por ela são tratados, o que por sua vez tem implicações éticas. A dimensão ética na psicopatologia será abordada no capítulo "Psicopatologia e valores".

PSICOPATOLOGIA – CONCEITOS E DEFINIÇÕES

Psicopatologia pode ser definida como o estudo sistemático de experiências, cognições e comportamentos considerados anormais. Divide-se em psicopatologia explicativa (tenta explicar os fenômenos psíquicos de acordo com diferentes construtos teóricos, p. ex., psicodinâmico, cognitivo, comportamental, neurobiológico etc.) e psicopatologia descritiva (*tenta* prescindir de pressupostos teóricos explicativos, tratando de descrever, definir e categorizar os fenômenos psíquicos anormais). De acordo com a metodologia empregada, a psicopatologia descritiva pode ser dividida em observacional ou fenomenológica. Um método meramente observacional, considerando-se a natureza evasiva da subjetividade humana, limita-se à observação e descrição de fenômenos objetivamente manifestos. A psicopatologia fenomenológica parte de pressupostos teóricos assumidos como condição para que o observador possa acessar o caráter subjetivo dos fenômenos psíquicos, lançando mão de instrumentos como a empatia e a *epoché* (suspensão de juízos e conceitos *a priori*), construtos obtidos a partir das ciências sociais e filosofia.

Contudo, a psicopatologia fenomenológica se depara com problemas de natureza epistemológica, tais como a universalidade e objetividade dos métodos utilizados e a pluralidade conceitual da terminologia empregada. Segundo Berrios[1], o próprio termo fenomenologia tem diversas acepções, podendo representar: (1) um mero sinônimo para "sinais e sintomas"; (2) uma concepção que assume indevidamente uma unidade de significado, desconsiderando a dimensão evolutiva e histórica da fenomenologia enquanto tendência filosófica; (3) uma concepção assumida por Jaspers, caracterizada pelo uso da empatia e de um método teoricamente neutro na descrição dos estados mentais; e (4) um sistema filosófico complexo iniciado por Husserl e continuado por teóricos reconhecidos como integrantes do movimento fenomenológico.

ONTOLOGIA E A NATUREZA DOS FENÔMENOS PSÍQUICOS

O que é o ser humano e qual é a natureza de sua realidade? O que é a consciência? E, para os fins do capítulo, o que determina os estados psíquicos entendidos como "anormais". Nesse sentido, o próprio conceito de psicopatologia exige definição dos limites entre normal e anormal. Segundo Mowbray et al.[2], o conceito de normalidade remete a: (1) atribuição de valor a uma condição considerada ideal (p. ex., estado de saúde física, mental e social); (2) uma apreciação estatística de onde o objeto se encontra em relação à média dos demais objetos de mesma categoria (p. ex., performance atencional no *Stroop Test*); (3) uma norma individual, na qual os parâmetros de normalidade são determinados pelos limites de variação funcional de um indivíduo ao longo do tempo (p. ex., declínio no QI de um indivíduo após acidente vascular cerebral); (4) uma condição tipológica que, mesmo dentro dos parâmetros levados em conta anteriormente, é considerada socialmente inadequada (p. ex., manchas na pele [*pinta*] causadas por *Treponema pallidum*, cuja ausência determina a exclusão do indivíduo em determinadas comunidades indígenas das Américas Central e do Sul); e (5) condições situadas dentro de parâmetros éticos e sociais determinados pelo grupo dominante (p. ex., alguns partidários do movimento antipsiquiátrico consideram os transtornos psíquicos como criações ideológicas de caráter policialesco, destinadas à exclusão social de indivíduos desviantes).

Disfunção, sofrimento e incapacidade – de acordo com o DSM-5, transtorno mental é definido como "uma síndrome caracterizada por alteração significativa na cognição, regulação emocional ou comportamento de um indivíduo, que reflete disfunção psicológica, biológica ou dos processos de desenvolvimento subjacentes ao funcionamento mental". Em seguida agrega a perspectiva darwiniana: "Em geral, transtornos mentais estão associados com sofrimento ou incapacidade social, ocupacional ou em outras atividades importantes."

Exclui do conceito "respostas culturalmente compreensíveis diante de estressores ou perdas" (p. ex., morte de pessoas afetivamente próximas), comportamentos desviantes (políticos, religiosos ou sexuais) e conflitos entre indivíduo e sociedade, "a menos que determinados por alguma disfunção do indivíduo, como descrito acima".

Em resumo, a distinção entre normal e anormal sofre influência não apenas do estado de conhecimento científico de sua época, mas também de fatores psicológicos, históricos, sociais e culturais. Com tantas variáveis em jogo, não surpreende o fato de até o momento não termos uma distinção clara entre normal e patológico no âmbito do psiquismo humano.

A natureza dos fenômenos psíquicos – como visto no Capítulo 3 – "História da psiquiatria e classificações dos transtornos psiquiátricos", o relato do que poderiam ser consideradas alterações psíquicas remonta aos primeiros registros escritos da história humana. Inicialmente assumem um caráter místico-religioso, amiúde infligido por divindades como castigo ou forma de intervenção divina nos desígnios da humanidade; em seguida, temos uma tentativa de apropriação empírica dos fenômenos psíquicos, sob influência do mundo natural; até que se traz a questão envolvendo a subjetividade do sujeito que se coloca como investigador da natureza desses transtornos.

Ao refutar a concepção hilomórfica de Aristóteles (unidade indivisa compreendendo *psyché* e *soma*), Descartes (1596-1650) novamente trouxe à tona o dualismo, a separação entre mente e corpo como entidades ontologicamente distintas e independentes entre si. A substituição do modelo hilomórfico pelo modelo mecanicista representa uma transição que mudou para sempre nossas concepções de causalidade e explicação científicas, dando origem às diversas ramificações na ciência e nas teorias da agência humana. O dualismo cartesiano propunha que a mente, embora imaterial, produzisse efeito sobre o corpo por meio do cérebro, que por sua vez respondia à mente por meio de percepções corpóreas, em uma interação bidirecional sediada na glândula pineal.

Porém, com o tempo a artimanha cartesiana da glândula pineal caiu em descrédito e, se por um lado permitiu o divórcio entre ciência (corpo) e religião (alma), por outro gerou um dos problemas mais complexos ao entendimento do psiquismo humano: como mente e cérebro se articulam ou, na concepção de Chalmers[3], como pode ser entendido o *"hard problem"* da relação entre os mecanismos neurais e a consciência fenomênica?

A partir do século XX, filosofia e psicologia abandonaram o dualismo cartesiano com o surgimento de três linhas de pensamento que influenciaram as teorias subsequentes: (a) behaviorismo, (a) verificacionismo e (c) reducionismos científicos[4].

- Behaviorismo – tendo Skinner (1904-1990) e Ryle (1900-1976) como representantes, propõe que eventos mentais possam ser reduzidos a associações entre estímulo e resposta. A descrição do comportamento observável é a única forma científica de apreender o comportamento mental. Assim, todos os eventos mentais (p. ex., imagens, sentimentos, desejos etc.) ou se referem à disposição comportamental ou são destituídos de significado útil.
- Verificacionismo – critério de significado formulado pelo positivismo lógico (círculo de Viena), em que qualquer proposição que não seja lógica ou não possa ser testada é considerada sem significado. Tem como representante Ludwig Wittgenstein (1889-1951), filósofo austríaco, autor do *Tractatus Logico-Philosophicus* (1921) – mente não tem significado além do que sejam seus efeitos, "sobre o que não se pode falar, deve-se calar".
- Reducionismos científicos – proposições válidas precisam ser explicadas no nível da física. Explicações nos termos da linguagem coloquial ou em áreas como psicologia, biologia ou química precisam ser reduzidas ao nível mais simples da física. Alguns fenômenos mentais (p. ex., reação de medo) podem ser operacionalizados ou reduzidos a descrições mensuráveis e testáveis, mas certamente não todos. Apenas os fenômenos passíveis de redução científica podem ser considerados eventos mentais reais. Não há espaço para eventos mentais não redutíveis ao somático.

Essas teorias influenciaram as diversas tendências que atualmente competem em explicar o que seja a consciência e como se dá a relação mente-cérebro.

TEORIA DA MENTE E RELAÇÃO MENTE-CÉREBRO

A filosofia da mente tornou-se uma área central na Filosofia do século XX, estudada em uma área multidisciplinar designada Teoria da Mente (*ToM – Theory of Mind*), afinal a compreensão do mundo implica em concepções claras e distintas sobre a relação entre mente e cérebro, sobre a natureza da consciência e de como podemos perceber o mundo. A seguir estão resumidas algumas das principais tendências em teoria da mente.

Dualismo

A concepção dualista entende que mente e corpo (cérebro) são diferentes realidades.

Dualismo de substância (ou dualismo cartesiano)

Perspectiva inaugurada por Descartes: por um lado, somos constituídos de um corpo material sujeito às leis da física; por outro, de uma mente imaterial independente das leis físicas. A essência do corpo é a extensão e a essência da alma é o pensamento. Mas como a mente, sendo imaterial, pode causar ações no corpo através do cérebro? Ou como as percepções sensoriais vindas do corpo poderiam produzir efeitos na mente? De acordo com a física moderna, objetos podem interagir por meio de quatro processos fundamentais: gravidade, eletromagnetismo, interação nuclear fraca e interação nuclear forte. Se a mente é um objeto não material, nenhuma teoria puramente física pode explicar sua interação com o cérebro. A suposta interação mente-cérebro entraria em conflito com o princípio de que o mundo físico é causalmente fechado: nada não físico (se existe) pode influenciar algo físico.

Dualismo de propriedade ou dualismo naturalista

Há somente uma substância (matéria), mas essa substância tem duas propriedades irredutíveis: física (química, biologia etc.) e mental (psicológica). Dentre os representantes dessa posição estão:

- Karl Popper (1902-1994): concebe o Mundo 1 – mundo material com corpos e objetos físicos; o Mundo 2 – processos mentais independentes da matéria; e o Mundo 3 – produtos culturais, objetos abstratos como teorias científicas, obras de arte etc. Os Mundos 2 e 3 têm propriedades que não podem ser explicadas ou reduzidas aos objetos e propriedades do Mundo 1.
- Thomas Nagel: em *Como é ser um morcego?* (1974) entende o problema mente-cérebro como insolúvel, como "fatos fora do alcance dos conceitos

humanos" (imagine como um morcego em sua cegueira pode conceber o mundo ao seu redor). Para o reducionismo psicofísico, uma fenomenologia sustentável precisaria ser objetiva e independente de empatia ou imaginação. Mas abandonar o ponto de vista subjetivo em busca de maior objetividade implica em excluir particularidades da subjetividade, o que nos afasta da natureza real do fenômeno.

- David Chalmers: a consciência humana tem propriedades radicalmente diferentes das propriedades físicas utilizadas para descrever o funcionamento cerebral. Propõe que sejam postulados dois tipos fundamentalmente diferentes de propriedades como partes de uma teoria ainda não estabelecida: propriedades dos *Qualia* (estados de consciência fenomênica, existem apenas por meio de seus conteúdos) e propriedades fisicalistas. Funcionalistas e reducionistas lidam com os "problemas fáceis" da consciência: como um organismo aprende, como os mecanismos perceptivos funcionam, como o cérebro processa *inputs* sensoriais etc. O problema *hard* está em por que alguns desses eventos são acompanhados por experiência fenomênica: por exemplo, "o que se assemelha a ver a cor vermelha?" Entende que os fenômenos da consciência dependam da existência de estados cerebrais e que a relação entre estados mentais e sua base neuroquímica possa ser descoberta. Porém, argumenta que no cérebro não existem fatos físicos específicos dos quais possam emanar experiências fenomênicas especificamente relacionadas a eles.

Monismos – influências e teoria da identidade mente-cérebro

Cérebro e mente são diferentes descrições de uma mesma coisa, uma mesma substância. Atualmente, todos os monistas são materialistas, ou seja, acreditam que a realidade externa seja material em sua natureza (material em termos de Física moderna – matéria e energia). Em princípio, uma redução dos fenômenos mentais aos processos físicos é possível. A redução do mental ao físico pode seguir um modelo semelhante ao que ocorre com genes determinando fenótipos, por exemplo.

Duas perspectivas teóricas exercem grande influência nas concepções materialistas atuais:

- Materialismo eliminativo: não há utilidade científica nos fenômenos mentais, portanto eles podem ser eliminados da descrição científica de seres humanos. Análises semântica e lógica dos conceitos de redução e de estado mental justificam essa eliminação. Por outro lado, como explicar evidências de que processos mentais influenciam o cérebro (p. ex., psicoterapias [operações mentais] sabidamente influenciam estrutura e função cerebral)?

- Ciência cognitiva: atualmente ocupa posição hegemônica na filosofia da mente. Tende a equiparar fenômenos mentais com operações cerebrais que possam ser explicadas cientificamente, assumindo de modo implícito que o fenômeno da cognição ocorra tanto em seres humanos e animais quanto em computadores.

Atualmente há uma grande diversidade de perspectivas monistas, com algumas diretrizes em comum: (1) superveniência – se dois objetos têm exatamente as mesmas propriedades físicas, têm exatamente as mesmas propriedades mentais (mas o contrário não é verdadeiro); (2) anticartesianismo – nada pode ter apenas propriedades mentais; e (3) o mundo físico é causalmente fechado (se A é um evento físico e B é causa ou efeito de A, então B também é um evento físico).

Teoria da identidade mente-cérebro

Teoria postulada nos anos 1950 pelo filósofo britânico JJC Smart (1920-2012), assume que determinados estados da mente são idênticos a estados particulares do cérebro. Dessa forma, a teoria não somente reduz o mental ao físico (reducionismo científico), como também atribui relação causal física aos estados mentais (materialismo científico). Por exemplo, a sensação de dor (mental) é determinada pelo disparo de fibras C – nociceptivas (cérebro). A teoria da identidade mente-cérebro passou a ser discutida no âmbito da computação, em teorias como (1) funcionalismo, (2) materialismo redutivista neurológico, (3) teorias da superveniência e (4) dualismo naturalista (ou de propriedade, visto anteriormente no tópico sobre dualismo de propriedade ou dualismo naturalista).

Funcionalismo

A importância dos estados mentais não está na sua localização ou constituição (de que são feitos), mas na função que realizam. Os principais representantes do funcionalismo são:

Alan Turing (1912-1954) – pioneiro da inteligência artificial, equipara propriedades mentais com funções mentais. Diferente de G. Ryle (1900-1976 – Behaviorismo, comportamento observável) e Smart (estados cerebrais), assume que funções mentais podem causar comportamento observável ou estados cerebrais, mas não são idênticas a estes.

Hilary Putnam (1926-2016) – a sensação de dor é uma função que pode ser realizada em *chips* de silicone, tanto quanto em outros aparatos físicos ou no cérebro. Ignorar que computadores possam exercer tais funções não passa de "chauvinismo hidrocarbônico".

Jerry Fodor (1935-2017) – qualquer função capaz de ser operacionalizada como estado cerebral deve ser computacional. Estados e representações mentais podem ser expressos em termos de linguagem do pensamento (*language of thought* – LOT), como algo de real existência codificado no cérebro. Neurônios, estruturas e padrões cerebrais podem ser descritos em termos de modelos matemáticos. A linguagem do pensamento pode ser traduzida em formato digital.

Reducionismo neurológico

- Paul e Patrícia Churchland: formularam o chamado materialismo eliminativo: a ideia do fluxo da consciência contendo imagens e concepções de coisas que geram crenças, atitudes e sentimentos, bem como a noção de que o mundo real seja como ele é percebido são todas concepções falsas. O projeto neurocientífico vai superar a ideia de estados mentais: em um futuro próximo, as pessoas não precisarão refletir sobre como se sintam subjetivamente, basta que façam uma ressonância magnética funcional (fMRI) em casa, passem os dados para o computador analisar e ele lhes dirá como estão de fato, se precisam ou não tomar *Prozac*. O resultado dessa análise não terá nada a ver com a percepção subjetiva (p. ex., estou triste porque meu gato morreu).
- Daniel Dennett (1942-): sistemas complexos parecem intencionais quando vistos de cima para baixo e parecem mecânicos quando vistos de baixo para cima. Intencionalidade, significados de linguagem, qualidades de fenômenos, inteligência abstrata e entidades mentais em geral não têm nenhuma função em explicar o funcionamento de qualquer sistema, seja humano ou outro. Em todos os casos de aparente racionalidade, os agentes aparentes podem ser decompostos em partes mecânicas.
- Gerald Edelman (1929-2014) – darwinismo neural: o processo de seleção de grupos neurais é realizado por meio de três mecanismos: (1) conectividade anatômica via eventos quimiomecânicos epigenéticos ao longo do neurodesenvolvimento, o que cria um repertório primário diversificado por meio de reprodução diferencial; (2) processo seletivo após o nascimento, condicionado por experiências comportamentais e modificações epigenéticas sobre a força de conexões sinápticas entre grupos neuronais, o que cria um repertório secundário diversificado por meio de amplificação diferencial; e (3) sinalizações reentrantes entre grupos neuronais permitem continuidade espaço-temporal do processo, condicionadas pela interação com o mundo. Em parceria com Giulio Tononi, propõe que as sinalizações tálamo-corticais e córtico-corticais reentrantes são críticas na gênese e manutenção da consciência em mamíferos. Na reentrância (*reentry*), estímulos multimodais correlacionados em um evento levam à inteligência auto-organizadora. Ou seja, grupos neuronais múltiplos podem ser usados para amostrar um determinado conjunto de estímulos em paralelo e se comunicar entre esses grupos disjuntivos sujeitos à latência.

Superveniência ou epifenomenalismo

Donald Davidson (1917-2003) e Jaegwon Kim (1934-2019) concordam que tudo possa ser explicado por meio de princípios físicos e mecânicos, mas insistem que a experiência fenomênica acrescenta algo à vida humana que computadores não conseguem. Qualidades fenomênicas são propriedades supervenientes do cérebro, surgem como um epifenômeno dos processos físicos cerebrais. Fazem paralelo entre fogo (cérebro) e fumaça (mente): fumaça não causa o fogo, mas está sempre lá, como um subproduto. Não negam a realidade da experiência mental, mas a entendem como propriedades fenomênicas supervenientes, sem nenhuma ação causal no pensamento ou na ação.

Objeções aos reducionismos e ao programa das ciências cognitivas

Diversos estudiosos da relação mente-cérebro discordam das premissas avançadas pelo reducionismo fisicalista e teorias cognitivas, apontando diferentes questões.

Inadequação dos modelos computacionais

John Searle (1932-) concorda com a tendência materialista dos cognitivistas, mas argumenta que funcionalistas e eliminativistas tomam o modelo computacional demasiado seriamente, como descritivo do funcionamento de uma mente (inteligência artificial forte), ao invés de uma metáfora útil (IA fraca). Faz duas objeções à IA forte:

Linguagem

Distinção entre sintaxe e semântica: a sintaxe de uma sentença é a estrutura lógica ou gramatical dessa sentença; a semântica de uma sentença é seu significado ou referência. Filósofos que advogam a IA *forte*, como Turing, Fodor e Putnam (inicialmente), colapsam a semântica na sintaxe. Turing pôde traduzir o código das máquinas alemãs (*Enigma*) na Segunda Guerra usando apenas um esquema sintático, sem referência ao significado do que estava traduzindo. Mas no âmbito em que estão operando, a linguagem não funde a semântica na sintaxe. Metáfora da sala chinesa – a pessoa não sabe chinês, recebe cartas por baixo da porta com caracteres chineses; possui um livro de regras para processar esses caracteres e depois passa cartas com caracteres em chinês de acordo com essas regras. A pessoa fora da sala interpreta isso como alguém respondendo questões em chinês. Searle argumenta que a capacidade de encadear os símbolos juntos, de acordo com regras gramaticais ou lógicas, não significa que a pessoa saiba chinês, pois não compreende as referências ou significados dos ideogramas que um falante de chinês daria aos caracteres.

Para entender o significado, a pessoa teria de compreender não apenas o que as cartas referem, mas também saber sobre cultura chinesa, sobre nuances de tom e contexto, estrutura social, maneirismos etc. Nada disso pode ser deduzido a partir de regras sintáticas do chinês.

Realidade

Distinção entre causação e inferência lógica. A razão por que padrões de lógica computacional não podem constituir explicação causal do comportamento cérebro-mente é o fato de serem simulações. Simular um furacão no computador pode dizer alguma coisa sobre o fenômeno, mas não consiste em causar o furacão. E a simulação não tem poder causal para fazer o furacão agir como tal, como por exemplo uma mudança de curso ou um crescimento menos poderoso. A IA *forte* confunde realidade virtual com a coisa real.

Emoções

António Damásio (1944-) e Jaak Panksepp (1943-2017) – o fato de as emoções serem essenciais ao funcionamento mental coloca em dúvida o modelo cognitivo forte manifesto na IA *forte*. Na ausência ou excesso de *drive* emocional, a cognição humana torna-se disfuncional. Alterações cerebrais que comprometem o funcionamento emocional impactam o funcionamento cognitivo e outros domínios neurobiológicos de forma indelével (p. ex., Phineas Gage).

A mente estendida

Diversos aspectos do funcionamento mental não estão ligados ao cérebro da maneira como propõem os teóricos da identidade mente-cérebro (noção de estados mentais como estados particulares do cérebro).

J. J. Gibson (1904-1979) desafiou a ideia de que o sistema nervoso construa ativamente a percepção visual, promovendo uma psicologia ecológica (a mente percebe diretamente estímulos ambientais sem construção ou processamento cognitivo adicional). O pensamento humano está ecologicamente envolvido em um corpo e em um ambiente.

Andy Clark considera que o corpo, a capacidade de movimento e o sistema de recursos ambientais fazem parte do funcionamento mental de uma pessoa, assim como as funções cerebrais. Muda a ênfase na análise do cérebro para a análise da interação cinestésica do ser humano com um espaço ecológico e social. Projetos sociais ocorrem em um espaço consideravelmente extenso e com a interseção da mente de muitas pessoas, e não se limitam aos disparos neuronais de um cérebro individual. Em escrito conjunto com Chalmers, discute o exemplo fictício de Otto – homem com problemas de memória que só lembra das informações escrevendo-as em um caderno. Argumentam que a memória de Otto está literalmente no caderno, não em seu cérebro, da mesma forma que muito da nossa memória está registrada em um *hard disk* de computador.

Pampsiquismo

Com base na filosofia pampsíquica de Alfred Whitehead (1861-1947), na qual a mente (ou algo semelhante a ela) é concebida como característica fundamental e onipresente da realidade, filósofos como Strawson e Rosenberg e físicos como Henry Stapp retomam o pampsiquismo e criticam o programa reducionista. Compartilham da visão de Whitehead: para que a consciência esteja em qualquer lugar da natureza, ela deve estar em toda a natureza. Também compartilham da concepção de William James (1842-1910): nosso fluxo de consciência está aberto para a intrusão de um "mais" consciente ambientalmente difundido. Tudo tem um elemento de consciência. Strawson, Stapp e Rosenberg sugerem que a concepção materialista surge de um equívoco newtoniano da matéria. No entanto, na Física Quântica, a matéria pode não ser insensível, inconsciente e morta, mas também ter um elemento de consciência.

Por fim, os modelos fisicalistas, mesmo os não redutivos, se deparam com dificuldade em explicar fenômenos como: (1) identidade ou ipseidade – como explicar a permanência do *self* ao longo do tempo; (2) estados intencionais da consciência – não fazem sentido; (3) livre arbítrio – impossível acomodá-lo com fisicalismo, seja reducionista ou não reducionista; e (4) causalidade mental – não tem como ser explicada.

RELAÇÃO MENTE-CÉREBRO – EVIDÊNCIAS DE INFLUÊNCIA RECÍPROCA

Diversas linhas de evidência comprovam que estados e operações mentais exercem influência sobre estrutura e funcionamento cerebral, tanto quanto, obviamente, o funcionamento cerebral influencia estados e funções mentais.

Cérebro influencia mente

Evidências de que alterações cerebrais produzam alterações mentais são conhecidas desde a Medicina hipocrática e os primeiros estudos neuropatológicos envolvendo lesões traumáticas, processos infecciosos, alterações vasculares, doenças neurodegenerativas, abuso/abstinência de substâncias etc. Da mesma forma, o impacto da prescrição de psicofármacos sobre cognição, estados emocionais e comportamento humanos é fato bem documentado. O fato de que medicamentos produzam mudanças no estado mental evoca uma discussão envolvendo a ontologia do ser humano, a natureza do *self* e sua dimensão normativa. Pode-se afirmar que um *self* autêntico é condição necessária para plena realização do indivíduo. Em outras palavras, para que se tenha uma vida plena é necessário que você seja você mesmo. Em filosofia, a ideia de *self* verdadeiro ou autêntico pode ser ilustrada no contraste entre duas ontologias divergentes. Na tradição essencialista (p. ex., Aristóteles, Hegel, Kant), cada pessoa possui um *self* individual, de essência imutável e verdadeira. Ser autêntico significa encontrar esse *self* verdadeiro e viver de acordo com ele. Por outro lado, a concepção existencialista (p. ex., Heráclito, Nietzsche, Heidegger, Sartre) assume que "a existência precede a essência", nega a existência de um *self* essencial verdadeiro e vê o *self* autêntico como produto livremente criado pelo sujeito, fruto de seu livre arbítrio. Essas duas tendências parecem estar nos extremos opostos de um *continuum*, abrangendo as noções de natureza e maleabilidade do *self* na perspectiva da autenticidade. Com relação aos psicofármacos, não é raro ouvirmos de pacientes uma preocupação no sentido de que sua autenticidade possa ser ameaçada não apenas pelo transtorno mental, mas também pelo tratamento (psicofármacos, psicocirurgia, ECT, TMS etc.). Por outro lado, uma visão existencialista entende que o *self* verdadeiro deva ser o agente de nossas vidas e, portanto, a decisão em utilizar ou não psicofármacos fica sob o arbítrio da pessoa. Leuenberger[5] entende como problemática a concepção essencialista de *self* autêntico na medida em que é determinada por contingências históricas e culturais, o que lhe confere um estatuto questionável (p. ex., pense no contraste ontológico entre ser mulher na ortodoxia islâmica e ser mulher na sociedade ocidental laica).

Mente influencia cérebro

Donald Hebb (1947), contrariado com a necessidade do método científico em controlar variáveis isolando processos específicos em laboratório, resolveu engajar seus experimentos na complexidade. Manteve um grupo de ratos no laboratório e levou outro para casa, tratando-os como animais de estimação. O grupo doméstico teve maior oportunidade para interações sociais e exploração de um espaço variado, resultando que se saíam melhor em testes de aprendizado e memória. Estudos posteriores mostraram que interações ambientais influenciavam não apenas performance e comportamento, mas também estrutura neural (cérebros maiores e maior conectividade sináptica). Estímulo ambiental favorável também está associado com comportamento menos ansioso, menor autoadministração de drogas de abuso e melhor reação ao estresse em modelos animais[6]. Atualmente, pensa-se que fatores como ambientes estimulantes, presença de novidades e atividade física resultem em ativação do eixo hipotalâmico-pituitário-adrenal (HPA). Se em ambiente seguro e acompanhados de gratificação, esses estímulos resultam em regulação do eixo HPA mais adaptativa e melhor performance na regulação de estruturas como a amígdala (envolvida em reações ao medo) e o córtex pré-frontal (relacionado ao processamento cognitivo)[7].

Com relação aos humanos, desde os anos 1990 diversos estudos envolvendo biologia molecular e neuroimagem funcional (SPECT, PET e fMRI) em pacientes com uma variedade de transtornos psíquicos (depressão, transtornos de ansiedade e de personalidade) documentam o impacto de diferentes modalidades de psicoterapia em diversas variáveis neurobiológicas, como padrão de ativação cerebral, níveis de biomarcadores (p. ex., BDNF e interleucinas) e regulação gênica. Adicionalmente, esses estudos mostram que as mudanças observadas nos marcadores neurobiológicos correlacionam-se com a melhora clínica, mas permanecem alterados nos pacientes não responsivos[8]. Atualmente, há modelos tentando correlacionar experiências obtidas em psicoterapia envolvendo funções neurocognitivas específicas, tais como reconsolidação-reforço de memória e regulação afetiva. Trata-se ainda de modelos experimentais, buscando a compreensão dos mecanismos neurobiológicos envolvidos nas intervenções psicoterápicas, mas já com algum impacto na pesquisa, prática clínica e ensino da psiquiatria[9,10].

EPISTEMOLOGIA E MODELOS ATUAIS SOBRE OS TRANSTORNOS PSÍQUICOS

Como visto, a epistemologia se ocupa dos modos pelos quais conhecemos, de como conhecemos e dos limites e validade desse conhecimento frente a um objeto de estudo. Sabe-se que a epistemologia guarda estreita relação com a ontologia, pois desde a escolha e definição do objeto até a metodologia empregada para estudá-lo em grande medida determinam os resultados obtidos, que por sua vez trazem implicações à própria noção ontológica do objeto de estudo, no caso, os transtornos psíquicos. Como área de conhecimento, a psicopatologia gravita em torno de teorias, modelos e práticas que serão resumidos a seguir.

Modelos biomédicos ou darwinianos

Os modelos médicos em geral compartilham algumas características centrais: (1) a noção de doença como desvio do funcionamento biológico normal; (2) a existência de etiologias específicas, ou seja, cada doença é causada por agentes específicos, potencialmente identificáveis; (3) cada doença tem características específicas e distintas; (4) sintomas e processos são os mesmos em diferentes contextos históricos e culturais; e (5) compartilham a ideia de "neutralidade científica", ou seja, da medicina como racionalidade do método científico, depurada de contingências mundanas.

Embora haja divergências entre modelos médicos, pode-se dizer que em maior ou menor grau todos compartilham de uma visão darwiniana da psicopatologia. O funcionamento neurobiológico e psicológico humano teria evoluído por meio de um modelo teleológico evolutivo envolvendo adaptação e seleção. Assim, os transtornos mentais são concebidos como falha em alguma parte do aparato psíquico humano em cumprir sua função evolutiva. Alterações psicopatológicas resultariam de mecanismos que, em determinado momento da evolução, foram adaptativos, mas em razão das mudanças no ambiente tornaram-se disfuncionais (p. ex., para o homem primitivo nômade seria adaptativo manter-se longe de precipícios, mas a ansiedade fóbica não faz sentido para um homem moderno que precise apanhar elevador ou trabalhar próximo à janela de um arranha-céu). De modo alternativo, alguns desses transtornos poderiam resultar adaptativos em contextos mais recentes (p. ex., características esquizoides de um pesquisador meteorológico isolado na Antártida, estados dissociativos ou sintomas negativos diante de circunstâncias ambientais insuportáveis, diligência de secretárias com traços obsessivos etc.)[11].

Modelo médico minimalista

A interpretação minimalista do modelo médico envolve um comprometimento genérico com informações epidemiológicas, fatores de risco envolvendo genes e ambiente, e com síndromes apresentando um conjunto de sintomas que ofereçam certa previsibilidade em termos de história clínica, resposta ao tratamento e evolução. Essas informações podem então ser utilizadas na elaboração de conhecimentos sobre diagnóstico, tratamento e prognóstico. No entanto, essa interpretação *soft* do modelo médico não se compromete com a estrutura física ou mental subjacente ao transtorno psíquico.

O modelo minimalista pode ser ilustrado no processo de elaboração das classificações internacionais de transtornos mentais (CID e DSM): as equipes de trabalho revisam estudos sobre fatores pregressos (herdabilidade, fatores sociodemográficos e ambientais), atuais (psicopatologia, neurocognição, marcadores biológicos e padrões de comorbidades) e prospectivos (estabilidade diagnóstica, curso da doença e resposta ao tratamento), que são então utilizados na elaboração dos critérios diagnósticos para a entidade nosológica em questão.

Essa perspectiva remonta às ideias de Kraepelin e foi mais recentemente fomentada pela teoria do *cluster* de propriedades homeostáticas:[12] uma condição natural (*kind*) é definida por um conjunto de propriedades que, embora variáveis entre seus membros, constituem uma gama de mecanismos causais mais ou menos associados. Trata-se de um processo de raciocínio indutivo em que são identificados mecanismos causais subjacentes, que por sua vez constituem um *cluster*. Por exemplo, Kendler et al.[13] formularam os tipos práticos para classificar casos clínicos de acordo com objetivos que preencham uma interpretação mínima do modelo médico, estabelecendo fatores de risco, resposta ao tratamento e prognóstico (fatores antecedentes, atuais e evolutivos).

Modelo médico forte

A interpretação "forte" (*hard*) do modelo médico propõe que os transtornos mentais sejam doenças explicáveis por meio de mecanismos causais fisiopatológicos. Ou seja, "doenças mentais" são causalmente explicáveis pela fisiopatologia subjacente, determinando alterações nos sistemas neurobiológicos, que por sua vez produzem padrões de sinais e sintomas observáveis. A heurística do modelo serve-se dos avanços nas neurociências, mais recentemente fomentada pelo projeto RDoC (*Research Domain Criteria*), abordado em outro capítulo.

Portanto, a concepção forte do modelo médico entende os fenômenos psíquicos que preenchem o conceito de doença como resultando de processos patológicos em estruturas cerebrais, que são estudadas pelo modelo biomédico.

Aqui surgem divergências. Por um lado, há programas reducionistas fortes que elevam a neurobiologia a um nível de privilégio mais radical: a doença é um desvio da função normal de sistemas neurobiológicos em razão de processos patogenéticos que precisam ser compreendidos à luz do funcionamento normal[14]. Por outro lado, visões mais céticas consideram que o modelo biomédico coloca uma ênfase exagerada na fisiopatologia, o que pode levar ao reducionismo e à preocupação exclusiva com mecanismos genéticos e moleculares, em detrimento de matérias também importantes para a compreensão do que sejam os transtornos mentais, tais como os fatores culturais e ambientais.

Algumas das objeções ao modelo biomédico "forte" são:

- Na distinção entre saúde e doença mental, o próprio conceito de anormalidade mental é questionável. A psicologia cognitiva neurocientífica, por exemplo, assume que o aprendizado seja um processo que ajusta conexões entre células, que o pensamento seja a manipulação de símbolos, entidades físicas com propriedades semânticas e sintáticas. Contudo, supor que esses processos sejam explicáveis redutivamente, empregando-se apenas conceitos de subníveis oriundos da neurociência ou genética molecular exigiria um conhecimento mínimo da fisiologia normal para contrastar com o que é visto como anômalo. No entanto, até o momento temos apenas ideias vagas do que seria uma teoria das funções normais.
- As ciências da natureza oferecem explicações causais para fenômenos orgânicos cerebrais, mas não conseguem explicar alterações da experiência

humana. Não se trata de rejeitar a condição material da existência humana, mas de rejeitar visões fundamentalmente mecanicistas sobre o que sejam seres humanos. O modelo médico, em associação com a fisiologia sobre o processamento da informação, se equivoca quando tenta explicar problemas em nível da pessoa humana exclusivamente a partir de falhas funcionais em subsistemas cerebrais. Por exemplo, a psicose pode ser explicada por mecanismos subpessoais como alterações de funções executivas no córtex pré-frontal em sua relação com sistemas cognitivos que se desenvolveram para regular pensamentos mais sintonizados com a realidade; mas há também outros fatores que podem estar relacionados à psicose, como a vivência de situações traumáticas, falha em negociar com desafios da vida, emprego de sistemas defensivos desadaptativos (como cisão e projeção) que não podem ser excluídos. Afinal, são seres humanos que psicotizam, não partes de seus cérebros[11].

De qualquer forma, o modelo biomédico forte não nega as suscetibilidades ambientais ou biográficas na determinação da doença, mas insiste que nos transtornos psíquicos haja em comum o comprometimento de subsistemas cerebrais específicos, a despeito de sua variedade na apresentação clínica.

Em resumo, a versão forte do modelo médico concebe as doenças mentais como dependentes da ação causal de processos disfuncionais em subsistemas neurobiológicos. Esses sistemas podem ser entendidos em diversos níveis de explicação, que vão do cognitivo ao molecular.

Pluralismo explicativo

Essa discussão pode ser organizada por meio de uma heurística capaz de distinguir entre relação causal e mera associação, obviamente, e de envolver diferentes níveis de explicação causal. A relevância de um fator causal depende de características como (1) o quanto possa ser manipulado, (2) o quanto permita intervenções experimentais e (3) o quanto influencie os outros níveis envolvidos[15].

No caso do delírio, por exemplo, pode ser compreendido em termos de subjetividade como um episódio psicótico na vida de um indivíduo que depende da relação entre diferentes processos psicológicos ocorrendo em áreas cerebrais distintas. Envolve células cujas operações podem ser estudadas no âmbito dos sistemas que as constituem, e assim por diante até o nível molecular. Em neurociências, explicar envolve descrever mecanismos em cada nível, de modo a revelar as relações causais entre variáveis pertinentes em seus diferentes níveis[16]. Dessa forma, pode-se integrar modelos de um fenômeno oriundos de diferentes áreas neurocientíficas. Assim, dados clínicos, estudos de neuroimagem e informações neuropsicológicas relevantes precisam ser sistematicamente relacionados com modelos de nível básico, tais como os efeitos sobre sistemas de neurotransmissão.

No modelo de Craver[15], relevância causal implica em conhecer como alguma coisa que opera em um nível produz efeito em outro nível. Isso porque o sistema de nível básico é parte constituinte do sistema de nível superior. O problema aqui é que, em psiquiatria, os distintos processos causais integram dimensões que não necessariamente se articulam. Por exemplo, em estudo com gêmeos MZ, Kendler e Prescot[17] encontraram três vias principais associadas com depressão maior: (1) interação genética com características psicológicas como neuroticismo e baixa autoestima; (2) incidentes biográficos como perda precoce de pais, abuso sexual na infância, divórcio e suporte social precário; e (3) episódios de humilhação pública. Portanto, não parece haver uma associação linear entre genes e depressão, mas sim uma complicada relação entre variáveis que medeiam a relação entre genes e resultados fenotípicos.

Na medida em que genes e fatores ambientais determinam doenças, é necessário entender como os fatores ambientais podem se articular com o programa mecanicista. Contudo, de que maneira construtos psicológicos como humilhação e fatores socioculturais, como desemprego ou abuso sexual infantil, poderiam ser pensados enquanto fatores causais em nível molecular ou neuroquímico? Sabemos que tais fatores têm efeito sobre o cérebro, mas esses efeitos variam em diferentes classes de indivíduos de maneiras que dependem de outros contextos genéticos e ambientais[18].

Na tentativa de endereçar tais problemas, há diversas proposições e orientações teóricas.

A neurociência social[19] procura traduzir informações sociais em sistemas de informação cerebral que regulam o comportamento, obviamente simplificando a complexidade das experiências humanas.

O modelo intervencionista de Campbell[20] provê uma forma de articular a ideia de que qualquer combinação de variáveis possa caracterizar as causas de um transtorno, ao mesmo tempo em que provê testes de quais variáveis estejam realmente envolvidas, desse modo evitando o problema holístico de que tudo é relevante. Nesse modelo, processos ambientais fazem parte do sistema explicativo geral, mas não de sistemas hierárquicos cerebrais. Ou seja, podemos continuar explorando mecanismos causais em muitos níveis de explicação neurobiológica, sem reduzir os fatores ambientais às suas normas. Por exemplo, desemprego é uma causa genuína de depressão na medida em que impacta a condição de pacientes deprimidos, mesmo sem que haja explicação do efeito do desemprego em termos mecanicistas. É uma causa genuína de depressão em virtude de sua propriedade em produzir efeito. Isso contrasta com o modelo de Craver[15], que não aceita relações interníveis como causais, pois violam muitas das ideias centrais associadas com o conceito de causalidade. Relevância causal não é sinônimo de relação causal.

O modelo intervencionista permite considerar fatores causais ambientais ou sociais tanto quanto fatores internos ao organismo que permitam uma explicação mecanicista plena. A interpretação forte do modelo médico pode dizer que uma doença decorra de um processo cerebral destrutivo, mas causado pelo envolvimento de diversos fatores. Nesse sentido, é um equívoco dizer que uma doença seja causada por um processo cerebral, pois o processo cerebral admite diversas causas. O modelo não precisa partir de um conjunto de fenômenos do mundo real, mas pode estabelecer uma representação simplificada, um modelo do fenômeno de interesse que permita mostrar como relações causais e explicativas funcionam e, então, possam ser identificadas semelhanças entre o modelo simplificado e o fenômeno real mais complexo.

Thagard[21] propõe um modelo em que as doenças são vistas como redes de relações causais baseadas em dados estatísticos, obtidos utilizando-se métodos epidemiológicos e experimentais. O modelo incorpora informações sobre o curso típico de uma doença ao longo do tempo, incluindo informações sobre fatores de risco típicos para a doença. Porém, a rede causal não especifica como cada fator causal produz seu efeito e resta o problema de distinguir relações causais de meras correlações. Trata-se, portanto, de um modelo mais descritivo do que explicativo, mas se adequa ao modelo de *clusters* de propriedades homeostáticas (HPC)[12]. Dessa forma, o modelo faz uma narrativa descrevendo um evento natural, com sua estrutura causal subjacente determinando as propriedades como uma assinatura causal típica. É o que fazemos ao descrever a história natural de uma doença: uma narrativa de como as pessoas ficam doentes que permite predizer algumas evoluções, inferir alguns fatores causais e, assim, prover algum indício explicativo causal e controle preditivo. No entanto, o modelo HPC é insuficiente no que se refere à explicação mecanicista de fatores-chave.

Pode-se ainda citar diversas proposições pluralistas que tentam oferecer formas de estudar as relações entre fenômenos psíquicos e mecanismos cerebrais, tais como a teoria do *Zooming*[22], o pluralismo integrativo[23] e os tipos ideais[24] (perspectiva de compreensão hermenêutica da psiquiatria associada à tradição fenomenológica).

Uma apreciação crítica dos modelos biomédicos e suas consequências traz aspectos positivos e negativos.

Dentre os aspectos que possam ser vistos como positivos, temos: (1) a medicalização como esforço da humanidade em definir e controlar doenças; (2) permite que o conceito de doença ofereça uma abordagem mais humanista a indivíduos desviantes da norma, que ao longo da história eram culpados moral ou espiritualmente; (3) permite uma visão otimista na evolução do indivíduo com o transtorno; e (4) autoriza o controle social médico como instrumento mais flexível e eficaz do que controles legais ou judiciais.

Por outro lado, os modelos médicos costumam ser criticados por: (1) reduzir responsabilidade e agência do indivíduo sobre o adoecimento; (2) fomentar o mito da neutralidade moral da medicina, objetiva e livre de valores (mas "doença" é juízo de valor, algo a ser erradicado); (3) domínio da expertise: médicos monopolizam a designação da doença, hegemonia do científico permite mistificação e desestimula debate público; (4) dá suporte à medicina como controle social: médicos definem o que é comportamento desviante, o que repercute em controle social; (5) individualização de problemas sociais: busca por soluções para problemas sociais complexos no indivíduo, ao invés de identificá-los no sistema social; (6) despolitiza o comportamento desviante, ao invés de reconhecê-lo também como resistência ao contexto político-social; (7) negligencia o fato de que muitos problemas psíquicos possam resultar de inconformismo diante de injustiças: a medicalização de problemas sociais pode reduzir nossa capacidade em ver e confrontar injustiças/incongruências do sistema social.

Modelo biopsicossocial

A psiquiatria necessariamente está envolvida na compreensão da natureza dos estados mentais e no estudo de seus transtornos por meio da psicopatologia e áreas afins, que por sua vez estão à mercê de controvérsias e contingências históricas, sem uma compreensão básica de consenso. Como visto no Capítulo "História da psiquiatria e classificações dos transtornos psiquiátricos", desde a antiguidade tem-se as concepções de uma alma acidentalmente corpórea ou de um corpo anímico, passando pela visão de Descartes, que pavimentou uma maior cisão entre biologia e psicologia, com suas diferentes assunções, desdobramentos e problemas, dentre os quais a existência de perspectivas que não conversam entre si. Como não temos uma teoria explicativa única de consenso sobre os estados mentais, a psiquiatria pode se beneficiar dessa pluralidade de pontos de vista aplicando-a da melhor maneira possível. Dessa forma, surgiu o modelo biopsicossocial (BPS) em psiquiatria. Pluralista, o modelo BPS dos transtornos mentais procura integrar múltiplos modos de abordagem, diagnóstico e tratamento, reconhecendo que os estados mentais e suas propriedades são extremamente complexos e, portanto, devem ser abordados a partir de diversas perspectivas ao invés de uma só, desde que elas sejam sustentadas por critérios de acurácia razoável e eficácia demonstrável[25]. De acordo com o modelo BPS, os estados mentais existem em uma matriz sobreposta de mecanismos subjacentes, funções cognitivas e comportamentos sociais, fatores que, por sua vez, precisam ser integrados para a sua apreensão plena. Afinal, mesmo na ausência de um modelo integrativo capaz de explicar as relações causais entre cérebro e mente, temos uma série de evidências que corroboram a relação entre ambos.

A história do modelo BPS em medicina e psiquiatria tem origem na Teoria Geral dos Sistemas (TGS), formulada por Ludwig von Bertalanffy (1901-1972), biólogo austríaco que migrou para a Inglaterra, Canadá e Estados Unidos após a Segunda Guerra Mundial. No período em que escreveu a TGS (1968), a ideia de "sistema" já havia influenciado a psicologia por meio de estudiosos como Allport (1961), Arieti (1962) e Menninger (1958), atingindo popularidade acadêmica em psicologia (Rapaport, 1960). Na época, a popularidade da TGS decorre em parte de uma reação ao conceito de organismo reativo, prevalente na primeira metade do século XX, em suas diversas nuances (neobehaviorismo, teorias da motivação e aprendizado, psicanálise, cibernética, cérebro como computador etc.): o homem seria um computador, um animal ou uma criança; seu destino estaria completamente determinado por genes, instintos, pulsões, condicionamentos, reforçadores e forças socioculturais. A visão de Bertalanffy se contrapõe ao determinismo mecanicista, denuncia a concepção behaviorista do homem robô como articulada com a propaganda e a emergência do estado político, afirmando que o organismo não é passivo, mas um sistema intrinsecamente ativo: "O estímulo [ou seja, a mudança nas condições externas] não causa um processo em um sistema de outra forma inerte; ele apenas modifica processos em um sistema autônomo ativo." (Bertalanffy, 1937).

Em psiquiatria, as ideias da TGS foram inicialmente introduzidas por Roy Grinker (1900-1993), neuropsiquiatra da Universidade de Chicago, um dos pioneiros da psicossomática e diretor dos *Archives of Psychiatry* durante 17 anos. Em um artigo sobre esquizofrenia, Grinker[26] considera que nenhuma abordagem única conseguiria dar conta das múltiplas questões envolvidas na doença, descrevendo três teorias complementares: orgânica, psicológica e social. Grinker reconhecia a diátese biológica como condição levando ao estresse psicológico durante o desenvolvimento e períodos críticos da vida, que por sua vez levaria aos sintomas negativos e aos sintomas psicóticos. Argumentava pela necessidade de pesquisas complementares e multidisciplinares, no sentido de trazer as diversas teorias para uma síntese compreensível e fértil à investigação. Grinker enfatizava que o bom psiquiatra deveria ser um bom médico e dispor de quatro qualidades essenciais: (1) habilidade para se comunicar com outros; (2) capacidade para ser autocorretivo; (3) ser resiliente (ou seja, resistir ao estresse); e (4) ser tributário de uma ética consistente. Além disso, aconselhava aos residentes três atitudes fundamentais: (1) espírito de investigação; (2) tolerância para com ideias esdrúxulas; e (3) ceticismo e escrutínio do que se apresente como verdade[26].

A formulação do modelo BPS em psiquiatria deve-se a George Engel (1913-1999). Formado na Universidade Johns Hopkins e tendo passado a maior parte de sua vida na Universidade de Rochester (NY), Engel também se dedicou à medicina psicossomática e passou a editar o periódico *Psychosomatic Medicine*, publicando sobre as relações entre emoções e doença e sobre a incorporação desses aspectos no ensino médico e na prática clínica.

Em *The need for a new medical model*[27], Engel expõe as diretrizes do modelo BPS:

- A identificação de alterações bioquímicas específicas não contempla a experiência humana individual. Pode haver alterações laboratoriais, mas o indivíduo não se sente doente. Assim, fatores psicológicos, sociais e culturais são necessários para compreender como o indivíduo sente e é afetado pela doença.
- A relação entre processo bioquímico e manifestação clínica da doença requer uma abordagem científica racional dos aspectos comportamentais e psicossociais, pois são os termos em que o indivíduo manifesta e relata o fenômeno clínico. São necessárias habilidades em técnicas de entrevista para se obter confiabilidade nas informações que possam explicar a relação entre alterações bioquímicas e manifestações clínicas.
- Suscetibilidade: condições de vida constituem variáveis significativas na percepção do início e na evolução clínica da doença.
- Fatores psicológicos e sociais também determinam se e quando indivíduos com alterações bioquímicas se tornam conscientes de estar (ou são percebidos coletivamente como) doentes. O momento em que o indivíduo adoece e aceita a condição de doente não é determinado exclusivamente por condição bioquímica.
- Tratamento dirigido somente para a alteração bioquímica não necessariamente restaura a saúde do indivíduo. Outros fatores podem manter o paciente "doente".
- Médico como educador e terapeuta: a relação médico-paciente influencia muito a evolução terapêutica.

Embora o modelo médico fomentado pelo dualismo cartesiano tenha propiciado enormes avanços na medicina, fatores comportamentais, psicológicos e sociais da existência humana são parte do mundo natural e, portanto, também devem ser objeto da Medicina. Dessa forma, o modelo BPS vê a medicina não exclusivamente circunscrita aos mecanismos biológicos, mas pertencente à totalidade da pessoa em todas as suas facetas de vida.

No que se refere à psiquiatria, a separação mente-corpo pode levar a duas condições extremas: ao mentalismo reducionista, que no afã de salvaguardar a totalidade da experiência psíquica humana se veja inclinado a excluir alguns transtornos psíquicos do campo da psiquiatria como especialidade médica; ou ao mecanicismo reducionista, que deixando de fora os contextos psicológico e social reduza os transtornos mentais a parâmetros puramente neurobiológicos. A visão do modelo BPS procura evitar ambas as tendências, reestruturando a medicina de modo a integrar os domínios mental e neurobiológico da vida humana. As diretrizes do modelo BPS na formulação de casos clínicos encontram-se no capítulo sobre formulação biopsicossocial nesta Seção.

O modelo BPS recebe críticas sobre diversos aspectos: (1) não provê bases para escolha de tipos específicos de intervenção; a teoria do ecletismo não especifica quais níveis sejam mais ou menos importantes; (2) em psiquiatria, os vários níveis de intervenções possíveis não são uniformes: em nível celular/tissular, lidamos com fenômenos concretos e observáveis; em nível de indivíduo, lidamos com fatores reais, mas intangíveis, como amor e ódio; considerar esses dois níveis como subsistemas abertos em interação é uma tarefa atualmente inatingível; (3) o modelo BPS propõe que organismos sejam mais bem compreendidos como sistemas biológicos com uma hierarquia de níveis de explicação de complexidade crescente, esses níveis interagem, mas o modelo não explica como; (4) modelos de tipo "tudo serve" não são propensos a oferecer hipóteses testáveis, portanto tendem à rigidez e acomodação[28].

Por outro lado, ao integrar os três domínios (biológico, psicológico e social) no contexto clínico, o modelo BPS assegura atenção para aspectos não biomédicos pertinentes e permite formulação diagnóstica e plano terapêutico multidimensionais. Embora não seja prescritivo, o modelo abrange as esferas que interativamente determinam manifestações e evolução dos transtornos, oferecendo racionalidade e organização de abordagens mais eficazes.

Modelo psicanalítico

Sigmund Freud (1856-1939), médico neurologista vienense, sofreu influência de Darwin, Brentano (com quem aprendeu categorias utilizadas na teoria psicanalítica), Meynert (com quem fez suas primeiras incursões sobre histeria) e da psiquiatria francesa, principalmente com Charcot e Janet. Freud desenvolveu a psicanálise ao longo de diferentes momentos e concepções.

O chamado modelo pulsional (ou econômico) remonta a uma de suas primeiras obras (*Projeto de uma psicologia para neurólogos*, 1895), na qual esboça uma psicologia baseada nos conhecimentos neurobiológicos da época, tendo como fios condutores o princípio da constância (tendência dos organismos em reduzir/dissipar excitação neural) e a teoria pulsional (desejos e impulsos instintivos constituem o principal mecanismo de excitação excessiva), empregando métodos como hipnose, catarse e ab-reação.

Em um segundo momento, Freud abandona o paradigma neurobiológico e passa a trabalhar no modelo topográfico, descrevendo as instâncias de inconsciente, pré-consciente e consciente, conforme sua acessibilidade à percepção consciente. A partir dos escritos sobre a histeria e a *Interpretação dos sonhos* (1900), Freud estuda os mecanismos pelos quais o conteúdo inconsciente de conflitos e vivências traumáticas são reprimidos, mantidos afastados da consciência, e propõe que possam ser acessados por meio da livre associação, abandonando a hipnose.

Por fim, no chamado modelo estrutural, Freud estabelece os conceitos de *Id*, *Ego* e *Superego* como instâncias psíquicas envolvidas na vida mental e na origem de conflitos que resultam em manifestação psicopatológica.

Em linhas gerais, Freud postula que os problemas psíquicos tenham origem em experiências infantis e interações com figuras parentais, envolvendo impulsos sexuais e agressivos, que por sua vez resultam em conflitos ou fixações ao longo das três fases do desenvolvimento (oral, anal e edípica). Frustração ou gratificação excessivas de necessidades específicas nessas fases do desenvolvimento levam a conflitos e compulsão à repetição.

Há relativo consenso em que a psicopatologia de Freud esteja mais especificamente relacionada aos transtornos ditos neuróticos (histeria, fobias e neuroses obsessivas), cujo estudo o levou a propor princípios fundamentais: (1) princípio da constância – tendência em reduzir/dissipar a excitação; (2) efeito patogênico do isolamento de conteúdos mentais – conteúdo mental não integrado produz sintomas (influências de Charcot, Janet e Binet); (3) teoria da repressão – conflitos são inconscientes, a repressão divide e enfraquece o *Ego*, fortalece fantasias e se manifesta como retorno do reprimido; (4) teoria pulsional – desejos e impulsos instintivos constituem a principal fonte de excitação excessiva[29].

Entretanto, em seus fundamentos e práticas o modelo psicanalítico apresenta diversos problemas de natureza epistemológica. A psicanálise teoriza a natureza e o funcionamento da mente humana, especialmente com relação às suas motivações, servindo-se sobretudo de evidências oriundas da situação clínica (sintomas neuróticos, sonhos, pensamentos e comportamentos atuais), mas também fazendo apelo a outras áreas de investigação. No *Projeto de uma psicologia para neurólogos* (1895), Freud faz uma incursão sobre os conhecimentos de neuroquímica de sua época, adotando abordagem neurofisiológica quantitativa (embora especulativa) com base na economia de forças neurais (modelo econômico ou pulsional). No seu *Estudos sobre a histeria* (1895), tenta fornecer à psicologia o estatuto de ciência natural, compreendendo a psicologia humana com uma concepção envolvendo excitação neuronal em um estado de fluxo quantitativo. Com base no conceito de arco-reflexo e homeostase, elabora sua primeira formulação do princípio de prazer. Resumidamente, o desprazer equivaleria ao aumento quantitativo de energia sobre o sistema perceptivo (W – *Wahrnehmung*); enquanto o prazer resultaria da descarga do excesso de energia. À luz dos conhecimentos neurocientíficos atuais, o modelo do Projeto obviamente não se sustenta e tampouco o método clínico de investigação psicanalítica é apropriado para essa abordagem. Contudo, Freud continuou recorrendo ao modelo econômico ao longo de suas teorizações posteriores: falou de catexe (*Besetzung* – energia libidinal vinculada à representação psíquica), princípio de prazer e outros fenômenos psíquicos como condensação e deslocamento utilizando o paradigma físico da transposição de energia. Portanto, no que se refere aos aportes da neurobiologia atual, evidentemente a teoria psicanalítica se mostra inconsistente.

Por outro lado, oriundo das ciências sociais, o método hermenêutico se oferece como alternativa teórica para a psicanálise. Na medida em que a psicanálise constitui um processo de autorreflexão, autointerpretação e autoformação, a hermenêutica abre novas formas de compreender o ser humano e o significado de seu comportamento, criando discernimento sobre motivos previamente desconhecidos. Essa perspectiva remonta à tradição filosófica, especialmente com Dilthey, Brentano e Husserl. Ou seja, embora a psicanálise não possa ser considerada ciência da natureza, pode configurar dentre as ciências sociais.

De fato, há áreas de conhecimento que não podem ser reduzidas a leis físicas e universais, mas oferecem explicação para fenômenos com base em contingências históricas e contextos específicos (p. ex., paleontologia, biologia evolutiva). A interpretação hermenêutica parte da distinção entre causa e motivo[30]. Embora não constituam explicações causais em sentido mecanicista, os motivos oferecem explicações no contexto da psicologia. Motivos tais como crenças, desejos e outros estados psicológicos levam a ações e comportamentos que podem ser entendidos como explicações causais, provendo informações relevantes sobre os eventos psicológicos. Isso inclui também motivos não conscientes, como disposição emocional ou traços de caráter, como explicação racional da ação e comportamento humanos. Nesse sentido, a psicologia social, por exemplo, oferece uma metodologia com rigor aceitável. O comportamento pode ser determinado por motivos e significados, conscientes ou não, passíveis de reconhecimento científico.

Entretanto, embora a psicologia social não se preocupe com o que comportamentos e motivos significam para o indivíduo, em psicanálise é precisamente o conteúdo semântico do estímulo para o indivíduo o que mais interessa.

Compreender um indivíduo não pode ser ciência na medida em que cada indivíduo é único no que se refere ao conteúdo e conexões de seus estados mentais. No entanto, a psicanálise não se restringe a compreender indivíduos em suas contingências peculiares de conteúdo mental e história, ela também constrói uma teoria psicológica geral baseada em informações obtidas sobre transferência, padrões de defesa psíquicos, resistência, interpretação de sonhos, emoções inconscientes e conteúdo simbólico de motivos e influências do passado. Esse aparato teórico permite explicações e predições sobre o comportamento humano, mas isso não nos garante que a leitura psicodinâmica da mente humana seja verdadeira ou falsa, a menos que nos debrucemos sobre uma concepção mais universal do *self*, em como entendê-lo e interpretá-lo.

Nesse sentido, Lacewing[31] faz uma série de objeções, ao mesmo tempo em que indica alternativas para sedimentar o modelo psicanalítico em bases cientificamente aceitáveis. Aconselha que a psicanálise deva focar mais nas manifestações externas envolvendo comportamento manifesto e influências situacionais do que em manifestações internas, como nossas disposições e seu conteúdo simbólico. Agrega que os resultados clínicos deveriam ser revisados com base em resultados extraclínicos e na análise estatística de seus dados.

Um método não pode ser considerado científico se lhe falta objetividade e rigor ou se faz apelo a uma base de evidências que falha sistematicamente em justificar as inferências que produz. Com relação ao método empregado pela psicanálise, Lacewing enumera diversas objeções:

1. Proposições científicas precisam ser falsificáveis (Popper, 1959) – a ciência avança por meio de inconsistências que ocorrem no âmbito de uma teoria, que então pode ser suplantada por outra que consiga explicá-las. Ou seja, a teoria antiga falha em prover explicação para os fenômenos observados, o que permite o surgimento de outras concepções mais adequadas. O problema aqui é que a psicanálise parece ser imune à testagem de suas premissas. Os dados clínicos são interpretados de acordo com a teoria psicanalítica estabelecida, sem viabilizar um exame que possa contradizer suas proposições e, dessa forma, refutá-las. Opera-se um viés de confirmação que envolve coleta seletiva e peso de informações que confirmam a teoria previamente aceita e negligenciam as evidências em contrário. Popper toma como exemplo o sonho da injeção de Irma (*Interpretação dos sonhos*, 1900), no qual Freud coleta elementos do sonho que confirmam sua suposição de que os sonhos são uma realização de desejos. O viés de confirmação opera de duas maneiras: (1) a teoria do psicanalista pode influenciar o material clínico de modo a produzir evidências confirmatórias e negligenciar informações que poderiam ser contraditórias; (2) a psicanálise não comporta testemunho de refutação da

evidência, isto é, conceitos como o de "ambivalência" impedem emergência de contradição diante de uma tese psicanalítica. Ou seja, qualquer observação é interpretável à luz da teoria psicanalítica. Freud (*História do movimento psicanalítico*, 1914) argumentaria que a teoria psicanalítica procura traçar os sintomas neuróticos às suas fontes na vida pregressa observando transferência e resistência. Se não houver indícios nelas, não pode haver afirmação da hipótese em questão. Porém, esse cuidado não é suficiente para eliminar o viés de confirmação.

2. Problema da sugestão – alguns estados mentais do analisando são trazidos pela influência sugestiva do analista. Trata-se de um "efeito da expectativa do pesquisador", bastante conhecido a partir dos estudos de Rosenthal[32]. Por exemplo, idade e reputação do analista são fatores que determinam a sugestão, provavelmente também por meio de vocalizações, semblante de interesse, foco etc. Os pesquisadores produzem maior efeito de expectativa quando aparentam ser profissionais, amigáveis, competentes, expressivos na comunicação e trabalham em um espaço pessoal (Rosenthal, 1976)[33]. Diversos métodos oriundos das ciências sociais poderiam ser empregados para evitar o efeito de sugestão[34].

3. O método de inferir as causas por meio de dados clínicos é enganoso[35] – para estabelecer que X é causa de Y, precisamos mostrar que X faz a diferença na ocorrência de Y por meio da comparação de classes de casos. No caso da neurose, por exemplo, que se pretende resulte da repressão (ou de conflito psíquico crônico junto com falha nos mecanismos de defesa), os dados clínicos sozinhos não podem assegurar que a diferença entre existir ou não neurose resulte da presença de conflito psíquico, simplesmente porque não sabemos se na população há pessoas com conflito psíquico que não são neuróticas ou o contrário.

4. Eficácia da psicanálise – a psicanálise propõe que a melhora clínica depende do correto *insight* por parte do paciente sobre os conflitos inconscientes de sua neurose, sendo causalmente necessário para sua melhora clínica. Em outras palavras, a interpretação do analista deve corresponder às causas reais da neurose do analisando para que o efeito terapêutico possa ocorrer. Contudo, há uma escassez de estudos de seguimento comparativos com outras modalidades de tratamento psicoterápico que possam demonstrar objetivamente a eficácia terapêutica da psicanálise. Estudos comparativos desse tipo demonstram a eficácia das psicoterapias em geral, com efeito positivo em cerca de 80% dos casos, comparado a casos controle sem tratamento[36,37]. Com relação ao efeito comparativo entre psicanálise e outras psicoterapias, estudos com psicoterapia dinâmica de duração breve (até 6 meses) não evidenciam eficácia superior às demais modalidades. Contudo, argumenta-se

que os maiores benefícios da psicanálise surjam após pelo menos 6 meses de tratamento, principalmente nos transtornos envolvendo estresse crônico, alterações de humor, ansiedade e transtornos de personalidade. De qualquer modo, são necessários mais estudos empíricos para que isso seja demonstrado. Ademais, sob o ponto de vista epistemológico, o sucesso terapêutico não é suficiente para demonstrar que o *insight* verdadeiro sobre a origem da estrutura defensiva disfuncional seja o mecanismo responsável pela melhora.

Em conclusão, embora o esforço em compreender os motivos de um indivíduo e o significado do seu comportamento com relação a eles não possa ser considerado científico em sentido estrito, a psicanálise pode ser legitimada precisamente por esse esforço em produzir uma teoria geral do funcionamento psíquico, especialmente com relação aos motivos, representando uma contribuição de grande valor na compreensão do *self* por meio de um método de inspiração hermenêutica. Por outro lado, faz-se necessário o emprego de metodologias mais consistentes e também a integração de seus pressupostos com outras áreas de conhecimento afins.

Modelo fenomenológico

A fenomenologia representa uma tradição filosófica abrangente, difícil de ser definida em termos unívocos, sendo mais bem caracterizada pelo seu método e por uma tendência aberta à renovação. Tem origem no século XIX, frente à oposição entre o racionalismo (Kant, Descartes, Spinoza e Leibniz – razão como principal fonte de conhecimento, critérios de verdade são intelectuais e dedutivos) e o empirismo (Bacon, Locke e Hume – enfatiza a evidência empírica, o conhecimento se baseia nas experiências sensoriais). A tese central da fenomenologia envolve uma mudança no "sentido do mundo": sentido e valor de seus objetos são determinados pelo conteúdo da experiência vivida do sujeito em seus atos intencionais.

O filósofo alemão Edmund Husserl (1859-1938) aparece como seu grande sistematizador, mas a história da fenomenologia teve diversos desdobramentos, em alguns casos bastante diferentes do pensamento original de Husserl: na Alemanha foi desenvolvida uma fenomenologia hermenêutica, principalmente com Heidegger e Gadamer; na França, teve um desdobramento mais antropológico-existencial, com Gabriel Marcel, Sartre e Merleau-Ponty; no Reino Unido houve maior ênfase em uma fenomenologia analítico-epistemológica focada na relação entre intencionalidade e semântica lógica[38].

Intencionalidade

Husserl tentou criar uma perspectiva filosófica alternativa às posições do idealismo (que circunscreve o material ao mental, p. ex., as coisas do mundo tal como vemos são produto da nossa atividade mental) e do materialismo (que entende o mental como um mero subproduto da matéria, p. ex., o cérebro condiciona ideias e percepções) examinando simultaneamente a consciência e o objeto da consciência. Para isso, serve-se do conceito de intencionalidade proposto pelo filósofo alemão Franz Brentano (1838-1917). Para Brentano, toda a vida mental é consciência fenomênica, ou seja, equivale a como o sujeito percebe as coisas em sua subjetividade. Por exemplo, a experiência subjetiva de perceber uma árvore (noção familiar a cada um de nós, experiência pessoal, fenômeno psíquico) é diferente da árvore em si (realidade física), obviamente. A intencionalidade aparece aqui como ato da consciência ao referir-se a um objeto, como a diferença mais importante entre fenômenos psíquicos (perceber, imaginar, julgar, desejar etc.) e fenômenos físicos. Em outras palavras, a intencionalidade permite que o fenômeno psíquico se diferencie dos demais fenômenos por sua propriedade em referir-se a um objeto e a um conteúdo da consciência, por meio de mecanismos mentais.

Nesse sentido, o papel da psicologia torna-se o de estudar as diversas maneiras pelas quais a consciência estabelece relações com os objetos existentes nela mesma, descrevendo a natureza dessa relação e o modo de existência desses objetos (internos à consciência do sujeito). A consciência é intencional, ou seja, todos os estados de consciência devem ser compreendidos como voltados para algo ou dirigidos para um objeto.

Epoché ou redução fenomenológica

Apropriando-se do conceito de intencionalidade, Husserl trata de formular um método para estudar a consciência em seu modo intencional de operação, por meio da suspensão (*epoché*) de todas as pressuposições e conceitos sobre ambos, o sujeito que investiga e o objeto investigado, de modo que a operação da consciência possa ser analisada fenomenologicamente, em seu estado de inteira subjetividade intencional. As proposições de Husserl divergem das de Brentano em alguns aspectos e sofrem reformulações ao longo de sua carreira, principalmente para acomodar a necessária intersubjetividade, ou seja, a maneira pela qual um sujeito consciente possa se conectar com outro sujeito consciente, uma interconexão de consciências. Em outras palavras, para fugir ao solipsismo (negação da possibilidade de conhecer a realidade externa), o ego transcendental de Husserl recorre a outro ego (incorporado). Por meio da percepção, essa interconexão (*a priori*) entre pessoas fundamenta a interconexão de consciências, em um conceito que passa a ser conhecido como intersubjetividade transcendental.

Empatia

Na tradição alemã, empatia (*Einfühlung*) assume também significados próximos (às vezes sobreponíveis) aos conceitos de simpatia e compreensão (*verstehen*) e tem uma história complicada: assumiu diferentes interpretações, foi rejeitada no século XX e, posteriormente, reintroduzida na filosofia e historiografia contemporâneas. O conceito surgiu no século XIX, na filosofia romântica alemã, como tentativa de explorar o psiquismo humano em sua relação com a natureza. Porém, o interesse na empatia foi retomado a partir da segunda metade do século XIX, precisamente em razão de sua importância na psicologia da percepção. Em filosofia, acredita-se que teve sua introdução a partir de Herder (1744-1803), filósofo e crítico literário alemão, aluno de Kant e amigo de Goethe. Herder acreditava que a percepção de características encontradas em diferentes fenômenos naturais remeteria a semelhanças com o humano e, dessa forma, sentimentos humanos seriam atribuídos aos fenômenos naturais. A natureza teria uma consciência passível de ser penetrada por meio da empatia humana, em uma espécie de união mística entre sujeito e objeto, homem e natureza[39]. Na sua obra *Filosofia da História para a formação da Humanidade* (1774), Herder escreveu sobre a possibilidade de interpretação de textos literários por meio da empatia, uma ideia que inicialmente influenciou Schleiermacher (1768-1834) – um dos precursores da hermenêutica – e, posteriormente, Wilhelm Dilthey (1833-1911), filósofo alemão de inspiração kantiana, também considerado um dos fundadores da hermenêutica. Preocupado com o rigor metodológico das ciências sociais emergentes, Dilthey propôs uma metodologia para as ciências humanas separada da metodologia empregada nas ciências da natureza. Ambos os métodos são legítimos, embora as ciências naturais procurem explicar (*erklären*) os fenômenos em termos de causa e efeito físicos, enquanto nas ciências humanas trate-se de compreender (*verstehen*) as relações das partes com o todo em uma perspectiva hermenêutica[40].

No âmbito da psiquiatria, Karl Jaspers (1883-1969) serve-se da empatia como método para acessar os sintomas subjetivos do paciente. A maneira pela qual se pode *entender* (*verstehen*) a experiência subjetiva da pessoa é por meio da empatia, um tipo de experiência que prescinde dos sentidos empíricos, da lógica e de pressupostos teóricos. Em *A abordagem fenomenológica em psicopatologia* (1912), Jaspers esclarece que "sintomas subjetivos não podem ser percebidos pelos órgãos dos sentidos, mas precisam ser obtidos transferindo-se a si mesmo na psique do outro indivíduo, por assim dizer; ou seja, através da empatia." Assim, todas as emoções e processos internos (p. ex., medo, tristeza, alegria etc.) que sentimos poder apreender imediatamente a partir de seus concomitantes expressivos só podem se tornar uma realidade interna para o observador por meio de sua participação na experiência da outra pessoa, não por esforço intelectual, mas pela empatia. Para Jaspers, a empatia caracteriza um imaginativo estar com o estado mental do paciente, uma atividade muito diferente do pensamento lógico: "O psiquiatra pode compartilhar da experiência do paciente sempre que isso aconteça espontaneamente, sem que se tenha que pensar nisso"[41].

Atualmente, há um renovado interesse na empatia: tem sido objeto de estudos neurocognitivos (decomposição em partes interativas relacionadas a mecanismos cerebrais[42]), biologia molecular (relação com fisiologia da ocitocina[43]), neuroimagem (com estudos de revisão metanalítica[44]), pode ser apreciada quantitativamente (indiretamente, como compaixão[45]), pode ser treinada[46], sendo de grande importância na Medicina em geral (relação médico-paciente[47]) e na educação médica[48], embora também tenha seus reveses (risco de sofrimento empático[49]).

Fenomenologia e hermenêutica

No final do século XIX ocorre a chamada disputa do método, na qual, em contraste com a metodologia das ciências da natureza, tem lugar a tentativa de criar uma metodologia sólida e segura para as ciências sociais, ou ciências do espírito (*Geisteswissenschaften*). Um dos métodos utilizados serve-se da tradição hermenêutica, renovada por filósofos, como Friedrich Schleiermacher (1768-1834) e Wilhelm Dilthey (1833-1911), e sociólogos como Georg Simmel (1858-1918) e Max Weber (1864-1920), dentre outros. De modo sucinto, filósofos e pensadores hermeneutas se ocuparam de temas envolvendo a compreensão de uma pessoa por outra na vida real, buscando aguçar e refinar essa compreensão por meio de uma metodologia rigorosa inspirada na renovação da tradição hermenêutica, conhecida como método filosófico desde a Antiguidade.

Sob o ponto de vista da fenomenologia, o ser humano não pode ser visto como um objeto, uma coisa natural. É preciso compreendê-lo como foco de uma relação que vincula atitudes subjetivas aos objetos revelados pela experiência. Aqui nos deparamos com um dos grandes problemas epistemológicos da hermenêutica fenomenológica.

Como podemos apreender essas realidades? Cada uma dessas partes deriva sua significação e natureza de outras partes que constituem um todo. Por meio da compreensão, temos acesso a totalidades e conexões. Um processo experiencial torna-se compreensível apenas se entendermos sua relação com outras experiências daquela pessoa. A expressão corporal da pessoa é compreensível apenas se entendermos suas relações com outras expressões externalizadas pela pessoa. Podemos compreender o objeto que a pessoa está experienciando apenas quando entendemos suas conexões de significados com outros objetos na vida mental daquela pessoa. Além disso, a totalidade de significados e seus diferentes contextos são moldados pela cultura. Experiências subjetivas, expressões e objetos da experiência são culturalmente formados. Portanto, conhecer o "código cultural" da pessoa é de vital importância para entendê-la[50].

No contexto histórico da disputa do método, com Jaspers (1913) a fenomenologia torna-se o método principal (embora não único) de uma psicopatologia abrangente. Ao contrário de seus antecessores, Jaspers parte da descrição do "normal" para tentar entender o patológico. Segundo Spiegelberg[51], o fato de Jaspers ter escrito uma seção sistemática e detalhada da fenomenologia em sua *Psychopathologie* acabou causando em seus leitores a impressão de que sua psicopatologia fosse inteiramente fenomenológica. No entanto, em Jaspers a psicopatologia não se restringe a um empreendimento fenomenológico. Seu principal objetivo foi obter uma síntese de todas as ideias no campo da psicopatologia, distinguindo de forma clara os principais métodos empregados. Trata de prover uma reorganização da psicopatologia, separando a parte psicológica daquela não psicológica, tanto quanto separando o estudo de fenômenos subjetivos experienciados pelo paciente do estudo de outros temas psicológicos. De qualquer modo, *Allgemeine Psychopathologie* torna-se o evento decisivo na ascensão da psicopatologia fenomenológica.

Compreensão (*Verstehen*)

De que maneira se pode compreender o mundo experiencial de outra pessoa? Compreender consiste em apreender algo da vida mental da pessoa, vida mental que não pode ser dada diretamente para mim, mas pode ser apresentada por meio de indícios mais apreensíveis, tais como expressões, palavras, gestos e comportamentos que formam uma unidade para o observador externo: um comportamento significativo que remete (indiretamente) a um significado. Em hermenêutica, compreensão é a apreensão unificada do comportamento diretamente apresentado e de seu significado indiretamente percebido. Os significados adquirem sua significância específica a partir do contexto geral de significados dentre os quais eu os encontro: uma ampla rede de contextos, conexões ou nexos de significados que precisamos compreender para poder construir acuradamente um significado particular.

Os significados dependem uns dos outros. Por exemplo, a pessoa sorri ao saber que conseguiu um novo emprego. O sorriso realiza uma função expressiva de algo não imediatamente perceptível (o estado mental particular da pessoa). Porém, suponha que, ao veicular essa novidade, a pessoa exiba um tom de voz irônico, com indícios depressivos, o que me faz perceber o sorriso como algo forçado ou cínico, que não expressa verdadeiramente felicidade. Isso pode ser auferido com base em outras experiências que eu tenha tido com essa pessoa, o que confere uma compreensão particular de seu comportamento significativo.

Husserl definiu intencionalidade como a correlação entre processos noéticos (*noesis* – equivalente à experiência psicológica subjetiva [mental]) e o objeto noemático (*noema* – equivalente ao objeto experienciado [fenomênico]). Outra tese central em Husserl é a de que diversos processos mentais são sintetizados com o objetivo de constituir o mundo de objetos que chamamos "realidade". É esse mundo de objetos constituídos pela vida mental da pessoa que a compreensão visa penetrar.

Constituintes básicos do comportamento significativo[52]

- Experiência psicológica subjetiva do sujeito (*noesis*): o processo mental que o sujeito está vivendo. No exemplo, a alegria da pessoa.
- A expressão dessa experiência mental: o meio pelo qual a experiência é expressa (linguagem, expressão facial, movimentos e gestos corporais). No exemplo, o sorriso da pessoa, o tom de voz e as palavras que ele fala para a esposa.
- O que o sujeito está experienciando (*noema*): o objeto fenomênico da experiência do sujeito. No exemplo, seu novo emprego.

Portanto, o comportamento significativo é constituído de processo experiencial (*noesis*), expressão da experiência e objeto experienciado (*noema*). Esse sentido tridimensional do comportamento significativo constitui o objeto de interesse da psicopatologia e da psicoterapia fenomenológicas.

Jaspers propõe seis diretrizes conceituais e critérios práticos sobre a compreensão psicológica e as conexões significativas, estabelecendo seus limites e sua testabilidade (*Allgemeine Psychopathologie*, 1913 [p. 296]).

A. Compreensão empírica é interpretação

Toda compreensão é compreensão de alguma coisa e essa "coisa" inclui aspectos que transcendem as evidências de que nos servimos para fundamentar nosso entendimento. Buscamos compreender a pessoa e seu mundo experiencial. Para Jaspers, evidências são "fatos objetivamente significativos de expressões, ações e comportamentos". No entanto, como a realidade do que estamos buscando compreender vai além das evidências em que podemos nos basear, a interpretação permanece sempre insuficiente, vai além do que as evidências podem nos garantir plenamente. Portanto, a interpretação é sempre uma hipótese, na medida em que sua veracidade não é plenamente demonstrada e precisa ser sempre confrontada com novas evidências. As interpretações podem ser convincentes quando concatenam de forma inteligível um conjunto de expressões, ações e comportamentos, estabelecendo relacionamentos significativos entre elas, constituindo um sentido coerente e unificado do todo. Dessa forma, a interpretação contempla algum rigor científico, conquanto lembremos da crítica de Popper sobre o risco de construções de tipo quebra-cabeças.

B. A compreensão ocorre em um círculo hermenêutico

Quando consideradas isoladamente, as experiências são compreendidas de modo pobre e vago. Além disso, a experiência sempre deve se referir à totalidade da personalidade da pessoa. A plena compreensão não é passível de isolamento: apenas quando uma experiência é apreendida em seu relacionamento significativo com outros componentes da personalidade é que faz pleno sentido. A gente precisa construir o todo juntando paulatinamente suas partes. Outros fatos significativos vão sendo agregados e reformulam essa totalidade, que assim vai se modificando.

C. Os opostos são igualmente compreensíveis

A compreensão de uma parte pode precipitar um pulo para a conclusão do todo. Se uma pessoa expressa determinadas características, é tentador encontrar outras características afins, que façam sentido com o que habitualmente observamos nas pessoas em geral, que podem então ser assumidas de maneira indevida. Por exemplo, pode-se entender que uma pessoa que se sinta fraca e miserável mostre-se também maldosa e invejosa para com pessoas em melhores condições. Entretanto, seria enganoso assumir isso, afinal, com determinação e esforço pessoal a pessoa pode oferecer atitudes e posturas mais adaptativas. Segundo Jaspers, essa pessoa "pode ser franca consigo mesma, pode ser despretensiosa e preferir o que ela mesma não é, e na esteira dessa preferência, criar o que for possível dentro de suas limitações e assim purificar sua alma na escola da necessidade e da dor". Isso demonstra a complexidade e ambiguidade das conexões de significado possíveis na personalidade humana. A compreensão é uma hipótese formulada com base nas conexões de significado previamente obtidas. Se excluirmos os elementos que se oponham a essa compreensão, sem qualquer tentativa de segui-los e entendê-los, estamos fazendo uma seleção arbitrária dos fatos, manipulando a realidade e alcançando um entendimento *a priori*, não empírico.

D. A compreensão nunca chega a um término

As conexões significativas compreensíveis são condicionadas por fatores fundamentalmente não compreensíveis. Por um lado, conexões significativas são condicionadas por fatores extramentais, como mecanismos neurobiológicos, que obedecem a leis causais inteligíveis, mas não compreensíveis (são explicáveis). Contudo, mesmo não compreensíveis acabam por condicionar e moldar o que é compreensível. Por outro lado, a liberdade existencial da pessoa que estamos tentando compreender condiciona a compreensão. A liberdade existencial pode produzir experiências compreensíveis, mas a fonte dessas experiências (a liberdade) não é compreensível. A morte de uma pessoa não conclui sua compreensão, apenas a inviabiliza, definitivamente.

E. A interpretabilidade é infinita

Fenômenos como mitos, sonhos e delírios são infinitamente interpretáveis. Assim que interpretamos alguma coisa, surge outra interpretação possível, nenhuma é final. O próprio autoconhecimento é parcial e provisório, um mero pano de fundo. Portanto, a compreensão não pode ser orientada por parâmetros das ciências naturais e da lógica científica. Para Jaspers, os critérios de veracidade da compreensão vêm de intuição (interpretação que penetra o âmago da questão, unificando a totalidade da pessoa na medida em que seus diversos comportamentos fazem sentido com o todo da personalidade), conexão de sentido (relação, congruência e coerência de significado), abrangência (inclusão de todos os vários níveis de significado) e riqueza (caráter inclusivo e objetivo da interpretação) na compreensão da totalidade da pessoa. Uma interpretação adequada é aquela que não apenas consegue abarcar todos os fatos significativos, mas também é capaz de dar sentido à emergência de novos fatos.

F. A compreensão é iluminação e desmascaramento

A psicologia das conexões explicativas tem uma dupla função: pode parecer agressiva ao desmascarar enganos, mas também benévola quando indica o que é verdadeiramente importante na pessoa, de modo que a essência verdadeira da pessoa possa vir à luz. Aqui Jaspers critica a psicanálise ("uma psicologia perniciosa de opostos", que procura "encontrar o sentido de cada pulsão em alguma baixeza inconsciente que foi reprimida"), a psicologia do *Dasein* (que "restringe o indivíduo e o confina em seu ambiente particular", deixando-o em uma armadilha) e o behaviorismo (uma "psicologia do instinto [que] expõe todos os impulsos superiores como manifestações mais elementares ocultas dentro dele"). Entende-as como psicologias redutivistas, que deixam o indivíduo em uma situação desesperadora dentro de si mesmo, sem encontrar nada do que seja o seu *self*. Em contrapartida, propõe "uma psicologia que ilumina", um "espelho no qual a autoconsciência positiva e a observação empática do outro" sejam possíveis.

Jaspers critica as diversas escolas, orientações e teorias em psiquiatria principalmente por sua parcialidade, denunciando seus exageros, mas ao mesmo tempo aprecia a contribuição de diferentes correntes e propõe uma abordagem plural dos transtornos mentais.

PSICOPATOLOGIA E FENOMENOLOGIA – DESENVOLVIMENTOS SUBSEQUENTES

Psicopatologia descritiva

Segundo as diretrizes de Jaspers, a psicopatologia descritiva trata de descrever e categorizar experiências subjetivas consideradas anormais a partir do relato e do comportamento do paciente, apreciados como comportamentos significativos dinâmicos. Como vimos, a apreensão dos comportamentos significativos daquele indivíduo é continuamente aprimorada por meio da observação atenta, servindo-se de instrumentos como empatia, *epoché* e da metodologia hermenêutica.

Psicopatologia estrutural

A psicopatologia estrutural dá um passo à frente ao formular uma teoria que explique o significado geral e a unidade subjacente aos vários sintomas e experiências observados.

Diversos autores contribuíram na construção teórica da psicopatologia estrutural, dentre os quais:

- Eugène Minkowski (1885-1972): psiquiatra russo naturalizado francês, influenciado pela fenomenologia de Husserl e Max Scheler e pela filosofia vitalista de Bergson, foi um dos pioneiros da psicopatologia estrutural, desenvolvendo suas teorias a partir da observação de pacientes com depressão e esquizofrenia.
- Ludwig Binswanger (1881-1966): psiquiatra suíço, considerado o criador da *Daseinanalyse*; enfatizou o papel do empobrecimento da criação imaginativa em pacientes psicóticos como fator decisivo nas relações interpessoais e fator determinante dos transtornos psíquicos.
- Erwin Straus (1891-1975): neurologista alemão radicado nos EUA, formulou uma concepção médica antropológica, propondo um modelo holístico crítico ao mecanicismo e ao reducionismo na psiquiatria; considerado precursor da neurofenomenologia (psicopatologia espaçotemporal).
- Hubertus Tellenbach (1914-1994): psiquiatra e filósofo alemão, desenvolveu uma metodologia integrativa (relação entre processos biológicos, alterações endógenas e atitudes existenciais) e aprofundou a concepção fenomenológica da depressão (*typus melancholicus*).
- Wolfgang Blankenburg (1928-2002): filósofo, psicólogo e psiquiatra alemão, estudou características paranoides nas esquizofrenias sob o ponto de vista da *Daseinanalyse*.

A psicopatologia estrutural procura compreender as experiências e ações do indivíduo em um significado mais abrangente, a partir de modificações características de estruturas subjacentes às manifestações da pessoa, estruturas que, por sua vez, mantêm os sintomas interconectados significativamente em um mundo vivido[53]. A estrutura consiste na forma subjacente em que sintomas e experiências encontram-se interconectados e interdependentes.

Contudo, ao fazer predições e generalizações de casos individuais para grupos ou categorias de pacientes, a psicopatologia passa a ter um componente explicativo passível de equívocos e sujeito a críticas. O componente explicativo da fenomenologia estrutural depara-se com problemas de natureza metodológica, como por exemplo: (1) Como sistematizar processos envolvendo *epoché* (redução fenomenológica) e empatia? (2) Como quantificar objetivamente e de modo confiável as experiências subjetivas relatadas pelos pacientes? Para não falar das questões propriamente epistemológicas, que serão vistas posteriormente.

Psicopatologia espaçotemporal

Perspectiva inicialmente abordada por Straus, propõe que sintomas e experiências com seus respectivos conteúdos se encontram interconectados e interdependentes em uma forma ou estrutura situada no tempo e no espaço, o que permitiria estabelecer uma analogia com o funcionamento cerebral, também condicionado à dimensão espaçotemporal. Na medida em que o cérebro funciona por atividades neurais envolvendo os diferentes níveis (celular, regional e redes neurais), formando o que se conhece em neurociências como atividade neural contexto-dependente, Georg Northoff (psiquiatra, neurocientista e filósofo alemão radicado no Canadá) observa que a atividade cerebral intrínseca se desenrola em um contexto espacial e temporal que lhe confere coerência e unidade, como um todo significativo. Na medida em que a estrutura espaçotemporal é subjacente tanto aos fenômenos psíquicos quanto à atividade neural, Northoff[54] levanta a hipótese de que ela represente o elo de ligação entre as atividades neural e fenomênica, entre o cérebro e a experiência subjetiva. Portanto, a estrutura espaçotemporal é proposta como um todo significativo que confere coerência e unidade a ambas as dimensões neural e fenomênica (mundo das experiências), provendo uma nova perspectiva na abordagem dos sintomas psicopatológicos. A perspectiva de Northoff é abordada com mais detalhes no capítulo "Psicopatologia e neurociências".

Críticas da fenomenologia à psiquiatria

Uma crítica de consenso entre pesquisadores alinhados ao movimento fenomenológico refere-se ao excessivo envolvimento da psiquiatria atual com a dimensão neurobiológica e sua metodologia baseada nas ciências naturais. Assim como a grande maioria da comunidade científica internacional, boa parte dos fenomenólogos reconhecem que a metodologia neurocientífica permite uma progressiva compreensão dos processos neurobiológicos com bases científicas estabelecidas, o que possibilita um crescente conhecimento da fisiologia subjacente ao psiquismo humano e a implementação de tratamentos mais eficazes. Também é reconhecido o esforço em produzir sistemas internacionais de classificação dos transtornos psíquicos de modo mais rigoroso, pautado em evidências epidemiológicas e clínicas, o que tem permitido certo refinamento na identificação de características neurobiológicas mais homogêneas (ver, por exemplo, a distinção entre transtorno de personalidade obsessiva e o transtorno obsessivo-compulsivo a partir do DMS-III, que sob influência da psicanálise antes constavam em uma única categoria designada como neurose obsessiva).

Contudo, especialmente colegas alinhados à perspectiva fenomenológica entendem que motivos pragmáticos (p. ex., reduzir o tempo de tratamento e aumentar a eficácia clínica) e econômicos (p. ex., limitação do tempo que psiquiatras possam dispor para seus pacientes e tendência em alocar recursos à pesquisa neurobiológica e psicofarmacológica) acabam por fomentar uma visão reducionista da psiquiatria como ciência natural em sentido estrito. Ou seja, a metodologia utilizada em *trials* medicamentosos e na neurobiologia é vista como a única prática realmente científica. Na medida em que essas metodologias científicas não se adequam à psicopatologia ou psicoterapia, estas são vistas como fadadas à estagnação não científica. Com isso, perde-se muito em psiquiatria: perde-se a compreensão abrangente do que sejam transtornos psíquicos, resultando na fragmentação e incoerência dos conceitos e tratamentos; perde-se a interação com a pessoa que padece, o entendimento do que ela faz, do que diz e de como age[52]. Adota-se um caminho cujas premissas arriscam o abandono do *self* e da experiência subjetiva investigada pela psicopatologia, assumindo noções ontológicas e metodológicas reduzidas à compreensão mecanicista de seu funcionamento[55].

Outra crítica veiculada pela fenomenologia à psiquiatria refere-se aos atuais sistemas internacionais de classificação (CID e DSM). Ao adotarem um sistema operacional baseado em lista de sintomas, com diagnóstico determinado pelo número e duração dos sintomas observados, as classificações promovem maior confiabilidade em detrimento de sua validade diagnóstica. Ao proceder dessa maneira, as classificações pecam por (1) ignorar como os psiquiatras clínicos intuitivamente classificam seus pacientes, (2) negligenciar a organização interna dos sintomas, tratando-os como partes separadas, sem uma articulação interna coerente, e (3) permitir a reificação de entidades nosológicas categoriais, o que por sua vez dificulta seu maior refinamento[56].

Diferente dessas tendências, a psicopatologia fenomenológica toma a experiência subjetiva ou a própria consciência como ponto de partida e trata de explorar detalhadamente as experiências em primeira pessoa. Procura descrever não apenas "como é viver" com um transtorno psíquico (do ponto de vista do sujeito que o vivencia), mas também as características estruturais da experiência psicopatológica humana, seus aspectos intencionais, subjetivos, temporais e afetivos.

Críticas à fenomenologia

As críticas à fenomenologia como movimento filosófico e à psicopatologia fenomenológica em particular envolvem questões sobretudo epistemológicas.

Descartes atribuía à consciência subjetiva ideias que correspondiam ao que o mundo é de fato (afinal, "Deus é bom" e não pode nos enganar). Brentano cunhou a noção de intencionalidade – todos os estados mentais (percepção, memória etc.) são *de* ou *sobre* algo. Brentano entendia isso como a característica definidora da mente: estados mentais se referem a um conteúdo ou se dirigem a um objeto interiorizado na consciência, diferente do objeto em si. Husserl apropriou-se do modelo e tentou desenvolver um método capaz de examinar a estrutura da intencionalidade, a estrutura da experiência, sem referência ao mundo factual ou empírico, servindo-se da redução fenomenológica (*epoché* – suspensão do juízo sobre a relação entre experiência e o mundo). Com a *epoché*, Husserl pretende estudar os conteúdos intencionais da mente, puramente em seu interno, sem referência ao mundo, refletindo puramente sobre a consciência e tentando discernir suas estruturas essenciais, a intuição das essências (*Wesenschau*).

Ao reduzir a experiência a essas estruturas essenciais e mostrar como o mundo foi gerado a partir dessa experiência, Husserl assume que não podemos ver o mundo como faz o realismo ingênuo, mas como levando a marca da nossa própria estrutura mental. Porém, essa estrutura cognitiva é equiparada à própria consciência do pensador Husserl (enquanto indivíduo) em um ato de introspecção filosófica, sem considerar o caráter consensual (intersubjetivo) da experiência humana. Portanto, tentando criar um acesso direto à experiência, Husserl em grande medida ignora o aspecto consensual da própria experiência, em uma espécie de cartesianismo do século XX. Segundo Varela et al.[57], não é de surpreender que "os jovens filósofos europeus progressivamente se distanciaram da fenomenologia pura e abraçaram o existencialismo." As gerações subsequentes não cultivaram a ideia de uma "redução fenomenológica" (*epoché*), senão que vislumbraram outros métodos, como a inferência estatística.

Husserl parece ter reconhecido isso e, em seus últimos escritos, reformulou o método de reflexão fenomenológica em *A crise das ciências europeias e feno-*

menologia transcendental (1936). Para fugir ao solipsismo, o ego transcendental recorre a outro ego (incorporado). Pela percepção, essa interconexão *a priori* de corpos fundamenta a interconexão de consciências conhecida em filosofia como intersubjetividade transcendental. Contudo, a descrição de Husserl da própria identidade e de seu movimento para a intersubjetividade é criticada como insuficiente para afastar o solipsismo. Em Descartes, por exemplo, a divindade é a porta do ego para o *outro*. Em Husserl, o próprio ego se torna transcendente, mas permanece desconectado. Apenas a compreensão do ego por analogia do outro (por exemplo, por reciprocidade conjectural) permite a possibilidade de uma intersubjetividade "objetiva" e, portanto, sua comunicabilidade[30].

Varela et al.[57] identificam uma razão mais profunda para o "fracasso do projeto de Husserl": a noção de experiência e das "coisas em si" era inteiramente teórica, sem qualquer dimensão pragmática. Portanto, não superou a separação entre ciência e experiência, "pois a ciência [diferente da reflexão fenomenológica] tem uma vida além da teoria, assim tendo engolfado o pensamento ocidental e, com ele, a fenomenologia". Os autores sugerem que essa crítica se aplica também à fenomenologia existencial de Heidegger e à fenomenologia da experiência vivida de Merleau-Ponty, pois embora tenham enfatizado o contexto incorporado da experiência humana, fizeram-no de forma puramente teórica.

O próprio Jaspers foi reticente quanto a ser reconhecido como fenomenólogo[51], enfatizando que embora a medicina sofra a influência filosófica de seu tempo e

"embora isso seja verdadeiro para uma abordagem histórica, precisamos enfatizar o estado independente da ciência em si. A verdadeira medida para a investigação científica deve ser sempre o fato substancial, válido e estável. A questão é o quanto os preconceitos filosóficos já levaram a descobertas ou as evitaram; tempos e tendências foram caracterizados por uma dependência filosófica em que nada de novo se descobriu; a linguagem habitual de um período, as discussões não científicas, as maneiras características de pensar e de comportar-se, o quanto grandes filosofias determinaram isso ou representaram seu apogeu. Não é possível evitar uma atitude filosófica básica para qualquer que seja a ciência particular como um todo, mas isso não significa que a gente deva ser pego por uma filosofia particular e permanecer nela" (*Allgemeine Psychopathologie*, 1923, p. 716).

Outras críticas ao salto transcendental da fenomenologia vêm do estruturalismo francês. Derrida afirma que a fenomenologia exemplifica as tendências assimilativas inerentes à tradição intelectual ocidental e, portanto, falha em preservar a alteridade, o outro. O outro é insinuado/intimado (e não manifesto) como algo que resiste ou recusa qualquer tentativa de assimilação ou contenção. Derrida discorda da concepção de Husserl de que a vida mental solitária seja caracterizada pela ausência de signos indicativos, argumentando que embora o conteúdo da consciência, como sinal, nunca esteja total e imediatamente presente para o sujeito da consciência, "é permeado por relações indicativas, adiamentos e atrasos".

O neurocientista e filósofo da mente Daniel Dennett[58] entende sua *hetero-fenomenologia* como uma teoria dos eventos mentais baseada em "dados que o método científico permite", dados que a princípio estão disponíveis para um investigador neutro em terceira pessoa. Ou seja, na abordagem de Dennett os dados considerados confiáveis são aqueles que podem ser colhidos a partir de uma perspectiva externa ao sujeito cuja consciência está sendo investigada. O modelo de consciência de Dennett (modelo de múltiplos esquemas) nega a existência de um fluxo de consciência bem definido e questiona a validade dos pressupostos fenomenológicos assumidos em torno da intencionalidade, argumentando que a consciência seja mais bem estudada a partir de fora.

Contudo, adeptos do método fenomenológico contra-argumentam: as críticas à fenomenologia são fragmentadas, atacam preferencialmente a concepção fenomenológica de Husserl e o problema do acesso à mente do outro, questão central da teoria da mente, de resto até o momento insolúvel. O valor e a relevância da fenomenologia não dependem necessariamente de sua continuação como um movimento ou escola de pensamento, mas como uma prática que insiste na validade geral da experiência em primeira pessoa[59*].

CONSIDERAÇÕES FINAIS

Psiquiatria e filosofia interagem reciprocamente nas dimensões ontológica (concepção de ser humano e de seus transtornos), epistemológica (métodos e limites do conhecimento sobre o objeto de estudo) e ética (questões pragmáticas e deontológicas na prática psiquiátrica).

Por sua vez, a psicopatologia procura descrever e estudar as alterações subjetivas, cognitivas e comportamentais do ser humano, partindo de diferentes perspectivas teóricas. A psicopatologia descritiva limita-se à descrição e categorização dos fenômenos psíquicos considerados anormais, enquanto a psicopatologia explicativa procura explicar motivos e mecanismos que operam

---

* A noção de intersubjetividade transcendental gerou amplo debate filosófico, com posições criticando a epistemologia de avestruz da fenomenologia [vide, p. ex., Baas H. The critique of Habermas on Husserl in the perspective of Max Scheler. Academia Letters, 2022] e posições favoráveis à concepção de Husserl [vide, p. ex., Zahavi D. Husserl and transcendental intersubjectivity: A response to the linguistic-pragmatic critique. Ohio University Press, 2001].

na gênese e dinâmica desses fenômenos lançando mão de construções teóricas passíveis de questionamento.

Os avanços na compreensão, refinamento e terapêutica dos transtornos psíquicos a partir da concepção neurobiológica, dentre outras razões, levaram à hegemonia dessa perspectiva na psiquiatria atual. Contudo, questões ontológicas (p. ex., natureza do ser humano, dualismo cérebro-mente) e epistemológicas (p. ex., distinção entre normal e patológico, classificação dos transtornos) permanecem em grande medida não resolvidas.

Dentre os modelos mais influentes na forma de interpretar, estudar e praticar a psiquiatria estão o modelo médico (em suas versões minimalista e forte), o psicanalítico e o fenomenológico.

O modelo médico minimalista, pelo estudo de variáveis envolvidas, manifestações clínicas, evolução e resposta ao tratamento, procura descrever e classificar os diferentes transtornos psíquicos, sem assumir posição mais específica sobre os fatores motivacionais e causais subjacentes. Já o modelo médico forte sofre grande influência das neurociências, investigando os mecanismos neurobiológicos implicados nas manifestações psicopatológicas de modo sistemático e à luz das diferentes áreas das ciências naturais, tais como genética, biologia molecular, neurofisiologia, neuroimagem e neuropsicologia. Contudo, embora traga contribuições decisivas à compreensão dos mecanismos fisiológicos, o modelo neurobiológico mostra-se limitado na apreciação dos fatores socioambientais e subjetivos envolvidos na gênese e dinâmica dos transtornos psíquicos.

Enquanto movimento filosófico, a fenomenologia exerce grande influência na psiquiatria, sobretudo como método de exploração psicopatológica capaz de resgatar a subjetividade e o mundo experiencial do ser humano. Nesse sentido, oferece uma contraposição dialética à tendência reducionista da psiquiatria neurobiológica. Contudo, sobretudo ao assumir concepções teóricas de caráter mais explicativo, depara-se com problemas de natureza epistemológica, tais como sistematização metodológica e a possibilidade de generalização dos achados individuais.

A contribuição das ciências sociais à psiquiatria é de fundamental importância, particularmente no momento atual. O psiquiatra em formação experimenta um estranhamento entre o conhecimento técnico e as dimensões humanas de si próprio, de seus colegas e de seus pacientes. O modelo tecnocrático de ensino não lhes provê um sentido de integração entre o *Self* e o mundo. Educação baseada em habilidades técnicas, embora fundamental, sem uma visão global cultural e antropologicamente informada leva a uma percepção fragmentada da realidade e a uma visão de mundo limitada.

Estudos demonstram elevados índices de exaustão emocional, despersonalização e sentimento de pouca realização pessoal em colegas em treinamento psiquiátrico, o que traz implicações importantes não apenas em suas vidas, mas também na qualidade do serviço que prestam a pacientes e à comunidade. Por todas essas razões, as ciências humanas, enquanto expressão do esforço humano em trazer sentido e significado aos fatos da vida, podem ajudar na integração do *Self* e melhorar a conexão do psiquiatra em formação com seus colegas, pacientes e o mundo[60]. Prof. Schlozman (programa do MGH-Harvard) advoga pela inclusão do ensino das Humanidades nos programas de psiquiatria por duas razões principais: (1) mais do que em qualquer outro campo da medicina, a psiquiatria encontra-se na interface entre o subjetivo e o objetivo, e o caminho mais seguro para acessar essa subjetividade é pelas Humanidades; (2) pelo fato de as Humanidades focarem em como os humanos, ao longo de milênios, vêm compreendendo o que é ser humano, não haveria melhor forma de estimular a capacidade de empatia dos residentes do que percorrer esse caminho[61].

Por fim, resta a pergunta: de que serve a filosofia para os psiquiatras, afinal de contas? Segundo Spitzer[62], serve no mínimo para nos manter intelectualmente honestos, humildes, lógicos, autocríticos e, ainda assim, questionando o conhecimento e suas influências.

📖 REFERÊNCIAS

1. Berrios GE. Phenomenology, psychopathology and Jaspers: a conceptual history. History of Psychiatry III. 1992;303-27.
2. Mowbray RM, Ferguson RT, Mellor CS. Psychology in relation to medicine. 5.ed.; 1979.
3. Chalmers DJ. The character of consciousness. Oxford University Press; 2010.
4. Weed L. Philosophy of mind: an overview. In: Philosophy now: brains & minds, 2011. https://philosophynow.org/issues/87/Philosophy_of_Mind_An_Overview
5. Leuenberger M. What is the point of being your true Self? A genealogy of essentialist authenticity. Philosophy. 2021;1-23.
6. Simpson J, Kelly JP. The impact of environmental enrichment in laboratory rats: behavioural and neurochemical aspects. Behav Brain Res. 2011;222:246-64.
7. Crofton EJ, Zhang Y, Green TA. Inoculation stress hypothesis of environmental enrichment. Neurosci Biobehav Rev. 2015;49:19-31.
8. Miller CWT, Ross DA, Novick AM. "Not dead yet!": confronting the legacy of dualism in modern psychiatry. Biological Psychiatry. 2020;87:15-7.
9. Lane RD, Ryan L, Nadel L, Greenberg L. Memory reconsolidation, emotional arousal, and the process of change in psychotherapy: new insights from brain science. Behav Brain Sci. 2015;38:e1.
10. Lane RD. The neural mechanisms behind effective psychotherapy. Psychiatric Times. 2021;18.
11. Murphy D. The medical model and the philosophy of science. Chapter 57. Oxford Handbook; 2013.
12. Boyd R. Realism, conventionality, and 'realism about'. In: Boolos G (ed.). Meaning and method. Festschrift for Hilary Putnam. Cambridge University Press; 1990.
13. Kendler K, Zachar P, Craver C. What kinds of things are psychiatric disorders? Psychological Medicine. 2011;41(6):1143-50.
14. Kandel ER. Psychiatry, psychoanalysis, and the new biology of mind. American Psychiatric Publishing; 2005.
15. Craver CF. Explaining the brain: mechanisms and the mosaic unity of neuroscience. Oxford, New York: Oxford University Press, 2007.

16. Woodward J. Jogos e treinamentos de inteligência: como ter a mente de um gênio. Barueri: Girassol; 2010.
17. Kendler KS, Prescott CA. Genes, environment, and psychopathology: Understanding the causes of psychiatric and substance use disorders. New York: Guilford Press; 2006
18. Kendler KS, Prescott CA. Genes, environment and psychopathology: undestanding the causes of psychiatric and substance use disorders. New York: Guilford Press; 2007.
19. Adolphs R. Conceptual challenges and directions for social neuroscience. Neuron. 2010;25-65(6):752-67.
20. Campbell K, O'Rourke M, Slater MH (eds.). Carving Nature at its Joints. Natural Kinds in Metaphysics and Science. Cambridge: MIT Press; 2011.
21. Thagard P. How scientists explain disease. Princeton University Press; 1999.
22. Bentall RP. Madness explained. London: Penguin; 2003.
23. Mitchell S. Biological complexity and integrative pluralism. Cambridge: Cambridge University Press; 2003.
24. Ghaemi SN. The concepts of psychiatry: a pluralistic approach to the mind and mental illness. Baltimore: Johns Hopkins University Press; 2003.
25. Butler J. Understanding the nature of mental states: psychiatry, the mind-body problem, and the biopsychosocial model of medicine. In: Bluhm R (author). The Bloomsbury Companion to Philosophy of Psychiatry. London: Bloomsbury Academic; 2019. p.41-58.
26. Grinker RR. An essay on schizophrenia and science. Arch Gen Psychiatry. 1969;20(1):1-24.
27. Engel GL. The need for a new medical model: a challenge for biomedicine. Science. 1977;196(4286):129-36.
28. Ghaemi SN. The rise and fall of the biopsychosocial model. Reconciling art & science in Psychiatry. Johns Hopkins University Press; 2010.
29. Eagle MN. From classical to contemporary psychoanalysis: a critique and integration. Routledge; 2011.
30. Ricoeur P. Husserl: An analysis of his phenomenology. Northwestern University; 1967.
31. Lacewing M. Could psychoanalysis be a science? In: The Oxford Handbook of Philosophy and Psychiatry. Fulford KWM, et al. (eds.). Oxford University Press; 2013.
32. Rosenthal MCP. Transtorno obsessivo compulsivo e personalidade. Uma investigação com o psicodiagnóstico de Rorschach através do sistema compreensivo. Dissertação (Mestrado em Psicologia). Faculdade de Psicologia, Universidade Católica de São Paulo; 2000.
33. Rosenthal R. Experimenter effects in behavioral research. Irvington: APA; 1976.
34. Maxwell JA. Evidence: a critical realist perspective for qualitative research. In: Denzin NK, Giardina MD (eds.). Qualitative inquiry and social justice. Walnut Creek: Left Coast Press; 2009.
35. Grünbaum A. The foundations of psychoanalysis: a philosophical critique. University of California Press; 1984.
36. Fonagy P, Roth A, Higgitt A. Psychodynamic psychoterapies: evidence-based practice and clinical wisdom. Bull Menninger Clin. 2005;69(1):1-58.
37. Bradley R, Westen D. The psychodynamics of borderline personality disorder: A view from developmental psychophathology. Development and Psychopathology. 2005;17:927-57.
38. Farina G. Some reflections on the phenomenological method. Dialogues in Philosophy, Mental and Neuro Sciences. 2014;7(2):50-62.
39. Nowak M. The complicated history of Einfühlung. Argument: Biannual Philosophical J. 2011;1(2):301-26.
40. Dilthey W, Jameson F. The rise of hermeneutics. New Literary History. 1972;3(2):229-44.
41. Jaspers KT. Die Phänomenologische Forschungsrichtung in der Psychopathologie. Zeitschrift fur die gesamte Neurologie und Psychiatrie; 1912.
42. Glas G. Conceptual issues in neuroscientific research on empathy. Int J Law Psychiatry. 2019;65:101358.

43. Shamay-Tsoory SG, Abu-Ekel A. The social salience hypothesis of oxytocin. Biol Psychiatry. 2016;79(3):194-202.
44. Kogler L, Müller VI, Werminghausen E, Eickhoff SB, Derntl B. Do I feel or do I know? Neuroimaging meta-analyses on the multiple facets of empathy. Cortex. 2020;129:341-55.
45. Strauss C, Taylor BL, Gu J, Kuyken W, Baer R, Jones F, et al. What is compassion and how can we measure it? A review of definitions and measures. Clin Psychol Rev. 2016;47:15-27.
46. Wündrich M, et al. Empathy training in medical students–a randomized controlled trial. Med Teach. 2017;39(10):1096-8.
47. Decety J. Empathy in medicine: what it is, and how much we really need it. Am J Med. 2020;133(5):561-6.
48. Schmidsberger F, Löffler-Stastka H. Empathy is proprioceptive: the bodily fundament of empathy: a philosophical contribution to medical education. BMC Med Educ. 2018;18(1):69.
49. Chikovani G, Babuadze L, Iashvili N, Gvalia T, Surguladze S. Empathy costs: negative emotional bias in high empathisers. Psychiatry Res. 2015;229(1-2):340-6.
50. Dilthey W. Descriptive psychology and historical understanding. The Hague: Nijhoff, 1977.
51. Spiegelberg H. Phenomenology in psychology and psychiatry. A historical introduction. Northwestern University Press; 1972.
52. Schwartz MA, Wiggins OP. Phenomenological and hermeneutic models. Understanding and interpretation in psychiatry. In: Radden J (ed.). The Philosophy of Psychiatry. Oxford University Press; 2004.
53. Stanghellini G. A hermeneutic framework for psychopathology. Psychopathology. 2010;43:319-26.
54. Northoff G. Spatiotemporal psychopathology II: How does a psychopathology of the brain's resting state look like? Spatiotemporal approach and the history of psychopathology. J Affect Dis. 2016.
55. Freire Costa J, Bezerra Jr. B, Almeida Gama J. The subject of psychopathology: Of what plural is it made? Philosophy, Psychiatry, & Psychology. 2019;26:2.
56. Fernandez AV. Phenomenological psychopathology and psychiatric classification. In: Stanghellini G, et al. (eds.). The Oxford handbook of phenomenological psychopathology. Oxford University Press; 2019.
57. Varela FJ, Thompson E, Rosch E. The embodied mind. Cognitive science and human experience. MIT Press; 2016.
58. Dennett DC. Consciousness explained. Boston: Little, Brown, 1992.
59. Cerbone DR. Understanding phenomenology: problems and prospects: phenomenology and its critics. Routledge; 2014.
60. Jennings ML. Medical student burnout: interdisciplinary exploration and analysis. J Med Humanit. 2009;30(4):253-69.
61. Schlozman SC. Why psychiatric education needs the humanities. Acad Psychiatry. 2017;41:703-6.
62. Spitzer M. Psychiatry, philosophy, and the problem of description. In: Spitzer M, Uehlein F, Oepen G (eds.). Psychopathology and philosophy. Berlin: Springer; 1988. p. 3-18.
63. Berrios GE. History and epistemology of psychopathology. In: Philosophical issues in psychiatry III. The nature and sources of historical change. Kendler KS, Parnas J (eds.). Oxford University Press; 2015. p.30-50.
64. Berrios GE. The history of mental symptoms: Descriptive psychopathology since the nineteenth century. Cambridge University Press; 1996.
65. Hebb D. The effects of early experience on problem solving at maturity. Am Psychol. 1947;2:306-7.
66. Jaspers KT. Allgemeine Psychopathologie. 9.ed. Berlin: Springer; 1973.
67. Oyebode F. Sims's symptoms in the mind. Textbook of descriptive psychopathology. Saunders; 2015.
68. Rosenhan DL. On being sane in insane places. Science. 1973;179:250-8.
69. Skinner BF. Selection by consequences. Science. 1981;213:4507.
70. Stanghelini G, Broome MR, Fernandez AV, Fusar-Poli P, Raballo A, Rosfort R (eds.). The Oxford handbook of phenomenological psychopathology. Oxford University Press; 2019.

6
Psicopatologia e psicanálise

Rodrigo Lage Leite
Gustavo Gil Alarcão
Oswaldo Ferreira Leite Netto

 ## SUMÁRIO

 ## PONTOS-CHAVE

- Psicopatologia, psiquiatria e psicanálise são disciplinas distintas, com especificidades epistemológicas e particularidades teóricas, mas com pontos de intersecção. A despeito de ocuparem-se dos fenômenos psíquicos, normais ou patológicos, as três disciplinas elegem lentes próprias para visualizar, compreender e abordar os fenômenos da mente.

- A especificidade da psicanálise nesse debate está na ênfase dos fenômenos inconscientes, evidenciando a importância dos significados ocultos nos sintomas e no sofrimento psíquico de maneira geral.

- A psicanálise permite uma aproximação ao mesmo tempo racional e singular dos fenômenos psíquicos, em um prisma que prioriza, ao mesmo tempo, a imanência e a subjetividade humana. A partir da retomada dos princípios fundamentais de textos clássicos da psicanálise, como *A interpretação dos sonhos*[1] e *Sobre a psicopatologia da vida cotidiana*[2], os autores propõem uma aproximação da revolução operada na escuta do inconsciente, por meio de suas formações: sonhos, lapsos, atos falhos etc.

- Conceitos centrais da psicanálise, como, por exemplo, inconsciente, transferência, contratransferência e resistência, têm se mostrado fundamentais para a prática clínica da psiquiatria.

INTRODUÇÃO

Por quais razões tantos psiquiatras, ainda hoje, consideram a psicanálise como parte do repertório necessário para uma boa prática da psiquiatria?

Desde seu surgimento em *Viena fin de siècle*, a psicanálise interessou e atraiu médicos, psiquiatras, psicólogos, educadores, sociólogos, filósofos, artistas, intelectuais ou simplesmente interessados. Não faltam referências para atestar a infiltração da psicanálise nas diversas áreas de saber e prática.

Entretanto, a situação contemporânea renova a importância de nossa pergunta inicial. Os contextos sociocultural e científico, assim como os fatores político-institucionais, mostram-nos que a pertinência do diálogo entre psicanálise e psiquiatria não é tão evidente quanto se possa pensar. Aliado a isso, cada vez mais as diferentes abordagens com relação ao sofrimento psíquico se organizam em um mapa complexo, diversificado e permeado de questões que envolvem vários planos distintos: saberes científicos, práticas profissionais, instituições e políticas.

Psiquiatria, psicopatologia e psicanálise são hoje campos distintos, com especificidades epistemológicas, mas com histórias e fronteiras borradas. A despeito de ocuparem-se dos fenômenos psíquicos, tanto aqueles considerados como normais quanto os patológicos, e circunscrevendo em grande medida o mesmo objeto de observação e intervenção, elegem lentes próprias para visualizar, compreender e abordar os fenômenos da mente.

Em instigante reflexão sobre a psicopatologia tomada como "ciência básica da psiquiatria", Stanguellini e Broome[3] nos auxiliam a entrar nessa questão ao estabelecer uma diferença fundamental entre ciências biomédicas e psiquiatria, no tocante ao estatuto da queixa e do sintoma. Eles dizem:

> "a ciência biomédica foi em parte construída sobre a transformação de uma queixa em um sintoma. Isto permitiu à ciência médica ver na queixa (p. ex., cansaço) o efeito de uma causa patológica ativa no corpo humano (p. ex., uma disfunção endócrina). Esse movimento da queixa para o sintoma e do sintoma para a fisiopatologia pode ofuscar o fato de que a queixa tem um significado para o indivíduo que sofre: expressa uma questão ou um desejo. A pessoa pode não necessariamente buscar a eliminação de sua queixa, mas sim o cumprimento do seu desejo (p. ex., ver o médico falhar e triunfar sobre ele como um paciente incurável)" (p.169 – tradução dos autores)[3].

Dessa maneira, a inclusão de um capítulo sobre psicopatologia e psicanálise não pode prescindir de um breve panorama histórico sobre a diferenciação desses campos, que será apresentado a seguir. Na sequência, serão discutidas questões relacionadas à psiquiatria psicodinâmica e à psicopatologia psicanalítica. Enfim, será defendida a importância da psicanálise como uma ética da singularidade.

PSIQUIATRIA, PSICOPATOLOGIA E PSICANÁLISE: É PRECISO SE SITUAR

Quadro 1   Alguns marcos históricos do "campo psi"

1801	Publicação do *Tratado médico-filosófico sobre a alienação ou mania*, de Pinel (França)
1878	Primeira utilização do termo psicopatologia na Alemanha, pelo psiquiatra Emminghaus
1879	Fundação do primeiro laboratório de psicologia experimental em Leipzig por Wundt (Alemanha)
1893	Freud e Breuer publicam *Sobre o mecanismo psíquico dos fenômenos histéricos*,[4] em Viena
1913	Karl Jaspers publica *Psicopatologia geral*, em Heidelberg.
1948	Sexta edição da Classificação Internacional das Doenças com a presença do capítulo *Perturbações mentais, psiconeuroses e modificações da personalidade*
1952	Primeira edição do DSM-I – Manual Diagnóstico e Estatístico de Transtornos Mentais, nos Estados Unidos
1980	Publicação do DSM-III, nos Estados Unidos
1987	Lançamento da fluoxetina

A psiquiatria só emerge como ofício/profissão em 1801 porque, conforme afirma Henri Ey, a partir daí, "a noção de doença mental se destacou com bastante nitidez" (p.22)[5]. Até então, o que existiam eram variadas descrições do que seria doença mental, sem que se constituísse propriamente o campo da psicopatologia. Psiquiatria e psicopatologia se confundiam e poderiam ser pensadas como sinônimos. É no quarto final do século XIX e começo do século XX que a área da psicopatologia adquire configurações próprias.

Isto fica explicitado pela publicação de *Psicopatologia geral,* do psiquiatra e filósofo Karl Jaspers, em 1913. É ali que ele propõe que a psiquiatria fosse compreendida como uma profissão e a psicopatologia como uma ciência: "Na profissão é uma pessoa viva que compreende e atua. Para ela a ciência é apenas um dos meios de auxílio. Enquanto para o psicopatologista a ciência é um fim em si mesma" (p.12).[6]

Em Jaspers, encontraremos as indicações para outras importantes delimitações. Primeiro: "não se pode compreender a vida psíquica simplesmente como consciência e a partir dela"; e segundo: "a vida psíquica imediatamente acessível, realmente vivida é como a espuma que boia sobre as profundezas do mar" (p.21)[6]. É justamente nesse ponto que devemos compreender o surgimento e o desenvolvimento da psicanálise, a "disciplina criada por Freud que abrange um método terapêutico, um sistema de pensamento e uma modalidade de transmissão do saber que se apoia na transferência e permite formar praticantes do inconsciente" (p.603)[7]. O termo psicanálise é cunhado em 1896.

Em 220 anos de história, temos um engenhoso processo de aproximações e distanciamentos, permanências e rupturas, que constituem gradativamente o campo das profissões da psique. Assim, é imprescindível que todo interessado em psicopatologia não desconheça a pluralidade de cada uma delas. Não há uma psiquiatria, mas psiquiatrias, que já foram agrupadas pela origem, como a psiquiatria alemã e a francesa, ou por autores, como Kraepelin e Bleuler e, mais recentemente, por suas características: biológica, psicodinâmica, social, transcultural etc. Da mesma forma, Ionescu[8] lista 14 abordagens em psicopatologia: ateórica, behaviorista, biológica, cognitivista, desenvolvimentista, ecossistêmica, etnopsicopatologia, etológica, existencialista, experimental, fenomenológica, psicanalítica, social e estruturalista. Mezan[9] coloca também em evidência a pluralidade na psicanálise, expondo sua diversidade, seja por meio dos principais autores ou daquilo que chama de escolas. Por fim, Roudinesco[10] ressalta que, no campo da psicoterapia, foram listadas na França, em fins do ano 2000, diversas linhas de psicoterapia, que incluem disciplinas consagradas como o psicodrama e a psicologia analítica, e terapias menos avalizadas, como florais e cromoterapias.

Diante desse território vasto, heterogêneo e complexo, não nos parece recomendável que as diferentes vertentes sejam desconsideradas ou hierarquizadas segundo as preferências de cada profissional ou estudioso, mas que possam ser amplamente conhecidas e exploradas. Um conhecimento satisfatório do conjunto é requerido para que se evitem as disputas infrutíferas tão comuns nesse terreno.

Para avançar a discussão sobre as contribuições que a psicanálise pode oferecer aos campos da psicopatologia e psiquiatria, retomaremos brevemente um aspecto da história da psicanálise nos Estados Unidos, especificamente em sua relação com a psiquiatria. Como sabemos, a entrada e a expansão acelerada da psicanálise na América do Norte, na primeira metade do século XX, marcou profundamente o campo da psiquiatria norte-americana. Os referenciais psicanalíticos foram amplamente adotados pelos psiquiatras, sendo que vários deles ligaram-se à *International Psychoanalytical Association* (IPA). Segundo Lieberman[11],

"por volta de 1960, quase todo cargo importante de psiquiatria no país era ocupado por um psicanalista. Havia vinte institutos de formação psicanalítica nos Estados Unidos, muitos afiliados a departamentos de psiquiatria das principais universidades. A Associação Americana de Psicanálise passou de 92 membros em 1932 (...) para cerca de 1500 em 1960" (p. 71)[11].

A consequência desse processo foi a mistura profundamente indiscriminada de pressupostos e objetivos distintos, o que mobilizou críticas de vários segmentos da psiquiatria, culminando na exclusão dos referenciais psicanalíticos dos sistemas nosográficos norte-americanos, a partir do DSM-III. De 1980 a 1994, período que contempla a publicação dos DSM-III, DSM-III-R e DSM-IV, assistimos desde a modificação da noção de etiologia psicogênica dos transtornos mentais e a substituição dos termos e jargões psicanalíticos, até a supressão definitiva do conceito de neurose, implementada com a publicação do DSM-IV, em 1994. "A teoria psicanalítica foi banida para sempre do diagnóstico psiquiátrico e das pesquisas psiquiátricas" (p. 139)[11].

As mudanças se espalharam por todo o mundo. Russo e Venâncio (p. 465)[12] descrevem a globalização dos referenciais psiquiátricos norte-americanos, "confirmada na reformulação do capítulo relativo às doenças mentais da Classificação Internacional das Doenças, produzida pela Organização Mundial da Saúde".

Zaretsky[13] retoma detalhes dessa história e acrescenta ainda um outro elemento, a publicação, em 1984, de *Bases da psicanálise*, de Adolf Grünbaum. Essa publicação teria ratificado a ideia de que a ciência se resumiria a uma série de hipóteses testáveis, e não mais um meio de investigação conceitual, o que excluiria a psicanálise de seu domínio e, ao mesmo tempo, respaldaria os administradores de saúde a endossar exclusivamente a psicofarmacologia e as técnicas terapêuticas mensuráveis e objetiváveis, como as técnicas comportamentais (p.315)[13].

Temos então uma inflexão decisiva na história do campo psi, que fez com que a psiquiatria retomasse a ênfase nas pesquisas neurofisiológicas, agora em níveis moleculares e genéticos, adotasse como medida terapêutica indiscutível a farmacologia e se afastasse das demais formas de abordagem. O psiquiatra formado no século XXI provavelmente encontrará o cenário descrito, em que ensaios clínicos randomizados, estudos genéticos, neuroquímicos e de neuroimagem[14] direcionam a própria formação do especialista. É a partir dessa realidade que proporemos avançar nossas reflexões sobre as possíveis contribuições da psicanálise no debate mais amplo entre as diferentes disciplinas do campo psi.

DO UNIVERSAL AO SINGULAR: PARTICULARIDADES DE UMA ESCUTA PSICANALÍTICA

Vale aqui relembrar o contexto em que se inicia a psicanálise. Quando Freud publica *"A interpretação dos sonhos"* em 1900[1] e *"Psicopatologia da vida cotidiana"* em 1901[2], a grande discussão no campo da psiquiatria se fazia com relação à herança familiar das patologias mentais, e a concepção de que os pacientes sofriam processos de degeneração irreversíveis e implacáveis sobre sua sanidade. Quer dizer, Freud destaca acontecimentos do cotidiano, da vida comum de todos, como o sonho, os lapsos, esquecimentos para buscar compreendê-los, como ele próprio diria, cientificamente.

Roudinesco e Foucault[15,16] afirmam que a psicanálise se mostrava firme alternativa ao niilismo terapêutico da época, que em grande parte, era responsável pelo exagerado número de internações de pacientes em manicômios e asilos, que se tornariam os futuros hospitais psiquiátricos. Pois bem, o confronto com a desesperança se construiu, surpreendentemente, sem que se recorresse à tecnologia, ou às invenções espetaculares. Por meio da radicalização da atividade clínica de escutar, observar, acolher sem julgar e buscar compreender a história de cada pessoa, foi possível fundamentar todo um novo campo de atuação. Freud fez uma revolução simplesmente por convidar seus pacientes a retornar diariamente ao seu consultório, que ficava em sua própria casa, algo comum para qualquer médico da época, para falar sobre o que desejassem, o que quisessem, literalmente.

A livre associação das ideias reformulava a anamnese dirigida para a busca das causas orgânicas dos sintomas. Desejava-se escutar absolutamente tudo, qualquer assunto que interessasse ao paciente. Esse ponto da técnica e do método psicanalítico de proceder convidava e continua convidando cada praticante a abster-se de seus julgamentos e preconceitos para fazer com que o próprio paciente se deixe conhecer e se faça conhecer. Foi inevitável que surgissem lembranças do passado, da infância, das relações familiares, chamadas por Freud de "romance familiar", das experiências mais difíceis e, inclusive traumáticas, mas também das mais intrigantes como as vivências sexuais, a percepção dos efeitos da educação recebida e da moral da época sobre a formação da consciência moral de cada um dentre outros elementos.

A escuta psicanalítica buscava então abrir-se para um mergulho na vida daquele indivíduo em particular, que na medida em que aceitava o convite de falar sobre si, desenvolvia com o profissional que lhe atendia uma relação que reproduzia seus próprios e mais arraigados modos de relação pessoal. Isto é, aquele que caracteristicamente submetia-se ao outro, colocar-se-ia de modo submisso frente ao médico, aquele que se hipnotizava frente às autoridades, provavelmente esperaria ser hipnotizado e tutelado pelo médico, o outro que era muito combativo e pouco aceitava de opinião externa também iria demonstrar, em geral, essas mesmas características na medida em que se relacionava com aquele médico "diferente", que escutava mais do que falava e que nada prescrevia, senão o convite para retornar na próxima sessão.

É claro que a história é mais complexa e várias nuances e questões foram se colocando e sendo abordadas pelos psicanalistas. Porém, para que se assimile adequadamente as noções de transferência e contratransferência tão úteis para qualquer clínico é fulcral que sejamos simples e realmente compreensíveis. Interessa, portanto, poder trafegar com essas noções, porque elas auxiliam sobremaneira na compreensão do modo como o paciente se relaciona com o tratamento, com o diagnóstico e com a própria vida. Sabemos as várias armadilhas que as emoções dos momentos podem produzir, sejam as apaixonantes ou as mais repulsivas, e é recomendável que se consiga avançar em meio a essas turbulências para se alcançar o que comunica e o que expressa aquele paciente.

Ao conviver diariamente com as comunicações de seus pacientes, Freud encaminhou-se para a construção de uma disciplina que oferece ao praticante a possibilidade de se compreender, despertando o interesse de cada pessoa para o mais cotidiano, o mais simples que há em cada um. Ele demonstrou que a histeria não era uma condição moral, na qual as pessoas mentiam porque não confessavam os reais motivos de seu adoecimento, mas sim uma situação em que o próprio psiquismo encarregava-se de recalcar vivências, ideias e sentimentos desagradáveis para a pessoa, deslocando o sintoma para fora da consciência, para além da compreensão da própria pessoa, que pouco poderia fazer, senão sentir e, em geral, sofrer, além de deixar decisões pessoais, escolhas e responsabilidades nas mãos de outros. A psicanálise propõe, assim, que diante de um mesmo diagnóstico psicopatológico – "histeria", por exemplo – seja considerada a pessoa que sofre, em sua família, seu meio social ou instituição na qual procura tratamento.

Atualmente, há na psicanálise vários livros, artigos e textos que esquadrinham a psicopatologia psicanalítica como saber específico. Não são textos simples, sendo normalmente buscados por profissionais da área, ou pesquisadores. Como dissemos, há um entroncamento na experiência psicanalítica que nos desautoriza a reduzir demais quaisquer um de seus eixos. Pagamos por isso, porque muitas vezes se entende mal tal processo. Não se trata de recusar ou se omitir, mas o campo psicanalítico é fundamentado sobre os fenômenos inconscientes do humano. Não se pode exigir e nem apressar a compreensão dessa formulação.

A psicopatologia psicanalítica irá propor determinadas maneiras de compreensão do sofrimento humano, a partir de seus próprios referenciais. Há obras conceituais que abordam minuciosamente os conceitos psicanalíticos, como, por exemplo, o livro de André Green *"Orientações para uma psicanálise contemporânea"*[17]. Green dedica um capítulo ao que chama os "eixos organizadores da patologia: a sexualidade, o ego, o superego, as desorganizações provocadas pela destruição dirigida ao exterior e a destruição interna nas formas iniciais do narcisismo negativo e do masoquismo primário". Veja-se que aqui há uma intensa utilização de termos próprios da psicanálise que exigiriam explicações mais detalhadas, o que não nos parece exatamente o escopo deste capítulo, mas que deixamos como indicação.

Outra abordagem resultou na formação da psiquiatria psicodinâmica, uma escola cujas concepções psicanalíticas auxiliam na compreensão e na condução dos tratamentos pensados a partir dos diagnósticos psiquiátricos usuais. Elas são uma maneira prática de se reconhecer a utilidade da psicanálise para o psiquiatra que deseja se aproximar desse olhar. O psicanalista estadunidense Glen Gabbard publicou, em 1998, *Psiquiatria psicodinâmica*, um livro bastante conhecido. Gabbard diz que uma de suas grandes motivações para a publicação do livro, que considerou um desafio, era desfazer a polarização desnecessária entre as abordagens biológicas e psicodinâmicas: "sempre me pareceu que medicações faziam parte do arsenal terapêutico da psiquiatria dinâmica e que um sofisticado conhecimento a respeito da transferência, contratransferência e resistência era extraordinariamente útil na prática da farmacoterapia" (p.18)[18].

A PSICANÁLISE COMO UMA ÉTICA DA SINGULARIDADE

Dunker e Kyrillos Neto[19], ao discutir o lugar da psicopatologia no contexto da nosografia psiquiátrica contemporânea, indagam quais contribuições o saber psicanalítico pode oferecer a esse debate. Afirmam que é

> "na crítica da cultura ou no diálogo com as classificações diagnósticas que a psicanálise tem uma contribuição específica a dar, na medida em que permite uma abordagem racional do subjetivo, do singular, e dos aspectos irredutíveis a grandes leis gerais sobre o sofrimento humano".

A abertura que propõem nos faz voltar à raiz da proposta psicanalítica, sua aposta em uma conjunção desse "olhar racional" – não místico, não transcendente – com a prioridade ao "singular" na base da subjetividade e, em grande medida, do sofrimento humano.

Em 1893, Freud e Breuer faziam referência, em sua *Comunicação preliminar*, ao método criado por eles para tratar os quadros de histeria, na época um diagnóstico psiquiátrico, utilizado por todos os médicos. A descrição utilizada por Freud e Breuer valia-se do vocabulário compartilhado pela comunidade médica, sem renunciar aos termos psiquiátricos já em voga. A grande diferença residia no fato de que os sintomas e vivências passaram a ser escutados com referência à vida e às experiências de cada paciente em questão, à sua singularidade.

Esse processo informa o modo de nascimento da psicanálise. Esclarece como sua invenção denunciava limites da psiquiatria: a anatomopatologia não era capaz de encontrar lesões orgânicas que justificassem os sintomas dos pacientes, os médicos não encontravam correspondentes anatômicos para os sintomas verificados.

Ao mesmo tempo, ao dar a palavra para que o paciente falasse em livre associação do seu sofrimento, Freud criava um método simultaneamente diagnóstico e terapêutico. A *"talking cure"* estava fundada na descoberta de que, ao falar e criar pontos de contato com os núcleos apartados da consciência – aquilo que não fora suportado pelo psiquismo por seu excesso traumático –, trazendo-os assim à consciência, o indivíduo ia através da palavra em direção à sua cura.

Enfatizamos ainda que há no método psicanalítico algo que se abstém de sugerir, prescrever ou interferir nas decisões dos pacientes. Valorizam-se a cada encontro as singularidades de cada pessoa, que mesmo partilhando de muitos elementos comuns, como a língua e a origem étnica, por exemplo, será convidada a assumir e reconhecer sua própria vida dentro de uma perspectiva de autonomia, responsabilidade e liberdade pessoal.

CONSIDERAÇÕES FINAIS

Claro que não é possível transmitir um passo a passo da abordagem psicanalítica. Neste capítulo, buscou-se destacar que a escuta compreensiva da comunicação convida qualquer praticante a uma maior possibilidade de "cair na real" da própria vida. A psicopatologia pensada nesses moldes não irá investir na construção de diagnósticos ideais, que possam ser buscados e detectados nos pacientes. A grande contribuição do saber psicanalítico se dá na relação que a análise de cada caso em particular pode proporcionar, e nas relações que cada pessoa estabelece com a cultura na qual vive. Semelhanças e similaridades certamente emergem e são examinadas com maior atenção, mas a riqueza dessa abordagem está no convite à valorização de cada trajetória e das vicissitudes, sempre particulares, de cada pessoa.

Por isso também não há manuais de interpretação de sonhos, nem catálogo de atos falhos e tampouco uma simbologia coletiva que possa ser aplicada sobre determinada pessoa. O psiquiatra que se orienta pela psicanálise dispõe de auxílio para entender diversas situações de sua clínica cotidiana, sem se apavorar com as manifestações humanas, sendo capaz de relativizar com lucidez e sensatez a fala de seus pacientes e, certamente, estando convidado a permanecer em um estado de auto-observação crítica de seus próprios sentimentos e escolhas. Isto contribui para um exame mais acurado de cada caso, para a administração das ansiedades e da pressa em extirpar determinada situação de vida, como também abre os olhos para outras situações, quem sabe urgências como a necessidade de companhia e amparo, ou o questionamento sobre o controle moral tão facilmente exercido sobre várias vidas.

No que tange o dia a dia do fazer psiquiátrico, pode-se pensar nas possíveis razões da "não melhora" de um paciente, porque poderá compreender que tal pessoa é passível de apresentar várias resistências, ou ainda que ela possa estar submersa, quiçá estagnada em processos autodestrutivos dos quais nada sabe. Pode-se compreender a função de determinado sintoma psíquico na configuração das relações de alguém, sejam amorosas, familiares ou de trabalho e amizade. De igual monta, o psiquiatra pode sentir-se mais apto para lidar com situações complexas e qualificar os debates e sua conduta em questões que envolvam pontos decisivos das vidas de seus pacientes, reconhecendo também seus limites: sem invadir e sem se evadir das diferentes situações que vive com cada pessoa.

REFERÊNCIAS

1. Freud S. A interpretação dos sonhos. In: Obras Completas. V.4. São Paulo: Companhia das Letras; 1900/2021.
2. Freud S. Psicopatologia da vida cotidiana. In: Obras Completas. V.5. São Paulo: Companhia das Letras; 1901/2016.
3. Stanghellini G, Broome MR. Psychopatology as the basic science of psychiatry. Br J Psychiatry. 2014;205:169-70.
4. Breuer J, Freud S. Sobre o mecanismo psíquico dos fenômenos histéricos (comunicação preliminar) In: Obras Completas. V.2. São Paulo: Companhia das Letras; 1893/2016.
5. Ey H, Bernard P, Brisset C. Manuel de psychiatrie. Revue Philosophique de la France Et de l. 1972;162.
6. Jaspers K. Psicopatologia geral. São Paulo: Atheneu; 2006.
7. Roudinesco E, Plon M. Dicionário de psicanálise. Rio de Janeiro: Jorge Zahar; 1998.
8. Ionescu S. Quatorze abordagens de psicopatologia. Porto Alegre: Artes Médicas; 1997.
9. Mezan R. O tronco e os ramos. São Paulo: Companhia das Letras; 2014.
10. Roudinesco E. O paciente, o terapeuta e o Estado. Rio de Janeiro: Jorge Zahar; 2005.
11. Lieberman JA. Psiquiatria - uma história não contada. São Paulo, Martins Fontes; 2019.
12. Russo J, Venâncio ATA. Classificando as pessoas e suas perturbações: "a revolução terminológica" do DSM III. Rev Latino-am Psicopatol Fund. 2006;IX(3):460-83.
13. Zaretsky E. Segredos da alma: uma história sociocultural da psicanálise. Rio de Janeiro: Cultrix; 2006.
14. Plakun E. Treatment resistance and psychodynamic psychiatry: concepts psychiatry needs from psychoanalysis. Psychodynamic Psychiatry. 2012;40(2):183-210.
15. Roudinesco E. La bataille de cent ans: histoire de la psychanalyse en France, tome 2, 1925-1985. Paris: Seuil; 1986.
16. Foucault M. Doença mental e psicologia. Lisboa: Texto & Grafia, 2008.
17. Green A. Orientações para uma psicanálise contemporânea. Rio de Janeiro: Imago,; 2008.
18. Gabbard GO. Jorge LNA, Hofmeister MRS (trads.). Psiquiatria psicodinâmica: baseado no DSM--IV. 2.ed. Porto Alegre: Artmed; 1998.
19. Dunker C, Kyrillos Neto F. A psicopatologia no limiar entre psicanálise e a psiquiatria: estudo comparativo sobre o DSM. Vínculo. 2011;8(2):1-15.

7
Psicopatologia e neurociências

Paulo Clemente Sallet
Felipe Corchs

 SUMÁRIO

- Introdução e definições
- Neurociências e RDoC: aplicações em pesquisa e prática clínica
- Relação entre psicopatologia e neurociências
- Neurociências e classificação dos transtornos mentais (HiTOP)
- Críticas ao paradigma neurobiológico
- Ensino das neurociências nos programas acadêmicos
- Considerações finais
- Referências

 PONTOS-CHAVE

- Evolução do paradigma neurobiológico e sua relação com a psicopatologia.
- Projeto *Research Domain Criteria* (RDoC) – premissas, organização e objetivos.
- Descrição de teorias explicativas sobre manifestações psicopatológicas nos diferentes transtornos psíquicos, com ênfase em aplicabilidade clínica e repercussão nosológica.
- Desdobramentos do RDoC e da Classificação Hierárquica da Psicopatologia (HiTOP) sobre os sistemas diagnósticos e consequências ontológicas e epistemológicas na psiquiatria.
- Contribuições e críticas do modelo neurobiológico – impacto em clínica, pesquisa e relação corpo-mente em psiquiatria.
- Desafios no ensino das neurociências – necessidade de fomentar cultura acadêmica eclética e bem informada sobre fundamentos técnicos da neurociência e suas limitações.

INTRODUÇÃO E DEFINIÇÕES

As neurociências constituem uma ampla gama de disciplinas voltadas à investigação neurobiológica de como o sistema nervoso regula funções e comportamentos em animais e humanos. Examinam também o funcionamento de genes que controlam desenvolvimento e função do sistema nervoso, a neuroquímica pela qual neurônios individuais se comunicam e as redes neuronais subjacentes ao comportamento humano e às doenças neuropsiquiátricas. Além de integrar conhecimentos e técnicas oriundas de disciplinas básicas como bioquímica, fisiologia e farmacologia, as neurociências envolvem também biologia molecular, neurobiologia evolutiva, neuropsicologia, ciências da computação, psicologia cognitiva e uma infinidade de áreas interessadas não apenas em explicar e tratar doenças, mas também no desenvolvimento de tecnologias como engenharia neurobiológica e robótica[1].

Na década passada foram lançados diversos projetos com o objetivo de mapear sistematicamente conexões cerebrais e catalogar tipos celulares, suas propriedades e os genes envolvidos em sua síntese. Projetos como *US BRAIN Initiative* (pretende alocar recursos de U$ 6,6 bilhões até 2027), *European Comission Human Brain Project* e *Japan Brain/MIND* vêm utilizando novas tecnologias para estudar como os neurônios se conectam em redes e quais são as propriedades dessas redes com relação ao comportamento biológico em diversas espécies. Novas tecnologias, como o transcriptoma celular, permitem o sequenciamento do RNA específico de cada tipo celular, indicando tipos específicos de proteínas produzidas, diferenças na diversidade e proporção celulares entre equilíbrio excitatório e inibitório[2].

Como visto no capítulo "História da psiquiatria e classificações dos transtornos psiquiátricos", a noção de que alterações do psiquismo humano estejam associadas com sua dimensão física tem início na Antiguidade, com a teoria dos humores, passando por reformulações durante a Idade Média (teoria dos sentidos internos) e, finalmente, adquirindo estatuto de ciência acadêmica a partir de investigadores como Griesinger (1817-1868), Meynert (1833-1892) e Wernicke (1848-1905).

NEUROCIÊNCIAS E RDoC: APLICAÇÕES EM PESQUISA E PRÁTICA CLÍNICA

Ao retomar as proposições da psiquiatria neurobiológica, o *Research Domain Criteria* (RDoC) é um projeto do National Institute of Mental Health (NIMH) que pretende integrar diferentes níveis ou unidades de análise, reorientando a pesquisa para uma estrutura multimodal organizada em torno de construtos empiricamente validados que – assim se espera – permitam avanços na compreensão dos mecanismos envolvidos não apenas nos transtornos psíquicos, mas também na fisiologia cerebral como um todo. Nos tópicos a seguir, vamos ilustrar as duas principais implicações do modelo neurocientífico na psiquiatria, seus desdobramentos (1) na pesquisa e prática clínica e (2) na definição e classificação dos transtornos psíquicos.

Os domínios do RDoC refletem o conhecimento atual, sujeito a modificações com base em pesquisas emergentes, sobre sistemas principais relacionados à emoção, cognição, motivação e comportamento social. São compostos de construtos, definidos como elementos comportamentais, processos, mecanismos e respostas do indivíduo, compreendendo funções quantificáveis ao longo de toda a sua dimensão, de normal a patológico.

Para fins de comparação com a perspectiva psicopatológica clínica, é importante salientar algumas características do modelo proposto pelo RDoC: (1) os construtos são afetados por fatores ambientais e do neurodesenvolvimento; (2) embora se dê preferência à obtenção de variáveis quantitativas, na unidade de autorrelatos a matriz permite o aporte de informações qualitativas; (3) a investigação abrange variáveis dimensionais (em geral contínuas), transnosológicas (sem restrição a entidades diagnósticas específicas), tanto de indivíduos afetados quanto de controles saudáveis (sem distinção entre normal e patológico); e (4) os construtos são apresentados separadamente para fins de definição e organização, embora sobreposições e interações funcionais entre eles sejam a regra.

Uma descrição mais detalhada dos domínios da matriz RDoC pode ser vista em Sallet e Corchs[3]. Aqui nos limitaremos a uma breve descrição dos domínios RDoC com aplicações do modelo em pesquisa e tratamento, apresentando algumas das principais teorias neurobiológicas sobre manifestações psicopatológicas observadas na prática clínica.

Sistemas de valência negativa (SVN)

Envolvidos na reação a situações ou contextos aversivos, tais como medo, ansiedade e perda. Têm como construtos: (1) ameaça aguda (medo); (2) ameaça potencial (ansiedade – assumindo que ameaças com baixa probabilidade de ocorrência são qualitativamente diferentes das ameaças iminentes que caracterizam o medo); (3) ameaça sustentada (estressores crônicos); (4) situações de perda; e (5) não recompensa frustrante (ausência de recompensa positivas após esforço).

Nos 20 anos do RDoC, os SVN são os mais estudados, sendo bastante relevantes na compreensão dos mecanismos envolvidos nos transtornos ansiosos, depressivos e do espectro autista. Na medida em que a resposta ao medo representa um mecanismo universal entre as espécies, estudos com modelos animais oferecem medidas quantitativas de resposta ao medo e evitação, que podem refletir semelhanças com a experiência humana.

Estudos nessa área apontam para o papel central de estruturas como, por exemplo, a amígdala, cujo núcleo lateral recebe *inputs* a partir do tálamo e do córtex sensorial, transmitindo para o núcleo central, que por sua vez deflagra sinais aos sistemas nervoso autônomo, endócrino e motor. Indivíduos ansiosos apresentam maior suscetibilidade na aquisição do medo, dificuldade em sua extinção e comportamentos de evitação mais frequentes. A amígdala torna-se mais reativa após estímulos ansiogênicos, enquanto hipocampo e córtex pré- -frontal ventromedial parecem atuar na extinção do medo, modulando a ativi- dade do núcleo central da amígdala. Há diversas evidências de que medicações serotoninérgicas e terapia cognitivo-comportamental tenham efeito terapêutico modulando a atividade funcional nesse circuito[4].

O modelo acena para a possibilidade de uma maior compreensão dos processos etiopatogênicos e fisiopatológicos, propiciada pela integração de conhecimentos genético-moleculares em sua relação com os circuitos cerebrais envolvidos nas manifestações fenotípicas diante de adversidades. Contudo, boa parte dos estudos tem se deparado com dificuldades metodológicas envolvendo instrumentos (escalas de avaliação e paradigmas) capazes de identificar com- portamentos válidos e específicos. Percebe-se grande esforço dos pesquisadores em formular hipóteses experimentais capazes de uma heurística que permita acomodar os fenótipos clínicos observados com o modelo neurobiológico pro- posto[5]. Entretanto, alguns pesquisadores acham que os resultados obtidos até o momento parecem não ter impactado significativamente a prática clínica dos transtornos ansiosos[6], o que talvez reflita um momento de "não recompensa frustrante" na investigação dos SVNs.

Sistemas de valência positiva (SVP)

Envolvidos na resposta a situações ou contextos motivacionais positivos, com os construtos (1) responsividade à recompensa (antecipação, resposta inicial e saciação de recompensa); (2) aprendizado de recompensa (aprendizado de refor- çamento, erro de predição e hábito); (3) avaliação da recompensa (probabilidade, demora e esforço). Os SVPs estruturam mecanismos tipicamente associados com alterações dimensionais do impulso (p. ex., transtorno explosivo intermitente e cleptomania), compulsão (p. ex., TOC) e motivação (p. ex., anedonia, apatia, sintomas negativos do espectro da esquizofrenia). Abuso de substâncias (TUS) e dependências comportamentais (jogo, internet, compras, comida) apresentam comportamentos e cognições associados a alterações funcionais frontoestriatais (déficits de autocontrole, autorregulação, inibição cognitiva e níveis elevados de automatismo [habituação])[7].

Emoção e afeto em neurociências

Teorias científicas sobre a emoção surgiram no século XIX com a psicologia das faculdades mentais: a mente humana é estruturada como um conjunto de capacidades mentais (faculdades), cada uma delas associada a substratos neurobiológicos específicos. O modelo do sistema límbico proposto por Papez (1937) ilustra essa concepção: hipotálamo, giro do cíngulo, hipocampo e suas interconexões representam a base anatômica das emoções.

O recurso às faculdades mentais permite uma descrição ontológica da mente humana (o que a mente é), descrição e classificação dos processos psicológicos (o que a mente faz) e um modelo capaz e endereçar o estudo dos mecanismos neurobiológicos causalmente associados aos processos psicológicos e fenômenos mentais correspondentes (como a mente é causada). Segundo Barrett e Satpute[8], esse modelo estabeleceu que as emoções fossem "designadas para viver nas partes antigas do cérebro que controlam o corpo, o chamado 'sistema límbico', também conhecido como nossa besta interior; enquanto as cognições foram atribuídas ao córtex (erroneamente chamado de neocórtex), como uma coroa que nos foi projetada pela evolução". Na medida em que a busca por mecanismos neurobiológicos especificamente relacionados às diferentes categorias da emoção mostrou-se elusiva, na transição para o século XX a neurociência passou a investigar a neurobiologia do comportamento, aproximando-se do modelo behaviorista. Assim, a concepção de emoção afasta-se de sua dimensão mental e tende a ser reformulada como estado do sistema nervoso associado a comportamentos específicos. Circuitos neurais para *freezing* ou fuga tendem a ser tomados como circuitos do medo, luta e raiva. Segundo Barrett, as emoções teriam sido ontologicamente reduzidas a comportamentos observáveis, de modo que experiência subjetiva e outros fenômenos mentais passaram a ser considerados epifenômenos da emoção passíveis de investigação empírica.

Nos anos 1950 e 1960, a mente voltou a ser objeto de investigação científica, mas dessa vez as emoções foram reformuladas sob a forma de metáforas computacionais. Com o funcionalismo, as emoções novamente são reduzidas aos processos que as criam. Barrett[9] fala de dois tipos de funcionalismo: (1) *input-output* (ou *black-box*) – define uma emoção por meio de suas causas e efeitos; (2) adaptativo (desenho intencional) – define emoção como um estado que supostamente evoluiu para servir a uma utilidade ou propósito particular. Entende que o funcionalismo se equivoca ao estudar o fenômeno como um conjunto de causas e efeitos sem a correspondente demonstração neurobiológica de seus mecanismos.

Com o surgimento da neurociência cognitiva nos anos 1990 tem origem a neurociência afetiva: emoções seriam causadas por processos emocionais localizados em circuitos emocionais específicos. Por exemplo, a concepção de que o córtex pré-frontal (supostamente sede da cognição) tem efeito regulatório supressivo sobre a amígdala (supostamente local das emoções).

Algumas das principais teorias neurobiológicas das emoções são:

- Teoria interoceptiva (Craig e Damasio) – o corpo exerce função sobre a experiência de emoções e sentimentos, mesmo em nível de consciência. Estrutura neural envolve: (a) córtices orbitofrontais medial e lateral, relacionados ao afeto (p. ex., embotamento afetivo); (b) ínsula – relacionada à repulsão, mapeia *inputs* somáticos (incluindo dor) e informações autonômico-viscerais, central na experiência de como a pessoa se sente, incluindo a maioria dos componentes conscientes da experiência emocional (*inputs* autonômicos chegam à ínsula e ao córtex cingulado anterior [ACC]); (c) amígdala – relacionada à inibição do medo; (d) córtex cingulado anterior (ACC) – associado à excitação emocional e motivação. Existem diversas representações do corpo relacionadas a redes de regulação homeostática de órgãos internos (corticais e subcorticais), e todas contribuem para a experiência consciente em geral e da emoção em particular, gerando funções básicas do *self*.
- Teoria da avaliação (*appraisal*)[10,11] – sequência de avaliações de estímulo ou situação levam a decisões progressivamente mais complexas. No modelo processual de componente[11], os diferentes componentes de um estado emocional não são estáticos, mas processos coordenados e integrados que se desenvolvem em uma sequência temporal particular (ms). São sequências de processos emocionais gerados por processos de decisão específicos incorporando novos tipos de informação.
- Teoria de sistemas emocionais neurobiológicos[12] – módulos específicos correspondem a categorias específicas da emoção, enfatizando o papel de estruturas subcorticais e o fato de que todos os animais que possuem estados emocionais também têm experiências conscientes da emoção. Elementos neurobiológicos e comportamentais são suficientes para atribuir sentimentos emocionais em animais. Seguindo a proposição de Ekman sobre a existência de sete emoções básicas expressas na fisionomia humana (alegria, surpresa, medo, raiva, repulsa, tristeza e desprezo), Panksepp propõe sete sistemas emocionais básicos a partir da observação de animais e da neurociência: busca, raiva, medo, desejo sexual, cuidado, pânico e divertimento. Boa parte dessas proposições tem origem em estimulação elétrica e estudos neuroquímicos. Propõe circuitos neurais no processamento de diversas situações diferentes, capazes de coordenar a mesma reação emocional (p. ex., medo).

Estados emocionais são determinados pela evolução, tendo como origem motivação e comportamento.

- Teoria da emoção (Edmund Rolls) – baseada em estudos com primatas e fMRI, propõe que neurônios específicos, sensíveis à recompensa e punição, respondem ao valor do estímulo independentemente de suas propriedades sensoriais. Córtex orbitofrontal e amígdala respondem à presença de chocolate, tanto para alguém desejoso de comê-lo quanto para alguém saciado. Neurônios localizados nessas estruturas mantêm representações de valor desarticuladas do estímulo, codificam algo mais abstrato (o que o estímulo significa, qual seu valor), o que, por sua vez, muda de acordo com o estado homeostático do indivíduo. Estados emocionais estão fortemente ligados à motivação comportamental; experiências de emoções são mais dependentes da linguagem. A teoria se move em um espaço bidimensional em que os estados emotivos se encontram, com categorias emocionais expressas em comportamento diante de recompensa (oferecida = alegria; retirada = frustração) e punição (aplicação = medo; retirada = alívio), o que obviamente restringe a diversidade das emoções.

- Teoria da consciência emocional de ordem superior[13] – estados emocionais de consciência (sentimentos emocionais) são vistos tradicionalmente como programas inatos localizados em áreas subcorticais e, com frequência, tratados como diferentes dos estados cognitivos de consciência, como aqueles relacionados à percepção de estímulos externos. Na denominada teoria dos dois sistemas, LeDoux e Pine[14] propõem que as experiências emocionais envolveriam dois sistemas, não apenas os circuitos mais básicos (p. ex., os subcorticais e límbicos), como proposto por várias perspectivas, algumas delas descritas acima. Em linhas gerais, e tomando o medo como exemplo, as estruturas subcorticais e límbicas tradicionalmente relacionadas a essa emoção, como a amígdala, estariam mais relacionadas a respostas de defesa contra ameaças, enquanto a experiência subjetiva do medo dependeria mais dos circuitos cerebrais relacionados à consciência, predominantemente corticais, com maior ou menor envolvimento das estruturas subcorticais envolvidas na defesa, a depender da situação. Contudo, os mecanismos cerebrais que dão origem aos sentimentos emocionais conscientes não são fundamentalmente distintos daqueles que originam experiências perceptivas conscientes. A teoria propõe que as experiências conscientes são processadas em um único sistema cerebral integrado, uma rede cognitiva cortical geral, essencial à experiência consciente, na qual a diferença entre estados emocionais e não emocionais está nos tipos de *inputs* processados. Ainda que os circuitos subcorticais não sejam diretamente responsáveis pelos sentimentos conscientes, eles provêm os *inputs* não conscientes que combinam com outros tipos de sinais neurais, de forma a constituir o conjunto cognitivo das experiências emocionais conscientes.

- Teoria da emoção construída[9] – um afeto central tem suas dimensões de excitação e valência vistas como representações de baixa dimensão de sensações interoceptivas. O aspecto "construído" da teoria refere-se a experiências sensoriais concomitantes, consciência da situação que as produz, predições sobre o que pode acontecer em seguida, em suma, tudo o que aparece à consciência naquele momento. Qualquer experiência consciente de uma emoção envolve centro afetivo, percepções corporais, conhecimento e pensamentos sobre a situação que a gerou. Não apenas o estímulo, mas também memória e expectativa participam na construção da emoção. Expectativa e predição do próprio estado corporal (erro de predição entre expectativa e estado corporal real) constituem uma parte importante da experiência consciente de estados emocionais.

As teorias da avaliação e da emoção construída não atribuem os estados emocionais a sistemas ou circuitos cerebrais específicos, mas sim a uma ampla rede geral operando no cérebro (embora haja processos de domínio geral – p. ex., memória, percepção, atenção – operando juntos na construção de uma emoção). A teoria da emoção construída, por ampliar o conceito de emoção, nega a existência de categorias emocionais objetivas como medo, raiva, tristeza e repulsa. Ela salienta o processo social de construção das emoções e sua complexidade, dessa forma obstruindo as formulações de natureza empírica tão caras à investigação científica.

Para tanto, a teoria propõe uma abordagem construcionista multinível no estudo da emoção – emoções são construídas a partir de sensações interoceptivas ou de mudanças afetivas intensas na consciência, o que pode explicar por que as regiões cerebrais responsáveis pela alostase (processo pelo qual o organismo responde ao estresse para readquirir a homeostase), envolvendo regiões límbicas como amígdala, estriado ventral, ínsula, córtex orbitofrontal, cingulado anterior e córtex pré-frontal medial, são assumidas como circuito da emoção: são importantes para regular metabolismo e gasto energético associados a emoções intensas[15]. Muitas dessas regiões estão dentre as mais conectadas do córtex, trocando informações com mesencéfalo, tronco cerebral e núcleos da medula espinhal, que coordenam entre si os sistemas autônomo, imunológico e endócrino, bem como os que controlam os movimentos. Trata-se de uma abordagem construcionista que muda o foco das investigações neurocientíficas da emoção, (1) afastando-se da relação de identidade entre estado emocional e suas causas físicas e (2) convergindo os domínios cognitivo, perceptual, social e afetivo da neurociência em uma estrutura unificada, colocando metabolismo e regulação energética no centro de toda atividade mental.

Crítica às teorias da emoção

Segundo alguns autores, noções como a de que o córtex pré-frontal (supostamente sede da cognição) tenha efeito regulatório supressivo sobre a amígdala (supostamente local das emoções) não são empiricamente sustentáveis. As investigações nos últimos 20 anos, em busca de circuitos responsáveis por raiva, medo, tristeza etc., em regiões cerebrais específicas, não são conclusivas para identificar as bases neurais específicas dessas categorias mentais. Em geral, estudos individuais podem identificar regiões envolvidas, mas revisões metanalíticas revelam inconsistências que não dão subsídio às teorias neurobiológicas da emoção.

Nesse sentido, Barrett critica o que chama de essencialismo psicológico, concepção que permite definir um fenômeno psicológico por meio de suas causas e consequências, na medida em que postulam estados e mecanismos causais hipotéticos. Mesmo sem medidas ou especificidade, pesquisadores continuam acreditando no efeito causal dos circuitos neurais sobre os estados emocionais. Cita como exemplos o programa afetivo metafórico para o medo de Ekman, o sistema FEAR de Panksepp e o "estado de medo central" proposto por Adolph, todos hipotéticos. Esses neurocientistas interpretariam padrões classificatórios como "assinaturas", "impressões digitais" ou biomarcadores de categorias emocionais, o que remete a uma espécie de essencialismo neural equivocado. Não se pode interpretar a variabilidade dos achados (alguns estudos afirmando e outros negando) como afirmativa da hipótese neurobiológica clássica. Afinal, os correlatos físicos da emoção, sejam neurais ou autonômicos, são altamente variáveis de situação para situação – mudanças fisiológicas associadas com uma categoria emocional em um estudo podem ser semelhantes àquelas associadas com uma categoria emocional diferente em outro estudo. Variação é a norma e isso demanda uma explicação causal diferente de simples epifenômeno emocional. Segundo a autora, "o problema não está em criar uma categoria [de resto necessário ao paradigma científico], mas está em essencializar a categoria". Uma categoria é um grupo de objetos ou instâncias com algumas semelhanças que a mente humana cria para algum propósito. Portanto, seria equivocado acreditar que essas semelhanças sejam fixas e reais na natureza, independentes do observador e ontologicamente objetivas. Diante da enorme variação observada nos estudos neurocientíficos da emoção, faz sentido criar taxonomias mais refinadas, tentando facilitar a identificação de características neurais específicas de cada categoria de emoção. Mas é preciso admitir que até o momento não temos uma teoria da experiência emocional generalizável e produtiva. Por outro lado, as teorias psicológicas da emoção exploram a experiência emocional em si também recorrendo aos mecanismos neurobiológicos, embora não os vejam como causas da experiência emocional.

Sistemas cognitivos (SC)

As habilidades cognitivas envolvem diversos processos que, no RDoC, estão organizados em torno dos construtos: (1) atenção; (2) percepção (subconstrutos: visual, auditiva, olfativa, somatossensorial e multimodal); (3) memória declarativa; (4) linguagem; (5) controle cognitivo (subconstrutos: seleção de objetivo, atualização, representação e manutenção; seleção de resposta, inibição/supressão; monitoramento de performance) e (6) *working memory* (subconstrutos: manutenção ativa, atualização flexível, capacidade limitada e controle de inferência).

Como visto anteriormente, o funcionamento emocional, embora classificado à parte, está relacionado e pode afetar significativamente o funcionamento cognitivo[16].

No que se refere à análise das funções cognitivas, técnicas de eletroencefalografia e de neuroimagem funcional em indivíduos sob tarefas experimentais fornecem informações no espaço de milissegundos que permitem rastrear sequências de engajamento neuronal em processos cerebrais específicos, permitindo que sejam mapeados desde percepção e atenção até funções cognitivas mais complexas. A combinação desses achados com marcadores neurobiológicos multimodais, obtidos a partir da genética e biologia molecular relacionadas aos sistemas cerebrais envolvidos, oferece um paradigma promissor em aprofundar nosso conhecimento sobre a relação entre comportamento e cérebro.

Modelo de memória de trabalho – Baddeley e Hitch[17] formularam a concepção de que a mente humana processa as informações por meio de um modelo de memória de trabalho compreendendo três elementos:

1. Executivo central – centro de controle, regulando o processamento das informações entre os modos de armazenamento da memória. Controla e implementa os processos cognitivos usados para codificar e recuperar informações. Está sediado no lobo frontal, onde recebe informações da alça fonológica, do *buffer* episódico e da memória visuoespacial.
2. Alça fonológica – mantém traços de memória de informação verbal por alguns segundos combinados com ensaio subvocal (armazena informações auditivas). A alça fonológica divide-se em dois componentes: acústico (mantém informações auditivas por curtos períodos) e ensaio articulatório (mantém as informações por período maior, durante a execução do ensaio).
3. Memória visuoespacial – mantém informações visuais e espaciais necessárias para que o executivo central possa imaginar objetos e mover-se no ambiente

físico. Posteriormente, Baddeley adicionou o (4) *buffer* episódico – capaz de reter as informações armazenadas, transferindo-as entre a percepção, a memória de curto prazo e a de longo prazo.

Alterações do pensamento

As alterações do pensamento são veiculadas por meio da linguagem e, de acordo com a tradição anglo-saxônica, podem ser divididas em alterações da forma (processo de pensamento, maneira pela qual o paciente articula suas ideias e associações; p. ex., pressão de fala, tangencialidade, desorganização, incoerência) ou do conteúdo (o que a pessoa pensa; p. ex., temas persecutórios, grandioso, suicida etc.). A psicopatologia fenomenológica entende como alterações da forma o tipo de pensamento apresentado (p. ex., uma obsessão de culpa e um delírio de culpa têm o mesmo conteúdo, mas são diferentes formas; um delírio de empobrecimento (ruína) e um delírio de culpa têm a mesma forma [são delírios], mas diferentes conteúdos).

As alterações formais do pensamento (AFP) ocorrem comumente nas esquizofrenias e também em diversos transtornos psíquicos. O emprego do modelo RDoC na investigação das AFPs oferece a possibilidade de identificar seus mecanismos e desenvolver avaliações e tratamentos mais efetivos. AFPs são investigadas no âmbito do construto da linguagem por meio das ciências psicolinguísticas (que objetivam e quantificam amostras de linguagem), de paradigmas técnicos (técnicas de amostragem válidas e ecológicas) e de modelação computacional (processamento de funções linguísticas, cognitivas, afetivas e sociais em uma rede interconectada).

Em um resumo do cenário envolvendo a investigação das AFPs, Cohen et al.[18] descrevem dois tipos de desafio:

- O construto da linguagem está intimamente relacionado com outros construtos dos domínios cognitivo, afetivo e social. As habilidades linguísticas dependem de uma ampla gama de sistemas cognitivos (p. ex., *working memory*, memória declarativa e atenção), afetivos (p. ex., avaliação do esforço e ameaça aguda) e sociais (p. ex., comunicação social, afiliação e vinculação afetiva). Há diversas evidências de que estados emocionais negativos aumentam as falhas de comunicação em pacientes com esquizofrenia (p. ex., embotamento afetivo) e de que as AFPs refletem falhas em habilidades cognitivas básicas (p. ex., atenção e *working memory*). Portanto, é provável que os sistemas cognitivo, afetivo e social interajam de modo a produzir alterações por meio de diferentes mecanismos. Assim, as AFPs parecem resultar da participação de diferentes mecanismos além do sistema de linguagem. Algumas das teorias sobre AFPs (p. ex., ativação de espalhamento [*spreading*] e redes associativas semânticas) propõem que as alterações resultem da confluência de redes semânticas anormalmente ativadas e de sistemas de inibição executiva inefetivos. Portanto, o modelamento das interações entre os sistemas cognitivo, afetivo e social precisa ser coordenado entre seus construtos.

- As AFPs não são um fenômeno estático, mas variam quanto ao grau de comprometimento em um mesmo momento e apresentam mudanças qualitativas ao longo do tempo (p. ex., apresentam incoerência em uma situação ou momento e alteração da prosódia em outro). Pacientes com demência podem piorar as AFPs ao longo do dia, refletindo piora gradual nas funções cognitivas e afetivas (*sundowning*), enquanto aqueles com depressão talvez experimentem pioras e melhoras de acordo com a ativação de emoções negativas. A pressão de fala pode ser dependente de contextos, piorando diante de excitação (*arousal*) frente à ameaça (p. ex., suspicácia) ou relacionada à recompensa e/ou excitação consequentes da ameaça (p. ex., mania). Portanto, para que se desenvolvam modelos sensíveis a essas diferentes apresentações, a linguagem precisa ser operacionalizada e medida por meio de indicadores quantitativos sensíveis ao transcurso do tempo e em sintonia com os eventos concomitantes[18].

Delírios

Dentre as alterações do pensamento, os delírios vêm sendo mais recentemente examinados por teorias neurobiológicas envolvendo processos cognitivos e fisiologia cerebral. Há também uma tendência em aproximar conceitos oriundos da tradição psicopatológica aos paradigmas neurocientíficos, o que pode ser observado, por exemplo, na correlação entre ipseidade e o construto percepção e compreensão do *self*, no domínio dos processos sociais do RDoC. Na concepção do *self* mínimo ou distúrbio da ipseidade e alienação/hiper-reflexividade, Sass e Byrom[19] partem da tradição fenomenológica (Matussek e Conrad) definindo ipseidade (ou *self* mínimo ou *self* central) como o sentido básico de existir como sujeito da experiência, unificado e vital. Agregam os conceitos de hiper-reflexividade e autovinculação (*self-affection*), que por sua vez remontam aos domínios dos processos sociais (percepção e compreensão do *Self* > agência e autoconhecimento) e sistemas sensório-motores (agência e propriedade).

Modelos neurocognitivos envolvendo saliência aberrante e erro de previsão
Modelo da saliência aberrante

Inicialmente formulado por Kapur[20], propõe uma heurística vinculando neurobiologia (cérebro), experiência fenomenológica (mente) e aspectos farmacológicos das psicoses implicando função dopaminérgica e antipsicóticos. Desde longa data descrita, a hipótese de desregulação dopaminérgica na origem de sintomas psicóticos é corroborada pelo efeito antipsicótico dos medicamentos antagonistas dopaminérgicos e pelo efeito psicotomimético de drogas como a anfetamina. Na medida em que a dopamina, o "vento do fogo psicótico", medeia a saliência de eventos do ambiente nas representações internas, o tônus dopaminérgico excessivo ou desregulado pode levar a uma atribuição de saliência desproporcional sobre fenômenos da experiência pessoal (mente), fenômenos que, ao senso comum, teriam pouca ou nenhuma relevância. Dessa forma, os delírios resultariam de um esforço cognitivo por parte do paciente em dar sentido a essas experiências excessivamente salientes. Já as alucinações resultariam da experiência direta da saliência aberrante nas representações internas.

A ação dos antipsicóticos parece corroborar essa hipótese: na medida em que bloqueiam a saliência por meio do antagonismo dopaminérgico, produzem redução dos sintomas, permitindo um processo de reestruturação psicológica mais condizente com o princípio de realidade. Entretanto, quando os antipsicóticos são descontinuados, em geral há retorno do desequilíbrio neuroquímico, as ideias e experiências delirantes atenuadas tornam-se novamente investidas pela saliência aberrante e ocorre reagudização psicótica.

O modelo da saliência aberrante recebeu diversos aportes subsequentes obtidos a partir de modelos animais (neurônios dopaminérgicos do mesencéfalo são ativados por eventos salientes inesperados) e de estudos com fMRI demonstrando alterações na ativação de campos de projeção dopaminérgica nos córtices pré-frontal e estriado durante tarefas de saliência[21].

Modelo do erro de previsão na origem dos delírios

De acordo com as teorias de aprendizado associativo formal, os erros de previsão são utilizados pelos organismos como sinais de aprendizagem, com consequências diretas e indiretas no processo de aprender. De forma direta, a redução da magnitude desses erros leva o organismo a melhorar sua habilidade em prever relações no seu ambiente, desse modo adaptativamente aumentando seu contato com recompensas e evitando frustrações. Portanto, a redução dos erros de predição fortalece diretamente a relação associativa entre indício preditivo e resultado (recompensa ou frustração). Os sinais de erro de previsão também influenciam o aprendizado indiretamente, alterando a atenção alocada ao estímulo: maior atenção é vinculada a estímulos ocorridos em ambientes imprevisíveis. Quanto maior a atenção prestada a um determinado estímulo, tanto mais forte será a associação do estímulo com o resultado particular no ambiente. Portanto, o aprendizado associativo vincula sinal de erro de previsão, formação de associação e foco atencional.

Sob o ponto de vista neuroquímico, estudos animais mostram que os neurônios dopaminérgicos da área tegmental ventral (VTA) codificam o processo de erro de previsão de recompensa, apresentando um padrão de disparo consistente com a teoria do aprendizado associativo. Observa-se uma atividade fásica inicial em resposta a recompensas não previstas. Esses neurônios gradualmente vão perdendo essa resposta na medida em que as recompensas passam a ser previstas. Quando o organismo aprende que certos estímulos preveem a recompensa, esses estímulos (e não a recompensa em si) começam a evocar a atividade dopaminérgica fásica. Ou seja, a resposta dos neurônios dopaminérgicos a estímulos preditivos é governada pela ocorrência de erros de previsão de recompensa, e não simplesmente pela presença de uma associação estímulo-resposta.

Estudos com neuroimagem funcional em humanos implicam os sistemas frontoestriatais no aprendizado associativo baseado ou não em recompensa. O córtex pré-frontal (PFC) mantém uma representação dos objetivos do organismo e exerce uma função essencial na aquisição de associações condicionais utilizadas para guiar o organismo na obtenção desses objetivos, as chamadas "regras do jogo". Para que haja comportamento flexível, as representações de objetivos devem ser continuamente atualizadas pelas informações novas, um mecanismo governado pelos sinais de erro de previsão a partir dos neurônios da VTA. Na ausência de sinais fásicos da VTA, o PFC apenas mantém sua representação do objetivo; mas quando estímulos aferentes induzem uma resposta dopaminérgica fásica nos neurônios da VTA, o portão do PFC se abre, permitindo atualização da representação em associações que governam o comportamento dirigido para o objetivo. Porém, o comportamento dirigido a objetivos pode falhar quando o portão for aberto para estímulos irrelevantes (distração).

De modo resumido, o modelo de erro de previsão sugere que sinais de erro de previsão discrepantes sejam responsáveis pelas alterações perceptivas e atencionais que levam à inferência de relações causais errôneas características da psicose, dessa forma deflagrando a construção delirante.

De acordo com o modelo proposto por Corlett et al.[22], alterações na sinalização mediada por glutamato e dopamina envolvendo VTA, estriado e PFC são capazes de explicar sintomas psicóticos. A prova do construto serve-se do efeito psicotomimético da ketamina, um antagonista de receptores glutamatérgicos NMDA, que leva ao aumento da atividade dopaminérgica. A ketamina induziria sinais de erro de previsão inadequados, o que levaria ao engajamento de mecanismos pré-frontais, produzindo foco atencional para estímulos irrelevantes (tomados como explicativos), e à formação inadequada de associações entre estímulos, resultando em alteração do comportamento dirigido a objetivos. Essas alterações cognitivas levam ao emprego de estratégias cognitivas supraordenadas para explicar a experiência do indivíduo, que dessa forma constrói explicações delirantes de sua experiência anômala. Esse modelo vem sendo aprimorado nos últimos anos, de forma a constituir uma heurística translacional capaz de explicar a gênese do delírio e produzir hipóteses testáveis por meio de estudos com modelos animais e fMRI. O modelo segue quatro princípios teóricos: (1) crenças e memórias compartilham mecanismos neurais e cognitivos; (2) memória aprendida e crenças influenciam a percepção; (3) afeto influencia aprendizado, memória e, portanto, também crença; (4) o sentido de *self*, agenciamento, livre arbítrio e crenças sobre o mundo é governado pelos mesmos mecanismos de aprendizagem neural simples.

Esses modelos ilustram o potencial do paradigma neurobiológico em explicar os mecanismos subjacentes a diversos fenômenos vividos subjetivamente pelos pacientes. Espera-se que o refinamento das técnicas de investigação e a sedimentação dos novos conhecimentos resultem em intervenções terapêuticas mais específicas e eficazes.

A teoria dos dois fatores procura integrar os processos de percepção e de avaliação de crenças como determinantes das alterações cognitivas implicadas no delírio. Um exemplo de testagem do modelo pode ser visto no estudo de Corlett[22] sobre o delírio de Capgras (crença de que uma pessoa familiar foi substituída por uma impostora): (1) alteração perceptiva corresponde à ausência de resposta emocional diante da pessoa em questão, verificada por ausência de resposta de condutância na pele, fenômeno associado a lesões do córtex pré-frontal ventromedial (vmPFC); (2) alteração no processo de avaliação da crença, associado com lesões do córtex pré-frontal dorsolateral (dlPFC). Especialmente dlPFC à direita produz suscetibilidade à crença (experimento do mesmo grupo, com TMS e hipnose). Contudo, outros delírios monotemáticos associados com lesões cerebrais desafiam a teoria dos dois fatores: Cotard (acredito que estou morto), Fregoli (acredito que supostos estranhos são pessoas familiares para mim, porém disfarçadas em outras identidades), identificação equivocada de si no espelho (a pessoa que vejo refletida no espelho não sou eu) e parafrenia somática (esse braço não é meu, pertence a outra pessoa). Embora tenham em comum disfunção na avaliação da crença (fator 2), apresentam lesões em outras regiões que não o hemisfério direito e/ou dlPFC. Ademais, há casos de lesões com alterações perceptivas sem apresentar delírios. Ou seja, há indivíduos com alteração da resposta de condutância dérmica diante de faces familiares que não apresentam delírios e indivíduos com Capgras que não apresentam alteração da resposta de condutância dérmica, embora tenham lesão em hemisfério direito (dlPFC e córtex parietal – avaliação da crença). Tomados em conjunto, esses dados apontam para a necessidade de reformulação da teoria.

Alterações sensoperceptivas

As alterações sensoperceptivas envolvem sensação (estímulo físico e suas propriedades físicas são registrados pelos órgãos sensoriais, que decodificam as informações e transformando-as em impulsos ou sinais neurais, que então são transmitidos aos córtices sensoriais) e percepção (os impulsos neurais são organizados, traduzidos e interpretados, dando sentido representativo às sensações). Por exemplo, ver a luz (sensação) é diferente de determinar sua cor (percepção); ouvir um som (sensação) é diferente de perceber a música que está sendo tocada.

Alucinações auditivas verbais (AAV) – dentre as alterações sensoperceptivas observadas em psicoses, as AAVs (escutar vozes) são bastante prevalentes. Diversos estudos demonstram que pacientes com esquizofrenia, especialmente com predomínio de sintomas positivos (delírios e alucinações), apresentam falha no processamento cognitivo de estímulos a partir do ouvido direito. Embora mais estudadas como um sintoma característico das esquizofrenias, as AAVs podem surgir no contexto de diversos transtornos psiquiátricos (transtornos de humor, dissociativos, demências, epilepsias, abuso de substâncias etc.) e na população não clínica. Estudos indicam prevalências de 5 a 28% na população geral não clínica, o que representa aproximadamente 75% das pessoas com AAVs. Entretanto, indivíduos de outro modo saudáveis que "escutam vozes" na ausência de estímulo externo em geral têm consciência de que as vozes têm origem em processos internos, por exemplo, a partir do pensamento deles próprios, o que não costuma ocorrer em indivíduos com esquizofrenia. Portanto, o fenômeno alucinatório observado nas psicoses provavelmente está associado não apenas ao comprometimento do sistema cognitivo, mas também ao de outros domínios.

As AAVs recebem atenção de diversas teorias neurobiológicas:

- Memórias instáveis[23]: alucinações resultariam de memórias "parasitas" em decorrência da alteração dos processos de produção da linguagem, ativando inadequadamente elementos da memória baseada na linguagem incongruentes com o contexto. As alucinações resultariam da intrusão e ativação espontânea de memórias e outras representações mentais (p. ex., fala interna, imagens auditivas). O sistema de memória falha em suprimir associações mentais circunstancialmente irrelevantes, havendo codificação incompleta de memórias, que seriam armazenadas de maneira incorreta, o que leva a um aproveitamento contextual inadequado, mecanismos que também determinariam alterações formais do pensamento, como afrouxamento de associações e tangencialidade. A teoria implica hipocampo (memórias) e putâmen (tradução de memórias em experiências de linguagem, mediação do acesso à consciência e às áreas de fala e audição). Associações entre trauma na infância e AAVs observadas em esquizofrenia, transtorno de estresse pós-traumático e populações não clínicas, bem como estudos evidenciando alterações funcionais do hipocampo antes da ocorrência de alucinações são achados que dão suporte à teoria.

- Monitoramento de fonte[24,25]: AAVs resultariam de déficit no automonitoramento e discriminação da realidade. Eventos internos (como pensamentos, fala interna e ações) ficariam destituídos de atributos do *self*, o que dificulta o reconhecimento desses eventos como próprios (*self-recognition*). Estuda-se o automonitoramento da fala interna por meio de fMRI e EEG, na tentativa de identificar os mecanismos neurais que rotulam as experiências internas autogeradas como "vindas de mim", distinguindo-as das percepções geradas externamente.

- Alteração da comunicação inter-hemisférica[26,27]: AAVs resultariam de aumento na sincronia entre áreas auditivas bilaterais, hipótese derivada de estudos sobre o zumbido (*tinnitus*). Achados de hipersincronia inter-hemisférica entre áreas auditivas sugerem que as vias auditivas mais robustas possam produzir e manter uma alça de *feedback* positivo entre áreas geradoras de zumbido em ambos os hemisférios. Estudos com fMRI, DTI e EEG dão suporte à ideia de que alteração na conectividade bilateral de áreas auditivas através do corpo caloso possam produzir AAVs. Há estudos demonstrando participação inter-hemisférica no processamento e compreensão da fala, bem como seu papel na integração entre prosódia e sintaxe no contexto da linguagem. Portanto, as vias de comunicação inter-hemisféricas são importantes no processamento da audição e da linguagem e sua alteração poderia explicar o surgimento de fantasmas auditivos como as AAVs e os zumbidos.

- Efeito *top-down* e predições *bottom-up*[28-30]: AAVs podem ser causadas por desequilíbrio nos mecanismos descendente e ascendente dos processos envolvendo percepção e atenção. Há evidências de que pacientes com AAVs graves apresentem maior influência de imagens mentais (*imagery*) sobre a percepção, o que sugere alteração da influência descendente na percepção auditiva.

Portanto, alterações nos dois mecanismos cognitivos podem estar simultaneamente associadas com as AAVs:

- Deficiência no monitoramento da realidade – durante o monitoramento da realidade, a rede de modo padrão (*default*) é desativada e aquelas envolvendo área motora suplementar (SMA), córtex cingulado anterior (ACC) e regiões occipitais, ativadas. No caso de deficiência no monitoramento da realidade, pode haver: (a) aumento da ativação coordenada (falha em desativar) da rede envolvendo o modo padrão e o giro temporal superior (STG) e (b) uma redução da ativação em SMA e ACC associada com a presença de AAV[31].

- Aumento da influência descendente sobre as imagens mentais (no momento das alucinações) – no caso de influência descendente, os estudos de estado sugerem haver conectividade aumentada entre o córtex pré-frontal (PFC) – ou regiões perceptivas de ordem superior – e regiões de percepção auditiva, como STG e giro temporal médio (MTG).

Pode-se concluir que as alucinações resultariam de défices em percepção (ascendente) e atenção (descendente), o que é entendido como um déficit unitário de codificação preditiva[32]. AAVs teriam origem em regiões perissilvianas, que em pacientes psicóticos não seriam moduladas pelo PFC, o que também acontece em indivíduos não psicóticos que "escutam vozes".

Falha no controle cognitivo descendente[33]

Ocorreria falha do controle cognitivo descendente (áreas corticais pré-frontais) no sentido de inibição e atribuição de origem das representações perceptivas.

Investigando as características fenomenológicas das alucinações auditivas, Ford et al.[33] argumentam que a explicação do fenômeno remete a diversos domínios neurobiológicos: domínio cognitivo (percepção, linguagem, memória declarativa e controle cognitivo), processos sociais (afiliação e percepção/compreensão do *self* [sentido de agência]) e sistema de valência negativa (ameaça aguda e sustentada).

Em artigo subsequente, Ford[34] se baseia em investigações eletrofisiológicas com potencial evocado (ERP) utilizando paradigma de vocalização associado ao sentido de agência (processos sociais > percepção do *self*). Pacientes com esquizofrenia apresentam redução da supressão cortical durante as vocalizações, fenômeno também observado em outros transtornos psicóticos e em indivíduos de alto risco para desenvolver psicose. Alterações na conectividade entre os lobos frontal e temporal durante a fala mostram associação com a presença de alucinações auditivas, o que a autora interpreta como evidência de que atividade neural e conectividade associadas com a intenção para o agir possam ser a melhor forma de estudar o sentido de agência, que seria o principal sistema envolvido nas alucinações[34].

Processos sociais (PS)

Os sistemas de processos sociais mediam vários tipos de resposta a situações interpessoais, incluindo percepção e interpretação da ação de outros. A matriz do RDoC organiza os processos sociais em quatro construtos:

- Afiliação e vinculação (*attachment*): afiliação é definida como o engajamento em interações sociais positivas com outros indivíduos; vinculação consiste na afiliação seletiva que resulta da criação de vínculo social. Ambas são mediadas pelo processamento de informação social (processamento de indícios sociais) e pela motivação social. A afiliação é uma consequência comportamental da motivação social e pode se manifestar como comportamentos de aproximação social. Afiliação e vinculação requerem detecção e atenção a indícios sociais, como também aprendizado social e memória envolvidos na formação de relacionamentos. Ambos incluem consequências fisiológicas positivas de interações sociais e consequências fisiológicas e comportamentais de perturbações em relacionamentos sociais. Perturbações de afiliação e vinculação estão associadas a manifestações clínicas como isolamento social, indiferença e anedonia ou vinculação social excessiva.

- Comunicação social: processo dinâmico que inclui aspectos de recepção e produção utilizados na troca de informações sociais relevantes. A comunicação social, essencial para a integração e manutenção do indivíduo em ambiente social, é recíproca e interativa, surgindo em fases precoces do desenvolvimento. Distingue-se de outros sistemas cognitivos, como percepção, controle cognitivo, memória e atenção, por envolver particularmente interações com outros indivíduos. Os substratos neurais subjacentes à comunicação social evoluíram para regular tanto o controle automático quanto o volitivo, incluindo motivação e capacidade para se envolver na comunicação social. Os aspectos receptivos podem ser implícitos ou explícitos (p. ex., reconhecimento do afeto, reconhecimento e caracterização de faces). Aspectos produtivos incluem contato visual, reciprocidade expressiva e acompanhamento do olhar. A comunicação social utiliza informações de várias modalidades, incluindo processamento facial, vocal, gestual, postural e olfativo.
- Percepção e compreensão do *self*: constituem processos e/ou representações envolvidos na consciência, acesso ao conhecimento e/ou julgamento sobre o *self*. Podem incluir estados internos cognitivos ou emocionais atuais, traços ou habilidades (individuais ou em relação a outros), bem como os mecanismos que dão suporte à autoconsciência, automonitoramento e autoconhecimento. Dividem-se nos subconstrutos agência e autoconhecimento.
- Percepção e compreensão de outros: são processos e/ou representações envolvidos em estar consciente de ter acesso ao conhecimento e pensar e/ou emitir julgamento sobre outros indivíduos, incluindo-se informação sobre estados emocionais e cognitivos, traços ou habilidades do outro. Dividem-se nos subconstrutos percepção de animação, percepção de ação e compreensão de estados mentais de outras entidades animadas.

O "cérebro social" vem sendo estudado desde as investigações de Babinski (1914) e de Jackson (1932) sobre comportamento social e processamento da emoção em indivíduos com lesões cerebrais hemisféricas. Mais recentemente, estudos com fMRI alavancaram o conhecimento de substratos neurais envolvidos na cognição social, com paradigmas explorando temas como identificação de faces e prosódia, julgamento moral, atração sexual, empatia, decepção, dentre outros[35].

Sintomas negativos e déficits socioemocionais são uma característica central das esquizofrenias, têm robusta associação com prejuízo funcional e se manifestam mesmo antes do surgimento de sintomas psicóticos. Défices no reconhecimento de emoções estão presentes em indivíduos de alto risco para psicose e constituem o preditor mais robusto de transição para esquizofrenia[36]. Estudos com neuroimagem indicam alterações funcionais em amígdala e circuitos envolvidos no "cérebro social" (estriado, tálamo e córtex frontal), que por sua vez estão associados ao prejuízo no processamento emocional (p. ex., identificação de emoções faciais) em familiares não afetados, em indivíduos com risco clínico e genético e em pacientes com esquizofrenia. Por outro lado, estudos genéticos identificam variações polimórficas compartilhadas por pacientes com esquizofrenia, transtorno bipolar e espectro autista.

No âmbito do construto afiliação e vinculação (*attachment*), Fang et al.[37] investigaram a ação da ocitocina no comportamento de homens com ansiedade social em tarefa de exclusão social. A ocitocina promoveu maiores afiliação social e cooperação entre os indivíduos. Lindberg et al.[38] observaram que o escore em escalas de vinculação e traços associados têm conexão com abuso de álcool em adultos e risco de abuso futuro em estudantes.

O domínio de processos sociais tem sido estudado também em indivíduos saudáveis[39] e em diversas áreas clínicas, como em transtornos do espectro autista[40], disruptivos[41] e de personalidade[42].

Desde a primeira metade do século passado tem-se investigado as alterações do Eu nas psicoses, em especial na esquizofrenia. O tema tem uma larga tradição na escola psicopatológica alemã, sendo designado como alterações na percepção do Eu (*Ich-Störungen*) e nas suas relações com o ambiente (mundo), fenômenos classificados à parte de delírios, alterações formais do pensamento e alucinações.

Com base nessa tradição fenomenológica, Parnas et al.[43] criaram a escala EASE (*Examination of Anomalous Self Experience*), designada para avaliar objetivamente as alterações básicas do *self* mínimo em cinco dimensões: (1) cognição e fluxo da consciência, (2) autoconsciência e presença, (3) experiências somáticas, (4) demarcação/transitivismo e (5) reorientação existencial. Em revisão metanalítica dos estudos empíricos utilizando a escala EASE ao longo dos últimos 15 anos, Raballo et al.[44] identificaram 218 estudos, 32 dos quais foram incluídos na revisão. Pacientes do espectro da esquizofrenia (esquizofrenias e transtornos de personalidade esquizotípica) apresentaram escores mais altos em alterações do

Eu em comparação com psicoses afetivas, outras psicoses e controles saudáveis. Os autores interpretaram o resultado como evidência de que as alterações do Eu implicam seletivamente as psicoses do espectro da esquizofrenia e parecem constituir um marcador fenotípico central na vulnerabilidade para esquizofrenia em diferentes níveis de gravidade do espectro.

Além disso, em estudo com pacientes de primeiro episódio psicótico diagnosticados com esquizofrenia ou outras psicoses (transtorno bipolar, delirante e outros), Svendsen et al.[45] verificaram que os escores da EASE no início e ao longo de *follow-up* de 7 anos constituíram o fator de predição mais robusto no seu desempenho funcional[45]. Esses resultados sugerem que a aplicação de conceitos e formulações oriundos da observação clínica com base na psicopatologia fenomenológica apresentam adequada especificidade e confiabilidade, demonstrando que a investigação psicopatológica atenta é importante não apenas na clínica psiquiátrica como também na orientação das pesquisas.

Sistemas regulatórios e de vigília (SRV)

Sistemas responsáveis pela geração de ativação de sistemas neurais necessários em vários contextos, provendo regulação homeostática de funções como equilíbrio energético e ciclo sono-vigília. Vigília (*arousal*) é definida ao longo de um *continuum* de sensibilidade do organismo a estímulos externos e internos. Os ritmos circadianos constituem oscilações endógenas autônomas que organizam a cadência (*timing*) dos sistemas biológicos de forma a otimizar sua fisiologia e comportamento. Ciclo sono-vigília refere-se aos estados comportamentais endógenos e recorrentes que refletem mudanças coordenadas na organização funcional dinâmica do cérebro, otimizando fisiologia e comportamento. Os processos circadianos homeostáticos regulam a propensão para a vigília e o sono.

Fadiga, alterações do sono e do apetite integram os transtornos depressivos e podem ser estudadas no domínio dos SRVs. Um exemplo de aplicação do modelo SRV em pesquisa pode ser visto no estudo de Gunzler et al.[46] em pacientes com depressão: os autores identificaram um subgrupo caracterizado por escores elevados no domínio SRV e escores baixos em outros domínios (valência negativa, cognitivo e sensório-motor), indicando um fenótipo diferenciado, cujas particularidades podem refletir comprometimento específico de sistemas neurais envolvidos no SRV. Essa hipótese é corroborada por pelo menos mais dois estudos observando níveis elevados de *arousal* em pacientes deprimidos com melhor resposta ao tratamento com antidepressivos[47,48]. O SRV também vem sendo aplicado no estudo de outras condições clínicas, como TDAH e ritmo cognitivo lento[49].

Sistemas sensório-motores (SSM)

São responsáveis primariamente pelo controle e execução de comportamentos motores e seu refinamento durante o aprendizado e o desenvolvimento.

- Ações motoras – construto multifacetado, envolve processos engajados no planejamento e execução de uma ação motora de modo apropriado ao contexto. Esses processos frequentemente operam em conjunção com processos motivacionais (p. ex., motivações apetitivas produzindo comportamento de aproximação). As ações motoras incluem modulação e refinamento de ações durante o desenvolvimento e o aprendizado, incluindo os subconstrutos: (a) planejamento e seleção da ação, (b) dinâmica sensório-motora, (c) iniciação, (d) execução e (e) Inibição e término.
- Agência e propriedade – refere-se à percepção da pessoa em iniciar, executar e controlar ações volitivas e suas consequências sensoriais, bem como a percepção de que o corpo ou parte dele pertence à própria pessoa. O conceito pode envolver comparação entre as consequências sensoriais previstas e as reais, consciência da intenção de mover-se, vinculação temporal da ação autoproduzida com seus efeitos imediatos e atenuação das consequências sensoriais de ações autoproduzidas.
- Hábito – refere-se aos mapeamentos de estímulo-resposta aprendidos, acionados por estímulos internos ou externos, que são autônomos, ou seja, não influenciados pelo valor do resultado/recompensa obtido. Os hábitos são implícitos e eficientes, exigindo poucos recursos cognitivos, mas também podem se tornar inadequados em circunstâncias novas. Os hábitos baseiam-se na aprendizagem prévia positiva ou negativamente reforçada e, em geral, ocorrem após a aprendizagem prolongada. Tanto a formação quanto a expressão do hábito são comumente operacionalizadas nos sistemas de controle motor. Quando a formação de hábitos é motivada pela aprendizagem por recompensa, ela se sobrepõe ao construto hábito, no domínio de valência positiva.
- Padrões motores inatos – são os planos de ação não aprendidos (inatos) que podem ser deflagrados por estímulos internos e externos. Podem incluir comportamentos como expressões estereotipadas de afeto, orientação para a saliência, fenômenos de aproximação e afastamento inatos e respostas de sobressalto.

O domínio do SSM foi adotado pelo RDoC a partir de 2019, contemplando diferentes áreas de disfunção motora (planejamento, inibição, aprendizado e coordenação, bem como movimentos involuntários) presentes em diversos transtornos psiquiátricos, tais como esquizofrenia, transtorno bipolar, autismo, TDAH, Alzheimer e depressão.

O domínio sensório-motor abrange três circuitos cerebrais envolvidos na psicose: (1) inibição e excitação do movimento, relacionando córtex motor primário (M1), putâmen, globo pálido e tálamo; (2) temporalidade e dinâmica do movimento, envolvendo M1, tálamo, cerebelo e núcleos pontinos; e (3) organização e velocidade motora, incluindo M1, área motora suplementar (AMS), córtex parietal posterior e córtex pré-frontal medial.

A síndrome catatônica, caraterizada por sintomas de inibição ou excitação, provavelmente está associada com alterações nesses circuitos responsáveis pela organização motora. Estudos de neuroimagem em pacientes com história de catatonia têm identificado menor ativação funcional em AMS, M1, córtex motor secundário, córtex parietal inferior e gânglios basais durante o início de movimentos voluntários. Também foram encontradas redução de ativação em córtices pré-frontal e parietal direitos e menor densidade de receptores GABA-A em córtex sensório-motor à esquerda. Alguns estudos utilizaram EEG e TMS, outros exploraram a ação do lorazepam em diferentes regiões dos circuitos. Tomados em conjunto, embora não conclusivos os achados implicam em alterações desses circuitos motores e sugerem hiperatividade em regiões de AMS e pré-AMS. A hiperativação da AMS pode resultar de maior estimulação dos núcleos subtalâmicos, da ativação de outras áreas corticais exercendo controle inibitório, ou de uma tentativa de superar processos inibitórios como a ação dos gânglios basais no córtex pré-motor. É provável que estudos de neuroimagem e a heurística utilizada pelo RDoC nos SSMs tragam maior compreensão dos mecanismos fisiopatológicos implicados na síndrome catatônica[50].

Recentemente, Harrison et al.[51] propuseram um sétimo domínio na matriz do RDoC dedicado ao processamento sensorial. As autoras argumentam que, na matriz atual, os sistemas de processamento sensorial encontram-se diluídos nos domínios (1) de sistemas cognitivos (construto percepção), (2) de processos sociais (percepção social) e (3) sensório-motor (ações motoras), resultando que diversos sintomas sensoriais associados com transtornos psíquicos ficaram excluídos da matriz. Propõem um novo domínio de processamento sensorial, incluindo fenômenos implicados em duas categorias: (1) processamento sensorial, particularmente alterações na sensibilidade sensorial e sensação ativa, e (2) sinais sensoriais perceptivos excluídos da matriz atual, como indícios interoceptivos e proprioceptivos.

RELAÇÃO ENTRE PSICOPATOLOGIA E NEUROCIÊNCIAS

Pode-se dizer que o conflito ontológico entre espírito e matéria (em linguagem mais atual, mente e cérebro) surgiu muito antes de terem sido formulados conceitos e áreas de atuação definidos como psicologia, psiquiatria e psicopatologia. Descartes parece ter posto lenha na fogueira e assim fomentou as investigações empíricas da natureza, que por sua vez pavimentaram o caminho para as neurociências. O método científico experimental permitiu que pesquisadores com inclinação neurobiológica apostassem na ideia de que a investigação do cérebro traria explicação para os fenômenos mentais anômalos. Contudo, no início do século XX assistimos a uma espécie de exaustão do modelo neurobiológico e um retorno ao paradigma mental, com o surgimento de teorias como a psicanálise e a fenomenologia. Foi ao longo dessa transição e em plena disputa entre ciências sociais e da natureza que se sedimentaram os conceitos de *psicopatologia* como área da psiquiatria que investiga os transtornos psíquicos e seus sintomas, e de *patopsicologia*, ramo da psicologia que trata das manifestações subjetivas anômalas nos transtornos mentais. A publicação do primeiro volume do *Zeitschrift für Pathopsychologie*[52] assume a designação *patopsicologia* precisamente para contrastar a *psicopatologia* praticada pelos psiquiatras biológicos de sua época. Capitaneados por Specht (1874-1945), psiquiatras, psicólogos e filósofos de inspiração animista, como Henry Bergson, manifestam "uma certa reação contra a consideração meramente anatomofisiológica dos processos psicopatológicos que se instalou no campo médico" e também contra a "estreiteza original" da psicologia experimental da época[52]. O grupo não parece ter acolhido bem a psicanálise, mas boa parte deles aderiu em diferentes graus ao movimento fenomenológico protagonizado por Husserl e seus seguidores. De qualquer modo, seja por contingências históricas ou tendências filosófico-ideológicas, psicanálise e fenomenologia passaram a ter grande influxo na psiquiatria norte-americana e europeia, respectivamente. A partir dos anos 1960, com o surgimento dos antipsicóticos, a psiquiatria volta cultivar o modelo neurobiológico, culminando na ruptura com o modelo psicanalítico refletida na publicação do DSM-III (1980).

Atualmente há dois modelos de orientação neurobiológica com maior destaque ocupados na investigação dos transtornos mentais, o RDoC e a Taxonomia Hierárquica da Psicopatologia (HiTOP), que será vista no tópico seguinte. De modo geral, alocação de recursos e atenção acadêmica levaram ao aprimoramento de novas e poderosas tecnologias capazes de quantificar variações genômicas e fisiologia cerebral, o que fomenta um certo otimismo no sentido de deslindar mais objetivamente os mecanismos neurobiológicos subjacentes à psicopatologia e, eventualmente, prover heurísticas e formas de intervenção mais específicas e eficazes. Contudo, alguns pesquisadores são mais céticos ao concluir que até o momento não houve grandes avanços em termos de novas terapias, ensaios objetivos ou de grandes descobertas[53].

Contribuições da psicopatologia para as neurociências

Tanto a psicopatologia experimental quanto a psicopatologia fenomenológica podem trazer importantes contribuições aos projetos da neurociência em psiquiatria.

Com relação à vertente fenomenológica, algumas contribuições foram vistas nos tópicos anteriores. Um dos temas reiteradas vezes descrito na literatura refere-se ao emprego do conhecimento sobre características fenomenológicas centrais aos transtornos (p. ex., noções sobre alterações do *self* mínimo e permeabilidade entre pensamento e percepção nas esquizofrenias) como princípio organizador de níveis de análise em neurociência.

Uma das críticas tradicionais da psicopatologia fenomenológica à psiquiatria neurobiológica refere-se ao equívoco desta em tomar por sintomas psiquiátricos toda a complexidade das "transformações fundamentais da consciência e subjetividade" que operam nas psicoses[54]. Com relação ao *self* mínimo, Zahavi[55] afirma que a autoconsciência "deve ser entendida como o conhecimento que a consciência tem de si mesma e não como a percepção de um *self* experienciador".

Contudo, embora conciliar esse nível sutil de abordagem com os paradigmas neurocientíficos seja desafiador, alguns pesquisadores de orientação fenomenológica têm contribuído ativamente nas investigações neurobiológicas.

Segundo Giersch e Mishara[56], dados experimentais sobre temporalidade e fenomenologia genética das alterações do *self*, obtidos há um século em Heidelberg, indicaram diferentes níveis de processamento consciente e inconsciente. Assim, as alterações do *self* mínimo não resultariam de mudanças no autorreconhecimento consciente (ipseidade), mas de alterações decorrentes de descompasso temporal entre processos conscientes e inconscientes. Alguns processos inconscientes ocorreriam em uma escala de tempo muito rápida, portanto, não disponíveis ao processamento consciente, mais lento[56].

Alterações do *self* – Humpston e Broome[54] afirmam que as observações fenomenológicas sobre a mudança estrutural na subjetividade e na consciência são importantes na pesquisa neurocientífica, tratando de demonstrar isso usando o modelo do erro de predição na patogênese dos sintomas psicóticos (ver explicações no tópico sobre o domínio cognitivo). Quando há incongruência entre expectativa e resultado experimentado, surgem sinais de erro de predição que irão ajustar o estado cerebral e operar mudanças na convicção (*a priori*) da pessoa em acordo com esses sinais de erro. O cérebro busca continuamente equilibrar os níveis de precisão da expectativa com os da experiência resultante para reduzir os erros de predição, mecanismo supostamente comprometido nas psicoses do espectro esquizofrenia. Assim, os sintomas psicóticos resultariam do desequilíbrio entre a precisão da crença *a priori* e a precisão dos dados sensoriais obtidos a partir da experiência. Noutras palavras, delírios e alucinações seriam decorrentes do efeito sobre cognição e percepção produzido pelo desequilíbrio no peso atribuído às precisões *a priori* e *a posteriori* da experiência em diferentes níveis de hierarquia.

Psicopatologia espaçotemporal – teoria desenvolvida pelo neurologista alemão Erwin Straus (1891-1975) (migrou para os Estados Unidos em 1938), propondo que sintomas e experiências com seus respectivos conteúdos estão interconectados e são interdependentes em uma forma ou estrutura situada no tempo e no espaço. Partindo dessa premissa, Georg Northoff (psiquiatra, neurocientista e filósofo alemão radicado no Canadá) tratou de estabelecer uma analogia com a fisiologia cerebral, também condicionada à dimensão espaço-temporal. Na medida em que o cérebro funciona por meio de atividades neurais envolvendo diferentes níveis (celular, regional e de redes neurais), formando o que se conhece em neurociências como atividade neural contexto-dependente, Northoff[57] observa que a atividade cerebral intrínseca se desenrola em um contexto espacial e temporal que lhe confere coerência e unidade, como um todo significativo. Na medida em que a estrutura espaçotemporal é subjacente tanto aos fenômenos psíquicos quanto à atividade neural, Northoff levanta a hipótese de que ela represente o elo entre as atividades neural e fenomênica, entre o cérebro e a experiência subjetiva. Portanto, a estrutura espaçotemporal é proposta como um todo significativo que confere coerência e unidade a ambas as dimensões, neural e fenomênica (mundo das experiências), provendo uma nova perspectiva na abordagem dos sintomas psicopatológicos.

Northoff[58] argumenta que a perspectiva neurocientífica atual equivocadamente foca mais no conteúdo dos fenômenos psíquicos do que na forma como estão articulados com o *self* e a consciência. Na medida em que a forma dos conteúdos da consciência está relacionada aos estados cerebrais intrínsecos (*resting state*), enquanto o conteúdo se relaciona aos estados cerebrais induzidos por estímulo ou evocados por tarefas experimentais, a ênfase da neurociência no conteúdo estaria negligenciando essa particularidade. O conteúdo estaria relacionado aos estímulos externos e à metade do cérebro situada superiormente; enquanto a forma estaria mais associada à parte cerebral inferior, envolvida em processos intrínsecos, neurologicamente representados pelos estados cerebrais de repouso (modo *default*).

A atividade cerebral intrínseca caracteriza-se por suas dimensões espacial e temporal. A estrutura espacial envolve as diferentes redes neurais, como rede modo *default* (DMN – regiões corticais da linha média e córtex parietal posterior bilateral); rede cognitivo-executiva (CEN – córtex pré-frontal lateral, cingulado anterior subgenual e regiões corticais laterais posteriores); rede de saliência (SN – ínsula, estriado ventral, córtex cingulado anterior dorsal – associada com recompensa, empatia, intero/exterocepção etc.); e rede sensório-motora (SMN – auditiva, somatomotora e visual). Propõe que a estrutura temporal possa ser estudada a partir das características físicas de amplitude e frequência das ondas cerebrais, identificáveis por meio de EEG e flutuações na ativação observadas com fMRI.

A partir de evidências obtidas com esses recursos, Northoff[57] formula a hipótese de que a dissincronia entre oscilações de alta e baixa frequência, combinando frequência e amplitude em um mecanismo denominado acoplamento fase-potência (*phase-power coupling*), pode corresponder às alterações psicopatológicas observadas, por exemplo, em depressão e esquizofrenia.

Na depressão, haveria um desequilíbrio espacial entre foco no *self* e foco no ambiente, tal como observado no desequilíbrio da correlação negativa entre DMN (*modo default* – estruturas da linha média – hiperativas na depressão, levando ao aumento do foco no *self*) e CEN (rede cognitivo-executiva, modo ativado – regiões laterais, hipoativas na depressão, levando à redução do foco no ambiente) (p. 858)[57]. Por sua vez, um desequilíbrio na sincronia temporal das ondas cerebrais levaria ao aumento do foco no passado e redução do foco no futuro, caracterizando sintomas depressivos como experiência de lentificação no fluxo do tempo relacionado ao *self*. Desde Jaspers, postula-se que na depressão haveria uma lentificação do fluxo temporal relacionado ao *self* em comparação com o fluxo do tempo do mundo. Na mania ocorreria o contrário, com a percepção de aceleração no fluxo do tempo relacionado ao *self*, comparativamente ao fluxo do tempo relacionado ao mundo ("o mundo não gira na velocidade que eu queria").

Em resumo, psicopatologia espaçotemporal entende os sintomas psicopatológicos em termos de espaço e tempo, o que, de acordo com Northoff, permite relacioná-los à estrutura espaçotemporal do estado de repouso cerebral, dessa forma convergindo tradição psicopatológica e atividade cerebral intrínseca. Acredita que a psicopatologia espaçotemporal ofereça um modelo conceitual até o momento inexistente, capaz de permitir a conexão entre os níveis neural (cerebral), fenomenológico (experiência subjetiva) e comportamental (sintomas psicopatológicos) subjacentes aos transtornos psíquicos. Isso teria implicações na classificação dos transtornos psíquicos, por exemplo, de acordo com suas respectivas características temporoespaciais, e em intervenções terapêuticas como TMS, DBS, psicofarmacoterapia e terapia musical ("terapia baseada no ritmo"), conforme o perfil espaçotemporal de cada pessoa. Em que pese o ar metafísico da proposição, Georg Northoff é psiquiatra, neurocientista e filósofo, com extensa produção acadêmica.

NEUROCIÊNCIAS E CLASSIFICAÇÃO DOS TRANSTORNOS MENTAIS

Como visto no capítulo "História da psiquiatria e classificações dos transtornos psiquiátricos", as tentativas em classificar transtornos psíquicos com base em conhecimento empírico tiveram início com a teoria dos humores na Grécia Antiga. Nas últimas décadas, o desenvolvimento de metodologias aprimoradas e de novas ferramentas para quantificar variações genômicas e funcionais do cérebro humano levou ao otimismo crescente de que a psicopatologia possa ser mais objetivamente explicada e definida, permitindo o refinamento das classificações de forma consoante com a natureza dos transtornos psíquicos. Utilizando uma metáfora com frequência usada na epistemologia das classificações, que remonta ao Fedro de Platão, trata-se de *esculpir a natureza em suas articulações*. Assim, os avanços em neurociências e ciências comportamentais criaram contingências favoráveis a iniciativas como a do RDoC, descrito anteriormente, e mais recentemente a do HiTOP.

Taxonomia hierárquica da psicopatologia (HiTOP – *Hierarchical Taxonomy of Psychopathology*)

O consórcio HiTOP se baseia no entendimento de que (a) diagnósticos tradicionais têm limitações fundamentais, (b) construções derivadas estatisticamente (ou seja, quantitativas) podem resolver muitas dessas limitações, (c) é útil organizar de maneira hierárquica construções que vão do mais específico ao mais amplo, (d) apenas os construtos com suficiente embasamento empírico devem ser incluídos no modelo, e (e) a classificação proposta já pode ser usada na pesquisa e na prática clínica, visto que muitos construtos incluídos já podem ser operacionalizados com as medidas existentes[59,60]. Na medida em que o HiTOP utiliza análises fatoriais para elaborar esquemas psicopatológicos com base em traços distribuídos como variáveis contínuas na população, espera-se que estruture dimensões capazes de melhor refletir a estrutura natural dos transtornos psicológicos, o que trará mudanças na forma de classificá-los.

Conway et al.[61] resumem os potenciais benefícios do sistema HiTOP:

- Genética molecular – permite construir diferentes fatores de suscetibilidade genética alinhados com as respectivas estruturas psicopatológicas, de modo flexível e transnosológico (p. ex., instabilidade de humor).
- Neurobiologia – permite dissecar quantitativamente estrutura e função cerebral em suas associações, por um lado, com os espectros e síndromes específicos; por outro, com sintomatologia transdiagnóstica. Associações

entre cérebro e transtornos psíquicos com frequência mostram relações de tipo um-para-muitos ou muitos-para-muitos. Por exemplo, alterações funcionais de estriado ventral estão associadas com anedonia, humor e alterações do pensamento. Hipoativação da rede de saliência (giro do cíngulo, ínsula e PFC) está associada com transtornos de ansiedade, bipolar, depressão, esquizofrenia e abuso de substâncias.

- Riscos ambientais – adversidade socioeconômica, discriminação, educação rígida, *bullying* e trauma aumentam a incidência de doenças psiquiátricas. Esse caráter inespecífico sugere que diversos estressores atuem em processos de doença compartilhados entre subfatores (p. ex., ansiedade/angústia, comportamento antissocial) e espectros (p. ex., internalização). O HiTOP permitiria identificar o nível ou níveis em que os estressores ambientais exercem seus efeitos (p. ex., associações robustas entre maus-tratos na infância e os espectros internalização e externalização).
- Prognóstico – o surgimento de transtornos psíquicos em grande medida é atribuível a variações nas dimensões internalizantes e externalizantes.
- Suicídio – o subfator ansiedade/angústia (*distress*) explica 34% da variância nas tentativas de suicídio, comparado a apenas 1% da variância explicada pelos diagnósticos do DSM[62].
- Funcionalidade – dimensões são melhores preditoras de funcionamento do que diagnósticos categoriais (p. ex., cognição em esquizofrenia). Em geral, as dimensões transdiagnósticas do HiTOP têm valores prognósticos (concomitante e prospectivo) superiores em termos de comprometimento psicossocial.

Por outro lado, algumas questões metodológicas do HiTOP sugerem cautela no seu emprego, especialmente com relação a instrumentos padronizados na obtenção e quantificação de sintomas e no uso e interpretação das análises fatoriais. Por exemplo, fatores como medo e distanciamento são fenômenos naturais que causam variação direta em indicadores como pânico e fobia social, ou são meros artefatos (covariantes artificiais) das análises fatoriais empregadas? É importante não equiparar medidas com construtos[63].

Associação entre RDoC e HiTOP

Os Critérios de Domínio de Pesquisa (RDoC) e a Taxonomia Hierárquica da Psicopatologia (HiTOP) representam estruturas dimensionais com abordagens complementares capazes de inovar a forma como a psicopatologia é estudada, classificada e tratada. O RDoC é uma estrutura de pesquisa enraizada na neurociência que tem como objetivo aprofundar a compreensão dos sistemas biocomportamentais transdiagnósticos subjacentes à psicopatologia e, em última análise, informar futuras classificações[64]. O HiTOP é um sistema de classificação dimensional, derivado da covariação observada entre sintomas psicopatológicos e traços desadaptativos (construções dimensionais e avaliações clínicas), visando favorecer pesquisas mais informativas e alvos de tratamento mais específicos do que as categorias diagnósticas tradicionais. De forma complementar, a estrutura biocomportamental do RDoC pode ajudar a elucidar os fundamentos das dimensões clínicas incluídas no HiTOP, enquanto o HiTOP pode fornecer alvos clínicos psicometricamente robustos para a pesquisa informada pelo RDoC. A expectativa dos pesquisadores é a de que a interface RDoC-HiTOP possa informar o desenvolvimento de uma nosologia psiquiátrica unificada, dimensional e baseada no biocomportamento[65].

CRÍTICAS AO PARADIGMA NEUROBIOLÓGICO

O paradigma neurobiológico faz um retorno atualizado à noção de que "doenças psíquicas são doenças do cérebro". As ciências sociais e a psicopatologia, em especial a psicopatologia de orientação fenomenológica, se contrapõem ao que consideram reducionismo neurobiológico. Na medida em que o ser humano é dotado de consciência subjetiva e de prerrogativas existenciais únicas, tomar eventos cerebrais como causa desses fenômenos representa um equívoco com desdobramentos ontológicos, epistemológicos e éticos. Resumidamente: ontológico porque em grande medida reduz o psiquismo humano a epifenômenos da atividade cerebral; epistemológico porque negligencia as limitações técnicas de seus próprios paradigmas e confunde participação com causalidade biológica, tomando esta última como a única forma de conhecimento cientificamente válido do psiquismo humano; ética porque traz implicações inerentes ao reducionismo biológico e seus riscos, seja em termos de atribuição de valores ao objeto investigado, prática clínica ou conduta terapêutica.

Entretanto, além dos problemas avançados anteriormente e das críticas sobre operar uma espécie de descontextualização dos fatores psicológicos e sociais envolvidos nos transtornos psíquicos[3], a psiquiatria neurobiológica se depara com uma série de limitações e desafios, sobretudo de natureza metodológica.

Ainda que represente uma hipótese de trabalho coerente e produtiva, a noção de que doenças psíquicas decorram de alterações no funcionamento cerebral talvez represente uma das limitações mais evidentes do modelo, a de assumir mecanismos cerebrais como causadores e não como parte envolvida nas manifestações psíquicas investigadas. Ademais, a correlação dos domínios com autorrelatos de pessoas investigadas tem sido muito pouco explorada nos estudos.

Os paradigmas experimentais utilizados, especialmente o RDoC, tentam seguir um modelo *top-down*, ou seja, os fenômenos investigados idealmente deveriam se acomodar em domínios específicos envolvendo a neurobiologia de circuitos cerebrais, por sua vez indexados a mecanismos neuroquímicos e moleculares passíveis de identificação e manuseio experimental (p. ex., efeito de drogas, emprego de modelos animais etc.). No entanto, mesmo os paradigmas mais comumente investigados (p. ex., condicionamento do medo) em grande medida implicam outros domínios funcionais e apresentam particularidades elusivas ao método, comprometendo sua validade. Ademais, o modelo não desenvolveu diretrizes de como investigar as interações entre os diferentes domínios e construtos envolvidos nas manifestações clínicas estudadas[66].

Além disso, diversos estudos têm demonstrado problemas em replicar resultados neurofisiológicos e de neuroimagem, o que levanta suspeitas sobre sua validade[8,67].

ENSINO DAS NEUROCIÊNCIAS NOS PROGRAMAS ACADÊMICOS

Os tópicos de neurociências nos programas de residência em psiquiatria vêm aumentando significativamente nos últimos 20 anos. O resultado de investigações sobre os diferentes circuitos cerebrais envolvidos nos transtornos psíquicos deverá influenciar o entendimento dos transtornos, orientar novas estratégias de manejo psicossocial e fomentar o desenvolvimento de novas medicações[68].

Com relação aos medicamentos, é consenso que a atual nomenclatura psicofarmacológica não reflete o avanço de conhecimentos neurocientíficos na área. Uma força tarefa internacional vem se ocupando em reformular a nomenclatura psicofarmacológica, disponibilizando recursos como aplicativos móveis gratuitos destinados a orientar a prática clínica (NbN2 – *Neuroscience based Nomenclature*).

Em 2013, o National Institute of Mental Health (NIH) criou o *National Neuroscience Curriculum Initiative* (NNCI), que em associação com o programa RDoC desenvolve programas de ensino das neurociências com base na estrutura educacional colaborativa de diversos centros acadêmicos dos Estados Unidos e de outros países (https://www.nncionline.org). O material didático procura seguir técnicas de ensino de adultos e explora principalmente temas neurocientíficos de relevância clínica, como forma de estimular o engajamento dos estudantes[69]. Com base na literatura e em nossa experiência (FMUSP), a eficácia no aprendizado é facilitada ao se explorar as implicações do modelo na prática clínica, o que tratamos de implementar incluindo a abordagem neurocientífica na formulação e discussão de casos clínicos com base no modelo biopsicossocial[70].

Além do cuidado com relação ao *porquê*, *o quê* e *como* ensinar neurociências no programa de residência, é importante conservar uma perspectiva crítica sobre as premissas e limitações do modelo neurobiológico atual. Experiências mentais como afeição e vontade provavelmente resultam de fenômenos envolvendo a totalidade da pessoa, o que não é facilmente conciliável com o estudo de circuitos cerebrais e suas limitações técnicas inerentes.

Nesse sentido, Traicu e Joober[71] sugerem uma espécie de ceticismo construtivo e aconselham: (1) ao aprender algo novo, perguntar-se "o que pode haver de errado nisso?" ao invés de "como posso aplicar isso na minha prática"; (2) não se sentir intimidado por análises matemáticas complexas (às vezes elas escondem erros fáceis de se detectar); (3) quando pacientes perguntam como surgiu seu problema, como está relacionado ao cérebro ou como a medicação funciona, em boa parte dos casos podemos dizer que não sabemos (mas há evidências de que determinadas práticas funcionam); (4) tentar entrevistar cada paciente com interesse e curiosidade, o que pode ser complicado se estivermos sufocados por explicações mecanicistas preestabelecidas; (5) lembrar que a forma mais direta de acessar a experiência do paciente é escutar suas palavras de maneira empática; (6) estruturar no programa áreas normalmente negligenciadas no treinamento da residência, como história da psiquiatria, epistemologia e teoria da mente, para desenvolver uma estrutura na qual as descobertas neurocientíficas possam ser integradas por meio de uma perspectiva crítica; (7) assegurar-se de que os fundamentos da neurociência sejam ensinados em nível satisfatório antes de avançar em achados fisiopatológicos para a prática clínica.

CONSIDERAÇÕES FINAIS

O conhecimento psicopatológico resulta do esforço de diversas escolas psiquiátricas sobre o entendimento dos transtornos psíquicos ao longo de pelo menos dois séculos, conhecimento que historicamente oscilou entre modelos de inspiração mental (ciências sociais) e de inspiração neurobiológica (ciências da natureza). Nas últimas décadas, houve renovado interesse no paradigma neurobiológico, com iniciativas voltadas à sistematização de estruturas conceituais com metodologias pautadas em pesquisas neurocientíficas e neurocognitivas, concebendo a psicopatologia como expressão fenotípica de alterações em diferentes domínios funcionais do cérebro. A literatura demonstra que a iniciativa tem grande valor heurístico e representa um poderoso instrumento na organização e aprofundamento dos conhecimentos em neurociências, com perspectivas de que possa refinar a validade de construtos nosológicos e alavancar o descobrimento de terapêuticas mais específicas e eficazes. Por outro lado, apresenta limitações e consequências que precisam ser consideradas, como a necessidade de maior validade para que resulte em contribuições efetivas à prática clínica e o risco de promover um reducionismo biológico com consequências indesejáveis à psiquiatria e aos pacientes que dela precisam.

Em que pesem as diversas tendências e perspectivas conceituais, uma reflexão sobre a história da psiquiatria e sobre o estado atual de conhecimentos sugere que o caminho mais prudente seja o de integrar as preciosas contribuições da neurociência com a psicopatologia descritiva e com uma visão humanista e eclética no ensino e na prática da psiquiatria.

REFERÊNCIAS

1. Pfaff DW, Volkow ND (eds.). Neuroscience in the 21st century. From basic to clinical. 2.ed. Springer, 2016.
2. Abbott A. Billion-dollar brain maps: What we've learnt. Nature. 2021;598:22-25.
3. Sallet PC, Corchs F. RDoC: aplicações em pesquisa e prática clínica. In: Clínica psiquiátrica. Os fundamentos da psiquiatria. Miguel EC, Lafer B, Elkis H, Forlenza OV (eds.). V. 1. Barueri: Manole; 2021.
4. Miller CWT, Ross DA, Novick AM. "Not dead yet!" – Confronting the legacy of dualism in modern psychiatry. Biological Psychiatry. 2020;87:7,15-17.
5. Lebowitz ER, Gee DG, Pine DS, Silverman WK. Implications of the Research Domain Criteria project for childhood anxiety and its disorders. Clin Psychol Rev. 2018;64:99-109.
6. Perna G, Alciati A, Sangiorgio E, Caldirola D, Nemeroff CB. Personalized clinical approaches to anxiety disorders (p. 489-521). In: Anxiety Disorders - Rethinking and Understanding Recent Discoveries. Kim Y-K (ed.). Springer; 2020.
7. Brooks SJ, Lochner C, Shoptaw S, Stein DJ. Using the research domain criteria (RDoC) to conceptualize impulsivity and compulsivity in relation to addiction. Prog Brain Res. 2017;235:177-218.
8. Barrett LF, Satpute AB. Historical pitfalls and new directions in the neuroscience of emotion. Neuroscience Letters. 2019;693:9-18.
9. Barrett LF. How emotions are made. The secret life of the brain. Houghton Mifflin Harcourt; 2017.
10. Lazarus RS. Emotion and adaptation. New York: Oxford University Press; 1991.
11. Scherer KR. The dynamic architecture of emotion: evidence for the component process model. Cognition & Emotion. 2009;23:1307-51.
12. Panksepp J. Affective neuroscience: the foundations of human and animal emotions. New York: Oxford University Press; 1998.
13. LeDoux JE, Brown R. A higher-order theory of emotional consciousness. Proceedings of the National Academy of Sciences. 2017.
14. LeDoux JE, Pine DS. Using neuroscience to help understand fear and anxiety: a two-system framework. Am J Psychiatry. 2016;173(11):1083-93.
15. Kleckner IR, Zhang J, Touroutoglou A, Chanes L, Xia C, Simmons WK, et al. Evidence for a large-scale brain system supporting allostasis and interoception in humans. Nature Human Behav. 2017;1(69):1-14.
16. Hedge C, Vivian-Griffiths S, Powell G, Bompas A, Sumner P. Slow and steady? Strategic adjustments in response caution are moderately reliable and correlate across tasks. Consciousness and Cognition, Baddeley AD, Hitch GJ. The phonological loop as a buffer store: An update. Cortex. 2019;75.
17. Cohen AS, Le TP, Fedechko TL, Elvevag B. Can RDoC help find order in thought disorder? Schizophrenia Bulletin. 2017;43(3):503-8.
18. Sass L, Byrom G. Phenomenological and neurocognitive perspectives on delusions: a critical overview. World Psychiatry. 2015;14:2.
19. Kapur S. Psychosis as a state of aberrant salience: a framework linking biology, phenomenology, and pharmacology in schizophrenia. Am J Psychiatry. 2003;160:13-23.

20. Winton-Brown TT, Fusar-Poli P, Ungless MA, Oliver Howes OD. Dopaminergic basis of salience dysregulation in psychosis. Trends in Neurosciences. 2014;37(2).

21. Corlett PR, Taylor JR, Wang XJ, Fletcher PC, Krystal JH. Toward a neurobiology of delusions. Prog Neurobiol. 2010;92(3):345-69.

22. Jardri R, Hugdahl K, Hughes M, Brunelin J, Waters F, Alderson-Day B, et al. Are hallucinations due to an imbalance between excitatory and inhibitory influences on the brain? Schozophr Bull. 2016;42(5):1124-34.

23. Bentall RP, Slade PD. Reality testing and auditory hallucinations: a signal detection analysis. Br J Clin Psychology. 1985;24:159-69.

24. Allen P, Amaro E, Fu CHY, Williams SCR, Brammer MJ, Johns LC, et al. Neural correlates of the misattribution of speech in schizophrenia. Br J Psychiatry. 2007;190:162-9.

25. Diesch E, Schummer V, Kramer M, Rupp A. Structural changes of the corpus callosum in tinnitus. Front Syst Neurosci. 2012;6:17.

26. Steinmann S, Leicht G, Mulert C. Interhemispheric auditory connectivity: structure and function related to auditory verbal hallucinations. Front Hum Neurosci. 2014;8:55.

27. Behrendt RP. Underconstrained perception: a theoretical approach to the nature and function of verbal hallucinations. Compr Psychiatry. 1998;39(4):236-48.

28. Grossberg S. How hallucinations may arise from brain mechanisms of learning, attention, and volition. J Int Neuropsychologic Soc. 2000;6(5):583-92.

29. Aleman A, Bocker KBE, Haan EHF, Kahn RS. Cognitive basis of hallucinations in schizophrenia: role of top-down information processing. Schizophr Res. 2003;64(2-3):175-85.

30. Metzak PD, Lavigne KM, Woodward TS. Functional brain networks involved in reality monitoring. Neuropsychologia. 2015;75:50-60.

31. Friston KJ. Hallucinations and perceptual inference. Behav Brain Sci. 2005;28:764-6.

32. Ford JM, Morris SE, Hoffman RE, Sommer I, Waters F, McCarthy-Jones S, Cuthbert BN. Studying hallucinations within the NIMH RDoC framework. Schizophrenia Bulletin. 2014;40(Suppl 4):S295-S304.

33. Ford JM. Studying auditory verbal hallucinations using the RDoC framework. Psychophysiology. 2016;53(3):298-304.

34. Gur RC, Gur RE. Social cognition as an RDoC domain. Am J Med Genet B Neuropsychiatr Genet. 2016;171B(1):132-41.

35. Corcoran CM, Keilp JG, Kayser J, Klim C, Butler PD, Bruder GE, et al. Emotion recognition deficits as predictors of transition in individuals at clinical high risk for schizophrenia: a neurodevelopmental perspective. Psychological Medicine. 2015;45:2959-73.

36. Fang A, Hoge EA, Heinrichs M, Hofmann SG. Attachment style moderates the effects of oxytocin on social behaviors and cognitions during social rejection: applying a research domain criteria framework to social anxiety. Clin Psychol Sci. 2014;2:740-7.

37. Lindberg MA, Fugett A, Carter JE. Tests of the attachment and clinical issues questionnaire as it applies to alcohol dependence. J Addict Med. 2015;9:286-95.

38. Goldbeck F, Haipt A, Rosenbaum D, et al. The positive brain - Resting state functional connectivity in highly vital and flourishing individuals. Front Hum Neurosci. 2019;12:540.

39. Weston CSE. Four social brain regions, their dysfunctions, and sequelae, extensively explain autism spectrum disorder symptomatology. Brain Sci. 2019;9(6):130.

40. Hwang S, Meffert H, VanTieghem MR, et al. Dysfunctional social reinforcement processing in disruptive behavior disorders: An functional magnetic resonance imaging study. Clin Psychopharmacol Neurosci. 2018;16(4):449-60.

41. Koudys JW, Traynor JM, Rodrigo AH, Carcone D, Ruocco AC. The NIMH Research Domain Criteria (RDoC) Initiative and Its Implications for Research on Personality Disorder. Current Psychiatry Reports.2019;21.

42. Parnas J, Moller P, Kircher T, Thalbitzer J, Jansson L, Handest P, Zahavi D. EASE: Examination of Anomalous Self-Experience. Psychopathology. 2005;38:236-58.
43. Raballo A, Poletti M, Preti A, Parnas J. The self in the spectrum: a meta-analysis of the evidence linking basic self-disorders and schizophrenia. Schizophr Bull. 2021.
44. Svendsen IH, Øie MG, Møller P, Nelson B, Haug E, Melle I. Basic self-disturbances independently predict recovery in psychotic disorders: A seven year follow-up study. Schizophr Res2019;212:72-8.
45. Gunzler D, Sehgal AR, Kauffman K, Davey CH, Dolata J, Figueroa M, et al. Identify depressive phenotypes by applying RDOC domains to the PHQ-9. Psychiatry Research.2020;286.
46. Olbrich S, Tränkner A, Surova G, et al. CNS- and ANS-arousal predict response to antidepressant medication: Findings from the randomized iSPOT-D study. J Psychiatr Res. 2016;73:108-15.
47. Schmidt F, Sander C, Dietz M, et al. Brain arousal regulation as response predictor for antidepressant therapy in major depression. Sci Rep. 2017;7:45187.
48. Becker SP, Willcutt EG. Advancing the study of sluggish cognitive tempo via DSM, RDoC, and hierarchical models of psychopathology. European Child & Adolescent Psychiatry. 2019;28:603-13.
49. Walther S, Stegmayer K, Wilson JE, Heckers S. Structure and neural mechanisms of catatonia. Lancet Psychiatry. 2019;6(7):610-9.
50. Harrison LA, Kats A, Williams ME Aziz-Zadeh L. The importance of sensory processing in mental health: a proposed addition to the Research Domain Criteria (RDoC) and suggestions for RDoC 2.0. Frontiers in Psychology. 2019;10(103).
51. Münsterberg H. Psychologie und Pathologie. Zeitschrift für Pathopsychologie. 1912;1:51.
52. Shackman AJ, Fox AS. Getting serious about variation: Lessons for clinical neuroscience (a commentary on 'The myth of optimality in clinical neuroscience'). Trends in Cognitive Sciences. 2018;22:368-9.
53. Humpston CS, Broome MR. Thinking, believing, and hallucinating self in schizophrenia. Lancet Psychiatry. 2021.
54. Zahavi D. Subjectivity and selfhood: investigating the first-person perspective. Cambridge: MIT Press; 2005.
55. Giersch A, Mishara AL. Is schizophrenia a disorder of consciousness? Experimental and phenomenological support for anomalous unconscious processing. Front Psychol. 2017;8:1659.
56. Northoff G. Spatiotemporal psychopathology I: No rest for the brain's resting state activity in depression? Spatiotemporal psychopathology of depressive symptoms. J Affect Disord. 2016;190:854-66.
57. Northoff G. "Common Currency" between experience and brain: Spatiotemporal psychopathology of the resting state in depression. In: Kim YK (ed.). Major depressive disorder. Advances in Experimental Medicine and Biology. v. 1305. Singapore: Springer; 2021.
58. Kotov R, Krueger RF, Watson D, et al. The hierarchical taxonomy of psychopathology (HiTOP): A dimensional alternative to traditional nosologies. J Abnorm Psychol. 2017;126(4):454-77.
59. Kotov R, Krueger RF, Watson D, et al. The hierarchical taxonomy of psychopathology (HiTOP): A quantitative nosology based on consensus of evidence. Annu Rev Clin Psychol. 2021;17:83-108.
60. Conway CC, Forbes MK, Forbush KT, et al. A hierarchical taxonomy of psychopathology can transform mental health research. Perspect Psychol Sci. 2019;14(3):419-436.
61. Eaton NR, Krueger RF, Markon KE, Keyes KM, Skodol AE, Wall M, et al. The structure and predictive validity of the internalizing disorders. J Abnorm Psychol. 2013;122(1):86-92.
62. Rhemtulla M, van Bork R, Borsboom D. Worse than measurement error: Consequences of inappropriate latent variable measurement models. Psychol Methods. 2020;25(1):30-45.
63. Cuthbert BN. The role of RDoC in future classification of mental disorders. Dialogues in Clinical Neuroscience. 2020;22:81-5.
64. Michelini G, Palumbo IM, DeYoung CG, Latzman RD, Kotov R. Linking RDoC and HiTOP: a new interface for advancing psychiatric nosology and neuroscience. Clin Psychol Rev. 2021;86:102025.

65. Lange I, Papalini S, Vervliet B. Experimental models in psychopathology research: The relation between Research Domain Criteria and Experimental Psychopathology. Curr Opin Psychol. 2021;41:118-23.

66. Poldrack RA, Baker CI, Durnez J, Gorgolewski KJ, Matthews PM, Munafò MR, et al. Scanning the horizon: towards transparent and reproducible neuro-imaging research. Nat Rev Neurosci. 2017;18:115.

67. Higgins ES, George MS. The neuroscience of clinical psychiatry: the pathophysiology of behavior and mental illness. 3.ed. Philadelphia: Wolters Kluwer, 2019.

68. Arbuckle MR, Travis MJ, Eisen J, et al. Transforming psychiatry from the classroom to the clinic: Lessons from the National Neuroscience Curriculum Initiative. Academic Psychiatry. 2020;44:29-36.

69. Ross DA, van Schalkwyk GI, Rohrbaugh R. An operationalised approach to biopsychosocial formulation. Med Educ. 2014;48(5):529.

70. Traicu A, Joober R. The value of a skeptical approach to neurosciences in psychiatric training and practice. J Psych Neurosc. 2017;42:363-5.

71. Hui A. Exploring the utility of RDoC in differentiating effectiveness amongst antidepressants: A systematic review using proposed psychometrics as the unit of analysis for the Negative Valence Systems domain. PLoS One. 2020;15(12):e0243057.

8

Psicopatologia e valores

Thiago Fernando da Silva
Gustavo Bonini Castellana

 SUMÁRIO

- Introdução
- O modelo da prática baseada em valores
- A tomada de decisão em psiquiatria
- Avaliação da capacidade de consentir
- Considerações finais
- Referências

 PONTOS-CHAVE

- A psicopatologia é permeada por valores éticos, epistemológicos e ontológicos.
- A prática baseada em valores é um modelo que visa trazer ao encontro terapêutico as expectativas, preferências e preocupações dos pacientes e médicos.
- Decisões na prática psiquiátrica são tomadas cada vez mais em um cenário de crescente complexidade e, com frequência, envolvem valores conflitantes.
- Uma das tarefas da psicopatologia é capacitar o psiquiatra para o exame da capacidade do paciente de entender sua própria condição, bem como as intervenções médicas propostas.
- A mera presença de um diagnóstico psiquiátrico não é sinônimo de incapacidade, e avaliações rotineiras de capacidade devem ser conduzidas pelas equipes de tratamento, a fim de garantir os valores dos pacientes e familiares.

INTRODUÇÃO

A psiquiatria é uma área de atuação permeada por valores. Estes são entendidos, no contexto da saúde, como as "expectativas, preferências e preocupações dos pacientes que aparecem no encontro clínico e que devem ser integradas na tomada de decisão"[1]. Portanto, trata-se de considerar a subjetividade do paciente no momento da tomada de decisão.

No entanto, se cada sujeito traz consigo seus valores em cada ação humana, será necessário incluir nessa definição as preferências, expectativas e preocupações dos médicos e demais profissionais de saúde, já que o julgamento clínico e a tomada de decisão são obviamente permeados pelos valores do sujeito que julga e decide[2].

Isso significa, na prática, que a aplicação da psicopatologia, ainda que seja inegavelmente apoiada em pressupostos científicos, não estará isenta da influência da dimensão subjetiva de cada um dos atores da relação médico-paciente, bem como da dimensão intersubjetiva presente no encontro. Em outros termos, pode-se dizer que o psiquiatra jamais estará em estado de "inocência filosófica":[3] suas decisões serão o tempo todo permeadas pelo "ideal de vida" que carrega consigo, nas palavras de Sadler[4].

Dessa forma, pode-se dizer que o fato de a psicopatologia ser considerada uma ciência não significa que seja isenta de valores ontológicos (o que é a natureza humana), epistemológicos (qual a melhor maneira de conhecê-la) e éticos (o que fazer com esse conhecimento). Como diria Binswanger[5], a psicopatologia pressupõe uma ideia do que "é o homem". A própria ideia de "natureza humana" revela a presença de valores inerentes tanto às ciências da natureza quanto às ciências humanas[6], com implicações diretas para o estudo de psicopatologia, ciência híbrida por definição (ver Capítulo 1).

Em outras palavras, pode-se afirmar que todo ato do psicopatologista, seja no diagnóstico psicopatológico ou na decisão terapêutica, estará apoiado em dois pilares: de um lado, as evidências científicas; do outro, os valores dos atores da decisão. Por isso, neste capítulo, será apresentado um modelo para a inclusão de valores conhecido como "prática baseada em valores"[7]. Na sequência, serão exploradas as melhores estratégias para que, na tomada de decisão, sejam considerados os valores do paciente e de seus familiares, mesmo nas situações em que a capacidade de autonomia do paciente está prejudicada.

O MODELO DA PRÁTICA BASEADA EM VALORES

Em sua tese de doutorado em filosofia, *Moral theory and medical practice*, publicada em 1989, Fulford analisou a relação entre a filosofia e as práticas médica e psiquiátrica. A partir de então, inúmeros trabalhos foram desenvolvidos nessa perspectiva, seja dentro da tradição da filosofia analítica, de onde surgiu a inspiração de Fulford, ou, mais recentemente, na perspectiva fenomenológica, pelos autores mais alinhados a essa tradição[8].

A definição teórica de valores pode ser tão difícil quanto a definição de tempo. Ambas só se fazem conhecer na prática e somente por meio dela se pode compreendê-los[9]. Por isso, uma prática orientada pelos valores é a melhor forma de compreender sua importância na área da saúde.

Pode-se dizer, grosso modo, que valor é tudo aquilo que é importante para os indivíduos envolvidos em uma relação terapêutica. Dessa maneira, os valores podem influenciar, positiva ou negativamente, qualquer tomada de decisão em saúde.

Aqui, serão apresentados os princípios da prática baseada em valores. Fulford define cinco princípios teóricos (1 a 5) e cinco práticos (6 a 10). Embora a proposta da prática baseada em valores seja para qualquer área da saúde, o enfoque será dado na sua aplicação teórica e prática na psiquiatria.

1. Fatos e valores: tomada de decisão clínica apoiada nos dois apoios (medicina baseada em evidências e medicina baseada em vivências)

O primeiro princípio diz respeito à importância de considerar, em cada decisão clínica, os valores presentes associados às melhores evidências científicas. Esse princípio lembra que a prática baseada em valores não tem a pretensão de ignorar a medicina baseada em evidências, mas sim de apontar que as evidências científicas não são suficientes para a tomada de decisão. Daí a necessidade da decisão apoiada nos dois pilares: fatos e valores. Na psicopatologia, tal princípio se torna ainda mais fundamental, dado que os valores estão presentes no próprio diagnóstico psicopatológico, conforme apontaram Gonçalves et al.[9] ao estudarem os valores implícitos na decisão pela exclusão do diagnóstico da "síndrome psicótica atenuada" do DSM-5.

2. Valores visíveis e invisíveis: aparecem quando há conflito

O conflito de valores entre paciente e equipe ocorre quando o paciente prioriza algum aspecto da decisão clínica enquanto a equipe prioriza outro. O conflito também aparece quando há divergência entre paciente e familiares. Um exemplo comum na prática psiquiátrica é a situação na qual o paciente não quer ser internado, mas sua família acha que é necessário[2,10,11]. Nesses casos, é importante identificar quais valores estão em jogo para o paciente e seus familiares e para a equipe. Fulford aponta, no entanto, que valores estão em jogo também em situações corriqueiras da clínica, nas quais há convergência de valores, e nesse caso são considerados invisíveis.

3. Mais ciência = mais valores

É comum a ideia de que o desenvolvimento científico tornará os profissionais de saúde imunes à sua própria subjetividade na tomada de decisão clínica. No entanto, Fulford aponta que o que acontece, em geral, é o contrário, ou seja, quanto maior o desenvolvimento científico, maior a presença de valores. Um exemplo disso na prática psiquiátrica é a ampliação do diagnóstico de autismo por meio da ideia de espectro[12]. O principal argumento para essa mudança é desestigmatizar o diagnóstico de autismo, mas o efeito colateral é o aumento dos diagnósticos daqueles pacientes que estão em situações fronteiriças do diagnóstico e que não eram diagnosticados como tais na visão categorial. Há aqui, portanto, valores em jogo: de um lado, essa mudança ajuda as pessoas a procurarem tratamento; de outro, há o risco da psiquiatrização da vida, ao incluir pessoas que podem não se beneficiar do diagnóstico e tratamento psiquiátrico.

4. Prática centrada no paciente

A presença de diversas matrizes diagnósticas na psicopatologia faz com que os psiquiatras tendam a recortar o quadro clínico visando encaixar o paciente na sua teoria de preferência[2]. Mas não raro as apresentações psicopatológicas são atípicas, e os pacientes não se enquadram perfeitamente nos critérios propostos por qualquer classificação, o que fez com que Jaspers já em 1913 apontasse a necessidade de pensar o diagnóstico psicopatológico à luz do conceito de "tipos ideais"[13]. Por isso, focar no paciente e nas suas necessidades é um importante princípio para que o psicopatologista não perca de vista que o objetivo de qualquer intervenção, do diagnóstico ao tratamento, deve ser o próprio paciente.

5. Foco no processo e não no resultado

O último princípio proposto do Fulford é o foco no processo de tomada de decisão. Isso é importante especialmente na prática psiquiátrica, na qual o resultado das intervenções dependerá muito do contexto do tratamento, vínculo com o paciente e rede de apoio familiar[2]. Por isso, o foco no processo significa estar atento sobretudo à forma com que as decisões são tomadas, incluindo o próprio diagnóstico do paciente. Esse princípio é também bastante valorizado na teoria da deliberação moral do bioeticista espanhol Diego Gracia[14], que considera a prudência a virtude essencial para a boa prática em saúde.

6. Perceber valores diferentes (cegueira dos valores)

Os princípios práticos apoiam-se essencialmente na dificuldade de perceber, conhecer, raciocinar e comunicar os valores presentes na tomada de decisão. O primeiro deles diz respeito à percepção dos valores, ou seja, tomar ciência dos valores que os pacientes trazem na procura pelo tratamento, que nem sempre são óbvios. Um paciente dependente de álcool pode ter como objetivo do tratamento a diminuição do consumo, mas não aceita manter-se abstêmio[15] e, mesmo que o psiquiatra não concorde com essa visão, deverá percebê-la e considerá-la em sua proposta terapêutica.

7. Conhecer valores distantes (miopia dos valores)

Os valores estão imersos na cultura, e cada indivíduo traz consigo a visão de mundo de acordo com o local onde vive e sua biografia. Por isso, é necessário estar aberto para conhecer os valores que estão distantes do psicopatologista. Essa situação pode ser percebida, por exemplo, no atendimento de pessoas de extratos socioeconômicos mais baixos, o que é passível de influenciar as decisões tomadas pelos médicos[16]. Conhecer as expectativas desses pacientes com o tratamento é importante para uma tomada de decisão efetiva.

8. Raciocinar sobre os valores (espaço dos valores)

A prática baseada em valores não pretende ser uma proposta única e exclusiva para a tomada de decisão diante de conflitos valorativos. Ao contrário, esses princípios adaptam-se a qualquer teoria da bioética – seja principialista, deontológica, utilitarista – utilizada para a solução de conflitos na clínica. No entanto, para isso é necessário que o psicopatologista raciocine sobre os valores em jogo, e não simplesmente aplique uma metodologia sem pensar sobre as idiossincrasias de cada caso.

9. Comunicar valores em jogo (como é feito)

Um dos pontos centrais da psicopatologia é o olhar cuidadoso à linguagem. A atenção cuidadosa à linguagem é uma forma de melhorar a percepção dos valores em uma dada situação. Valores nem sempre são evidentes, e estar atento à linguagem é importante para que sejam identificados e comunicados. Comunicar os valores em jogo é relevante, por exemplo, ao estabelecer um diagnóstico difícil: é preciso situar o paciente sobre os critérios usados, a perspectiva ética-

-valorativa do profissional (qual sua importância para a condução do caso) ao fazer o diagnóstico, bem como ao apontar sua proposta terapêutica.

10. Decisão multiprofissional (quem decide)

O desenvolvimento da bioética de Beauchamp e Childress[17] nos anos 1970 teve como efeito a maior presença de eticistas nos hospitais norte-americanos. Tal fenômeno é menos conhecido no Brasil, mas a necessidade de reconhecer a importância da autonomia dos pacientes nas suas decisões passou a ser um princípio fundamental de qualquer prática em saúde ao redor do mundo. No entanto, diante de pacientes em quadro psicótico ou com risco à saúde tal princípio tende a ser ignorado pelos psiquiatras, por considerarem o paciente incapaz. Esse princípio será importante para que a decisão seja compartilhada pela equipe de saúde e família do paciente, e mesmo pelo paciente sempre que possível. Para tanto, a avaliação de sua capacidade de consentir ao tratamento será fundamental e, por isso, será mais bem desenvolvida seguir.

A TOMADA DE DECISÃO EM PSIQUIATRIA

Decisões na prática psiquiátrica são tomadas cada vez mais em um cenário de crescente complexidade e envolvendo frequentemente valores conflitantes[10,14].

Juízos de valor implicitamente subsumidos nos momentos de julgamento clínico e tomada de decisão influenciam o parecer do psiquiatra, em especial nos casos difíceis[2]. Daí a importância de reconhecê-los, raciocinar sobre eles e comunicá-los aos pacientes e/ou familiares.

Diversos estudos já demonstraram que características da personalidade dos médicos (ou seja, seus valores) influenciam a probabilidade de liberarem ou admitirem involuntariamente o paciente[2]. Por exemplo, em um estudo com residentes de psiquiatria[18], observou-se que variáveis como características de sua personalidade (como tendência a tomar decisões de risco) estavam relacionadas com a decisão de internar algum paciente involuntariamente. Tais dados exemplificam como outros fatores que dizem respeito às preferências dos médicos, além da competência técnica para avaliação dos casos, interferem na tomada de decisão.

Para exemplificar como os valores aparecem na tomada de decisão, pode-se tomar como exemplo as internações psiquiátricas involuntárias.

De acordo com a Lei n· 10.216/2001, complementada pela Portaria n. 2.391/GM/2002 do Ministério da Saúde, a internação involuntária é aquela "em que se dá sem o consentimento do usuário e a pedido de terceiro". Também de acordo com essa lei, "a internação psiquiátrica somente será realizada mediante laudo médico circunstanciado que caracterize os seus motivos". Na lei, os motivos não são especificados de forma explícita. Ou seja, é uma decisão sujeita à avaliação clínica e subjetiva do psiquiatra.

A fim de clarificar as situações nas quais deve-se considerar uma internação involuntária, o Conselho Federal de Medicina estabeleceu uma resolução específica (Resolução CFM n. 2.057/2013) para a prática psiquiátrica, na qual ficaram estabelecidos os critérios para internação involuntária:

> "Art. 31. O paciente com doença mental somente poderá ser internado involuntariamente se, em função de sua doença, apresentar uma das seguintes condições, inclusive para aquelas situações definidas como emergência médica:
> I – Incapacidade grave de autocuidados.
> II – Risco de vida ou de prejuízos graves à saúde.
> III – Risco de autoagressão ou de heteroagressão.
> IV – Risco de prejuízo moral ou patrimonial.
> V – Risco de agressão à ordem pública.
> § 1º O risco à vida ou à saúde compreende incapacidade grave de autocuidados, grave síndrome de abstinência a substância psicoativa, intoxicação intensa por substância psicoativa e/ou grave quadro de dependência química."

Pela leitura dos critérios, pode-se afirmar que a internação involuntária pode ser realizada em situações que configuram risco de prejuízo grave à saúde do paciente. Porém, essa avaliação de risco – que deve considerar também o suporte social – depende da avaliação de cada caso, sem a qual não haverá motivo para a internação.

Ainda no caso das internações involuntárias, deve-se separar os motivos da internação da justificativa da internação – algo que ainda hoje é bastante confundido[19]. Os motivos da internação já foram discutidos. Em relação à justificativa da internação, o ponto central a ser avaliado é a capacidade do paciente de escolher e de se responsabilizar por seus atos, isto é, sua autonomia diante da situação. E, nesse ponto, cabe discussão sobre a avaliação da capacidade de consentir ao tratamento, que obviamente não se restringe às internações involuntárias, mas estende-se a qualquer decisão tomada em uma relação terapêutica de tratamento.

Por isso, o diagnóstico psicopatológico – não somente em termos nosográficos, mas também a percepção da gravidade do caso e suas implicações imediatas – será determinante para a decisão do psiquiatra. Ele terá de julgar se o paciente tem ou não condições de responder de forma autônoma por suas ações, pois, para que se proceda uma internação involuntária, é necessária uma justificativa para essa decisão, que é o prejuízo da capacidade de fazer escolhas sobre sua saúde por decorrência de algum transtorno mental[2]. Trata-se aqui da justificativa para a involuntariedade, e essa é uma das tarefas essenciais da psicopatologia.

AVALIAÇÃO DA CAPACIDADE DE CONSENTIR

O consentimento livre e esclarecido é um dos aspectos mais importantes da prática médica moderna, e a avaliação da capacidade de consentir ao tratamento encontra respaldo nos códigos de ética médica e nas leis[20]. Por muito tempo a relação médico-paciente foi assimétrica. Em prol do princípio da beneficência, o paciente era submetido a procedimentos médicos de acordo somente com a indicação médica, sem que houvesse oportunidade para que discutisse em conjunto com seu médico sobre as alternativas de tratamento. Uma das competências necessárias ao médico é determinar a capacidade do paciente de entender sua própria condição e as intervenções médicas propostas, incluindo o seu impacto, as possíveis alternativas de cuidado, com suas vantagens e desvantagens. Tal avaliação pode ser difícil em diversos contextos, como no caso de pacientes com alterações de seu estado mental. A mera presença de um diagnóstico psiquiátrico não é sinônimo de incapacidade, e avaliações rotineiras de capacidade devem ser conduzidas pelas equipes de tratamento, a fim de garantir o bem-estar e a autonomia dos pacientes.

É frequente o acionamento de equipes de interconsulta psiquiátrica no hospital geral quando há dúvidas sobre a capacidade de consentimento dos pacientes, na presença ou ausência de algum diagnóstico psiquiátrico[21]. Alguns autores afirmam que a avaliação da capacidade de consentimento deve sempre ser realizada e documentada toda vez que algum paciente for submetido a algum procedimento médico[22].

Diversos autores dedicaram-se nos últimos anos ao desenvolvimento de métodos de avaliação da capacidade de consentir ao tratamento[20,23]. Em um deles, o *MacArthur Competence Assessment Tool for Treatment* (MacCAT-T), são indicadas algumas capacidades básicas em torno das quais a avaliação deveria ser feita, como, por exemplo: capacidade de comunicar uma escolha, de entender informações relevantes ao caso, de apreciar a situação e suas consequências e de raciocinar em relação à própria situação[23].

A capacidade de comunicar uma escolha requer que o paciente meramente indique sua decisão acerca de um tratamento ou procedimento. As razões pelas quais o paciente chegou nessa decisão não estão incluídas nesse conceito. Dessa maneira, é um fator necessário, porém insuficiente no processo de avaliação. É importante ressaltar que a comunicação dessa escolha não precisa ser verbal. Como exemplos de pacientes com essa capacidade prejudicada podemos citar pacientes inconscientes ou em um estado catatônico.

A capacidade de entender informações relevantes ao caso é avaliada explicando de maneira clara e sem jargões ao paciente sua condição e tratamento proposto, e a seguir solicitando que ele repita com suas próprias palavras o que foi dito. Pacientes com quadros demenciais, por exemplo, podem apresentar prejuízo dessa capacidade.

A capacidade de apreciação crítica refere-se à capacidade do paciente de aplicar os fatos que são passados para ele. De uma maneira geral, engloba o reconhecimento de que o paciente apresenta a doença que foi diagnosticada, além de compreender as consequências da doença e as possíveis opções de tratamento para a situação. Por exemplo, um paciente com um quadro delirante pode apresentar prejuízo dessa capacidade, influenciado por uma distorção patológica do pensamento.

Finalmente, a capacidade de raciocínio refere-se à capacidade global e ampla de envolver-se em um processo racional de questionamento e reflexão utilizando as informações que lhe foram passadas. O paciente deve ser capaz de comparar todas as opções de tratamento, oferecendo razões lógicas para suas justificativas. Vale lembrar que o aspecto mais importante é avaliar o processo lógico e não o resultado final. Por exemplo, um paciente capaz tem o direito de recusar algum procedimento com alta probabilidade de melhora e baixa probabilidade de efeitos adversos caso assim o deseje.

Em ambas as situações discutidas neste capítulo (internações involuntárias e avaliação da capacidade de consentir ao tratamento), requer-se que o psiquiatra avalie de forma detalhada diversas funções psíquicas (explicadas em detalhes em outros capítulos deste livro), como consciência, atenção, concentração, orientação, memória, linguagem, fala, afeto e juízo de realidade. A avaliação cognitiva é de fundamental importância nessas situações.

Porém, o psiquiatra não deve limitar-se somente à avaliação das funções psíquicas, mas também cotejar todos os dados disponíveis com os valores do paciente. Por exemplo, uma das críticas ao modelo do MacCAT-T é sua formulação eminentemente cognitiva, em detrimento de outros aspectos relevantes à tomada de decisão, como os valores do paciente[24].

Um dos debates mais relevantes que trazem à tona essa crítica é a questão da avaliação de capacidade para o suicídio assistido. Alguns autores[25] defendem que nossa definição de autonomia e capacidade de tomada de decisões é histórica e culturalmente condicionada. Por exemplo, a autonomia individual é subordinada a outros valores éticos significativos em muitos grupos étnicos e culturais. Em muitas culturas nativas norte-americanas, a autonomia da família e da comunidade é mais importante, particularmente em decisões acerca do fim da vida. Ademais, esses mesmos autores afirmam que o modelo cognitivista do

MacCAT-T não explora fatores emocionais sutis que podem afetar o julgamento do paciente, e não há um consenso de como incorporar tais fatores nessa avaliação.

Outros autores sugerem uma ampliação do processo de avaliação da capacidade de consentir ao tratamento[26]. Além da avaliação tradicional, defendem que seja levado em consideração um fator de autenticidade. Ou seja, uma situação na qual os valores do indivíduo sejam verdadeiramente refletidos em suas escolhas individuais.

CONSIDERAÇÕES FINAIS

Este capítulo teve como objetivo mostrar que a psicopatologia, seja em sua dimensão descritiva, compreensiva ou explicativa, traz consigo valores implícitos. Negar a presença desses valores foi, ao longo da história da especialidade, uma posição – refletida ou não – assumida por psiquiatras que acreditavam que essa dimensão torna a especialidade excessivamente subjetiva, e, portanto, sujeita a críticas.

Porém, na visão dos autores que assinam este texto, validar os valores presentes na psicopatologia – com a licença do pleonasmo proposital, que visa enfatizar sua importância –, tanto na sua dimensão teórica de conhecimento cientificamente estabelecido quanto na sua aplicação prática, fortalece a psiquiatria enquanto especialidade médica por três motivos. Primeiro, porque destaca o fato de que a especialidade se apoia em uma ciência – a psicopatologia – antes encoberta pelas particularidades de cada teoria. Em segundo lugar, porque evidencia que perceber a presença dos valores em jogo pode melhorar a acurácia dos diagnósticos e tratamentos propostos. E por último, porque reconhecer a importância dessa temática traz como consequência positiva um aprimoramento da formação dos psiquiatras, abrindo espaço para o desenvolvimento de virtudes necessárias ao bom exercício da profissão[27].

Por fim, é necessário lembrar que, embora tenha-se defendido neste capítulo que os valores permeiam a prática psiquiátrica de forma singular, a própria prática médica é também valorativa. Tome-se como exemplo a complexa discussão sobre o que é normal e patológico nas ciências da vida, tão bem explorada na obra de Canguilhem (conforme Capítulo 2). Na tomada de decisão clínica e cirúrgica isso é ainda mais evidente, já que não raro clínicos e cirurgiões divergem quanto ao melhor tratamento para o mesmo paciente. É claro que o desenvolvimento dos exames de imagem e da propedêutica armada tornam a medicina, em tese, menos permeável aos valores dos profissionais no exercício diagnóstico. No entanto, ao mesmo tempo, o acesso dos pacientes ao conhecimento científico por meio da internet tornou o exercício de julgamento clínico e tomada de decisão mais exigente, revelando pelo menos dois princípios da prática baseada em valores: "mais ciência significa mais valores" e "a tomada de decisão deve ser compartilhada".

Também não é difícil perceber a presença de valores quando os médicos divergem nas decisões que dizem respeito à terminalidade de vida. Nesses contextos, tem sido cada vez mais frequente a presença de profissionais da saúde mental na equipe. Tais profissionais costumam ser convocados para opinar sobre a presença de transtorno mental em um doente grave, ou mais especificamente sobre a capacidade de decisão dos pacientes em situações-limite. Porém, ao longo da sua avaliação apresenta-se, com muita frequência, um conflito de valores entre o paciente, seus familiares e os profissionais de saúde.

O psiquiatra da interconsulta e o psicólogo hospitalar precisam então identificar os valores em conflito e "traduzir" para a equipe as expectativas, preferências e preocupações dos pacientes para além do diagnóstico clínico e de saúde mental[28]. Além disso, será necessário estar atento aos valores da própria equipe, já que se não houvesse esses valores não se poderia falar em conflito. Por isso, a relação íntima entre psicopatologia e valores está presente nos mais diversos contextos da atuação do psiquiatra e deve fazer parte da formação, atuação e atualização de qualquer profissional de saúde.

REFERÊNCIAS

1. Sackett DL, Straus SE, Richardson, WS, Rosenberg W, Haynes RB. Evidence-Based Medicine: how to practice and teach EBM, 2.ed. Edinburgh: Churchill Livingstone; 2000.
2. Castellana GB. O psiquiatra em conflito. São Paulo: Blucher; 2021.
3. Berrios GE. Rumo a uma nova epistemologia da psiquiatria. Rio de Janeiro: Escuta; 2015.
4. Sadler JZ. Values and psychiatric diagnosis. New York: Oxford University Press; 2005.
5. Binswanger L. Artículos y conferencias escogidas. Versión española Mariano Marin Casero. Madrid: Gredos; 1973.
6. Ey H, Bernard P, Brisset C. Manual de psiquiatria. 5.ed. Rio de Janeiro: Masson; 1981.
7. Fulford KWM. Values-based practice: A new partner to evidence-based practice and a first for psychiatry? Mens Sana Monographs. 2008;6(1):10-21.
8. Messas GP, Fulford KWM. A values-based phenomenology for substance use disorder: a new approach for clinical decision-making. Thematic section: psychology and phenomenology. Estud Psicol. 2021;38.
9. Gonçalves AMN, Dantas CR, Banzato CEM. Values and DSM-5: Looking at the debate on attenuated psychosis syndrome. BMC Medical Ethics. 2016;17:7.
10. Fulford KWM, et al. Values and ethics: perspectives on psychiatry for the person. Int J Person Cent Med. 2011;1(Issue 1):131-3.
11. Fulford KWM. The value of evidence and evidence of values: bringing together values-based and evidence-based practice in policy and service development in mental health. J Eval Clin Pract. 2011;17(5):976-87.
12. American Psychiatric Association (APA). Manual diagnóstico e estatístico de transtornos mentais – DSM-V. 5. ed. Porto Alegre: Artmed; 2014.
13. Schwartz MA, Wiggins OP. Diagnosis and ideal types: a contribution to psychiatric classification. Comprehensive Psychiatry. 1987;28(4):277-91.

14. Gracia D. Pensar a bioética: metas e desafios, 1. ed. São Paulo: Loyola; 2010.
15. Messas GP, Soares MJ. Alcohol use disorder in a culture that normalizes the consumption of alcoholic beverages: The conflicts for decision-making. In: Stoyanov D. International perspectives in values-based mental health practice. Philadelphia: Springer; 2021.
16. Bernheim SM, Ross JS, Krumholz HM, Bradley EH. Influence of patients' socioeconomic status on clinical management decisions: a qualitative study. Ann Family Med. 2008;6(1):53-9.
17. Beauchamp TL, Childress JF. Princípios de ética biomédica. 3.ed. São Paulo: Loyola, 2013.
18. Sattar SP, Pinals DA, Din AU, Appelbaum PS. To commit or not to commit: The psychiatry resident as a variable in involuntary commitment decisions. Academic Psychiatry. 2006;30(3):191-5.
19. Castellana GB, Schraiber LB, da Silva TF, Barros DM. Decision-making for involuntary commitment in Brazil: Elucidating misunderstandings between reasons and justification. Braz J Psychiatry. 2020;42:108-9.
20. Appelbaum PS. Clinical practice. Assessment of patients' competence to consent to treatment. N Engl J Med. 2007;357(18):1834-40.
21. Ranjith G, Hotopf M. "Refusing treatment-please see": an analysis of capacity assessments carried out by a liaison psychiatry service. J Royal Soc Med. 2004;97(10):480-2.
22. Siegel AM, Barnwell AS, Sisti DA. Assessing decision-making capacity: A primer for the development of hospital practice guidelines. HEC Forum: An Interdisciplinary J Hospitals' Ethical and Legal Issues. 2014;26(2):159-68.
23. Grisso T, Appelbaum PS, Hill-Fotouhi C. The MacCAT-T: A clinical tool to assess patients' capacities to make treatment decisions. Psychiatric Services. 1997;48(11):1415-9.
24. Charland L, Lemmens T, Wada K. Decision-making capacity to consent to medical assistance in dying for persons with mental disorders. Social Science Research Network. 2016.
25. Ronald P, Geppert C. Physician-assisted suicide and the autonomy myth. Psychiatric Times. 2021.
26. Newton-Howes G, Pickering N, Young G. Authentic decision-making capacity in hard medical cases. Clinical Ethics. 2019;14(4):173-7.
27. Radden J, Sadler J. The virtuous psychiatrist: Character ethics in psychiatric practice. Oxford University Press, 2010.
28. Damiano, et al. Ethical support to psychiatry residents: a report of a Brazilian ethics consultation group. Rev Assoc Med Bras. 2021;67(2):178-81.
29. Berghofer G, Lang A, Schmitz M, Rudas S. Expectations of psychiatric patients from their outpatient and inpatient treatment. Psychiatr Prax. 2000;27(5):228-34.
30. Fulford KWM, et al. Looking with both eyes open: fact and value in psychiatric diagnosis? Forum: facts and values in psychiatric diagnosis. World Psychiatry. 2005;4(2):78-86.
31. Fulford KWM. Facts/Values: ten principles of values-based medicine. In: Radden J. The philosophy of psychiatry: a companion. Oxford: Oxford University Press; 2004.
32. Sadler JZ. Recognizing values: a descriptive-causal method for medical/scientific discourses. J Med Philosophy. 1997;22(6):541-565.
33. Sadler JZ. Values in psychiatric diagnosis and classification. In: Fulford KWM, Davies M, Gipps RGT, Graham G, Sadler JZ, Stanghellini G, Thornton T. The Oxford Handbook of Philosophy and Psychiatry. Oxford: Oxford University Press, 2013. p.753-79.

A entrevista psiquiátrica

9

Princípios da entrevista psiquiátrica

Paulo Clemente Sallet

 SUMÁRIO

- Introdução
- Entrevista psiquiátrica
- Processos de entrevista
- Compreensão progressiva da pessoa
- Considerações finais
- Referências

 PONTOS-CHAVE

- Princípios da entrevista psiquiátrica, com definições e objetivos.
- Descrição dos três principais processos da entrevista: engajamento, obtenção de informações e compreensão da pessoa.
- Importância da validade e confiabilidade das informações obtidas.
- Descrição de técnicas e perspectivas utilizadas na entrevista psiquiátrica.

INTRODUÇÃO

A entrevista psiquiátrica é caracterizada pelo encontro entre entrevistador (psiquiatra, psicólogo ou profissional de saúde mental) e entrevistado (paciente), motivada e influenciada por características peculiares a cada um dos participantes. É influenciada por uma ampla gama de fatores ambientais e limitada no tempo (o capítulo toma como pressuposto uma entrevista ambulatorial inicial com duração em torno de 40 a 50 minutos, embora em alguns tópicos se refira a circunstâncias diferentes). Tamanha complexidade de fatores, alguns imponderáveis, torna a entrevista psiquiátrica um exercício na fronteira entre ciência e arte[1,2].

História – no pensamento ocidental, as técnicas de entrevista remontam à retórica dos sofistas gregos. A retórica, arte/técnica de falar bem, recorrendo à linguagem para comunicar de forma eficaz e persuasiva, teria sido elaborada na Grécia (século V a.C.). Um de seus ilustres precursores, o sofista Górgias (485-380), utilizou a retórica na instrução de jovens da elite política e jurídica ateniense. Movida pelo objetivo de persuadir a audiência para fins políticos e de poder, a retórica foi criticada por Sócrates (469-399) e seus seguidores. Na *Arte da Retórica*[3], Aristóteles (384-322) sistematizou o estudo da retórica, identificando-a como uma das disciplinas básicas da filosofia, junto com a lógica e a dialética. Com o surgimento das universidades na Idade Média, retórica, lógica e gramática passaram a ser ensinadas como artes liberais, constituindo o então denominado *Trivium*. A retórica continuou sendo ensinada regularmente até o século XIX, com o objetivo de treinar oradores a convencer pessoas por meio de argumentos.

No seu tratado, Aristóteles via a retórica como contraponto da dialética. Enquanto o método dialético evolui com o exame e superação de tese e antítese para aproximar-se da verdade, a retórica ocupa-se da demonstração desse método, persuadindo pessoas em assuntos práticos, sobre como proceder de maneira prudente e racional. Aristóteles considerava a retórica como a arte da persuasão, pois somos persuadidos de algo quando esse algo nos é demonstrado, o que se obtém por meio de três artifícios: (1) *ethos* – autoridade e habilidade do orador; (2) *pathos* – apelo às emoções do ouvinte; e (3) *logos* – articulação dos argumentos (raciocínio indutivo e dedutivo). De volta ao presente, não é difícil encontrar cada um desses elementos em anúncios de mercado, incluindo-se produtos da indústria farmacêutica, nos quais estejam articulados o *ethos* (autoridade do anunciante), o *pathos* (solução de um problema comovente) e o *logos* (evidências baseadas em hipóteses neuroquímicas, muitas vezes em detrimento da relação custo-benefício e da eficácia de recursos mais acessíveis), persuadindo o clínico na sua decisão terapêutica.

No entanto, os artifícios e estratégias de retórica burilados ao longo do tempo também podem ser empregados para fins mais humanistas, como no caso da entrevista psiquiátrica. O entrevistador precisa treinar e aplicar técnicas de entrevista na medida em que elas facilitam identificar os problemas, perspectivas, sintomas e a complexidade diagnóstica do entrevistado. Porém, nada disso ajuda se não houver escuta empática e genuína, exploração ativa de temas difíceis e sensibilidade em lidar com eles.

ENTREVISTA PSIQUIÁTRICA

Shea[1] ilustra a entrevista utilizando uma metáfora: explorar uma casa desconhecida no escuro, à luz de vela: com paciência (pois a flama oscila e é passível de extinguir-se) pode-se explorar o significado das sombras, os retratos na parede, os diferentes cômodos e suas funções, de modo que, aos poucos, emergem as características singulares da pessoa que nela habita. Durante a exploração é importante ter um conhecimento de como uma casa usualmente se estrutura (fatores socioculturais) e de como as estruturas se relacionam com diferentes funções, mas esse conhecimento *a priori* deve ser utilizado como um guia flexível, jamais como uma estrutura rígida a ser seguida, principalmente porque o objeto a ser explorado é absolutamente singular, diferente de todos os outros[4].

Definições operacionais

Entrevista pode ser definida como um diálogo (verbal e não verbal) entre dois participantes, cujos desdobramentos afetam reciprocamente seus estados emocionais e estilos de comunicação, resultando em padrões específicos de interação[5]. O entrevistador propõe questões com objetivos específicos; enquanto o entrevistado as responde também com motivos e intenções que lhe são peculiares, não necessariamente em sintonia com as intenções do entrevistador.

Objetivos

Os objetivos de uma entrevista psiquiátrica em grande medida dependem das circunstâncias e demandas de ambos, entrevistador e entrevistado. Com relação às circunstâncias da entrevista (*setting*), fatores como o tempo disponível, o local onde transcorre (p. ex., emergência, enfermaria, ambulatório, consultório) e os objetivos pragmáticos (p. ex., diagnóstico, triagem, laudos, questões forenses etc.) são relevantes. Contingências do entrevistador, como fadiga, disponibilidade ou expertise, também são fatores de influência. Por fim, é preciso estar atento a características do entrevistado, tais como capacidade cognitiva, fluência verbal, estresse e estados afetivos, que podem impactar a efetividade e os objetivos da entrevista.

Os fatores relacionados a seguir constituem objetivos essenciais da entrevista:

- Estabelecer engajamento, compromisso recíproco entre entrevistador e entrevistado, de forma a constituir uma aliança terapêutica.
- Coletar informações válidas – ao longo do capítulo veremos as diversas situações e armadilhas que podem comprometer a validade das informações obtidas, ou seja, induzir a formulações inacuradas, que não refletem a essência dos problemas apresentados.
- Desenvolver compreensão progressiva e empática da pessoa.
- Desenvolver avaliação que permita diagnóstico aproximado.
- Estabelecer conduta e plano terapêutico apropriados.

- Produzir alguma redução da ansiedade no paciente.
- Instigar esperança e assegurar-se do retorno do paciente.

PROCESSOS DA ENTREVISTA

Para fins de estudo e comunicação entre colegas, os estudiosos do tema costumam dividir entrevista e avaliação psiquiátricas em diferentes processos interligados e dinâmicos, servindo-se de conceitos e definições consensuais que permitam clareza e objetividade. Os processos envolvidos costumeiramente descritos estão representados na Figura 1.

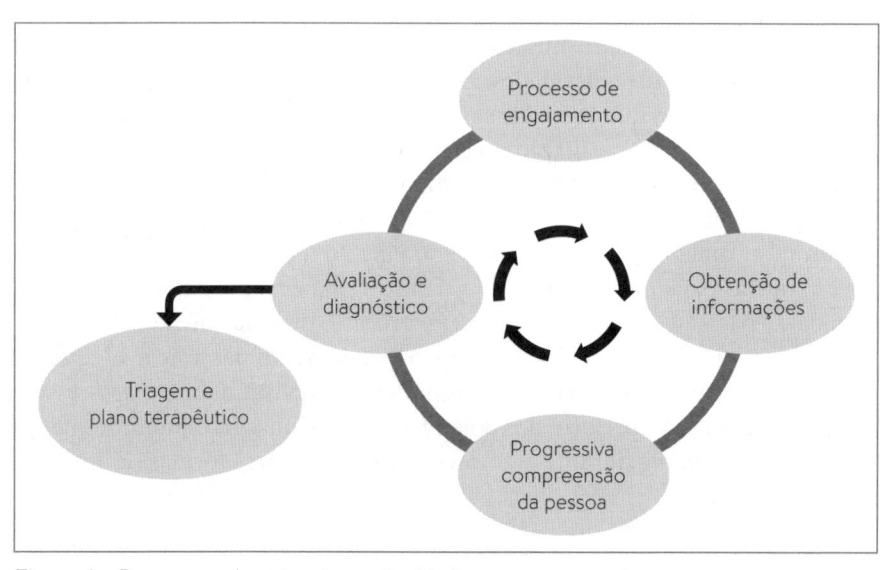

Figura 1 Processos da entrevista psiquiátrica.
Adaptado de Shea, 1998[1].

I. Engajamento

O processo de engajamento consiste em desenvolver um clima de segurança e respeito em que o entrevistado se sinta progressivamente confiante em compartilhar seus problemas e confie na capacidade do entrevistador de entendê-lo. O maior ou menor sucesso no processo de engajamento tem importância crucial em atingir os objetivos da entrevista e envolve os princípios descritos a seguir, principalmente os dois primeiros fatores: avaliação do *blending* e veiculação de empatia.

Princípios do engajamento:

- Avaliação do *blending*.
- Veiculação de empatia efetiva.
- Prover clima seguro em que o paciente se sinta confiante em falar abertamente.
- Capacidade do terapeuta em mostrar-se genuíno e natural ao paciente.
- Capacidade em mostrar-se capaz de entender e ajudar o paciente.

Mnemotécnica: *o* engajamento *é* BESTA – B (*blending*) > E (empatia) > S (segurança) > T (terapeuta genuíno/natural) > A (ajudar o paciente).

I.1. Avaliação do *blending*

O *blending* (harmonia/combinação entre terapeuta e paciente) pode ser avaliado com base em particularidades comportamentais e emocionais observadas durante a entrevista que indicam se o processo de engajamento está fluindo efetivamente ou não. A avaliação do *blending* permite monitorar a eficácia das estratégias empregadas na entrevista em atingir seus objetivos. Problemas no *blending* podem alertar o entrevistador para a necessidade de mudar a estratégia de entrevista antes que ocorra prejuízo no vínculo terapêutico.

Em outras palavras, a prática de verificar regularmente a harmonia entre terapeuta e paciente serve para fortalecer o processo de engajamento. Na medida em que se identifiquem indícios de que o engajamento não esteja adequado, torna-se necessário fazer correções no curso da entrevista, a tempo de se evitar deterioro da relação e prejuízo dos objetivos. Shea[1] aconselha o monitoramento contínuo do *blending* durante a entrevista e descreve três formas de verificar seu progresso.

Método subjetivo

Quais sensações o entrevistador experimenta quando o engajamento está indo bem (ou mal)? Trata-se de monitorar sentimentos internos e idiossincrásicos do terapeuta com relação ao paciente, como uma espécie de termômetro da relação durante a entrevista.

Alguns exemplos de sentimentos do terapeuta que podem indicar *blending* adequado *ou* complicado: sensação de que a entrevista flui como uma conversa *ou* como um interrogatório; sensação de estar falando com uma pessoa que tem problemas reais *ou* com um caso clínico e suas questões defensivas; sensação de estar à vontade, interessado e interativo *ou* de estar tenso, desinteressado e pouco envolvido.

Apesar de entrevistador e entrevistado terem papéis formalmente estruturados, é importante lembrar que a entrevista consiste na interação entre dois sujeitos com seus vícios e virtudes, problemas e valores. Portanto, a percepção subjetiva do terapeuta resulta de sua personalidade, de contingências mundanas e, por vezes, de questões pessoais relacionadas com características específicas do paciente. A emergência recorrente de sentimentos disfuncionais relacionados à entrevista pode envolver questões do próprio terapeuta, tais como estresse ou exaustão, ou mesmo indicar a necessidade de retomar ou começar psicoterapia pessoal.

Método objetivo

Envolve indícios comportamentais na comunicação (verbal e não verbal) que refletem o estado emocional e a postura do paciente com relação à situação de entrevista:

- Duração da resposta (DR): duração da resposta do paciente às perguntas e questões propostas, uma medida estimativa do quanto o paciente produz em termos de conteúdo em resposta ao entrevistador.
- Latência de resposta (LR): tempo decorrido entre a finalização da questão (entrevistador) e o início da resposta (paciente).
- Percentagem de interrupções: tendência do paciente em interromper antes do entrevistador ter terminado a proposição (e vice-versa)..

Exemplos:

Pacientes defensivos ou com características persecutórias tendem a apresentar duração de resposta reduzida ($\downarrow$DR), maiores latências de resposta ($\uparrow$LR) e interrupções mais frequentes.

Pacientes com traços histriônicos, hipomaníacos ou ansiosos costumam apresentar maiores durações de resposta ($\uparrow$DR), menor latência de resposta ($\downarrow$LR) e interrupções mais frequentes, em parte também porque o entrevistador tende a interromper o paciente na tentativa de clarificar sentido e conteúdo das declarações.

Os métodos subjetivo e objetivo de avaliação do *blending* são complementares e deve-se estar atento a possíveis discrepâncias entre eles, pois o primeiro pode ser enganoso e levar ao *blending* unilateral. Por exemplo, o entrevistador pode se deixar levar pela história da paciente (p. ex., estilo e comportamento dramáticos) e ter a sensação de que a entrevista transcorre bem; mas, se prestar atenção na redução da DR e no aumento na frequência de interrupções, poderá identificar que o paciente não está compartilhando do mesmo sentimento.

Além de servir para testar a efetividade das técnicas empregadas, o método objetivo permite obter informações sobre a psicopatologia do paciente. Por exemplo, entrevistas caracterizadas por reduzida DR, grande LR e interrupções frequentes podem indicar características defensivas e persecutórias sugestivas de traços paranoides. Ao analisar as variáveis objetivas, o entrevistador pode perceber melhor essas características e servir-se de uma estratégia que diminua a ansiedade e aumente a segurança do paciente, cuja eficácia será testada observando-se seu impacto sobre as mesmas variáveis (p. ex., um dos indícios mais imediatos da efetividade técnica será o aumento da DR).

Autorrelato do paciente

Outra forma de avaliar o *blending* é a opinião do paciente sobre a entrevista, que pode ser espontânea ou inquirida pelo entrevistador: "O que você está achando da nossa conversa aqui?". A busca pela opinião do paciente pode ser particularmente útil quando o entrevistador estiver em dúvida sobre a origem das dificuldades na entrevista. Por exemplo, DR diminuída e LR aumentada podem ser decorrentes de sintomas negativos, traços persecutórios ou ansiedade fóbica, o que pode ser aclarado perguntando-se ativamente ao paciente sobre sua opinião e estado emocional com relação à entrevista.

De modo geral, problemas no *blending* que levam a prejuízo no engajamento se devem a fatores técnicos (atitudes e técnicas utilizadas inadequadamente pelo entrevistador), à psicopatologia do paciente (defesas e resistências) ou à combinação de ambos.

I.2. Veiculação de empatia

Na visão de Jaspers[6], a empatia constitui o método essencial para acessar a subjetividade humana, transferindo-se a si mesmo na psique do outro, um estar com o estado mental do paciente, compartilhando de sua experiência em um processo espontâneo, independente de raciocínio lógico e juízos *a priori* (ver tópico sobre o modelo fenomenológico, capítulo "Psicopatologia e filosofia"). Rogers[7], idealizador da terapia centrada no cliente, definiu empatia como "a capacidade [do terapeuta] em reconhecer acuradamente a perspectiva emocional imediata de outra pessoa, mantendo sua própria perspectiva."

Embora o conceito conserve algo de etéreo (não à toa, o conceito de empatia surgiu com o romantismo alemão do século XVIII), a veiculação de empatia não apenas constitui um exercício imprescindível para acessar a subjetividade de outra pessoa, mas também um poderoso instrumento para promover engajamento.

Contudo, Rogers[7] nos chama atenção para a distinção entre empatia e identificação. Na empatia o terapeuta reconhece o sentimento do paciente, pode até perscrutar em seu próprio repertório emocional algum sentimento vivido que se assemelhe ao que o paciente estaria sentindo, mas rapidamente retorna ao seu estado emocional próprio; já na identificação, não apenas percebe o estado emocional do paciente, mas também permanece preso nele, a ponto de passar a sentir como o paciente (p. ex., raiva ou desamparo). Situações como essa devem alertar o clínico para a possibilidade de que problemas pessoais sob forma de identificação contratransferencial possam estar interferindo na sua prática. Afinal, o paciente não precisa de alguém que sofra ou se sinta como ele, mas de alguém que entenda o que ele sente e possa ajudá-lo a elaborar com base em tais sentimentos. Sentimentos contratransferenciais recorrentes podem alertar o terapeuta para a necessidade de familiarizar-se com seus próprios fantasmas.

Ciclo da empatia

Barrett-Lennard[8], psicólogo australiano que, desde os anos 1950, dedica-se ao estudo da empatia nas relações terapêuticas, descreveu o chamado ciclo da empatia. Na sua concepção, a empatia não se limita à capacidade do terapeuta de perceber o estado interno do paciente, mas envolve também sua experiência em veicular essa percepção ao paciente por meio de gestos ou colocações empáticas, além de sintonizar na devolutiva que o paciente oferece. O modelo é utilizado para estudar e discutir o papel da empatia na prática clínica, consistindo nas cinco fases descritas a seguir, utilizando exemplos adaptados de Shea[1]:

1. O paciente expressa um sentimento: por exemplo, mãe minimizando alterações de fala no filho com déficit intelectual. Defesas maternas sob forma de negação e racionalização demonstram seu sofrimento diante da situação. Um terapeuta menos sensível poderia falar: "Parece que a Sra. está passando por dificuldades com o seu filho." A resposta da mãe tende a ser negativa, na medida em que defesas inconscientes provavelmente vão impedir a veiculação de empatia.

2. O terapeuta reconhece esse sentimento: por outro lado, um terapeuta atento percebe os mecanismos defensivos e sugere: "Deve ser difícil imaginar que seu filho possa ter problemas em se comunicar com os coleguinhas..." Os problemas mais comuns nessa fase do ciclo empático costumam estar associados ao estado emocional do terapeuta, que pode interferir na compreensão do sentimento da paciente. Ou seja, a empatia pode ser bloqueada por vieses defensivos ou psicopatológicos do próprio terapeuta diante de situações que evocam vivências traumáticas pouco elaboradas (p. ex., *burnout*, infidelidade conjugal, criticismo difícil de empatizar etc.). De certo modo, o mundo interno do terapeuta é o instrumento que veicula a empatia e, portanto, precisa estar calibrado. Aconselha-se que o terapeuta dedique alguns minutos de reflexão sobre seu estado emocional antes de receber o paciente. A veiculação da empatia exige escutar com curiosidade disciplinada, tentando sentir o mundo do paciente sem buscar mecanismos causais, classificação ou juízo analítico, um processo bastante utilizado na perspectiva fenomenológica. O terapeuta precisa imaginar as experiências internas do paciente, projetando-se criativamente no seu mundo. Alguns autores chamam isso de intuição, processo que envolve um escutar não analítico projetando-se com sensibilidade no mundo interno da outra pessoa[5].

3. Comunicações empáticas – o terapeuta comunica ao paciente que reconheceu o sentimento: a terceira parte do ciclo envolve comunicações empáticas, tais como verbalizações, gestos e expressão fisionômica de estímulo e suporte ao paciente. Porém, é preciso estar atento a situações em que expressões empáticas possam resultar em efeito contrário. Por exemplo, diante de manifestações empáticas envolvendo cumprimento ou elogio o paciente pode sentir-se como que aceitando uma visão inacurada de si (p. ex., pacientes desconfiados) ou sentir um estado emocional que não quer experimentar (p. ex., estímulo à autoestima em paciente com superego punitivo), o que impacta negativamente no engajamento. Pacientes com caraterísticas paranoides costumam evitar intimidade (querem distância), tendem a ver tentativas de aproximação como intrusivas e as rechaçam (se retraem ou atacam).

Por tais razões, o emprego de colocações empáticas precisa ser ponderado de acordo com variáveis implicando diferentes graus de (1) segurança em ter percebido adequadamente o sentimento do paciente, (2) intimidade (proximidade) entre terapeuta e paciente e (3) atribuição intuitiva sobre o significado das manifestações do paciente. De acordo com o grau de apresentação dessas três variáveis, as comunicações empáticas podem assumir um caráter mais elementar (colocações básicas) ou mais expressivo (colocações complexas). Vejamos exemplos de cada uma delas:

3.1. Grau de segurança em ter percebido adequadamente o sentimento do paciente: por exemplo, paciente (P) em processo de separação (divórcio litigioso), na história psiquiátrica contou ao terapeuta (T) que sua mãe faleceu de leucemia quando ele tinha 13 anos.

P.: "Quando minha esposa me deixou, foi como se o mundo tivesse implodido. Minha vida perdeu o sentido, comecei a me sentir deprimido, chorava a todo momento..."

T. (colocação básica): "É como se a vida perdesse o sentido..."

T. (colocação complexa): "Você sente que tudo está ruindo em torno de si..."

A colocação básica funcionaria tanto para um paciente confiante quanto para um com características persecutórias, mas a colocação complexa pode criar problemas com o paciente persecutório:

P: "Como você poderia saber? Você já se separou alguma vez?" (ríspido e com ar desconfiado).

3.2. Grau de intimidade (proximidade) entre terapeuta e paciente: refere-se ao grau em que o terapeuta sugere: "Eu provavelmente sentiria o mesmo se estivesse no seu lugar." A questão chave aqui é o grau de aproximação que o paciente permite. Referências alusivas ao "nosso mundo" sugerem aproximação, enquanto a demarcação "seu mundo" diferente do "meu mundo" confere mais distanciamento. De acordo com o exemplo anterior:

T. (básica): "Me parece que você estaria sentindo uma série de emoções dolorosas..."

T. (complexa): "É difícil [para nós] perder alguém como ela..."

No paciente com características persecutórias a resposta básica permite espaço, condição que o deixa mais confortável. No paciente mais confiante, inícios de expressões como "Isso é...", "Há...", "A gente [nós]..." sugerem que o terapeuta sentiria emoções semelhantes, exprimindo intimidade compartilhada e fortalecendo o vínculo.

3.3. Grau de atribuição intuitiva sobre o significado das manifestações do paciente:

T. (básico): "Parece [ou] É como se sua vida deixasse de ter sentido..."

T. (complexo): "É assustador perdê-la assim, semelhante à dor que você sentiu quando perdeu sua mãe..."

A resposta básica espelha o mesmo conteúdo oferecido pelo paciente, até com as mesmas palavras, mas é limitada em significado. A resposta complexa pode sugerir ao paciente confiante o interesse e sensibilidade do terapeuta para com sua dor.

De modo geral, colocações complexas, quando acuradas, mobilizam *insight* e estimulam elaboração; mas se ditas ao paciente persecutório podem resultar em efeito contrário ao desejado: "Você está insinuando que minha mãe morreu porque quis? Pois é isso que fez minha ex-mulher, me deixou porque quis..."

Algumas variáveis podem influenciar a efetividade das comunicações empáticas:

- Frequência – a subutilização de colocações empáticas pode sugerir frieza e distanciamento; a utilização excessiva pode ser interpretada como superficialidade ou paternalismo do terapeuta.
- *Timing* – é aconselhável utilizar pelo menos uma ou duas validações empáticas nos primeiros 5 a 10 minutos de entrevista.
- Extensão – em geral, expressões empáticas funcionam melhor quando concisas e claras.

O aumento da produção verbal costuma indicar boa efetividade das colocações empáticas; caso contrário, percebe-se que o paciente silencia ou muda de assunto.

4. O paciente percebe a comunicação empática do terapeuta: particularidades psicopatológicas do paciente podem limitar sua capacidade em perceber a empatia. Pacientes psicóticos podem distorcê-la de forma delirante ou alucinatória; pacientes em mania geralmente estão satisfeitos com a audiência e parecem não se importar muito, mas a empatia é uma boa estratégia para estruturar a entrevista.

5. O paciente expressa aceitação da comunicação empática do terapeuta: aqui também aspectos da psicopatologia do paciente podem influenciar sua capacidade de manifestar ter acolhido as comunicações empáticas do terapeuta, mas deve-se lembrar que mesmo pacientes em estupor depressivo ou catatônico podem ouvir e responder às colocações empáticas.

Resumo dos princípios da comunicação empática:

- Colocações empáticas são importantes para fortalecer o engajamento e, portanto, deve-se empregá-las ao longo da entrevista.
- As colocações empáticas devem ser adequadas aos três eixos da empatia, graus em que o terapeuta (1) tem segurança na percepção do sentimento veiculado pelo paciente, (2) possui intimidade (proximidade) com o paciente e (3) atribui sentido implícito na comunicação ao paciente.
- As colocações podem ser classificadas como básicas ou complexas. Colocações básicas são úteis tanto em pacientes confiantes quanto em pacientes persecutórios, desconfiados ou defensivos. Em pacientes com características persecutórias é melhor utilizar colocações básicas e evitar colocações complexas. Com pacientes mais confiantes pode-se começar a entrevista com colocações básicas e evoluir para as mais complexas.

I.3. Prover clima seguro e confiável

Para muitas pessoas é difícil admitir a necessidade de procurar ajuda psicológica e, portanto, é compreensível que o ato de procurar atendimento psiquiátrico mobilize sentimentos de autorrecriminação ("A que ponto chegamos. Ter de procurar um médico de loucos...") e receios de ser rejeitado ou mesmo maltratado.

Sullivan[9] chama essa situação de sistema egoico (*self-system*), "um vasto sistema de processos, estados de alerta, símbolos e sinais de aviso que buscam proteger nossa autoestima quando encontramos pessoas desconhecidas". Mecanismos conscientes e inconscientes são ativados para reduzir a ansiedade gerada por temor de rejeição e fantasmas do gênero.

A forma como o entrevistador maneja tais sentimentos representa um passo importante no engajamento. Shea[5] lista três aspectos importantes no manejo do sistema egoico:

- Tentar diminuir a ansiedade do paciente e, assim, reduzir o nível de ativação defensiva.
- Explorar o padrão defensivo do paciente em relações interpessoais, pois na relação com o entrevistador os mecanismos defensivos estarão mais salientes, especialmente nos momentos iniciais da entrevista.
- Ao ver um novo paciente, o próprio entrevistador estará com seu sistema egoico ativado.

Na sua Terapia centrada no cliente, Rogers[7] desenvolveu o conceito de atitude positiva incondicional, em que "o terapeuta comunica ao seu cliente um cuidado profundo e genuíno por ele como pessoa com suas potencialidades, um cuidado livre de julgamentos sobre seus pensamentos, sentimentos ou comportamentos". Essa atitude positiva incondicional promove o engajamento e contrasta com reações que o paciente tenha experimentado ao tratar do tema com colegas e familiares. Situações sensíveis como divórcio, religião, orientação sexual, violência, estupro ou aborto precisam ser examinadas, com interesse no significado dessas experiências para o paciente e sem juízo crítico.

A diferença entre servir-se de uma atitude positiva incondicional ou ignorá-la pode ser vista na vinheta a seguir.

O paciente apresenta um quadro do espectro da esquizofrenia e vem ao ambulatório para consulta:

P.: "Estou bem. Me sinto melhor sem tomar aqueles remédios que o médico pediu."

T. (franze o cenho e olha sério para o paciente): "Então você não está tomando a medicação como deveria?"

P.: "Não, Dr. Elas me deixam grogue."

T.: "Bem, precisamos falar sobre isso mais tarde."

Inadvertidamente ou não, o terapeuta ativou o sistema defensivo do paciente, que aguarda a "punição" quando o tema voltar a ser abordado, provavelmente menos propenso em aderir aos conselhos do clínico.

Melhor desfecho poderia resultar de uma abordagem mais empática:

T.: "Quais medicações você está usando, ou melhor, não está usando?" (ambos riem).

P.: "Acho que um se chama haloperidol; o outro é uma pastilhazinha amarela, fenagan, acho..."

T.: "Me fala o que você sente quando toma esses medicamentos?"

P.: "É estranho, me sinto meio lesado..."

T.: "Deve ser um efeito colateral desagradável..."

P.: "Nossa, Doutor. Fico parecendo um robô!" (ambos riem novamente).

Nessa situação, o terapeuta transmite ao paciente preocupação com ele e seu bem-estar, ao mesmo tempo em que investiga causas potenciais da não adesão ao tratamento, frequentemente relacionadas ao efeito colateral das medicações. Estudos indicam que a causa mais frequente de reagudização nas psicoses endógenas está associada à descontinuação do tratamento farmacológico. Uma abordagem empática provavelmente deixará o terapeuta em posição mais favorável para discutir com o paciente alternativas para minimizar sintomas extrapiramidais e reverter a situação.

I.4. Terapeuta genuíno e natural

A postura autêntica e genuína por parte do terapeuta durante a entrevista psiquiátrica é um componente essencial do engajamento. Shea[5] define autenticidade (*genuineness*) como características comportamentais do entrevistador sugerindo ao paciente que o terapeuta se sente à vontade consigo próprio e com o paciente. O caráter genuíno e natural do terapeuta pode ser observado na perspectiva das seguintes características:

- Responsividade (terapeuta participativo *vs.* neutro) – expressa nas reações do entrevistador diante de situações que mobilizem participação sensível, tais como flutuações afetivas, raiva e medo. Dispõe-se em uma gradação que vai desde uma atitude mais participativa até uma postura de neutralidade. Exemplo característico são as situações envolvendo humor: uma resposta fria diante de situações de humor trazidas pelo paciente, ou como resultado incidental da entrevista, provavelmente traria prejuízo ao engajamento; por outro lado, o esboço de um sorriso, ou mesmo uma risada compartilhada, serviriam para "quebrar o gelo", reduzir a ansiedade e amenizar o sistema egoico. É possível que a ideia de "neutralidade" tenha sido disseminada a partir de técnicas psicanalíticas baseadas em livre associação e análise da transferência, para não "contaminar o *setting*", mas trata-se de circunstâncias bastante diferentes de uma entrevista clínica, em que a neutralidade excessiva mais provavelmente seria tomada como frieza e distanciamento do terapeuta.
- Espontaneidade (extrovertido *vs.* rígido) – não se trata de exprimir tudo o que nos venha à mente, mas de manter uma atenção relaxada para com pensamentos e sentimentos espontâneos cujo conteúdo tenha um impacto adequado às circunstâncias da entrevista e características do paciente. Exemplos são a flexibilidade na estruturação da entrevista, o senso de humor em momentos oportunos e uma atitude não defensiva diante de invectivas do paciente.
- Consistência (suportivo *vs.* confrontador) – capacidade do entrevistador em explorar o mundo do paciente de modo compartilhado, respeitando suas limitações e defesas e evitando atitudes discordantes. É evidente que confrontar defesas e despertar o paciente de eventuais autoenganos faz parte do processo terapêutico, mas na medida em que dependem de vínculo consolidado dificilmente trariam benefícios em uma primeira entrevista.

I.5. Capacidade de entender e ajudar a pessoa

Você lembra do *ethos* (demonstração de autoridade e habilidades do orador) na *Retórica* de Aristóteles? Algo parecido acontece aqui: a confiança do paciente na capacidade do terapeuta em ajudá-lo é um componente importante não apenas do sucesso terapêutico, mas é também essencial ao engajamento durante a entrevista. Em diferentes níveis, o paciente costuma ter dúvidas sobre a eficácia do tratamento e a competência do terapeuta: "Será que esse sujeito de fato pode me ajudar?". Ser um especialista não significa ter respostas para todas as perguntas ou sempre prover sucesso terapêutico, mas representa esforço acadêmico e dedicação clínica séria para consolidar um corpo de conhecimentos e práticas indispensáveis ao exercício. Isso irá permitir ao terapeuta a autoconfiança necessária e essencial ao engajamento. Mas como comunicar isso (expertise) ao paciente? O paciente já terá observado a qualidade das instalações do consultório, das revistas disponíveis na sala de espera e também reparado na quantidade de quadros com diplomas pendurados na parede do consultório; ou então reparado no prestígio da instituição em cujo ambulatório se encontra. No entanto, durante a entrevista psiquiátrica o que de fato assegura ao paciente a competência profissional do terapeuta não está necessariamente no que ele fala, mas nas perguntas que ele faz[1].

Tipologia de perguntas dirigidas ao paciente: como veremos no Capítulo 2, o repertório de questões que podem ser utilizadas na entrevista dispõe-se ao longo de variáveis como grau de abertura (abertas *vs.* fechadas), de testagem (provadoras *vs.* não provadoras), de objetividade (fatos *vs.* opinião) e de estruturação (estruturadas *vs.* não estruturadas). O tipo de questionamento a ser utilizado deve ser ajustado aos diferentes momentos e objetivos da entrevista. Por exemplo, questionamento para fins diagnósticos precisa utilizar questões orientadas para fatos: "Você tem tido problemas para dormir?", "Seu apetite mudou?".

Questões orientadas para fatos em geral são fechadas e examinam a realidade concreta, a situação do paciente, sintomas e problemas. Além de orientar o diagnóstico, costumam fortalecer o engajamento, exceto quando usadas em momentos inadequados, com frequência demasiada ou como conjunto de itens diagnósticos de tipo *checklist* do DSM.

No diálogo a seguir, uma paciente de 20 anos comparece à sua primeira consulta:

P.: "Estou com medo de voltar para a faculdade. Será que vale a pena? Só de pensar nisso fico nervosa."

T.: "Como assim?"

P.: "Eu começo a ficar nervosa e preocupada. Me sinto extremamente tensa, como uma bomba prestes a explodir."

T.: "Ao longo da última semana, durante quanto tempo você sentiu isso?"

P.: "Bem, poderia dizer que a maior parte do dia, talvez até o dia todo."

T.: "Deve ser difícil suportar. E você tem dificuldade para relaxar?"

P.: "Sim, exatamente! Mesmo quando chego em casa sinto que preciso fazer alguma coisa. Se não fizer, me sinto mal. É um saco, estou sempre preocupada, sempre tensa, tremendo e pensando coisas ruins."

T.: "Que tipo de coisas ruins?"

P.: "Coisas como minha mãe ficar doente e morrer, meu pai pegar Covid, perder o emprego. Isso me deixa ainda mais nervosa, chego a ficar irritada com as pessoas, por motivos banais."

T.: "Me diga, você tem alguma outra sensação diferente com relação ao seu corpo?"

P.: "Tenho tido muita dor de barriga ultimamente, vou muitas vezes ao banheiro, não sei se tem a ver... E uns calorões, pareço minha mãe na menopausa."

T.: "Há quanto tempo isso vem acontecendo com você?"

P.: "Eu sempre fui um pouco assim, agitada, mas acho que vem piorando desde o início da faculdade. Agora com essa pandemia então ..."

T.: "Durante esses calorões, você sente alguma palpitação no coração ou mudanças na respiração?"

P.: "Não, acho que não."

T.: "O que você quer dizer com 'acho que não'?"

P.: "Há cerca de uma semana eu fiquei assim, fiquei brava com meu namorado; mas não estava tão ansiosa, estava brava."

T.: "Houve algum momento em que você teve a sensação de que fosse morrer, sem razão aparente? Algum ataque de pânico?"

P.: "Não, acho que nunca tive isso."

T.: "E como anda a sua capacidade para se concentrar?"

P.: "Terrível, Doutor! Nos últimos dois meses não consigo prestar atenção em nada."

T.: "O que mais preocupa você?"

P.: "Minha relação com o namorado, fico pensando que ele vai romper comigo ..."

O uso de perguntas fechadas e orientadas para fatos permite esclarecer o diagnóstico e também veicula metacomunicações úteis em fortalecer o engajamento, tais como: "O terapeuta obviamente está interessado em saber exatamente quais sintomas e experiências eu sinto. Ele deve ter trabalhado com pessoas que tiveram problemas semelhantes ao meu, pois as perguntas foram bem de acordo com o que sinto. Ele parece ser atencioso, explorando ativamente meus sintomas." No diálogo anterior pode-se perceber a negligência do entrevistador em explorar fatores psicodinâmicos, situação em que perguntas abertas seriam mais adequadas. Contudo, em uma entrevista inicial, perguntas abertas e sem maior objetividade podem negligenciar informações importantes ao diagnóstico e passar uma impressão de imperícia.

Obtenção de informações

O valor da entrevista psiquiátrica depende de informações válidas e confiáveis.

Validade das informações

Validade refere-se à essência do fenômeno observado, àquelas informações de maior importância na determinação do objeto, em detrimento de informações acessórias. É importante que o entrevistador se pergunte: "Estou de fato obtendo as informações corretas e necessárias?".

Há diversas situações em que o paciente simula ou esconde sintomas, desde pacientes com esquizofrenia, que escondem sintomas alucinatórios para evitar internação, até pacientes factícios relatando uma pletora alucinatória porque querem internar ou simuladores relatando alucinações em busca de diagnósticos que amenizem responsabilidade penal.

Por outro lado, o entrevistador também pode cometer erros que comprometam a validade das informações. Um exemplo pode ser o fato de o terapeuta que entrevistou a paciente anterior (moça de 20 anos com transtorno de ansiedade) ter negligenciado o diagnóstico de hipertireoidismo clínico. Outro exemplo de erro com consequências gravíssimas é negligenciar risco de suicídio em pacientes com transtorno de humor ou condições de risco.

A técnica do evento comportamental (*behavioral incident*) é uma das estratégias utilizadas para assegurar objetividade nas informações[10]. Trata-se de um método utilizado para investigar detalhes específicos da história clínica, depurados da opinião do paciente, pois com frequência obtemos informações inacuradas em razão da falta de informações concretas sobre os acontecimentos.

Por exemplo: "Você costuma ter encontros amorosos/relações sexuais?" pode obter como resposta um mero *sim* constrangido em paciente com transtorno do interesse sexual; mas "Quantos encontros amorosos/relações sexuais você teve nos últimos 5-6 meses?" pode eliciar informações mais objetivas sobre a dimensão hedônica na vida do paciente. Ademais, se mesmo especialistas ignoram os limites do que seja "normal", como esperar que o paciente tenha essa noção? O questionamento com base em evento comportamental também é útil para superar defesas e constrangimentos que possam esconder informações importantes.

Questionamentos com base em evento comportamental podem se servir de uma perspectiva cronológica (p. ex., "O que aconteceu depois?" ou "O que ele fez em seguida?") ou buscar informações concretas e específicas (p. ex., "Você levou a arma consigo?" ou "Que pensamentos você teve nesse exato momento?").

Para ilustrar o uso do evento comportamental, no diálogo a seguir o terapeuta tenta determinar objetivamente o grau de envolvimento afetivo de uma paciente com seu marido:

(1) Opinião da paciente:

P.: "Tenho estado muito ocupada com as crianças e a doença da minha mãe."

T.: "Você se sente apoiada pelo seu marido?"

P.: "Sim... sim, de modo geral ele tem sido compreensivo."

T.: "Ele é afetivo com você?"

P.: "Ãh-hã, sim, ele é atencioso."

T.: "Vocês estão passando por alguma dificuldade?"

P.: "Não muito. Embora nos últimos meses a coisa tenha estado um pouco apertada em função da pandemia e reinício das aulas presenciais."

(2) Entrevista baseada em evento comportamental:

T.: "Que tipo de coisas seu marido faz para ajudar você?" (fato).

P.: "Bem, ele tem sido mais compreensivo. Não fica bravo se a casa está meio bagunçada ou se a camisa fica um pouco amarrotada..."

T.: "Quando ele chega do trabalho, qual é a rotina típica dele?"

P.: "Simples. Ele entra, em geral não percebo ele entrar, e vai direto para o quarto trocar de roupa."

T.: "E depois?" (descrição cronológica).

P.: "Bem, em geral eu bato na porta e aviso que o jantar está pronto."

T.: "Você entra e fala com ele?" (fato).

P.: "Não, eu volto para a cozinha. Bem, às vezes entro no quarto e dou um alô."

T.: "Durante a noite, ele é do tipo de homem que gosta de abraçar ou prefere ficar mais na dele?" (fato).

P.: "Bem, deixa ver, ele não abraça muito."

T.: "Você lembra da última vez que ele te abraçou?" (descrição cronológica).

P.: "Não. Honestamente, não lembro." (paciente ficando mais triste).

T.: "Você parece triste. Faz tempo que vocês não se aproximam?"

P. (olha para o terapeuta e suspira): "Acho que a última vez que ele me abraçou foi há 6 meses, no meu aniversário. Eu lembro porque fiquei tão feliz com aquilo. É difícil ele me tocar assim. Ele não é muito carinhoso..." (começa a chorar).

No diálogo anterior fica evidente que a técnica de evento comportamental melhora a validade da informação, mas também exige mais tempo. Por isso deve ser reservada para áreas de maior importância. As opiniões do paciente evidentemente são importantes (sobretudo para *insight* psicodinâmico), mas devem ser utilizadas no momento apropriado (p. ex., durante a formulação psicológica) e, em geral, é arriscado basear-se somente nelas.

Diversas outras técnicas podem ser utilizadas durante a entrevista, como por exemplo:

Atenuação da vergonha: "A sua esposa costuma ficar preocupada quando você bebe?" (explorando abuso de álcool).

Facilitação: "Às vezes a gente se envolve em brigas no trânsito. Você já..." (explorando descontrole).

Exigem negação específica: "Você já experimentou cocaína? Maconha? E se te oferecerem?" (explorando abuso de substâncias).

Confiabilidade das informações

A confiabilidade de uma medida refere-se ao grau de concordância entre medidas de um mesmo objeto, obtidas com o mesmo instrumento, por diferentes avaliadores; ou pelo mesmo avaliador em diferentes momentos. No caso da entrevista psiquiátrica, a própria entrevista é o instrumento. No entanto, ao contrário de uma fita métrica que se mantém constante, a entrevista pode assumir diversos estilos e formas de abordagem que terão implicações sobre os resultados obtidos. Assim, a forma de se exprimir, o tom de voz, a fisionomia e os gestos do entrevistador têm importância crucial na confiabilidade das informações obtidas. Algumas das fontes mais frequentes de falha na confiabilidade estão descritas a seguir.

O terapeuta pode mudar o estilo da entrevista, mesmo sem perceber, por pressão de tempo ou por sentimentos contratransferenciais (p. ex., diante de paciente com atitude sarcástica pode negligenciar uma exploração mais cuidadosa de temas importantes; ou o contrário com paciente gentil).

Informações inválidas obtidas de maneira confiável – por vezes o entrevistador pode desenvolver hábitos motivados por questões pragmáticas ou contratransferenciais, "para não ouvir o que não quer ouvir".

Por exemplo, "Você não está pensando em suicídio, né?", para esquivar-se de responsabilidade. Ao investigar temas difíceis (p. ex., ideação suicida/homicida, abuso infantil), o entrevistador pode servir-se de perguntas negativas que, especialmente se acompanhadas de movimentos laterais da cabeça, vão induzir o paciente a uma resposta negativa, resultando em informação confiável (o paciente negou), mas inválida. Por exemplo, "Você não se sente mais deprimido, não é?", "Você não está tendo pensamentos de se machucar, certo?", "Você não quer ficar internado, quer?".

Sugestionamento – pelo efeito da expectativa do investigador[11] o entrevistador pode induzir as respostas do paciente, que pode negar ou afirmar para agradar ao terapeuta. O risco de sugestão é maior em áreas sensíveis, como sexualidade e letalidade.

Perguntas estilo "tiro ao alvo" também podem induzir respostas no paciente. Em geral, o entrevistador está convencido de um diagnóstico "alvo" e passa a buscá-lo ignorando alternativas. Por exemplo:

P.: "Já não me sinto o mesmo. Meus fins de semana são uma tristeza."

T.: "Quando você começou a se sentir deprimido, sem esperança, como se a vida não valesse a pena?"

P.: "Provavelmente desde maio. Próximo do meu aniversário tudo começou a dar errado."

É possível que a "tristeza" não seja depressão, que o paciente esteja sentindo coisas qualitativa e quantitativamente diferentes do que o assumido pelo terapeuta.

COMPREENSÃO PROGRESSIVA DA PESSOA

É importante que o entrevistador consiga compreender o mundo do paciente pelo olhar dele. A seguir estão descritas três importantes perspectivas que podem ser utilizadas na compreensão progressiva do paciente.

Perspectiva interpessoal

Trata de entender como o paciente acha que os outros o percebem. Reações indicadoras da visão que o paciente tem de si podem se manifestar como sentimento de culpa, vergonha, sentimento de inadequação, medo de errar, medo de rejeição etc. O acesso à perspectiva interpessoal é facilitado em questões relativas à infância/adolescência do paciente: "Como eram seus professores? Fale de algum que tenha lhe marcado.", "Fale-me dos meninos da sua vizinhança quando você era garoto.", "De qual dos seus irmãos/irmãs você gosta mais?", "Quem você acha que é a pessoa mais feliz na sua família?", "Quem você mais admira na sua família?", "O que você acha que seus pais pensam de você? Eles se preocupam?".

As atitudes interpessoais do paciente não costumam aparecer em resposta ao questionamento inicial; aparecem mais tarde, em reação ao que ele sente na postura do terapeuta. O terapeuta precisa se manter sintonizado com a agenda inconsciente: "Como o paciente está tentando parecer diante de mim? Por que ele tem a necessidade de se mostrar assim?". Particularmente em temas que costumam gerar constrangimento (p. ex., sexualidade, preconceito, culpa), deve-se tomar cuidado com o risco de melindrar o paciente. Ao abordar tais questões, lembrar sempre da atitude positiva incondicional, utilizar colocações empáticas, ventilar o desconforto do paciente (atenção a sinais não verbais) e seguir seu ritmo.

Exemplo de abordagem interpessoal:

Paciente masculino, 30 anos, com diversos comportamentos parafílicos (*voyeur*, *frotteur*, exibicionismo):

T.: "João, como é para você compartilhar esses assuntos comigo? Você parece um pouco envergonhado..."

P.: "É meio chato. Eu nunca falei dessas coisas para ninguém. Tenho vergonha, fico com medo do que as pessoas podem pensar."

T.: "O que você teme que eu possa pensar?"

P.: "Ah, que eu seja um cara doente, nojento..."

T.: "Tem alguma coisa que eu fiz ou disse que fez você pensar assim?"

P. (pausa): "Não, não. Acho que não."

T.: "Bom, tenho a sensação de que só há uma pessoa nesta sala que pode achar você doente ou nojento, e essa pessoa não sou eu..."

P.: "É, pode ser." (balança a cabeça, fisionomia constrangida, mas parece relaxar).

T.: "O que acha de a gente entender melhor esses comportamentos? Talvez se possa encontrar maneiras de mudar eles. De todo modo, acho que você foi bem até aqui e de fato precisamos falar abertamente sobre isso."

P.: "Ok, vamos lá."

Perspectiva transferencial

A perspectiva transferencial envolve a exploração de distorções projetivas (distorções paratáxicas) do paciente na pessoa do terapeuta (transferência), em geral de figuras parentais; envolve também os sentimentos despertados no terapeuta a partir dessas projeções (contratransferência). Trata-se de mecanismos inconscientes e não costumam aparecer de forma mais saliente nas primeiras consultas, exceto em condições específicas. Processo transferencial mais intenso, especialmente se no início do tratamento, pode refletir transtorno de personalidade com nível de estruturação *borderline*[12]. Tais manifestações são bastante ansiogênicas e, por vezes, resultam em antagonismo, com óbvio prejuízo ao engajamento. Situações como essa requerem examinar quais atitudes do terapeuta deflagram a transferência e uma investigação aberta dos sentimentos envolvidos: "Você parece um pouco contrariado com a entrevista. Fico imaginando o que você possa estar sentindo..." ou "Quando você teve sentimentos semelhantes a esses no passado?", tentando estimular o paciente a expressar seu ponto de vista e mantendo uma atitude suportiva (*holding*)[13]. Ver capítulo sobre transtornos de personalidade.

Perspectiva fenomenológica

Na perspectiva fenomenológica, o terapeuta tenta ver o mundo como o paciente o vê, literalmente vendo com os olhos do paciente, a fim de compreender o fenômeno de ser dessa pessoa. A *Daseinanalyse* (*análise do ser-no-mundo*), método desenvolvido por Binswanger[14] a partir do conceito ontológico heideggeriano sobre o existir humano[15], combina psicoterapia com ideias existenciais e fenomenológicas. Em síntese, trata-se de explorar o mundo interno do paciente perguntando-se "como seria estar nesta pessoa diante de mim", explorando aspectos da percepção (audição, sentimentos, cheiros, tatos, visão...), atitudes, opiniões, lembranças e sentimentos que apareçam durante a entrevista. O paciente percebe o terapeuta interessado na sua pessoa, não apenas em um novo caso clínico. Contudo, o método de investigação fenomenológica tem origem anterior à *Daseinanalyse* a partir de Husserl e da hermenêutica filosófica (ver capítulo "Psicopatologia e filosofia" na Seção 1) e investiga o chamado comportamento significativo, representado por três componentes:

- Experiência psicológica subjetiva, o processo mental vivenciado. Por exemplo, a pessoa se sente feliz.
- Expressão dessa experiência, meios pelos quais a experiência é expressa (linguagem, expressão facial, movimentos, gestos...). Por exemplo, o sorriso, o tom de voz e as palavras que a pessoa diz.
- Objeto/conteúdo experienciado, o chamado objeto fenomênico da experiência. Por exemplo, a pessoa foi aprovada no concurso.

As partes derivam sua significação e natureza da relação com as outras experiências da pessoa. Podemos entender o que a pessoa está sentindo somente quando compreendemos suas conexões de significado com outros objetos da sua vida mental[16]. Conhecer o contexto cultural do paciente também é importante, pois determina o código cultural em que experiências subjetivas, expressões e objetos da experiência são forjados.

A seguir, o diálogo com uma paciente de 30 anos após tentativa de suicídio ilustra a perspectiva fenomenológica[1]:

P.: "Acho que eu estava cansada de tudo mesmo. Eu queria fugir, ficar longe de tudo o que pudesse me fazer mal. Então fui para o quarto, apaguei a luz, acendi algumas velas e me sentei lá."

T.: "O que você ficou olhando quando estava lá?"

P.: "Nada... a chama da vela tremulando, ela fazia a sombra do abajur dançar na parede."

T.: "O que mais você lembra de ter observado nesse momento?"

P.: "Deixa ver... lembro de ter olhado para minha fotografia de formatura."

T.: "E..."

P.: "Eu pensei no quanto esses términos de relacionamento são difíceis. A pessoa naquele quadro não significa mais nada para mim. E acho que eu também nunca signifiquei nada para ele" (suspira).

T.: "O que mais você sentia naquele momento?"

P.: "Solidão, vazio... lembro de ter pensado em entrar numa bolha, num casulo."

T.: "Como você sente o mundo de dentro desse casulo?"

P.: "Parece distante, escuro e dormente. Eu sinto uma espécie de branco, mas também estou com raiva. Raiva da minha mãe por nunca ter se importado comigo; primeiro, por ter me colocado no casulo. Não lembro dela me abraçando (choraminga). Lembro de uma vez em que fui passar um tempo com meus avós, nas férias da escola. Na estação eu me sentia muito assustada e triste. Fiquei imaginando o que minha mãe faria ao se despedir de mim: ela iria me beijar, me abraçar? Por quanto tempo? Sabe o que ela fez? Nada, ela não fez nada, apenas deu um 'tchau' e basta."

T.: "Puxa, isso deve ter magoado muito você..."

P.: "Bastante, realmente doeu... (se recompõe). Mas esse é o jeito dela."

T.: "Você costuma esperar que as pessoas magoem você?"

P.: "Sim, acho que sim. Acho que cresci me habituando a isso. Talvez até goste disso."

T.: "Voltando para aquela noite no quarto com as velas acesas, você teve algum pensamento de se machucar?"

P.: "Sim, eu tive. Enquanto estava lá, tudo parecia tão sem sentido. Então comecei a pensar em tomar um monte de remédios. Eu tinha guardado diversos comprimidos..."

T.: "Que pensamentos vieram à sua cabeça?"

Como se pode ver, a exploração fenomenológica revela o sentimento de profundo vazio e sofrimento da paciente, sua necessidade de ter outras pessoas e a antecipação da rejeição, que pode estar na origem de sua amargura e comportamento hostil. A paciente sente raiva de uma genitora percebida como fria e distante. De qualquer modo, ela mostra-se mais real e o terapeuta depara-se com o sentimento de profundo vazio e sensibilidade ao abandono por parte da paciente, o que pode sugerir uma condição *borderline*.

CONSIDERAÇÕES FINAIS

Este capítulo descreve primeiramente o processo dinâmico entre terapeuta e paciente ao longo da entrevista clínica, começando pelo engajamento (ou vínculo terapêutico) e pelos principais recursos disponíveis para fortalecê-lo: avaliação do *blending*, veiculação de empatia, provimento de *setting* (ou clima) seguro e confiável, além de postura e atitudes do terapeuta muito importantes para a obtenção de informações válidas e confiáveis, o que remete ao segundo processo envolvido na entrevista. A obtenção de informações envolve o domínio de conhecimentos descritos no Capítulo "Formulação de caso: enfoque biopsicossocial". A combinação dos processos de engajamento e de obtenção de informações conduz naturalmente ao terceiro processo envolvido, a progressiva compreensão da pessoa, na qual são apresentadas as perspectivas interpessoal, transferencial e fenomenológica com suas particularidades e virtudes, tão importantes na compreensão da vida mental e dificuldades apresentadas pelo paciente.

REFERÊNCIAS

1. Shea CS. Psychiatric interviewing. The art of understanding: a practical guide. 2.ed. Philadelphia: Saunders; 1998. 759 p.

2. DelSant R, Marchetti RL. Anamnese psiquiátrica no adulto. In: Miguel EC, Lafer B, Elkis H, Forlenza OV. Clínica psiquiátrica. 2.ed. Santana de Parnaíba: Manole; 2021.

3. Aristóteles. Rethoric. Reeve CDC, translator. Hackett; 2018. 1080 p.

4. Shea CS, Barney C. The art of training psychiatric residents and other mental health professionals how to structure clinical interviews sensitively. Psychiatr Clin N Am. 2007;30:e51-e96.

5. Shea CS. Psychiatric interviewing. The art of understanding. 3.ed. Elsevier, 2017. 1153 p.

6. Jaspers KT. Die Phänomenologische Forschungsrichtung in der Psychopathologie. Zeitschrift fur die gesamte Neurologie und Psychiatrie. 1912.

7. Rogers CR. The therapeutic relationship and its impact. University of Wisconsin Press: Madison; 1967. p.97–108.

8. Barrett-Lennard GT. The phases and focus of empathy. Br J Med Psychol. 1993;66(1):3-14.

9. Sullivan HS. The psychiatric interview. New York: W.W. Norton; 1970.

10. Pascal GR. The practical art of diagnostic interviewing. Dow Jones-Irwin: Homewood; 1983.

11. Rosenthal R. Experimenter effects in behavioral research. New York: Irvington; 1976.

12. Kernberg O. Structural interviewing. Psychiatr Clin North Am. 1981;4:169-95.

13. Gunderson J. Handbook of good psychiatric management for borderline personality disorder. American Psychiatric Publishing; 2014.

14. Binswanger L. Grundformen und Erkenntnis menschlichen Daseins. Zurich; 1942.

15. Heidegger M. Ser e tempo. Castilho F (trad.). Campinas: Unicamp; 2012.

16. Dilthey W. Descriptive psychology and historical understanding. The Hague: Nijhoff; 1977.

17. Barrett-Lennard G. The empathy cycle: Refinement of a nuclear concept. J Counseling Psychology. 1981;28(2):91-100.

18. Jansson L, Nordgaard J. The psychiatric interview for differential diagnosis. Philadelphia: Springer; 2016.

19. MacKinnon RA, Michels R, Buckley PJ. The psychiatric interview in clinical practice; 3.ed. American Psychiatric Association. 2016. 707 p.

20. Morrison J. The first interview: a guide for clinicians. New York: Guilford Press; 1993.

21. Othmer E, Othmer SC. The clinical interview using DSM-IV. Vol. 1: Fundamentals. Washington: American Psychiatric Press; 1994.

22. Rosenthal R. Covert communication in classrooms, clinics, courtrooms, and cubicles. American Psychologist. 2002;57:839-49.

23. Tasman A, Kay J, Ursano RJ. The psychiatric interview: evaluation and diagnosis. Wiley-Blackwell, 2013.

10
Estrutura e técnicas da entrevista psiquiátrica

Paulo Clemente Sallet

SUMÁRIO

- Introdução
- Campos da entrevista
- Considerações finais
- Referências

PONTOS-CHAVE

- Campos da entrevista psiquiátrica, abrangendo as fases de exploração (introdução e abertura).
- Descrição dos principais objetivos da entrevista em suas diferentes fases.
- Apresentação dos tipos principais de colocações e perguntas disponíveis como arsenal técnico da entrevista.
- Apresentação dos tipos mais frequentes de entrevista e adequações técnicas necessárias a cada uma delas. Corpo da entrevista, envolvendo a expansão de regiões de conteúdo em sincronia com atenção aos procedimentos técnicos necessários à obtenção de informações válidas e confiáveis.
- Descrição do fechamento e término da entrevista.

"And so it is with interviewing: flexibility and creativity are born from understanding and discipline."
(Shea, 1998)[1]

INTRODUÇÃO

A entrevista clínica psiquiátrica representa o processo de construção de uma díade entre terapeuta e paciente com intenção diagnóstica e terapêutica, processo que sempre envolve engajamento e acomodações entre os dois protagonistas, seja espontânea ou deliberadamente. De modo ideal, o terapeuta deve estar atento ao engajamento e fazer ajustes contínuos em consonância com motivos e perspectivas do paciente e dele próprio, o que confere à entrevista seu caráter complexo e dinâmico[1-3].

De fato, é complicado fazer a entrevista e manter-se atento aos objetivos e às diversas contingências do processo, tais como limitações do local e do tempo disponíveis, complexidade do processo de engajamento e necessidade de se obter dados válidos e confiáveis[4].

Felizmente, existem princípios e estratégias que podem ajudar na criação das condições necessárias para um processo fluente, natural e, ao mesmo tempo, eficiente. Neste capítulo, será descrita uma espécie de mapa da entrevista cujo intuito é ajudar o(a) entrevistador(a) a perceber onde está e o que precisa fazer.

CAMPOS DA ENTREVISTA

Para fins didáticos, a entrevista pode ser dividida em cinco campos ou fases: (1) introdução, (2) abertura, (3) corpo, (4) fechamento e (5) término.

Introdução da entrevista

A fase de introdução da entrevista tem início desde o primeiro contato do terapeuta com o paciente e vai até o momento em que começa a investigação dos motivos que levaram o paciente à consulta (queixa principal). Habitualmente, dura de 1 a 2 minutos e, na prática diária, costuma ser negligenciada como mera formalidade. Um erro lamentável! A introdução constitui uma das fases mais importantes da entrevista, precisamente porque nela o paciente irá formular uma impressão inicial do terapeuta que tende a perdurar não apenas ao longo da entrevista, mas por muito mais tempo.

O objetivo principal da introdução é engajar o paciente e reduzir sua ansiedade. Para isso, lembrar os conselhos de Sullivan[5] e tratar de reduzir a ativação do sistema egoico do paciente (Capítulo 1). O paciente, especialmente em uma primeira consulta com o entrevistador, provavelmente estará preocupado com questões como: "O que vai acontecer aqui? Esse médico é compreensivo/competente? Posso confiar meus segredos a ele? Será que posso ter algum controle sobre a situação?" etc.

Introdução e abertura são momentos de máxima ativação do sistema egoico e, portanto, nunca é demais salientar a importância da atitude positiva incondicional e de validações empáticas que possam amenizar os receios e facilitar o engajamento.

Com a finalidade de demonstrar a importância disso, seguem dois exemplos contrastantes de introduções com entrevistador inexperiente/descuidado (1) e com entrevistador experiente/atento (2).

1. Terapeuta inexperiente ou descuidado

T. (entra bruscamente, sem sorrir, dá um aperto de mão firme no paciente, olhando-o de cima a baixo): "Ok, Fulano, meu nome é Dr. Cicrano, vou conduzir a entrevista. Ouvi dizer que você teve alguns problemas? Fale-me deles."

P.: "Deixa ver, não sei por onde começar..." (ar de constrangimento e desamparo).

T.: "Por que não começa do início? Eu soube que você teve alguns comportamentos estranhos nos últimos dias."

P.: "Quem lhe disse isso, Doutor?"

T.: "A sua esposa. Mas como ela não está aqui, eu preciso saber desde quando isso tudo começou."

Consciente ou não, o entrevistador conseguiu atiçar quase todas as ansiedades possíveis: controlador, pouco compreensivo, "do lado da esposa", nenhuma empatia, focado na sua agenda.

2. Terapeuta experiente ou cuidadoso

P. (Paciente bate à porta)

T.: "Entra." (levanta-se, dirige-se ao paciente cumprimentando-o com aperto de mão firme, mas gentil, com um sorriso espontâneo). "Olá, bom dia, meu nome é Dr. Fulano. Sou um dos psiquiatras da Clínica. Vamos nos sentar? Pode deixar sua bolsa na mesa se quiser." (gentileza).

P.: "Obrigado." (coloca a bolsa na mesa e se senta).

T.: "Você teve alguma dificuldade para chegar até aqui?" (tom coloquial).

P.: "Não, com o aplicativo foi tranquilo."

T.: "Que bom. Às vezes o trânsito fica meio complicado por aqui... Por que não começamos dando uma ideia a você do que pretendemos fazer hoje?"

P.: "Ok, vamos lá."

T.: "Antes de tudo, você prefere que eu lhe trate de Sr., ou José, ou...?"

P.: "Não precisa me tratar de Sr. Pode me chamar de Zé."

T.: "Ok, Senhor Zé (ambos riem). Sua esposa me ligou antes da consulta... Ela lhe falou?"

P.: "Bem, não estava certo disso. Ela disse que iria marcar consulta e eu concordei. Mas não disse que havia conversado com você."

T.: "Deixa eu resumir a impressão que tive da ligação dela. Ela me pareceu preocupada com você e um pouco confusa também. Parece achar que você esteja um pouco deprimido. Eu gostaria de começar ouvindo de você, do seu ponto de vista, o que está acontecendo, se é que de fato algo esteja acontecendo. Talvez a gente possa começar com você me falando como vê a situação."

P.: "Vamos lá. Bem, deixe-me ver... em primeiro lugar, eu preciso admitir que ando meio desanimado; não acho que esteja deprimido, mas desanimado, triste."

T.: "Ãh-hã..." (validação empática).

Nesse caso, o entrevistador se mostra solícito e preocupado com o paciente, demonstrando sinceridade (sobre o contato prévio com a esposa) e interesse genuíno por ele (prioriza a opinião do paciente como mais relevante, entendendo o contato prévio da esposa como preocupação dela pelo seu bem-estar). É provável que, com esses cuidados, o terapeuta tenha endereçado muitos receios e preocupações do paciente, de forma a ganhar a confiança necessária para que o paciente se sinta à vontade em compartilhar sua história.

A atitude positiva incondicional e o respeito empático precisam ser adequados às circunstâncias, como no caso de pacientes encaminhados por colegas:

T.: "Eu li o encaminhamento do Dr. Fulano e pude ter uma ideia da situação e dos problemas atuais, mas seria melhor se você pudesse me contar pessoalmente. Imagino que você já tenha contado a história diversas vezes a outros médicos, talvez seja chato repetir, mas seria melhor vermos isso sem ter de nos basear no que outra pessoa escreveu. Eu percebi que o problema atual seria depressão? Podemos começar por isso? Como você vem se sentindo com relação ao seu estado de ânimo ultimamente?"

Nessa situação, o entrevistador veicula respeito e preocupação pelo paciente – ele próprio acharia enfadonho contar a história para diversas pessoas. Quer escutar o paciente como uma pessoa única, não como mais um caso.

Mesmo que o paciente não verbalize, sua atitude com relação à entrevista pode ser razoavelmente inferida a partir de comunicação não verbal, como gestos e expressão fisionômica. Caso a avaliação do *blending* sugira indícios negativos, é prudente estimular o paciente a falar: "Antes de a gente continuar, tem alguma coisa que você queira falar ou perguntar?"

Especialmente em primeiras consultas, como no caso visto anteriormente, familiarizar o paciente com o processo de entrevista pode ser de muita ajuda:

T.: "Talvez seja importante explicar a você o que vamos fazer aqui?"

P.: "Ok, seria bom."

T.: "Em primeiro lugar, claro, eu gostaria de ter uma ideia sobre as suas preocupações e sobre as dificuldades pelas quais tem passado. Vamos tentar entender os seus sintomas para saber como posso ajudá-lo. Mais tarde, durante a entrevista, vou tentar esclarecer melhor o que tem acontecido perguntando algumas coisas sobre sua família, sua saúde, situação na faculdade/trabalho e sobre outros sintomas que você possa ter agora ou já teve. Acho que com uma ideia geral da situação posso entender melhor os problemas atuais. Tem algo que você gostaria de perguntar?"

P.: "Não, tudo bem, podemos fazer assim como você falou."

T.: "Então vamos começar falando sobre o que trouxe você aqui hoje?"

P. (suspira): "Vou lhe dizer, é uma longa história..."

T.: "Ok, vamos lá." (sorri).

Abertura da entrevista

A fase de abertura da entrevista costuma ter duração de 5 a 7 minutos. Em geral, tem início com a queixa principal e termina quando o entrevistador começa a focar nos tópicos de maior relevância clínica para o caso (história da doença atual).

Nas fases de introdução e abertura, adota-se uma postura mais reflexiva do que ativa. Embora seja aconselhável que o entrevistador fale bastante na fase de introdução e pouco na de abertura, ambas constituem um período de exploração e observação. Como regra básica, na fase de abertura o entrevistador deve escutar sem muito direcionamento, a menos que seja necessário abordar resistências iniciais ao processo de entrevista.

Embora os dados de identificação tornem necessário o uso de perguntas fechadas (p. ex., "Para começar, gostaria de conhecer você um pouco melhor. Que idade você tem?" – estado marital, profissão, situação familiar etc.), o escutar não diretivo da fase de abertura exige a colocação de questões abertas, que estimulem o paciente a falar.

A fase de abertura constitui o período mais crítico para o engajamento, precisamente por envolver o momento em que o paciente começa a expor suas fragilidades. O sistema egoico encontra-se ativado e o paciente em geral está preocupado com questões como (1) decidir se deve compartilhar assuntos pessoais com o terapeuta e quais assuntos compartilhar, e (2) contar sua história de maneira que o terapeuta possa entender.

Em geral, a impressão inicial do paciente sobre o terapeuta é formada na fase de introdução e sedimentada na de abertura. A consistência do vínculo (engajamento) determina a profundidade e o grau de estruturação que o paciente irá tolerar durante a entrevista. Portanto, aqui se deve lembrar de três conselhos importantes: (1) usar colocações de final aberto, (2) estar atento ao *blending* e (3) utilizar expressões empáticas.

Colocações de final aberto

Questões não diretivas diminuem a ansiedade do paciente, deixam-no mais à vontade e livre para discorrer sobre o tema à sua maneira. Exemplos: "Me fala um pouco sobre o que trouxe você à consulta.", "Talvez você possa começar me falando sobre as preocupações que tem tido ultimamente.", "Que tipo de problemas você tem enfrentado nas últimas semanas?".

Atenção aos indícios do *blending*

O paciente adota uma postura corporal mais relaxada ou se mantém tenso? Há aumento na duração das respostas (DR) e redução na latência de resposta (LR)?

Uso de expressões empáticas facilitadoras

É importante utilizar pelo menos duas colocações empáticas na fase de abertura, acompanhadas de expressão não verbal compatível. Exemplos: "Ok, continue.", "E aí, o que aconteceu depois?", "Ãh-hã, entendi."

Dentre os erros mais frequentemente encontrados na fase de abertura estão a estruturação prematura, ou seja, o entrevistador começa a dirigir a entrevista e a focar nos tópicos de maior relevância antes de o paciente começar a relaxar, e o uso excessivo de questionamento fechado. Em ambas as situações ocorre restrição da liberdade do paciente em manifestar-se espontaneamente, o que tende a aumentar a ansiedade interpessoal e, assim, prejudicar seu engajamento no processo de entrevista.

Objetivos da fase de abertura

Os objetivos principais da fase de abertura são combinar os motivos do entrevistador com os do paciente e obter uma leitura preliminar de particularidades da entrevista com vistas à adequação de estratégias a serem empregadas.[6] Com relação aos objetivos, sempre haverá uma espécie de contrato entre terapeuta e paciente, seja explícito ou implícito. Para fins didáticos, os principais objetivos da fase de abertura podem ser resumidos em: (1) agenda consciente – identificar os motivos conscientes do paciente sobre seus problemas e sua perspectiva sobre a entrevista – o que o paciente quer; (2) avaliação do estado mental – identificar aspectos do estado mental do paciente que permitam selecionar técnicas e estratégias mais adequadas à condução de sua entrevista – como o paciente é ou está; (3) agenda inconsciente – identificar indícios de motivos inconscientes (defesas) do paciente sobre seus problemas e sobre a entrevista; e (4) avaliar a entrevista em si, com vistas à escolha de técnicas e estratégias que possam conduzir mais facilmente a entrevista de maneira eficaz.

1. Perspectiva e agenda conscientes do paciente

Como o paciente vê seus problemas e quais são suas expectativas práticas sobre o entrevistador e sobre a entrevista. Para ilustrar, vejamos um caso adaptado de Shea[1] sobre um paciente de 30 anos vindo à sua primeira consulta, agendada pela esposa. As informações sobre os motivos conscientes do paciente estão entre parênteses:

T.: "Me fala um pouco sobre as razões da sua consulta."

P.: "É difícil dizer (receio de não ser compreendido pelo entrevistador?). Não sei o que a Jane acha que está acontecendo, mas eu não estou louco (a esposa acha que ele está louco e o terapeuta também pode achar). Tem alguma coisa a ver com minha química cerebral. Estou me sentindo meio acelerado" (sua visão do problema).

T.: "Em que sentido você se sente acelerado?" (T. quer conhecer o P.).

P.: "Me sinto excitado, em ponto de bala, muito criativo, mas talvez um pouco sob pressão. É por essa razão que penso ser algo biológico e não mental (reconhece o problema, mas não tolera vê-lo como psicológico). Estive lendo algumas coisas sobre o impacto da atividade física nas emoções e acho que entendi o que possa estar acontecendo" (tenta convencer T. sobre sua opinião do problema).

A perspectiva consciente do paciente pode ser resumida em: (1) o problema é fisiológico, não psicológico; (2) deseja discutir o problema a partir do seu ponto de vista; e (3) procura convencer o terapeuta sobre seu ponto de vista.

Percebendo ou não a agenda do paciente, seria contraproducente desautorizar seu ponto de vista, como no desdobramento: T.: "Bem, a fisiologia pode ter um papel aqui, mas primeiro vamos ao problema real." Essa colocação fomentaria no paciente uma atitude de também não querer aceitar a agenda do terapeuta.

Uma atitude mais empática (e produtiva!) seria tentar explorar o mundo do paciente através do seu próprio olhar, como no diálogo que segue:

P.: "Me sinto excitado, em ponto de bala..."

T.: "Entendo, e como é isso?"

P.: "Bem, a corrida pode liberar substâncias no cérebro, as endorfinas, e elas fazem com que a pessoa se sinta bem. Então acho que estivou acelerado por causa disso."

T.: "Hmm, interessante. Com que frequência você corre?"

P.: "Corro todos os dias. Uns 5 km por dia, às vezes até 8 km."

T.: "Puxa, você está em ótima forma. Desde quando você corre?"

P.: "Acho que isso 'corre' na família, aproveitando o trocadilho (ambos riem). Meu pai era um entusiasta dos esportes e meus dois irmãos jogavam futebol no time da escola."

T.: "Hã-hã, me fala um pouco sobre eles."

P.: "Eles estão bem, ambos bastante bem-sucedidos (pausa), mais do que eu, mas eu me viro. Um é advogado, o outro é engenheiro."

O diálogo anterior demonstra o cuidado do entrevistador em mover-se de acordo com a opinião do paciente, uma técnica eficaz para aumentar o *blending* e obter informações a partir da perspectiva do paciente. Na fase de abertura, perguntas opinião-orientadas tendem a fortalecer o engajamento e indiretamente facilitar a obtenção de informações válidas.

Além da busca de ajuda, alguns dos temas frequentes na agenda consciente dos pacientes podem ser: encontrar alguém para desabafar, receber medicação, confidenciar segredos que não conseguem revelar (p. ex., ideação suicida, história de incesto, abuso etc.), confirmar sua sanidade (ou insanidade), buscar alguém que "diga o que está acontecendo comigo" etc.

Em outras ocasiões, pode ser que os reais objetivos da consulta resultem de agenda manipuladora ou não motivada por busca de ajuda, tais como obter drogas de abuso, internação para obter abrigo ou benefício legal, diagnóstico de "doença psiquiátrica" para livrar-se de pressões externas (família, questões jurídicas), afastamento do trabalho ou mesmo motivações factícias. No caso de dúvida sobre os motivos do paciente, aconselha-se endereçar o tema diretamente: T.: "Talvez fosse melhor a gente esclarecer qual seria o objetivo da consulta? Fico imaginando o que você espera dessa entrevista."

2. Avaliação do estado mental do paciente

Não se trata de avaliação completa do estado mental, que será visto ao longo (particularmente no corpo) da entrevista, mas de um apanhado inicial do estado mental capaz de permitir (1) a formulação de hipóteses que deverão ser mais bem exploradas ao longo da entrevista e (2) adequação das técnicas e estratégias mais apropriadas. Um exemplo de hipótese diagnóstica que exigirá exploração mais cuidadosa envolve a identificação de indícios sugestivos de psicose durante a fase de abertura, como afrouxamento de associações, afeto intenso ou embotado etc. É também importante identificar possíveis resistências ao processo de entrevista, algumas deliberadas, como respostas vagas, afeto hostil e recusa em colaborar. Resistências mais intensas podem necessitar de abordagem direta, desde que o estado mental do paciente permita, sob pena de comprometer a validade da entrevista. Nomear emoções é uma das técnicas utilizadas na tentativa de conduzir entrevistas paralisadas por resistências[7]: T.: "Percebo que esse assunto mobiliza você. Às vezes as pessoas se sentem envergonhadas ou irritadas com alguma situação difícil, você estaria sentindo algo parecido agora?".

Convém lembrar de situações em que o paciente simplesmente não consegue tolerar a entrevista em decorrência de estado de comoção acentuada ou em situações de violência iminente. Com relação ao risco de violência, especialmente em atendimentos de emergência, deve-se atender ao famigerado "friozinho na barriga" de que a natureza humana nos dotou ao longo da evolução e lançar mão de medidas protetivas para conosco, equipe e paciente. Muitos clínicos experientes aprenderam a reconhecer que, às vezes, uma entrevista boa é uma entrevista curta.

3. Agenda inconsciente do paciente sobre os problemas e sobre a entrevista

Trata-se de esboçar hipóteses sobre os motivos inconscientes do paciente sobre os problemas atuais e sobre a entrevista com base em indícios de sua agenda inconsciente (defesas). Esse aspecto evidentemente depende da formação teórica do entrevistador e oferece menos recursos objetivos na sua estruturação. Uma dica para a formulação de hipóteses nessa área é estar atento não apenas ao que o paciente diz, mas também ao que ele não diz e às possíveis razões para não dizê-lo[8]. Vejamos o fragmento de entrevista adaptado de Shea (1998)[1] sobre um paciente de 30 anos, com pressão de fala, trazido à consulta pelo pai, que ameaçou interná-lo por tê-lo esguichado com *spray* de pimenta:

T.: "Fale-me sobre o que trouxe você aqui hoje."

P. (Desvia o olhar, com desdém): "Eu vou dizer o que me trouxe aqui hoje... Não! Antes, quero que você diga que não estou louco! Meu pai está louco, sim, um maluco... Eu sou uma pessoa importante, com negócios importantes, não tenho tempo a perder e não preciso estar aqui, meu pai é que precisa. E vamos resolver essa situação de uma vez."

T.: "Talvez nós pudéssemos..." (paciente interrompe).

P.: "Preciso de um café e de um copo d'água, você tem aqui?"

T.: "Sim, deixa ver..." (T. serve um cafezinho e pede para o atendente trazer um copo d'água).

P.: "Olha, eu tenho que sair daqui às 4h... a questão é que não há nada de errado comigo, nada que um pouco de paz e tranquilidade não resolvam. Ninguém me escuta! Eu sou um homem cujo tempo vale muito dinheiro. Veja, olhe aqui..." (mostra um cartão de visita).

T.: "Deixa eu ver (T. examina o cartão). Vejo que você é um vice-presidente, não me admira que seu tempo seja precioso. Vamos ver então o que está acontecendo?"

P.: "Certo, boa ideia. Eu penso que você e eu podemos lidar com isso de uma maneira lógica. Somos profissionais e a maneira de resolver isso é de profissional para profissional. Há um grande equívoco aqui. Ele entendeu tudo errado, eu não queria borrifar o rosto dele, mas ele me atacou, precisava de uma lição, algo para colocá-lo no seu devido lugar. Um folgado, sempre falando, sempre me dizendo o que fazer. Ele é sempre assim e estou farto disso!"

T.: "Fale mais sobre esse equívoco, como você vê ele e a situação toda? E disponha do tempo que quiser, estou ouvindo."

P.: "Como eu vejo? Ninguém gosta de mim. Eu recém comecei um negócio com minha noiva, ela é maravilhosa, ela me entende. É um mundo do cão lá fora e o velho não dá a mínima, ele vive na idade da pedra!"

T.: "Quais são alguns dos estresses mais específicos pelos quais você está passando agora?"

P.: "Pressão financeira, pagar o aluguel, preparativos para o casamento, é um montão de coisas..."

T.: "Uh, parece um monte de contas para pagar..."

P.: "Com certeza. O problema é que meu pai é um idiota. Tudo em que ele pensa é dinheiro e pagamentos. Eu tenho sido um bom inquilino, ele não tem o direito de me despejar."

T.: "Quando ele tentou despejar você?"

P.: "Há duas semanas, o cara ficou nervoso. E pensar que eu costumo falar coisas boas sobre ele."

T.: "E como essa pressão toda tem afetado seu sono?"

P.: "Eu não preciso dormir muito, fico bem com pouco sono porque tenho muita energia."

Pode-se perceber que a decisão do entrevistador em gratificar seus motivos e seguir a opinião do paciente permitiu amenizar seu sistema egoico, deixando-o mais relaxado, a ponto de permitir o início da estruturação da entrevista com a exploração ativa de sintomas maniformes.

Em resumo, o reconhecimento dos motivos conscientes do paciente não oferece maiores dificuldades: (1) quer convencer terapeuta de que "não há nada de errado comigo"; (2) o pai está errado; (3) quer sair da entrevista rápido; e (4) não quer ser internado.

Com relação à sua agenda inconsciente, temos:

- Necessidade de ser importante: reação a sentimento de inferioridade? O pai é "louco", o terapeuta é tratado com desdém, indício de um ego fragilizado? "Uma pessoa importante, com negócios importantes" – precisa de louvor.
- Necessidade de estar no controle: ameaça de internação involuntária representa total perda de controle. "Meu pai é que deveria estar aqui", "Vamos resolver isso de uma vez". Interrompe o terapeuta e comanda – "Quero café e água", um comportamento que parece contemplar a necessidade de controle.

Atento às necessidades inconscientes do paciente, o terapeuta adaptou um manejo compatível. Diante de reação maníaca a um provável ego fragilizado, gratificou a necessidade: "você é importante". Com relação ao receio de ser controlado, "você está no controle".

Outro aspecto do manejo que pode ter sido decisivo no desdobramento refere-se à técnica utilizada na estruturação das perguntas:

T.: "Fale mais sobre esse equívoco, como você vê ele e a situação, e disponha do tempo que quiser."

T.: "Quais são alguns dos estresses mais específicos pelos quais você está passando agora?"

São declarações que empoderam o paciente e dão a ele a sensação de controle de que precisa.

Pode parecer demasiado sutil, mas colocações menos sensíveis à necessidade de controle e protagonismo por parte do paciente, especialmente se acompanhadas de um olhar inquisidor, provavelmente teriam um desfecho menos feliz: "O que seus familiares estão comentando sobre você?", "Quais são os problemas que estão deixando você perturbado?".

4. Avaliação da entrevista

Identificar as características da entrevista é fundamental na estruturação e utilização de técnicas que permitam alcançar os objetivos da entrevista. De maneira ideal, o paciente poderia participar ativamente, fornecendo informações pertinentes e válidas em resposta às questões colocadas pelo entrevistador. No entanto, na prática clínica a situação costuma ser diferente. Segundo Shea[1], "uma das questões-chave em propiciar entrevistas produtivas é perceber quando uma entrevista vai ser ruim antes de se tornar um exercício de frustração". Deve-se estar atento às características iniciais da entrevista para que se possa ganhar um controle flexível sobre ela, adaptando técnicas mais produtivas.

Tipos de colocações e perguntas

Durante a entrevista, o terapeuta dispõe de um repertório de colocações e questionamentos caracterizados por um *continuum* capaz de induzir respostas que vão do mais amplo (abertas) ao mais restrito (fechadas), como exemplificado na Tabela 1.

Perguntas de final aberto

As colocações de final aberto tendem a produzir respostas espontâneas e amplas, abrindo um leque de possibilidades para que o entrevistado se expres-

Tabela 1   Colocações e questionamentos com diferentes graus de abertura

Verbalizações	Exemplos
Abertas:	
1. Perguntas abertas	1. Quais são seus planos para o futuro? 2. Como você vai falar com seu pai? 3. Quais são suas opiniões sobre o casamento?
2. Comandos gentis	1. Fale-me sobre seu irmão. 2. Descreva sua reação inicial comigo. 3. Fala para mim o que você espera do casamento.
Variáveis:	
1. Perguntas dinâmicas	1. Você pode descrever seus sentimentos? 2. Você pode me falar um pouco do seu chefe? 3. Você pode falar um pouco sobre casamento?
2. Perguntas qualitativas	1. Como está seu apetite? 2. Como está seu humor? 3. Como vai indo seu trabalho?
3. Questionamentos	1. Você nunca fumou maconha? 2. Você disse ter sido o quinto de sua classe? 3. Então você desistiu do casamento após 3 anos?
4. Colocações empáticas	1. Parece ter sido um momento difícil para você. 2. Deve ser difícil terminar um casamento de 10 anos. 3. Parece que você está muito triste.
5. Colocações facilitadoras	1. Ãh-hã. 2. Continue. 3. Entendo.
Fechadas:	
1. Perguntas fechadas	1. Você acha que seu filho vai ser aprovado? 2. Você está se sentindo feliz ou triste? 3. Que medicação ele está tomando?
2. Colocações fechadas	1. Por favor, sente-se ali. 2. Eu li a carta que o Dr. Fulano escreveu. 3. Ansiedade pode ser melhorada com terapia cognitivo-comportamental.

Fonte: adaptada de Shea, 1998[1].

se, estimulando, assim, a produção verbal em entrevistas travadas. Podem ter a forma de perguntas ou de comandos gentis. Em geral, constituem expressões abertas que resultam difíceis de responder com frases curtas de tipo "sim" ou "não", dando ampla liberdade para o paciente se expressar (p. ex., "O que você faria se sua esposa o abandonasse?"). Também podem ser utilizados comandos gentis, com tom de voz adequado e expressando interesse genuíno (p. ex., "Me fala da sua família quando você era adolescente.").

Perguntas e colocações de final fechado

As perguntas de final fechado são úteis para focalizar tópicos importantes em entrevistas digressivas. Embora mais adaptadas para obtenção de informações factuais, também podem ser utilizadas para investigar opiniões e emoções (p. ex., "Você acha que seu marido trabalha demais?").

As colocações fechadas prescindem de resposta e, muitas vezes, são utilizadas para fins expositivos ou psicoeducativos (p. ex., "Agora vamos começar a ver melhor os seus sintomas." ou "Atividade física regular é importante para melhorar a cognição e a ansiedade.").

Perguntas e colocações variáveis

As questões variáveis colocam-se intermediárias entre perguntas abertas e fechadas e podem ser:

- Dinâmicas: perguntam ao paciente se ele quer ou não responder (p. ex., "Você poderia me falar sobre seu desempenho no trabalho/faculdade?"). O caráter dinâmico significa que a pergunta pode ter o impacto de aberta ou de fechada, dependendo do *blending* e das associações que o paciente faça. Em geral, não devem ser utilizadas em entrevistas travadas.
- Qualitativas: por exemplo, "Como está seu humor?" ou "Como vai seu relacionamento com a esposa?".
- Questionamentos: são afirmações sob a forma de pergunta (p. ex., "Quer dizer então que você era visto como a ovelha negra da família?") O tom de voz empresta a forma de pergunta e permite oscilar entre um questionamento gentil até uma confrontação franca. Os questionamentos servem a diversas funções, tais como clarificação, sumarização, confrontação e mesmo interpretação. Devolvem-se ao paciente as implicações do que ele falou. Esses questionamentos devem ser empregados com cuidado, pois podem induzir a resposta (prejuízo da validade) ou inibir a elaboração (especialmente no caso de *blending* complicado).

Tipos de entrevista

Embora haja uma ampla variedade nos padrões de comunicação, pode-se descrever três padrões mais frequentes de entrevista, cujas características são exibidas na Tabela 2.

Entrevista truncada

Os principais indícios de uma entrevista truncada envolvem características do paciente e particularidades da técnica utilizada pelo entrevistador. Com relação ao paciente, os indícios são: reduzida duração da resposta (DR), aumento na latência de resposta (LR) e uma linguagem corporal sugestiva de apatia ou de contenção pessoal (p. ex., paciente desvia o olhar, mantém os braços cruzados, sacode a perna, boceja etc.). Por sua vez, o entrevistador pode piorar a situação (1) empregando questões fechadas, que tendem a diminuir a espontaneidade do

Tabela 2 Tipologia das entrevistas

	Características do paciente			Caraterísticas da entrevista		
Tipos de entrevista	Duração da resposta (DR)	Latência de resposta (LR)	Expressão corporal	Razão questões abertas/ fechadas	Colocações focalizadoras	Colocações empáticas
Travada	↓	↑	↓	↓	↑	↓
Digressiva	↑	↓	↑	↑	↓	↑
Ensaiada	↑	↓	±	±	↓	↑

↑ = aumentada; ↓ = reduzida; ± = variável.
Fonte: adaptada de Shea, 1998[1].

paciente; (2) servindo-se excessivamente de questões focalizadoras e técnicas de estruturação; e (3) negligenciando o uso de manobras facilitadoras e expressões empáticas. Essas dificuldades podem ser fomentadas pela reação natural do entrevistador frente à atitude evasiva do paciente.

Em entrevistas travadas, deve-se evitar perguntas/colocações fechadas ou variáveis e utilizar sistematicamente perguntas abertas. Em geral, após meia dúzia de perguntas abertas em série, acompanhadas de um tom solícito e gentil, muitos pacientes se rendem ao constrangimento e passam a produzir respostas significativas.

Dicas sobre como proceder em entrevistas travadas:

- Evite perguntas fechadas – combinações em série de perguntas abertas e comandos gentis são úteis, mas basta uma pergunta fechada para suprimir o ganho obtido com as questões abertas.
- Siga qualquer tópico em que o paciente demonstre interesse (demonstrado por aumento da DR).
- Evite tópicos sensíveis ou difíceis (p. ex., drogas/álcool, sexualidade, letalidade etc.).
- Buscar tópicos como informações gerais sobre o background sociocultural do paciente (p. ex., "Me fala um pouco sobre as pessoas do lugar onde você vive?") ou sobre assuntos que o mobilizem afetivamente (p. ex., "Que coisas seu chefe fez que parecem injustas?").
- Evite formulações como "Você pode me falar sobre...?" ou "Você me contaria...?", pois em geral resultam em silêncio ou uma fisionomia contrariada. É preferível utilizar comandos gentis, como "Me fala sobre..."
- Mantenha contato visual e veicule manifestações empáticas e de estímulo (movimentos de cabeça, "Ok, continue...", "Ãh-hã.").

- Evite pausas longas – em entrevistas travadas as pausas "esfriam" o ritmo.
- Lembrar que pacientes psicóticos (especialmente se desorganizados) ou muito ansiosos podem reagir mal a questões abertas e forçar conceptualização pode gerar mais ansiedade.
- Adolescentes e alguns adultos precisam "aquecer" antes de se soltar na entrevista, o que pode ser feito utilizando perguntas fechadas.
- Evitar questões que comecem com "por que...?" (p. ex., "Por que você parou de ir à escola?"). Podem soar como julgamento e quebrar o princípio da atitude positiva incondicional. Uma colocação mais adequada seria: "O que estava preocupando você quando decidiu deixar a escola?".
- Evite formulações estereotipadas (p. ex., "Qual é o seu sentimento sobre a consulta?").

Entrevista digressiva

Pacientes com pensamento tangencial ou circunstancial em geral induzem sentimentos contratransferenciais de tédio e podem fazer o entrevistador se perder em uma nuvem de irrelevâncias. Como será abordado no Capítulo 16, "Manejo das resistências", o caráter digressivo pode resultar de tentativa inconsciente em controlar o entrevistador e a entrevista. Uma variante da entrevista digressiva é a entrevista prolixa, em que embora haja pressão de fala o paciente não abandona o foco.

As entrevistas digressivas podem ficar ainda piores se a técnica utilizada pelo entrevistador for inadequada, com predomínio de questões abertas ao invés de fechadas, uso de gestos e verbalizações facilitadoras e práticas como, por exemplo, tomar nota (metacomunicação: "o que você está falando é importante, continue.").

Especialmente na transição da fase de abertura para a do corpo da entrevista, com pacientes digressivos é importante utilizar a focalização. O padrão digressivo é característico de pacientes com traços histriônicos, em estágios iniciais de mania e em pacientes ansiosos.

Conselhos na entrevista digressiva:

- Aumentar a frequência de perguntas fechadas em detrimento das abertas, cuidadosamente.
- Não "dar milho ao louro", por meio de movimentos de cabeça ou reforçadores como anotar, "Continue ..." etc.
- Estruturar sutilmente, voltando ao tema abandonado pelo pensamento digressivo ou tangencial.
- Se a digressão continuar, estruturar progressivamente, utilizar colocações como: "Ok, agora vamos voltar um pouco à questão de como estava seu humor."

- Se ainda continuar, aumentar o foco: "Por favor, este é um tema muito importante. Eu gostaria que focássemos nele por alguns minutos."
- Se tudo falhar, simplesmente explicar ao paciente: "Olha, estamos com um tempo meio limitado agora e precisamos focar em alguns temas muito importantes para entender a situação. Precisamos focar em um assunto de cada vez, ok?". Cuidado com sentimentos contratransferenciais.
- Uma alternativa é abordar diretamente a resistência: "Percebo que quando eu pergunto questões específicas, importantes para esclarecermos os problemas, você parece rapidamente mudar de assunto. O que você acha que pode estar acontecendo?".
- Por fim, pode-se recorrer a um grau mais elevado de estruturação: "Devido ao pouco tempo, nós precisamos focar diretamente sobre o seu estado de humor nas últimas 2 semanas. Isso é um tópico tão importante que, se você se desviar dele, vou ter que interrompê-lo e trazê-lo de volta para 'seu estado nas últimas 2 semanas'. Tudo bem? Vamos começar pelo seu sono: nas últimas 2 semanas, em geral quanto tempo leva para você adormecer?".

Dentre os erros técnicos frequentemente cometidos nas entrevistas digressivas estão:

- Alimentar divagação ao invés de começar estruturação sutil para entrar no corpo da entrevista.
- Receio de focar ou de interromper o paciente (lembrar que colocações focalizadoras costumam ser bem aceitas quando feitas com sensibilidade).
- Estruturar muito cedo – na fase de exploração (introdução + abertura), deixa-se o paciente ir aonde queira. É um período de facilitação que permite aumentar o *blending* e acessar agendas. Também diminui o risco de "disputa pelo poder" durante a entrevista.
- Focar abruptamente – focar por meio de abordagens mais suaves, é preferível sempre começar com técnicas de focalização mais sutis e progredir para técnicas mais firmes se for necessário.

Entrevista ensaiada

Entrevistas ensaiadas apresentam um padrão performático resultante da repetição, como se após tantas entrevistas o paciente tivesse aprendido o *script*, passando a repeti-lo de modo automático. Evidentemente, a entrevista ensaiada aumenta o risco de se obter informações inválidas, a menos que entrevistador e paciente estejam motivados e engajados. Um exemplo característico é a entrevista com pacientes apresentando transtorno mental crônico, que conhecem todos os procedimentos, contaram sua história zilhões de vezes e estão bem familiarizados com as consequências do que dizem:

T.: "Me diga o que fez com que você viesse aqui hoje?"

P.: "Bem, eu tive alta do Hospital Pinel há 2 meses. Então mudei para uma outra região e precisei de novos médicos. Eu já estive um pouco irritado e precisei tomar lítio. Eu sou maníaco depressivo."

T.: "Entendo."

P.: "Mas não estou com pensamento rápido ou dificuldade para dormir e minha energia está boa. Minha irmã falou coisas para você, mas não dê ouvidos a ela. Ela sempre faz escândalo e não entende minha doença. Além da minha irritação com isso, está tudo bem comigo."

Conselhos na entrevista ensaiada:

- Romper o fluxo performático perguntando por incidentes comportamentais – leva paciente a pensar e ajuda na validade.
- Instigar o paciente a falar de temas que exijam nova conceptualização ou envolvam áreas afetivamente salientes. Por exemplo:

T.: "Você mencionou sua irmã várias vezes. Fale-me um pouco sobre ela."

P.: "Ela é uma idiota e vou lhe dizer uma coisa: quero ela fora da minha vida!"

T.: "O que ela fez recentemente que deixou você tão bravo com ela?"

P.: "Ela é uma fofoqueira. Está sempre me causando problemas."

T.: "Que tipo de problemas?"

P.: "Ela me leva ao hospital quando eu não quero ir. Eu não preciso, mas ela chama o SAMU e eu sou internado..."

Corpo da entrevista

Com duração de 20 a 30 minutos em uma entrevista inicial, o corpo da entrevista consiste na exploração sistemática dos tópicos de maior relevância aos objetivos da entrevista. Os objetivos, por sua vez, dependem das hipóteses diagnósticas em questão e dos propósitos específicos da entrevista (triagem, elaboração de plano terapêutico etc.). Por exemplo, uma entrevista de início de psicoterapia irá focar mais nos problemas apresentados e nas formas que o paciente lida com eles do que em informações que poderão ser colhidas nas próximas sessões; por outro lado, entrevistas de admissão ou de triagem exigirão foco em questões envolvendo diagnóstico e plano terapêutico.

Região de diálogo

Para fins didáticos, a região de diálogo é dividida em regiões de conteúdo, contendo informações objetivas sobre o paciente, e regiões de processo em que será visto não o conteúdo, mas sim a forma da abordagem empregada na obtenção das informações pertinentes aos objetivos da entrevista.

Regiões de conteúdo

As regiões de conteúdo envolvem informações objetivas sobre os diversos tópicos da anamnese e exame do estado mental, necessários às formulações do diagnóstico e do plano terapêutico (ver capítulo "Formulação de caso: enfoque biopsicossocial" e Seção "Exame psíquico").

Regiões de processo

As regiões de processo constituem as diferentes estratégias e técnicas que podem ser utilizadas para examinar os tópicos da região de conteúdo.

Regiões de facilitação livre

Envolvem o escutar não diretivo, transmitindo segurança ao paciente, utilizando-se de técnicas facilitadoras, tais como anuir com movimentos de cabeça, "*Ãh-hã*" etc. Como vimos, o escutar não diretivo deve predominar na abertura da entrevista, mas pode ser utilizado em qualquer fase dela para promover o engajamento. Combinar a exploração de conteúdos com técnicas de facilitação tende a amenizar defesas e permitir surgimento de material espontâneo. Por exemplo, é muito útil na exploração de processos psicóticos.

Regiões de resistência

São regiões em que o paciente apresenta dificuldades em discorrer de maneira clara e produtiva sobre os conteúdos, em razão do papel de resistências ao processo de engajamento (receios e ramificações do sistema egoico do paciente). Exemplo:

P.: "Meu chefe foi à minha seção e disse que eu... Bem, acho que não devo falar sobre isso aqui. Tem algum supervisor aqui com você, Doutor?"

T.: "Você parece preocupado com alguma coisa...?"

P.: "Bem, eu ficaria mais confortável se pudesse falar com alguém um pouco mais experiente."

T.: "Entendo. Mas o que você acha que um médico mais experiente seria capaz de fazer para ajudá-lo?"

P.: "Sem ofensa, Doutor. Mas acho que ele iria entender melhor a situação pela qual estou passando."

T.: "É verdade que sou mais jovem, não tenho tanta experiência, mas posso tentar entender a situação pela qual você está passando. Você poderia me ajudar falando um pouco mais sobre como pessoas mais jovens têm se comportado com você..."

P.: "Está bem, vamos lá. Tudo começou com minha esposa. Ela me deixou há 3 anos..."

Regiões psicodinâmicas

São regiões que permitem explorar vivências psicológicas do paciente e como ele lida com elas. Em geral, pacientes mais propensos à reflexão, têm um bom ego observador e são capazes de *insight* são bons candidatos à psicoterapia. Por exemplo:

P.: "Meu pai me sufoca. Quer saber tudo o que eu faço. Coitado do garoto que quisesse sair comigo: era uma entrevista da Gestapo!"

T.: "Que impacto você acha que esse comportamento teve sobre você?"

P.: "Me fez ficar assustada. Tenho medo dele, talvez eu me distancie dele por causa disso... É um sentimento estranho, eu queria sempre estar próxima dele. Lembro de quando ficava esperando ele voltar do trabalho."

T.: "Continue." (olhar de atenção e interesse).

P.: "Parece bobagem, mas eu ficava imaginando se ele iria trazer algum brinquedo ou algo para mim... Lembro que uma vez ele me trouxe uma boneca pequena, com grandes olhos escuros. Uma bonequinha apenas, mas aquilo foi tão importante para mim..."

T.: "Interessante..."

P.: "Não tenho muito mais a dizer, mas é triste pensar no que aconteceu entre a gente."

T.: "O que você está sentindo agora enquanto fala de seu pai?"

As questões ventiladas pela paciente sugerem boa capacidade de exploração e elaboração.

Há diversos outros tipos de regiões de processo, tais como abordagem fenomenológica, ventilação de emoções, regiões de psicoeducação etc.

O maior desafio nas regiões de diálogo é mover-se de maneira flexível entre regiões de conteúdo e de processo. De fato, alternar entre explorar conteúdo (estilo mais estruturado) ou processo (estilo não diretivo) é uma tarefa complexa que virá somente com prática e experiência, mas trata-se de um exercício muito gratificante. Não há estilo correto ou errado, ambos são importantes e podem ser mais ou menos úteis de acordo com situações clínicas específicas. Colegas iniciantes podem dedicar-se a aprender apenas uma das abordagens, construindo preconceitos de que outros estilos de entrevista sejam inferiores ou então que não conseguem aprendê-los. Aconselha-se não fazer isso, pois desmantela a flexibilidade clínica.

Conselhos para estruturar o corpo da entrevista

O principal objetivo é focar com sensibilidade, ou seja, seguir as colocações do paciente com perguntas pertinentes ao tópico em discussão e, ao mesmo tempo, manter-se sintonizado com o estado emocional do paciente.

- Quais regiões de conteúdo são mais importantes? Antes de começar o corpo da entrevista, tente determinar as regiões de conteúdo mais importantes considerando o tempo disponível, as necessidades do paciente e os objetivos da entrevista.
- Durante a entrevista, monitore-se regularmente (a cada 5 a 10 minutos) e ajuste o ritmo da entrevista conforme o progresso na obtenção de informações.
- Durante o corpo da entrevista, evite o uso excessivo de técnicas de facilitação.
- Ao final da fase de abertura, durante os próximos 15 minutos persista em estruturar com sensibilidade a entrevista.
- Lembre-se de que uma estruturação inadequada do corpo da entrevista com frequência exige retornar de forma rígida aos temas negligenciados anteriormente.
- Em geral, uma vez dentro de uma região de conteúdo, é preferível expandi-la cuidadosamente antes de pular para outro tema, exceção feita a situações em que o paciente aborda tema vital (p. ex., suicídio) ou forte resistência.

Expansão das regiões

A expansão das regiões consiste em explorar informações relativas aos diferentes tópicos da história psiquiátrica, com maior ou menor ênfase, dependendo da pertinência destes, o que pode ser feito de forma mais diretiva (rígida) ou de forma combinada.

Expansão rígida

Confere ao paciente uma posição de "ser entrevistado". Em geral, envolve perguntas fechadas, feitas em série e de maneira rígida, sobre questões específicas. Pode ser útil, por exemplo, para expandir sintomas neurovegetativos da depressão (apetite, sono, libido, energia etc.). Pacientes hipocondríacos às vezes as preferem. Exemplo:

P.: "Muita pressão em casa. Não sei onde isso vai chegar. Sensação horrível."

T.: "Como está seu apetite?"

P.: "Acho que está tudo bem..."

T.: "Como está seu sono?"

P.: "Não muito bem. Tenho dificuldade para dormir à noite e durante o dia fico com sono..."

T.: "E quanto ao seu desejo sexual?"

P.: "Como assim?"

T.: "Você notou alguma mudança no seu interesse por sexo?"

P.: "Talvez, um pouco."

T.: "Em que sentido?"

P.: "Acho que não estou tão interessado em sexo como antes."

T.: "E quanto ao seu nível de energia, ou de ânimo? Como está?"

P.: "Variável. Difícil de explicar, mas às vezes não tenho vontade de fazer nada."

Expansão combinada

Assemelha-se mais a uma conversa informal. A abordagem segue um fluxo de diálogo normal, o que facilita engajamento e tende a produzir maior quantidade e validade de informações. Exemplo:

P.: "Muita pressão em casa. Não sei onde isso vai chegar. Sensação horrível."

T.: "Como de modo geral isso tem afetado você?"

P.: "Me sinto esgotado. A vida parece um fardo gigante."

T.: "E quanto ao seu sono, também está afetado?"

P.: "Com certeza. Talvez por isso me sinta esgotado. Eu simplesmente não consigo relaxar. Meu sono está horrível."

T.: "Me fala sobre isso."

P.: "Não consigo adormecer. Demoro horas para pegar no sono. Fico virando de um lado para o outro."

T.: "Mas, depois de dormir, você acorda só pela manhã ou acorda também no meio da noite?"

P.: "Que nada! Acordo umas 4 ou 5 vezes e, por volta das 5h, acordo e fico ligado."

T.: "Como assim?"

P.: "Como um alarme. Não importa o quanto tente, não consigo mais voltar a dormir."

T.: "E daí, o que você faz?"

P.: "Fico pensando nos problemas todos, coisas para resolver..."

T.: "Você falou antes que está com problemas de concentração. Fale um pouco mais sobre isso."

P.: "Simplesmente não consigo mais ler e escrever como antes, demoro muito mais do que o normal. Isso realmente me atrapalha, pareço um lesado."

T.: "Você acha que seu apetite também pode ter mudado?"

T.: "Sem dúvida. Não tenho fome, a comida parece de isopor. Até perdi peso."

T.: "Puxa, desde quando você tem perdido peso? Quantos kg perdeu?"

T.: "Ah, acho que perdi uns 3 a 4 kg em 1 ou 2 meses."

Evidentemente, é preferível o uso de expansão combinada, mas deve-se monitorar a completude das informações. Caso necessário, pode-se utilizar expansões divididas ou incursões breves em temas paralelos, mantendo-se atento ao *blending* (indícios verbais e não verbais).

Portões de transição

Portões de transição são situações durante a entrevista em que o entrevistador ou o paciente transitam de uma região de diálogo para outra. Vejamos alguns deles:

Portão espontâneo

O paciente espontaneamente faz a transição, movendo-se para uma nova região (ponto de transição) e o entrevistador o segue fazendo perguntas sobre a nova região (p. ex., "Me fale mais sobre isso" ou "O que você quer dizer com isso?"). O portão espontâneo pode ser útil em explorar novas regiões com menor resistência por parte do paciente, mas pode deixar regiões de expansão incompletas. O entrevistador precisa decidir se segue o paciente (estimulando uma entrevista digressiva) ou se retorna à região anterior (correndo o risco de tornar a entrevista travada).

Em geral, no corpo da entrevista é perigoso seguir portões espontâneos, exceto em situações específicas, quando o paciente: (1) relata material afetivo muito "pesado"; (2) refere material que precisa ser abordado imediatamente (p. ex., ideação suicida, ameaça de abandonar o *setting*); ou (3) traz memórias específicas (eventos traumáticos, sonhos etc.) que precisem ser explorados psicodinamicamente.

Portão natural

No portão natural o paciente faz um enunciado-chave que o entrevistador utiliza fazendo uma pergunta transicional. O enunciado-chave pode ser qualquer comentário do paciente cujo conteúdo é utilizado pelo entrevistador para explorar uma nova região de diálogo. Portões naturais soam "naturais" e, em geral, agradam ao paciente. Vejamos a seguir.

Enunciado-chave: P.: "As brigas com meu marido estão em um nível que já não sei mais onde isso vai parar."

O enunciado-chave pode ser utilizado pelo entrevistador para explorar outra região de interesse, servindo-se de uma pergunta transicional capaz de levar o paciente a falar naturalmente sobre temas de outra região de interesse. Assim, dependendo da região a ser explorada, o entrevistador pode perguntar:

- "Com todo esse estresse, você teve algum pensamento mais extremo, como pensar em acabar consigo?" Entrevistador passa a explorar risco de letalidade (suicídio).
- "Como esse estresse todo afetou seu humor, seu estado de ânimo?" Explora região sobre humor depressivo.
- "Com todo esse estresse, você chegou beber ou usar algo para se acalmar?" Explora região envolvendo abuso de substâncias (de álcool e drogas).
- "Algumas pessoas se seguram, mas outras não aguentam: quebram coisas, se machucam... Como você lida com sua raiva?" Explora região sobre personalidade (transtorno *borderline*).

Portão referido

O entrevistador entra em nova região referindo-se a uma colocação feita pelo paciente em momento anterior durante a entrevista. O portão referido presta-se para expandir região que não tenha sido investigada de forma plena anteriormente. Paciente em geral aceita bem, porque a estratégia também revela a atenção do terapeuta para consigo. Pode ser utilizado também para entrar em tópicos que geram constrangimento, por exemplo, no exame do estado mental: "O Sr. comentou antes que tem estado esquecido de algumas coisas? Vamos investigar isso? Me diga seu endereço."

Portão fantasma

O portão fantasma aborda temas completamente alheios ao do momento, vem de lugar nenhum, sem relação de continuidade com colocações prévias. O entrevistador "muda de prosa" abruptamente. Pode prejudicar o engajamento, mas ser útil para focalizar nas entrevistas digressivas. Às vezes, pode ser utilizado na exploração psicodinâmica, pegando o paciente de surpresa e permitindo explorar defesas em ação. Mas, em geral, é uma tática perigosa que deve ser utilizada apenas quando o vínculo é bom.

Portão implicado

Consiste na mudança de uma região para outra a partir de uma pergunta que guarda relação com o tema explorado naquele momento, mas leva a uma outra área. É muito frequente em conversas informais do cotidiano, expressa no prosaico "E por falar nisso..." Por exemplo, o paciente fala sobre seu estresse social atual e, em seguida, o entrevistador faz pergunta relacionada com história social pregressa do paciente.

Princípios na utilização dos portões de transição:

- A decisão em aceitar o portão espontâneo depende do tipo e dos objetivos da entrevista: em entrevistas com componente digressivo e cujo objetivo principal é coletar dados para diagnóstico, é preferível não seguir o paciente; em entrevistas com ênfase na compreensão psicológica, é melhor seguir o paciente.
- Portões naturais devem ser empregados frequentemente, pois ajudam a estruturar de maneira efetiva a entrevista e conferem um senso de controle ao paciente.
- O portão referido pode ser utilizado a fim de voltar a regiões que foram pouco expandidas ou mesmo para introduzir novas regiões e explorar regiões sensíveis (p. ex., estado mental, temas que evocam vergonha, constrangimento etc.).
- O portão fantasma em geral deve ser evitado, mas ajuda a focalizar entrevistas digressivas.
- O portão implicado permite a expansão de regiões paralelas.

Fechamento da entrevista

É de extrema importância dedicar 10 a 12 minutos no final da entrevista para amenizar as preocupações do paciente e orientá-lo sobre impressão diagnóstica, tratamento, prognóstico e outros aspectos necessários. Algumas das preocupações (conscientes ou inconscientes) do paciente nesse momento da entrevista são: O que há de errado comigo? Estou ficando louco? Consegui dizer ao médico tudo o que precisava? Será que ele entendeu meus problemas? Será que gostou de mim como pessoa? Eu tenho algum diagnóstico? Isso tem cura? Vou melhorar? Quais são minhas opções de tratamento? Esse remédio não vai me deixar dependente ou lesado? Vou ver esse médico de novo?

Respostas para essas questões, mesmo que aproximativas, ajudam a dissipar angústias sobre o desconhecido. Disponha de tempo para isso!

Com relação à prescrição de psicofármacos, um exemplo corriqueiro envolve a prescrição de inibidores da recaptação de serotonina e benzodiazepínicos no tratamento inicial de transtornos ansiosos: por falta de esclarecimento sobre os mecanismos funcionais desses psicofármacos, não raramente pacientes vêm à consulta explicando: "O seu colega prescreveu duas medicações, Doutor: uma delas [ISRS] não adiantou nada, pelo contrário, logo parei de usar; já a outra [benzodiazepínico] é um santo remédio. Aumentei para 3 comprimidos por dia." E lá vai você tratar de um segundo problema além da ansiedade.

Alguns aspectos que precisam ser lembrados no fechamento da entrevista são: (1) prescrição de medicamentos e orientações sobre seu uso; (2) assegurar confidencialidade ao paciente; e (3) solicitar sua permissão para contatar informantes, como familiares e amigos, caso necessário.

Em contrapartida, devolutivas sobre a consulta vindas do paciente fazem com que se sinta confiante e com algum controle sobre a situação. Ademais, o paciente pode fornecer críticas construtivas muito proveitosas. Além disso, ao interessar-se pela devolutiva do paciente o terapeuta explora uma metacomunicação: "Me preocupo em fazer um bom trabalho com você e estou consciente de que posso cometer erros, mas também de que posso melhorar."

Término da entrevista

É importante despedir-se do paciente com atitude afetiva e serena, aperto de mãos e, sempre que possível, com palavras de estímulo: "Espero que dê tudo certo com você." Se o entrevistador continuará vendo o paciente, o término da entrevista pode ser muito informativo: como o paciente reage ao término? Ansiedade excessiva pode refletir sentimentos de dependência e dificuldade de separação; reações frias ou expressões de contrariedade pelo final da entrevista podem sugerir traços de personalidade narcisista ou estrutura *borderline* etc.

CONSIDERAÇÕES FINAIS

Neste capítulo, descrevemos a estrutura básica da entrevista psiquiátrica, para fins didáticos dividida em cinco fases, cada qual com suas diferentes peculiaridades, objetivos, armadilhas e conselhos para fugir delas. Começando com o período de exploração, que envolve as fases de introdução (1 a 2 minutos) e de abertura (5 a 7 minutos), momento da entrevista que exige escuta atenta e emprego de técnicas que facilitem a livre expressão por parte do paciente, dissipem suas ansiedades e, assim, preparem o caminho para uma entrevista capaz de obter informações válidas de maneira organizada. No corpo da entrevista (20 a 30 minutos), descrevemos a região de diálogo, que de forma estruturada e flexível visa obter dados objetivos (conteúdo) empregando técnicas para facilitar o engajamento e estratégias úteis na obtenção de dados válidos e confiáveis (processo). A parte envolvendo técnicas para focalização e estruturação da entrevista pode parecer algo pedante, especialmente aos olhos do leitor mais sensível, mas nos parece justificável precisamente por fornecer dados que serão revertidos em benefício do próprio paciente.

Pode-se afirmar que em psiquiatria e nas áreas da saúde mental, a entrevista psiquiátrica reveste-se de uma importância ainda mais decisiva do que nas outras especialidades médicas. A importância deve-se não apenas ao fato de não dispormos de instrumentos objetivos que possam ser empregados no diagnóstico dos transtornos psíquicos, mas sobretudo porque o sofrimento anímico é sentido e envolve dimensões que vão além do órgão doente. Para chegar até ele precisamos trilhar um caminho cheio de melindres e sentidos semiocultos, que em grande medida aprendemos refletindo sobre nós mesmos. Nesse sentido, o estudo da entrevista psiquiátrica oferece um mapa capaz de nos guiar nessa nobre e desafiadora tarefa. E assim é com a entrevista: flexibilidade e criatividade nascem de compreensão e disciplina, nas palavras do Prof. Shea[1], fonte principal das informações constantes no capítulo, que muito oportunamente refletem esse desafio.

REFERÊNCIAS

1. Shea CS. Psychiatric interviewing. The art of understanding: a practical guide, 2.ed. Philadelphia: Saunders; 1998. 759 p.
2. Shea CS. Psychiatric interviewing. The art of understanding. 3.ed. Philadelphia: Elsevier; 2017. 1153 p.
3. DelSant R, Marchetti RL. Anamnese psiquiátrica no adulto. In: Miguel EC, Lafer B, Elkis H, Forlenza OV. Clínica psiquiátrica. 2.ed. Barueri: Manole; 2021.
4. Jansson L, Nordgaard J. The psychiatric interview for differential diagnosis. Springer; 2016.
5. Sullivan HS. The psychiatric interview. New York: W.W. Norton; 1970.
6. Tasman A, Kay J, Ursano RJ. The psychiatric interview: evaluation and diagnosis. New York: Wiley-Blackwell; 2013.
7. Morrison J. The first interview: a guide for clinicians. New York: Guilford; 1993.
8. MacKinnon RA, Michels R, Buckley PJ. The psychiatric interview in clinical practice. 3.ed. American Psychiatric Association; 2016. 707 p.
9. Othmer E, Othmer SC. The clinical interview using DSM-IV. Vol. 1: Fundamentals. Washington: American Psychiatric Press; 1994.
10. Rogers CR. The therapeutic relationship and its impact. Madison: University of Wisconsin Press; 1967. p.97-108.
11. Shea CS, Barney C. The art of training psychiatric residents and other mental health professionals how to structure clinical interviews sensitively. Psychiatr Clin N Am. 2007;30:e51-e96.

11

Entrevista nos transtornos de ansiedade

Francisco Lotufo Neto
Felipe Corchs

 SUMÁRIO

- Introdução
- Identificar o medo e a ansiedade
- Identificar o tipo de transtorno de ansiedade
- Antecedentes pessoais
- Ambiente e antecedentes familiares
- Instrumentos de triagem e escalas de avaliação
- Considerações finais
- Referências

 PONTOS-CHAVE

- Principais objetivos da entrevista com um paciente com transtorno de ansiedade: formar um vínculo com a pessoa, estabelecer e cultivar uma relação de ajuda, identificar um transtorno mental, o contexto de vida e o passado que contribuíram para sua origem e manutenção, conhecer a pessoa, a narrativa de sua vida e seus pontos de resiliência e vulnerabilidade.
- Ansiedade e reações emocionais semelhantes, como medo, são adaptativas e não devem ser vistas necessariamente como um transtorno. Parte importante da entrevista é avaliar se aquela ansiedade se trata de um transtorno ou não.
- Os principais transtornos de ansiedade são o transtorno de ansiedade generalizada, o transtorno do pânico, as fobias específicas, fobia social e agorafobia, que precisam ser caracterizados durante a entrevista.

INTRODUÇÃO

A entrevista do paciente com transtorno de ansiedade tem alguns objetivos: formar um vínculo com a pessoa, estabelecer e cultivar uma relação de ajuda, identificar um transtorno mental, o contexto de vida e o passado que contribuíram para sua origem e manutenção, conhecer a pessoa, a narrativa de sua vida e seus pontos de resiliência e vulnerabilidade.

A entrevista por si só deve ser também terapêutica, despertando confiança, criando esperança e alívio para o mal-estar e sofrimento que a pessoa apresenta.

Estabelecer o vínculo é muito importante, pois muitos desses pacientes apresentam pouca confiança no profissional médico ou de psicologia; fazem menos perguntas sobre sua saúde; têm maior dificuldade para entender a informação clínica; creem que as terapias serão inúteis; acham que não receberão o cuidado adequado; podem parecer confusos, têm dificuldade de prestar atenção e, às vezes, são incapazes de compreender a informação oferecida. Além disso, repetem a mesma pergunta, têm dificuldade para tomar decisões e parecem inconsistentes e desconfiados. Muitas vezes, a equipe cuidadora reage com frustração, podendo levar a um círculo vicioso que se afasta do ideal terapêutico.

IDENTIFICAR O MEDO E A ANSIEDADE

Os transtornos de ansiedade são muito frequentes e acontecem sozinhos ou agravando outros transtornos mentais. Medo e ansiedade são emoções muito comuns e necessárias à vida. Durante a entrevista é preciso identificar se essas emoções são normais e saudáveis ou problemáticas e prejudiciais, constituindo transtornos de ansiedade.

O medo é uma emoção desconfortável sentida pelos seres humanos em resposta a um perigo real[1]. Quando saudável, é importante para a sobrevivência da espécie. O medo é um sentimento de inquietude que inicia rapidamente na presença ou iminência de perigo (real ou percebido). Também se dissipa com rapidez assim que essa ameaça é removida. Em geral é adaptativo. No caso da fobia, o medo surge em situação na qual não há motivo para senti-lo ou é desproporcional e atrapalha o funcionamento da pessoa.

Ansiedade é a emoção que antecipa uma situação de perigo e prepara para reduzir ou impedir a sua ocorrência. É uma sensação de apreensão diante de algum perigo futuro bem delineado. Em geral, trata-se de processo passageiro, chamado estado, mas para algumas pessoas é característica permanente da personalidade, passando a constituir um traço. Demora mais tempo para se dissipar do que o medo e também pode ser adaptativa.

Ansiedade ou medo são considerados patológicos quando desproporcionais, intensos, imotivados, trazem prejuízo ou sofrimento e são frequentes na vida da pessoa. De fato, alguma ansiedade ajuda no desempenho da maior parte das tarefas, de forma que ansiedades tanto muito baixas quanto muito altas estão associadas a pior desempenho em comparação a um nível de ansiedade adequado a cada situação[2].

Ansiedade e medo são normalmente acompanhados de sintomas físicos, psíquicos e comportamentais.

Os principais sintomas físicos observados são os do sistema nervoso autônomo (taquicardia, sudorese, taquipneia, vasoconstrição), musculares (dores, contraturas, tremores), cenestésicos (parestesias, calafrios, adormecimentos nas mãos, pés e em torno da boca) e queixas respiratórias (sensação de sufocamento, falta de ar). Essas respostas fisiológicas fazem parte da preparação do organismo para lidar com a ameaça de forma otimizada, com aumento da ventilação, facilitação das trocas gasosas e nutrientes, aumento do débito cardíaco, redistribuição de sangue para regiões que seriam mais usadas em eventual luta ou fuga com predadores, como músculos e cérebro, e desvio do sangue da periferia para áreas envolvidas na reação. Dentre outros fatores, essa adaptação fisiológica pode explicar sintomas como taquicardia, taquidispneia, palidez, sudorese fria e outros sintomas fisiológicos da ansiedade. Outras adaptações envolvem aumento do foco em ameaças e redução em outras áreas da vida, o que pode explicar parte dos sintomas cognitivos e comportamentais observados[3].

Os principais sintomas psíquicos são preocupação, dificuldades de concentração e memória, sensação de morte iminente, de perder o controle, de ficar louco. Além disso, a pessoa catastrofiza (pensa no pior), queixa-se ou demonstra irritação, sente nervosismo, apreensão, insegurança, sensação de estranheza, desrealização e despersonalização.

Em relação aos comportamentos frequentes na ansiedade patológica encontramos fuga, esquiva fóbica, hipervigilância, sobressaltos, congelamento, insônia, inquietação e, mais raramente, síncope.

Uma vez que tais sintomas podem ocorrer em ansiedade e medo normais, cada um deles e suas características precisam ser lembrados e investigados, para que a ansiedade e o medo patológicos fiquem bem caracterizados.

Uma vez identificada a presença de ansiedade patológica, é preciso investigar como ela se manifesta, se de forma aguda, tônica ou situacional.

Na forma aguda, a ansiedade é fásica, ocorre em crises, crescendo rapidamente em intensidade e, com frequência, trata-se de uma crise de pânico.

Na forma tônica, a ansiedade é constante, em geral aparecendo como preocupações patológicas, sendo o padrão mais comum na ansiedade generalizada.

Na forma situacional, a ansiedade e o medo acontecem em situações ou estímulos específicos, desaparecendo se a pessoa sai da situação ou o estímulo é retirado, recebendo o nome de fobia.

A maioria das pessoas apresenta formas mistas. Por exemplo, no transtorno de pânico a pessoa apresenta ataques de pânico, preocupa-se muito de maneira constante com ter novo ataque e, comumente, evita situações nas quais acha que possa passar mal ou que não receba auxílio adequado.

IDENTIFICAR O TIPO DE TRANSTORNO DE ANSIEDADE

O próximo passo na entrevista é procurar identificar que tipo de transtorno de ansiedade a pessoa apresentou naquele período. Destacam-se o transtorno de pânico, a ansiedade generalizada e as fobias (agorafobia, fobia social e as fobias específicas).

É necessário caracterizar se ataques de pânico estão presentes. Um ataque de pânico é um episódio intenso, repentino, agudo de medo ou ansiedade patológicos. A pessoa descreve sentir: palpitações, sudorese, tremores, falta de ar, desconforto torácico, náusea, tontura, calafrios, desrealização, despersonalização, parestesias, medo de perder o controle, enlouquecer, ter um ataque cardíaco ou de morrer. A maioria dos sintomas deve estar presente na sua máxima intensidade em menos de dez minutos e demorar desde alguns minutos até duas horas para passar.

Na ansiedade generalizada predominam preocupações irreais, excessivas e incontroláveis sobre diversos temas, ou seja, a pessoa não consegue afastá-las. Esse tipo de ansiedade patológica é constante e crônico e deve estar acontecendo há pelo menos 6 meses.

Quando pedimos uma descrição do que sente ou perguntamos diretamente, a pessoa costuma referir: inquietação, nervos à flor da pele, irritabilidade, tensão muscular, fadiga, distúrbios do sono, dificuldades de concentração, nervosismo (em todas as acepções da palavra – aflição, irritação), tremor, tensão muscular, suor, zonzeira ou cabeça vazia, tontura, palpitação, desconforto epigástrico, medo de estar doente ou de estar diante de acidentes iminentes, dores de cabeça, ombros e costas.

Além da forma da preocupação patológica (imotivada, desproporcional, com sofrimento e prejuízos no desempenho, não consegue afastar), é preciso perguntar sobre o que preocupa a pessoa. Os temas mais comuns são: saúde, peso, família, relações interpessoais, trabalho, futuro e finanças.

É preciso saber também como e quando foi o início dos problemas. Para a maioria das pessoas foi gradual e cresceu ao longo do tempo. Além disso, deve-se saber se houve fatores desencadeantes.

É necessário investigar também fatores predisponentes. Os mais frequentes e que devem ser lembrados são: gênero (feminino), baixa renda, eventos vitais recentes, outro transtorno mental crônico, morte ou separação dos pais na infância, pouco apoio afetivo na infância (problemas na formação de apego seguro) e pais com transtornos mentais.

Nos transtornos de ansiedade, deve-se sempre lembrar do uso nocivo e problemas com substâncias. Seu uso pode ser tanto secundário à ansiedade patológica quanto provocá-la. Lembrar de perguntar principalmente sobre cafeína, álcool, cannabis, cocaína e outras. Muitas pessoas usam algumas dessas substâncias para aliviar a ansiedade. Entretanto, um dos primeiros sinais de dependência do álcool são ansiedade patológica, principalmente ataques de pânico. São descritos também na intoxicação por cannabis ou cocaína. Na síndrome de dependência ao álcool, um dos sinais é a abstinência. Além dos tremores, sudorese e taquicardia, a pessoa refere ansiedade. Os sintomas melhoram logo depois que o álcool é novamente ingerido. Consumo excessivo de café também pode desencadear ataques de pânico.

Muitas pessoas referem também perda de apetite ou necessidade de comer vorazmente quando ansiosas. Sempre investigar os sintomas da ansiedade patológica quando há na história episódios de "*binge*" ou "*food craving*".

Para caracterizar as fobias é preciso perguntar quais são os medos que a pessoa sente ou se há situações ou estímulos que a pessoa procura evitar. Deve-se caracterizar também o que acontece se não há como evitar esse contato. Todas as manifestações da ansiedade patológica estarão presentes.

Por definição, na fobia é preciso que o medo percebido seja irracional, ou seja, a pessoa reconhece como absurdo, imotivado ou desproporcional. A pessoa procura evitar essas situações e tem reações de ansiedade ou medo importantes quando isso não é possível. É necessário investigar se a esquiva e os sintomas trazem prejuízo e sofrimento.

Três são os grandes grupos de fobias: agorafobia, fobia social e fobias específicas (em algumas classificações chamadas de simples, mas o nome não parece adequado, pois são bem complexas).

Na agorafobia, muitos tipos de medo e esquiva podem estar presentes: espaços abertos, espaços fechados, pontes, avião, automóvel, roupas, viadutos, lugares com muitas pessoas, filas etc. O que a caracteriza não é o local ou situação, mas a pessoa temer passar mal na situação, ou não receber ajuda adequada, ou não poder sair da situação. A agorafobia comumente está associada a ataques de pânico, embora exista agorafobia sem eles. Assim, durante a entrevista, além de identificar os lugares temidos é necessário caracterizar o motivo da esquiva.

Na entrevista da pessoa com fobia social é importante perguntar se há medo intenso e persistente de ser analisado ou de passar vergonha em uma ou mais situações sociais e de desempenho. A pessoa precisa reconhecer o exagero ou irracionalidade do medo, pois queixas parecidas podem ser encontradas em quadros delirantes. Nessas situações, é importante saber se há manifestações de ansiedade patológica e até ataques de pânico.

As situações mais comuns nas quais a pessoa refere medo do constrangimento ou avaliação negativa pelas outras pessoas são: falar, cantar, comer, beber, escrever, tocar um instrumento musical na frente de outras pessoas, usar banheiro público (a pessoa teme que ruídos sejam percebidos), conversar com desconhecidos, ir a festas, reuniões, ser apresentado a alguém, falar ao telefone, situações de flerte ou encontros com interesse amoroso e conversar com pessoas em posição de autoridade.

Os receios da pessoa não são propriamente da situação. O que ela realmente teme e precisa ser perguntado é: parecer bobo ou ridículo, ser o centro das atenções, cometer erros, não saber como se comportar ou o que se espera dela, causar má impressão, passar vergonha ou causar constrangimento.

Muitos pacientes com ansiedade em situações sociais são também autorreferentes, achando que os outros reparam em seu comportamento, o observam, riem e fazem chacota.

É preciso sempre lembrar de perguntar sobre os sintomas somáticos mais comuns, pois estes são um pouco diferentes. A pessoa queixa-se principalmente de rubor, tremor e sudorese, mas também de taquicardia/palpitações, sintomas gastrointestinais, dispneia, abalos/contrações musculares, tontura/sensação de desmaio e dor de cabeça. Perguntar também sobre o que a pessoa faz para lidar com seus sintomas: leva muda de roupas, fica sempre em lugar ventilado, evita cumprimentar dando a mão, usa maquiagem? Há pessoas que chegam a engessar ou imobilizar o braço para não precisar assinar na frente de outras pessoas e em época de eleição pedem atestado médico para não comparecer e ter de assinar na frente dos mesários.

Em relação às fobias específicas, as mais comuns são aquelas diante de animais, ambiente natural, sangue e ferimentos ou procedimentos médicos e odontológicos e situacionais (Tabela 1). Há descrições de fobias por diversas outras situações e estímulos, com nomes de A a Z no alfabeto.

Algumas fobias específicas são importantes, pois podem causar grande prejuízo à pessoa. Em relação ao medo excessivo de procedimentos médicos, cirúrgicos e odontológicos, a pessoa evita, demora para agendar, marca e desmarca exames, falta, abandona exames durante o procedimento, precisa de anestesia ou de medicação para realizá-los.

Sempre perguntar quais são os procedimentos que a pessoa tende a evitar: mamografia, ressonância magnética, tomografias, exames ginecológicos (amniocentese, colposcopia, biópsias), endoscopias, colonoscopia e exames

Tabela 1 Principais fobias específicas e objetos/situações envolvidas

Principais fobias específicas	Objetos/situações
Animal	Aranhas, insetos, cães, aves
Ambiente natural	Alturas, tempestades, água
Sangue, injeção e ferimentos	Agulhas, procedimentos médicos, exames
Situacional	Avião, elevador, lugar fechado
	Dirigir automóvel, ir à escola
Outras	Situações que podem levar à asfixia ou vômito, sons altos, pessoas fantasiadas, alimentares

de sangue. Sempre investigar se pospôs tratamento (angioplastia, cirurgias, injeções, tratamentos dentários), pois determinadas fobias podem até colocar a vida do paciente em risco.

Nas fobias de sangue e ferimentos, sempre perguntar sobre a existência de síncopes e a presença da fobia em familiares de primeiro grau, pois essa fobia sabidamente tem componente genético. Além de taquicardia e aumento da pressão arterial, a pessoa tem uma reação bifásica, com bradicardia e queda da pressão arterial.

Outra fobia específica rara, mas importante de ser identificada, é a fobia de espaços ou pseudoagorafobia. Seu diagnóstico é importante, pois na sua etiologia estão patologias do sistema nervoso central e do labirinto. A pessoa sente um desequilíbrio, precisa de um anteparo para caminhar e, caso não haja, não consegue ir adiante. Muitas vezes, precisa engatinhar ou se arrastar no chão.

Sempre lembrar que algumas fobias classificadas entre as específicas são síndromes. Por exemplo, a fobia de andar de avião pode ser agorafobia, fobia de lugares fechados, de altura ou de não ter controle da situação. O mesmo vale para a fobia de dirigir ou andar de automóvel.

ANTECEDENTES PESSOAIS

Ao investigar os antecedentes pessoais, é preciso investigar a presença de outras doenças, medicações, realização recente de exames subsidiários e consumo de esteroides, álcool, tabaco, cafeína, dentre outras substâncias. Ansiedades dos mais diversos tipos podem ser secundárias a outras condições médicas, efeitos colaterais de medicações ou de sua retirada. A Tabela 2 não esgota as possibilidades, mas alista doenças, substâncias e comportamentos que podem apresentar sintomas de ansiedade.

Tabela 2 Condições médicas associadas com ansiedade

Causas biológicas de ansiedade	
Cardiologia	*Angina pectoris*, arritmias, insuficiência cardíaca, hipertensão, infarto do miocárdio, síncopes, doença valvar etc.
Hematologia	Anemia
Imunologia	Choque anafilático, *lupus* sistêmico e eritematoso.
Alterações metabólicas	Doença de Cushing, hipercalemia, hipertermia, hipertireoidismo, hipocalcemia, hipoglicemia, hiponatremia, hipotireoidismo, menopausa, porfiria.
Neurologia	Encefalopatias (infecciosas, metabólicas, tóxicas), tremor essencial, massas intracranianas, síndrome pós-concussão, epilepsias (principalmente de lobo temporal), vertigem.
Respiratórias	Asma, doença obstrutiva crônica, pneumonia, pneumotórax, edema pulmonar, embolia pulmonar.
Neoplasias	Carcinoides, insulinoma, feocromocitoma.
Dieta	Cafeína ou glutamato (comida chinesa) em excesso, deficiências vitamínicas.
Substâncias	Acatisia, anticolinérgicos, digitálico, alucinógenos, hipotensores, estimulantes (anfetaminas, cocaína), síndrome de abstinência (álcool, hipnóticos-sedativos).

Algumas doenças em particular precisam ser destacadas pela frequente co-morbidade com transtornos de ansiedade: asma, doenças obstrutivas crônicas, doenças coronarianas, prolapso de válvula mitral, arritmias cardíacas e outras causas de baixo fluxo cerebral, hipertensão arterial, úlcera gástrica ou duodenal, cistite intersticial, enxaqueca, apneia do sono, obesidade, hipo e hipertireoidismo, feocromocitoma, dentre outras.

Além disso, investigar eventuais experiências traumáticas no passado, a existência de ansiedade de separação na infância, dificuldades para ir à escola ou apresentar trabalhos e seminários.

Como foram as primeiras experiências com amigos e colegas, foram abusados, agredidos ou objetos de chacota? Investigar também sobre as primeiras experiências amorosas e suas dificuldades.

É necessário saber como perceberam os cuidados parentais e que tipo de vínculo foi estabelecido, se seguro, inseguro ou desorganizado.

Os motivos para procurar ajuda são relevantes, muitas vezes a pessoa tem receio de passar seus medos aos filhos, ou ela estava adaptada e mudanças no ambiente trouxeram a necessidade de se tratar. A família pode ter comprado um sítio, os filhos querem um cachorrinho, uma possibilidade de promoção surge no horizonte e isto poderá exigir falar em público ou viajar de avião. Também é importante indagar se houve situações traumáticas envolvendo violência e risco de morrer.

AMBIENTE E ANTECEDENTES FAMILIARES

Sempre perguntar sobre os familiares de primeiro grau, se possuem algum transtorno mental, sobretudo os de ansiedade.

É importante conhecer o ambiente familiar e, principalmente, experiências de negligência, abandono e abuso verbal, físico e sexual.

Não raro há história de problemas conjugais. Uma das situações favorecedoras mais frequentes é a que vivem mulheres jovens, com crianças pequenas, dependentes economicamente do marido, insatisfeitas com a relação conjugal.

Algumas famílias também não conversam sobre o corpo e a pessoa não aprendeu a discriminar sensações corporais. Comumente, sensações envolvendo cansaço, atividade física e relação sexual são vistas como ansiogênicas, pois taquicardia e respiração ofegante podem ser confundidas com sintomas de ansiedade.

O genograma (representação gráfica genealógica com dados sobre padrões de comportamento e estilos psicológicos dos indivíduos envolvidos) pode ser muito útil na coleta dessas informações[4].

INSTRUMENTOS DE TRIAGEM E ESCALAS DE AVALIAÇÃO

Perguntas que facilitem levantar a suspeita sobre a presença de transtornos de ansiedade ou problemas relacionados podem ser muito úteis. As sete perguntas da escala de ansiedade GAD 7 são simples, rápidas e úteis[5]. O Inventário de Ansiedade de Beck ou a Escala de Ansiedade de Hamilton contêm listas de sintomas de ansiedade que podem orientar a entrevista.

CONSIDERAÇÕES FINAIS

Os transtornos de ansiedade são quadros psiquiátricos que precisam ser diferenciados de emoções normais, como medo, ansiedade e outras relacionadas, pois envolvem grande sofrimento e/ou prejuízo em esferas importantes da vida do paciente. Até pela natureza insegura do ansioso, a entrevista com esse tipo de paciente exige a formação de um bom vínculo, que pode em si já ser terapêutico, mas que será necessário também para que possa confiar no profissional ao ponto de colaborar com a investigação e aceitar os tratamentos propostos.

Quadro 1   Escala de ansiedade GAD-7

Durante as últimas duas semanas, com que frequência você foi incomodado(a) pelos problemas abaixo?

1. Sentir-se ansioso(a), nervoso(a), ou muito tenso(a)
   - Nenhuma vez
   - Vários dias
   - Mais da metade dos dias
   - Quase todos os dias

2. Não ser capaz de impedir ou controlar as preocupações
   - Nenhuma vez
   - Vários dias
   - Mais da metade dos dias
   - Quase todos os dias

3. Preocupar-se muito com diversas coisas
   - Nenhuma vez
   - Vários dias
   - Mais da metade dos dias
   - Quase todos os dias

4. Dificuldade para relaxar
   - Nenhuma vez
   - Vários dias
   - Mais da metade dos dias
   - Quase todos os dias

5. Ficar tão agitado(a) que se torna difícil permanecer sentado(a)
   - Nenhuma vez
   - Vários dias
   - Mais da metade dos dias
   - Quase todos os dias

6. Ficar facilmente aborrecido(a) ou irritado(a)
   - Nenhuma vez
   - Vários dias
   - Mais da metade dos dias
   - Quase todos os dias

7. Sentir medo como se algo terrível fosse acontecer
   - Nenhuma vez
   - Vários dias
   - Mais da metade dos dias
   - Quase todos os dias

▥ REFERÊNCIAS

1. Marks I. Fears, Phobias and Rituals: Panic, anxiety and their disorders. New York: Oxford University; 1987.
2. Yerkes RM, Dodson JD. The relation of strength of stimulus to rapidity of habit-formation. J Comp Neurol Psychol. 1908;18:459-82.
3. Corchs F, Schiller D. Threat-related disorders as persistent motivational states of defense. Current Opinion in Behavioral Sciences. 2019;26:62-8.
4. McGoldrick M, Gerson R, Petry S. Genograms – Assessment and Intervention. New York: Norton; 2020.
5. Spitzer RL, Kroenke K, Williams JBW, Löwe B. A brief measure for assessing generalized anxiety disorder: the GAD-7. Arch Intern Med. 2006;166(10):1092-7.
6. Barros Neto TP, Lotufo Neto F. Personality disorders in a sample of social phobics. J Bras Psiq. 1995;44:283-6.
7. Roemer L, Molina S, Borkovec TD. An investigation of worry content among generally anxious individuals. J Nerv Ment Dis. 1997;185:314-9.

12

Entrevista nos transtornos de humor

Karla Mathias de Almeida
Liana Silva Tortato
Isabella D'Andrea Garcia da Cruz

 SUMÁRIO

- Introdução
- Particularidades da entrevista psiquiátrica nos transtornos depressivos
- Particularidades da entrevista psiquiátrica no transtorno bipolar
- Particularidades da investigação das formas do espectro: hipomania e ciclotimia
- Considerações finais
- Referências

 PONTOS-CHAVE

- Na entrevista de pacientes com transtornos de humor, não apenas o conteúdo do discurso, mas também a apresentação, o comportamento e a sua fala oferecem elementos muito importantes para a avaliação.
- Devemos realizar a entrevista de forma estratégica e flexível, adaptada às manifestações psicopatológicas do(a) paciente, com base em técnicas bem estabelecidas, buscando colher o máximo de informação no espaço de tempo permitido e assumindo uma postura empática, interessada e acolhedora.
- É imprescindível, na entrevista de pacientes em episódio depressivo ou hipo/maníaco, a investigação dos seguintes tópicos: presença de características mistas, ideação suicida, sintomas psicóticos, uso de substâncias/medicamentos, comorbidades clínicas e psiquiátricas.
- A investigação ativa de episódios hipo/maníacos no passado deve ser realizada sempre que entrevistarmos uma pessoa em depressão.
- A avaliação da necessidade de hospitalização deve ser realizada sempre que entrevistarmos uma pessoa em mania grave.
- A investigação do grau de prejuízo no funcionamento do indivíduo é fundamental para a diferenciação entre mania e hipomania.

- A coleta de dados com terceiros pode ser um recurso muito útil, sobretudo na avaliação de quadros do espectro bipolar.
- A identificação do padrão de funcionamento e das relações interpessoais do indivíduo,

- bem como da história familiar de transtorno psiquiátrico é de grande utilidade no diagnóstico diferencial entre transtorno de personalidade *borderline* e as formas do espectro bipolar.

INTRODUÇÃO

De acordo com a versão mais recente da Classificação Internacional de Doenças, os transtornos de humor são divididos em depressivos e bipolar[1]. Os critérios necessários para se fazer um diagnóstico categorial de transtorno depressivo maior ou de transtorno bipolar estão descritos na Seção IV. Contudo, para a leitura deste capítulo, basta ter em mente que um episódio depressivo é caracterizado por um período de humor depressivo ou irritável e/ou falta de interesse em atividades habitualmente prazerosas associado a alterações cognitivas (p. ex.: dificuldade de concentração, ideias de desvalorização e ruína), comportamentais (p. ex.: lentificação ou agitação psicomotora) e neurovegetativas (p. ex.: alterações de sono ou apetite); e que um episódio maníaco ou hipomaníaco, cuja presença é essencial para o diagnóstico de transtorno bipolar, é caracterizado por um período de humor elevado, expansivo ou irritável, bem como energia e atividade dirigida a objetivos aumentadas, associado à autoestima aumentada, loquacidade, pensamentos acelerados, diminuição da necessidade de sono, distraibilidade e envolvimento excessivo em atividades prazerosas com alto potencial para consequências dolorosas. Além dessas características centrais dos episódios de alteração de humor, também é necessário atentar-se para a duração e intensidade dos sintomas, a existência de períodos de remissão dos sintomas desde o seu início e a identificação de possíveis desencadeantes psicossociais ou orgânicos.

Fazem parte do grupo dos transtornos depressivos os seguintes diagnósticos, de acordo com o DSM-5[2]:

- Transtorno disruptivo de desregulação do humor.
- Transtorno depressivo maior.
- Transtorno depressivo persistente.
- Transtorno disfórico pré-menstrual.
- Transtorno depressivo induzido por substância/medicamento.
- Transtorno depressivo devido a outra condição médica.

- Outro transtorno depressivo especificado.
- Transtorno depressivo não especificado.

Na primeira parte deste capítulo, abordaremos técnicas de entrevista para investigação da sintomatologia depressiva como um todo, sem especificar cada transtorno.

O DSM-5 divide o transtorno bipolar da seguinte forma:

- Transtorno bipolar tipo I.
- Transtorno bipolar tipo II.
- Ciclotimia.
- TB e transtorno relacionado induzido por substância/medicamento.
- TB e transtorno relacionado devido a outra condição médica.
- Outro TB e transtorno relacionado especificado.
- TB e outro transtorno relacionado não especificado.

Na segunda parte deste capítulo, serão abordadas técnicas de entrevista de indivíduos em mania ou hipomania, enfatizando aspectos do transtorno bipolar e suas formas do espectro.

PARTICULARIDADES DA ENTREVISTA PSIQUIÁTRICA NOS TRANSTORNOS DEPRESSIVOS

Nos transtornos depressivos, os sintomas cardinais consistem em humor deprimido e/ou anedonia. Quando pensamos em humor deprimido e nos sintomas neurovegetativos da depressão, muitas vezes eles se evidenciam antes mesmo que falemos com os pacientes. Com relação à anedonia, nem sempre é tão fácil identificá-la antes de uma exploração mais aprofundada a respeito do motivo da busca por cuidado.

Assim sendo, é preciso lembrar que nossa primeira avaliação ocorre antes mesmo que se inicie a entrevista propriamente dita. Em termos de apresentação, é frequente que indivíduos deprimidos apresentem descuidos na aparência (p. ex.: unhas ou barba por fazer, cabelos despenteados ou oleosos por falta de lavagem, roupas em desalinho), fácies tristes e postura encurvada. Podem também estar emagrecidos ou com olheiras (em razão de inapetência e insônia). Apesar desses aspectos não serem essenciais para que se faça o diagnóstico, é preciso estar atento à presença deles, pois acrescentam dados importantes para a avaliação. Ainda nesse primeiro momento, é possível observar a psicomotricidade. Esteja atento para a velocidade e a disposição com que o paciente caminha, se apresenta e se movimenta.

É importante lembrarmos que lentificação ou agitação psicomotora são elementos relevantes para o diagnóstico de um quadro depressivo. Enquanto a lentificação é mais comum em quadros melancólicos, a agitação (inquietação, movimentos de esfregar as mãos uma sobre a outra, ou de mexer os pés e pernas continuamente) já sugere algo do espectro ansioso ou até mesmo um quadro misto, mais frequente em depressão bipolar. Esses diferenciais deverão ser esclarecidos ao longo da entrevista, mas as características diretamente observadas serão de extrema importância para avaliar se estamos diante de um indivíduo cujo exame psíquico corresponde ao próprio relato subjetivo.

Iniciar entrevistas por uma apresentação breve de quem somos e depois perguntar dados de identificação do paciente, tais como nome completo, data de nascimento, estado civil etc., pode ser uma boa estratégia, facilitando a abordagem em muitos casos. Pacientes com lentificação psicomotora, discurso lacônico e iniciativa reduzida, características de uma depressão mais melancólica, muitas vezes não irão falar de maneira espontânea. Fazer perguntas de identificação pode nos ajudar a entender quem é aquele indivíduo com quem estamos trabalhando, se ele se apresenta colaborativo, apesar de lentificado, ou se manifesta resistência à entrevista. Além disso, podemos observar, já no início da entrevista, a partir dessas estratégias de vínculo, se existe reatividade afetiva a estímulos positivos. Por fim, ao ficarmos atentos a eventuais mudanças de entonação ou desconfortos na hora de falar sobre casamento, filiação, religião, moradia ou trabalho, poderemos encontrar um fio-guia para investigar eventuais estressores que possam ter contribuído para o quadro atual.

O fator tempo poderá ser um limitante na entrevista desses pacientes, principalmente dos que estiverem mais lentificados ou com prejuízos cognitivos (dificuldade de memória, raciocínio e/ou concentração), bem como naqueles que estão tão deprimidos que podem não se lembrar com clareza dos períodos em que estiveram melhor. Dessa forma, é importante que sejamos estratégicos na organização da entrevista, tendo em mente que tempo de duração do quadro, presença de episódios prévios, gravidade dos sintomas e ideação suicida são dados essenciais para diagnóstico, planejamento terapêutico e avaliação de risco. Portanto, precisam ser imprescindivelmente avaliados durante o atendimento.

Alguns pacientes, por terem um longo histórico de doença, terão mais dados para relatar. Em casos assim, é importante darmos mais ênfase ao episódio atual, à fase inicial e aos episódios mais graves. Evitar detalhar muito as fases intermediárias da história otimiza o tempo, sem perder a qualidade na coleta de dados. Há duas maneiras de fazer isso: começando a investigação pelo primeiro episódio e, depois, explorando o quadro de maneira cronológica (maior risco de extrapolar o tempo de consulta, mas pode facilitar a organização mental do paciente sobre os eventos); ou começando pelo episódio atual e depois investigando episódios prévios (evita que o episódio atual fique para o final da consulta e acabe não sendo abordado com tanta precisão).

Embora observemos alta prevalência de depressão e ansiedade na população brasileira (cerca de 17% ao longo da vida[3]), ainda é frequente nos depararmos com resistência e preconceito em relação ao diagnóstico. Por esse motivo, a queixa principal de indivíduos deprimidos pode ser insônia, inapetência, um quadro álgico ou prejuízo na libido, e não sentimento de tristeza ou depressão. Nesses casos, ao invés de perguntarmos sobre depressão, podemos explorar o humor do indivíduo de maneira indireta[4] (p. ex.: "Como andam seu estado de espírito e sua disposição nas últimas semanas?"). O uso de perguntas mais diretas ou até mesmo fechadas no início da entrevista pode ser necessário para pacientes com menor espontaneidade de discurso, por exemplo: "Das coisas que você gosta, quais tem feito nos últimos tempos?". Ou ainda: "Você tem se sentido mais triste ultimamente? Mais sensível que o habitual? Tem tido mais vontade de chorar?". É possível também fazer uso da técnica de inter-relacionamento ou confrontação para entender melhor o motivo da busca por ajuda quando ela não está clara (p. ex.: "Você me diz que seu problema é dor de cabeça, mas veio buscar ajuda psiquiátrica, poderia me explicar melhor como eu posso lhe ajudar?"). Ao pesquisar sobre presença de anedonia, é útil entender o cenário atual de maneira comparativa com cenários prévios, por exemplo, o que costumava fazer *vs.* o que deixou de fazer, o que gostava de fazer *vs.* o que gosta de fazer atualmente etc. Perguntar sobre como tem sido a rotina do paciente nas últimas semanas tende a ser vantajoso para equacionar como está o interesse do indivíduo sobre suas atividades e o grau de prazer que sente ao exercê-las.

Durante a entrevista, técnicas de quantificação ajudam a estabelecer datas de episódios e duração dos sintomas. Muitas vezes, a temporalidade do paciente deprimido consiste em um presente tão carregado de passado, de culpa e de pesares que se torna difícil acessar o início dos sintomas. O uso de extremos pode ajudar a esclarecer há quanto tempo o paciente está sofrendo. Perguntas como: "Você me diz que já faz muito tempo que está assim. O que você chama de muito tempo está mais perto de 2 meses ou de 10 anos?" podem ser úteis. Em relação a episódios anteriores, para localizá-los no tempo o uso de "eventos-âncora" pode ser útil. Datas marcantes como casamento, nascimento de filhos ou festas anuais como Natal, Carnaval etc. são exemplos de eventos-âncora. Podemos perguntar: "A última vez que você se sentiu assim já estava casado?". Este seria um exemplo de uso do casamento como evento-âncora.

Respostas inespecíficas ou vagas são comuns. Como precisamos entender se o(a) paciente tem um conjunto de sintomas que ocorre de forma concomitante, técnicas de transição suave podem otimizar o tempo de entrevista, ajudar a dimensionar a duração de cada sintoma e a entender se eles foram acompanhados de outras mudanças neurovegetativas ou de comportamento[4]. Perguntas úteis nesse sentido podem ser, por exemplo: "Pessoas com tantos pensamentos ruins e preocupações como essas que você me relatou, por vezes, apresentam algumas dificuldades para pegar no sono. Como tem sido essa questão para você nesse período?".

No exemplo do parágrafo anterior foi feito o uso de uma pergunta aberta, a qual permite que a pessoa se expresse livremente sobre como está seu sono. Isso pode ser uma boa estratégia para evitar induções. Contudo, por vezes os pacientes respondem a perguntas assim sendo "específicos demais" (p. ex.: "Na semana passada teve uma noite em que não dormi"). Em situações assim, precisaremos pedir para que a pessoa generalize. Por exemplo: "Entendo; ter uma noite mal dormida é desagradável mesmo..., mas o que eu gostaria de saber é: como tem sido seu sono na maioria das noites?". Em outros casos, precisaremos pedir para que sejam mais precisos, por exemplo, com a pessoa que diz que o sono é péssimo sempre, é necessário esclarecer quando é sempre e o que ela quer dizer com péssimo. Nesses casos, a técnica de quantificação pode ser útil como, por exemplo, na pergunta: "Considerando os últimos quinze dias, em quantas noites seu sono foi péssimo?".

A investigação mais acurada deverá diferenciar os padrões de prejuízo de sono em insônia inicial, de manutenção ou terminal. Para especificar o padrão da insônia, perguntas do tipo: "Você tem dificuldade para pegar no sono?"; "Depois que você pega no sono, dorme a noite inteira?"; "Acontece de você acordar de madrugada e depois não conseguir mais dormir?" podem ser úteis. Alguns estudos sugerem que a insônia terminal é mais frequente em depressões bipolares do que nas unipolares. Portanto, esse pode ser um sinal de alerta na investigação diferencial da depressão, juntamente com outros que descreveremos mais adiante[5]. A insônia terminal também pode ser uma característica da depressão melancólica, na qual estão presentes também os seguintes sintomas: anedonia, falta de reatividade do humor, falta de apetite, culpa excessiva, piora matinal, agitação ou retardo psicomotor e tristeza profunda persistente com sensação subjetiva diferente da tristeza resultante de perda ou luto.

O número de horas de sono por noite é um dado importante para quantificar a alteração no sono, sobretudo quando comparado ao padrão anterior. Perguntas do tipo: "A que horas você se deita?"; "Que horas você pega no sono?"; "Que horas você tem despertado?" ajudam a quantificar as horas de sono por noite. Vale ressaltar que alguns pacientes podem apresentar hipersonia ao invés de insônia, outro sinal de alerta na diferenciação clínica entre depressão unipolar e bipolar. Na hipersonia, o indivíduo dorme cerca de 10 a 12 horas por noite e, ainda assim, pode apresentar sonolência diurna. É importante diferenciar a sonolência diurna decorrente de insônia daquela decorrente de hipersonia.

A quantificação do número de horas de sono é importante nesse sentido. A hipersonia é um dos sintomas da depressão atípica, caracterizada também pela presença de reatividade do humor, hiperfagia, paralisia de chumbo (sensação de peso nas pernas e nos braços) e sensibilidade à rejeição interpessoal.

Perguntar ao paciente como ele se sente ao despertar das noites de insônia pode nos ajudar a fazer a diferenciação entre insônia e diminuição da necessidade de sono. Nesta última, apesar de ter dormido poucas horas, o paciente desperta sentindo-se bem e com energia para enfrentar o dia, diferentemente da insônia, que gera uma sensação de cansaço e indisposição no dia seguinte. A diminuição da necessidade de sono pode ocorrer no contexto de depressão bipolar com características mistas ou no de um quadro de mania (ver seção sobre anamnese de mania para mais informações).

Na avaliação de alterações de apetite, contar apenas com a percepção subjetiva do paciente é viável, com o risco de que os relatos sejam permeados por minimização da ingesta alimentar ou de extrapolações. Assim sendo, os dados objetivos de perda ou ganho de peso acrescentam confiabilidade para a queixa e ajudam a quantificar a mudança de apetite e a especificar se é uma mudança subjetiva de apetite ou algo que se reflete em alteração do comportamento alimentar.

Um ponto que com frequência é esquecido na avaliação de pacientes deprimidos são as queixas cognitivas. Mesmo quando o paciente não fala de maneira direta sobre isso, precisamos questionar ativamente. Exemplos dessa abordagem envolvem perguntar sobre a dificuldade de tomar decisões, sobre o aumento do tempo necessário para executar tarefas do dia a dia, sobre a dificuldade em acompanhar o raciocínio ou a fala de outras pessoas e sobre prejuízos de memória. Exemplos de perguntas abertas são: "Como têm estado seu raciocínio, sua memória e sua concentração?"; "Você tem conseguido ler, assistir a novelas?"; "Como está sua capacidade de concentração no trabalho?".

Outro tópico substancial da entrevista é a pesquisa de elementos para diagnóstico diferencial entre depressão bipolar e unipolar. Não há distinção na apresentação clínica e psicopatológica do episódio depressivo bipolar em relação ao unipolar, entretanto alguns estudos comparando esses quadros depressivos encontraram características que aparecem com mais frequência nas depressões bipolares do que naquelas unipolares e que podem ser consideradas sinais de alerta (Tabela 1)[5,6]. Todas essas características devem ser investigadas na entrevista, pois podem ajudar o entrevistador a identificar pacientes que mereçam maior atenção quanto ao risco de virada hipo/maníaca após a introdução do antidepressivo, mas não permitem o diagnóstico de depressão bipolar. O que definitivamente distingue a depressão bipolar da unipolar é a presença de ao menos um episódio maníaco ou hipomaníaco no curso do transtorno. Assim sendo, investigar presença desses episódios ao longo da vida é parte essencial

Tabela 1 Sinais de alerta para depressão bipolar

Início precoce (antes dos 25 anos)
Duração mais curta dos episódios (menos que 6 meses)
Episódios com início e fim abruptos
Maior número de episódios (maior ou igual a 5)
Hipersonia e sonolência diurna
Hiperfagia e aumento de peso
Paralisia de chumbo
Labilidade do humor (TB II)
Sintomas psicóticos
Retardo psicomotor
Insônia terminal
História familiar positiva para TB

e imprescindível da entrevista de um paciente com depressão. Nesse aspecto, o entrevistador precisa atentar para não cair em uma armadilha muito comum quando se está diante de um paciente deprimido: a empatia com o sofrimento causado pela depressão absorve o entrevistador e ele esquece de perguntar sobre episódio de elevação de humor no passado; já o entrevistado, mergulhado na depressão, deixa de falar sobre esses episódios. Além disso, muitos pacientes não reconhecem os episódios hipomaníacos como alterações patológicas do humor. Nesses casos, complementar os dados da história com informações de terceiros pode ser útil.

Como vimos, diante de um paciente deprimido é imprescindível perguntar ativamente sobre sintomas de elevação de humor e aumento de energia no passado. Algumas perguntas que podem ajudar nessa investigação são: "Eu percebo que você está muito triste e sem energia. Em outros momentos, você já se sentiu o oposto disso?"; "Qual foi o período mais feliz de sua vida?"; "Quanto tempo esse período durou?"; "As pessoas percebiam como você estava feliz nessa época?"; "O que era diferente?".

Observe que os últimos exemplos de perguntas, por serem abertas, evitam a indução de respostas afirmativas. A indução é um erro muito frequente na avaliação de episódios prévios de mania ou hipomania, especialmente para pacientes com transtorno de personalidade que se identificam como portadores de transtorno bipolar. Por outro lado, muitas vezes é necessário aprofundar a investigação com perguntas mais direcionadas e menos abertas, a fim de fazer a diferenciação entre um episódio de elevação de humor e um quadro de melhora clínica da depressão, bem como checar a presença de outros sintomas da síndrome maníaca e diferenciá-los de um padrão de funcionamento da personalidade. Perguntas que podem ajudar no aprofundamento da investigação são: "Nesses períodos em que você se sentia mais feliz, você também se sentia com mais energia do que o seu normal?"; "Você considera que essa felicidade parecia exagerada?"; "Aconteceu de você ficar mais irritado e se pegar brigando muito com as pessoas?".

No que concerne ao histórico familiar, ocasionalmente precisamos procurar por sintomas específicos de depressão ou de transtorno bipolar, além de perguntar sobre o diagnóstico em si. Isso porque o diagnóstico propriamente dito, muitas vezes, nunca foi feito ou comunicado. Lembremos que a psiquiatria é uma especialidade relativamente recente na história da medicina e que ainda é permeada por muitos preconceitos e mitos. O histórico de suicídio e o uso de substâncias feito de maneira abusiva não costumam ser considerados como transtornos psiquiátricos pelo público em geral, por isso eles devem ser incluídos como uma pergunta à parte na entrevista (p. ex.: "Você disse que não tem ninguém com diagnósticos psiquiátricos em sua família, mas... Por acaso, alguém já faleceu por suicídio?"; "Alguém já teve problemas com uso de álcool ou drogas?"). Não obstante, mesmo que alguns se lembrem de forma espontânea de familiares com transtornos mentais, costumeiramente nos deparamos com descrições vagas como: "Ah, meu avô tinha uns surtos". Esmiuçar esse tipo de elemento é pertinente (p. ex.: "O que você quer dizer com surtos?"; "Consegue descrever melhor o que acontecia?").

Outro tema que é crucial e essencial na abordagem de pacientes deprimidos é a ideação suicida. Sabe-se que o risco de suicídio é elevado entre os pacientes com transtornos psiquiátricos e que muitos deles buscam atendimento médico (por diversas causas) antes de se suicidarem. Em um estudo australiano[7], mais de 70% dos pacientes que faleceram por suicídio entraram em contato com algum profissional de saúde nos 3 meses que antecederam sua morte. Isto posto, ainda que falar sobre isso possa ser desconfortável, é imprescindível que os profissionais de saúde estejam treinados para abordar o assunto. A ideia errônea de que falar sobre suicídio aumenta o risco de que isso aconteça prejudica a necessária criação de espaços seguros para que o paciente possa falar sobre suas angústias. Quanto ao modo de abordar esse tema, é importante agir de forma acolhedora e sem emitir qualquer juízo de valor. A normalização pode ser uma estratégia útil. Exemplo: "Quando as pessoas estão passando por situações difíceis como a sua, por vezes chegam a pensar em se machucar fisicamente ou em suicídio. Isso já passou pela sua cabeça?". Abrir esse espaço de diálogo permite não só o acolhimento como também viabiliza a implementação de estratégias de prevenção e segurança para o(a) paciente.

No que se refere aos episódios depressivos que acontecem no curso do transtorno bipolar, a investigação sobre ideação suicida é ainda mais importante, uma vez que o suicídio é a principal causa de mortalidade precoce nesse transtorno e que cerca de 70% das tentativas de suicídio e suicídio consumado acontecem nas fases depressivas[8]. A presença de características mistas nos episódios depressivos está associada a maior risco de suicídio, portanto investigar a ocorrência concomitante de sintomas do polo maníaco é fundamental (ver seção sobre anamnese de mania).

Por fim, transtornos depressivos, sobretudo os graves, podem estar acompanhados de sintomas psicóticos, os quais, por vezes, são prontamente evidenciados pelo discurso do paciente, mas em outras ocasiões aparecem encobertos em afirmações muito veementes e inflexíveis, por meio de associações "estranhas" ou de respostas evasivas. Os sintomas psicóticos congruentes com o afeto habitualmente têm conteúdo de culpa, ruína, autodepreciação ou morte. O delírio de Cotard, mais comum nos quadros depressivos graves de pacientes idosos, consiste na ideia de que a pessoa já morreu ou de que nenhum de seus órgãos funciona mais. Em casos assim, o paciente poderia nos dizer, por exemplo: "Não é que eu esteja sem fome, mas não consigo comer, o alimento não teria como sair..." Ao explorar melhor o significado dessa frase, entenderíamos que o paciente vivencia seus órgãos como se estivessem podres. A apresentação do paciente também pode nos dar pistas sobre a presença de sintomas psicóticos. Pacientes em estado de caquexia podem estar apresentando não apenas diminuição do apetite, mas também sintomas psicóticos em relação ao estado de conservação dos alimentos, acreditando, por exemplo, que a comida esteja estragada ou envenenada, ou podem estar apresentando delírio de ruína, acreditando que a família está em condição financeira difícil e que faltará alimento para os outros membros caso ele(a) coma. Também muito graves são os quadros que cursam com estupor catatônico (quando o paciente não fala, não expressa afeto, não anda e não se alimenta). Nesses casos, precisamos recorrer exclusivamente aos familiares para obter informações sobre a cronologia e as manifestações sintomáticas do processo que levou ao estado de catatonia. Vale lembrar aqui que a depressão não é o único transtorno que pode desencadear um quadro catatônico e nem é o mais comum.

Ao final desta parte do capítulo, você deverá ter aprendido as informações técnicas imprescindíveis para entrevistar um paciente que apresenta um quadro depressivo. Contudo, sem que haja uma postura empática e acolhedora, a técnica poderá não ser tão efetiva. Pessoas com depressão costumam estar em situação de grande vulnerabilidade e de intenso sofrimento psíquico. Por vezes, estão relutantes em buscar ajuda e em compartilhar informações íntimas a respeito delas mesmas. Assim sendo, um bom clínico deverá mostrar-se atento, compreensivo e validante em relação ao sofrimento do outro, pois esse tipo de abordagem não contribui apenas para uma maior confiabilidade e validade dos dados coletados, mas também reforça a aliança terapêutica, contribui para aliviar o sofrimento do paciente, auxilia na adesão ao tratamento e, consequentemente, influencia no prognóstico.

Diagnósticos diferenciais

Os transtornos depressivos são bastante prevalentes, mas também é importante pensar em seus diagnósticos diferenciais clínicos e psiquiátricos, bem como em transtornos comórbidos. Assim, listamos aqui alguns deles, para que você possa tê-los em mente durante a entrevista e fazer as investigações clínicas e/ou laboratoriais quando for apropriado.

Dependência ou abstinência de substâncias

O uso crônico de álcool, o *"crash"* após o uso de cocaína, o desbalanço nos sistemas de serotonina e dopamina após o uso de outros estimulantes (como MDMA, *ecstasy* etc.), o uso crônico de maconha, todas essas condições podem mimetizar um episódio depressivo. Por isso, devemos ser minuciosos ao investigar hábitos e vícios de nossos pacientes. Como o assunto pode ocasionar certos constrangimentos, o médico precisa abordá-lo com naturalidade e deve estar atento para a omissão de informações ou minimização do uso. Perguntar sobre cada substância de maneira independente pode aumentar a confiabilidade da informação (p. ex.: ao invés de dizer "Você usa algum tipo de droga?", dizer "Você faz uso de álcool?"; aguardar resposta e perguntar: "E de tabaco?"; aguardar resposta e perguntar: "E de cocaína?" etc.). Em casos de dúvida, um exame toxicológico pode ajudar na investigação. Vale ressaltar que os transtornos depressivos também são passíveis de cursar como comorbidade com a dependência química e os sintomas depressivos podem não ser apenas efeito do uso das substâncias ou de sua abstinência. Muitas vezes, os pacientes recorrem ao uso abusivo de álcool e/ou drogas ilícitas (p. ex., maconha) como uma forma de se automedicar, com a falsa impressão de que essas substâncias diminuem a sensação de angústia ou ajudam com o sono. Perguntas do tipo: "Você me disse que sente angústia, tem algo que você faz que lhe parece ajudar a diminuir essa angústia?" podem ajudar.

Anemia, deficiência de B12, hipotireoidismo

Essas são as condições clínicas mais comuns em quadros "pseudodepressivos". Podem também ser agravantes de um episódio depressivo preexistente. Durante a consulta, avalie se o paciente se apresenta corado e se há história sugestiva de algum possível foco de sangramento ativo. Questione sobre restrições alimentares (deficiência de B12 é mais frequente em pessoas que praticam o veganismo há muitos anos, sem reposição vitamínica). Por fim, investigue sintomas clínicos associados ao hipotireoidismo como constipação, intolerância ao frio, pele seca, parestesias de membros, irregularidade menstrual etc. e solicite exames laboratoriais complementares (hemograma, dosagem de vitaminas B12 e D e TSH).

Doença de Huntington

É uma doença neurodegenerativa progressiva geneticamente determinada, que cursa com movimentos coreiformes, demência e sintomas psiquiátricos. Pacientes acometidos por essa doença apresentam maior prevalência de sintomas depressivos do que a população em geral[9]. Esses sintomas podem aparecer a qualquer momento ao longo do curso da doença, em conjunto com os sintomas motores ou precedendo-os. O diagnóstico da doença é feito por meio de testagem genética e detecção de expansão maior do que 36 repetições do trinucleotídeo CAG no gene *HTT* e pela história clínica e familiar (que pode ter dados faltantes em razão da perda precoce de familiares acometidos, falta de informação ou em pacientes adotados). Esteja atento para a presença de movimentos involuntários, falta de coordenação e irritabilidade.

Transtorno de ajustamento e luto

Estressores psicossociais podem desencadear sintomas que mimetizam quadros depressivos. Para diferenciar luto, ajustamento e depressão deve-se levar em conta a gravidade e abrangência dos sintomas. Limitações de funcionalidade muito significativas são mais sugestivas de que o paciente esteja vivenciando um episódio depressivo, independentemente da duração dos sintomas. Além disso, nos pacientes em luto não patológico ou apresentando transtorno de ajustamento, o tema de sofrimento em geral é mais circunscrito a fatores relacionados com a perda ou o estresse específico. Quando o paciente apresenta uma temática de negatividade e sofrimento que se expande para áreas da vida sem relação alguma com o estressor, é maior a possibilidade de que ele esteja sofrendo por um quadro depressivo.

Sintomas depressivos reativos em transtorno de personalidade *borderline* (TPB)

Transtorno depressivo maior pode ocorrer em comorbidade com TPB. Entretanto, diante de um(a) paciente com TPB que busca ajuda com queixa de depressão, muitas vezes o clínico precisa fazer o diagnóstico diferencial entre episódio depressivo maior e sintomas depressivos ocorrendo no contexto de instabilidade de humor associada a problemas de impulsividade e relacionamento interpessoal. Nesse sentido, é preciso ter clareza sobre a cronologia, duração e estabilidade dos sintomas depressivos do(a) paciente. Os sintomas depressivos reativos no TPB têm um padrão preferencialmente crônico, em vez de episódico, flutuante e altamente responsivo a eventos de vida interpessoais. Portanto, oscilações intensas e rápidas de humor dentro de uma mesma semana ou de um mesmo dia são comuns nesses casos e menos frequentes nos episódios depressivos maiores, nos quais o humor deprimido tende a se apresentar de forma mais estável ao longo do tempo[10]. É importante investigar também a presença de sintomas vegetativos que compõem a síndrome depressiva nos episódios de depressão maior.

Exames de imagem para auxílio diagnóstico

Os exames de imagem deverão ser solicitados para:

- Casos em que a clínica sugere lesão de sistema nervoso central (sinais focais ou outros déficits neurológicos).
- Quadros atípicos, de início súbito, ou com sintomas não habituais.
- Primeiro episódio em paciente idoso.

PARTICULARIDADES DA ENTREVISTA PSIQUIÁTRICA NO TRANSTORNO BIPOLAR

Como o diagnóstico de transtorno bipolar é estabelecido pela presença de episódios maníacos ou hipomaníacos e a entrevista do(a) paciente em episódio depressivo já foi considerada na primeira parte deste capítulo, abordaremos exclusivamente, nessa segunda parte, aspectos da entrevista nos episódios maníacos e hipomaníacos.

Como investigar as manifestações clínicas na mania

Já no primeiro contato, a apresentação do(a) paciente pode nos dar pistas de seu estado de humor. Pessoas em mania tendem a se apresentar de forma exuberante, usando roupas chamativas, muito coloridas, decotadas e curtas. Podemos notar em sua aparência o excesso, caracterizado por maquiagem, acessórios e perfume em abundância. Podemos perceber também sua atitude expansiva, a postura demasiadamente ativa e o aumento da psicomotricidade. Na entrevista com o(a) paciente em mania, essa expansão é quase palpável, sentimos ele(a) tomando os espaços ao seu redor. Ele(a) é capaz de falar mais alto, cantar, dançar e gesticular muito, uma expressão do humor elevado e do aumento de energia subjetivo. Nos quadros mais graves, com sintomas psicóticos e agitação psicomotora intensa, a aparência torna-se descuidada, os cabelos estão em desalinho e as roupas sujas.

O contato com a pessoa com humor eufórico pode ser muito agradável, podemos nos sentir muito à vontade e a entrevista fluir de forma positiva e colaborativa. Por outro lado, algumas vezes, acontece de sentirmos na entrevista uma sensação desconfortável de invasão do espaço pessoal. A pessoa em mania pode assumir um comportamento de exagerada intimidade, envolvendo abruptamente o outro em conversas como se já tivessem compartilhado informações antes, desrespeitando os limites interpessoais e invadindo os espaços do outro independentemente das regras sociais. Isso acontece em virtude do sentimento de expansão do Eu e da desinibição, característicos da mania. Nos casos em que o humor predominante é irritável, ao invés de eufórico, a pessoa pode apresentar comportamento disruptivo, com hostilidade, agitação e risco de agressão. Isso tende a acontecer, principalmente, quando o(a) paciente é confrontado ou sua vontade é contrariada. É importante que identifiquemos a presença de humor irritável e lidemos de forma preventiva, buscando uma postura de acolhimento, e não de confrontação, agindo com calma e firmeza, levando o paciente para o local mais tranquilo possível para a redução de estímulos e tentando distraí-lo com conteúdos mais amenos. Uma estratégia sempre útil no manejo de pacientes em mania consiste em identificar suas agendas consciente e inconsciente já na abertura da entrevista (ver Capítulo "Estrutura e técnicas da entrevista psiquiátrica"). Se as investidas hostis persistirem e o(a) paciente se mostrar heteroagressivo(a), a interrupção da entrevista e as contenções mecânica e química podem ser necessárias.

Quando é possível seguir com a entrevista, outros sinais e sintomas do quadro maníaco devem ser observados. Muitas vezes, estes são espontaneamente apresentados; em outras, precisamos ativamente investigá-los. Como o estado de humor eufórico é, de certa forma, "contagioso" e alguns sintomas, tais como aceleração do pensamento, logorreia e distraibilidade, podem direcionar a entrevista para assuntos tangenciais, devemos estar atentos a algumas técnicas e particularidades da entrevista, sobretudo no sentido de manter o seu foco e o direcionamento na avaliação. Se identificamos que o paciente adota comportamento demasiadamente divagante, podemos começar a focar a entrevista, de maneira gentil, com técnicas de redirecionamento. Gestos de interrupção e frases do tipo: "Vamos voltar para a minha pergunta", "Percebo que você está com muitos pensamentos na cabeça, mas eu gostaria de voltar para..." ou "Entendi que você..., mas eu gostaria de saber mesmo sobre..." podem ser úteis. Uma vez que o paciente esteja mais acelerado e com dificuldade de manter a concentração, se nos apresentarmos de forma mais neutra e passiva teremos dificuldade em conseguir sua atenção e respostas, bem como corremos o risco de extrapolar o tempo da entrevista. Vale ressaltar que, em alguns quadros leves a moderados, principalmente quando os(as) pacientes têm crítica parcial do seu estado mórbido, pode acontecer de tentarem controlar a manifestação dos sintomas para que estes não sejam detectados. Nesses casos, direcionar a entrevista para assuntos que possam ser estímulo para elevação de humor, como por exemplo música e eventos festivos, pode contribuir para desfazer o controle do(a) paciente sobre os sintomas e facilitar o acesso à sua expressão.

Assim, nossa atitude na entrevista deve ser sempre de liderança e com iniciativa, buscando direcioná-la com empatia e nunca de forma autoritária, evitando uma atmosfera de disputa pelo poder. Em razão do sentimento de grandiosidade, indivíduos em mania podem se apresentar de forma arrogante e esnobe ou até mesmo hostil. Cabe a quem está conduzindo a entrevista perceber que isso faz parte do quadro psiquiátrico, identificar aspectos da contratransferência e manejar de forma positiva a dificuldade que se apresenta. Vejamos um exemplo desse tipo de interação nesse diálogo entre paciente (P) e residente (R):

- P.: "Eu sou o melhor professor do mundo e não vou perder meu tempo com você que é um mero estudante de psiquiatria!"
- R.: "Puxa... eu gostaria que você perdesse um pouco do seu tempo comigo... acho que tenho muito o que aprender com você! Não existe melhor professor para me ensinar sobre você e como te ajudar do que você mesmo!"

Como vimos, a apresentação da pessoa em mania e seu comportamento durante a entrevista podem nos dar pistas de como está seu humor, sobretudo nos casos moderados a graves, em que os sinais de uma síndrome maníaca se manifestam espontaneamente e podem ser observados com facilidade durante a entrevista. Entretanto, principalmente, mas não somente, nos casos leves a moderados, devemos também investigar de forma ativa todos os sintomas que compõem essa síndrome. Para isso, questões abertas podem não ser adequadas, pois permitem que o paciente responda de forma demasiadamente ampla, entrando em outros assuntos e tangenciando o que está sendo perguntado em virtude do taquipsiquismo. Esse tipo de pergunta pode ser interessante no início da entrevista, para abertura do canal de comunicação e formação de vínculo. Porém, ao longo da entrevista, questões mais focadas ou fechadas podem ser mais úteis, tomando-se cuidado para não induzir respostas. A utilização de múltiplas perguntas sucessivas também deve ser evitada, pois provavelmente o(a) paciente não conseguirá responder a tudo o que foi perguntado por conta da distraibilidade. Uma boa alternativa é perguntar sobre cada sintoma particularmente, utilizando técnicas de esclarecimento quando não conseguirmos traduzir a resposta em uma informação relevante. Muitas vezes, as informações obtidas não parecem se relacionar. Isso pode acontecer em virtude do taquipsiquismo com aceleração do pensamento e associações superficiais. Podemos investigar mais detalhadamente solicitando uma explicação de como as informações se relacionam entre si ou pedindo a atenção do(a) paciente, comunicando o que entendemos do que foi dito e pedindo que avalie se concorda com o entendimento.

A identificação do humor elevado, eufórico, irritável e de aumento de energia e atividade é fundamental para o diagnóstico de mania ou hipomania. Como vimos anteriormente, a apresentação e o comportamento do(a) paciente durante a entrevista podem revelar esses dados, sobretudo na observação de agitação psicomotora e quando o(a) paciente fala de maneira espontânea sobre sua sensação de bem-estar, canta e dança durante a entrevista ou se mostra irritado, hostil e/ou agressivo. Entretanto, muitas vezes precisamos perguntar ativamente, sobretudo nos casos de episódios leves a moderados. Perguntas abertas do tipo: "Como você tem se sentido ultimamente?" podem ser úteis no início da entrevista e devem ser seguidas de perguntas sobre a duração dessa sensação de bem-estar e, nos casos mais leves ou nos quais não esteja tão clara a alteração de humor durante a entrevista, se essa sensação lhes parece fora do seu "normal" ou se alguém comentou sobre ele(a) estar diferente de seu habitual. Vale ressaltar que alterações de humor são quebras relevantes e bem-marcadas na biografia da pessoa e que o humor maníaco não é apenas um estado de alegria, mas de euforia, um êxtase, ou um estado de irritabilidade autônoma, intensa e persistente.

Caso o aumento de energia e da atividade, outro sintoma essencial para diagnóstico de episódio maníaco, não esteja evidente no comportamento durante a entrevista, perguntas abertas do tipo: "Como tem estado sua energia ultimamente?", "Em quais atividades você tem se envolvido ultimamente?" podem ajudar na investigação. Outras perguntas úteis e mais fechadas são: "Você tem se sentido com mais energia do que de costume?", "Sente-se mais inquieto e agitado?", "Tem se envolvido em muitos projetos ultimamente?". O taquipsiquismo faz com que a pessoa em mania se envolva em inúmeros projetos que, na maioria das vezes, não são desenvolvidos ou executados, mas que apresentam a todo momento novas possibilidades.

O envolvimento com atividades prazerosas com potencial para consequências prejudiciais deve ser avaliado com perguntas sobre libido, uso de álcool e outras substâncias, gastos financeiros e comportamento na direção de veículos. Podemos perguntar de forma mais aberta, questionando se o(a) paciente realizou alguma ação ou teve algum comportamento que pode ter causado problemas para si e/ou para seus familiares. Ou podemos ser mais diretos e perguntarmos, por exemplo, se tem se percebido mais paquerador(a) ultimamente, se aconteceu de se envolver em novas aventuras sexuais ou amorosas inabituais nos últimos dias. Devemos também registrar se o comportamento do(a) paciente está desinibido sexualmente durante a entrevista ou se o seu discurso tem conteúdo sexual inadequado para o contexto. Podemos perguntar diretamente se tem dirigido em alta velocidade, sobre histórico de multas de trânsito, ou ainda como está sua situação financeira, se percebeu tendência a comprar mais que o habitual, doar objetos ou presentear pessoas, se fez dívidas recentemente, se apresentou tendência a sair e festejar com mais frequência, consumir maior quantidade de álcool, tabaco e/ou drogas ilícitas. Nesse momento, é importante diferenciar se essas alterações de comportamento constituem um padrão de funcionamento relacionado à personalidade do indivíduo ou acontecem de forma episódica, juntamente com outros sintomas que compõem a síndrome maníaca. Nesse sentido, às vezes, a informação de terceiros é imprescindível.

Outro sintoma a ser pesquisado é o aumento de autoestima e grandiosidade. A expansão maníaca, muitas vezes, é conectada a um sentido de poder, capacidade e/ou missão. Perguntar como o paciente se sente em relação a si mesmo, como está sua autoestima e se se sente poderoso e/ou com alguma capacidade ou habilidade especial faz parte dessa avaliação. Temos um exemplo de grandiosidade de um paciente em mania no trecho a seguir:

- P.: "Acredito que as dificuldades da vida treinaram minha mente já privilegiada a lidar com muito mais variantes que o normal. Minha mente aprendeu a rodar numa rotação acima do normal. Minha capacidade computacional, que já era diferenciada, ficou ainda melhor. Meu cérebro é muito acima da média tão baixinha. Eu só me tornei rei porque nesse mundo todos não passam de cegos."

É importante estarmos atentos aos sintomas psicóticos que podem acompanhar o episódio maníaco. Estudos mostram que até 75% desses episódios cursam com sintomas psicóticos[11]. As alucinações, na maioria das vezes auditivas ou visuais, parecem representar o extremo dos quadros maníacos e são mais raras que os delírios. Estes, mais frequentemente, são de grandeza, com conteúdo religioso ou de poder, mas também podem ser de referência ou persecutórios[12,13]. Os sintomas psicóticos congruentes com o humor incluem delírios e alucinações cujo conteúdo é consistente com temas maníacos como poder, conhecimento ou identificar-se como ou relacionar-se com uma divindade ou pessoa famosa. Os sintomas psicóticos incongruentes com o humor não estão relacionados ao estado de humor do paciente e são de natureza bizarra ou paranoica. Vale ressaltar que mesmo os delírios de perseguição ou de referência podem ter congruência com o humor. Avaliar na medida em que esses delírios acontecem porque a pessoa é muito importante, rica ou famosa, por exemplo, pode ajudar na distinção entre sintoma psicótico congruente e incongruente com o humor.

As pessoas em episódio maníaco frequentemente apresentam mudanças marcantes na fala e na velocidade do pensamento. Isso pode ser observado na entrevista por fala rápida e pressão de discurso, que pode conter uma infinidade de tópicos que parecem mal relacionados, podendo até, nos casos mais graves, se tornar desconexos e incoerentes. Na entrevista, o(a) paciente quer falar sem parar, fica difícil ou impossível interrompê-lo(a). O fluxo da fala pode ser incessante e incoercível (logorreia), o discurso pode mudar abruptamente de um tópico para outro, em geral levado por estímulos externos. É comum a presença de rimas, assonância e jogos de palavras, como podemos perceber nesses trechos de um e-mail enviado por um paciente em mania à sua médica:

- "A senhora deu à luz a minha vida e é mãe de um novo homem. Novo, poderoso, irresistível, talentoso, charmoso, bem-humorado, cruelmente inteligente. Nada modesto, eu sei." Aqui percebemos também aumento de autoestima e grandiosidade.
- "A alopatia moderna vende a seus pacientes, médicos, à sociedade que esse distúrbio é recorrente, inerente, e biologicamente 'invencivelmente', invencível. Eis aqui um precedente."
- "Não tenho, não estou com mania de grandeza, nem de pequeneza. Não me acho o cara mais inteligente do mundo. Só um dos. Apenas meu ego é exacerbado. Pra combinar com meu corpo exacerbado. Meu ego também é extralargo. Meu ego também é GG. Dra., e eu tenho direito de inflar meu ego até ele explodir por falta de plateia. Desde que minhas ideias correspondam aos fatos. Quando isso não mais acontecer, aí a senhora pode me internar. Aí eu fiquei louco."

Em razão do taquipsiquismo, às vezes, podemos não compreender a conexão entre as frases ditas por pacientes em mania. Nesse contexto, utilizamos o termo fuga de ideias, que é quando o pensamento está tão acelerado que supera a capacidade de expressão verbal e, embora uma conexão lógica entre os pensamentos seja geralmente mantida, ela é muito tênue e o discurso se torna de difícil compreensão. Nos quadros graves, as associações são tão superficiais e rápidas que a linguagem do paciente pode parecer desorganizada e incoerente, uma "salada de palavras".

Nos quadros leves, as seguintes perguntas podem complementar a avaliação da fala e do pensamento: "Você tem estado mais falante que o seu normal ultimamente?"; "As pessoas comentam que você está mais tagarela?"; "Elas demonstram dificuldade em acompanhar o que você fala ou se queixam de que você não as deixa falar?"; "Como tem estado a velocidade de seu pensamento ultimamente?"; "E seu raciocínio?"; "Notou seu pensamento mais rápido que o habitual?"; "Raciocínio mais claro ou aguçado?"; "Tem acontecido de você perder o fio da meada do que está falando ou pensando?". Para fins didáticos, o sistema da Associação para Metodologia e Documentação em Psiquiatria (AMDP) convenciona como pressão do pensamento o relato do paciente (subjetivo) de que o pensamento está acelerado; na fuga de ideias, o entrevistador (objetivo) percebe aumento da ideação e produção discursiva do paciente (ver Seção III, "Exame psíquico").

Outro sintoma a ser investigado na entrevista é a distraibilidade. Na mania, é marcante a atenção dispersa e a dificuldade em manter interesse em atividades específicas ou nas pessoas. Durante a entrevista, isso pode ser observado na tendência do(a) paciente em interromper o que está falando para fazer comentários sobre objetos de decoração na sala, sobre nossas vestimentas ou acessórios ou, ainda, sobre barulhos e/ou ruídos vindos do exterior da sala. A atenção espontânea está aumentada e, por conseguinte, a atenção voluntária parece diminuída. No entanto, ao chamarmos de volta a sua atenção, voluntariamente o(a) paciente consegue manter o foco no que estamos falando, para logo em seguida se distrair com estímulos externos. Nos casos mais leves, podemos perguntar, por exemplo: "Ultimamente, você tem tido dificuldade para se concentrar ou continuar fazendo alguma atividade por se distrair facilmente com coisas à sua volta?".

Os ritmos circadianos estão alterados na mania, o que, juntamente com o aumento da energia e a agitação psicomotora, ocasionam uma alteração no sono que é característica dos episódios maníacos: a diminuição da necessidade de sono, definida como uma duração de sono encurtada sem que isso se reflita em sensação de cansaço no dia seguinte. Nos casos extremos, a pessoa em mania pode passar noites em claro ou dormindo 2 a 3 horas por noite, realizando atividades e agitada. É comum ouvirmos frases como: "Eu não preciso dormir, doutora. Dormir é perda de tempo, tenho muitas coisas para fazer". Esse é um sintoma que frequentemente chama a atenção de familiares e é trazido como queixa por eles na consulta. Nos casos leves a moderados, perguntar sobre o número de horas de sono por noite, comparar com padrão anterior e perguntar sobre sensação de cansaço, sonolência ou indisposição pode nos dar uma ideia do encurtamento na duração do sono e sua repercussão no dia seguinte. Perguntas como: "Você acha que tem precisado dormir menos que de costume?" e "Você nota que tem precisado de menos horas de sono do que antes para se sentir descansado e bem-disposto?" podem ajudar na avaliação dos casos leves".

Assim como para o episódio depressivo, precisamos investigar risco de suicídio também na mania. Esse risco é aumentado no episódio maníaco com características mistas. Assim, precisamos atentar para a presença de sintomas do polo depressivo durante a entrevista. Às vezes, a pessoa em mania pode se apresentar com labilidade afetiva, que é um fenômeno no qual ocorre uma mudança rápida, súbita e imotivada do afeto. A pessoa que está animada e falante de repente começa a chorar muito e, pouco tempo depois, volta a sorrir. Essa manifestação não é obrigatoriamente critério de uma mania com características mistas, mas deve servir de sinal de alerta para pesquisarmos de forma mais cuidadosa a presença de sintomas depressivos, concomitantes aos sintomas maníacos, tais como anedonia, cansaço, sentimento de culpa inapropriada. Vale ressaltar que o humor irritável não é considerado uma condição de polo oposto, podendo estar presente tanto na depressão quanto na mania. Devemos pesquisar a presença de humor depressivo ou disfórico, caracterizado por sensação de tensão desagradável, de fundo depressivo, com propensão à agressividade[14]. A seguir, apresentamos uma vinheta com exemplo de um paciente em episódio maníaco com características mistas.

Família traz o paciente ao pronto-socorro por ideação suicida. Refere que há mais ou menos três semanas ele vem irritado, excessivamente autoconfiante, loquaz, envolveu-se com vários projetos novos no trabalho e fez gastos excessivos que resultaram em um rombo em sua conta bancária equivalente a seis vezes o valor do seu salário. O paciente vem para a consulta portando óculos escuros, usando terno e gravata. Apresenta humor irritável e fala ininterruptamente. Apesar de gesticular bastante durante a entrevista, refere muitos momentos de sensação de fadiga intensa nos últimos dias. Apresenta dificuldade para manter a atenção na nossa conversa, desvia do assunto para comentar acerca de um quadro na parede. Acha que decepcionou a família, apesar de ter sido sempre "o melhor dos cinco filhos". Refere estar decidido a se matar, "pois o mundo não merece uma pessoa tão inteligente e tão má quanto eu. Errei demais com os outros, agi muito mal na minha vida inteira. Você não está entendendo?", diz irritado.

PARTICULARIDADES DA INVESTIGAÇÃO DAS FORMAS DO ESPECTRO: HIPOMANIA E CICLOTIMIA

Hipomania

O que diferencia o transtorno bipolar tipo I do tipo II é a presença de ao menos um episódio maníaco no tipo I, um episódio hipomaníaco e um episódio depressivo ao longo da vida no tipo II. A presença de um episódio depressivo, apesar de frequente, não é condição necessária para diagnóstico de transtorno bipolar do tipo I. A correta classificação do transtorno bipolar tem implicações em termos de curso, prognóstico e, sobretudo, planejamento terapêutico[8]. Dessa forma, a distinção entre mania e hipomania é importante. Por se caracterizarem por apresentação de sintomas mais leves e sem prejuízo significativo para o(a) paciente e suas relações, os episódios hipomaníacos podem passar despercebidos por pacientes e seus familiares e não motivarem pedido de ajuda médica. Isso também pode dificultar a distinção entre depressão unipolar e bipolar. Apesar de raros, os pedidos espontâneos de ajuda médica nas fases agudas de hipomania podem acontecer quando há irritabilidade marcante ou características mistas. Podemos também encontrar pacientes em hipomania aguda nas consultas de retorno de tratamento do primeiro episódio depressivo. Em hipomania, a pessoa se apresenta, geralmente, mais ativa, falando mais rápido que seu usual, com mais energia e muitas ideias e planos.

A qualidade das manifestações psicopatológicas descritas na seção sobre a entrevista de pacientes em mania é a mesma para pessoas em hipomania, exceto pela gravidade, que quando extrema, na mania, pode motivar a internação do(a) paciente. Assim, todas as sugestões de perguntas a serem feitas nos casos leves, na seção anterior, são aplicáveis na avaliação da hipomania. Além de menor intensidade, os sintomas podem também apresentar menor duração. Entretanto, é o grau de prejuízo resultante deles o principal discriminador entre mania e hipomania. Por isso, é importante fazer essa avaliação na entrevista. Por exemplo, gastos excessivos podem ser um sintoma tanto na mania quanto na hipomania, mas se disso resulta prejuízo financeiro com dívidas e crédito negativado na praça, não podemos considerar hipomania. A aceleração do pensamento e a desinibição em graus leves podem até resultar em melhor performance no trabalho, o que acontece na hipomania; mas, quando em grau elevado, podem resultar em dificuldade de foco, queda na produtividade e exposição inadequada no ambiente de trabalho, levando a grande prejuízo profissional da pessoa em mania.

Ciclotimia

A ciclotimia é definida por instabilidade crônica de humor com alternância de longos períodos de sintomas hipomaníacos e depressivos sem que estes sejam graves ou persistentes o suficiente para caracterizar episódio, mas resultam em prejuízo importante no funcionamento do indivíduo. Nesses casos, o desafio da entrevista é fazer o diagnóstico diferencial da instabilidade de humor crônica da ciclotimia com a desregulação emocional e consequente instabilidade afetiva do transtorno de personalidade *borderline*. Nesse sentido, vale a pena conhecer o padrão de funcionamento habitual do indivíduo, observar se os sintomas causam uma ruptura incompreensível na biografia da pessoa, como na ciclotimia, ou se parecem estar mais relacionados a uma forma habitual de reação a estressores psicossociais, sobretudo no campo das relações interpessoais, como no transtorno de personalidade *borderline*.

História objetiva com familiares

Na maior parte das vezes, os quadros de mania eufórica são claros o suficiente para o estabelecimento do diagnóstico ao fim da entrevista com o paciente. Entretanto, os quadros de mania psicótica com sintomas incongruentes com o humor ou com grande desorganização mental e de comportamento, quadros com catatonia ou manias com predomínio de humor irritável podem dificultar a entrevista e exigir informações adicionais que devem ser obtidas com familiares ou pessoas próximas ao paciente. Buscar informações sobre o caráter episódico das manifestações de humor, sintomas iniciais e evolução até as manifestações atuais, padrão de funcionamento anterior e episódios depressivos no passado ajudam a firmar o diagnóstico. Por exemplo, os quadros que evoluem para catatonia boa parte das vezes se iniciam com sintomas mais característicos de mania, como elevação de humor, diminuição de necessidade de sono, taquipsiquismo e desinibição. Perguntas como: "Quais foram os primeiros sinais de alteração do comportamento que ele(a) apresentou?", "O que você notou de diferente no comportamento dele(a) antes de chegar a esse estado (catatonia)?", "Como ele(a) estava antes de apresentar essas alterações de comportamento?", "Ele(a) já esteve desse jeito antes? Quando?", "Você pode descrever para mim como ele(a) estava naquela ocasião?" ajudam no esclarecimento da natureza dos sintomas.

Como mencionado na seção sobre transtornos depressivos, as informações de terceiros podem ser essenciais para a identificação de episódios hipomaníacos. Muitas vezes o(a) paciente não reconhece esses episódios como patológicos, pois podem cursar com sensação de bem-estar muito grande, pensamento aguçado e melhora na performance cognitiva. Portadores de transtorno bipolar tipo II raramente buscam ajuda no curso dos episódios hipomaníacos, apenas nas fases depressivas, e a hipomania que sucede essas fases pode ser interpretada como melhora do humor deprimido. Nesse sentido, devemos buscar informações com terceiros sobre uma mudança clara no padrão de funcionamento habitual do indivíduo. Perguntas do tipo: "Ele(a) me disse que esteve muito bem no ano passado. Nesse período, ele(a) estava melhor da depressão ou apresentava uma alegria ou energia que lhe parecia excessiva? O jeito que ele(a) está/esteve é diferente do jeito habitual de ser dele(a)? Em que sentido?" podem ajudar.

Avaliação de necessidade de internação

A pessoa em episódio maníaco pode apresentar aumento da energia e dos impulsos associados à diminuição importante do respeito às regras e limites sociais e ao comprometimento da autocrítica e da avaliação sobre as consequências negativas de seus atos e comportamento. Assim, os episódios maníacos, quando não tratados, podem ter um efeito devastador na vida do portador de transtorno bipolar, resultando em perdas nas suas relações afetivas e sociais, prejuízo no trabalho e danos ao seu patrimônio. Em alguns casos, a fim de evitar esses prejuízos e exposição social negativa, a internação domiciliar deve ser cogitada. Se o cuidado e a segurança do paciente em ambiente domiciliar não forem possíveis, a internação hospitalar deve ser indicada.

Além da avaliação da sua capacidade de autocuidado e do grau de exposição social em razão dos sintomas, durante a entrevista devemos atentar para a presença de ideação de homicídio e/ou suicídio, de agitação psicomotora grave e/ou de comportamento violento, condições que indicam a necessidade de internação hospitalar. Ressaltamos particular atenção para paciente em mania com características mistas. São condições associadas à maior gravidade, maior abuso de substâncias e maiores taxas de suicídio[8]. Portanto, nessas condições é mandatório avaliar risco de suicídio e considerar a possibilidade de internação hospitalar em função dessa avaliação. Salientamos que se o paciente não tem capacidade de consentimento, sua internação será involuntária por indicação médica e com a anuência de um familiar responsável.

Diagnósticos diferenciais

Listamos aqui alguns dos principais diagnósticos diferenciais a serem feitos diante da hipótese de transtorno bipolar para tê-los em mente durante a entrevista e fazer as investigações clínicas e/ou laboratoriais quando for apropriado.

Transtorno de personalidade *borderline* (TPB)

Pacientes com TPB podem ser confundidos com aqueles com transtorno bipolar, pois esses transtornos possuem muitas características clínicas em comum, como, por exemplo, instabilidade afetiva, impulsividade e irritabilidade. Além disso, a comorbidade é frequente, com taxas que variam em torno de 20%[15]. Fazer o diagnóstico diferencial e/ou identificar a comorbidade é importante sobretudo no que diz respeito à escolha do tratamento, uma vez que a farmacoterapia é fundamental no tratamento do transtorno bipolar, enquanto no TPB ela é adjuvante, sendo a psicoterapia o recurso terapêutico fundamental. Fazer o diagnóstico diferencial pode ser mais difícil nos quadros do espectro, sobretudo na ciclotimia, e exige buscar conhecer aspectos da personalidade do(a) paciente e do seu funcionamento padrão. Em geral, a anamnese objetiva com familiares ou pessoas próximas é necessária para maior esclarecimento. Sentimentos de vazio, distúrbios de identidade e medo de abandono são sintomas-chave no TPB, e mais raros no transtorno bipolar. As alterações de humor no transtorno bipolar têm caráter mais episódico e são, na maioria das vezes, espontâneas, enquanto no TPB são crônicas e caracterizadas por um padrão de reatividade a estressores interpessoais[10]. Comportamentos suicidas e de automutilação recorrentes são mais frequentes no TPB e mais raros no transtorno bipolar, enquanto história familiar positiva para transtorno bipolar é mais comum no transtorno bipolar e na ciclotimia. Lembre-se de que adotar uma escuta empática e estabelecer uma boa aliança terapêutica podem contribuir para uma melhor investigação de aspectos de personalidade.

Esquizofrenia e transtorno esquizoafetivo

Mania psicótica, transtorno esquizoafetivo e esquizofrenia podem se manifestar como quadros agudos psicóticos com agitação psicomotora, delírios e alucinações. Em geral, pacientes com esquizofrenia têm delírios mais estruturados ou bizarros e apresentam mais frequentemente alucinações em forma de vozes externas que argumentam ou fazem comentários sobre a pessoa e seus gestos. Esses sintomas psicóticos na maioria das vezes não estão associados a alterações de humor intensas e bem caracterizadas. Os sintomas psicóticos no transtorno bipolar são mais comumente delírios de grandeza ou com predomínio de conteúdo místico/religioso e obrigatoriamente só acontecem na vigência dos episódios de alteração de humor. Quando há sintomas psicóticos nos períodos de eutimia, entre as fases de alteração de humor, o diagnóstico provável é de transtorno esquizoafetivo. Assim, conhecer a cronologia dos sintomas psicóticos e sua relação com as alterações de humor é fundamental para o diagnóstico diferencial.

Transtornos ansiosos

Ruminações ansiosas que acontecem nos transtornos ansiosos primários podem ser confundidas com o pensamento acelerado na fase hipo/maníaca, bem como a inquietação psíquica causada pelas preocupações podem levar o(a) paciente a falar mais rápido durante a entrevista e isto ser confundido com pressão de discurso. Além disso, a pessoa ansiosa pode adotar comportamentos impulsivos no intuito de minimizar a ansiedade. Investigar a presença de outros sintomas da síndrome hipo/maníaca e de sintomas físicos de ansiedade pode contribuir para o diagnóstico diferencial. Vale ressaltar que sintomas ansiosos são frequentes no transtorno bipolar e podem estar presentes de forma isolada, como um especificador de episódio, ou fazendo parte de um transtorno de ansiedade comórbido. Nas duas condições, estão associados à maior gravidade do transtorno bipolar e risco de suicídio[8].

Uso de substâncias

Assim como mencionado na avaliação de episódios depressivos, também na entrevista de pacientes apresentando quadros maníacos é importante investigar uso de substâncias. A intoxicação aguda com substâncias como cocaína, fenciclidina (pó de anjo), lisdexanfetamina e outros psicoestimulantes pode mimetizar ou induzir episódios maníacos. Por outro lado, o uso de substâncias pode acontecer como sintoma apenas nas fases hipomaníacas ou maníacas. Além disso, a comorbidade com transtornos por uso de substâncias é frequente em pessoas com transtorno bipolar e está associada a pior curso, maior gravidade e pior resposta terapêutica[8]. Assim, é importante conhecer o padrão, a cronologia e a relação do uso de substâncias com os episódios de humor. O exame toxicológico pode ser necessário para esclarecimento diagnóstico.

Quadros orgânicos

Algumas condições clínicas podem se apresentar como síndromes maníacas e certas medicações são passíveis de induzir episódios maníacos. Exemplos de condições clínicas incluem doença de Cushing, esclerose múltipla, *delirium*, encefalites, acidente vascular cerebral, demência frontoparietal, tumores e lesões cerebrais traumáticas. Os medicamentos que mais comumente induzem uma fase de mania incluem corticoides e antidepressivos. O interrogatório sistemático com pesquisa de sintomas presentes nessas condições, bem como o registro e a cronologia do uso de medicações devem fazer parte da entrevista. A solicitação de exames laboratoriais específicos pode ser necessária para complementar a investigação.

Exames de imagem para auxílio diagnóstico

Os exames de imagem deverão ser solicitados para:

- Casos em que a clínica sugere lesão de sistema nervoso central (sinais focais ou outros déficits neurológicos).
- Quadros atípicos, de início tardio ou com sintomas não habituais.
- Primeiro episódio em paciente idoso.

CONSIDERAÇÕES FINAIS

"Meu trabalho consiste em me pôr no lugar de outras pessoas. Ou mesmo estar em suas peles. A força que me impele é a curiosidade. Eu fui uma criança curiosa. Quase toda criança é curiosa. Mas pouca gente continua a ser curiosa em sua idade adulta e em sua velhice. Agora, todos sabemos que a curiosidade é condição necessária, até mesmo a primeira das condições, para todo trabalho intelectual ou científico. Mas quero acrescentar que em minha opinião a curiosidade também é uma virtude moral. Uma pessoa interessada é uma pessoa um pouco melhor, um progenitor melhor, um parceiro, um vizinho e colega melhor do que uma pessoa não curiosa." Amós Oz.

Neste capítulo, abordamos algumas técnicas e peculiaridades da entrevista nos transtornos de humor e esperamos que você esteja de agora em diante um pouco mais habilitado a fazer uma boa entrevista com seu(sua) paciente. Entretanto, gostaríamos de ressaltar que uma boa entrevista não envolve apenas técnica, mas também arte[16]. E a arte só é possível de ser desenvolvida com a prática e no encontro com o(a) paciente. Na prática psiquiátrica, consideramos que a curiosidade é uma característica fundamental. Portanto, seja curioso(a)! Busque mais informações, não somente sobre os transtornos de humor, mas sobre todos os transtornos psiquiátricos, só assim você poderá fazer um bom diagnóstico diferencial. Interesse-se por aquela pessoa que foi ao seu encontro em um momento difícil da vida dela. Interesse-se por conhecer profundamente sua história e as queixas que ela traz. Parafraseando Amos Oz, um(a) psiquiatra curioso(a) é um(a) psiquiatra melhor. Lembre-se sempre: na nossa prática profissional, lidamos com o sofrimento humano. Busque fazer uma boa entrevista, pois este é o nosso principal instrumento para fazer o diagnóstico. E o diagnóstico psiquiátrico não é um rótulo, e sim uma bússola que nos auxiliará a encontrar o melhor caminho para mitigar o sofrimento daquela pessoa que veio ao nosso encontro em uma entrevista psiquiátrica.

📚 REFERÊNCIAS

1. World Health Organization (WHO). International Classification of Diseases for Mortality and Morbidity Statistics - ICD-11. 11th Revision. Genebra: WHO.
2. American Psychiatric Association (APA). Diagnostic and Statistical Manual of Mental Disorders. 5.ed., DSM-5. Washington: American Psychiatric Publishing, 2013.
3. Silva MT, et al. Prevalence of depression morbidity among Brazilian adults: a systematic review and meta-analysis. Rev Bras Psiq. 2014;36(3):262-70.
4. Shea SC. Psychiatric interviewing: the art of understanding: a practical guide for psychiatrists, psychologists, counselors, social workers, nurses, and other mental health professionals. Philadelphia: Saunders; 1998.
5. Mitchell P, Frankland A, Hadzi-Pavlovic D, Roberts G, Corry J, Wright A, Breakspear M. Comparison of depressive episodes in bipolar disorder and in major depressive disorder within bipolar disorder pedigrees. Br J Psychiatry. 2011;199(4):303-9.
6. Hirschfeld RM. Differential diagnosis of bipolar disorder and major depressive disorder. J Affect Disord. 2014;169(Suppl 1):S12-S16.
7. De Leo D, Draper BM, Snowdon J, Kõlves K. Contacts with health professionals before suicide: Missed opportunities for prevention? Comprehensive Psychiatry. 2013;54(7):1117-23.
8. Lafer B, Nascimento C, Nunes PV, Almeida KM. Transtorno bipolar. In: Miguel EC, Lafer B, Elkis H, Forlenza OV (eds.). Clínica psiquiátrica. 2.ed. Barueri: Manole, 2021.
9. van Duijn E, Kingma EM, Timman R, Zitman FG, Tibben A, Roos RA, van der Mast RC. Cross-sectional study on prevalences of psychiatric disorders in mutation carriers of Huntington's di-

sease compared with mutation-negative first-degree relatives. The J Clin Psychiatry. 2008;69(11): 1804-10.

10. Paris J. Differential diagnosis of borderline personality disorder. Psychiatr Clin North Am. 2018;41(4):575-82.

11. Vieta E, Berk M, Schulze TG, Carvalho AF, Suppes T, Calabrese JR, Gao K, Miskowiak KW, Grande I. Bipolar disorders. Nat Rev Dis Primers. 2018;4:18008.

12. Goodwin FK, Jamison KR. Manic-depressive illness: bipolar disorders and recurrent depression. Vol. 2. Oxford University Press; 2007.

13. van Bergen AH, Verkooijen S, Vreeker A, et al. The characteristics of psychotic features in bipolar disorder. Psychol Med. 2019;49(12):2036-48.

14. Fuchs T. Psychopathology of depression and mania: symptoms, phenomena and syndromes. J Psychopathology. 2014;20:404-13.

15. Fornaro M, Orsolini L, Marini S, De Berardis D, Perna G, Valchera A, et al. The prevalence and predictors of bipolar and borderline personality disorders comorbidity: Systematic review and meta-analysis. J Affect Disord. 2016;195:105-18.

16. Dalgalarrondo P. Psicopatologia e semiologia dos transtornos mentais. 3.ed. Porto Alegre: Artmed; 2019.

17. Baldessarini RJ, Vieta E, Calabrese JR, Tohen M, Bowden CL. Bipolar depression: overview and commentary. Harvard Rev Psychiatry. 2010;18(3):143-57.

13
Entrevista nos transtornos psicóticos

Paulo Clemente Sallet

 SUMÁRIO

- Introdução
- Definições e importância da abordagem
- Diagnóstico diferencial dos estados psicóticos
- Psicoses primárias
- Psicoses secundárias
- Considerações finais
- Referências

 PONTOS-CHAVE

- Definições sobre estados psicóticos e discussão sobre a importância da abordagem diagnóstica e terapêutica em nível de saúde pública, morbidade e mortalidade.
- Apresentação dos modelos médico, psicodinâmico e fenomenológico e suas implicações na entrevista psiquiátrica.
- Diagnóstico diferencial entre psicoses primárias (endógenas) e secundárias (orgânicas), com vinhetas ilustrativas e descrição dos principais critérios envolvidos.

INTRODUÇÃO

Este capítulo discute a entrevista psiquiátrica nos estados psicóticos apresentando os principais diagnósticos e critérios diferenciais na identificação de causas primárias e secundárias de psicose, ilustrados por vinhetas clínicas comentadas. Para um bom aproveitamento didático, recomenda-se a leitura prévia dos capítulos "Princípios da entrevista psiquiátrica" e "Estrutura e técnicas da entrevista psiquiátrica", desta mesma Seção.

DEFINIÇÕES E IMPORTÂNCIA DA ABORDAGEM

O DSM-5 traz como "características-chave" na definição de transtorno psicótico a presença de: (1) delírios – crenças fixas não modificáveis por evidências contrárias; (2) alucinações – experiências perceptivas que ocorrem sem estímulo externo; (3) desorganização do pensamento (discurso) – alterações formais do pensamento (p. ex., descarrilamento, afrouxamento das associações, tangencialidade ou incoerência); (4) comportamento motor anormal ou grosseiramente desorganizado (incluindo catatonia); e (5) sintomas negativos – incluindo principalmente redução da expressão emocional (expressões fisionômicas, contato visual, prosódia e gestos expressivos) e avolição (redução de atividades motivadas por iniciativa pessoal), bem como alogia (reduzida produção discursiva), anedonia (reduzida capacidade para experimentar ou relembrar experiências prazerosas) e apatia social (desinteresse em interações sociais). Na Seção III, o DSM-5 traz a *Clinician-Rated Dimensions of Psychosis Symptom Severity*, uma escala utilizada pelo clínico para avaliar presença e gravidade (escores de 0 a 4) de cada um dos cinco sintomas primários de psicose listados, além de prejuízo cognitivo, depressão e mania.

Desde suas primeiras descrições na literatura científica, os sintomas ditos psicóticos estiveram associados ao que hoje conhecemos como espectro da esquizofrenia.

Na sexta edição do seu *Lehrbuch der Psychiatrie*, Kraepelin reuniu condições até então descritas separadamente – *dementia paranoides* (Hipócrates e Laségue, 1852), *hebefrenia* (Hecker, 1871) e *catatonia* (Kahlbaum, 1874) – sob a categoria diagnóstica de *dementia praecox* como uma doença distinta, "por um lado devido à forte impressão de estados de demência bastante semelhantes entre si, que por sua vez evoluíram dos mais variados sintomas clínicos; por outro, a partir da experiência conectada com as observações de Hecker de que estas demências peculiares pareciam estar em íntima relação com o período da juventude"[1]. Kraepelin tentou estabelecer unidades-doença organizadas por meio de um sistema em que se considera simultaneamente os aspectos clínicos transversal e longitudinal, bem como aqueles relacionados com fatores causais (em sua maior parte hipotéticos), base fisiopatológica e resposta terapêutica.

O modelo kraepeliniano manteve influência hegemônica em ambos os sistemas internacionais de classificação diagnóstica (atuais DSM-5 e CID-10), sendo histórica e sistematicamente criticado por diversas tendências na psiquiatria por diferentes razões, conforme seções a seguir.

Relevância hierárquica dos sintomas

Um dos aspectos criticados envolve a relevância hierárquica dos sintomas envolvidos nas psicoses. A começar por Bleuler (1911), que achou melhor substituir a designação *dementia praecox* por *esquizofrenias*, porque "como espero demonstrar, uma de suas propriedades mais importantes é a separação das diversas funções psíquicas". Bleuler considera como sintomas fundamentais da esquizofrenia o afrouxamento das associações, as alterações afetivas, o autismo e a ambitendência; enquanto delírios, alucinações e sintomas catatônicos passaram a ser vistos como secundários.

Psiquiatras da escola de Heidelberg, tais como Gruhle, Mayer-Gross e Beringer, enfatizaram as alterações do Eu (*Ich-Störungen*) observadas em esquizofrenia como manifestações centrais da doença. Gruhle descreveu o Eu desses pacientes como encontrando-se em um estado intermediário entre o Eu-pleno e um Outro, entre participação e passividade (*Doppel-Ich*). O estado de duplo-Eu faria com que atividades psíquicas normalmente percebidas pelo indivíduo como próprias fossem atribuídas a origens externas, em uma espécie de externalização do sentido de agência. O fenômeno resultaria em uma paralisia do Eu (*Ichlähmung*) e na experiência subjetiva de que o Eu esteja sob controle externo (p. ex., inserção do pensamento). Mais tarde, essas concepções foram incorporadas por Schneider (1939) como sintomas de primeira ordem. Atualmente, pesquisadores alinhados à tendência fenomenológica criticam os sistemas diagnósticos atuais por negligenciarem o papel central das alterações do Eu na gênese das psicoses esquizofrênicas. A crítica refere-se particularmente ao fato de as classificações partirem de sintomas psiquiátricos (lista de sintomas e manifestações temporalmente delimitadas) sem articulação com "a complexidade das transformações fundamentais da consciência e da subjetividade" que operam nas psicoses esquizofrênicas[2], um equívoco que mantém em aberto a definição do que de fato sejam as psicoses[3].

Relevância de fatores etiológicos

Bonhoeffer (1912) criticou particularmente o conceito de unidade-doença com base na etiologia. Para ele, o fator etiológico se mostra enganoso na medida em que (1) diferentes causas orgânicas podem originar manifestações clínicas semelhantes (p. ex., défice cognitivo) e (2) uma mesma causa orgânica pode resultar em quadros psicopatológicos diversos (p. ex., neurossífilis)[4].

Relevância do curso da doença e estados finais de defeito

Com base no curso e estado final de defeito, Kraepelin dicotomizou as psicoses endógenas (psicoses sem causa orgânica identificável) em *dementia praecox* e doença maníaco-depressiva. Diversas linhas de evidência levantam dúvidas sobre a adequação do modelo bipartido nas psicoses endógenas.

Psicoses: diversidade *vs. continuum*

Sempre houve discussões sobre o caráter heterogêneo ou unitário das psicoses endógenas: (1) o conceito unitário das psicoses remonta a Griesinger (*Einheitspsychose* – 1845), mais recentemente retomado pela ideia de Crow (1990)[5] de que haja um *continuum* psicótico abrangendo transtornos de humor, esquizofrenias, transtornos delirantes, esquizoafetivo etc., posição fortalecida por estudos genéticos mais recentes (p. ex., Lichtenstein et al., 2009[6]); (2) posição de que haja diversas formas de psicoses caracterizadas por genética, sintomatologia e curso da doença específicos (p. ex., escola de Wernicke-Kleist-Leonhard).

Embora haja controvérsias com relação ao conceito de psicose, em geral admite-se que as manifestações clínicas de pacientes psicóticos se mostram condicionadas por fatores como (1) diversidade na expressão psicopatológica, (2) diferentes fatores etiológicos envolvidos e (3) o estado evolutivo da doença (p. ex., quadros de início agudo ou condições crônicas). Sob o ponto de vista prático, essas particularidades exigem adequações no que se refere às técnicas de entrevista, abordagem diagnóstica e manejo terapêutico.

Psicoses e saúde pública

Os transtornos psicóticos constituem um problema de saúde pública importante em todo o mundo. No Brasil, a reformulação do programa de saúde mental ocorrida nas últimas décadas levou à redução de leitos para internação psiquiátrica sem a devida cobertura em assistência de nível comunitário. A precariedade de serviços psiquiátricos ambulatoriais, por sua vez, levou ao aumento do número de pacientes nos já sobrecarregados serviços de emergência psiquiátrica, que agora enfrentam desafios importantes no diagnóstico e manejo dos transtornos psicóticos[7].

Com relação aos transtornos psicóticos de início recente, as próprias características do atendimento em emergência psiquiátrica têm implicações importantes no seu diagnóstico e prognóstico. Estudos demonstram baixa confiabilidade nos diagnósticos feitos em emergência, provavelmente resultando de fatores como avaliação única, transversal e sem informações sobre evoluções subsequentes (perda do acompanhamento). Somando-se isso à elevada demanda, alta rotatividade de profissionais e reduzido período de observação, pode-se antecipar uma situação bastante aquém do necessário no manejo dos pacientes psicóticos. Situação preocupante, pois os estudos também mostram que diagnósticos firmados na primeira admissão ao sistema de saúde em grande medida determinam os subsequentes[8].

Psicoses: risco de suicídio e letalidade

Com exceção de défice cognitivo e demências, virtualmente todas as doenças mentais têm risco de suicídio aumentado, mas os transtornos psicóticos mostram estatísticas verdadeiramente importantes. Em especial pacientes de primeiro episódio psicótico apresentam taxas de mortalidade elevadas[9]. A Tabela 1 apresenta dados sobre o risco de suicídio nos transtornos mais frequentemente envolvidos[10].

Tabela 1 Diagnóstico psiquiátrico e fatores de risco de suicídio

Diagnóstico psiquiátrico e risco de suicídio (*lifetime prevalence*):	
· Transtornos afetivos: depressão maior (10-15%) e TAB (15-20%).	
· Transtornos psicóticos: esquizofrenia (± 10%).	
· Abuso-dependência de substâncias: alcoolismo (10-15%).	
· Transtornos de personalidade: 5% (mas 25% das tentativas).	
· Transtornos de ansiedade: 7-8%.	

Suicídio consumado	Tentativa de suicídio
1. Sexo masculino	1. Sexo feminino
2. > 65 anos	2. < 45 anos
3. Viúvo/divorciado/solteiro	3. Divórcio, conflitos conjugais
4. Isolamento social	4. Problemas interpessoais
5. Aposentadoria	5. Desemprego
6. Doença clínica	6. Transtornos adaptação/personalidade
7. Transtorno afetivo, psicose	7. Abuso de substâncias
8. Abuso de substâncias	8. Tentativas prévias
9. Tentativas prévias	9. Meio urbano
10. Meio rural	10. Ingestão de medicamentos
11. Método violento	

Psicoses do espectro esquizofrenia

Estima-se que um em cada dez pacientes com diagnóstico de esquizofrenia cometa suicídio. Os fatores demográficos de maior risco são: idade jovem e início acima de 30 anos, sexo masculino, desemprego e nível educacional superior. Fatores relacionados à doença também exercem efeito: depressão e desesperança, falta de *insight* da doença, persecutoriedade, vozes alucinatórias de comando, desorganização, hostilidade, insônia, isolamento social e tentativas de suicídio anteriores. Fatores adicionais são efeito adverso de medicamentos, fatores genéticos (história familiar de suicídio), abuso de álcool/substâncias e história de trauma ou perda recente[11].

Psicoses nos transtornos de humor

As taxas de suicídio em pacientes com transtorno de humor variam entre os estudos, mas revisões mostram taxas 20 a 30 vezes maiores do que na população, com taxas mais elevadas em pacientes bipolares tipo 2. Estudos genéticos mostram herdabilidade elevada (40%) e envolvimento de genes relacionados à neurotransmissão (serotonina, norepinefrina e dopamina) e ao fator neurotrófico BDNF. Dentre os fatores relacionados a suicídio consumado estão: início precoce, história familiar de suicídio, tentativas anteriores, comorbidades e negligência do tratamento[12]. O tratamento com lítio é considerado um importante fator protetivo.

Violência e homicídio nas psicoses

Comparado à população, pessoas com psicose apresentam probabilidade cinco vezes maior de serem vítimas de homicídio. Também há aumento discreto, mas significativo, no risco de praticar homicídio (depende de fatores concomitantes – drogas e fatores epidemiológicos do homicídio em si)[13]. Dentre os fatores preditivos de violência na população psicótica constam: história pregressa de violência e criminalidade (preditor mais robusto), negligência do tratamento, abuso de substâncias/álcool (intoxicação aumenta desinibição, daí a importância em desintoxicar o paciente antes de liberá-lo na Emergência), acatisia (pode deflagrar agressividade pelo desconforto subjetivo e inquietação), sintomas psicóticos positivos (particularmente alucinações [vozes de comando] e delírios persecutórios).

Via de regra, pacientes com escores elevados em sintomas positivos e baixos em sintomas negativos são mais propensos à violência (elevada saliência psicótica e função executiva preservada). É importante levar a sério ameaças recentes de agressão e ideação homicida. Fenômenos de liberação catatônica e estados crepusculares (furor epiléptico) são condições com elevado risco de violência grave[14].

Entrevista e perspectivas teóricas

Os diferentes modelos de concepção das psicoses fornecem diretrizes sobre objetivos e técnicas da entrevista psiquiátrica com pacientes psicóticos. Embora essas diretrizes sejam em grande parte compartilhadas, é importante observar algumas diferenças no foco e nas técnicas utilizadas.

Modelo médico

Embora haja diferenças entre as abordagens minimalista e *hard* do modelo médico (ver capítulo "Psicopatologia e Filosofia", na Seção I), em geral há consenso quanto ao foco no comprometimento neurobiológico das funções psíquicas, na investigação e identificação de suas causas, com vistas à elaboração de plano terapêutico voltado para o controle de sintomas cognitivos, afetivos e psicológicos que interferem no funcionamento social e ocupacional do paciente. Os sintomas negativos, não responsivos à terapêutica psicofarmacológica, tanto quanto os aspectos psicossociais exercem importante influência na evolução dos estados psicóticos, sendo endereçados por meio de abordagens psicossociais respaldadas em evidência, tais como terapia cognitivo-comportamental, treinamento de habilidades e intervenções destinadas à redução do estresse e níveis de emoção expressa (suporte sociofamiliar).

O modelo médico se baseia nos critérios diagnósticos estabelecidos nos sistemas DSM e CID, construídos elencando-se sinais e sintomas passíveis de reconhecimento objetivo, de modo a contemplar validade e confiabilidade. A heurística remonta ao modelo kraepeliniano de unidades-doença, em que transtornos prototípicos são investigados por meio de revisões da literatura sobre características neurobiológicas e ambientais pré-mórbidas, atuais e evolutivas dos respectivos transtornos. Cotejados com a opinião de especialistas, os critérios diagnósticos permitem a adoção de fluxogramas estruturados visando assegurar confiabilidade, muitas vezes em detrimento de sua validade. De qualquer modo, o modelo se baseia em evidências empíricas de fatores epidemiológicos e clínicos, com ênfase na perspectiva neurobiológica, mas também contemplando fatores psicossociais e ambientais[15]:

1. Fatores antecedentes:
   - * Agregação familiar e/ou coagregação (ou seja, estudos de família, gêmeos ou estudos de adoção).
   - Fatores sociodemográficos e culturais.
   - Fatores de risco ambiental.
   - História psiquiátrica prévia.
2. Fatores atuais:
   - Correlatos cognitivos, emocionais, de temperamento e de personalidade (não relacionados aos critérios diagnósticos).
   - * Marcadores biológicos (p. ex., genética molecular e substratos neurais).
   - Padrões de comorbidade.

- – * Grau ou natureza do comprometimento funcional.
3. Fatores preditivos:
   - – * Estabilidade do diagnóstico.
   - – * Curso da doença.
   - – * Resposta ao tratamento.
   - (*) Asteriscos denotam fatores prioritários (com maior peso de evidência).

Modelo psicodinâmico

O entrevistador procura entender o que o paciente está experimentando, como ele percebe os fenômenos emergentes e qual é o significado que assumem para o paciente. O terapeuta coloca-se na função de um ego auxiliar externo, buscando, por meio de conexão empática, identificar alterações de função psíquica e estados emocionais do paciente. Manifestações psicóticas como desorganização, convicções investidas de elevada dinâmica delirante ou mesmo hostilidade franca podem intimidar o entrevistador e produzir reações contratransferenciais defensivas do tipo "esse paciente é louco mesmo, pessoas não são assim", o que contrasta com a visão de Sullivan de que "o paciente psicótico é mais humano do que qualquer outra pessoa"[16]. De orientação psicanalítica, a abordagem psicodinâmica com pacientes psicóticos foi bastante utilizada nos anos 1940 e 1950 nos Estados Unidos, especialmente em Washington e New York, com pesquisadores como Frieda Fromm-Reichmann e Harry Stack Sullivan[17]. Embora o modelo tenha entrado em declínio com a introdução dos antipsicóticos a partir dos anos 1960 e em decorrência de justas críticas sobre exageros na atribuição de causas psicológicas na gênese da psicose, a escola psicodinâmica primou pela escuta sensível e abordagem empática na compreensão da experiência subjetiva desses pacientes. Colegas alinhados ao modelo defendem que pacientes psicóticos tenham conflitos neuróticos como quaisquer outros pacientes, embora modificados pela alteração neurobiológica das funções psíquicas. O modelo terapêutico psicodinâmico trabalha com o *insight* do paciente sobre o significado pessoal de sua doença e com sua capacidade de vinculação a outras pessoas, utilizando compreensão e técnicas modificadas a partir do trabalho com indivíduos neuróticos, obviamente associadas com tratamento farmacológico adequado. Contudo, é de suma importância distinguir entendimento psicodinâmico (atenção à agenda inconsciente do paciente) de aplicação de técnicas psicodinâmicas expressivas. O emprego de técnicas psicanalíticas visando mobilização e interpretação de defesas egoicas por meio de livre associação e análise da transferência, de praxe nas psicoterapias psicodinâmicas com pacientes não psicóticos, pode levar à desestruturação de mecanismos defensivos protetivos e ao comprometimento da integridade psíquica em pacientes psicóticos, cujas funções já se encontram comprometidas por conta de alterações neurobiológicas subjacentes. Na experiência do autor, o emprego indiscriminado de técnicas psicodinâmicas expressivas com pacientes psicóticos contribui para aumento do estresse e piora geral do estado psíquico.

Modelo fenomenológico

A perspectiva fenomenológica enfatiza as alterações do Eu como elemento central na experiência subjetiva de pacientes psicóticos. Portanto, a entrevista psiquiátrica trata de explorar as percepções subjetivas do paciente sobre si próprio (*Self*) e sua relação com o mundo. Zahavi[18] enfatiza a necessidade de explorar a percepção que o paciente tem de si mesmo (autoconsciência mínima) e a maneira como percebe os fenômenos do mundo da vida (eventos, objetos, pensamentos e emoções).

Sass e Parnas[19] descrevem duas características essenciais que podem ser acessadas na entrevista com pacientes psicóticos: a hiper-reflexividade, espécie de autorreflexão e autoconsciência excessivas, no sentido de foco atencional dirigido internamente e introspecção excessiva; e a redução da consciência de si (*self-affection*), definida como redução na capacidade de perceber a si como um sujeito no mundo, o que pode ser identificado quando o paciente relata experiências pessoais percebidas como alienadas de seu próprio *Self* e fora de seu controle mental. Propõem que o modo operativo da hiper-reflexividade consiste em processos gerados automaticamente que entram no campo da consciência engajando a atenção, dessa forma exercendo um efeito patogênico primário[20].

Pesquisadores de orientação fenomenológica desenvolveram duas escalas destinadas à avaliação de experiências anômalas do *Self* (EASE) e do mundo (EAWE), bastante úteis na identificação e organização de informações relativas aos sintomas básicos da psicose, de acordo com a orientação fenomenológica:

EASE (*Examination of Anomalous Self Experience*) – desenvolvida por Parnas et al.[21], a escala avalia objetivamente as alterações básicas do Self mínimo em cinco dimensões: (1) cognição e fluxo da consciência, (2) autoconsciência e presença, (3) experiências somáticas, (4) demarcação/transitivismo e (5) reorientação existencial.

EAWE (*Examination of Anomalous World Experience*) – desenvolvida por Sass et al.[22], avalia a experiência pessoal do paciente com vários aspectos do mundo vivido. A escala traz seis dimensões da experiência subjetiva sobre (1) espaço e objetos, (2) tempo e eventos, (3) outras pessoas, (4) linguagem, (5) atmosfera (sentido de realidade e familiaridade) e (6) orientação essencial (atitudes e visão de mundo).

Contudo, Pienkos et al.[23] advertem que na entrevista fenomenológica é necessário que o entrevistador não apenas esteja familiarizado com as experiências que podem ocorrer nas psicoses esquizofrênicas, "mas também sejam capazes de aplicar técnicas dos métodos fenomenológico e hermenêutico para que possam compreender as descrições do entrevistado com sensibilidade e acurácia".

Sob o ponto de vista terapêutico, a perspectiva fenomenológica se propõe a encorajar os pacientes na busca de sentido sem negar o que estejam experienciando como real, o que aumentaria seu estresse e autoestigma. Por meio de aliança terapêutica consistente, tenta-se ajudar o paciente a conciliar a sua realidade com a realidade do senso comum e do mundo, que embora incompatíveis podem coexistir no seu senso de identidade. Seria um equívoco focar a terapia apenas em suprimir sintomas corrigindo pensamentos e percepções. A ênfase deve ser dada em ajudar o paciente a ter uma vida satisfatória mesmo com seus sintomas e, com o tempo, ajudá-lo a controlar e contrapor-se à influência deles. Skodlar e Henriksen[24] recomendam que os médicos "se afastem da mentalidade atraente, mas inútil, de que há algo de fundamentalmente errado e falso nas experiências da realidade dos pacientes. Embora os pacientes possam estar errados sobre o que seja a verdade (pelo menos em termos do senso comum prevalecente), eles não podem estar errados sobre o que é real."

Sob o ponto de vista diagnóstico, a fenomenologia reiteradamente critica o método diagnóstico operacional de amostragem estatística (lista de sintomas) adotado pelos sistemas diagnósticos atuais, baseados no conceito de unidades-doença proposto por Kraepelin. Ao invés de considerar sintomas isoladamente, é necessário caracterizá-los em suas relações com a totalidade do estado mental (*Gestalt*), "porque o que mais interessa não são os sintomas, mas o estado mental que os condiciona"[25]. A especificidade do sintoma está em seu significado para o fenômeno como um todo. Por exemplo, uma queixa inespecífica de fadiga exige uma avaliação mais profunda, pois tanto pode resultar da agonia existencial de um quadro depressivo quanto da incapacidade em apreender o significado das vivências subjetivas em uma condição esquizofrênica[26,27].

Manifestações evolutivas da psicose

A experiência psicótica em manifestação plena se mostra difícil de ser inteiramente entendida por indivíduos não psicóticos. Com base em relatos e observações, pode-se perceber que, para a pessoa psicótica, o mundo torna-se singular, diferente da experiência de mundo testemunhada por pessoas saudáveis. Ocorre um colapso das funções perceptivas, cognitivas e racionais, em geral acompanhado por sentimentos intensos de medo e angústia, sensação de catástrofe iminente, às vezes com um sentido de urgência e responsabilidade: "O mundo desabou" e "preciso fazer algo a respeito". O que mais condiciona a psicose não parece ser o conteúdo em si, mas sim o modo (forma) de pensamento; o que mais mobiliza não é tanto a estranheza ou contrassenso da convicção, mas a carga emocional envolvida em sua vivência (dinâmica afetiva).

Embora a psicose possa manifestar-se de maneira abrupta, em geral é antecedida por uma fase prodrômica caracterizada por alterações (relatadas ou observadas durante a entrevista) que antecedem o início dos sintomas psicóticos francos, como alterações inespecíficas de humor, pensamento, comportamento, percepção e funcionamento global. Esses estados pré-psicóticos podem se manifestar por meio de alguns indícios: manifestações afetivas intensas (incomuns naquela pessoa), afeto inapropriado, expressões verbais vagas ou inconsistentes, suspicácia ou desconfiança, evidências discretas de alteração formal do pensamento, preocupação excessiva com incidentes passados, impressão de familiaridade com o entrevistador (como se já o conhecesse), evitação de contato visual ou contato visual prolongado, longas latências de resposta etc. Tais indícios·evidentemente não são diagnósticos, pois podem ocorrer em outras condições, mas é importante tentar esclarecê-los com o paciente, exercício que provavelmente trará informações adicionais mais conclusivas.

Os sintomas caraterísticos e diagnósticos de psicose são aqueles descritos na introdução, tais como delírios, alucinações, alterações formais do pensamento, desorientação pronunciada e manifestações catatoniformes (maneirismos, expressões corporais bizarras, mutismo, negativismo etc.).

Construção do delírio – junto com os sintomas alucinatórios, as construções delirantes constituem as formas mais evidentes de psicose. Delírios costumam ser definidos como alterações envolvendo os processos de pensamento e juízo, caracterizados por julgamento errôneo (juízo falso), mantidos com convicção e certeza subjetiva inabaláveis e impérvios a evidências em contrário[28]. De acordo com consenso estabelecido no AMDP (ver Seção "Exame Psíquico"), a construção do delírio costuma ter início a partir de um pressentimento delirante (AMDP.33. *Wahnstimmung*) – algo foi radicalmente transformado, embora não se saiba o quê; pode haver intensificação de percepções, coisas antes passadas despercebidas agora tomam nova significação. Como apresentado na Figura 1, a partir do pressentimento delirante podem surgir percepções delirantes (AMDP.34. *Wahnwahrnehmung*) – interpretações delirantes de percepções sensoriais; e intuições delirantes (AMDP.35. *Wahneinfall*) – ideias ou convicções de caráter delirante e início recente, ainda não claramente sedimentadas. Pressentimento, percepções e intuições delirantes antecedem temporalmente os pensamentos delirantes (AMDP.36. *Wahngedanken*) – convicções de caráter delirante estabelecidas e permanentes. O delírio sistematizado (AMDP.37. *Wahn*) consiste no grau de sistematização (conexão lógica ou paralógica) de um sintoma delirante com outros fenômenos delirantes, com alucinações, alterações do Eu, ou mesmo com observações e vivências não necessariamente anômalas. Por fim, temos a

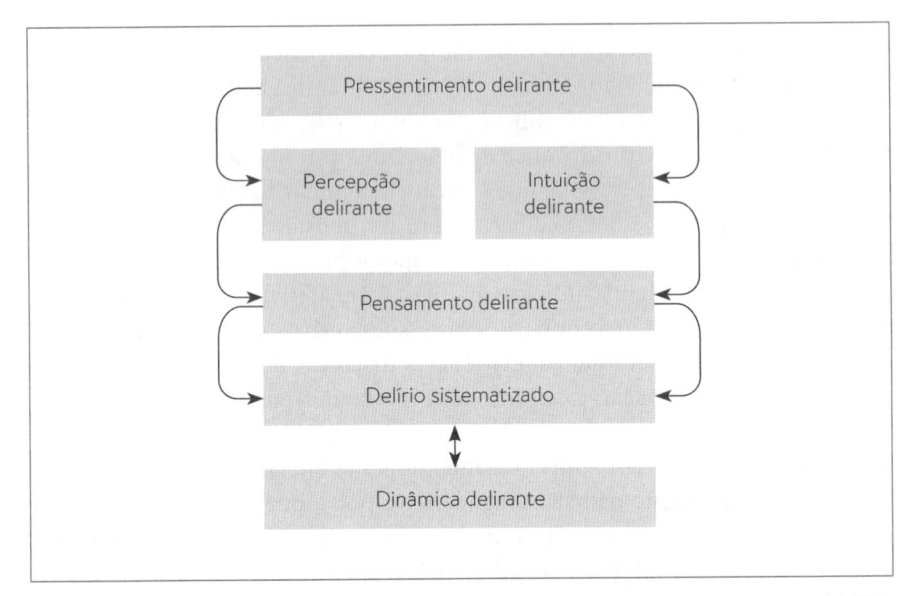

Figura 1 Componentes da formação do delírio de acordo com o sistema AMDP: manual de documentação de achados diagnósticos psiquiátricos (2016).

dinâmica delirante (AMDP.38. *Wahndynamik*), definida como a intensidade do envolvimento afetivo investida no delírio, percebida pelo entrevistador pelo comportamento e estado emocional do paciente enquanto descreve o delírio[29].

Ao compartilhar um tema delirante, o paciente em geral se sente exposto ao risco de ser rotulado como doente mental, mantendo-se atento às reações do entrevistador, o que tem papel decisivo no engajamento e disponibilidade do paciente em compartilhar outros pensamentos. Não se trata de simular concordância, mas de escutar atentamente deixando-se levar por curiosidade empática e destituída de juízo crítico. Uma dica útil é explorar temas pelos quais o paciente apresente maior dinâmica afetiva, demonstrando interesse e tentando clarificar seu ponto de vista. Em geral, na medida em que o paciente se envolve afetivamente as defesas relaxam e o material psicótico emerge mais facilmente.

Robinson[30] aconselha adotar uma atitude de curiosidade genuína e respeitosa na exploração de material delirante, sugerindo uma técnica baseada em três aspectos: (1) facilitar para que o paciente se sinta confortável em compartilhar informações (p. ex., "Interessante o que você acabou de dizer, me fala mais. Como isso começou?"); (2) descobrir a extensão e a lógica do material delirante (p. ex., "O que de fato aconteceu até agora? Por que alguém faria isso com você?"); e (3) determinar o grau em que o delírio se tornou enraizado nos pensamentos do paciente, ou seja, o nível de *insight* e a distância que o paciente mantém do delírio (p. ex., "Como você sabe que a situação é essa? Como você explica o que aconteceu?").

Há situações em que o paciente pergunta diretamente: "Você acredita no que estou falando?" A maneira como o entrevistador responde será crítica ao engajamento. É desejável manter-se ativamente empático, afastar-se da posição de dono da verdade e evitar dizer ao paciente se você concorda ou não, se acha que ele está certo ou errado. Uma resposta razoável seria: "Eu não sei, preciso de mais informações para ter uma ideia mais consistente a respeito, me fala mais sobre..." (remetendo a algum detalhe da história afetivamente carregado). Responder concordando com o pensamento delirante do paciente provavelmente irá minar o vínculo terapêutico, pois cedo ou tarde ele irá descobrir tratar-se de uma inverdade, ou mesmo no final da entrevista, quando perguntar: "Então, você vai ir comigo à Polícia?". A única situação em que se justifica endossar o delírio do paciente é quando se percebe que uma negativa irá deflagrar violência física[30].

DIAGNÓSTICO DIFERENCIAL DOS ESTADOS PSICÓTICOS

Diversas condições podem se apresentar com sintomas psicóticos e seu diagnóstico é de grande importância na medida em que impacta o manejo clínico e tem implicações decisivas na estratégia terapêutica e no prognóstico. As causas dos estados psicóticos costumam ser divididas em primárias (condições sem causa orgânica identificável, antigas *psicoses endógenas*) e secundárias (condições associadas a alterações orgânicas ou ao efeito de substâncias) (Figura 2).

ENTREVISTA COM O PACIENTE PSICÓTICO

Não há maneira fácil de diferenciar psicoses primárias de secundárias. O instrumento mais importante de que podemos nos valer é a entrevista com o paciente, complementada com a história objetiva obtida com informantes confiáveis. Todas as diretrizes de processo e conteúdo referidas nos capítulos "Princípios da entrevista psiquiátrica" e "Estrutura e técnicas da entrevista psiquiátrica", são igualmente aplicáveis aqui.

Anamnese e história psiquiátrica – durante a entrevista é importante prestar atenção no comportamento e padrões de comunicação e interação do paciente. Na história da doença atual, deve-se obter informações sobre indícios prodrômicos, início dos sintomas (quando e se abrupto [dentro de 2 dias], agudo [entre 2 dias e 2 semanas] ou insidioso), fatores precipitantes, tipo de sintomas, impacto sobre a vida do paciente, tratamentos buscados (medicações e doses) e informações sobre resposta e adesão. Investigar abuso de álcool ou substâncias é mandatório (tipo, quantidade e frequência de uso), pois a decisão diagnóstica

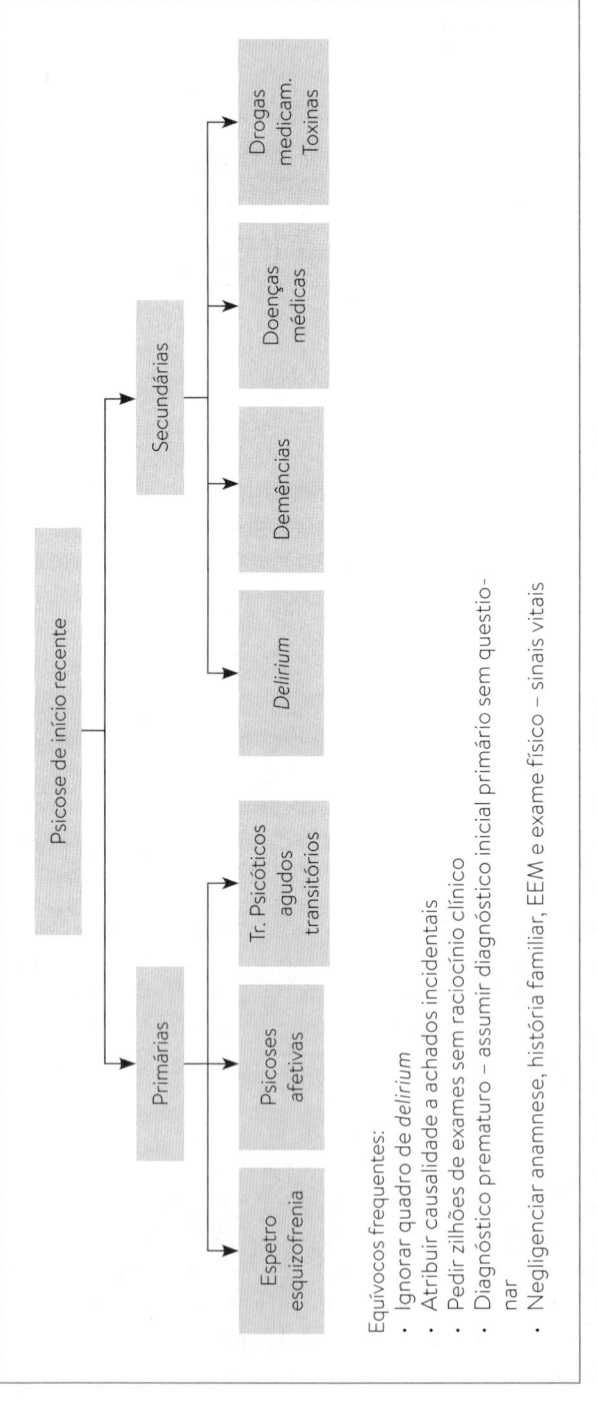

Figura 2 Diagnóstico diferencial nas psicoses de primeiro episódio – causas e recomendações.

será influenciada pela relação temporal e plausibilidade etiológica da substância utilizada. Informações sobre história ou indícios de doenças clínicas e medicações utilizadas, bem como história familiar de doenças neuropsiquiátricas também são importantes. Na história do desenvolvimento, informações sobre marcos de desenvolvimento, aprendizado e padrões sugestivos de características esquizotípicas ou esquizoides são pertinentes.

O exame psíquico costuma ser um dos instrumentos mais reveladores de informações úteis ao diagnóstico de psicose: apresentação, atitude com o entrevistador, motricidade (indícios catatoniformes?), produção discursiva (prosódia), afeto e humor, pensamento (forma e conteúdo), alterações sensoperceptivas, capacidade de julgamento e juízo crítico da doença/estado. Embora o exame do estado mental tenha especial relevância no diagnóstico diferencial dos estados psicóticos, é importante lembrar que a apresentação psicopatológicanão é patognomônica. Perplexidade, confusão e alucinações visuais podem ocorrer nas psicoses primárias e levar o clínico a concluir por causalidade secundária. Da mesma forma, sintomas psicóticos de primeira ordem (schneiderianos), indicativos de alterações do Eu, não são exclusivos de esquizofrenia[31].

No exame físico, a observação dos sinais vitais (PA, FC, FR e temperatura) é de fundamental importância. Todo paciente em quadro psicótico agudo precisa de um exame físico neurológico, ainda que sumário.

Exames auxiliares

Não há consenso com relação a quantos e quais exames devam ser solicitados em pacientes apresentando psicose, mas essa decisão pode ser norteada por alguns parâmetros.

Prevalência da doença e associação com psicose – é útil considerar particularidades epidemiológicas e clínicas das diversas doenças que podem deflagrar sintomas psicóticos: (1) doenças frequentes e costumeiramente associadas com psicose (p. ex., psicose induzida por substâncias e psicoses primárias); (2) doenças frequentes, mas com pouca associação com psicose (p. ex., infecção por HIV, síndrome paraneoplásica e AVC); (3) doenças raras, mas frequentemente associadas com psicose (p. ex., porfiria intermitente aguda e encefalite por autoanticorpos de receptores NMDA); e (4) doenças raras e associação com psicose infrequente (p. ex., síndromes genéticas com manifestação no adulto [Niemann-Pick, Tay-Sachs])[32].

Plausibilidade etiológica – correlação entre apresentação clínica e informações da história como hipótese de causa secundária. Por exemplo, estados sugestivos ou história de convulsões parciais recomendam realização de EEG; estados de *delirium* exigem ampla investigação (laboratório completo, gasometria arterial, MRI ou CT, EEG, punção lombar etc.). Ao solicitar exames, fazê-lo com base em raciocínio clínico e particularidades do exame (sensibilidade e especificidade). Por exemplo, na suspeita de neurossífilis, solicitar FTA-Abs ao invés de VDRL (pouco sensível). Resultados positivos sem correlação clínica não têm grandes implicações diagnósticas (p. ex., *cannabis* na urina ou achados incidentais em MRI).

Em geral, protocolos internacionais recomendam como rotina solicitar exames laboratoriais como hemograma, eletrólitos, funções renal, hepática e tireoidiana. Testes adicionais devem ser guiados pela clínica. Contudo, condições prevalentes precisam ser investigadas (p. ex., HIV, sífilis, beta-HCG, deficiência de vitamina B12).

PSICOSES PRIMÁRIAS

As psicoses primárias envolvem os transtornos do espectro da esquizofrenia, transtornos do espectro bipolar (mania e depressão) e depressão maior com sintomas psicóticos. Embora menos frequentes (10 a 15% das psicoses primárias em emergência), os transtornos psicóticos agudos transitórios e transtornos psicóticos breves devem ser lembrados.

A seguir, são apresentadas e discutidas vinhetas clínicas sobre os diferentes transtornos causalmente envolvidos nos estados psicóticos.

Transtornos do espectro da esquizofrenia (esquizofreniformes, esquizoafetivo e delirante)

Caso 1

Paciente masculino, 20 anos, magro, desgrenhado, barba por fazer, cumprimenta com aceno da cabeça. Fala suave, um tanto lentificada, sem modulação afetiva, aspecto tímido. Fala que está sendo perseguido por três mulheres assustadoras que entram em sua casa à noite, tentando forçá-lo a fazer sexo. Conta que recentemente foi a um encontro social no qual três homens o amarraram em uma cadeira, tiraram suas roupas e "violaram meu ânus". Conta isso com voz impassível e um discreto sorriso em sua face. Sua fala não apresenta alterações formais e tampouco é ilógica. Mostra-se alerta e orientado. Paciente e familiares negam abuso de substâncias. O entrevistador se sente desconfortável e um pouco assustado durante a entrevista. Mãe conta que em casa o paciente tem falado sozinho, "acho que com uma dessas mulheres", e que se afastou das atividades ocupacionais e sociais há cerca de 1 ano.

Discussão: o paciente relata episódios de abuso sexual com afeto reduzido e inapropriado (ausência de prosódia e, ao invés de ansiedade, medo ou raiva

compreensíveis, exibe um sorriso social). Pode-se identificar um delírio persecutório – vivência não compartilhada, possivelmente associado com falsificação
da memória e alucinações auditivas, conteúdo improvável e acompanhado de
afeto incongruente). É importante lembrar que os processos psicóticos frequentemente flutuam e podem estar ausentes durante a entrevista, razão pela qual a
história objetiva é importante.

Diagnóstico diferencial: os sintomas mais relevantes aqui envolvem a dimensão afetiva. Paciente demonstra embotamento afetivo (prosódia monótona
e reduzida expressão afetiva) e mesmo incongruência do afeto como o tema
delirante (sorriso contrasta com reação esperada), o que pode explicar o descon-
certo do entrevistador, talvez por inexperiência. Convém lembrar que pacientes
psicóticos podem apresentar estados afetivos bastante intensos relacionados ao
tema delirante ou às alucinações (dinâmica afetiva), embora se mostrem afetivamente embotados em outras situações. Esse fenômeno é designado com afeto
paradoxal e não deve ser confundido com integridade do estado afetivo. Outras
causas primárias (psicose afetiva ou psicose transitória) e secundárias (não há
história de abuso de substâncias ou de doenças clínicas) foram afastadas pelo
exame físico e história objetiva com a mãe do paciente.

Diagnóstico: a presença de delírio persecutório, indícios de alucinações
auditivas, afeto empobrecido e incongruente, além de comprometimento funcional há cerca de um ano são compatíveis com o diagnóstico de esquizofrenia
com predomínio de sintomas delirantes persecutórios, alucinações auditivas e
sintomas negativos.

Caso 2

Paciente feminina, 45 anos, vem ao consultório com fisionomia preocupada
e aparência descuidada. "Preciso de ajuda com meu marido." Apresenta fala
fluente, sem prejuízo de associações ou pensamento ilógico, parece irritada. "É
o tema do divórcio, basicamente." Relata infidelidade por parte do marido, que
contratou uma série de homens para assediá-la, levá-la à loucura e usar isso
como pretexto para pedir o divórcio. Esses homens estão usando "dispositivos
convencionais" para espioná-la e está desconfiada de que a própria mãe esteja
mancomunada com o marido. Ilustra sua história com um caderno em que
fez esboços e escalas das atividades do marido e de "seus capangas de plantão".
Tentou registrar queixa à polícia, mas "aqueles brutamontes nem me deram
ouvido; talvez até estejam envolvidos na trama". Foi à Delegacia da Mulher, onde
lhe recomendaram procurar ajuda psiquiátrica, "por isso estou aqui" (ar cético
e contrariado). Nega alucinações ou história psiquiátrica prévia, "mas estou
nervosa com isso, você não estaria?" Exame psíquico e estado mental excluem

comprometimentos outros que não os relacionados à queixa da paciente e manifestações afetivas congruentes.

Discussão: o "tema do divórcio" e os "problemas com o marido" parecem constituir um quadro delirante relativamente plausível e com nítidos desdobramentos na esfera comportamental e afetiva (dinâmica delirante). Por outro lado, percebe-se o estado afetivo preservado e coerente com o tema delirante, o pensamento é coerente, a cognição parece estar preservada e não há indícios de qualquer alteração no estado mental. Ademais, a paciente não está procurando ajuda para si, mas para livrar-se da perseguição do marido.

Diagnóstico diferencial: em qualquer condição psicótica, especialmente com surgimento a partir de 40 anos, deve-se excluir causas orgânicas como neoplasias, medicamentos, doenças endócrinas, infecções, epilepsia temporal etc. Outra causa possível em pacientes com mais de 50 anos são as demências frontotemporais. Quadros de esquizofrenia de início tardio (acima dos 45 anos), embora pouco frequentes podem ocorrer, em geral com delírio acompanhado de alucinações (*parafrenia* de Kraepelin), amiúde associados a défices auditivos (em até metade dos pacientes).

Diagnóstico: o transtorno delirante de tipo persecutório envolve as características observadas na paciente: delírio estruturado, com forte dinâmica afetiva, acompanhado de cognição e afeto preservados. Podem ocorrer alucinações, mas em geral são pouco pronunciadas e associadas ao tema delirante. Os temas envolvidos podem ser diversos: persecutório, celotípico (Otelo), erotomaníaco (Clérambault), somático ou hipocondríaco, de grandiosidade ou mistos.

Psicoses afetivas: mania com sintomas psicóticos

Aproximadamente metade dos pacientes bipolares apresenta sintomas psicóticos ao longo da vida. Embora delírios de grandiosidade sejam mais comuns, podem ocorrer quaisquer tipos de sintomas psicóticos, incluindo-se alterações formais do pensamento, alucinações, sintomas psicóticos humor-incongruentes e catatonia. Os sintomas afetivos podem ser mascarados pelos sintomas psicóticos, o que complica o diagnóstico diferencial com psicoses não afetivas, especialmente em pacientes oriundos de *backgrounds* culturais diferentes do entrevistador[33].

Caso 3

Paciente feminina, 25 anos, divorciada, vem ao PS pela segunda vez em 2 semanas, vestida de modo informal e um tanto descuidado: "preciso falar com alguém novamente, estou com os nervos em frangalhos". De fato, aparenta estar uma pilha de nervos: se contorce na cadeira, crispando as mãos e mexendo incessantemente nas unhas. Parece evitar contato visual, falando que "essas perguntas me deixam nervosa". Conta que mora com a mãe e dois filhos, não tem tido um minuto de descanso, dificuldade para dormir, não consegue relaxar. O discurso se mostra um tanto evasivo, frustrando o entrevistador. Nega delírios ou alucinações, mas parece bastante preocupada com episódio de abuso sexual em passado distante, que prefere não abordar no momento. Na medida em que segue a entrevista, surgem momentos de maior ansiedade. O entrevistador pergunta sobre as razões da ansiedade: paciente exibe um sorriso constrangido, fala que "sou muito ansiosa para ser uma mulher", mostrando-se evasiva às tentativas do entrevistador em esclarecer o significado da frase. De resto, paciente nega e não há evidências claras de sintomas psicóticos ou de alteração formal de pensamento. Entrevistador tem a impressão de que, se pudesse, a paciente se esconderia embaixo da cadeira para evitar a entrevista. Na sua primeira avaliação há 2 semanas, foi diagnosticada como transtorno de ansiedade (TAG) grave. O clínico ajustou a medicação (ISRS e benzodiazepínico) e antecipou retorno ambulatorial.

Alguns dias depois a paciente voltou ao PS e foi internada, apresentando sintomas psicóticos floridos, delírio persecutório com o irmão e sintomas maniformes (pressão de fala, grandiosidade, irritabilidade e comportamento sedutor). Entrevista com familiares revelou história prévia de episódios afetivos depressivos e maniformes.

Durante a internação houve remissão gradual dos sintomas maniformes com o uso de antipsicótico e estabilizador de humor, mas a paciente seguiu apresentando comportamento manipulador, mobilizando a equipe com frequentes manifestações de raiva e impulsividade. Em uma das visitas a mãe comentou: "ela é mesmo um pouco assim, Doutor", descrevendo um padrão de relacionamentos conflituosos, impulsividade e atitudes temerárias desde a adolescência.

Discussão: embora deva-se investigar melhor as causas da ansiedade e outras manifestações sugestivas de psicose, tais sintomas não são diagnósticos de psicose (p. ex., podem resultar simplesmente de ansiedade, imaturidade, traços de personalidade esquizotípica etc.). Porém, a ansiedade pode ser um dos primeiros sintomas no início de uma psicose. Além da ansiedade elevada, outros sinais sugestivos de psicose apresentados pela paciente são o caráter vago de algumas afirmações ("muito ansiosa para ser uma mulher"), preocupação excessiva com evento de abuso no passado e atitude evasiva (não quis falar sobre o abuso ou esclarecer afirmações). É possível que nos estágios iniciais da psicose a paciente já estivesse apresentando pressentimento, percepção ou intuição delirantes e tenha se recusado a compartilhá-los com o entrevistador, até manifestar delírio persecutório. Como exprimiu Clérambault, "a psicose já está velha quando o delírio começa" (*L'Automatisme mental* – 1924). Outros sintomas prodrômicos podem aparecer, como mudanças de comportamento, evitação e ruminações.

Algumas dicas importantes durante a entrevista: pacientes podem não manifestar espontaneamente ou mesmo omitir relato de sintomas psicóticos; se houver saliência excessiva em algum tópico (afeto, preocupação), procurar expandi-lo demonstrando interesse e fazendo perguntas para esclarecer (lembrar do portão natural). Frases ilógicas ou idiossincrásicas precisam ser exploradas, perguntar em tom de interesse genuíno, evitando passar impressão de julgamento.

Diagnóstico diferencial: mania psicótica *versus* transtorno esquizoafetivo (TEAf) – ambas as condições podem cursar com episódios de humor maníaco associado a sintomas psicóticos, com duração de semanas, e retorno variável ao estado mental e funcional prévio à crise. Por definição, no caso de TEAf persistem sintomas residuais característicos do espetro da esquizofrenia após estabilização do humor. Em uma estimativa transversal da crise, no TEAf ocorrem sintomas psicóticos na ausência (ou cuja gravidade seja insuficiente) de polaridade de humor que possa explicá-los. No DSM-5, convencionou-se que o diagnóstico de TEAf deva ser estabelecido somente quando delírios ou alucinações estiverem presentes por 2 semanas ou mais na ausência de episódio de humor (maníaco ou depressivo) durante todos os episódios da doença. Embora não conste nos critérios diagnósticos atuais, a experiência sugere que a sucessão temporal das manifestações maniformes e psicóticas também seja relevante: em geral, o início de polaridade de humor anterior ao surgimento de sintomas psicóticos é mais sugestivo de transtorno de humor com características psicóticas e vice-versa com relação ao espectro da esquizofrenia.

Mania psicótica *versus* transtorno de personalidade *borderline* (TPB) com episódio psicótico – dentre os conselhos comumente ouvidos nas discussões sobre diagnóstico diferencial dessas condições estão: (1) não negligenciar a possiblIidade de que ambos os diagnósticos coexistam, afinal é compreensível que pacientes com predisposição biológica e vulnerabilidades associadas aos transtornos de humor tenham vivido condições menos favoráveis à estruturação do *Self* e elaboração de padrões defensivos, o que em última instância define os transtornos de personalidade; (2) não se deve fazer diagnóstico de personalidade na vigência de fase aguda, a menos que se disponha de história objetiva consistente sobre o desenvolvimento psicológico da pessoa.

Diagnóstico: transtorno de humor bipolar, mania com sintomas psicóticos + transtorno de personalidade com nível de estruturação *borderline* (?).

Psicoses afetivas: depressão com sintomas psicóticos

Cerca de 15 a 20% dos pacientes com depressão maior apresentam sintomas psicóticos[34], especialmente aqueles com características melancólicas.

Caso 4

Paciente de 30 anos, estudante de pós-graduação, trazido ao ambulatório pela irmã após tê-lo flagrado tentando enforcar-se no banheiro. Apesar da aparência descuidada e evidente lentificação psicomotora, mostra-se colaborativo, responde em tom de voz baixo e após alguns segundos. Fala que pensou em acabar consigo porque não vê mais sentido na vida e sente-se um fardo para a família. Sente-se incapaz de levar a cabo sua pesquisa, razão por que "o pessoal do Departamento está tentando me expulsar". Quando o entrevistador pergunta sobre como chegou à essa conclusão, mostra-se reticente, oferecendo respostas curtas e evasivas. Percebendo a reação, o entrevistador pergunta sobre como ele se sente com relação à consulta. O paciente suspira e confidencia estar pensando que as informações coletadas provavelmente serão usadas para incriminá-lo de alguma forma. Refere acordar de madrugada e perder o sono pensando ser "um desperdício do dinheiro público", pois sua incompetência o impede de fazer as coisas direito. Durante o exame psíquico, conta que tem ouvido sussurros; não tem certeza do que dizem, mas acha que estão falando para ele se matar. Em resposta à indagação sobre outras sensações incomuns, refere sentir "cheiro de carne podre" e "um gosto de sangue na boca". A irmã, médica clínica, conta que após episódio depressivo grave o paciente vem se tratando há cerca de 3 anos, embora o antidepressivo tenha sido descontinuado após um ano, com boa resposta. Recentemente, após ruptura de relacionamento amoroso, o paciente passou a ficar isolado no quarto, sem apetite e negligente com cuidados pessoais. Nos últimos 3 dias não foi ao laboratório, alegando falta de motivação. Não há história ou indícios sugestivos de abuso de álcool ou substâncias. O paciente foi admitido na internação, recebeu antipsicótico em associação ao antidepressivo que já vinha usando, evoluindo com melhora gradual e remissão dos sintomas em 3-4 semanas.

Discussão: estudos mostram que as depressões de tipo melancólico costumam apresentar mais sintomas psicomotores, anedonia, anergia e maiores taxas de suicídio quando comparadas às depressões não melancólicas, além de melhor resposta aos antidepressivos[35]. Parker e Hadzi-Pavlovic[36] propuseram depressão psicótica como um subtipo de depressão caracterizado por maior gravidade de sintomas psicomotores (agitação e/ou retardo) e de sintomas de humor, particularmente autorreprovação e culpa.

Diagnóstico diferencial: a história de quadro depressivo prévio, com boa resposta ao tratamento antidepressivo, e os sintomas depressivos atuais (autodepreciação, anergia, isolamento, ideação/tentativa suicida, lentificação psicomotora, inapetência e insônia terminal) são bastante sugestivos de depressão grave. O aparecimento de sintomas psicóticos (delírio persecutório e alucinações) pode sugerir outros diagnósticos, mas os sintomas delirantes persecutórios e as alucinações olfativas e gustativas apresentam um caráter congruente com o humor depressivo. Entretanto, embora menos frequentes, depressões psicóticas podem apresentar sintomas psicóticos não congruentes com a polarização do humor. Outro dado importante no diagnóstico diferencial com as psicoses não afetivas é a sucessão temporal dos sintomas: no caso anterior, os sintomas psicóticos parecem ter começado após manifestação e agravamento dos sintomas de humor depressivo; uma ordem temporal contrária seria mais sugestiva de psicose não afetiva.

Diagnóstico: transtorno depressivo maior recorrente, com características melancólicas e sintomas psicóticos humor-congruentes.

Transtornos psicóticos breve e agudos transitórios

De acordo com a CID-11, o transtorno psicótico agudo e transitório (TPAT) é caracterizado por estados psicóticos de início agudo (menos de 2 semanas) na ausência de sintomas prévios e com recuperação completa após 1 a 3 meses de evolução. O início do transtorno está associado a um rápido deterioro do funcionamento social e ocupacional, acompanhado de sintomas psicóticos incluindo delírios, alucinações, alterações do pensamento (desorganização, experiências de influência, passividade ou controle) e alterações psicomotoras (catatonia). Os sintomas costumam mudar rapidamente em natureza e intensidade (em dias ou mesmo em um único dia). Frequentemente ocorrem outros sintomas, tais como distúrbios do afeto, estados transitórios de perplexidade ou de confusão, ou perturbações da atenção e da concentração. Durante o episódio psicótico não ocorrem sintomas negativos (p. ex., embotamento afetivo, alogia, avolição, isolamento ou anedonia). Episódios de estresse agudo anteriores ao início do TPAT são frequentes, mas não são requisito diagnóstico. Se os sintomas durarem mais de 3 meses, outros diagnósticos devem ser considerados, dependendo dos sintomas específicos (p. ex., esquizofrenia, transtorno esquizoafetivo, transtorno delirante ou psicoses afetivas).

O DSM-5 convencionou designar como transtorno psicótico *breve* quadros apresentando pelo menos um sintoma do critério A (delírios, alucinações, desorganização do pensamento ou do comportamento), com duração de 1 dia a 1 mês. No transtorno esquizofreniforme, o episódio tem duração maior que 1 mês e menor que 6 meses e são exigidos pelo menos dois sintomas do critério A, com duração mínima de 1 mês. Em ambos, CID-11 e DSM-5, após a remissão dos sintomas o paciente é capaz de recuperar plenamente o nível de funcionamento pré-mórbido.

Diagnóstico diferencial com episódios psicóticos em transtornos de personalidade

Alguns transtornos de personalidade podem apresentar episódios breves de sintomatologia psicótica (*episódios micropsicóticos*), especialmente os transtornos paranoide, esquizotípico e *borderline*. Em situações envolvendo estresse ou abuso de substâncias, sintomas psicóticos podem também ocorrer nos transtornos histriônico e narcisista. As manifestações mais comumente encontradas são paranoia, despersonalização e desrealização, frequentemente deflagradas por estresse interpessoal, com duração de minutos a horas. Contudo, estudos recentes mostram que sintomas psicóticos em pacientes com transtorno de personalidade (particularmente com nível de estruturação *borderline*) apresentam grande semelhança com sintomas psicóticos primários e constituem fator de risco para pior evolução, incluindo-se suicídio[37].

No diagnóstico diferencial entre transtornos de humor com sintomas psicóticos e transtornos de personalidade *borderline* (TPB), Jansson e Nordgaard[38] sugerem parâmetros psicopatológicos resumidos na Tabela 2.

O diagnóstico diferencial entre TPB e transtorno de humor bipolar tipo 2 (TAB-2), caracterizado por alternância entre episódios depressivos e hipomaníacos, oferece maior dificuldade, sobretudo porque em ambas as condições ocorre labilidade afetiva (oscilações rápidas do estado afetivo) associada à maior sensibilidade para eventos ambientais.

Renaud et al.[39] propuseram critérios clínicos diferenciais entre TPB e TAB-2:

1. Qualidade do afeto: TPB apresenta oscilações mais flutuantes entre eutimia e emoções negativas ou disfóricas, de caráter crônico; no TAB-2 ocorrem períodos mais sustentados (dias) de oscilações entre eutimia e estados afetivos depressivos ou exaltados, circunscritos à fase.
2. Intensidade do afeto: ambos (TPB e TAB-2) apresentam elevada intensidade afetiva, mas pacientes TPB apresentam maior intensidade de emoções negativas, superestimam queixas depressivas em contraste com menos indícios de comprometimento (menos sintomas psicovegetativos).
3. Velocidade das mudanças afetivas e ciclagem: no TPB as ciclagens tendem a ser mais rápidas (minutos a horas), enquanto no TAB-2 costumam ser mais graduais (dias).
4. Modulação do afeto: pacientes TPB tendem a ser mais reativos (exibem mais rancor associado a relações interpessoais e projetam a responsabilidade pelas vivências) do que pacientes TAB-2, nos quais os estados de humor não necessariamente estão associados a gatilhos (tendem a sentir-se culpados por perturbar as pessoas).

Tabela 2 Parâmetros psicopatológicos no diagnóstico diferencial entre transtorno bipolar e transtorno de personalidade *borderline*

	Transtorno de humor	Transtorno de personalidade *borderline*
Curso	Episódico	Traços (constância)
Relacionamentos	Relativamente preservados	Gravemente comprometidos
Sensibilidade interpessoal	Sensibilidade para perdas	Hipersensibilidade à rejeição
Défices cognitivos	Mais pronunciados	Menos significativos
Alterações afetivas	Entre euforia e depressão	Entre raiva e depressão
Oscilações afetivas – ciclagem	Mudanças menos rápidas	Mudanças muito rápidas
Depressão	Culpa e autorreprovação. Sintomas motores (melancolia).	Distimia crônica: irritação e ressentimentos
Comportamento suicida	Elevada incidência de suicídio	Elevada incidência de tentativas de suicídio
Variação diurna	Presente (piora matinal, melhora vespertina)	Ausente
Características psicóticas	Psicose ligada ao estado afetivo	Reações paranoides ou dissociativas diante de conflitos

Fonte: adaptada de Jansson e Nordgaard, 2016[38].

5. Dinâmica da resposta afetiva ao estresse social: no TPB o estresse afetivo está ligado às interações interpessoais, mais sensíveis a hostilidades e reativos à separação; no TAB-2 os fatores ambientais estão menos implicados e o paciente pode apresentar autoimagem grandiosa (hipomania).
6. Sazonalidade: no TPB os episódios podem estar associados a eventos ambientais (p. ex., fim das férias), enquanto no TAB-2 podem apresentar associação com o período solar.
7. Resposta à medicação: embora intuitivamente se pense que o tratamento farmacológico mais comumente resulte em melhora no TAB-2 e em pouca eficácia no TPB, não há evidências conclusivas.

Transtorno de estresse pós-traumático (TEPT) com características psicóticas

Alguns indivíduos com TEPT podem manifestar sintomas psicóticos (alucinações e delírios) ou dissociativos (p. ex., amnésia para alguns aspectos do trauma, *flashbacks* dissociativos, desorientação enquanto revivendo o trauma, sintomas de intrusão, evitação, alterações cognitivas, oscilações de humor e excitação quando revivendo o evento traumático). Estudos recentes demonstram particularidades genéticas e neurobiológicas sugestivas de uma entidade nosológica distinta (TEPT com características psicóticas secundárias ou TEPT complexo), com sintomas delirantes e/ou alucinatórios (não limitados aos episódios de *flashback* ou à revivência do trauma). Com relação ao diagnóstico diferencial com psicoses primárias, o início dos sintomas psicóticos é posterior ao evento traumático e o paciente não apresenta alterações formais do pensamento[40].

PSICOSES SECUNDÁRIAS

Costuma-se suspeitar de causa orgânica quando a psicose tem apresentação atípica, existe uma relação temporal com alguma causa médica, relação causal fisiológica direta com o agente etiológico ou quando não há evidências de uma doença psicótica primária que possa explicar a apresentação[41]. Outro indício sugestivo de comprometimento orgânico é o início tardio. Qualquer substância, medicamento prescrito ou condição médica que afete a função do sistema nervoso pode deflagrar sintomas psiquiátricos. Do mesmo modo, transtornos psiquiátricos funcionais podem também apresentar sintomas sugestivos de quadros orgânicos como demência e doenças neurológicas. Independente de qual seja a causa, o diagnóstico diferencial precisa ser feito com base nos achados clínicos e exames auxiliares.

Anamnese completa com atenção para dados informativos de causas orgânicas potencialmente envolvidas é de fundamental importância. Além de informações sobre data e características do início das manifestações, estressores e tratamentos buscados, deve-se investigar a existência de doenças clínicas, uso de medicações e história de abuso de substâncias. História familiar de doenças neuropsiquiátricas (diagnóstico e parentesco), fatores ambientais (migração, estressores) e suporte social também são importantes.

O diagnóstico diferencial entre psicoses primárias (PP) e secundárias (PS) exige exame físico e neurológico, com especial atenção aos parâmetros vitais: temperatura ($> 38°C$), frequência cardíaca (< 50 ou > 110 bpm), pressão arterial (PAS < 100 ou > 180; PAD > 110), frequência respiratória (< 8 ou > 22 rpm) e saturação de O_2 ($< 95\%$) são importantes indícios de comprometimento cerebral orgânico. Os protocolos de emergência em geral recomendam observação do paciente durante 24 a 72 horas em razão das flutuações características de quadros agudos e pelo fato de, em geral, as instituições de encaminhamento não disporem de recursos diagnósticos usualmente acessíveis na emergência (laboratório, neuroimagem, EEG etc.). A Tabela 3 apresenta causas potenciais de psicoses secundárias.

Tabela 3 Possíveis causas de psicoses secundárias

Lesões expansivas no SNC	Abcesso cerebral – bactéria, fungo, TB, neurocisticercose
	Carcinoma metastático
	Tumores cerebrais primários
	TCE e hematoma subdural
Hipóxia cerebral	Anemia
	Baixo débito cardíaco
	Insuficiência respiratória
	Intoxicação – p. ex., monóxido de carbono
Transtornos neurológicos	Demências – Alzheimer, demência frontotemporal
	Epilepsias – lobo temporal
	Encefalites autoimunes – p. ex., anticorpos anti-NMDA, encefalopatia de Hashimoto
	Hidrocefalia de pressão normal
	Síndrome paraneoplásica
	Coreia de Huntington, doença de Parkinson
	Doença de Wilson
Doenças vasculares	Aneurismas
	Doenças vasculares do colágeno
	Encefalopatia hipertensiva
	Hemorragia intracraniana
	Infarto cerebral isquêmico
Infecções	Abcesso cerebral
	Encefalites e estados pós-encefalíticos
	Malária
	Meningites – bacteriana, fúngica, TB
	Endocardite bacteriana subaguda
	Neurossífilis, doença de Lyme
	Toxoplasmose
	Febre tifoide
Transtornos endócrinos e metabólicos	Desequilíbrio hidroeletrolítico
	Hipo ou hiperglicemia
	Alterações do cálcio
	Diabetes mellitus
	Insuficiência hepática
	Insuficiência renal – uremia
	Doença adrenal – Addison e Cushing
	Insuficiência pituitátia
	Doenças da tireoide – tireotoxicose/mixedema
	Homocistinúria
	Porfiria aguda

(continua)

Tabela 3   Possíveis causas de psicoses secundárias (*continuação*)

Deficiências nutricionais	Vitamina B12
	Niacina – pelagra
	Tiamina – Wernicke-Korsakoff
Substâncias psicoativas, medicações e substâncias tóxicas	Álcool – intoxicação e abstinência. Embriaguez patológica e alucinose alcoólica
	Psicoestimulantes – cocaína, anfetaminas
	Alucinógenos
	Cannabis
	Analgésicos opioides – p. ex., meperidina
	Agentes anticolinérgicos – antiparkinsonianos, intoxicação por alcaloides antimuscarínicos
	Fenciclidina (Angel Dust) e ketamina
	Benzodiazepínicos – intoxicação e abstinência
	Medicamentos: costicosteroides, cicloserina, digitálicos, dissulfiram (antabuse), isoniazida, L-dopa, propranolol, topiramato
	Intoxicação por metais pesados

Fonte: adaptada de Barsky, 1984[42].

Alguns parâmetros psicopatológicos são úteis no diagnóstico diferencial entre PP e PS:

Cognição – PS mais comumente apresentam prejuízos na capacidade de abstração (simbolização); enquanto características implicando percepção do *Self* e do ambiente são mais salientes em PP. Embora PP, especialmente na fase aguda, apresentem algum comprometimento cognitivo (p. ex., dificuldade com foco atencional, memória de retenção e orientação), o comprometimento cognitivo costuma ser mais pronunciado em PS.

Alucinações – PP podem apresentar alucinações de qualquer modalidade sensorial, embora sejam mais comuns as alucinações auditivas verbais; enquanto o predomínio de alucinações visuais, olfativas, gustativas ou táteis é mais sugestivo de PS.

Para fins didáticos, as psicoses secundárias (orgânicas) podem ser divididas em *delirium* agudo e psicoses crônicas, usualmente associadas com sinais neurológicos focais e comprometimento cognitivo.

Delirium

O *delirium* é caracterizado por manifestações cognitivas (desorientação, distratibilidade, desorganização do pensamento e comprometimento de funções envolvendo atenção e memória de retenção), comportamento alucinatório, alteração do ciclo sono-vigília e hiper ou hipoatividade psicomotora. Tem início agudo e curso flutuante, usualmente com piora no final do dia ou à noite. Em geral, causas orgânicas são pouco investigadas nas admissões psiquiátricas e o diagnóstico de *delirium* é frequentemente negligenciado, com até 76% dos casos passando despercebidos[43,44]. O subtipo hiperativo costuma ser mais facilmente reconhecido, mas o subtipo hipoativo, mais comum em idosos, é frequentemente confundido com depressão ou demência[45]. Por outro lado, alterações mais discretas da consciência costumam ocorrer também em psicoses funcionais agudas (*pseudodelirium*), que em geral não apresentam piora noturna. O diagnóstico diferencial pode ser confirmado por EEG, normal nas PP. A Tabela 4 apresenta fatores clínicos e psicopatológicos úteis no diagnóstico diferencial entre *delirium* e psicoses primárias.

Tabela 4   Parâmetros clínicos no diagnóstico diferencial entre *delirium* e psicoses primárias

Parâmetro clínico	*Delirium*	Psicose primária
Idade	Menos de 12 ou mais de 40 anos	Entre 13 e 40 anos
Tipo de início	Agudo	Agudo ou insidioso
Curso clínico	Flutua, piora à tarde/noite	Estável
História médica prévia	Abuso de substâncias, doença clínica, sem história psiquiátrica	História psiquiátrica prévia
Afeto	Labilidade afetiva	Embotado ou lábil
Sinais vitais	Usualmente alterados	Usualmente normais
Orientação	Usualmente prejudicada	Menos prejudicada
Atenção	Prejudicada, flutua	Desorganizada, persistente
Alucinações	Principalmente visuais e outras	Principalmente auditivas
Fala/discurso	Lentificada, incoerente	Tangencial, desorganizada
Nível de consciência	Rebaixado	Alerta

Fonte: adaptada de DSM-5 e McKee e Brahm, 2016[44].

Psicoses devido a doenças clínicas

Pacientes em crise psicótica aguda exigem a exclusão de doenças clínicas que possam causar ou agravar a condição. Infelizmente, os problemas clínicos tendem a ser negligenciados tanto em psicoses sem história prévia quanto em pacientes com história pregressa de transtornos psiquiátricos. Convém lembrar que uma das causas mais frequentes de reagudização psicótica em pacientes psicóticos crônicos é a descompensação de condições clínicas comórbidas[46].

Caso 5

Jovem de 15 anos, trazida por pais muito preocupados à Emergência. Referem que a filha está deprimida, vem piorando nos últimos 2 meses e há cerca de 5 dias estão alarmados. A filha resolveu dar uma festa do pijama, mas suas amigas não vieram e desde então tem agido de forma estranha: fica vagando pela casa, murmurando coisas que não entendem. Há 2 dias, bateu na porta do quarto dos pais às 2 horas da madrugada, nua, dizendo que precisava falar com eles "sobre a realidade". Apesar da fala confusa, os pais parecem não ter identificado indícios de delírios ou alucinações. Já levaram a filha a dois serviços de emergência na última semana, ambos diagnosticaram histeria e encaminharam-na para consulta ambulatorial.

Durante entrevista a paciente fica deambulando pela sala, com ar preocupado. Em um determinado momento, vira-se, olha fixamente para o entrevistador: "Me diga Dr., o que é a realidade?". A fala é entrecortada por risos imotivados. Embora pouco colaborativa, parece alerta e parcialmente orientada. Ocasionalmente apresenta bloqueios do pensamento e se distrai com facilidade. Nega alterações sensoperceptivas. Exame físico sem alterações. Hemograma com discreta leucocitose. O psiquiatra suspeitou de abuso de substâncias e/ou quadro dissociativo e acabou internando a paciente para investigação diagnóstica. Alguns dias após a paciente foi internada na UTI e 2 dias depois foi ao óbito por quadro de encefalite viral.

Discussão: psicoses secundárias a doenças clínicas podem se apresentar indistinguíveis de quadros psicóticos endógenos. Condições como encefalite viral e encefalite autoimune podem ter clínica discreta e não apresentar *delirium*. Com pacientes em primeiro episódio psicótico, *pense* orgânico. A Tabela 3 traz diversas causas potenciais de psicose secundária. Diversas condições clínicas podem estar associadas com sintomas psicóticos: hipoglicemia, encefalopatia hipertensiva (TCE, AVC), hipóxia (IAM, embolia pulmonar, anemia ou hemorragia), infecções virais e bacterianas (encefalite e meningite), abuso/abstinência de substâncias, medicamentos, encefalopatia de Wernicke, insuficiência hepática, uremia etc. De grande importância no exame físico é verificar: (1) sinais vitais; (2) disfunção autonômica; (3) alterações respiratórias e cardíacas; (4) alterações neurológicas e trauma; (5) alterações visuais (pupilas, simetria, nistagmo). Nos casos de encefalite viral, achados clínicos frequentes são febre, cefaleia e sinais neurológicos focais. Podem ocorrer convulsões generalizadas ou focais. Achados laboratoriais: hemograma com leucocitose é comum, exame de liquor em geral apresenta linfocitose com glicose normal. EEG apresenta lentificação difusa com achados focais e a MRI pode revelar alterações focais. A maioria das encefalites virais é provocada por vírus herpes (simples ou zoster), mas também por arbovírus (dengue), sarampo, caxumba, rubéola, raiva, HIV, adenovírus e influenza. Na encefalite herpética, o PCR tem 98% de sensibilidade e 94% de especificidade.

Quadros de encefalite autoimune (p. ex., anticorpos anti-NMDA) podem se apresentar com sintomas psicóticos ou catatônicos de início abrupto em pessoas previamente hígidas. Manifestações comuns são alterações da linguagem, deterioro cognitivo (atenção e memória), convulsões, movimentos orofaciais, alterações autonômicas e piora ou efeitos colaterais pronunciados com antipsicóticos. Manifestações psiquiátricas atípicas podem levar ao diagnóstico equivocado de reações conversivas ou dissociativas[47].

Diagnóstico diferencial: é possível que diversos fatores tenham levado os colegas a negligenciar o diagnóstico: ausência de condições clínicas prévias, de uso de substâncias ou medicamentos; ausência de sintomas característicos de psicoses funcionais (PP) como delírios e alucinações. Além disso, o comportamento errático da paciente e a compreensível frustração pela ausência das amigas na festa, todos esses fatores podem ter levado os colegas a negligenciar um exame físico e neurológico mais acurado e concluir por um diagnóstico prematuro e catastrófico de reação psicogênica.

Diagnóstico: encefalite por herpes vírus.

Psicoses induzidas por álcool e substâncias

Os transtornos induzidos pelo abuso de álcool são bastante frequentes (prevalência de até 12% em adultos do sexo masculino) e podem causar desde prejuízos psicossociais até condições de maior gravidade, como a encefalopatia de Wernicke (EW). A EW decorre de deficiência de tiamina, comumente associada ao alcoolismo, deficiência nutricional e prejuízo na absorção de nutrientes essenciais (p. ex., cirurgia bariátrica). Descrita por Wernicke em 1881, a EW manifesta-se clinicamente na tríade (1) alterações oculomotoras (oftalmoplegia e nistagmo), (2) disfunção cerebelar (ataxia) e (3) alterações do estado mental (de comprometimento cognitivo leve até estados confusionais mais pronunciados). A EW caracteriza situação aguda de emergência clínica plenamente reversível, mas pode levar a estados demenciais crônicos se não for prontamente tratada (demência de Wernicke-Korsakoff). Uma situação bastante prevalente em emergência são os estados de abstinência alcoólica.

Caso 6

Paciente de 33 anos, trazido à Emergência por policiais: "*Doc*, o elemento aqui está achando que tem alguém ou alguma coisa o perseguindo, mas acho que está bem fora da casinha." Com vestimenta rasgada e suja, o paciente inicialmente aparenta estar calmo, embora tenha um olhar vago e perceba-se transpiração na face. Na medida em que começa a falar fica mais agitado, apresentando uma fala tangencial com ocasionais afrouxamentos de associações. Nega ter bebido ou usado drogas nos últimos dias, mas seu relato é vago. Parece estar preocupado com alguma coisa que o persegue. Apresenta desorientação temporoespacial. Repentinamente, fixa o olhar no chão sob seus pés, começa a chutar algo invisível e olha para o médico, apavorado: "Tira essa coisa de mim, Doutor!".

Discussão: alucinações visuais, vívidas e reais para o paciente, mais intensas à noite ou quando o paciente fecha os olhos são características de alterações cerebrais fisiológicas, usualmente decorrentes de abuso/abstinência de substâncias e/ou de doenças clínicas. Nas esquizofrenias, alucinações visuais usualmente estão associadas com alucinações auditivas ou de outras modalidades. Em Emergência, uma das causas fisiológicas mais frequentes está associada ao uso de drogas ou álcool. O início de psicose acentuada em questão de horas, com funcionamento anterior normal, é fortemente sugestivo de etiologia associada a substâncias, frequentemente mais de uma. É comum que pacientes trazidos por forças de segurança tenham se envolvido em violência física, sofrido quedas ou algum trauma físico, o que deve ser questionado (com cautela e diplomacia) na entrevista com acompanhantes. Pacientes violentos oferecem um desafio adicional, dificultando entrevista e exame físico, mas pode-se obter informações sobre o estado mental indiretamente, observando-se seu discurso e comportamento.

Diagnóstico diferencial: o início súbito de psicose com predomínio de alucinações visuais é fortemente indicativo de psicoses secundárias. Dentre as causas possíveis estão:

Intoxicação anticolinérgica – cursa com alteração de consciência e sintomas alucinatórios visuais, especialmente em idosos usando medicações anticolinérgicas (p. ex., prometazina, biperideno, atropina, hioscina, difenidramina, antipsicóticos e antidepressivos tricíclicos) ou em jovens que tenham consumido plantas contendo alcaloides de beladona (uso recreativo), substâncias que bloqueiam receptores colinérgicos muscarínicos. As características clássicas da síndrome anticolinérgica incluem rubor (vasodilatação cutânea), secura da pele e mucosas (o suor é produzido por ação muscarínica nas glândulas sudoríparas), hipertermia, alterações visuais (alterações da acomodação visual, visão turva), alterações do SNC (ansiedade, agitação, disartria, confusão mental, desorientação, alucinações visuais, delírios, coma e convulsões) e retenção urinária (ação antimuscarínica nos músculos detrusores). Na intoxicação por psicoestimulantes (cocaína, anfetaminas), os pacientes apresentam taquicardia, midríase e podem evoluir para *delirium*, mas, ao contrário da intoxicação antimuscarínica, apresentam sudorese e aumento dos ruídos intestinais.

Alucinose alcoólica – condição rara, caracterizada por alucinações auditivas verbais, em geral acompanhadas de delírios e alterações do humor, sem rebaixamento do nível de consciência e sem alterações autonômicas.

Abstinência alcoólica e *delirium tremens* – as manifestações clínicas iniciais da abstinência alcoólica começam de 6 a 24 horas após a última ingesta (ou após redução na quantidade de álcool consumida).

Casos leves apresentam ansiedade, insônia (sonhos vívidos), inapetência, náusea e cefaleia, associadas a sinais físicos (tremor, taquicardia, elevação da pressão arterial, reflexos hiperativos, sudorese e hipertermia). Aqui podem ocorrer distorções sensoperceptivas com *insight* e sensório preservados (alucinoses – paciente mantém crítica de serem distorções sensoperceptivas). A gravidade desses sintomas varia em cada paciente, mas em sua maioria são leves e transitórios, desaparecendo em 1 a 2 dias.

Casos de gravidade média podem apresentar alucinações de diferentes modalidades, embora predominem alucinações visuais (frequentemente de animais – zoopsias) e táteis (insetos na pele). As alucinações cursam com alteração do estado mental e perda da crítica sobre seu estado, situação em que o paciente se sente ameaçado e pode reagir de forma violenta consigo ou com circunstantes. Podem ocorrer convulsões, em geral em torno de 24h após última ingesta, com risco de evoluírem para *status epilepticus*.

As formas graves de abstinência cursam com quadro de *delirium* (*delirium tremens*), caracterizado por confusão global, desorientação temporoespacial e défice atencional. Manifestações físicas como taquicardia, tremor, diaforese e febre são mais pronunciadas. O *delirium* da abstinência alcoólica em geral ocorre 3 a 4 dias após última ingesta, mas pode ter início no segundo dia de abstinência e ocorrer até 7 dias depois, especialmente em pacientes internados que foram submetidos à cirurgia (possivelmente por conta de efeito anestésico) ou que receberam medicamentos gabaérgicos.

Diagnóstico: síndrome de abstinência alcoólica grave, acompanhada de *delirium* e alucinações visuais.

Demências

Embora as demências neurodegenerativas em geral ocorram a partir dos 65 anos, boa parte dos casos podem ter início anterior e apresentar memória relativamente preservada, tornando difícil seu diagnóstico diferencial com psicoses primárias de início tardio (Tabela 5).

Tabela 5   Características clínicas úteis no diagnóstico diferencial entre demências

Características	D. frontotem- poral	D. Alzheimer	D. vascular	D. corpos Lewy
Idade de início	Pré-senil (< 65a)	Senil	Senil	Senil
Sintomas iniciais	Insidiosos	Insidiosos	Variável, *stepwise*	Insidiosos
Cognição	Disfunção executiva	Declínio de memória Disfunção executiva	Disfunção executiva Declínio de memória	Declínio de memória Déficit visuoespacial Disfunção executiva
Sintomas motores	Parkinsonismo Sintomas de ELA (alguns)	Raros Apraxia em casos graves	Variável (depende da localização)	Parkinsonismo cerca de 1 ano após sintomas cognitivos
Progressão	6-8 anos	8-10 anos	3-5 anos	6-8 anos

ELA: esclerose lateral amiotrófica. Fonte: adaptada de Tampi et al., 2020[48].

Até um quarto das demências de início precoce corresponde a demências frontotemporais (DFT), condições neurodegenerativas caracterizadas por disfunção progressiva de funções executivas, comportamento e linguagem. De acordo com as regiões cerebrais predominantemente envolvidas, as DFT são divididas em suas variantes comportamental (mais comum em homens) e linguística (afasia primária progressiva – mais comum em mulheres, com subtipos não fluente e semântico).

Caso 7

Paciente de 55 anos, trazida ao ambulatório pela sobrinha, referindo alterações comportamentais (hostil e agressiva com familiares, negligência com cuidados pessoais), com episódios de voracidade alimentar e "atitudes diferentes de como era antes" (afetivamente distante e indiferente com membros da família, negligente com tarefas domésticas e apresentando arroubos de agressividade verbal). Pouco colaborativa durante a entrevista, quando solicitada dirige o olhar sem responder ao questionamento. Interrompe a sobrinha com xingamentos, acusando-a de maus-tratos e mesquinharia. Intercala períodos com sintomas catatoniformes (mutismo, imobilidade e negativismo) com outros em que oferece respostas curtas, em geral tangenciais ao tema proposto. Familiar conta que há cerca de 2 anos esteve internada durante 6 meses, recebendo diagnóstico de esquizofrenia refratária, tendo alta com pouca melhora apesar de tratamento com ECT e clozapina. Vinha fazendo uso irregular da medicação, mas há meses vem se recusando a tomá-la. O clínico optou por internação para reavaliação diagnóstica e possível retomada do tratamento. Durante a internação a paciente continuou com períodos alternantes de sintomas catatoniformes, apresentando piora sensível do estado mental e pragmatismo com a reinstituição da clozapina. Houve melhora do estado geral com a suspensão da medicação e uma avaliação neuropsicológica revelou prejuízos na função executiva, embora linguagem, memória e funções visuoespaciais estivessem relativamente preservadas. Exame de ressonância magnética resultou sem alterações, mas exame funcional com PET demonstrou hipometabolismo bilateral em regiões frontais e áreas motoras suplementares.

Discussão: a DFT geralmente se apresenta com início insidioso de sintomas de humor associado a distúrbios comportamentais. Cerca de um terço dos casos recebe diagnóstico de psicoses primárias (transtornos de humor e esquizofrenia). A manifestação clínica das DFT subtipo comportamental envolve alteração progressiva do comportamento: desinibição, apatia, redução da empatia e comportamento perseverativo, estereotipado ou compulsivo/ritualístico. O deterioro progressivo da cognição é caracterizado por prejuízo da função executiva, com memória e função visuoespacial relativamente preservadas[48].

Diagnóstico: demência frontotemporal, subtipo comportamental.

CONSIDERAÇÕES FINAIS

Neste capítulo, vimos que a entrevista psiquiátrica nas psicoses envolve regiões de conteúdo e de processo. Seu maior ou menor sucesso depende de conseguirmos articular ambas de maneira simultânea e harmônica. As regiões de conteúdo consistem na obtenção de informações objetivas, decisivas para diagnóstico e tratamento adequados. A obtenção de informações, até pela natureza da condição, precisa ser complementada com informações objetivas a partir de informantes confiáveis. Especialmente em pacientes com primeira apresentação de sintomas psicóticos, cabe salientar que o diagnóstico de psicoses primárias (endógenas) é de exclusão, pautado na investigação objetiva de sinais, sintomas e exames laboratoriais. Nas regiões de processo, princípios e técnicas vistos nos dois primeiros capítulos da Seção III (atitude empática e de apoio incondicional, atenção ao engajamento e às agendas objetiva e inconsciente do paciente) são de extrema importância na obtenção de informações válidas e confiáveis.

Nunca é demais reiterar que por trás da psicose, de cada delírio ou alucinação, independentemente se primário ou resultante de causa biológica, há sempre uma pessoa. A pessoa com transtornos psicóticos persistentes costuma cultivar sentimentos de culpa e vergonha, em uma espécie de desespero velado por "ter se tornado um fracasso" à luz dos parâmetros sociais e seus estigmas. Pode-se dizer que nosso papel será bem-sucedido na medida em que a ajudemos encontrar sentido na sua existência além dessas contingências mundanas. Sintomas psicóticos estão enraizados na constituição psicológica da pessoa, nos seus valores, memórias, cultura e espiritualidade. Ter isso em mente não serve apenas para identificar fatores agravantes ou protetivos que possam ser devidamente articulados no plano terapêutico, mas também para nos lembrar do privilégio e responsabilidade que a prática clínica nos oferece.

REFERÊNCIAS

1. Kraepelin E. Psychiatrie. Ein Leherbuch für Studirende und Aerzte. Sechste Auf. Johann Ambrosius Barth Verl. 1899.
2. Humpston CS, Broome MR. Thinking, believing, and hallucinating self in schizophrenia. Lancet Psychiatry. 2021.
3. Bürgy M. The concept of psychosis: historical and phenomenological aspects. Schizophrenia Bulletin. 2008;34(6):1200-10.
4. Moeller HJ. Systematic of psychiatric disorders between categorical and dimensional approaches. Kraepelin.s dichotomy and beyond. Eur Arch Psych Clin Neurosc. 2008;258(Suppl.2):48-73.
5. Crow TJ. the continuum of psychosis and its genetic origins. the sixty-fifth Maudsley lecture. Br J Psychiatry. 1990;156:788-97.
6. Lichtenstein P, Yip BH, Björk C, Pawitan Y, Cannon TD, Sullivan PF, Hultman CM. Common genetic determinants of schizophrenia and bipolar disorder in Swedish families: a population-based study. Lancet. 2009;373(9659):234-9.
7. Amaral CE, Onocko-Campos R, de Oliveira PRS, Pereira MB, Ricci ÉC, Pequeno ML, et al. Systematic review of pathways to mental health care in Brazil: narrative synthesis of quantitative and qualitative studies. Int J Ment Health Syst. 2018;12:65.
8. Del-Ben CM, Rufino AC, Azevedo-Marques JM, Menezes PR. Diagnóstico diferencial de primeiro episódio psicótico: importância da abordagem otimizada nas emergências psiquiátricas. Braz J Psychiatry. 2010;32 Suppl 2:S78-86.
9. Kurdyak P, Mallia E, de Oliveira C, Carvalho AF, Kozloff N, Zaheer J, et al. Mortality after the first diagnosis of schizophrenia-spectrum disorders: a population-based retrospective cohort study. Schizophr Bull. 2021;18:sbaa180.
10. Riba MB, Ravindranath D. Clinical manual of emergency psychiatry. American Psychiatric Publishing.2010.
11. Knorr R, Hoffmann K. Suizidalität bei schizophrenen Psychosen: eine aktuelle Übersicht. Nervenarzt. 2020.
12. Plans L, Barrot C, Nieto E, Rios J, Schulze TG, Papiol S, et al. Association between completed suicide and bipolar disorder: a systematic review of the literature. J Affect Disord. 2019;242:111-22.
13. Taylor PJ, Kalebic N. Psychosis and homicide. Curr Opin Psychiatry. 2018;31(3):223-30.
14. Swanson JW, et al. A national study of violent behavior in schizophrenia. Arch Gen Psychiatry. 2006;63(5):490-9.
15. Kendler K, Kupfer D, Narrow W, Philips K, Fawcet J. Guidelines for making changes to DSM-5. American Psychiatric Association. 2021.
16. Sullivan HS. The psychiatric interview. New York: WW Norton; 1954.

17. MacKinnon RA, Michels R, Buckley PJ. The psychiatric interview in clinical practice. 3.ed. American Psychiatric Association. 2016;473.
18. Zahavi D. Subjectivity and selfhood: investigating the first-person perspective. Cambridge: MIT Press, 2005.
19. Sass LA, Parnas J. Schizophrenia, consciousness, and the self. Schizophr Bull. 2003;29:427-44.
20. Sass LA. Self-disturbance and schizophrenia: structure, specificity, pathogenesis (current issues, new directions). Schizophr Res. 2014;152:5-11.
21. Parnas J, Moller P, Kircher T, Thalbitzer J, Jansson L, Handest P, Zahavi D. EASE: Examination of Anomalous Self-Experience. Psychopathology. 2005;38:236-58.
22. Sass L, Pienkos E, Skodlar B, Stanghellini G, Fuchs T, Parnas J, et al. Psychopathology. 2017;50(1):10-54.
23. Pienkos E, Skodlar B, Sass L. Expressing experience: the promise and perils of the phenomenological interview. Phenomenology and the Cognitive Sciences. 2021.
24. Škodlar B, Henriksen MG. Toward a phenomenological psychotherapy for Schizophrenia. Psychopathology. 2019;52:117-25.
25. Minkowski E. La schizophrénie. Psychopathologie des schizoides et des schizophrènes. Paris: Petite Bibliothèque Payot; 2002.
26. Blankenburg W. Der Verlust der natürlichen Selbstverständlichkeit. Ein Beitrag zur Psychopathologie symptomarmer Schizophrenien. Stuttgart: Enke; 1971.
27. Parnas J, Sass LA. Self, solipsism, and schizophrenic delusions. Philos Psychiatry Psychol. 2001;8:101-20.
28. Oyebode F. Sims's symptoms in the mind. Textbook of descriptive psychopathology. Philadelphia: Saunders; 2015.
29. Trabert W, Rösler M. O Sistema AMDP: manual de documentação de achados diagnósticos psiquiátricos. 9.ed. Sallet P, Aratangy E, Haunold T (trads.). Rio de Janeiro: Hogrefe; 2016.
30. Robinson D. My favorite tips for exploring difficult topics such as delusions and substance abuse. Psychiatr Clin North Am. 2007;30(2):239-52.
31. Soares-Weiser K, Maayan N, Bergman H, Davenport C, Kirkham AJ, Grabowski S, Adams CE. First rank symptoms for schizophrenia. Cochrane Database Syst Rev. 2015;1:CD010653.
32. Freudenreich O, Schulz SC, Goff DC. Initial medical work-up of first-episode psychosis: a conceptual review. Early Interv Psychiatry. 2009;3(1):10-8.
33. Dunayevich E, Keck PE Jr. Prevalence and description of psychotic features in bipolar mania. Curr Psychiatry Rep. 2000;2(4):286-90.
34. Ohayon M, Schatzberg A. Prevalence of depressive episodes with psychotic features in the general population. Am J Psychiatry. 2002;159:1855-61.
35. Caldieraro MA, Baeza FL, Pinheiro DO, Ribeiro MR, Parker G, Fleck MP. Prevalence of psychotic symptoms in those with melancholic and nonmelancholic depression. J Nerv Ment Dis. 2013;201(10):855-9.
36. Parker G, Hadzi-Pavlovic D. Melancholia: a disorder of movement and mood. A phenomenological and neurobiological review. New York: Cambridge University Press; 1996.
37. Cavelti M, Thompson K, Chanen AM, Kaess M. Psychotic symptoms in borderline personality disorder: developmental aspects. Curr Opin Psychol. 2020;37:26-31.
38. Jansson L, Nordgaard J. The psychiatric interview for differential diagnosis. New York: Springer; 2016.
39. Renaud S, Corbalan F, Beaulieu S. Differential diagnosis of bipolar affective type II and borderline personality disorder: analysis of the affective dimension. Comprehensive Psychiatry. 2012;53:952-61.

40. Compean E, Hammer M. Posttraumatic stress disorder with secondary psychotic features (PT-SD-SP): Diagnostic and treatment challenges. Prog Neuropsychopharmacol Biol Psychiatry. 2019;10;88:265-275.

41. Kesahavan M, Kaneko Y. Secondary psychoses: an update. World Psychiatry. 2013;12:4-15.

42. Barsky A. Acute Psychoses. In: Bassuk EL, Birk AW (eds.). Emergency psychiatry: concepts, methods, and practices. New York: Springer; 1984.

43. Han JH, Zimmerman EE, Cutler N, et al. Delirium in older emergency department patients: recognition, risk factors, and psychomotor subtypes. Acad Emerg Med. 2009;16(3):193-200.

44. McKee J, Brahm N. Medical mimics: Differential diagnostic considerations for psychiatric symptoms. Ment Health Clin. 2016;6(6):289-96.

45. Fong TG, Tulebaev SR, Inouye SK. Delirium in elderly adults: diagnosis, prevention and treatment. Nat Rev Neurol. 2009;5:210-20.

46. Anderson EL, Nordstrom K, Wilson MP, et al. American Association for Emergency Psychiatry Task Force on Medical Clearance of Adults Part 1: introduction, review, and evidence-based guidelines. West J Emerg Med. 2017;18(2):235-42.

47. Endres D, et al. Autoimmune encephalitis as a differential diagnosis of schizophreniform psychosis: clinical symptomatology, pathophysiology, diagnostic approach, and therapeutic considerations. Eur Arch Psychiatry Clin Neurosci. 2020;270(7):803-18.

48. Tampi RR, Tampi DJ, Parish M. Easy to miss, hard to treat: notes on frontotemporal dementia. Psychiatric Times. 2020;37:10.

49. Chanmugam A, Triplett P, Kelen G (Eds.). Emergency psychiatry. Cambridge University Press, 2013.

50. Dawson AH, Buckley NA. Pharmacological management of anticholinergic delirium: theory, evidence and practice. Br J Clin Pharmacol. 2016;81:516.

51. Jaspers KT. Allgemeine Psychopathologie, 9.ed. Berlin: Springer; 1973.

52. Longden E, Branitsky A, Moskowitz A, Berry K, Bucci S, Varese F. The relationship between dissociation and symptoms of psychosis: a meta-analysis. Schizophr Bull. 2020;46(5):1104-1113.

53. Shea SC. Psychiatric Interviewing: the art of understanding. 2.ed. Philadelphia: Saunders; 1998.

14
Entrevista nos transtornos de personalidade

Aline Jimi Myung Cho
Marcelo José Abduch Adas Brañas
Marcos Signoretti Croci

 SUMÁRIO

- Introdução
- Identificando problemas de personalidade ao longo da entrevista clínica
- Particularidades em relação à entrevista para transtornos de personalidade
- Problemas comuns no atendimento de pacientes com transtorno de personalidade *borderline*
- Considerações finais
- Referências

 PONTOS-CHAVE

- Transtornos de personalidade são prevalentes nas práticas ambulatorial e hospitalar, e o diagnóstico é fundamental para quebra de estigmas e intervenção adequada. Uma entrevista clínica efetiva é a porta de entrada para esse processo.

- Para identificar problemas de personalidade ao longo da entrevista, a anamnese pode ser feita a partir da biografia do paciente, da exploração de um transtorno comórbido (pela "porta do transtorno mental") ou da identificação de "complexos gatilho-resposta", além de poder ser complementada com entrevistas semiestruturadas, caso necessário.

- Sinais indiretos ao longo da entrevista podem indicar padrões de comportamentos comuns em determinados transtornos de personalidade. Portanto, é importante a observação destes durante a entrevista.

- Atualmente, há uma transição da classificação dos transtornos de personalidade de modelos categoriais para dimensionais, como pode ser observado no DSM-5 (modelo alternativo) e na CID-11.

- Na entrevista de pessoas com transtorno de personalidade, é fundamental monitorar os estados mentais (p. ex., afetividade, cognição) e a capacidade de mentalização do paciente, pois isso implica em uma adaptação das técnicas de entrevista.
- Terapeutas e clínicos que trabalham com pacientes com transtorno de personalidade *borderline* devem ter uma postura ativa e não reativa, além de uma curiosidade genuína sobre o paciente.
- Ter uma postura de validação empática fortalece a aliança terapêutica e auxilia a regulação emocional em pacientes com transtorno de personalidade *borderline* (TPB) durante a entrevista.

- Os comportamentos suicidas podem ser recorrentes durante os atendimentos de pacientes com transtornos de personalidade. Uma postura afirmativa, colaborativa e a consciência pelo clínico dos seus limites auxiliam na condução da entrevista.
- Há problemas comuns em atendimentos de pacientes com transtorno de personalidade *borderline*, dentre eles o fenômeno de cisão (*splitting*), emoções negativas em relação ao paciente, dificuldade de finalização da entrevista e a idealização excessiva. Reconhecer tais fenômenos é fundamental no processo de uma condução adequada e eficaz da entrevista.

INTRODUÇÃO

Transtornos de personalidade (TP) são bastante comuns na população geral. As taxas variam de 5 a 20% a depender da população estudada e dos instrumentos utilizados. Infelizmente, há poucos dados relativos ao Brasil. Um estudo em São Paulo mostrou uma prevalência de 6,8% de TP, com taxas de 4,3%, 2,7% e 4,6% para transtornos dos *clusters* A, B e C, respectivamente[1]. Em amostras clínicas, esses números são ainda maiores, variando entre 30 e 50% dos pacientes psiquiátricos[2].

Atualmente, os TP são entendidos como alterações do funcionamento interpessoal e do *self* que causam prejuízo ou sofrimento subjetivo significativos para o indivíduo[3]. Desde os trabalhos seminais de Kurt Schneider sobre o tema, em meados do século XX, as desordens da personalidade são classificadas na psiquiatria clínica de forma predominantemente categorial. Na seção II da quinta versão do Manual Diagnóstico e Estatístico de Transtornos Mentais (DSM-5), estão descritos dez TP, divididos em três agrupamentos ou *clusters*[4]. No entanto, vivemos atualmente em um momento de transição de uma nosologia categorial para sistemas dimensionais. O modelo alternativo para TP da seção III do DSM-5 e a CID-11 convergem nesse sentido ao proporem uma classificação dimensional, com critérios gerais para TP e especificadores. Essa abordagem vai ao encontro da prática clínica e da literatura científica, que observam altas taxas de comorbidade entre os TP. É bastante frequente que o mesmo indivíduo preencha critérios para mais de um transtorno de personalidade, e estudos recentes demonstram que há um fator psicopatológico geral comum a todos os TP e outros fatores mais específicos de cada um dos TP[5].

Indivíduos portadores de TP apresentam taxas elevadas de comorbidades psiquiátricas, como depressão, ansiedade, transtornos por uso de substâncias e autolesão sem intenção suicida, além de maiores chances de comportamento suicida e prejuízos nas esferas social, acadêmica e laboral. No entanto, muitos clínicos ainda relutam em fazer e comunicar esse diagnóstico, seja pelo receio do estigma que acreditam poder gerar ao paciente, seja pela crença em um prognóstico ruim, ou até por não se sentirem preparados para tratar essas condições. Sabemos por diversas pesquisas nessa área que os fatos vão na contramão dessas preconcepções. Estudos longitudinais demonstraram que a evolução dos TP é mais favorável do que antes se imaginava[6] e que o diagnóstico, associado à psicoeducação e ao tratamento precoce, estão ligados a uma melhora clínica substancial, mesmo quando realizados por profissionais generalistas e não especializados em TP[7]. Entretanto, para que isso ocorra, é necessário que se estabeleça um diagnóstico preciso e um bom vínculo. Este capítulo visa fornecer as ferramentas básicas de uma entrevista clínica psiquiátrica focada em TP a fim de que tais objetivos sejam atingidos.

IDENTIFICAÇÃO DE PROBLEMAS DE PERSONALIDADE AO LONGO DA ENTREVISTA CLÍNICA

Anamnese clínica

Há diversas abordagens possíveis para identificarmos problemas de personalidade ao longo da entrevista. Discutiremos quatro das principais estratégias.

A partir da biografia do paciente

Uma estratégia é entender a personalidade a partir da história do desenvolvimento do indivíduo, ou seja, de sua relação consigo mesmo e com os outros ao longo da vida. Ao se obter uma história cronológica do paciente, direcionamos nossa atenção para como seu funcionamento de personalidade evoluiu ao longo do desenvolvimento nas diferentes esferas (familiar, social, laboral e relacional);

se o indivíduo conseguiu se adaptar às diferentes pressões e tarefas sociais típicas de cada idade; e como isso se deu em termos de flexibilidade comportamental e resiliência emocional. Alguns fatores precursores comuns em transtornos de personalidade são: abuso ou negligência na infância, ambiente familiar conflituoso, baixo nível socioeconômico, transtornos disruptivos (transtorno opositor desafiador e de conduta), abuso de substâncias, depressão e autolesões. Outros elementos sugestivos da história são diversas comorbidades de transtornos internalizantes e externalizantes; dificuldades de relacionamentos interpessoais íntimos; dificuldades acadêmica e laboral; passagem por diversos profissionais com mudanças ou abandonos de tratamentos; mudanças frequentes de diagnóstico; uso de diversas medicações sem eficácia comprovada e quebras de *settings* terapêuticos.

Padrões recorrentes, inflexíveis e disfuncionais cognitivos e de comportamento são uma marca dos transtornos de personalidade. Na biografia do paciente, por exemplo, podemos encontrar uma necessidade extrema de perfeccionismo em diversas tarefas de variados graus de complexidade e importância que prejudica a finalização delas e o foco no objetivo principal, sugerindo traços obsessivos; ou um histórico pervasivo de fugas e transgressões da lei que aponta para a necessidade de investigação de traços antissociais.

A partir da "porta do transtorno mental"

Outra técnica de entrevista é a avaliação de personalidade a partir de um quadro sindrômico, ou seja, pela "porta do transtorno mental". Nessa estratégia, utilizamos sinais e sintomas como janela para explorar possíveis quadros de personalidade. Isso é realizado geralmente na história da moléstia atual ou no final da história psiquiátrica pregressa. O diagnóstico de TP é realizado a partir da constatação de padrões cognitivos, comportamentais e emocionais repetitivos. O paciente traz como queixa, muitas vezes, sintomas depressivos, uso de substâncias, episódios de agressividade ou sintomas alimentares que são mais bem contextualizados em um quadro caracterológico. Isso não significa que o paciente não tenha essas comorbidades (p. ex., transtorno por uso de substância), mas há um TP subjacente que implicará em mudanças no tratamento e no prognóstico. Por exemplo, no transtorno de personalidade *borderline* (TPB) é comum observar um histórico de sintomas depressivos recorrentes que se desenvolvem em situações de estresse interpessoal. Muitas vezes, são síndromes depressivas de duração variável (de horas a poucos dias) e com uma qualidade disfórica, com vazio e intolerância à solidão[8].

A partir do "complexo gatilho-resposta"

Outra possível estratégia é identificar eventos que frequentemente ocorram antes de comportamentos desadaptativos típicos desses pacientes, o que é conhecido como "complexo gatilho-resposta"[9].

Conforme o paciente relata o desenvolvimento dos sintomas e as mudanças de comportamento que culminaram na busca por auxílio profissional, o entrevistador deve tentar compreender os fatores precipitantes no período em que essas mudanças começaram. Quando solicitado diretamente que descreva essas relações, o paciente muitas vezes é incapaz de correlacionar a mudança emocional ou comportamental com a situação estressora pela qual passou. Traçar os eventos importantes no período descrito após o relato dos sintomas é particularmente útil nesses casos em que o paciente não consegue observar ou aceitar a relação entre estressores e sintomas psicopatológicos. Ao traçar uma história factual, o entrevistador "retorna" ao mesmo período dos sintomas descritos. Pode ser necessário reservar essa manobra para momentos mais tardios da entrevista, pois alguns pacientes apresentam resistência em aceitar a ligação entre o desenvolvimento de sintomas e contextos de vida. O clínico, assim, faz conexões entre tensões que o paciente vivenciou e a resposta emocional ou comportamental a estas. O paciente pode notar alguma ligação temporal entre um estresse particular e o aparecimento de seus sintomas que desperte sua curiosidade sobre o papel dos fatores emocionais em seus sintomas vigentes. No entanto, interpretações psicológicas prematuras sobre a relação do estresse e do sintoma podem minar esse processo e intensificar a resistência do paciente em uma entrevista inicial. A menos que o paciente faça uma conexão espontânea entre sua reação emocional a um evento de vida e o aparecimento de seus sintomas, o clínico deve proceder com cautela. Ou seja, sem apresentar uma certeza prematura sobre o que está acontecendo.

Na Tabela 1, encontram-se alguns exemplos de complexos gatilho-resposta típicos em alguns TP, bem como a característica principal deles.

Tabela 1 Características, gatilhos e comportamentos comuns em transtornos de personalidade

Transtorno de personalidade	Característica discriminante	Gatilho	Comportamento desadaptativo	Respostas emocionais
Paranoide	Perda da confiança nos outros	Hostilidade/ desprezo real ou imaginado	Distanciamento, intrigas, revanches	Desconfiança, raiva, ressentimento, hipervigilância, ciúmes

(continua)

Tabela 1 Características, gatilhos e comportamentos comuns em transtornos de personalidade (*continuação*)

Transtorno de personalidade	Característica discriminante	Gatilho	Comportamento desadaptativo	Respostas emocionais
Esquizoide	Desapego interpessoal e expressão emocional restrita	Relações íntimas	Esquiva social, letargia, desatenção, discurso monótono	Frieza, indiferença
Esquizotípico	Excentricidade, estranheza	Relações íntimas	Comportamentos excêntricos, excitação inapropriada, ansiedade	Vivência de amor ou rejeição sem evidências
Antissocial	Padrão difuso de indiferença e violação dos direitos dos outros	Normas sociais e regras; necessidade de controle e poder	Violação de normas sociais, regras e leis; agressividade	Raiva impulsiva, hostilidade, astúcia
Borderline	Hipersensibilidade interpessoal com desregulação emocional	Conflitos interpessoais; rejeição	Comportamentos impulsivos (p. ex.: autolesão, comportamento suicida)	Raiva, humor e emoções lábeis
Histriônico	Busca pela atenção do outro, de maneira dramática e excessivamente emocional	Relações interpessoais	Dramaticidade, sedução, busca por atenção, intimidade inadequada	Excitação frente a estímulos positivos, disforia por estímulos negativos
Narcisista	Necessidade de admiração dos outros	Questionamento real ou suposto de capacidade/valor	Egocentrismo, espera reconhecimentos sem contribuições	Sentimentos lábeis e grandiosos, um tanto superficial
Evitativa	Inibição social com temor da avaliação negativa dos outros	Exposição social	Foge e evita exposição pública	Ansiedade, retraimento, submissão
Dependente	Necessidade constante de ser cuidado	Autoconfiança, solidão	Desistência de objetivos pessoais para acompanhar os dos outros, inibição	Ansiedade, pânico

(continua)

Tabela 1   Características, gatilhos e comportamentos comuns em transtornos de personalidade (*continuação*)

Transtorno de personalidade	Característica discriminante	Gatilho	Comportamento desadaptativo	Respostas emocionais
Obsessivo-compulsivo	Preocupação generalizada com organização, perfeccionismo e controle	Relações íntimas, situações não estruturadas, autoridade	Comportamentos rígidos, desafio à autoridade, expressão de raiva	Ansiedade, raiva

Entrevistas semiestruturadas

Após uma observação atenta de sinais e sintomas, da história de vida e do comportamento não verbal durante a entrevista, o clínico não especialista provavelmente não precisará fazer uma entrevista que explore todos os transtornos de personalidade, já que terá eliminado muitos desses diagnósticos. Por exemplo, se durante a entrevista o paciente alega "amo estar com pessoas, sou uma pessoa extremamente social", podemos assumir com segurança que não se trata de personalidade esquizoide.

Em caso de dúvida ou necessidade de um maior mapeamento da personalidade, existem alguns instrumentos úteis, como as entrevistas semiestruturadas. Existem entrevistas para transtornos de personalidade em geral, como a SCID-5-PD (*Structured Clinical Interview for DSM-5 Personality Disorders*)[10]; bem como entrevistas para transtornos de personalidade específicos, como a DIB-R (*The Revised Diagnostic Interview for Borderlines*) para adultos[11] e a CI-BPD (*The Childhood Interview for DSM-IV Borderline Personality Disorder*) para adolescentes[12]. Esses instrumentos são geralmente utilizados para fins de pesquisa, mas quando acessíveis podem auxiliar na avaliação clínica.

Observação de sinais na entrevista

O clínico deve estar atento e refletir sobre as palavras e ações do paciente durante a entrevista clínica. Dessa forma, mesmo quando não estamos ativamente investigando sintomas sugestivos de transtornos de personalidade, com frequência captamos uma série de sinais indicando que vale a pena pesquisar tais transtornos. Nesse sentido, além da exploração das queixas, como visto anteriormente, o clínico pode focar nos comportamentos observáveis do paciente e no seu estilo de interação. Ambas as áreas de exploração são ricas e dão subsídios importantes para diagnósticos de traços ou transtornos de personalidade.

Lembre-se de que a mera presença de alguns sinais e sintomas característicos não indica que um TP esteja necessariamente presente. Comportamentos podem ser estado (p. ex., do humor) ou contexto-dependentes (p. ex., situações de estresse crônico intenso). Por exemplo, o paciente terá um comportamento diferente em um consultório particular se comparado a uma entrevista realizada em um hospital-escola diante de inúmeros alunos. Os comportamentos variam também a depender de outras patologias comórbidas, como transtornos de humor ou psicóticos. Todavia, uma vez que os TP trazem padrões comportamentais recorrentes, é frequente que um paciente com TP revele algum desses comportamentos durante a entrevista. Alguns desses padrões podem aparecer inclusive nos primeiros 5 minutos da entrevista.

Existe uma lista inumerável de sinais sugestivos de TP e iremos elencar apenas alguns deles como exemplos[13]:

- Paciente se mostra muito agradável e sedutor ao clínico logo no início da entrevista: padrão mais frequente em personalidades antissociais, histriônicas ou narcísicas.
- Paciente traz queixas generalizadas sobre o clínico ou sobre o "sistema": padrão mais frequente em personalidades antissociais, *borderlines*, narcisistas ou paranoides.
- Paciente apresenta comportamentos, vestimentas ou aparência mais teatrais: padrão mais frequente em personalidade histriônica ou *borderline*.
- Paciente tem comportamento infantilizado ou se mostra inconsolável e insatisfeito com todos: padrão mais recorrente em personalidade dependente, *borderline* ou histriônica.

Conforme sinais ou sintomas sugestivos, iniciamos a exploração diagnóstica com perguntas mais específicas e, para isso, pode-se utilizar o conhecimento de cada um dos TP e complementar com entrevistas semiestruturadas (ver seção anterior). Contudo, de forma nenhuma esses sinais sugestivos têm sensibilidade e especificidade adequadas para se fazer um diagnóstico.

Classificação atual dos transtornos de personalidade (DSM-5, DSM-5 modelo alternativo e CID-11)

No passado, os TP estavam classificados como entidades nosológicas paralelas aos outros transtornos mentais. No DSM-IV, os transtornos de personalidade eram referidos como de eixo II, porém esse termo não é mais utilizado. Dada a importância clínica e o grau de disfunção que tais diagnósticos acarretam, evidenciados por estudos longitudinais[6], nas classificações atuais os eixos diagnósticos foram removidos e os TP estão em posição igualitária em termos de relevância com os antigos diagnósticos de eixo I do DSM-IV (p. ex., transtornos do humor).

Há um esforço dos manuais diagnósticos em desenvolver critérios para identificar de forma adequada esses quadros, tanto para a prática clínica quanto para a pesquisa. Conforme mencionado na introdução, estamos em um período de transição de um sistema categorial para um dimensional. No DSM-5 na seção II, onde há a classificação atual, não houve mudança significativa em relação ao DSM-IV. Os critérios e os transtornos se mantiveram os mesmos. Ainda no DSM-5, na seção III (condições que precisam de mais estudos), há uma classificação "alternativa" dos TP que consiste em um modelo classificatório "híbrido", com critérios dimensionais para transtorno de personalidade geral e critérios específicos para alguns TP (antissocial, *borderline*, esquizotípico, narcisista, esquiva e obsessivo-compulsivo). É uma classificação interessante, na qual a essência do transtorno de personalidade são os distúrbios de funcionamento do *self* e interpessoal (Tabela 2). Além disso, é possível avaliar os traços predominantes no paciente. O modelo alternativo do DSM-5 já é oficial e pode ser utilizado no lugar do modelo "clássico" contido na seção II do manual. O fluxograma a seguir (Figura 1) demonstra como usar modelo alternativo do DSM-5 na prática clínica[14].

Tabela 2   Critérios de funcionamento da personalidade segundo o DSM-5, Seção III

Elementos do funcionamento da personalidade (DSM-5)	
SELF	
Identidade	Vivência de si como único, com fronteiras claras entre si mesmo e os outros; estabilidade da autoestima e precisão da autoavaliação; capacidade para, e habilidade de regular, várias experiências emocionais.
Autodirecionamento	Busca de objetivos de curto prazo e de vida coerentes e significativos; utilização de padrões internos de comportamento construtivos e pró-sociais; capacidade de autorrefletir produtivamente.
INTERPESSOAL	
Empatia	Compreensão e apreciação das experiências e motivações das outras pessoas; tolerância em relação a perspectivas divergentes; entendimento dos efeitos do próprio comportamento sobre os outros.
Intimidade	Profundidade e duração do vínculo com outras pessoas; desejo e capacidade de proximidade; respeito mútuo refletido no comportamento interpessoal.

Cada um desses domínios é classificado em uma escala de nível de funcionamento de 0-3. 0: Pouco ou nenhum prejuízo; 1: Algum prejuízo; 2: Prejuízo moderado; 3: Prejuízo grave; 4: Prejuízo extremo. Fonte: American Psychiatric Association, 2014[4].

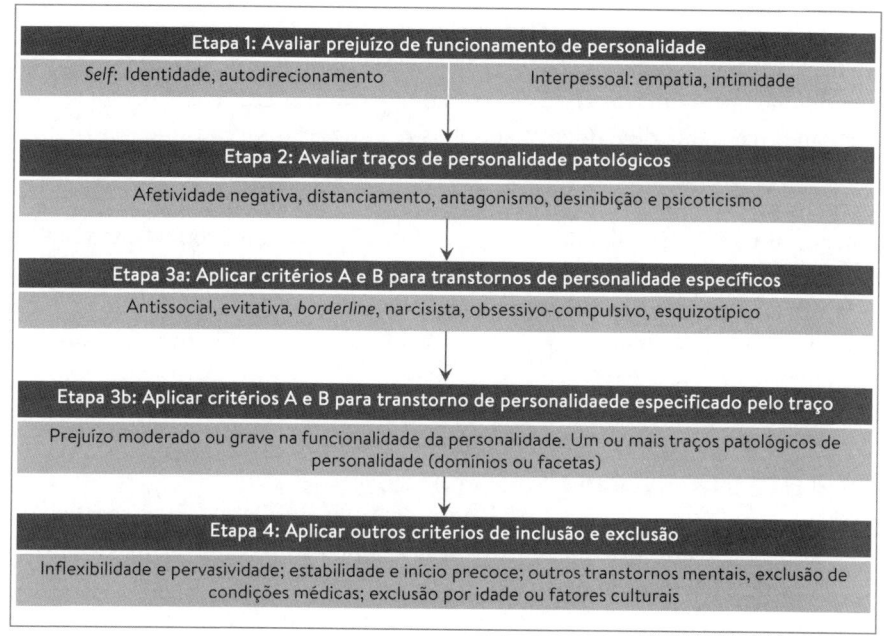

Figura 1 Sugestão de aplicação clínica do modelo alternativo do DSM-5 para avaliação de personalidade.
Fonte: Skodol et al., 2015[14].

Por último, na versão atual da CID-11 (ainda em desenvolvimento), a classificação se tornou dimensional, abandonando o modelo categorial por completo. Porém, o paciente pode preencher critérios para "funcionamento *borderline*" que são justamente os critérios para TPB. Outras diferenças fundamentais entre os sistemas dimensionais da CID-11 e do DSM-5 são que "psicoticismo" na CID-11 não é listado como um traço patológico (TP esquizotípico e psicoticismo são codificados junto com esquizofrenia e outros transtornos psicóticos). No lugar de psicoticismo temos o "anancasticismo", que no DSM-5 aparece como perfeccionismo rígido (uma faceta de baixa inibição) e perseveração (uma faceta de afetividade negativa elevada)[15]. Outra diferença é que na CID-11 não apenas o funcionamento da personalidade é utilizado para classificar a gravidade, mas também a intensidade dos sintomas nos domínios emocionais, cognitivos e comportamentais. Por exemplo, sintomas dissociativos/*quasi*-psicóticos breves e percepções/crenças excêntricas são características de TP moderado a grave. Uma discussão mais aprofundada dos novos sistemas de classificação está além do escopo deste texto. Para isso, o leitor deve buscar as referências do capítulo.

Do ponto de vista diagnóstico, é importante lembrar que raramente os pacientes "seguem à risca" os critérios diagnósticos. Apesar do sistema categorial ser de mais fácil compreensão pela maior parte dos clínicos e pacientes, os pacientes na realidade tendem a ser mais bem descritos dentro de um sistema dimensional. Por exemplo, é muito comum um paciente ter características *borderlines* e alguns traços de dependência. Mesmo assim, em nossa visão as categorias têm uma utilidade na prática clínica, pois organizam o tratamento e são úteis para o início da aliança terapêutica, tanto com o paciente quanto com a família. Dessa forma, um sistema híbrido, como o do DSM-5, parece uma boa solução para os tempos atuais. Estudos futuros poderão nos informar qual a melhor forma de seguir.

PARTICULARIDADES EM RELAÇÃO À ENTREVISTA PARA TRANSTORNOS DE PERSONALIDADE

Nas próximas seções, focaremos exclusivamente nos transtornos de personalidade do *cluster* B, em particular no transtorno de personalidade *borderline* (TPB), visto que temos uma literatura com base científica mais robusta sobre técnicas e abordagens terapêuticas na entrevista para esse diagnóstico. Todavia, muitas das técnicas sugeridas a seguir são, em geral, também bastante úteis na entrevista de pacientes com outros TP já que, como mencionado, o TPB é um bom modelo geral para outros TP[5].

Avaliação do estado mental

É importante lembrar que as alterações de estado mental (p. ex., afetividade, cognição) do paciente no momento da entrevista requerem uma adaptação das técnicas tradicionalmente utilizadas. Portanto, é fundamental monitorar esses estados. Utilizando a linguagem de um dos tratamentos baseados em evidência para TP – o tratamento baseado na mentalização (MBT) –, é importante monitorar a capacidade de "mentalização" dos pacientes. Mentalização é o processo de compreensão de si mesmo e dos outros por meio da apreensão de estados subjetivos e processos mentais, como, por exemplo, desejos, intenções, sentimentos e pensamentos. Na terapia comportamental dialética (DBT), um conceito semelhante seriam os estados da mente (racional, emocional, sábia) e a capacidade de *mindfulness*[16].

Em geral, pacientes com TP têm capacidade de mentalização prejudicada[17] e esse prejuízo tende a ser crônico. Porém, sob estresse, ocorrem flutuações importantes na forma como esses pacientes percebem a si mesmos e aos outros. A mentalização é interrompida por situações estressantes e, na vigência de prejuízos no modo de mentalização, os pacientes tendem a recorrer a mecanismos desadaptativos como autolesões, abuso de substâncias e comportamentos impulsivos, além de apresentarem maior dificuldade em trazer informações mais próximas da realidade para a entrevista.

Podemos ver sinais indiretos de estados de "má mentalização" dos pacientes quando, por exemplo:

- Prendem-se excessivamente a detalhes concretos, em detrimento de discutir sentimentos, intenções, desejos etc.
- Têm foco excessivo em elementos externos do ambiente.
- Apresentam preocupação excessiva com regras/responsabilidades, questões morais, em detrimento de descrições menos passionais.
- Negam a própria contribuição para conflitos ou mal-entendidos.
- Culpam e julgam em excesso os outros.
- Dão respostas circulares ou generalistas.
- Têm certeza sobre a própria mente ou a dos outros.

Pacientes com personalidade *borderline*, em particular, ao passar por um estressor interpessoal, frequentemente se encontram no "estado ameaçado" (Figura 2), em que há desregulação emocional e dificuldade de mentalização[18]. Nesse momento, a técnica de entrevista será diferente de um momento em que

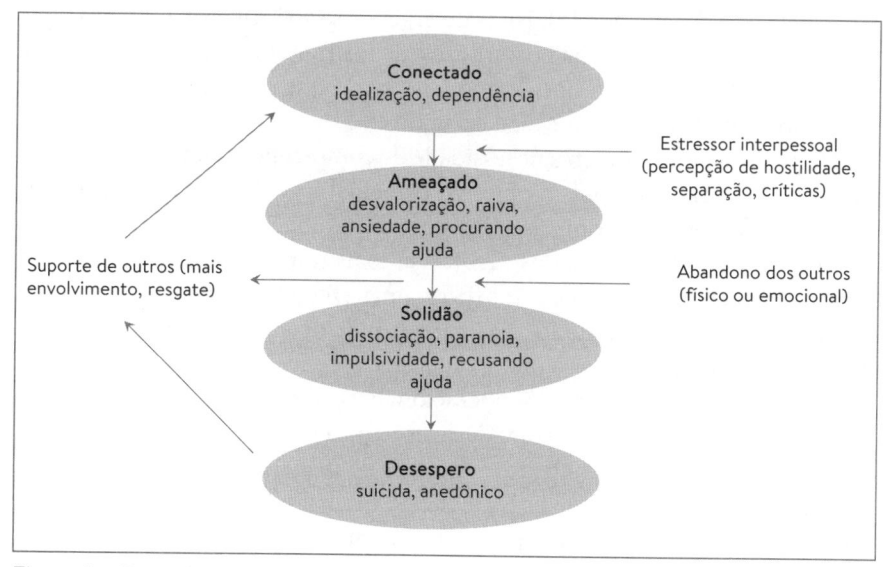

Figura 2 Dinâmica interpessoal do transtorno de personalidade *borderline*.
Fonte: Gunderson e Links, 2018[18].

o paciente está "conectado". No estado "ameaçado", por exemplo, a postura do entrevistador é a de construir um vínculo empático a partir da validação emocional; enquanto no estado "conectado" é possível explorar melhor a história do entrevistado com dados factuais e, junto ao paciente, compreender o seu estado mental, auxiliando na formulação do quadro clínico e diagnóstico.

Posturas do clínico

Os clínicos que trabalham com esses pacientes devem ter uma postura ativa, mas não reativa[19]. O profissional deve estar atento para obter a descrição dos fatos e, fundamentalmente, estabelecer a conexão entre os eventos, a experiência interna e os comportamentos do paciente. Com frequência, os clínicos são pressionados a agir frente às demandas concretas excessivas desses pacientes, e em meio a esses "pedidos" disfuncionais se perdem em seu papel. Em outras palavras, ao atuarmos influenciados por nosso *furor curandi*, podemos ser iatrogênicos. Há, portanto, algumas posturas que auxiliam o profissional diante de entrevistas com essa população, como a postura do não saber, a validação empática e a autenticidade.

A postura do não saber[17] trata-se da atitude do profissional de ter interesse e curiosidade genuína sobre os estados mentais do paciente. Há uma aceitação e interesse por diferentes experiências e perspectivas, sem tirar conclusões apressadas sobre o que está acontecendo (p. ex., o paciente está manipulando; o paciente está decepcionado). Essas divergências são inclusive um tanto esperadas. A técnica envolve uma postura ativa de realizar questionamentos abertos e reflexivos. Perguntas do tipo "como é isso?", "o que seria diferente?", "como você lidou com essa situação?" são exemplos.

Na postura do não saber, a necessidade de compreender factualmente deixa de ser o alvo primário, pois o objetivo principal é gerar a reflexão, evitando posicionamentos reducionistas. Essa postura também implica que o clínico monitore seus próprios estados mentais e, mais importante, seus equívocos. Em outras palavras, diante de erros (p. ex., mal-entendidos) não tente encobrir ou negar quando confrontado, mas ter a atitude de entender tais erros como oportunidade para revisitar o que aconteceu e aprender de forma colaborativa.

Já a validação empática[20] é a operacionalização da resposta marcada para contingências. Trata-se da postura de fazer os pacientes se sentirem entendidos afetivamente, dentro do contexto, e traduzir de maneira acurada o seu estado mental. Demonstramos que entendemos a intensidade e o nível da dor que estão sentindo, bem como ajudamos na construção de uma narrativa reflexiva, identificando as emoções e suas consequências em termos comportamentais. Trata-se de um processo de reconhecer as emoções, normalizar, quando possível, o contexto em que elas ocorreram, olhar a situação a partir da ótica do paciente e entender qual o efeito que essa experiência tem sobre ele. Marsha Linehan descreveu alguns níveis de validação, desde simplesmente mostrar interesse até um nível de genuinidade radical, ou seja, mostrar que você é igual[20]. Segue um exemplo de validação emocional marcada na fala de um entrevistador[17]:

> "O que eu entendi do que você me falou é o quão orgulhosa de si mesma você ficou. E com razão, naquela situação você conseguiu não explodir e não ter sido agressiva com o seu ex-marido na frente da assistente social, mesmo quando ele estava te provocando. Parece que houve muita ansiedade, diante da sensação de que seus esforços não fariam diferença e que a assistente social continuaria a vê-lo como um melhor cuidador que você. É uma decisão difícil saber a melhor forma de seguir em frente."

As validações empáticas mais úteis são aquelas que demonstram que você não entende apenas como o paciente está se sentindo, mas também o impacto presente e a consequência do sentimento. Quando uma validação emocional é eficaz e oportuna, resulta em um fortalecimento da aliança terapêutica e, muitas vezes, ajuda o paciente a ficar mais emocionalmente regulado durante a entrevista, o que pode aumentar a validade das informações.

Por fim, a autenticidade é tida por alguns como uma postura controversa. Todavia, em pacientes com TP do *cluster* B (com ressalvas em relação ao TP antissocial), de forma geral os processos mentais do clínico devem estar disponíveis aos pacientes e não opacos. Ocultar isso do paciente, que tem dificuldade de mentalizar e uma sensibilidade enorme a respostas externas como expressões faciais, pode trazer rupturas nos processos da entrevista e terapêutico. Portanto, é importante buscar compreender o paciente e, ao mesmo tempo, utilizar-se de autorrevelações autênticas, honestas e reais. Esse tipo de técnica é mais arriscado no começo do tratamento, quando não há ainda um vínculo mais estabelecido, mas poderoso quando o vínculo está mais desenvolvido. Lembre-se de ter consciência do motivo da sua autorrevelação e de se isso irá ajudar o paciente a normalizar seus sentimentos (p. ex., diminuir a vergonha) e, assim, fazer com que haja uma maior liberdade de sentir, falar e agir[18]. Isso aumenta a validade das informações e fortalece a esperança.

Ameaça de suicídio

A ameaça de suicídio e comportamentos parassuicidas (i.e., autolesões e ingestão de medicamentos em doses acima da recomendada) são recorrentes, principalmente após estressores interpessoais. Expresse preocupação (ou seja, não ignore), avalie fatores de risco (p. ex., abuso de substância, alta recente de internações, falta de suporte social, eventos interpessoais negativos) e fatores protetores (p. ex., capacidade de autorregulação, perceber alternativas, bom suporte social). A avaliação de risco de suicídio associada à propensão ao suicídio (i. e., quão perigoso foi o comportamento, houve planejamento ou não etc.) determinarão o nível de cuidado e as condutas a serem tomadas[21]. Esse manejo pode ser estudado com mais profundidade em materiais específicos de gerenciamento do comportamento suicida. Neste capítulo, ressaltamos algumas técnicas e posturas de entrevista que podem auxiliar na condução de tais situações.

- Afirmações esperançosas: principalmente em momentos de crise, é importante o clínico gerar afirmações e soluções que deem esperança, para o paciente perceber que há saídas para sua situação.
- Pergunte como você pode ajudar: isso destaca ao paciente a necessidade de ele ser ativo em relação a si mesmo e desencoraja o uso de ameaças suicidas como uma forma de escapar, evitar ou terceirizar a responsabilidade. O paciente pode ficar incomodado com a sua colocação, todavia é importante marcar que a sua habilidade de ajudar fica comprometida sem o envolvimento dele[18].
- Seja claro quanto aos seus limites: o que pode ou não fazer. É irrealista que a segurança de um paciente dependa da sua disponibilidade. Diga que você não tem como saber sobre o comportamento suicida a não ser que ele lhe diga. Nessas ocasiões, sempre que possível, é importante envolver familiares[22].

Necessidade de entrevista com a família

Pacientes com TP podem, por uma série de fatores, não relatar o seu quadro de maneira fidedigna. Isso pode ocorrer, por exemplo, por dissociação sob estresse/amnésia dissociativa ou por fazerem um recorte específico da realidade. Eventualmente, podem não relatar de forma consciente alguns fatos (p. ex., por medo de que o entrevistador o abandone ou o julgue). Assim, a entrevista com familiares, além de ser um processo importante no tratamento, pode fornecer informações valiosas sobre o funcionamento da personalidade do indivíduo.

PROBLEMAS COMUNS NO ATENDIMENTO DE PACIENTES COM TRANSTORNO DE PERSONALIDADE *BORDERLINE*

Cisão (*splitting*)

Primeiramente descrita por Melanie Klein e posteriormente elaborada no contexto da entrevista estruturada para transtornos de personalidade por um dos maiores teóricos das relações objetais, Otto Kernberg, cisão (ou *splitting*) é descrita como um mecanismo inconsciente em que objetos internos podem ser divididos em "totalmente bons" ou "totalmente ruins". O *splitting* é descrito na DBT como pensamentos dicotômicos ou de tipo preto ou branco[20]. Se o paciente com uma personalidade *borderline* agrupa as experiências em extremos, então a mais "simples" das frustrações ou das rejeições pode ser interpretada como um ataque cruel. Com esses pacientes é importante "ir devagar". Escolha as palavras com cuidado. Como se pode imaginar, a atitude desses pacientes em relação ao entrevistador pode mudar com extrema rapidez. A aliança inicial é frágil.

Na presença de *splitting*, algumas terapias baseadas em evidência, como o MBT, recomendam evitar interpretações em certas situações. Além disso, uma abordagem colaborativa para determinar os objetivos da entrevista, bem como o planejamento do tratamento não são apenas úteis, mas fundamentais[13]. Se um paciente com cisão interpretar mal as boas intenções do entrevistador ou as sugestões de direcionamento para a entrevista e o tratamento, elas podem ser vistas como uma tentativa de controle. O entrevistador pode passar de um "clínico totalmente bom" para um "clínico totalmente ruim" em segundos. Aqui, talvez mais do que em qualquer outro tipo de paciente, é importante lembrar que um dos objetivos de qualquer primeira entrevista é garantir uma segunda. A probabilidade de um clínico que reconhece a cisão durante a entrevista e responde apropriadamente a ela ver o paciente em uma segunda entrevista é muito maior do que a de outro profissional que não perceba esse fenômeno. É importante não se identificar de forma reativa com o "lado negativo" e perceber isso como uma alteração psicopatológica típica de pacientes com estrutura de personalidade *borderline*.

Emoções negativas em relação ao paciente

Sentir raiva ou outras emoções negativas é um processo natural quando o paciente tem comportamentos como questionar a competência ou boa intenção do terapeuta. Ou quando há uma sobrecarga com telefonemas indesejados a toda hora, ameaças suicidas, queixas e reclamações em excesso. Nesses momentos é difícil não ativar a "mente emocional" e não retaliar (i.e., ser reativo). Essa sensação é especialmente acentuada quando o sofrimento é intenso e o paciente parece não melhorar. Não reconhecer essas experiências ou "atuar" com raiva nos levará a atuações não terapêuticas com o paciente. Para processar a raiva, o primeiro ponto é focar a atenção nas nossas próprias reações emocionais. Qualquer reação emocional pode dar informações para entender o paciente, porém é pouco efetivo se a raiva persistir. Nesses casos é possível que questões pessoais do clínico foram mobilizadas na própria consulta. Estratégias de supervisão/consultoria e autoanálises honestas são importantes nessas situações.

A raiva pode ser desencadeada por pensamentos do próprio clínico (julgamentos) sobre os acontecimentos e fatos. É comum julgar pacientes com comportamentos aversivos com "Isso é uma manipulação" ou "Ela quer ficar doente mesmo". Uma outra maneira de se combater a raiva é buscar mudanças de perspectiva. Ter abarcamento teórico, como a teoria biossocial (uma das bases da DBT) ou do apego (uma das bases do MBT), é útil para combater exatamente essas atitudes, pois nos ajuda a enxergar o comportamento do paciente como resultado de fatores biológicos, sociais ou dinâmicos que ainda não foram remediados ou trabalhados. O aprofundamento teórico sobre TP facilita a compreensão de determinadas atitudes do paciente, sendo um recurso importante para lidar com nossas reações negativas, como a raiva.

Dificuldade de finalizar a entrevista

Pode ser difícil finalizar uma entrevista com pacientes com transtorno *borderline*. É comum pacientes saírem da consulta com muitas emoções negativas. E como eles podem recorrer a comportamentos desadaptativos nessas situações, é importante prever e trabalhar essas questões. Seguem algumas estratégias descritas na literatura:

- Proporcionar tempo suficiente para a conclusão: quando o fim subjetivo de uma entrevista começa, depende do paciente. Para alguns, o final se inicia no começo. Ou seja, ele está tão ansioso para ir embora que seu comportamento é influenciado por esse sentimento preponderante. Alega que não irá se abrir porque depois não terá tempo para concluir. Nesse caso, as emoções são tão intensas que não há a mínima regulação adequada e o paciente apresenta esquiva experiencial. Embora esse problema não possa ser evitado completamente, não importa o quanto a entrevista dure, cada terapeuta e paciente devem decidir juntos um tempo para as sessões.
- Quando apropriado, sintetizar ao final da entrevista pontos importantes que foram cobertos.

Paciente já em acompanhamento

- No final de cada encontro, o clínico deve afirmar sobre os progressos realizados no tratamento. Isso valida comportamentos adaptativos. Um cuidado é com reações terapêuticas negativas, nas quais o paciente sente que você, ao salientar o progresso, minimiza suas dificuldades e o abandonará em breve (alta). O profissional também deve se atentar de associar elogios com validação de quanto a vida do paciente é difícil. Outro ponto de atenção: é comum a presença de desesperança, mas ao mesmo tempo o paciente transmitir uma competência para o terapeuta. Não podemos aceitar essa aparente competência sem reflexão. É preciso investigar os pontos de evolução e aqueles que precisam ser ainda trabalhados.

- Ter rituais de encerramento pode ser tranquilizador para o paciente e tornar a despedida mais fácil. Um exemplo simples disso é marcadamente a cada encontro ir até a porta para se despedir e transmitir expectativa de se encontrarem logo.
- Lembrar que o contato não se encerrou por completo, ensinando como pedir ajuda de maneira funcional. Também podemos ajudar o paciente a desenvolver estratégias de regulação emocional e tolerância ao estresse entre as sessões. Um exemplo disso são planos de crise escritos que, além de úteis para regulação emocional, servem como "objetos transicionais" que lembram o paciente do terapeuta quando ele não está[18,22].

Lidando com a necessidade de idealização

Como profissionais de saúde mental, tentamos trabalhar em colaboração com os pacientes. Somos treinados para não nos colocarmos em pedestais. É um bom treinamento. No entanto, nas entrevistas iniciais, existem algumas ocasiões em que é sensato aceitar algum grau de idealização[18] se foi o paciente que nos colocou lá. Essa situação pode ser uma alternativa prudente quando encontramos pela primeira vez um paciente que está dependente de uma transferência idealizada para se sentir seguro. Para esses pacientes fragilizados, seu senso de identidade e segurança depende de o clínico ser alguém muito capaz de ajudá-los.

Nesse caso, aceitar tal posição de idealização temporariamente a fim de ajudar nas necessidades psicológicas atuais do paciente é importante, desde que não caiamos na armadilha de acreditar que o paciente tem razão em nos colocar ali ou que alimentemos expectativas irrealistas.

CONSIDERAÇÕES FINAIS

Os transtornos de personalidade, particularmente os do *cluster* B, são muito comuns nas práticas ambulatorial e hospitalar. Não há como ignorar que uma porcentagem significativa dos nossos pacientes terá essas características e comparecerão às consultas com múltiplas queixas, desde depressão e ansiedade até uso de substâncias, transtorno bipolar, transtornos alimentares, autolesões e comportamentos suicidas. A avaliação psicopatológica, o diagnóstico e a formulação de caso realizados com informações válidas (i. e., a partir de uma entrevista adequada) têm profundas implicações para o tratamento e prognóstico desses pacientes. E, certamente, uma entrevista clínica efetiva é uma das portas de entrada para um bom tratamento. Pode ser uma oportunidade única para que os pacientes superem seus problemas, que muitas vezes são crônicos e debilitantes dos pontos de vistas emocional, interpessoal, social e ocupacional.

A adaptação da entrevista clínica apresentada neste capítulo, com técnicas relacionadas à obtenção de informações, ao estabelecimento de vínculo e aos desafios que a psicopatologia desses pacientes impõe, pode ser aprendida por todos os profissionais de saúde mental das mais diferentes áreas, incluindo iniciantes. A competência adquirida por meio do estudo e da prática dessas técnicas é certamente uma das formas de superação do estigma que esses pacientes sofrem. Quando os clínicos se sentem mais capazes de lidar com esses pacientes, eles podem se tornar menos críticos e ver além da reação negativa contratransferencial. Dessa forma, é possível, como John Gunderson escreveu, ter orgulho ao adquirir essas habilidades e um papel bastante pessoal na mudança de vida de outro ser humano.

📚 REFERÊNCIAS

1. Santana GL, Coelho BM, Wang Y-P, Chiavegatto Filho ADP, Viana MC, Andrade LH. The epidemiology of personality disorders in the Sao Paulo Megacity general population. PloS One. 2018;13(4):e0195581.
2. Tavares H, Torrez RF, Brañas MJAA, Croci MS, Martinho Jr E. Transtornos de personalidade. In: Clínica psiquiátrica, volume 2 – As grandes síndromes psiquiátricas. 2.ed. Barueri: Manole; 2020. p. 735-49.
3. Brañas MJAA, Croci MS, Ribeiro JCS, Martinho Jr E. Tratamento dos transtornos de personalidade. In: Clínica psiquiátrica, volume 3 - A terapêutica psiquiátrica. Barueri: Manole, 2020. p. 954-62.
4. American Psychiatric Association. DSM-5: Manual diagnóstico e estatístico de transtornos mentais. Porto Alegre: Artmed; 2014.
5. Sharp C, Wright AG, Fowler JC, Frueh BC, Allen JG, Oldham J, et al. The structure of personality pathology: Both general ('g') and specific ('s') factors? J Abnorm Psychol. 2015;124(2):387.
6. Skodol AE, Gunderson JG, Shea MT, McGlashan TH, Morey LC, Sanislow CA, et al. The Collaborative Longitudinal Personality Disorders Study (CLPS): overview and implications. J Personal Disord. 2005;19(5):487-504.
7. Gunderson JG. The emergence of a generalist model to meet public health needs for patients with borderline personality disorder. Am J Psychiatry. 2016;173(5):452-8.
8. Silk KR. The quality of depression in borderline personality disorder and the diagnostic process. J Personal Disord. 2010;24(1):25-37.
9. Ohtmer E, Ohtmer SC. The clinical interview using DSM-IV. Volume 1: fundamentals. Washington: American Psychiatric Press; 1994.
10. Bender DS, Skodol, Andrew E, First, Michael B, Oldham, John M, American Psychiatric Association. SCID-5-AMPD: Structured Clinical Interview for the DSM-5® Alternative Model for Personality Disorders. Module I. 2018.
11. Carcone D, Zanarini MC, Ruocco AC. Revised diagnostic interview for borderlines. In: Zeigler-Hill V, Shackelford TK (eds.). Encyclopedia of Personality and Individual Differences [Internet]. Cham: Springer; 2017. p. 1-3.

12. Sharp C, Ha C, Michonski J, Venta A, Carbone C. Borderline personality disorder in adolescents: evidence in support of the childhood interview for DSM-IV borderline personality disorder in a sample of adolescent inpatients. Compr Psychiatry. 2012;53(6):765-74.
13. Sharp SL. Psychiatric interviewing: The art of understanding. SLACK Incorporated Thorofare; 1999.
14. Skodol AE, Morey LC, Bender DS, Oldham JM. The alternative DSM-5 model for personality disorders: a clinical application. Am J Psychiatry. 2015;172(7):606-13.
15. Bach B, First MB. Application of the ICD-11 classification of personality disorders. BMC Psychiatry. 2018;18(1):1-14.
16. Swenson CR, Choi-Kain LW. Mentalization and dialectical behavior therapy. Am J Psychother. 2015;69(2):199-217.
17. Bateman A, Fonagy P. Mentalization-based treatment for personality disorders: A practical guide. Oxford University Press; 2016.
18. Gunderson JG, Links PS. Manual do bom manejo clínico para transtorno de personalidade borderline. São Paulo: Hogrefe; 2018.
19. Brañas MJAA, Croci MS, Martinho Jr E. Overall principles. In: Handbook of good psychiatric management for adolescents with borderline personality disorder. Washington: American Psychiatric Publishing; 2021.
20. Linehan M. Cognitive-behavioral treatment of borderline personality disorder. New York: Guilford Press, 1993. 558 p.
21. Croci MS, Brañas MJAA, Martinho Jr E. Transtorno de personalidade e suicídio. In: Damiano RF, Luciano AC, Cruz IDG, Tavares H (eds.). Compreendendo o suicídio. Barueri: Manole, 2021. p. 362-73.
22. Croci MS, Brañas MJAA, Martinho Jr E. Managing suicidality and nonsuicidal self-injury. In: Handbook of good psychiatric management for adolescents with borderline personality disorder. Washington: American Psychiatric Publishing; 2021. p. 101-30.

15

Entrevista no transtorno por abuso de substâncias

Flavia Cardoso

 PONTOS-CHAVE

- O estigma e o julgamento moral frente à temática das dependências influencia tanto em como o paciente se apresenta quanto em como o profissional maneja o caso.
- O vínculo é a peça-chave para o sucesso terapêutico, e o profissional deverá estar atento e dedicado a criá-lo, fortalecê-lo e mantê-lo.

- A avaliação do local de atendimento (pronto-socorro, ambulatório, CAPS, internação hospitalar) deverá ser balizada nas necessidades e vulnerabilidades do paciente.
- As comorbidades psiquiátricas são comuns, sendo necessário investigar detalhadamente sinais e sintomas de outros transtornos, bem como realizar o diagnóstico diferencial deles.
- A motivação do paciente, assim como sua ambivalência, deverá ser trabalhada sempre que em contato com ele.
- O tratamento deve ser construído a quatro mãos e o paciente deve ser colocado como pivô da mudança.
- É difícil determinar quando o paciente passa a não mais consumir uma substância de forma controlada, por isso o diagnóstico pode ser visto como espectral.

- O *screening* muitas das vezes não é realizado pelos profissionais de saúde, por questões relacionadas ao profissional e não ao paciente (desconhecimento do assunto, preconceito etc.).
- A avaliação da tríade sujeito-substância-contexto é importante para o entendimento de como o consumo complicado se instalou.

- Há diversas técnicas para lidar com os desconfortos tanto do paciente quanto do entrevistador durante a entrevista com paciente com uso problemático de substância, que são treináveis e contribuem para melhor manejo do caso.
- A entrevista motivacional é uma técnica desenvolvida para mudanças de comportamento e traz contribuições ricas para a clínica das dependências.

INTRODUÇÃO

A abordagem do paciente com transtorno relacionado ao uso de substâncias (TUS) traz desafios peculiares a essa seara da psiquiatria, uma vez que tal assunto ainda é permeado por julgamento moral importante da sociedade, que ainda encara tal questão como uma fraqueza de caráter e não um transtorno/doença como tantos outros. Por conseguinte, o desafio na entrevista psiquiátrica não é apenas organizar uma boa história da queixa atual, mas também manejar as resistências, tanto do paciente em contar sobre si, quanto de perguntarmos e ouvirmos sem julgamentos. Com frequência, os pacientes evitam abordar o tema, seja por estarem em um estágio de negação, por temerem julgamento ou por se sentirem envergonhados em não conseguir ter as rédeas de suas vidas. Assim, durante a entrevista podem ignorar perguntas como se não tivessem escutado, mostrarem-se ansiosos ou irritados (o que pode desencorajar o médico em seguir questionando sobre o tema), minimizar o uso e as consequências, mudar de assunto repentinamente, esquecer fatos importantes e chegar a omitir/mentir sobre o assunto[1].

Por outro lado, muitos profissionais de saúde encontram dificuldade em lidar com pacientes com uso complicado de substâncias em razão de fatores como também nutrir uma visão estigmatizada do tema, dificuldade em lidar com o comportamento de alguns pacientes, experiências negativas anteriores, precário conhecimento sobre a fisiopatologia dos transtornos e pouca capacidade de manejo clínico na área[2].

Neste capítulo, abordaremos tanto os objetivos e as informações importantes durante a entrevista quanto formas de lidar com as resistências e obter informações com melhores acurácia e confiabilidade.

OBJETIVOS DA ENTREVISTA

Ao receber um paciente no ambulatório com queixa de uso problemático de alguma substância, temos de ter em mente os objetivos nesse primeiro contato. Levando em conta as minúcias da clínica das adições e já tendo citado as dificuldades de se obter as informações do paciente, temos um segundo grande desafio, que é o tratamento. A abordagem medicamentosa da dependência tem papel limitado, fazendo com que o tratamento tenha um dos seus grandes pilares na psicoterapia, na psicoeducação e em técnicas de prevenção de recaídas. Todos esses componentes estão baseados na troca de saberes entre profissionais de saúde mental e pacientes e, para tanto, faz-se necessária a criação de um vínculo profissional-paciente, objetivo primordial e pilar estruturante do tratamento.

Há também outros tópicos que não podem ser esquecidos nesse primeiro contato, que abordaremos de maneira pormenorizada[3].

Estabelecimento de vínculo

Dada sua importância, o vínculo deve estar no rol dos objetivos iniciais e ser mantido como meta ao longo de todo o tratamento. Isso significa sinalizar ao paciente que ali há um canal de comunicação seguro, no qual você estará para ajudá-lo. Relembre logo no início da consulta, e sempre que julgar necessário, que ali há total confidencialidade, a menos que haja alto risco de morte para si ou para outros (p. ex., quando há suspeita ou confirmação de maus-tratos de crianças e adolescentes)[4]. Com adolescentes, essa é uma etapa essencial para que o médico seja visto como seu aliado, e não de seus pais. Outras técnicas também podem ajudar:

- Iniciar a entrevista com um bate-papo informal, buscando encontrar algum elo comum.
- Calibrar a linguagem verbal à linguagem do paciente.
- Não agir como um juiz que desvenda mentiras.
- Evitar ocupar o lugar de suposto saber, ser autêntico.
- Usar humor para diminuir a tensão no clima da entrevista.
- Sinalizar ao paciente que compreende seu sofrimento (postura empática).
- Contato visual e enfoque nas emoções e no sofrimento.
- Sinalizar que tem familiaridade com as questões trazidas.

É comum que profissionais movidos por sua própria ansiedade, mesmo que com boa intenção, caiam em armadilhas que podem minar o vínculo. Uma delas é o entrevistador ávido por obter uma história completa logo em um primeiro encontro. Nesse caso, mesmo que o paciente não julgue alguns dados como importantes, o entrevistador redireciona a entrevista para obtê-los, passando ao paciente a impressão de que subjuga seu relato, menospreza-o e não está disponível para ouvir e ajudar nas demandas que este achar necessário. Além de passar a ideia de que, depois de obter todas as informações, a solução do problema irá se apresentar.

Outro erro vem do *furor curandis*, desejo de tratar tudo aquilo que o profissional julga estar fora da norma, mesmo que o paciente não identifique tal problema como nocivo. Além de poder abalar o vínculo, coloca o paciente de forma passiva em relação ao seu próprio cuidado, já que o médico "resolverá meus problemas".

Lembremos que, muitas vezes, o usuário de substâncias não buscou ajuda por desejo próprio, mas foi trazido por alguém (familiar, amigo, encaminhado pelo trabalho) e pode não entender o uso da substância como um problema e, portanto, não desejar tratar essa questão. Além disso, o usuário de substâncias é alguém que com frequência é marginalizado e, mesmo dentro de instituições de saúde, não é ouvido adequadamente. Oferecer isso ao paciente mostra que você, como entrevistador, está de fato interessado em sua história de vida, aumentando a confiança que ele depositará em você e estreitando a aliança terapêutica. Nessa mesma linha de raciocínio, o profissional deve ter cautela ao chamar os familiares. Apesar de ser crucial a abordagem da família, tanto para o entendimento e o manejo de dinâmicas familiares quanto para a psicoeducação, é importante fazê-lo na presença do paciente e com sua anuência.

Avaliação de urgências

Nesse primeiro contato, é importante avaliar sinais e sintomas de quadros que demandam ação imediata, tanto no âmbito da saúde física e psíquica quanto nas consequências que o uso pode trazer ao paciente. Situações que aparecem com mais frequência, que demandam internação e vigilância, são quadros psicóticos sem suporte familiar, ideação suicida e pensamentos de morte (lembre-se do elevado risco de suicídio nessa população e de que a impulsividade pode levar a tentativas não planejadas), instabilidade afetiva acarretando comportamentos de risco, como heteroagressividade, e envolvimento em situações perigosas na cena de uso (comportamento sexual, envolvimento com organizações criminosas e uso de grandes quantidades sem qualquer controle do paciente). Este último fator pode levar ao agravo da saúde física (convulsões, arritmias, coma, parada cardiorrespiratória), situações de descompensação clínica, em que a droga pode agravar o quadro, colocando a vida em risco (diabetes descontrolado etc.), e situações nas quais a abstinência poderá levar a riscos à saúde (abstinência moderada a grave de álcool e opioides). Por fim, a falência no tratamento ambulatorial também pode ser uma indicação.

Outro cenário que o profissional se depara eventualmente é a intoxicação aguda do paciente em contexto ambulatorial. É necessário avaliar se o paciente pode retornar à sua casa imediatamente ou se deverá esperar os efeitos passarem sob observação e vigilância. Em um contexto de consultório, muitas vezes é necessário chamar algum acompanhante e/ou pedir para que aguarde na sala de espera a fim de que o profissional reavalie periodicamente. O encaminhamento para um pronto-socorro pode ser necessário e o profissional deverá avaliar a pertinência.

Avaliação de comorbidades psiquiátricas e clínicas

Na avaliação do paciente com uso problemático de substâncias não se pode esquecer da investigação de transtornos psiquiátricos comórbidos, já que a prevalência de dependência em pacientes com algum transtorno mental varia entre um terço e metade dos indivíduos[5]. Durante a investigação, deve-se pesquisar se os sintomas psiquiátricos são decorrentes do uso de droga ou anteriores ao seu início, se a substância exacerbou alguma sintomatologia prévia e se os sintomas psiquiátricos são decorrentes da intoxicação e/ou da abstinência.

Não raro o paciente inicia o uso de uma substância como tentativa de automedicação, como álcool para alívio de ansiedade e/ou insônia, cocaína por conta de diminuição de energia, tristeza e anedonia. Avaliar temporalmente os sintomas é uma forma de ajudar na tentativa de estabelecer a causalidade, assim como de conhecer os principais efeitos tanto do uso de uma substância quanto de sua abstinência. É importante conhecer os sintomas de abstinência do paciente para distinguir entre diagnóstico psiquiátrico comórbido e abstinência. Por exemplo, a abstinência de cocaína mimetiza sintomas depressivos. Além disso, avaliar a duração dos sintomas ajuda a fazer tal distinção, pois a abstinência tende a passar com o tempo.

Estabelecer esse diagnóstico é um desafio e, por vezes, é preciso que haja abstinência para maior clareza. Contudo, sabe-se que para maior efetividade do tratamento da dependência é necessário tratar transtornos psiquiátricos comórbidos, pois eles dificultam ainda mais a adesão, o autocuidado, o tratamento de comorbidades clínicas, aumentam o risco de auto e heteroagressividade e de suicídio, além de facilitarem comportamentos de risco, como sexo desprotegido. Além disso, pacientes que não têm suas comorbidades tratadas apresentam mais recaídas e hospitalizações. Tais casos devem ser avaliados individualmente e o psiquiatra, junto com o paciente, irá decidir por iniciar ou não o tratamento para uma comorbidade, mesmo que ainda restem dúvidas sobre se tais sintomas são ou não decorrentes da dependência. Em geral, as mulheres apresentam maior prevalência de comorbidades psiquiátricas do que os homens.

Avaliado o risco de comorbidades em saúde mental, o psiquiatra também deve se atentar para a avaliação clínica, muitas vezes esquecida por tais profissionais. O uso de substâncias está associado a diversas alterações clínicas que irão depender de cada droga. O Inquérito Sobre os Diversos Aparelhos (ISDA) é uma ferramenta auxiliar importante, podendo ser empregada durante a anamnese e o exame clínico. A Tabela 1 traz algumas alterações que podem ser encontradas em pacientes com transtorno relacionado ao uso de substâncias.

Tabela 1 Inquérito Sobre os Diversos Aparelhos (ISDA) como ferramenta do exame clínico em pacientes com transtornos relacionados ao uso de substâncias

Alterações no exame clínico
Asseio
Sinais de emagrecimento/queda de cabelo
Odor etílico ou de maconha
Síndrome da higiene bucal (tentativa de disfarce de hálito de álcool, nicotina)
Fala pastosa
Midríase/miose/nistagmo
Irritação conjuntival
PA lábil/taquicardia/arritmia
Irritação nasal/coriza/úlcera nasal
Tremor leve
Marcas de agulha na pele
Hepatomegalia
Alteração da ausculta pulmonar

Fonte: adaptada de Mersy, 2003[6].

Não há exames diagnósticos nessa clínica, isto é, não há um exame que definirá se um paciente é dependente ou usuário nocivo. A propedêutica armada nos ajudará a afastar complicações clínicas decorrentes do uso e poderá nos auxiliar a determinar a gravidade da dependência. Pacientes com exames alterados tendem a ter um quadro mais grave de dependência. Contudo, ter exames sem alteração não afasta um TUS grave.

A solicitação de exames se dará de acordo com as suspeitas diagnósticas e com as queixas do paciente. Listamos alguns exames laboratoriais úteis na avaliação de pacientes com TUS:

- Hemograma, coagulograma, proteínas totais e frações, perfil lipídico, amilase, glicemia de jejum, ácido fólico, vitamina B12, vitamina D, Ureia, creatinina, TSH, T4L, Na, K, Mg, F, Ca, Zn, ALT, AST, GGT, FA.
- Urina tipo 1.

- ECG e EEG.
- Sorologias: sífilis, HIV etc.
- Radiografia de tórax, tomografia de crânio, ressonância magnética de crânio.

A solicitação de exame toxicológico por urina deve ser avaliada caso a caso. No ambiente ambulatorial, sua prática pode motivar o paciente a se manter abstinente, porém também prejudicar a vinculação dele ao tratamento e estremecer a relação médico-paciente. Uma recusa deve ser entendida como uma porta de entrada para abordar com o paciente seus sentimentos envolvidos com a testagem. Quando o médico aventar a possibilidade de solicitar o teste, deve questionar-se sobre os objetivos pretendidos e se o resultado será satisfatório para atingi-los. Não há, portanto, uma única conduta possível[7].

Estágio de motivação, diagnóstico inicial sobre o uso e avaliação do nível de cuidado necessário

Antes mesmo de propormos os cuidados iniciais ao paciente, é necessário checar também o seu estágio de motivação para a mudança (modelo transteórico)[8], isto é, o quanto o paciente está convicto da necessidade de mudança e confiante de que conseguirá alterar alguns hábitos de vida. Há diversas formas de investigar a motivação do paciente. Por exemplo, pode-se perguntar: "Em uma escala de 0 a 10, qual é a sua convicção de que deva cessar o uso?" Após a resposta, questionar por que esse número não é menor, o que irá trazer as razões que levam o paciente ao desejo de interromper o uso (é isso mesmo???). Pode-se também fazer perguntas abertas (que levam a um maior engajamento), como:

- "Como esse problema afeta sua vida?"
- "O quão importante é para você essa mudança?"
- "O uso impacta a sua vida de alguma forma?"
- "Quais são os motivos para parar?"
- "Como se sente com a forma que usa cocaína?"
- "Sente-se capaz hoje de parar de usar?"

As respostas irão ajudar a avaliar o estágio de prontidão, por exemplo, caso o paciente não reconheça nenhum problema relacionado ao uso da substância, é bastante provável que esteja em uma fase pré-contemplativa. Por outro lado, o paciente pode responder que deseja parar, pois está afetando seu trabalho, mas não se sente confiante de que conseguirá, mostrando a ambivalência quanto à mudança de hábitos característica da fase de contemplação. Observe na Tabela 2 os estágios de predisposição à mudança.

Tabela 2 Estágios de predisposição à mudança[9]

Estágio de mudança	Objetivo do entrevistador	Intervenções
Pré-contemplação (Isso não é um problema!)	Aumentar consciência sobre o uso e sobre suas escolhas (engajar o paciente). Levantar dúvidas de risco x benefício do uso. Fornecer informação conforme a resistência do paciente.	O que você gosta no álcool? Vê algo de ruim no seu consumo?
Contemplação (Talvez isso seja um problema, mas...)	Explorar ambivalência (prós e contras do uso); listar possíveis obstáculos para a mudança, oferecer informações. Fortalecer o paciente e engajá-lo.	Vamos listar as coisas boas e ruins do uso? (Listar antes as boas para que se possa dar ênfase nas ruins e deixá-las destacadas.) Quais dificuldades encontraremos no caminho? Alguns pacientes se beneficiam de... nesse processo.
Preparação (Isso é um problema! Como vou mudar?)	Ajudar o paciente a criar um plano de mudança plausível. Levantar possíveis dificuldades no caminho. Encorajar o paciente, colocar-se como suporte.	Como fará para parar de usar? Quais situações dão a você muita vontade de usar? Caso uma delas aconteça, o que se pode fazer para evitar o consumo?
Ação (Mãos à obra!)	Ajudar a colocar o plano em prática e possíveis ajustes. Elogiar, focar nos ganhos. Auxiliar em possíveis contratempos.	Como está sendo ficar abstinente? Quais dificuldades estão aparecendo? Fico muito feliz em saber que se sente melhor.
Manutenção (Vivendo a mudança)	Ajudar o paciente a internalizar as mudanças do "novo eu", utilizar técnicas de prevenção de recaída. Elogiar. Reforçar o paciente como agente da transformação.	Desde que parou de usar a substância, quais mudanças notou em sua vida? Nesse período, quais situações foram difíceis de lidar? Como sua família reagiu à mudança?
Recaída	Normalizar lapsos, ajudar a entender e evitar novos. Enfocar recaídas como aprendizagem, e não fraqueza. Ajudar na construção e dar acompanhamento aos planos de mudança.	Olhar a recaída faz parte do tratamento, a maior parte dos pacientes que ficam passam abstinentes.

Após avaliar o desejo de mudança e em que fase o paciente se encontra, o diagnóstico inicial ajudará a escolher o nível de atenção adequado, seja ele tratamento ambulatorial, acompanhamento diário em um Centro de Atenção Psicossocial (CAPS), ou mesmo internação. Em relação aos critérios diagnósticos, em linhas gerais, será importante classificar o uso entre: recreativo, nocivo ou dependência. Ao fazer essa classificação, evita-se fazer um *checklist* de sinais e sintomas presentes no diagnóstico, pois isso piora a criação de vínculo e falseia o diagnóstico[10]. É mais efetivo fazer perguntas abertas sobre o consumo das substâncias.

A elaboração do diagnóstico contará não só com o que o paciente relatou, mas também com sinais indiretos de sua história, pois, como já dito, barreiras como o estigma fazem com que o paciente omita muitas informações nesse início[6].

Tabela 3 Sinais de alerta para uso complicado

Uso de longa data
Uso pontual com intoxicação grave
Uso em locais de risco
Labilidade emocional
Irritabilidade, aumento de agressividade
Alteração de sono
Transtornos do humor/ansiedade
Faltas no trabalho/escola, desemprego
Problemas nos relacionamentos amorosos
História de traumas/acidentes
Complicações legais
Problemas gastrointestinais (epigastralgia, diarreia, mudança no peso)
Disfunção sexual
Descontrole de doenças clínicas, como hipertensão arterial e *diabetes mellitus*
Alteração na memória, declínio cognitivo
Tremor fino de extremidades, taquicardia, pressão arterial lábil, arritmias, dor torácica, irritação nasal e uso de descongestionantes frequente, hálito etílico, odor em roupas, hepatomegalia, doença pulmonar obstrutiva crônica (DPOC) etc.

Contrato e plano terapêutico iniciais

O contrato inicial é sempre individualizado, pois dependerá de diversas variáveis, como o estágio de motivação, a gravidade do consumo, a biografia do paciente, o ambiente sociocultural no qual está envolvido e a rede de apoio. Deverá ser construído a quatro mãos, de modo a ter como pilares o saber do médico, a vivência e o saber do paciente. Dessa forma, o médico já aponta para um papel de protagonismo do paciente, que será crucial durante todo o tratamento. Vale lembrar que durante a intervenção é profícuo um diálogo empático, direto e sem julgamentos. O uso de confrontação, ameaças, culpa ou argumentação pode afastar o paciente do tratamento e prejudicar o vínculo. Colocar-se de forma otimista e como parceiro da mudança encoraja o paciente e fortalece o vínculo.

Independente do estágio de motivação e/ou da gravidade, deve-se orientar o paciente sobre os riscos do consumo, os benefícios de diminuir ou suspender o uso e formas de utilizar de modo menos nocivo e racional. Introduzir esse tópico, perguntando se poderia aconselhá-lo em relação ao uso, diminui a postura defensiva do paciente e a irritabilidade.

- Ent.: "Fulano, ouvindo aqui a sua história, você trouxe um incômodo em relação a alguns dias de bebedeira (palavra usada pelo paciente). Posso dar algumas dicas que lhe ajudariam com esses momentos?"

Toda informação fornecida deve ser simplificada e em linguagem acessível, para não dificultar a absorção, o que pode levar ao desinteresse ou mesmo à indisposição do paciente em relação ao tratamento. É interessante perguntar se o paciente tem alguma dúvida a respeito da substância que faz uso e/ou sobre outros assuntos abordados.

A depender do engajamento inicial do paciente, do vínculo criado e da disposição à mudança, o profissional pode propor uma meta inicial (pensada em conjunto) até a próxima consulta. Nesse momento, é importante evitar metas a longo prazo, pois parecem inalcançáveis, assim como dimensioná-las de maneira adequada, começando com objetivos pequenos. O paciente sentirá mais autoconfiança caso consiga cumprir a meta, o que traz mais engajamento.

Outro lembrete importante para a fase de fechamento da consulta (e durante todo o tratamento) é avaliar o nível de angústia do paciente no final, pois, uma vez angustiado, ele poderá abandonar o tratamento com o pensamento de que não será capaz de fazê-lo ou por não querer se sentir de novo da mesma forma, passando a evitar consultas assim. Por fim, encerrar com o nível alto de angústia aumenta o risco de o paciente fazer uso da substância para se aliviar. Caso perceba que seu paciente está angustiado, tente, de forma conjunta, entender o motivo e buscar saídas para diminuir a tensão. Frases de incentivo, como "Vamos lá", "Vai dar certo", "Eu já consigo ver a luz no fim do túnel", podem ajudar, além de servirem de lembrança dos pontos positivos e das conquistas do paciente e dos motivos pelos quais vale a pena não utilizar a substância.

Manifestações clínicas no espectro

O uso problemático de substâncias é classificado de forma diferente entre o DSM-5 e a CID-11. Contudo, ambos trazem nos seus critérios estágios do uso complicado, com a CID-11 dividindo-o entre uso perigoso, nocivo e dependência. Já o DSM-5 classifica em espectro de gravidade, entendendo ser difícil a separação entre o uso nocivo e a dependência. Apesar das classificações, na prática clínica a "dependência" se mostra em uma miríade de quadros, de forma fluida, não sendo, portanto, uma entidade fixa. Reconhecer as sutilezas sintomatológicas será importante na abordagem do indivíduo.

A despeito da ampla gama de apresentações, de forma geral, o indivíduo que faz uso de uma substância de maneira recreacional tem um padrão de consumo que varia de acordo com seu dia a dia, com circunstâncias externas e internas, isto é, em um dia do final de semana bebe em um aniversário, depois em um jantar romântico na quarta-feira etc., com intervalos variados. O uso da substância vem como forma de desfrutar e como uma escolha do sujeito.

Ao questionar o paciente sobre seu consumo de substância (Quadro 1), caso a resposta seja "uso socialmente", é necessário entender o que ele quer dizer com tal especificação. Isso porque, no início de um beber problemático, o paciente irá relatar muitos motivos/ocasiões que o "fizeram" beber, mostrando ainda um controle sobre o consumo e um desfrute, sem trazer ou notar os impactos negativos.

À medida que a dependência se agrava, os "motivos" ficam mais escassos (referências internas e externas que norteiam o consumo), o uso se torna mais autônomo, com frequência ouvimos "não sei porque usei ontem", e muitas vezes o uso se dá para aliviar os sintomas de abstinência (pacientes que ainda não passaram por tratamento talvez não saibam o que é a abstinência da droga que usam e, por isso, não falam tão claramente que usaram por conta do desconforto da abstinência).

O agravamento também traz um estreitamento de repertório, que o entrevistador notará ao perguntar sobre como era a vida (o que fazia aos finais de semana, *hobbies*, relacionamentos amorosos etc.) antes do consumo se intensificar e como está no momento atual. Quanto maior o estreitamento, maior a gravidade e maior será o desafio durante o tratamento.

O consumo passa então a ser similar independentemente das situações, seja no final de semana ou em dia de trabalho. Há consumo em situações em que não se deveria fazer, por requisitar sobriedade para realizar uma tarefa. Esse é um marco de gravidade importante, quando o indivíduo o faz mesmo sabendo que não deveria usar e que trará prejuízo para ele. Durante a entrevista, alguns justificam que, apesar do uso, não alteram sua forma de trabalhar.

Quadro 1   *Screening* inicial

Os pacientes que usam substância (ainda não identificados como usuários com uso problemático) tendem a omitir tal informação (por negação ou racionalização), por conta do estigma do consumo, por medo de sofrer retaliações ou por lembrar de situações anteriores em que sofreram alguma forma de preconceito.

Uma técnica de investigar o uso de substâncias psicoativas é investir, no início da consulta, na criação de um vínculo com o paciente e esperar ao menos a metade da consulta para fazer o questionamento. Com a evolução do vínculo, o paciente sente-se em um ambiente seguro.

Caso não tenha aparecido durante a conversa alguma "deixa" para questionar sobre o consumo de álcool (iniciar com o álcool, por ser socialmente mais aceito), introduzir as perguntas após inquirir sobre os antecedentes pessoais. Iniciar com perguntas sobre hábitos de vida, como alimentação e atividade física, seguido pelo uso de álcool. Usar a técnica de normalização, permissão e transparência para inserir a questão é um bom método.

- Ent.: "Ciclano, muitos dos meus pacientes fumam ou bebem algumas latinhas de cerveja, mas têm vergonha de me contar, por acharem que irei dar bronca. Mas, para eu entender seu estado de saúde de forma mais global, acho importante fazer algumas perguntas em relação a cigarro, álcool e outras substâncias. Tudo bem por você?"
- Pac.: "Pode perguntar."
- Ent.: "É bem comum os pacientes tomarem uma ou outra cerveja, ou vinho. E você?"
- Pac.: "..."
- Ent.: "E quando jovem, teve curiosidade em experimentar outras drogas, como maconha?"
- Pac.: "Sim... na época da faculdade."
- Ent.: "E hoje, ainda fuma de vez em quando?"
- Pac. [risos]: "De vez em quando sim, quando saio com meus amigos."
- Ent.: "E sai bastante [risos]?"
- Pac.: "Ah... Uma ou duas vezes por semana." [Avaliação de frequência]
- Ent.: "E quanto precisa fumar para ficar "numa boa"?" [Avaliação de quantidade]
- Pac.: "Acho que um baseado. Mas nem sempre fumo um inteiro."
- Ent.: "E como vocês arranjam?"

Após questionar sobre uma substância, introduzir perguntas sobre outras, uma de cada vez, pois quando aglutinadas o paciente tende a não falar sobre todas.

Outra forma de realizar a investigação inicial é com o uso do questionário CAGE. Apesar de existirem outros mais completos, como o AUDIT, o CAGE, por ser breve, simples e fácil (quatro perguntas) de recordar, é uma ferramenta para profissionais que não estão habituados com essa clínica. Duas respostas positivas sugerem um uso problemático da substância. Atenção ao tom de voz e não trazer julgamentos na fala aumentam a sensibilidade do instrumento.

- CUT - Você já pensou em largar a bebida?
- ANNOYED - Ficou aborrecido quando outras pessoas criticaram o seu hábito de beber?
- GUILTY - Se sentiu mal ou culpado pelo fato de beber?
- EYE OPENER - Bebeu pela manhã para ficar mais calmo ou se livrar de uma ressaca?

As relações interpessoais também são impactadas em um *continuum*, com afastamento e rompimento de vínculos (família, amigos), por vezes mudança de amizades para um grupo de pessoas que também consomem a substância.

Na história narrada, dependentes que já estão motivados a mudar conseguem pontuar temporalmente quando perderam o controle do uso, e grande parte das vezes é próximo ao que a família sinaliza. Aparecem também momentos em que o paciente diz ter querido ou tentado parar de consumir a substância por motivos diversos, que nem sempre se mostram claros até mesmo para o paciente.

O consumo ganha paulatinamente maior importância na vida da pessoa, reservando mais dinheiro de seu orçamento para o uso, deixando de realizar outras atividades que antes gostava e via como relevantes, faltando a compromissos etc.

Esmiuçando a história do paciente, é possível encontrar momentos em que, mesmo havendo uma dependência presente, ele consegue mudar, reduzir ou até mesmo suspender o consumo, motivado por grandes eventos na biografia, como casamento, alteração de cidade, um novo emprego, porém não consegue sustentar a mudança.

Para além da avaliação subjetiva, há também critérios palpáveis de gravidade, como tolerância, com a necessidade de quantidades cada vez maiores para obtenção do mesmo efeito; sintomas de abstinência ou uso constante para evitá-los; e complicações clínicas[11].

Por fim, um quadro de dependência que se desenvolveu e se agravou no decorrer de anos pode se reinstalar em um curto período de tempo (dias, semanas), mesmo após um longo período de abstinência.

Como exemplo, um paciente conta que antes de perder o controle tinha uma banda, um trabalho fixo e namorava. Aos finais de semana, encontrava família e amigos e ia a eventos na cidade. Contudo, agora passava os dias a beber no bar ao lado de casa, independentemente de ter companhia. Perdeu o emprego, pois passou a beber no horário de almoço e chegava intoxicado no trabalho. Também deixou de ver os familiares e, quando os via, eles se sentiam incomodados e pararam de convidá-lo. Com os amigos, passou a ser aquele que "dá trabalho" todas as vezes e também já não os encontrava mais. A banda o substituiu, uma vez que começou a faltar aos ensaios. Não buscava mais se relacionar amorosamente, após ter ficado impactado por ter, sob efeito da substância, agredido a ex-namorada.

Apesar de esse ser o quadro mais comum de evolução do consumo de uma substância até uma dependência estabelecida, há diversas variações. Uma delas é de quadros de estabelecimento abrupto de um uso problemático, sem sinais de alerta anteriores. Nesse caso, é necessário investigar o momento da mudança, pois em geral está associado a uma situação traumática vivida pelo paciente, como a morte de um familiar próximo, uma separação, um endividamento importante etc. O entrevistador tem de estar sintonizado e atento à narrativa do paciente, sem estereotipar o padrão de uso.

Outra particularidade são as mulheres, a dependência é marcada, de forma geral, pelo efeito *telescoping*, isto é, iniciam o uso de substâncias psicoativas mais tarde que os homens, porém apresentam uma evolução mais rápida no desenvolvimento de sintomas e um intervalo mais curto entre o primeiro uso e o estabelecimento de uma dependência[12].

DADOS RELEVANTES

Uma parte fundamental no tratamento do usuário de uma substância está além de classificá-lo dentro de um critério diagnóstico, que evidentemente tem sua serventia, porém exclui o lugar simbólico que a substância ocupa na vida do sujeito. Sem tal resposta, dificilmente conseguiremos a abstinência do paciente ou um uso menos nocivo. As drogadições são vistas por Olievenstein como produto da interação de três fatores: o indivíduo, a substância e o contexto[13]. O profissional de saúde mental irá construir em conjunto com o paciente, ao longo do acompanhamento, o significado da droga na vida da pessoa e mapear fatores que o influenciam a permanecer nessa relação com a substância. Na Tabela 4, listamos os tópicos que ajudarão a construir esse quebra-cabeça, o que é a droga para o sujeito, fatos na história que mudaram o curso do uso recreativo para nocivo, os contextos familiar, econômico e social, entre outros.

Tabela 4   Mapeamento do uso da substância

Consumo	Primeiro consumo de cada substância já usada, frequência de uso, local, uso solitário/parceiro(a)/grupo, vias de administração, como adquire, motivação/gatilhos, efeito desejado, tempo para recuperação do uso. Último consumo.
	Localizar início da mudança (gradual/abrupto)
	Perda de controle (percepção do acompanhante e do paciente)
	Tentativa de abstinência
	Impacto nas atividades educacionais, laborais, de cuidados com a casa
	Sintomas físicos e psíquicos de desconforto, consumo para aliviar desconforto (fissura)
	Estreitamento do repertório
	Tratamentos prévios/internações
Problemas relacionados ao uso	Saúde, sociais, familiares, laborais e/ou acadêmicos

(continua)

Tabela 4   Mapeamento do uso da substância (*continuação*)

Rotina	Há uma rotina estruturada? Avaliar horários de saída e chegada em casa e no trabalho, afazeres domésticos, cuidados básicos de higiene, se há na rotina horários para atividades de recreação, atividade física, interação com outras pessoas no dia a dia
Personali-dade	Como o paciente se define, jeito de ser, objetivo de vida, o que espera de amigos, como lida com frustrações e com afetos, autoestima, senso de urgência, autocontrole/impulsividade, busca por novidade, ambição, planejamento, perseverança Houve mudança após início do uso?
Relaciona-mentos	Como se relaciona com amigos, círculo social (amigos do bem e do mal). Relacionamentos amorosos: número, qualidade dos vínculos, impacto do uso no relacionamento, uso dos parceiros anteriores e atuais Relação com familiares
Trabalho/vida acadêmica	Número e tempo empregado, demissões e motivos, uso de substância no trabalho, afazeres domésticos e cuidados com os filhos Frequência escolar e desempenho acadêmico
Lazer/ atividades prazerosas	O que faz no tempo livre, atividades prazerosas antes e depois da dependência, prazer atrelado à substância, como lida com o tédio
Hábitos alimentares	Horário das refeições, conteúdo, sentidos do alimentar-se (prazer, comemoração, manejo de angústia...). Relação com imagem corporal
Condição socioeconô-mica	Renda, condições de moradia, com quem mora, rede de suporte (no território e vínculos afetivos) Manejo das finanças, valor gasto com a substância
Biografia	Maus-tratos na infância, histórico de trauma físico e sexual, histórico escolar, declínio cognitivo/funcional (sensível para idosos)
Histórico legal	Crimes cometidos para conseguir a substância, crimes cometidos intoxicado (agressões físicas, dirigir embriagado etc.) Associação com o crime organizado
Comorbida-des	Investigar comorbidades clínicas associadas ao uso Investigar comorbidades psiquiátricas/ideação suicida
Histórico familiar	Constituição familiar, crenças familiares, fatos marcantes na história da família, histórico de uso de substância, conflitos entre membros da família, presença materna/paterna na criação

Porém, atenção ao utilizar tal tabela, o objetivo não é usá-la como questionário, e sim como um material de apoio para fomentar perguntas ao longo da entrevista. Questões abertas, além de ajudarem o paciente a se engajar, trazem conteúdos que ele julga importantes, que poderiam passar despercebidos. É também com uma conversa menos estruturada que podemos notar nuances da motivação, pontos sensíveis da história e o funcionamento psíquico do paciente. Muitas vezes, parece que estamos conversando sobre "outro assunto", que não levará à substância, o que gera certa angústia no profissional. Um exemplo é uma mulher que durante o atendimento fala majoritariamente sobre seus filhos e a preocupação que tem em se separar deles, enquanto o profissional está preocupado em entender o consumo da droga. Contudo, com mais tempo de conversa e ouvindo a paciente, invariavelmente o assunto da substância aparecerá. Nesse caso, é uma mulher que tem medo de perder a guarda dos filhos e, portanto, se separar deles por conta do uso de cocaína.

Isso posto, ter calma ao tentar obter as informações relevantes da história do uso, os motivadores, os fatores perpetradores etc. faz parte de uma boa entrevista, mesmo que nos leve a sair da consulta com uma "história em aberto".

Vale lembrar, também, que muitas vezes o paciente não entende seu uso como problemático, minimizando fatos, circunstâncias e efeitos. Além disso, muitas informações podem ser dolorosas ou estarem distantes temporalmente, o que leva o paciente a não entendê-las como relevantes em um primeiro momento. O entrevistador, ao longo dos atendimentos, auxiliará o paciente a realizar o nexo causal, sem, porém, entrar em embates caso este negue (possível mecanismo de defesa). Quando os elementos da história não formam um todo coerente, deve-se tentar buscar os motivos, seja uma resistência do paciente que leva à omissão de parte da história, seja porque o entrevistador não obteve uma narrativa suficientemente cuidadosa pelo paciente estar intoxicado no momento da consulta ou por quadro psiquiátrico comórbido[11].

DIFICULDADES DURANTE A ENTREVISTA E TÉCNICAS UTILIZADAS

Nesta seção, listamos algumas técnicas para minimizar os obstáculos que costumam aparecer na consulta, seja por dificuldades do entrevistador, seja por sentimentos negativos do paciente.

Técnicas para lidar com desconforto do entrevistador

O primeiro passo fundamental para a formação de um bom entrevistador é a autopercepção e o entendimento de que, além de profissionais de saúde, somos indivíduos com personalidades, crenças, histórias e traumas próprios. Saber que podemos ser impactados pelo que ouvimos nos leva a nos monitorarmos, evitando que atuemos sobre um sentimento que pode emergir durante os atendimentos, como sentir raiva ou irritação após notar que paciente mentiu ou tentou manipular o profissional, ansiedade em abordar assuntos com os quais se sente pouco familiarizado ou sono diante de um paciente que é redundante em seu discurso.

Tal contratransferência pode ser utilizada para ajudar na compreensão do caso, tanto por notar formas de interação e reação do paciente quanto pela percepção de, quando o vínculo está mais consolidado, trazer tal sensação para discussão como forma de questionar tal comportamento do paciente e suas consequências.

- Ent.: "Fulano, quando você me xinga e grita comigo, sinto-me desrespeitada, e isso gera um desejo de me afastar do caso. Acredita que isso pode acontecer no seu dia a dia?"
- Pac.: "Nunca desrespeitei ninguém!"
- Ent.: "Não acredito que seja sua intenção, de forma alguma. Já aconteceu de amigos ou familiares se afastarem?"
- Pac.: "Ah! Isso é normal, não é?"
- Ent.: "Você acha?"
- Pac.: "É… talvez eu já tenha sido um pouco rude com meus filhos…"
- Ent.: "E por que você acha que agiu assim na época?"

Outra estratégia relevante para lidar com o desconforto é se informar sobre o tema, o que inclusive ajuda a compreender determinadas atitudes do paciente durante o atendimento (como manipulação). É importante se informar sobre as substâncias, mas também deve-se ter em mente que o universo das substâncias psicoativas é vasto e que mesmo profissionais experientes podem não entender sobre o que paciente está falando. Em caso de dúvida, a melhor estratégia é ser humilde e perguntar ao paciente, pois ele saberá responder questões sobre qualidade/pureza da droga que estava usando, vias de administração, novas substâncias etc.

Técnicas para lidar com o desconforto do paciente

Buscar ajuda por motivo de saúde mental por si só já é ansiogênico para grande parte dos pacientes. Mostrar-se vulnerável, sem pleno gerenciamento de sua vida, tendo de relembrar momentos difíceis e encarar comportamentos que socialmente não são aceitáveis aumentam ainda mais esse desconforto, que se soma a sentimentos como vergonha, sensação de estar sendo julgado, tristeza e angústia. Como já dito, tome o tempo necessário para que o paciente se sinta confortável e confiante com seu interlocutor.

Tais aflições influem diretamente no discurso do paciente, na validade dos dados obtidos na entrevista e, por conseguinte, no tratamento. Um entrevistador treinado consegue reduzir tais consternações. Iremos listar aqui técnicas para auxiliar o entrevistador[14], que terão sua eficácia aumentada quando combinadas entre si durante a entrevista.

Normalização

O entrevistador, ao captar no discurso do paciente, de forma direta ou indireta, comportamento ou sentimentos vistos como tabu, pode normalizá-los pela universalização, ou seja, tomando-os como presentes não só no paciente, mas também em outras pessoas, o que tende a diminuir a vergonha do paciente.

- "É comum pessoas que são cuidadoras de seus pais doentes terem por vezes sentimentos ambíguos, desejando até que a pessoa morra. Já passou isso pela sua cabeça?"
- "Muitas pessoas têm vergonha de falar sobre sexo aqui no consultório, mesmo sendo algo que traz bem-estar..."

Afirmar um comportamento de forma sutil

Por vezes, o entrevistador nota algum dado da história do paciente que este talvez se sinta melindrado em afirmar. Nesses casos, o entrevistador pode afirmá-lo em seu discurso, de forma gentil, no meio de uma pergunta. Dessa forma, o profissional mostra estar familiarizado com a questão e, portanto, não se espantaria se ouvisse uma resposta afirmativa sobre tal comportamento, ajudando o paciente a falar sobre o tema.

- "Além de álcool, quais outras drogas você costuma usar (assumindo que o paciente faz uso de outras substâncias)?" *vs.* "Você alguma vez já usou outras drogas?"
- "Com qual frequência você pensa em morte?" *vs.* "Você pensa em morte?"
- "Quantas vezes na semana se masturba?" *vs.* "Você se masturba?"

Atenuação da vergonha

Há algumas formas de tentar aliviar a vergonha do paciente em contar sobre assuntos embaraçosos, o que também ajuda o entrevistador a introduzir tais tópicos mais sensíveis.

Um dos métodos é o entrevistador utilizar alguma passagem da história do paciente que tenha sido mais estressante para fazer uma ponte com assuntos sensíveis, que podem melindrar o paciente. Temas que muitos profissionais têm dificuldade de perguntar podem ser abordados com essa técnica, como automutilação, ideação suicida, uso de substâncias e sintomas psicóticos. O entrevistador, ao associar a uma situação negativa comportamentos como beber ou se cortar, diminui o peso ao tratá-los como algo possível.

- "Com tanta dor após o abandono, você chegou a se cortar para aliviar?"
- "Tendo que morar com seu marido que a agredia, às vezes beber era uma forma de aliviar o peso da situação?"

Transparência

Ser claro sobre a informação que deseja, perguntando especificamente, sem "dourar a pílula", e explicando o motivo pelo qual necessita tal informação no contexto do tratamento.

- "Precisaria fazer algumas perguntas íntimas, para adequar melhor a medicação. Você disse que no passado já usou sertralina, na época teve algum problema, como diminuição de libido ou disfunção erétil?"

Pedido de permissão e possibilidade de não resposta

Introduzir um tópico que costuma ser desconfortável para os pacientes pedindo permissão para fazê-lo e deixando claro que, caso o paciente se sinta desconfortável, ele poderá não responder e mudar de tópico.

- "Fulano, você citou rapidamente que sofreu um abuso na infância. Eu gostaria de entender melhor, mas sinta-se à vontade para não responder."

Culpando a substância

Ao não ser fácil assumir alguns sentimentos e/ou comportamentos, é comum projetarmos em terceiros, sejam pessoas ou objetos. Não seria diferente na clínica. Com certa frequência pacientes expõem atos como culpa da substância e não responsabilidade por estar intoxicado. Nem sempre conseguiremos, em um primeiro momento, mostrar tal projeção e responsabilizar o sujeito pela sua postura. Dito isso, uma estratégia a ser utilizada é o entrevistador se aliar ao paciente, contra o mal comum que é a droga, podendo ainda aumentar a vinculação deste com o profissional, pois juntos pensarão em estratégias para debelar tal mal.

Uma paciente diz que o álcool a fez dizer coisas ao marido que não são dela. Está irredutível em aceitar que talvez ela mesma ache tudo aquilo que disse embriagada. O entrevistador pode aliar-se à paciente para tentar evitar que o álcool faça isso com ela, sugerindo redução da dose, abstinência etc.

Induzindo o paciente a se vangloriar

Essa técnica é recomendada para pacientes com traços de personalidade narcisistas e ajudará o entrevistador a entender atos que são vistos de forma negativa pela sociedade. Consiste em associar um adjetivo positivo a um comportamento negativo, exaltando a competência do paciente em fazer algo. O paciente tenderá a se gabar e, assim, contará sobre as situações de forma mais aberta. Porém, deve-se ter cautela para não dar anuência ao comportamento.

- "Você, falando assim, me faz pensar que não leva desaforo para casa e nunca perde uma briga."
- "Nossa! Você é mesmo bom de copo! Imagino que ninguém ganhe de você no bar (falando sobre quantidade de álcool que ingere)."

Suspeita de uma negativa

Usada quando o paciente nega algo, porém por intuição e/ou insegurança, durante a resposta do paciente, o entrevistador julga que tal negativa é falsa. Nesse caso, perguntar se no passado tal comportamento acontecia pode ajudar, pois o paciente se sente mais autorizado em dizer que fazia algo moralmente não aceito (como o uso de substâncias ilícitas, prostituição...).

Essa técnica e a insistência nas perguntas devem ser utilizadas apenas quando o entrevistador suspeita que o paciente não está "abrindo o jogo".

- Ent.: "Acontece de faltar a compromissos por acordar de ressaca?"
- Pac.: "Não!"
- Ent.: "No passado, quando você me disse que ia a festas e às vezes tomava umas a mais, aconteceu de faltar no dia seguinte no trabalho?"
- Pac.: "Não me recordo."
- Ent.: "Mas, e na faculdade, que não é tão rígido, deixou de ir alguma vez?"
- Pac.: "Tinha lista de presença, a gente precisava ir."
- Ent.: "Mesmo quando tinha algum colega que podia assinar por você?"
- Pac.: "Ah, quando tinha algum amigo que não ia para a balada, aí eu faltava sim, deve ter acontecido algumas vezes."

Assim, evita-se aglutinar todas as possibilidades em uma sentença, como: "Já aconteceu de não ir ao trabalho, na faculdade ou faltar num almoço de família porque estava de ressaca?". Isso diminui as chances de o paciente falar de cada situação, geralmente escolhendo a última para discorrer. É mais efetivo que se faça perguntas separadas, como: "Já aconteceu de não ir ao trabalho por ter acordado se sentindo mal após beber?". Após o paciente responder, segue-se com a pergunta: "E em reunião de amigos, já aconteceu?".

Técnica do exagero

Muito útil para obter a quantificação do uso de uma substância, de forma a reduzir o desconforto do paciente ao assumir o uso de grandes quantidades.

Nessa técnica, o entrevistador, conhecendo o tanto de cada droga que é ingerido, perguntará extrapolando as quantidades e de forma crescente, porém utilizando quantidades plausíveis. Não adianta perguntar se o paciente cheira um quilo de cocaína por noite, pois denota que não entende nada do uso da substância. Extrapolando as quantidades, o paciente sente-se mais confortável em dizer as que usa. No entanto, mesmo com essa técnica o profissional deve saber que os pacientes tendem a minimizar os números informados.

- "O senhor disse que costuma beber com amigos em dia de jogo de futebol. Nesses dias, costuma beber meia garrafa de pinga? Uma garrafa? Duas?"

Perguntas sobre fatos, não julgamentos

Tão importante quanto o conteúdo é a forma como se faz as perguntas. O momento e o tom utilizados aumentam a chance de uma resposta mais acurada. É necessário usar um tom acolhedor, sem julgamentos e sem pressupor que o paciente avalia situações de forma semelhante à sua.

Cada pessoa julga de uma forma o que é certo ou errado. Assumir que o entrevistador e o paciente fazem o mesmo juízo de valor das situações poderá falsear as respostas. Será que ambos entendem o que é comer saudável da mesma forma?

- "O que você costuma comer num dia de semana? *vs.* Sua alimentação é saudável?"
- "Quantos drinks você costuma beber num sábado? *vs.* Você fica bêbado com que frequência?"
- "Quantas horas dorme por dia? Acorda descansado? *vs.* Dorme bem?"

Escolha de palavras

Escolher as palavras que serão mais bem recebidas pelo paciente, com um tom menos pejorativo.

- "Nas festas, durante a faculdade, chegou a experimentar bala (MDMA)?" *vs.* "Durante a faculdade usava drogas ilícitas?"

Perguntas fechadas

Durante uma entrevista do tipo "saca-rolhas", com pacientes com maior dificuldade em trazer as informações por si só, perguntas abertas podem aumentar o desconforto e trazer respostas vagas. Nesse caso, vale investir em perguntas fechadas, pois os pacientes tendem a omitir menos quando a pergunta é feita de forma específica.

- "Quantas cervejas toma por dia?" *vs.* "Como tem sido sua relação com o álcool?"
- "Já usou maconha?" *vs.* "Já fez uso de algo além de álcool?"

Pergunta com opções de resposta

Válido também para pacientes mais fechados, que tendem a responder "sim" ou "não" a perguntas. Quando são ofertadas possibilidades de resposta, aumenta a chance de o paciente detalhar um comportamento.

- "Quando você costuma beber? Muitas pessoas bebem quando brigam com alguém, quando se frustram, para comemorar. Você se identifica com algum momento?" *vs.* "Quais os gatilhos para uso de álcool?"

Evitando rótulos

Por vezes, o paciente nega que apresenta uma patologia, mesmo demonstrando critérios e com o entrevistador tentando explicar os motivos pelos quais entendeu dessa forma. O confronto não levará, na maior parte das vezes, o paciente a se tratar, pois acredita não ter uma doença. Nesses casos, vale a pena se juntar ao paciente, no lado em que ele se encontra, não justificando a terapêutica pelo diagnóstico, mas sim elucidando com o paciente as preocupações dele (afastamento dos filhos, desemprego etc.) e encontrando a sua angústia mais urgente, propondo uma solução. Dessa forma, o paciente entende e aceita a ajuda do profissional, pois não estaremos tratando de um sintoma de uma doença, e sim de uma dor do paciente[15].

Quadro 2 O que não fazer

Evitar "pergunta-resposta" – perguntas fechadas, reforçando o papel passivo do paciente.
Profissional "expert" – oferecer saídas prontas ao paciente; a motivação diminui quando o paciente se sente sem liberdade para escolher e não se sente ouvido, além de reforçar sua postura passiva.
Evitar rótulos – por vezes aumenta o estigma experienciado pelo paciente e maior chance de abandono ao tratamento. "Vejo que você hoje já é um alcoólatra."
Confrontar – confrontar aumenta a resistência do paciente.
Culpabilização – encontrar o responsável por algo pode colocar paciente na defensiva.
Não escutar – deixar paciente falar sobre o que lhe aflige, não tentando redirecionar para o que o profissional julga importante.

ENTREVISTA MOTIVACIONAL

Neste capítulo, não temos a pretensão de formar profissionais aptos para a aplicação da entrevista motivacional conforme descrita, mas traremos os pontos fundamentais e as ferramentas que contribuirão para a abordagem do paciente.

A entrevista motivacional, criada por Willim Miller na década de 1980, é uma intervenção terapêutica voltada para a mudança de comportamento do paciente. Inicialmente, foi desenvolvida para tratamento de uso problemático de álcool e expandida para outras substâncias, com adesão a tratamentos de saúde, mudança de estilo de vida etc. Miller[16], em seus estudos iniciais, notou que uma variável importante para o sucesso no tratamento das dependências estava relacionada ao profissional de saúde e à forma como ele abordava a questão com o paciente. Uma abordagem mais confrontativa do entrevistador que tenta convencer o paciente de algo tende a encontrar resultados piores, aumentando a resistência à mudança de comportamento. Percebeu-se que seria mais eficaz suscitar no paciente seus próprios argumentos para a mudança. Nasce a técnica de entrevista motivacional.

O ponto-chave dessa técnica[17] é evocar no paciente seu desejo e os motivos próprios para mudar pelo manejo da sua ambivalência, gerando comprometimento com o processo. O profissional, por meio de uma postura empática e compassiva, deverá se mostrar parceiro no processo, e não detentor da verdade. É preciso respeitar a autonomia do paciente, mesmo que o profissional acredite ter caminhos melhores que o paciente negue. O profissional o ajudará a entender sua vontade de mudança; a resposta está no paciente, e não nos livros ou no profissional. O espírito é de colaboração e autonomia do paciente.

Os princípios gerais são:

- Expressar empatia por meio da escuta reflexiva.
- Desenvolver discrepância entre objetivos que o paciente quer atingir e seu comportamento atual. Tal abordagem tende a gerar conflito no paciente, que será a força motriz da mudança.
- Evitar discussão, pois, como dito, o conflito aumenta a resistência do paciente. Evite dar sermões ou «mostrar a saída". O paciente é responsável pela decisão e pelas consequências.
- Fluir com a resistência; ao entendê-la como sinal vermelho, o profissional deve tentar mudar a direção. A resistência é um dos lados da ambivalência normal de uma mudança.
- Estimular a autoeficácia e transmitir uma atitude de confiança na capacidade de mudança do paciente. Lembrar que as mudanças feitas no passado podem servir como estímulo.

Nesse método, em um primeiro momento, o profissional trabalhará para construir com o paciente (parceria) a motivação para a mudança e a autonomia. Em um segundo momento, inicia-se a negociação da mudança e o fortalecimento do compromisso, por meio do diálogo. Algumas técnicas são citadas para auxiliar nesse processo, conforme a Tabela 5.

Tabela 5   Técnicas utilizadas na entrevista motivacional

Questões abertas	Estimulam o paciente a explicar algo, e ouvindo-se pode elaborar questões.
Escuta reflexiva (averiguar o que o paciente disse e devolver a ele)	Simples: repete-se o que o paciente disse ou parafraseia-se, colocando o significado objetivado pelo profissional Apontamento emocional: revela sentimento ou emoção do paciente como assunto Silêncio: gera reflexão no paciente quando bem colocado
Linha do tempo	Como era antes e depois de adquirir um hábito
Extremos	Usar os extremos para avaliar consequências de atos
Reestruturação positiva	Reforçar aspectos positivos do paciente, comportamentos saudáveis e que visam mudança, valores, com objetivo de melhorar autoestima
Conversa sobre mudança (*change talk*)	Desvantagens de continuar da mesma forma; vantagens de mudar; prós e contras do comportamento, otimismo para a mudança; intenção de mudança (desejo/habilidade/razões/ necessidade/ compromisso) "Ao mesmo tempo que beber te deixa mais solto na balada, acaba fazendo você ter *blackouts*..."
Resumir	Resumir destacando o que é mais crucial
Plano de ação	Construção de plano de ação com passos concretos, decisões equilibradas, "como, quando, onde, com quem". Ajudar a remover barreiras que o paciente traz como empecilho para mudar, reavaliando-o constantemente

CONSIDERAÇÕES FINAIS

A abordagem do paciente com uso problemático de substâncias é centrada na parceria profissional-paciente, com principal preocupação na construção e manutenção do vínculo. Mostrar empatia, interessar-se e ser curioso pelo que o paciente traz e pela sua vida são fatores preditores do resultado do tratamento[18]. O tempo e o ritmo da entrevista devem ser guiados pelo paciente, já que muitas das vezes este não localiza a dependência como um problema. O tema pode demorar para emergir, mas costuma aflorar ao longo do seguimento, pois o consumo influi em áreas sensíveis do paciente, gerando incômodo.

O profissional deve estimular o paciente para a mudança, motivando-o e colocando-o como protagonista da transformação. A postura carece de empatia, compaixão e suporte. Durante o processo, o entrevistador terá de lidar com sentimentos e emoções que o assunto faz emergir. Reduzir a ansiedade e as angústias pode ser feito por meio de técnicas e estratégias de comunicação adaptadas para cada paciente e momento.

Ao longo do acompanhamento, o paciente, auxiliado pelo profissional, pode criar um plano realístico para atingir seu objetivo. O profissional, além de ajudar a lapidá-lo, exalta os aspectos positivos do paciente, aumentando a confiança e a sensação de capacidade. O desafio dessa clínica e a sombra do estigma ainda fazem com que profissionais se esquivem de abordar o tema. Todavia, o estudo, a análise da contratransferência e o treinamento poderão modificar tal descrédito e fazer florescer a beleza e a complexidade da clínica das dependências para o profissional.

REFERÊNCIAS

1. Schindler BA Jr TP. The clinical assessment of substance use disorders [Internet]. Disponível em: http://webcampus.drexelmed.edu/nida/%0A.
2. Van Boekel LC, Brouwers EPM, Van Weeghel J, Garretsen HFL. Stigma among health professionals towards patients with substance use disorders and its consequences for healthcare delivery: Systematic review. Drug Alcohol Depend. 2013;131(1-3):23-35.
3. Laranjeira R, et al. Usuários de substâncias psicoativas. 2003. 1-120 p.
4. Santos MFO, Silva AO, Lucena DP, Santos TEO, Santos ALO, Teles NO. Limites do segredo médico: uma questão ética. Rev Ciências da Saúde Nov Esperança. 2012;10:90-100.
5. Substance Abuse and Mental Health Services Administration. Substance use disorder treatment for people with co-occuring disorders. Treatment Improvement Protocol TIP 42. 2020. Disponível em: https://store.samhsa.gov/sites/default/files/SAMHSA_Digital_Download/PEP20-02-01-004_Final_508.pdf
6. Mersy DJ. Recognition of alcohol and substance abuse. Am Fam Physician. 2003;67(7):1529-1532,1535.
7. Jarvis M, Williams J, Hurford M, Lindsay D, Lincoln P, Giles L, et al. Appropriate use of drug testing in clinical addiction medicine. J Addict Med. 2017;11(3):163-73.
8. Prochaska JO, Velicer WF. The transtheoretical model of health behavior change. Am J Heal Promot. 1997;12(1):38-48.
9. Searight HR. Efficient counseling techniques for the primary care physician. Prim Care - Clin Off Pract. 2007;34(3):551-70.
10. Carlat DJ. The psychiatric interview. 2017;220-228.
11. Edwards G, Gross MM. Alcohol dependence: Provisional description of a clinical syndrome. Br Med J. 1976;1(6017):1058-61.
12. Zakiniaeiz Y, Potenza MN. Gender-related differences in addiction: a review of human studies. Curr Opin Behav Sci. 2018;23:171-5.
13. Olievenstein C. Aspectos psicodinâmicos do desenvolvimento do toxicômano. Psic Teor e Pesq. 2012;3(1):35-42.
14. Shea SC. Psychiatric interviewing the art of understanding. 2017;159-76.

15. Othmer E, Othmer JP, Othmer SC. Our favorite tips for getting in with difficult patients. Psychiatr Clin North Am. 2007;30(2):261–8.
16. Miller WR, Benefield RG, Tonigan JS. Enhancing motivation for change in problem drinking: A controlled comparison of two therapist styles. J Consult Clin Psychol. 1993;61(3):455-61.
17. Miller WR, Rollnick S. Motivational interviewing. Helping People Change. 2013.
18. Elliott R, Bohart AC, Watson JC, Murphy D. Therapist empathy and client outcome: An updated meta-analysis. Psychotherapy. 2018;28(4):399-410.

16

Manejo das resistências na entrevista psiquiátrica

Alexandre de Lima Freitas
Maria Odila Buti de Lima

 SUMÁRIO

- Introdução
- Conceito e origem do termo resistência
- Manifestações clínicas da resistência
- Análise dos fenômenos de resistência
- Considerações finais
- Referências

 PONTOS-CHAVE

- Apresentação do conceito de resistência na entrevista psiquiátrica, assimilado das vertentes psiquiátricas psicodinâmicas.
- Destaque das principais situações clínicas e possíveis manejos.
- Análise final da resistência incluindo aspectos da personalidade do entrevistado e do entrevistador.

INTRODUÇÃO

A entrevista psiquiátrica é importante instrumento da psiquiatria: possibilita a obtenção de informações fundamentais para a elaboração de uma história clínica adequada; faz parte dos processos necessários para a realização do exame psíquico; participa da criação de condições favoráveis para que os tratamentos farmacológicos e não farmacológicos tenham sucesso.

Sendo um recurso dessa importância, é imprescindível que médicos em geral, sobretudo os que atuam em psiquiatria, desenvolvam essa capacidade. Para tal, o sucesso desse propósito conta evidentemente com algumas características inatas à personalidade de cada profissional, bem como com recursos e habilidades que podem ser aprendidos e aperfeiçoados.

Em relação à capacitação para a entrevista psiquiátrica, pode-se afirmar que seu aprendizado e desenvolvimento dependem de processos objetivos e subjetivos. Como processos objetivos, destacam-se os inesgotáveis estudos do tema por meio de leituras, aulas e seminários; as diversas possibilidades de treinamento por simulações de situações gerais e específicas; os atendimentos sob supervisão de profissionais mais experientes. Como processos subjetivos, destacam-se todas as oportunidades de autoconhecimento por parte de quem se propõe a desenvolver habilidades de entrevista psiquiátrica, já que a personalidade do próprio profissional que realiza esse procedimento é instrumento partícipe desse processo.

Voltando aos objetivos da entrevista psiquiátrica, para que eles sejam alcançados, é desejável que o profissional consiga estabelecer um clima favorável para o desenvolvimento de uma boa relação com o paciente, permeado por um sentimento de confiança que permita a construção de um vínculo afetivo entre ambos, fundamental para que o paciente se permita ser conhecido pelo profissional, bem como estar aberto às intervenções propostas. Ocorre, entretanto, que nem sempre esse sucesso é alcançado.

A psiquiatria utiliza o termo "resistência" para descrever as atitudes do paciente que são opostas aos propósitos e sucesso da entrevista psiquiátrica, tanto em termos de obtenção de informações e execução do exame psíquico como para a aceitação dos tratamentos e intervenções propostos.

O propósito deste capítulo é estabelecer algumas reflexões sobre os manejos das resistências na entrevista psiquiátrica. Para tanto, começaremos por uma breve exploração do conceito de resistência e sua origem a partir das vertentes psiquiátricas psicodinâmicas.

CONCEITO E ORIGEM DO TERMO "RESISTÊNCIA"

No contexto da entrevista psiquiátrica, resistência é um termo que descreve mais amplamente uma situação de dificuldade para a obtenção de uma história clínica adequada e realização do exame psíquico, bem como para a aceitação de intervenções e tratamentos propostos.

Parece ser adequado afirmar tratar-se de um termo assimilado das abordagens psicodinâmicas, tradução direta da palavra em alemão *Widerstand*, utilizada primeiramente por Sigmund Freud[1]. Elisabeth Roudinesco resume resistência, esse complexo conceito freudiano, como "conjunto de reações de um analisando cujas manifestações, no contexto do tratamento, criam obstáculos ao desenrolar da análise"[2].

O conceito de resistência para a teoria psicanalítica vem a reboque do seu conceito de transferência. Este último termo, carregado da ideia de deslocamento ou transporte de um lugar a outro, foi utilizado pela primeira vez também por Freud em 1895, na obra *Estudos sobre a histeria*[3]. Para a psicanálise, o conceito de transferência se instaurou como o processo no qual o paciente desloca inconscientemente padrões de comportamento e reações emocionais que se estabeleceram com figuras significativas de sua vida, especialmente de sua infância, para pessoas de sua vida atual.

Os textos mais antigos de Freud basicamente compreendem o fenômeno da transferência como uma forma de resistência do paciente ao tratamento pela psicanálise. A partir de 1912, no entanto, o autor passa a desenvolver os conceitos de transferência positiva, transferência negativa e transferência mista. Nesse mesmo ano, na obra *A dinâmica da transferência*, discorre com maior profundidade sobre esse assunto, distinguindo cada uma de suas formas. A primeira (positiva) era feita de amor e ternura, enquanto a segunda (negativa) era carregada de sentimentos agressivos e hostis, e, finalmente, a terceira (mista), reproduzida pelos sentimentos ambivalentes de amor e ódio[4].

Posteriormente, Freud elabora o termo "neurose de transferência" para descrever a cessação dos sintomas antigos do paciente em processo de psicanálise e o surgimento de sintomas substitutivos aos anteriores e diretamente relacionados ao analista. A partir desse ponto de sua teoria, o autor propõe com maior clareza a importância do profissional ser capaz de "trabalhar a transferência" ou de "manejar a resistência ao tratamento". Muito resumidamente, a psicanálise freudiana propõe que o tratamento depende da capacidade do psicanalista de apontar as repetições que ocorrem na neurose de transferência para que o paciente seja capaz de elaborar lembranças e repetições e fazer conexões com outras ideias até então inconscientes[2].

Ampliando as primeiras ideias de transferência das abordagens psicodinâmicas, o conceito de transferência da psicologia analítica proposto por Carl Jung enfatiza ainda mais o papel da personalidade do profissional nos processos de tratamento. Para esse autor, a psicoterapia é um procedimento dialético, uma discussão entre duas pessoas que se influenciam mutuamente[5]. Com isso, Jung rompe com o que Goodheart descreve como o mito do "observador-intérprete inocente". Basicamente, abandona-se a ideia de que o profissional funciona como uma "tela em branco" sobre a qual o paciente projeta seus conteúdos inconscientes e assume-se a importância de que a personalidade do profissional tem participação ativa, consciente ou inconscientemente, na mobilização de tais conteúdos, facilitando ou dificultando que eles sejam manifestados durante o tratamento[6].

A psicologia analítica é bastante breve ao tratar do fenômeno da resistência, bem como é econômica no que toca às propostas de técnicas de manejo. Seu conceito de transferência, no entanto, complementa o conceito original da psicanálise ao destacar o papel da personalidade do profissional que realiza o atendimento. Ambas as concepções serão consideradas mais adiante quando analisarmos um pouco mais o fenômeno da resistência na entrevista psiquiátrica.

MANIFESTAÇÕES CLÍNICAS DA RESISTÊNCIA

Levando em consideração as mais diversas concepções do fenômeno da resistência, é praticamente impossível o estabelecimento de uma única classificação que seja unânime entre as diversas vertentes de pensamento. Sob o ponto de vista da psicanálise, por exemplo, pode-se pensar o fenômeno a partir das dinâmicas do Ego, Id e Superego. Para a psicologia analítica, as mais diversas possibilidades fundamentais de estruturação da psique (arquetípicas) podem ser a base para a compreensão do fenômeno. Ainda como exemplo, a abordagem comportamental pode analisar o fenômeno em termos de condicionamento de comportamentos.

Assim, optamos por abordar as manifestações clínicas da resistência descrevendo as principais cenas em que é identificada. Portanto, esperamos contribuir para sua compreensão, independentemente do ponto de vista teórico adotado.

Cenas temidas e possibilidades de abordagem

O silêncio e a expressão com poucas palavras são a cena mais facilmente reconhecida como resistência durante uma entrevista psiquiátrica. O paciente pode se recusar a emitir quaisquer respostas às questões formuladas ou utilizar-se de poucas palavras, o que dificulta ou interrompe o fluxo da entrevista. Um extremo de tal situação é o mutismo, no qual o paciente simplesmente não emite resposta verbal alguma às perguntas realizadas pelo entrevistador.

Trata-se de situação que resulta em um considerável sentimento de constrangimento para o entrevistador, especialmente para aquele menos experiente. Uma reação possível, porém desaconselhável por se revelar inútil, é que o entrevistador simplesmente suspenda o seu fluxo de perguntas, com o intuito de que o entrevistado passe a falar de maneira espontânea. No extremo oposto e igualmente inútil, movido pela ansiedade e desconforto, o entrevistador pode passar a exercer considerável pressão com suas perguntas, praticamente exigindo respostas por parte do entrevistado.

O mais aconselhável é que o entrevistador fique atento ao tom emocional que acompanha o silêncio do paciente e comece a formular hipóteses sobre o que está ocorrendo para estabelecer estratégias. Como exemplo, o silêncio por parte do paciente pode vir acompanhado de evidências de sentimentos de constrangimento e vergonha, passíveis de ser abordados pelo entrevistador normalizando tais sentimentos, com afirmações como: "É normal que em algumas situações novas a gente se sinta envergonhado" ou "Quando somos tocados pelo sentimento de vergonha acabamos tendo dificuldade para nos expressar".

Outro exemplo, o silêncio também pode vir acompanhado de alterações psicopatológicas, tais como humor depressivo e diminuição da psicomotricidade. A normalização e a aceitação da dificuldade de expressão nessas situações também podem contribuir para que um mínimo de conversa seja estabelecido.

O silêncio também pode ser revelador de recusa ou rebeldia do paciente à entrevista. Nesse caso, o reconhecimento de tais sentimentos e atitudes do paciente por parte do entrevistador pode ser uma atitude que facilita o processo de entrevista.

O entrevistador também pode estar atento a outras medidas bastante interessantes nessas situações de silêncio e escassez de palavras: a utilização de perguntas mais abertas favorece muito mais o diálogo do que perguntas fechadas, cujas respostas sejam apenas "sim" ou "não". O entrevistador pode também postergar os objetivos mais pragmáticos da entrevista, deixando para outro momento perguntas mais objetivas para a história clínica e exame psíquico, voltando-se para perguntas e afirmações que visem o estabelecimento de um vínculo mais sustentável para a entrevista.

Da mesma forma que o silêncio durante a entrevista tem possibilidade de ser um sinal importante do fenômeno da resistência, o falar excessivo também. O paciente pode usar um fluxo incessante de discurso, consciente ou inconscientemente, como recurso que dificulte o trabalho do entrevistador. Ainda, o entrevistado também pode fazer uso de para-respostas com o mesmo intuito de evitar o compromisso com a entrevista. Uma possível abordagem por parte do entrevistador é revelar o quão difícil é interromper o paciente ou quão difícil é o estabelecimento de uma situação de diálogo entre ambos.

Outras cenas bastante temidas durante a entrevista psiquiátrica são aquelas decorrentes da agressividade do paciente. Tais situações podem estar relacionadas às alterações psicopatológicas dos pacientes, tais como surtos psicóticos, alterações maniformes e transtornos com impulsividade aumentada, bem como relacionadas às assim chamadas "atuações" ou *acting out* – comportamento marcado por um ato impulsivo que surge com o intuito de substituir uma angústia que não consegue ser expressa pela verbalização.

No geral, o manejo das situações que envolvem a agressividade do paciente requer do entrevistador um posicionamento firme e seguro, porém jamais confrontativo. Em situações extremas, o entrevistador não deve esquecer de sua própria segurança. A aceitação dos sentimentos de hostilidade por parte do paciente, sua constatação não confrontativa e sua compreensão, quando possível, traçam um caminho possível de se lidar com tais situações.

O comportamento sedutor é outra cena frequente quando se trata dos fenômenos de resistência. O paciente pode fazer uso de diversas situações de sedução, não necessariamente sexuais, para conseguir estabelecer algum controle sobre o entrevistador ou tentar agradá-lo e, assim, garantir sua proteção e afeto.

A sedução pode fazer uso de recursos mais sutis, digamos assim, como assuntos de interesse comum entre entrevistado e entrevistador, tentativas de estabelecimento de relações de amizade ou oferecimento de favores. Uma cena mais temida, especialmente por entrevistadores menos experientes, é aquela que envolve propostas sexuais, mais ou menos explícitas.

Em todas as cenas que envolvem a sedução como mecanismo do fenômeno da resistência, o entrevistador pode trabalhar a questão diretamente com o paciente, mas isso não envolve a obrigação de uma revelação explícita, do tipo "Olhe só como você está me seduzindo...". Quanto mais seguro o entrevistador estiver com seu papel, menos vaidoso, ansioso e desconfortável ele poderá estar e, assim, terá a oportunidade de refletir se a sedução detectada é passível de ser conduzida para um clima que favoreça o estabelecimento de uma transferência positiva ou se exige questionamentos como "Em que isso que você está propondo lhe ajudaria?".

Inúmeras outras cenas poderiam ser aqui apontadas: intelectualização excessiva, competição com o entrevistador, mentiras, dentre outras. Não se pode apontar uma técnica de manejo das resistências que seja geral. O aconselhável sempre é que o entrevistador fique atento aos seus próprios sentimentos e emoções a fim de evitar atuações que comprometam ainda mais o desenrolar da entrevista. Além disso, um bom questionamento que o entrevistador pode fazer para si mesmo e, se julgar adequado, explorar com seu paciente é "Qual é a função dessa situação para esse paciente?". Caso esse questionamento não seja possível, em algumas situações a simples revelação dessa dificuldade percebida pode ser valiosa.

ANÁLISE DOS FENÔMENOS DE RESISTÊNCIA

A descrição das principais situações de resistência na entrevista psiquiátrica até aqui colocadas e os possíveis manejos propostos dialogam com os principais conceitos de transferência e resistência assimilados dos primórdios da psiquiatria psicodinâmica e resumidos no início do texto.

Inicialmente, o fenômeno da resistência foi pensado como decorrente apenas de aspectos da personalidade do paciente. O entrevistador foi concebido como amplamente neutro e objetivo, como uma "tela em branco" sobre a qual o paciente poderia projetar aspectos inconscientes. Sob essa concepção teórica, o manejo das resistências concentra-se em localizar e compreender as dificuldades na figura do paciente e cabe ao entrevistador explorar de forma objetiva as características do fenômeno observado a fim de construir a melhor alternativa de manejo.

No entanto, outras concepções do fenômeno transferencial tendem a ampliar a análise da resistência, pois requerem que o entrevistador leve em consideração sua própria personalidade e funcionamento. As concepções de que o tratamento decorre do encontro de duas personalidades (a do médico e a do paciente) e de que ambas são mutuamente afetadas pelo encontro tornam inevitável que, para a análise do fenômeno da resistência, sejam consideradas também as características da personalidade do entrevistador, seus limites, suas vulnerabilidades e sua possibilidade de adoecimento.

Resumindo, pode-se pensar o fenômeno da resistência de duas maneiras gerais: uma decorrente da própria personalidade e do próprio adoecimento do paciente; outra, como resultado da interação entre as duas personalidades, a do entrevistador e a do paciente. Como consequência da última, é fundamental que também o profissional que se dedica à entrevista psiquiátrica se submeta a um mínimo de trabalho de autoconhecimento como parte de sua formação.

Ainda que pareça simples e óbvio, vale sempre lembrar que o único instrumento disponível para o médico realizar a entrevista psiquiátrica é sua própria personalidade, com todas a suas particularidades afetivas e cognitivas, sua capacidade de empatia, de reflexão e de compreensão do mundo.

O próprio Karl Jaspers escreve em algum momento que "psiquiatras responsáveis transformarão sua própria psicologia, a psicologia do médico, em objeto de sua própria reflexão consciente"[7]. O gerenciamento da intensidade e velocidade de entrega a esse processo, no entanto, não é tarefa simples. É certo que o entrevistador necessita estar próximo do paciente para poder envolver-se, ficar mobilizado e atento à sua própria psique para deduzir com todos os seus recursos psíquicos o que ocorre com o paciente. Por outro lado, também não pode perder de vista suas próprias limitações e os perigos da inflação e identificação, sem maiores reflexões, com o seu paciente.

A psicologia analítica faz uso de uma interessante figura da mitologia para compreender a situação aqui exposta: Quíron, o centauro filho de Cronos, versado nas artes da cura e que havia sido ferido acidentalmente por uma flecha envenenada disparada por Héracles. Ele parece uma figura muito contraditória, pois apesar de ser um deus grego, sofre de uma ferida incurável. Além disso, a sua figura reúne o aspecto animal, pois seu corpo é de cavalo, com a capacidade de curar, até então expressa apenas por Apolo.

Na mítica grega, o sábio centauro Quíron é quem instrui os heróis nas artes da medicina e da música. Assim, é figura importante no mito de Asclépio, deus grego da Medicina e filho de Apolo. É ao centauro que este confia o filho para ser cuidado e educado nas artes médicas.

Quíron, ou o curador ferido, é uma imagem bastante conhecida na análise junguiana, para a qual o processo de cura se inicia quando o paciente, ao sentir sua dor, projeta no médico o curador. Nesse processo, caso o médico faça contato com suas próprias questões interiores, sua ferida, seus próprios sofrimentos, constela-se no interior do médico a totalidade curador-ferido. Transferencialmente, esse fenômeno abre a possibilidade de que se constele também no interior do paciente a mesma totalidade ferido-curador, ou seja, que o paciente encontre, recupere e desenvolva os seus próprios recursos psíquicos que o conduzam a curar-se ou a tratar-se[8].

Pode-se afirmar, sem exagero, que o fenômeno descrito é justamente o oposto do fenômeno da resistência. O que se verifica, então, é a abertura do paciente para a entrevista psiquiátrica e todos os seus aspectos brevemente discutidos, da exploração de história, sinais e sintomas à recepção e aceitação das intervenções terapêuticas propostas.

CONSIDERAÇÕES FINAIS

O sucesso da entrevista psiquiátrica para a elaboração de história clínica adequada, realização de exame psíquico e proposição de intervenções terapêuticas pode ser comprometido pelo fenômeno da resistência.

O manejo adequado das resistências depende, evidentemente, do reconhecimento de sua ocorrência no paciente em manifestações clínicas bastante conhecidas e a adoção de estratégias para a formação adequada de vínculo, contorno de confrontos e exploração de sentidos nas atitudes tomadas pelos pacientes.

Abordagem mais completa e adequada, no entanto, ocorre quando o entrevistador leva em consideração que a entrevista psiquiátrica é o encontro de duas personalidades, a sua própria e a do paciente. Nesse caso, o manejo das resistências exige que o entrevistador também se dedique a processos de autoconhecimento, pois sua própria personalidade é partícipe da entrevista, tanto facilitando quanto contribuindo para as dificuldades encontradas.

REFERÊNCIAS

1. Freud S. A interpretação dos sonhos (1900). Vol. IV. Obras psicológicas completas de Sigmund Freud, edição standard brasileira. Rio de Janeiro: Imago; 1996.
2. Roudinesco E, Plon M. Dicionário de psicanálise. Rio de Janeiro: Jorge Zahar; 1998.
3. Freud S. Estudos sobre a histeria (1893-1895). Vol. II. Obras psicológicas completas de Sigmund Freud, edição standard brasileira. Rio de Janeiro: Imago; 1990.
4. Freud S. A dinâmica da transferência (1912). Vol. XII. Obras psicológicas completas de Sigmund Freud, edição standard brasileira. Rio de Janeiro: Imago; 2006.
5. Jung CG. A prática da psicoterapia: contribuições ao problema da psicoterapia e à psicologia da transferência. 14.ed. Petrópolis: Vozes; 2011.
6. Goodheart WB. Successful and unsuccessful interventions in junguiana analysis. In: Schwartz-Salant N, Stein M. Transference countertransference. Wilmette: Chiron; 1984.
7. Jaspers K. The nature of psychotherapy. Chicago: Chicago University Press; 1984.
8. Groesbeck CJ. A imagem arquetípica do médico ferido. Junguiana. 1983;1:72-96.

17

Entrevista psiquiátrica na avaliação do risco de suicídio

Volnei Vinícius Ribeiro da Costa
Dafini Ramos Brandão
Mauro Shigueharu Oide Junior
Chei Tung Teng

 SUMÁRIO

- Introdução
- A pessoa e o médico
- A entrevista do paciente com risco de suicídio
- Investigação de fatores protetores e fatores de risco
- Considerações finais
- Referências

 PONTOS-CHAVE

- Contextualização do suicídio – fatores socioculturais e epidemiológicos.
- Características do entrevistador e do paciente na avaliação e manejo da condição suicida.
- Aspectos da entrevista com o paciente suicida – fatores predisponentes, precipitantes e protetivos.

INTRODUÇÃO

O suicídio está entre as principais causas de morte no mundo. Estima-se que seja a sexta maior causa em pessoas estre 15 e 49 anos de idade[1] (Figura 1).

Estudos mostram uma tendência de queda nas taxas de suicídio em países europeus, embora em outros países, como Brasil e Estados Unidos, haja uma tendência para o aumento das taxas[2,3].

Na Grécia, no Egito e em Roma, o suicídio era considerado um ato pecaminoso[4]. Com Hipócrates (460-377 a.C.), o suicídio passa a ser tratado como uma forma de transtorno de humor e, mais recentemente, em meados de 1600, passa-se a reconhecer também que o suicídio pode ser fruto de desigualdade social e pobreza. No século XIX, o suicídio passou a ser investigado como um problema social junto com a pobreza, o crime, o alcoolismo e as doenças, dentro do contexto principalmente da comunidade urbana. Estudos começaram a inves-

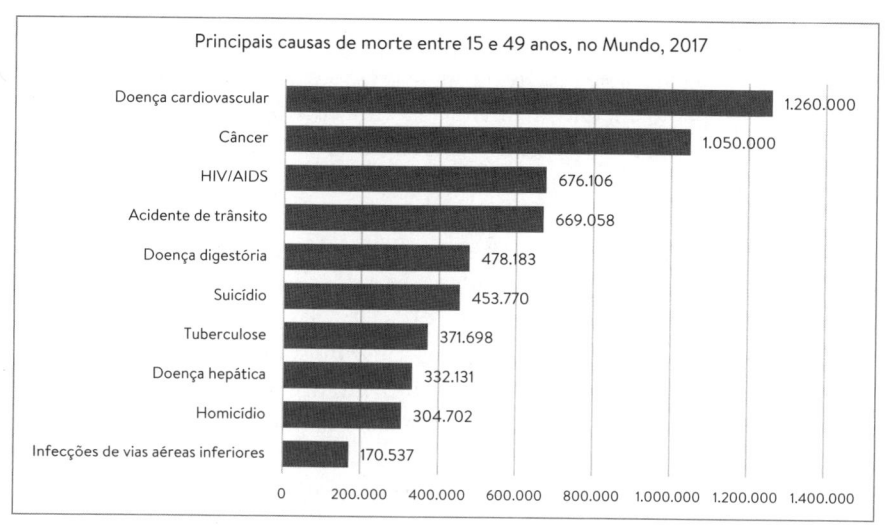

Figura 1 Principais causas de morte na população.
Fonte: adaptada de Ritchie e Roser, 2018[1].

tigar as taxas de suicídio e suas associações com fatores como clima, residência urbana-rural, idade, sexo, situação conjugal, classe socioeconômica, ocupação, fanatismo religioso, desordem civil, dores crônicas e doenças[5].

Atualmente, estima-se que até 90% dos indivíduos que cometem suicídio apresentem algum transtorno psiquiátrico. Os transtornos mais comuns são os do humor, abuso de substâncias, psicoses e transtorno de personalidade[6,7].

Pode-se notar que o suicídio não é apenas uma questão de saúde mental, ele é multifacetado e complexo, envolvendo fatores sociais, culturais e políticos[5]. Por conta disso, a entrevista para a avaliação do risco também é complexa. Ela precisa abranger informações relacionadas aos fatores protetores e de risco do indivíduo, além de acessar a ideação, o planejamento, o comportamento, o desejo e a intenção do paciente[8].

Neste capítulo, iremos discutir como fazer uma entrevista psiquiátrica de modo a avaliar de forma fidedigna o risco de suicídio do indivíduo.

A PESSOA E O MÉDICO

Considerando a extrema importância do contato inicial com o paciente suicida, fatores psicológicos intrínsecos do entrevistador são determinantes na anamnese e, por consequência, impactam no curso do progresso agudo da doença que levou à tentativa do suicídio. O suicídio é historicamente permeado por premissas, julgamentos, estigmas e concepções religiosas que ainda se refletem na forma como é tratado atualmente.

O suicídio passou por várias interpretações legislativas e religiosas em que, mesmo após a retirada de seu caráter criminoso em alguns países e o modo distinto como cada religião o encara atualmente, as concepções religiosas mantiveram por muito tempo uma visão punitiva carregada de significações doutrinárias e, de certa forma, de culpabilização do indivíduo[9].

Os médicos em formação recebem pouco treinamento acerca do suicídio, surgindo lacunas tanto em como devem portar-se diante de casos graves quanto em como agir tecnicamente e gerir a situação. A capacitação seria esperada já dentro do curso de medicina[10].

Perante grande parte da sociedade, os indivíduos que tentam ou cometem suicídio têm seus sentimentos e angústias encarados como "frescura", podem ser tachados como fracos e até mesmo "loucos" quando esboçam pensamentos suicidas. O preconceito recheado de falta de informações pode, paulatinamente, construir um abismo entre o profissional que chega à área de saúde e precisa fazer anamnese ou avaliação de risco e a pessoa por trás do profissional, que se desenvolveu envolto dessa mesma cultura desconhecedora dos vários fatores biopsicossociais complexos que levam o paciente à tentativa de suicídio[10].

As habilidades necessárias para que o processo de avaliação e julgamento do risco de suicídio seja efetivo podem ser desenvolvidas por estudo e supervisão clínica e requerem técnica, atenção, conhecimento e, principalmente, sensibilidade com o sofrimento do outro[11].

A anamnese deve ser feita em um local calmo e seguro, onde haja privacidade. A disponibilidade emocional para oferecer a devida atenção é imprescindível no contato inicial, seguida da disponibilidade de tempo, escuta efetiva livre de julgamentos, com empatia, respeito, preocupação, com uma abordagem calma e digna para o paciente que está em sofrimento e sentindo-se desamparado. É importante não interromper frequentemente o momento de fala, não ficar chocado com o que for dito e não demonstrar emoção excessiva, não fazer perguntas indiscretas que possam colocar o paciente em posição de desconforto ou inferioridade e, sobretudo, não banalizar seus problemas e angústias dizendo simplesmente que tudo irá ficar bem[12]. Ao contrário do que o tabu construído em cima do tema diz, a forma mais correta de descobrir se o paciente tem pensamentos de suicídio é perguntando para ele. O vínculo estabelecido desde o início do atendimento é de suma importância para que se obtenha a colaboração do paciente e para que ele se sinta confiante em responder perguntas disparadoras, como:

- "Você se sente triste?"
- "Você se sente desamparado?"
- "Já pensou que seria melhor estar morto ou tem vontade de morrer?"
- "Sente que a vida não vale mais a pena ou que não tem motivo para viver?"

Todas essas perguntas precisam ser feitas de forma muito cuidadosa e conforme momentos oportunos, ao perceber que a pessoa está se sentindo compreendida e aberta para falar, sempre com uma postura despida de caráter de julgamento, com perguntas dirigidas com a intenção de elaborar sentimentos, pensamentos e *insight* do paciente. Cabe ao profissional desenvolver um trabalho em equipe e manejar de forma adequada a angústia do paciente, sabendo ouvir suas preocupações e suas dores[12].

O profissional que conduz a entrevista, além de se certificar dos cuidados citados, precisa também ter um olhar atento para si mesmo a fim de revisar suas próprias atitudes e receios frente ao comportamento suicida. O compilado de questões esclarecidas anteriormente e a complexidade do tema podem resultar em forte contratransferência por estar diante de pessoas que desejam a morte, como sentimento de impotência perante a situação, passíveis de desencadear atitudes de negligência ou avaliações errôneas. A própria percepção de si aliada à dinâmica do paciente tende a desenvolver capacidades que auxiliam o raciocínio e o preparo profissional, diminuindo as chances de contribuir com o forte receio que pacientes psiquiátricos têm de buscar ajuda e, concomitantemente, aumentando as chances de um tratamento promissor e da prevenção direta do suicídio[11,12].

A avaliação desse perfil de paciente demanda do entrevistador não somente a busca por conhecimento além do que a graduação oferece, técnica e todos os fatores necessários explícitos no capítulo, mas também ética e conduta profissional condizente com o esperado, o que implica desconstruir fatores psicológicos intrínsecos, resquícios de uma história cultural cercada por estigmas e tabus que ainda afetam negativamente a sistematização do tratamento de pacientes psiquiátricos[11].

A ENTREVISTA DO PACIENTE COM RISCO DE SUICÍDIO

Ideação suicida é uma queixa frequente apresentada na avaliação psiquiátrica e muda a tomada de decisão por parte do profissional que entrevista o paciente. Saber como receber essa informação e, então, conduzir a entrevista é determinante para o sucesso do manejo do paciente e múltiplos fatores que interferem nesse processo, sejam eles de linguagem e adequação sociocultural, fatores técnicos e, ainda, psicológicos do entrevistador[13].

É muito comum que médicos não saibam abordar ideação suicida. Diferentes estudos conduzidos nos Estados Unidos, Reino Unido e Holanda mostraram que menos de 30% dos médicos se sentiam preparados para conversar com os pacientes sobre risco de autoextermínio. Soma-se a isso a crença comum entre os profissionais de que falar sobre suicídio pode implantar a ideia ou mesmo estimular, algo como acreditar que o efeito de abordar o assunto seja pior para o paciente[14].

Em geral, é cultural a crença de que ideação e tentativa de suicídio sejam formas de atrair a atenção, de atacar psicologicamente outra pessoa, falta de religião, de um afeto (ou de outras faltas) ou, ainda, uma forma de fugir de alguma realidade que a pessoa não consegue mudar ou enfrentar[15]. É fundamental que o médico tenha conhecimento sobre crenças culturais acerca de ideação suicida e como conduzi-las na avaliação (Tabela 1).

A abordagem ao paciente com intenção suicida deve começar por atitudes empáticas que busquem estreitar o diálogo e estabelecer vínculo de confiança. Diversas razões podem levar o paciente a não ser claro quanto aos pensamentos de morte, como vergonha, culpa, autoestigma, experiências iatrogênicas e

Tabela 1 Crenças culturais acerca da ideação suicida

Crença cultural	Realidade
Há intenção de chamar a atenção, não existe perigo	Toda ameaça deve ser entendida como risco real
Todo suicídio vem de atos impulsivos e acontece sem aviso	Muitos sinais podem ser emitidos e comunicações verbais ou comportamentais são usualmente encontradas
Há desejo pela morte, a decisão está tomada	Diferentes sinais indicam ambivalência quanto à decisão, havendo possibilidades de intervir
Havendo melhora do quadro ou sobrevivendo a uma tentativa, a pessoa está fora de risco	Ter uma tentativa prévia é um forte preditor de novas tentativas e períodos de aparente melhora dos sintomas podem cursar com aumento de energia e piora da impulsividade
Suicídio é hereditário	Nem todos os suicídios são hereditários e os estudos são limitados
Quem tenta suicídio sempre tem doença mental	Há uma minoria de casos com tentativa de suicídio em que não foram encontrados transtornos
Falar sobre suicídio pode criar ou alimentar ideias	Falar sobre suicídio provoca um efeito protetor, com redução do risco
Suicídio está restrito a um grupo ou classe social	Todos os grupos e classes econômicas estão suscetíveis
Crianças e adolescentes não tentam ou cometem suicídio	Crianças e adolescentes correm risco e deve-se ficar atento aos sinais em cada faixa etária

Fonte: adaptada de OMS, 2012[15].

maus-tratos anteriores por parte de profissionais de saúde, falta de crítica de gravidade da doença e produção delirante[14,16].

A atitude empática do profissional de saúde deve ser adequada ao ambiente de atendimento, seja em uma unidade de emergência ou em consulta ambulatorial. O médico do pronto-atendimento, seja clínico ou psiquiátrico, pode estar lidando com outros pacientes em estado crítico e com risco iminente e, ao se deparar com um paciente com tentativa de suicídio ou ideação suicida, pode automaticamente qualificar esse atendimento como menos prioritário. Nesse sentido, pode cair na cilada de fazer um atendimento breve, sem possibilidade de um diálogo ou, ainda, responsabilizando o paciente suicida por estar ocupando a vaga de outro que almeja, de fato, viver[17]. É fundamental levar em consideração que o paciente com intenção suicida é também um paciente crítico, inclusive com múltiplas disfunções neurobiológicas; que esse paciente apresenta um estado de profundo sofrimento psíquico; e que é um paciente que ocupará com frequência os serviços de saúde enquanto não for adequadamente atendido e cuidado. Na unidade de emergência, a entrevista clínica deve incluir troca de olhar com o paciente, demonstrando segurança e cuidado. A firmeza de um toque ao examiná-lo clinicamente pode transmitir o quanto o profissional se importa com a vida e isso facilita a abordagem e garante ao profissional o controle da situação[18].

Em atendimento ambulatorial, a atitude empática pode ser mais facilmente alcançada, seja pela possibilidade da troca de olhar, pela modulação do tom de voz ou pela forma como se colhe as informações, com adequação cultural de linguagem[14].

Na abordagem de mulheres é esperado que a comunicação seja estabelecida com menos dificuldade. Temas como abuso e violência doméstica, bem como uso de álcool e outras substâncias devem ser levantados: "Às vezes a Senhora tem usado a bebida ou alguma coisa para aliviar essa dor?"; ou "A Senhora tem tido dificuldades em casa, algum tipo de violência ou tendo sua intimidade forçada?". É imperativo investigar os meios adotados na intenção suicida. Embora comumente as mulheres usem meios menos agressivos, ainda sim envolvem risco e um aprendizado da letalidade por tentativa e erro[19].

Uma vez estando o paciente em condições clínicas de conversar e sem sintomas psicóticos, em um diálogo mais cuidadoso o médico pode compreender a fenomenologia e, então, tentar a diferenciação. Contudo, existem características comuns às tentativas e nem sempre é possível sua identificação[20].

Os meios pelos quais pessoas tentam e morrem por suicídio variam de acordo com a cultura e o país. Nos Estados Unidos, o principal método de suicídio é por arma de fogo, constituindo dois em cada três casos. Na Coreia do Sul, o principal meio é o enforcamento, seguido por atirar-se de altura; mortes por arma ocupam a sétima posição. Pesticidas e venenos são métodos comuns em diferentes sociedades[20,21].

É preciso questionar o paciente, detalhar qual o método planejado e identificar o acesso ao meio. Ainda hoje, restringir o acesso às formas de suicídio é altamente eficaz na proteção à vida do indivíduo.

INVESTIGAÇÃO DE FATORES PROTETORES E DE RISCO

Mudanças de comportamento, sintomas físicos e aspectos psicossociais sinalizam risco de suicídio e devem ser abordados durante a investigação. Nesse sentido, pesquisar sobre os fatores de predisposição, os precipitantes e os de proteção também é essencial (Tabelas 2 e 3).

Fatores epidemiológicos devem ser levados em consideração na entrevista. Homens têm o triplo do risco de consumar o suicídio, mas mulheres tentam mais. Idosos apresentam elevado risco para suicídio, mas entre jovens o problema vem crescendo e merece atenção. Comumente, homens têm dificuldade de falar sobre emoções, especialmente os mais velhos. Ao se deparar com um examinador mais jovem, a pessoa pode partir do entendimento de que o médico não tem

Tabela 2 Fatores predisponentes e precipitantes relacionados ao suicídio

Fatores predisponentes	Identificação sexual (masculino, feminino, transexual)
	Idade
	Histórico familiar (suicídio, alcoolismo, transtorno bipolar, outros)
	Diagnóstico de transtorno mental
	Doenças físicas
	Desesperança
	Estado civil
	Abuso na infância
	Aposentadoria ou desemprego
	Isolamento social
	Minoria étnica
	Baixo nível intelectual
Fatores precipitantes	Separação conjugal
	Término de relacionamento
	Rejeição social ou afetiva
	Hospitalização psiquiátrica recente
	Desestruturação familiar e desemprego
	Perdas financeiras ou piora do *status* econômico
	Gravidez indesejada (principalmente se mãe solteira)
	Frustração e sensação de constrangimento público

Fonte: adaptada de Baldaçara et al., 2020[22].

Tabela 3   Fatores de proteção

Fatores de proteção	Ausência de transtorno mental
	Gravidez
	Senso de responsabilidade familiar
	Proteção social e religião
	Estar empregado
	Satisfação pela vida
	Criança na família
	Capacidade de resolver problemas
	Boa capacidade de adaptação
	Teste de realidade preservado
	Relação terapêutica positiva

Fonte: adaptada de Baldaçara et al., 2020[22].

experiência suficiente para compreendê-lo, ou de que sua masculinidade pode ser exposta ao falar sobre sentimentos. Em uma outra ponta, os jovens podem temer represálias ou que suas informações sejam reveladas para pais e cuidadores; não é incomum estarem fazendo algo fora dos padrões de suas famílias[22,23]. Assim sendo, a conversa com o homem com ideação suicida pode ser facilitada quando se usam referenciais temporais ou culturais: "O Senhor tinha 20 anos no ano tal, naquele ano aconteceu tal coisa, se lembra?"; ou "Eu atendo várias pessoas nascidas nos anos tal, eu me identifico muito com essa geração". Para os mais jovens, vale também a identificação cultural, mas também reforçar o segredo médico e em que situação pode ser necessário acessar os cuidadores: "Você está em tal ano da escola, eu acho um dos mais legais!"; ou "Eu imagino que você tenha receio de algo, mas estou aqui para você se sentir melhor"; ou "Vamos conversar sobre alguns segredos seus e prometo somente abrir com seus pais aquilo que for extremamente necessário para proteger sua vida"[22].

Transtornos mentais são identificados em cerca de 90% daqueles que consumaram o suicídio, sendo mais frequentes os transtornos de humor, por uso de substâncias, esquizofrenias e transtornos de personalidade. As condições clínicas mais encontradas são síndromes dolorosas crônicas, epilepsia, doenças neurológicas crônicas, contaminação pelo vírus HIV e neoplasias. A entrevista médica precisa incluir investigação dos sintomas característicos, bem como exames laboratoriais[14].

Um grande estudo recente, utilizando dados da Pesquisa Nacional de Entrevista em Saúde dos Estados Unidos, avaliou diversos fatores sociodemográficos e de saúde, com mais de 240 mil indivíduos acima de 18 anos sendo seguidos em coorte prospectiva. Estado civil, tabagismo, etilismo, sofrimento psicológico grave, enfisema, doença hepática, doença renal e câncer foram os fatores que significativamente aumentaram o risco de cometer o suicídio[24].

O estado civil do indivíduo tem influência estatisticamente significativa no risco de cometer suicídio: é menor em indivíduos casados, maior em divorciados e em indivíduos que nunca se casaram. Os maiores índices de suicídio ocorrem em homens que nunca se casaram. Tabagistas ativos têm um risco duas vezes maior de cometer suicídio. Em relação ao etilismo, tanto os etilistas ativos quanto os abstêmios têm risco aumentado. O sofrimento psíquico foi um fator bastante importante, em concordância com diversos estudos prévios[24].

A população transgênero tem apresentado aumento expressivo em tentativas de suicídio nas estatísticas dos Estados Unidos e, possivelmente, o mesmo ocorra no Brasil. Esse grupo enfrenta situações de múltiplas violações e exclusão e acumulam muitos fatores de risco para suicídio. A abordagem da pessoa transgênero pode envolver aspectos que fogem dos valores pessoais do profissional e isso deve ser observado[25]. Chamar a pessoa pelo pronome adotado é o primeiro passo, porque é a forma como ela se identifica, independentemente do sexo biológico. Mulheres transgênero gostam de ser chamadas por ela e homens transgênero por ele. O profissional pode também perguntar como o paciente prefere ser chamado. Essa atitude de respeito facilita sobremaneira a relação médico-paciente com um indivíduo para o qual receber maus-tratos é a regra. A escolaridade deve ser observada para adequação de linguagem e melhora da comunicação. Durante a entrevista, é preciso investigar estressores psicológicos específicos, uso de álcool e outras drogas, dificuldade de acesso ao serviço de saúde na atenção primária, falta de moradia, histórico recente de discriminação ou maus-tratos, violência doméstica por parte dos parceiros, outros tipos de violência sexual, tentativas de regredir ao sexo biológico e ter passado por terapias psicológicas ou religiosas de reversão sexual[25,26].

Naqueles pacientes em que houve tentativa de suicídio, é preciso caracterizar o processo. Durante a entrevista, deve-se partir do entendimento de que o grupo de pessoas com ideação suicida é heterogêneo e existem tentativas com intenção de morrer e as sem intenção de morrer[22]. Dentre sinais que podem indicar a não intenção de morrer estão:

- A teatralidade, com características de provocação e sexualização, vestimentas extravagantes, expressão superficial e exagerada de emoções, de certa forma incompatível com uma falta de desejo pela vida.
- Sinais recentes ou cicatrizes de autolesão, indicando que haja um histórico de se ferir para aliviar um sofrimento ou para sentir prazer com o ferimento.
- Impulsividade aumentada, em que não havia pensamentos de morte estruturados e uma decisão foi tomada sem elaboração.

É importante levar em consideração que esses sinais de não intenção de morrer não são sempre determinantes de baixo risco suicida, pois a ideação suicida pode ser altamente flutuante e imprevisível.

CONSIDERAÇÕES FINAIS

O suicídio é uma causa importante de morte em todo o mundo. Registros mostram que ele ocorre há muito tempo e em diversas culturas diferentes.

Os fatores de risco incluem questões como transtorno mental, doenças crônicas e limitantes, além de condições socioeconômicas. A entrevista deve ser detalhada, acessando-se a ideação suicida atual, ou evento atual, além de história pregressa e planejamentos futuros.

O suicídio ainda carrega um estigma muito grande, sendo um tema muito difícil de ser abordado e explorado. É importante a aplicação de técnicas de entrevista para melhorar o vínculo entre o profissional de saúde e o paciente, reforçando a importância do estabelecimento de um contato empático e cuidadoso com o paciente. Caso contrário, a entrevista não refletirá a real intenção do paciente.

REFERÊNCIAS

1. Ritchie H, Roser M. Causes of death. Our world in data.2018. Disponível em: https://ourworldindata.org/causes-ofdeath?utm_source=newsletter&utm_medium=email&utm_campaign=covid_bytes_daily_newsletter. Acesso em: 6 set.2021.
2. Alicandro G, et al. Worldwide trends in suicide mortality from 1990 to 2015 with a focus on the global recession time frame. Int J Pub Health. 2019;64(5):785-95.
3. Hedegaard H, Curtin SC, Warner M. Increase in suicide mortality in the United States, 1999-2018. NCHS data brief. National Center for Health Statistics. 2020;362.
4. Lu DY, et al. Historical analysis of suicide. J Translational Genetics and Genomics. 2020;4.3:203-9.
5. Rosen G. History in the study of suicide. Psychological Med. 1971;1.4:267-85.
6. Wasserman D, et al. The European Psychiatric Association (EPA) guidance on suicide treatment and prevention. Eur Psychiatry. 2012;27.2:129-141.
7. Harris EC, Barraclough B. Suicide as an outcome for mental disorders. A meta-analysis. British Journal of Psychiatry. 1997;170.3:205-28.
8. Shea SC. Suicide assessment. Psychiatric Times. 2009;26.12:1-6.
9. Eskin M, Poyrazli S, Janghorbani M, Bakhshi S, et al. The role of religion in suicidal behavior, attitudes and psychological distress among university students: A multinational study. Transcult Psychiatry. 2019;56(5):853-77.
10. Rocha GP, Araújo GM, Ávila LA. Attitudes of doctors and medical students toward patients with suicidal ideation. Revista Bioética. 2020;28(2):344-55.
11. Azevedo AL, Lengruber DE, et al. Nursing student's sense perception of communication in psychiatric hospital. Revista Brasileira de Enfermagem. 2018;71(5):2280-2286.
12. Nordgaard J, Sass LA, Parnas J. The psychiatric interview: validity, structure, and subjectivity. Eur Arch Psychiatry Clin Neurosci.2013;263(4):353-364.

13. McCabe R, Sterno I, Priebe S, et al. How do healthcare professionals interview patients to assess suicide risk?. BMC Psychiatry. 2017;17:122.

14. Harmer B, Lee S, Duong TVH, Saadabadi A. Suicidal Ideation. In: StatPearls. Treasure Island: StatPearls Publishing; 2021.

15. World Health Organization. Public health action for the prevention of suicide: a framework. WHO; 2012. Disponível em: http://apps.who.int/iris/bitstream/10665/75166/1/9789241503570_eng.pdf?ua=1.

16. Aguiar JGG. Mitos e crenças sobre o suicídio: visão de profissionais de segurança. Tese de Doutorado. Brasília: Departamento de Psicologia, Universidade de Brasília, 2017. 135 p.

17. Isbell LM, Boudreaux ED, Chimowitz H, Liu G, Cyr E, Kimball E. What do emergency department physicians and nurses feel? A qualitative study of emotions, triggers, regulation strategies, and effects on patient care. BMJ Qual Saf. 2020;29(10):1-2.

18. Betz ME, Boudreaux ED. Managing suicidal patients in the emergency department. Ann Emerg Med. 2016;67(2):276-82.

19. Lövestad S, Löve J, Vaez M, et al. Suicidal ideation and attempts in population-based samples of women: temporal changes between 1989 and 2015. BMC Public Health. 2019;19:351.

20. Ritchie H, Roser M, Ortiz-Ospina E. Suicide; 2015. Disponível em: https://ourworldindata.org/suicide.

21. Lim M, Lee SU,Park JI. Difference in suicide methods used between suicide attempters and suicide completers. Int J Ment Health Syst. 2014;8:54.

22. Baldaçara L, Grudtner RR, Leite VS, Porto DM, Robis KP, Fidalgo TM, et al. Brazilian Psychiatric Association guidelines for the management of suicidal behavior. Part 2. Screening, intervention, and prevention. Braz J Psychiatry. 2020;S1516-44462020005039201.

23. Bando D, Scrivani H, Morettin P, Tung, T. Seasonality of suicide in the city of São Paulo, Brazil, 1979-2003. Rev Bras Psiqu. 2009;31:101-5.

24. Nie J, et al. Risk factors for completed suicide in the general population: A prospective cohort study of 242, 952 people. J Affect Dis. 2021;282:707-711.

25. Herman JL, Brown TN, Haas AP. Suicide thoughts and attempts among transgender adults: Findings from the 2015 U.S. Transgender Survey. UCLA: The Williams Institute.2019. Disponível em: https://escholarship.org/uc/item/1812g3hm

26. Wiepjes CM, den Heijer M, Bremmer MA, Nota NM, de Blok CJM, Coumou BJG, Steensma TD. Trends in suicide death risk in transgender people: results from the Amsterdam Cohort of Gender Dysphoria study (1972-2017). Acta Psychiatr Scand. 2020;141(6):486-91.

27. World Health Organization (WHO). Methods and data sources for country-level causes of death – 2000-2019. WHO; 2020.

Seção III

O exame psíquico

18
Introdução ao exame psíquico

Eduardo Wagner Aratangy
José Gallucci Neto

 SUMÁRIO

- Introdução
- O uso do sistema AMDP
- Uma perspectiva biológica das funções psíquicas
- Referências

 PONTOS-CHAVE

- Sistema da Associação para Metodologia e Documentação em Psiquiatria (AMDP), que serve de base para o ensino sistemático de investigação psicopatológica na formação dos médicos residentes de Psiquiatria do Instituto de Psiquiatria do Hospital das Clínicas da Faculdade de Medicina da Universidade de São Paulo (IPq-HCFMUSP).

INTRODUÇÃO

O exame psíquico ou do estado mental é a principal ferramenta para obtenção de dados semiológicos na psiquiatria. No curso de psicopatologia oferecido aos residentes de psiquiatria do IPq-HCFMUSP, diversas abordagens teóricas são utilizadas, mas o método fenomenológico e a psicopatologia descritiva seguem como norteadores na formação dos futuros psiquiatras. Nos capítulos anteriores, exploramos os fundamentos da psicopatologia e da entrevista psiquiátrica. Nos próximos capítulos, descreveremos as principais alterações encontradas ao exame psíquico. Para isso, utilizaremos como fonte principal o sistema AMDP (Associação para Metodologia e Documentação em Psiquiatria).

Cabe aqui uma pequena introdução sobre o sistema AMDP[1]. Criado em 1965 e atualmente em sua 10ª edição, o AMDP surgiu para sistematizar os termos psicopatológicos em língua alemã. Desde então, o sistema foi aprimorado e é aceito como glossário definidor dos termos psicopatológicos na Alemanha, Áustria e Suíça. Traduzido para diversas línguas, o sistema AMDP serve como guia de achados psicopatológicos e, principalmente, para registro preciso de sinais e sintomas. Na Europa são ministrados cursos práticos para o uso do sistema, com aplicações didáticas, clínicas e para pesquisas. Lá, o sistema AMDP, assim como seu formulário para documentação de achados psíquicos e somáticos são amplamente utilizados na anamnese dos pacientes. No Brasil, ainda não temos tais cursos, mas o manual de documentação de achados diagnósticos encontra-se traduzido pela editora Hogrefe e seu conteúdo será amplamente utilizado nos próximos capítulos. Consideramos o sistema AMDP a melhor síntese da tradição psicopatológica germânica, compilando os principais conceitos de modo organizado e claro.

O USO DO SISTEMA AMDP

Os capítulos a seguir utilizarão as definições psicopatológicas do sistema AMDP. Optamos por adotar de forma integral sua nomenclatura por ser claramente definida em um glossário, com explicações e exemplos. Ao longo do texto, utilizaremos outros termos, sempre que possível com as referências, mas o estudo da psicopatologia mostra uma enorme variedade de termos sem embasamento claro ou relevância clínica, perpetuados por livros mais como curiosidades do que por sua utilidade prática.

Outras fontes que serão utilizadas nos próximos capítulos são o Curso de Psicopatologia, do Prof. Isaias Paim, e o livro Psicopatologia e semiologia dos transtornos mentais, do Prof. Paulo Dalgalarrondo[2].

O primeiro é a obra seminal no estudo sistemático da psicopatologia da Clínica Psiquiátrica da Faculdade de Medicina da Universidade de São Paulo. Embora contenha grande parte do conhecimento psicopatológico do século XX e seja bem escrito, teve sua última edição em 1993.

O segundo é a obra mais utilizada e difundida no Brasil sobre psicopatologia, escrita de modo extremamente didático e claro, sem perder o caráter eclético e multidisciplinar de suas informações.

Algumas referências utilizadas nos próximos capítulos são os textos clássicos da psicopatologia europeia, especialmente a alemã.

Quando o termo utilizado pertencer ao sistema AMDP, será representado como demonstra a Figura 1.

Normalmente o registro do sintoma se faz em formulário em que constam opções de marcação para: ausência do sintoma, presença do sintoma (e gravidade) e não avaliação do sintoma. Tal registro também pode ser realizado em um exame psíquico descritivo, forma mais utilizada em nosso meio.

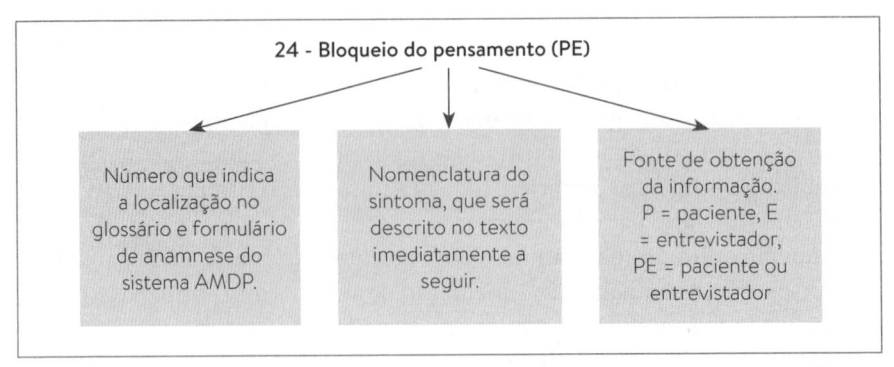

Figura 1 Exemplo do uso do sistema AMDP (Associação para Metodologia e Documentação em Psiquiatria).

A utilidade didática do sistema se revela na listagem de sintomas divididos por função psíquica, servindo de lista de checagem para o entrevistador iniciante, mas também como entrevista semiestruturada para pesquisas científicas ou para avaliação longitudinal de pacientes.

Nos capítulos seguintes, as funções psíquicas serão descritas de acordo com a sequência clássica do exame psíquico, iniciando-se pelas funções cognitivas em sua ordem hierárquica (consciência, orientação, atenção, memória, pensamentos, alterações do juízo de realidade, alterações da sensopercepção), passando, a seguir, para as alterações da consciência do Eu, afetividade, volição, psicomotricidade e, por fim, as alterações circadianas, somáticas e outras.

Na Tabela 1, mostramos um exemplo de preenchimento da ficha de avaliação do sistema AMDP no que se refere às alterações da consciência (itens 1 a 4) em

Tabela 1 Exemplo de preenchimento dos itens relacionados às alterações de consciência no sistema AMDP

Sintoma	Fonte de dados: entrevistador ou paciente	Ausente	Leve	Moderado	Grave	Não avaliado
Alterações da consciência						
1. Rebaixamento da consciência	E		X			
2. Turvação da consciência	E				X	
3. Estreitamento da consciência	PE	X				
4. Expansão da consciência	P	X				

um paciente que apresenta estado confusional agudo decorrente de insuficiência renal aguda. Observa-se rebaixamento da consciência leve e grave turvação da consciência, quadro conhecido como *Delirium*.

UMA PERSPECTIVA BIOLÓGICA DAS FUNÇÕES PSÍQUICAS

Na visão evolucionista, podemos entender a consciência como fenômeno que se inicia na capacidade de receber informações do ambiente externo (sensação). A partir da possibilidade de localizar a origem de tais informações no tempo e espaço (orientação), focar os recursos sensoriais (atenção) e associá-los a vivências prévias (memória), iniciam-se os processos cognitivos. O processamento de tais informações ambientais pode ser nomeado de percepção e é a análise e comparação dos estímulos recebidos, fornecendo, assim, o repertório de vivências que será armazenado na memória e utilizado posteriormente nos processos cognitivos e decisórios. Nos humanos, chamaremos de consciência toda essa capacidade integrada de receber informações do ambiente circundante e responder adequadamente em termos de sobrevivência.

Nesse enfoque evolucionista, podemos considerar a afetividade como a ferramenta que gradua a importância de eventos vividos para a sobrevivência, em relação a seus riscos e oportunidades (com emoções básicas como medo, nojo, raiva, alegria e tristeza). O afeto é a qualidade e tônus emocional que acompanham uma representação mental. A manutenção de afetos em relação a objetos e situações é conhecida como sentimento e as tendências afetivas mais duradouras e globais chamaremos de humor. Os traços mais perenes nas tendências afetivas costumam ser chamados de temperamento e acompanharão o indivíduo por toda sua vida. A separação artificial entre cognição e afetividade já perde o sentido biológico aqui, pois para haver afeto é necessário haver memória. De qualquer forma, utilizaremos a divisão tradicional das "funções psíquicas" por questões didáticas.

Os pensamentos (e juízos) associam e integram os processos anteriores, criando a consciência do "Eu" e a inteligência (no sentido de buscar soluções a problemas). No humano, temos a linguagem como principal expressão do pensamento, um "código base" que favorece a comunicação entre outros humanos e facilita os processos de armazenamento de memória. Em outros animais, há diferentes níveis de linguagem, mas existem outros mecanismos de armazenamento e comunicação que não serão explorados neste livro. Integrando atividade cognitiva/valorativa à vida afetiva/volitiva, temos o que é chamado de caráter.

O que é classicamente chamado de personalidade pode ser visto como a integração de todas as características anteriores ou, de modo mais simples, a soma do temperamento com o caráter.

Os impulsos e vontades agregam necessidades biológicas, afetos e atividade cognitiva, gerando o vetor para as ações que se revela na motricidade. Tal vetor é regulado e guiado por forças primitivas (p. ex., instintos) que se agregam à processamentos mais sofisticados (regulações morais, valores sociais etc.), gerando capacidades de planejamento e pragmatismo.

É evidente que a mente humana, objeto de estudo mais complexo conhecido até agora, precisa ser contemplada por múltiplas perspectivas e conhecimentos para que nos aproximemos de sua compreensão. Consideramos, entretanto, a biologia, em especial o evolucionismo darwiniano, como bom ponto de partida para esse estudo.

REFERÊNCIAS

1. Associação para Metodologia e Documentação em Psiquiatria (AMDP). O sistema AMDP: manual de documentação de achados diagnósticos psiquiátricos. São Paulo: Hogrefe; 2016.
2. Dalgalarrondo P. Psicopatologia e semiologia dos transtornos mentais, 3.ed. Porto Alegre: Artmed; 2018.
3. Paim I. Curso de psicopatologia, 4.ed. São Paulo: Ciências Humanas; 1979.
4. Hirsch SR, Shepherd M. Themes and variations in European Psychiatry. Bristol: John Wright & Sons; 1974.
5. Berrios GE. The history of mental Symptoms: descriptive psychopathology since the nineteenth century. Cambridge: Cambridge University Press; 1996.
6. McGuire M, Troisi A. Darwinian Psychiatry. New York: Oxford University Press; 1998.

19

Consciência

Eduardo Wagner Aratangy
José Gallucci Neto

 SUMÁRIO

- Introdução
- Alterações da consciência de acordo com o sistema AMDP
- Referências

 PONTOS-CHAVE

- Alterações da consciência de acordo com o sistema AMDP (Associação para Metodologia e Documentação em Psiquiatria)[1].
- Identificação das principais alterações da consciência: rebaixamento, turvação, estreitamento e expansão.

INTRODUÇÃO

A própria definição de consciência segue controversa. Por se tratar de termo utilizado nas ciências humanas e biológicas, há discussões extensas sobre sua natureza e até sobre a validade do conceito. O estudo da consciência mostra como as funções psíquicas, aqui separadas para fins didáticos são, na verdade, interdependentes.

Para este capítulo, utilizaremos o conceito clássico da psicopatologia, que define a consciência como capacidade global de apreensão e resposta ao ambiente. Dessa forma, definiremos as alterações da consciência como mudanças amplas nas experiências vividas, reatividade aos estímulos e do comportamento geral do indivíduo. Ainda na tradição psicopatológica, a consciência é hierarquicamente superior a todas as funções psíquicas, uma vez que pode ser considerada como o vetor mental final da somatória de todas as atividades que vão da sensopercepção (aferência ou *input*) à responsividade ao ambiente (eferências ou *outputs*).

Uma imagem metafórica utilizada em aulas para representar a consciência em um exame psíquico é com o exemplo de um indivíduo acordado, capaz de interagir normalmente, em uma grande sala iluminada. A sala seria o mundo externo, que oferece estímulos ambientais e interage com o indivíduo. Este, por sua vez, pode circular pelo ambiente, interagir com objetos, orientar-se no tempo e espaço, voltar seu foco atencional a determinado fenômeno ou objeto e associar as vivências presentes às suas memórias, vontades, afetos e ideias. Por meio do pensamento, pode organizar tais vivências de modo coerente, podendo expressar tais experiências pela linguagem e executar atos motores voluntários de acordo com sua vontade. Essa metáfora resume bem como a consciência é uma capacidade integrativa ampla, que resulta de toda atividade mental e que possui importantes interfaces somáticas (da sensopercepção nas aferências à linguagem e psicomotricidade nas eferências).

Dessa forma, as alterações da consciência descritas mostram duas variedades:

- Prejuízos quantitativos, condizentes ao rebaixamento do nível de consciência e que correspondem à progressão rumo ao coma, ou estado de inconsciência. Nesse caso, estamos diante de quadros que provocam prejuízo da lucidez, clareza do sensório ou vigilância (todos no sentido de "acordado" e com a capacidade de receber e processar e responder a estímulos ambientais adequadamente).
- Prejuízos qualitativos, que correspondem a alterações assimétricas nas diferentes funções psíquicas, podendo haver preservação de algumas capacidades enquanto se observa deficiência em outras. O indivíduo está acordado, vigil, mas as capacidades de receber adequadamente informações externas, processá-las e agir de acordo estão comprometidas.

ALTERAÇÕES DA CONSCIÊNCIA DE ACORDO COM O SISTEMA AMDP

1 – Rebaixamento da consciência (E)

Alteração do estado de vigília (ou da atenção desperta).

O paciente apresenta sonolência e lentificação de acordo com a gravidade. Se ainda houver resposta à abordagem verbal, chama-se de "leve".

Se a resposta ocorre apenas mediante estímulo doloroso ou outro estímulo intenso, chama-se de "grave".

Conforme o rebaixamento da consciência se acentua em um paciente, eclode a dificuldade na compreensão do que está ocorrendo ao seu redor e a perda da voluntariedade do foco atencional, da capacidade de concentração e do acesso à memória. O paciente fica à mercê de vivências mentais imprecisas que se impõe a ele, podendo haver ilusões ou alucinações fugazes e a deterioração do pensamento conceitual. Conforme Paim[2], "somente com muito esforço o enfermo obnubilado consegue controle de si próprio, assim mesmo de modo momentâneo e fugaz." Em relação à afetividade, volição e psicomotricidade, mostram-se lábeis, com ansiedade, irritação, inquietação e expressões angustiadas associadas à incoordenação motora proporcional ao nível de rebaixamento.

Na imagem do foco de luz que utilizamos, é como se a iluminação do ambiente fosse escurecendo e a capacidade de responder do indivíduo, diminuindo. Historicamente, classificou-se o grau de rebaixamento em sonolência/obnubilação, sopor, estupor e coma. Na prática, podemos separar os rebaixamentos de consciência como leves e graves, ou utilizar a Escala de Glasgow para o coma a fim de estratificar o nível de consciência de modo mais preciso.

2 – Turbamento ou turvação da consciência (E)

Prejuízo qualitativo da lucidez. Alteração da capacidade de compreensão, em diferentes aspectos, da própria pessoa e do ambiente, de relacioná-los logicamente, de comunicá-los e de lidar com eles.

A gravidade da turvação de consciência pode ser graduada pelo nível de incoerência/confusão mental da experiência momentânea do paciente.

A turvação da consciência leva a prejuízo global, mas assimétrico da vivência e dos comportamentos. Em geral, observa-se desorientação no tempo, espaço e situação, dificuldades atencionais (distração e dificuldade de concentração), prejuízos de compreensão, desorganização do pensamento, distanciamento do mundo exterior e perplexidade. A situação clínica mais relevante em que se observa tal fenômeno é no *delirium* ou estado confusional agudo. O *delirium* corresponde à insuficiência cerebral aguda e possui, em geral, etiologia orgânica, embora possa ocorrer em quadros psicóticos agudos e intoxicações. Alguns aspectos da atividade mental estão claramente prejudicados, em especial no que diz respeito à orientação, atenção e memória, pensamento e linguagem, que estarão desorganizados, incoerentes e deficitários. Outras funções psíquicas são atingidas de modo variável, como sensopercepção, afetividade, volição e motricidade. De modo geral, podemos separar o *delirium* hipoativo, quando predomina rebaixamento afetivo-volicional com lentificação psicomotora, e o *delirium* hiperativo, quando ocorre agitação psicomotora e labilidade afetiva. Em qualquer situação, podem ocorrer alterações sensoperceptivas, sendo clássicas as descrições de ilusões visuais, táteis e cenestésicas e alucinações predominantemente visuais. Uma característica comum no *delirium* é a instabilidade do quadro ao longo do dia, sendo comum a piora no fim da tarde e a inversão do ciclo vigília-sono. O paciente pode apresentar oscilações graves em questão de minutos ou horas, a depender da etiologia que prejudica o funcionamento cerebral. O *delirium* hipoativo pode representar um desafio às equipes de saúde, já que o paciente se encontra lentificado globalmente, podendo não manifestar a gravidade do acometimento cerebral presente.

O subtipo mais conhecido de *delirium* hiperativo é o *delirium tremens*, da síndrome de abstinência alcoólica. Nele temos o quadro confusional agitado ou hiperativo, com tremor grosseiro, desregulação autonômica e alterações sensoperceptivas, como ilusões e/ou alucinações visuais, táteis e cenestésicas, frequentemente na forma de microzoopsias (animais ou insetos vistos e/ou sentidos pelo paciente).

Outra variante do *delirium* hiperativo é o estado onírico ou oniroide, em que as vivências ligadas à turvação da consciência são semelhantes a um sonho intenso, com alucinações visuais complexas, detalhadas, tétricas e com forte conteúdo afetivo, o que assemelha o quadro a um pesadelo. Psicomotricidade, reações afetivas e autonômicas do paciente se exacerbam, podendo haver intensa agitação e reações de pavor. Eventualmente, pode surgir um estado de ânimo eufórico, com excitabilidade excessiva e tendência a maneirismos e movimentos repetitivos. Tal quadro foi originalmente descrito em febres de origem infecciosa, mas pode ocorrer em intoxicações e outros quadros de insuficiência cerebral. Após a resolução do quadro, o paciente apresenta amnésia completa ou reminiscências fragmentadas.

Os antigos termos "loucura alucinatória do puerpério", "*delirium* febril" e "amência" se enquadram hoje na descrição do *delirium* e possuíam como corolário a turvação da consciência, desorientação no tempo e espaço, dificuldade em compreensão, lentificação das respostas do paciente, incoerência do pensamento de caráter oniroide, predomínio de vivências alucinatórias oniroides, afetividade variando entre depressiva e ansiosa e fenômenos de excitação psicomotora, podendo surgir sintomas catatônicos.

3 – Estreitamento da consciência (P ou E)

Restrição global da capacidade de vivência e de comportamento, com reduzida capacidade de resposta aos estímulos externos.

O foco de consciência apresenta-se estreitado e inflexível. O comportamento do paciente mostra fixação ou fascínio por determinada vivência interna ou externa.

A gravidade do estreitamento pode ser constatada pela dificuldade de mobilizar o foco de consciência do paciente por meio de perguntas.

O estreitamento da consciência pode ser visto como um fenômeno normal, que se torna patológico quando exacerbado. Um estado de concentração voluntária da atenção para a resolução de uma tarefa, por exemplo, pode estreitar transitoriamente o foco da consciência.

O estreitamento ocorre em respostas agudas ao estresse, em quadros dissociativos (como na fuga dissociativa, na amnésia dissociativa e no controverso transtorno de personalidades múltiplas). Pode ocorrer em quadros impulsivos e compulsivos, como no transtorno explosivo intermitente, cleptomania e transtornos alimentares.

No estado de hipnose, ocorre estreitamento transitório e voluntário da consciência com o foco de atenção concentrado, sendo que tal estado é induzido por outra pessoa. Durante a hipnose, a consciência pode acessar memórias dificilmente evocáveis na vigília normal, ocorre sugestionabilidade aumentada, assim como a possibilidade de modular aferências sensoriais (inclusive dor) e eferências motoras. Embora seja apenas uma técnica de modulação da consciência, podendo servir a fins terapêuticos, a hipnose é afamada por ser originalmente ligada a práticas místicas e charlatanescas, como o mesmerismo. Outro ponto controverso é a possibilidade de produzir memórias falsas em pacientes hipnotizados, o que leva a sérias consequências éticas e legais. Vale notar que, entretanto, os comportamentos realizados pelo paciente durante o estado hipnótico são voluntários, consentidos.

O estado crepuscular é o estreitamento transitório da consciência, mantendo-se atividade motora coordenada. Nesse quadro, há compreensão errônea e limitada da situação vivenciada, com percepção deficitária ou inexistente do mundo exterior. O paciente é dominado por impulsos e conserva a capacidade de ação, mas está tomado por experiências internas afetivamente intensas, podendo haver alterações graves da sensopercepção e ideias deliroides. Surgem comportamentos incompreensíveis ao observador externo, mas com conduta motora ordenada, podendo haver episódios de agressividade e comportamentos destrutivos. Tais episódios duram habitualmente de minutos a horas e terminam de modo súbito, com amnésia lacunar para os fatos ocorridos durante o episódio crepuscular. Embora possa ocorrer em quadros orgânicos e tóxicos, classicamente o estado crepuscular surge de forma abrupta após um evento emocionalmente muito intenso, em que os pacientes relatam a sensação de que "caiu um disjuntor, queimou um fusível" quando a intensidade da emoção vivenciada supera a capacidade de suportá-la. Como regra, tais episódios duram de minutos a horas.

Estado segundo e dissociação da consciência também são incluídos como estreitamento da consciência.

4 – Expansão da consciência (P)

Trata-se de uma alteração qualitativa da consciência em que o paciente refere que a totalidade de sua vivência está aumentada.

O paciente percebe-se mais vivaz, aberto, perceptivo, com amplificação das percepções e sentimentos.

A gravidade da expansão pode ser graduada como leve enquanto é relatada pelo paciente e grave quando o entrevistador percebe a manifestação do fenômeno.

Tais quadros são mais raros e podem ocorrer em contextos religiosos (transe, estado meditativo profundo), assim como sob efeito de substâncias (psilocibina, derivados do ácido lisérgico, ayahuasca, mescalina).

REFERÊNCIAS

1. Associação para Metodologia e Documentação em Psiquiatria (AMDP). O sistema AMDP: manual de documentação de achados diagnósticos psiquiátricos. São Paulo: Hogrefe; 2016.
2. Dalgalarrondo P. Psicopatologia e semiologia dos transtornos mentais, 3.ed. Porto Alegre: Artmed; 2018.
3. Paim I. Curso de psicopatologia. 4.ed. São Paulo: Ciências Humanas; 1979.
4. Hirsch SR, Shepherd M. Themes and variations in European Psychiatry. Bristol: John Wright & Sons; 1974.

20
Orientação

Eduardo Wagner Aratangy
José Gallucci Neto

 SUMÁRIO

- Introdução
- Alterações da orientação segundo o sistema AMDP
- Exemplos clínicos
- Referências

 PONTOS-CHAVE

- Alterações da orientação segundo o sistema AMDP (Associação para Metodologia e Documentação em Psiquiatria)[1].
- Identificação das principais alterações da orientação: temporal, espacial, situacional e sobre a própria pessoa.

INTRODUÇÃO

Orientação, em psicopatologia, é a capacidade de se situar em relação a si mesmo e ao universo circundante no tempo e espaço. Com frequência, mas não exclusivamente, as alterações de orientação são referidas pelo paciente como "sensação de confusão" ou "me sinto confuso", e estão relacionadas a processos orgânicos cerebrais.

Segundo Paim[2], orientação é a função psíquica que nos dá conhecimento, a cada momento de nossa vida, da situação real em que nos encontramos. Para seu bom funcionamento, a orientação depende da consciência preservada, assim como da adequada integração entre atenção, memória e sensopercepção.

A dificuldade de orientação é um marcador sensível das alterações da consciência, de quadros de disfunção cerebral, sendo precocemente encontrada em quadros demenciais, no *delirium*, intoxicações endógenas e exógenas e em quadros que acometem o funcionamento cerebral de forma orgânica, como as demências. Nas alterações de origem psíquica, as desorientações podem surgir de modo abrupto, como nos quadros dissociativos e induzidos por drogas, ou gradualmente, como nos transtornos afetivos graves e nas psicoses crônicas.

Na investigação da orientação, devemos atentar se o paciente escutou e compreendeu corretamente as perguntas feitas pelo entrevistador (compreensão) e também se existem outros fatores que podem confundir a anamnese sobre o tema. Um exemplo disso ocorre nos quadros psicóticos, em que o paciente, por exemplo, possui um delírio de grandeza sobre sua identidade e se considera Deus. Nesse caso, não consideramos a alteração primária de orientação, mas sim como secundária ao delírio. Do mesmo modo, não se enquadram em alterações da orientação os quadros de falso reconhecimento de pessoas e situações quando há quadro psicótico ativo, como na Síndrome de Cotard, Fregoli e Capgras. A desorientação, nesses casos, tem as características de um delírio, sendo fenomenologicamente mais bem explicada por erros de interpretação de origem delirante.

A anamnese global da orientação pode ser feita com perguntas simples, como as contidas no *Mini-mental state examination* (MMSE), usado universalmente na neuropsiquiatria. Cabe a ressalva que aspectos mais refinados da anamnese e a investigação das orientações situacional e biográfica podem não ser adequadamente explorados com essa ferramenta.

Um aspecto interessante na anamnese da orientação é que pacientes que simulam quadros psiquiátricos podem tentar mostrar alterações orientacionais nas testagens, mas acabam mostrando preservação desses atributos se a entrevista for guiada de modo mais aberto e dialógico.

Historicamente, Wernicke nomeou como orientação alopsíquica aquela ligada ao tempo e espaço e autopsíquica aquela ligada à orientação situacional e sobre o próprio indivíduo.

ALTERAÇÕES DA ORIENTAÇÃO SEGUNDO O SISTEMA AMDP

5 – Alterações da orientação temporal (P)

Data (dia, mês e ano), dia da semana ou estação do ano são esquecidos ou lembrados apenas parcialmente.

As perguntas do MMSE podem ser utilizadas para a anamnese da orientação temporal, mas, na maior parte das vezes, uma entrevista fluida com o paciente já revela eventuais alterações temporais. Vale lembrar que testagens, especialmente no início da entrevista, podem agudizar a ansiedade do paciente, atrapalhando a obtenção de dados confiáveis. A melhor forma de introduzir a necessidade de uma testagem é fazendo um sumário explicativo ao paciente do porquê você fará tal teste (p. ex.: "Percebi que o senhor se queixou de sua memória e não se lembra em que ano estamos, podemos fazer um pequeno teste para confirmar se há algum problema com ela?").

Respostas ligeiramente erradas (como dia do mês ou dia da semana) devem ser refeitas para que o paciente tenha a possibilidade de se corrigir, não representando necessariamente desorientação temporal.

Dificuldades na ordenação temporal de eventos passados não constituem alterações da orientação temporal, mas sim da memória, já que demonstram prejuízos na capacidade de organização cronológica na sequência mnéstica de fatos.

A gravidade das alterações da orientação temporal pode ser aferida pela imprecisão nas respostas oferecidas pelo paciente e, também, por respostas erráticas quando o paciente é questionado diversas vezes sobre o momento no tempo. Considera-se a orientação temporal como a mais sofisticada do ponto de vista neurofuncional na investigação global da orientação. Por essa razão, é a primeira a ser comprometida em diversos quadros psicopatológicos.

6 – Alterações da orientação espacial (P)

O paciente não sabe o local onde está, ou fornece respostas muito inexatas.

Para a avaliação da orientação espacial, é necessário que o paciente tenha sido informado previamente sobre sua localização.

Novamente, vemos a interdependência entre orientação e memória. Se o paciente possui prejuízos importantes da memória, terá dificuldades em construir a sequência de eventos e lugares que desaguaram no momento e local atuais. Também se deve distinguir dos delírios interpretativos sobre a sua localização.

As perguntas do MMSE relativas ao local atual podem ser utilizadas, mas basicamente o paciente precisa ser questionado sobre onde se encontra naquele momento (qual hospital/consultório, endereço, cidade etc.).

7 – Alterações da orientação situacional (P)

O contexto da situação atual é percebido de forma incorreta ou apenas parcial.

O paciente relata estar em uma situação inexata em relação ao ambiente atual, tendo dificuldade em relatar que se trata de uma entrevista médica, ou dizendo que está em outra situação, como por exemplo em um interrogatório policial ou entrevista de emprego. A gravidade da desorientação situacional é proporcional à dificuldade do paciente em aceitar ou corrigir sua situação real.

As perguntas básicas feitas aos pacientes para aferir a orientação situacional são:

"O que estamos fazendo neste momento?", "O que está acontecendo nesta conversa entre nós?", "Por que estamos tendo esta conversa?".

Novamente verificamos a interface entre orientação e a capacidade mnêmica de organizar eventos sequenciais que nos trazem à situação atual. Portanto, quadros demenciais, psicóticos, afetivos, por uso de substâncias e dissociativos podem alterar a orientação situacional.

8 – Alterações da orientação sobre a própria pessoa (P)

A situação pessoal ou a história biográfica é total ou parcialmente perdida.

Conhecimentos sobre a própria história de vida, fatos marcantes e identidade são relatados de modo incompleto ou até totalmente divergentes com a realidade.

Informações sobre data e local de nascimento, nome, cônjuge e filhos, profissão, local de moradia e aspectos biográficos concretos são inexatos ou incorretos.

A gravidade da alteração orientacional sobre a própria pessoa pode ser aferida pelo grau de incerteza e incompletude dos dados fornecidos (prejuízo quantitativo) ou pelo grau de divergência entre o relato em comparação com os dados biográficos reais (prejuízo qualitativo).

As alterações quantitativas são mais frequentes nos estados demenciais, enquanto as qualitativas podem ser vistas com mais frequência nas psicoses, mania, depressão grave, retardo mental, histeria e simulação.

Aspectos que precisam ser diferenciados da alteração de orientação sobre a própria pessoa são o fenômeno da despersonalização e as vivências de influência, que serão discutidos adiante.

EXEMPLOS CLÍNICOS

Paciente idoso com evidente quadro demencial não consegue se localizar temporal e espacialmente. Dentro de seu apartamento confunde a sala com seu quarto e urina na cozinha por achar que está no banheiro. Trata-se de desorientação crônica própria dos quadros demenciais avançados.

Um paciente não sabe dizer onde está, nem o dia da semana, o mês e o ano após ficar desacordado por alguns minutos por ter batido a cabeça em uma queda de bicicleta. Trata-se de desorientação aguda por concussão cerebral.

Uma paciente que vivia em São Paulo é encontrada no Guarujá após uma fuga dissociativa, não sabendo onde estava nem há quanto tempo. Trata-se de uma desorientação associada à anormalidade mnéstica dissociativa.

📚 REFERÊNCIAS

1. Associação para Metodologia e Documentação em Psiquiatria (AMDP). O sistema AMDP: manual de documentação de achados diagnósticos psiquiátricos. São Paulo: Hogrefe; 2016.
2. Dalgalarrondo P. Psicopatologia e semiologia dos transtornos mentais, 3.ed. Porto Alegre: Artmed; 2018.
3. Paim I. Curso de psicopatologia, 4.ed. São Paulo: Ciências Humanas; 1979.
4. Hirsch SR, Shepherd M. Themes and variations in European Psychiatry. Bristol: John Wright & Sons LTD, 1974.
5. Berrios GE. The history of mental Symptoms: descriptive psychopathology since the nineteenth century. Cambridge: Cambridge University Press; 1996.

21
Atenção e memória

Eduardo Wagner Aratangy
José Gallucci Neto

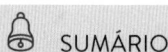 SUMÁRIO

- Introdução
- Alterações da atenção e me-
  mória no sistema AMDP
- Referências

 PONTOS-CHAVE

- Alterações da atenção e memória de acordo com o sistema da
  Associação para Metodologia e
  Documentação em Psiquiatria
  (AMDP)[1].
- Identificação das principais alterações da atenção e memória:
  compreensão, concentração,
  fixação, evocação, confabulação
  e paramnésias.

INTRODUÇÃO

Segundo Paim[2], atenção é a capacidade de concentrar a atividade psíquica sobre o estímulo que a solicita, seja este uma sensação, percepção, representação mental, afeto ou desejo, a fim de fixar, definir e selecionar tais estímulos e elaborar o pensamento. Entretanto, não se trata de uma função mental autônoma, estando intrinsicamente ligada à consciência, com forte influência da afetividade. A atenção é estudada separadamente por razões didáticas e por seu valor semiológico, mas encontra-se sempre interligada a outros aspectos do psiquismo.

Os diferentes estados da atenção permitem a fluidez do foco da consciência para vivências internas ou externas. Do ponto de visto evolutivo, a atenção possui papel fundamental na detecção de perigos e oportunidades ligados à sobrevivência.

Para Alonso-Fernández[3], a atenção funcionaria como um "raio luminoso" constitutivo da consciência. Ao mobilizar a atenção voluntária, o indivíduo assume sua própria direção, enquanto em outras situações, a atenção é mobilizada passivamente pelos conteúdos da consciência, constituindo a atenção involuntária, passiva ou espontânea. Ainda segundo Alonso-Fernández[3], "o indivíduo lúcido dispõe de liberdade diante das vivências, o que é possível diante do funcionamento normal da capacidade de concentração".

Bleuler destaca duas qualidades da atenção: a tenacidade, como a propriedade de manter o foco atencional orientado em determinado aspecto; e a vigilância, como a capacidade de mobilização do foco atencional para um novo objeto, especialmente para estímulos ambientais.

No hiperfoco atencional predomina a tenacidade, enquanto na dispersão atencional, a vigilância. O termo distração se refere aos dois estados anteriores, tanto quando há dificuldade de mobilizar o foco atencional (com alta tenacidade, baixa vigilância e déficit da atenção espontânea em detrimento da voluntária), assim como de fixar em um estímulo (alta vigilância, baixa tenacidade, déficit de atenção voluntária em detrimento da espontânea).

Os termos aprosexia, hipoprosexia e hiperprosexia são referidos em diversos livros-texto, mas têm pouca utilidade clínica atual.

No sistema da Associação para Metodologia e Documentação em Psiquiatria (AMDP)[1], a investigação da atenção é mais simples, abordando apenas o aspecto da capacidade de "concentração" (item 10 do glossário AMDP), com uma visão mais neuropsiquiátrica e cognitiva a respeito da atenção. Na investigação psicopatológica do AMDP, investiga-se conjuntamente as capacidades de compreensão, atenção e memória.

O estudo psicopatológico da memória é muito amplo e com enorme variedade de concepções. Dalgalarrondo[4] reúne em seu livro-texto um excelente compilado sobre nomenclatura, história e visões a respeito da memória.

Para este livro, utilizaremos apenas a visão descritiva das principais alterações da memória detectáveis pelo exame psíquico. Aqui cabe novamente o alerta de que as funções psíquicas são artificialmente separadas para facilitar seu estudo, não restando dúvidas sobre a conexão íntima entre aquilo que chamamos de consciência, orientação, atenção, pensamento, linguagem, sensopercepção, afetividade e memória.

ALTERAÇÕES DA ATENÇÃO E MEMÓRIA NO SISTEMA AMDP

9 – Alterações da compreensão (PE)

Alteração na capacidade de apreender expressões e textos em seu significado, tratando-se de um déficit de processamento cognitivo das informações recebidas.

A testagem da compreensão pode ser realizada com o questionamento de ditados e expressões populares (p. ex., "O que significam as expressões: de grão em grão a galinha enche o papo", "em rio que tem piranha, jacaré nada de costas", "em boca fechada não entra mosca"?) ou no emprego de pares de palavras em que se questionam as semelhanças e diferenças (p. ex., "Qual a semelhança entre uma maçã e uma laranja?", "Qual é a semelhança entre um martelo e um alicate?", "Qual a diferença entre inveja e admiração?", "Qual é a diferença entre água e gelo?", "Qual é a diferença entre uma criança e um anão?").

A utilização de fábulas e desenhos que testem a capacidade de simbolização e abstração também pode fazer parte da investigação da compreensão, mas, de forma geral, uma boa entrevista psiquiátrica detecta alterações da compreensão, como a dificuldade de abstração (pensamento concreto), sem a necessidade de testagens formais. A compreensão adequada de ironias ou metáforas pode servir como aferição da compreensão em entrevistas mais fluidas que as testagens formais.

A graduação da dificuldade de compreensão pode ser considerada como leve, quando há possibilidade de compreensão após repetições dos questionamentos, e grave, quando há impossibilidade do paciente em demonstrar pensamento abstrato ou responder de forma correta às testagens. Obviamente, precisa-se atentar à acuidade auditiva do paciente, seu nível educacional e às variações linguísticas (língua materna, regionalismos, sotaque e vocabulário, tanto do paciente quanto do entrevistador).

10 – Alterações da concentração (PE)

Redução na capacidade de manter, de modo contínuo, a atenção em uma tarefa ou tema.

Como testagem da concentração, podemos propor tarefas como "subtrair continuamente 7 de 100", "soletrar a palavra MUNDO de trás para a frente", "dizer os meses do ano de trás para a frente" e assim por diante.

Antes de solicitar a tarefa, é necessário verificar se o paciente compreendeu a pergunta e se é capaz de realizar tarefas simples como a subtração e se sabe nomear os meses do ano na ordem normal.

O grau de dificuldade do paciente na realização dessas tarefas, a demora em realizá-las, o número de erros e o abandono do teste indicam a gravidade da dificuldade de concentração.

Como em todas as testagens formais, o entrevistador precisa atentar-se para o nível educacional do paciente, questões linguísticas e nível de ansiedade que o paciente apresenta ao ser testado. Por essas razões, embora os testes formais sejam ferramentas valiosas, a entrevista em forma de diálogo segue sendo o padrão-ouro na investigação psicopatológica.

11 – Alterações da memória de fixação (PE)

Redução ou supressão da capacidade de memorizar novas informações obtidas dentro de aproximadamente dez minutos.

Na testagem da memória de fixação, utilizam-se três palavras de conteúdo afetivo neutro que o paciente deve repetir imediatamente após serem ditas pelo entrevistador para excluir alterações da compreensão, por exemplo, as palavras "carro", "vaso" e "janela". Nessa testagem, o paciente é instruído a memorizar as três palavras e que elas serão solicitadas dentro dos próximos dez minutos.

Tal testagem é muito utilizada na neuropsiquiatria e a gravidade da alteração da memória de fixação é graduada pelo número de palavras que o paciente não consegue lembrar após um intervalo aproximado de dez minutos. Do ponto de vista cognitivo, houve o registro da memória, mas há dificuldades na sua conservação quando o paciente se mostra incapaz de relembrar as palavras no período de tempo indicado.

12 – Alterações da memória de evocação (PE)

Redução ou supressão da capacidade de armazenar informações por períodos maiores que dez minutos, ou seja, de recuperar na memória aprendizados mais remotos.

As alterações da memória de evocação podem ocorrer para qualquer período investigado na entrevista, tanto para fatos antigos quanto para os relativamente recentes.

Da mesma forma, enquadram-se aqui alterações da memória anterógrada (definida como a memória após determinado evento patológico, como um trauma cranioencefálico, por exemplo), assim como a retrógrada (memórias anteriores à ocorrência da patologia). O valor semiológico do estudo das memórias anterógradas e retrógradas decorre dos diferentes padrões de acometimento conforme o transtorno apresentado pelo paciente. A amnésia anterógrada é mais ligada a quadros neuropsiquiátricos (como demências), enquanto as amnésias retrógradas são mais comuns em quadros dissociativos, como a amnésia dissociativa, a fuga dissociativa e a amnésia por hipnose. A amnésia retroanterógrada é classicamente observada no trauma cranioencefálico, havendo prejuízo mnéstico para eventos que precedem e sucedem o trauma, com intervalo abrangido pela amnésia variando de horas a meses.

Segundo o AMDP, as amnésias (lacunas temporais ou de conteúdo de memórias) e as alterações na ordenação do tempo de eventos passados são enquadradas como alterações da memória de evocação.

A gravidade da alteração de memória de evocação é considerada leve quando o paciente consegue recordar-se de eventos, mas esquece detalhes ou relata prejuízos subjetivos, plausíveis, mas não observados na entrevista. Considera-se grave a alteração da memória de evocação quando o paciente não consegue lembrar-se de acontecimentos ou informações importantes do seu passado.

13 – Confabulações (E)

Lacunas de memória são espontaneamente preenchidas por ideias variadas.

Na confabulação, o paciente oferece respostas diferentes à mesma pergunta. Para a avaliação, deve-se fazer a mesma pergunta reiteradamente. O paciente não percebe a contradição entre suas respostas, o que sugere que se esqueceu dos fatos em si e também da resposta dada anteriormente. A confabulação baseia-se sempre em uma alteração da memória de evocação, mas possui valor semiológico especial e, por isso, é considerada um item à parte no sistema AMDP.

A gravidade da confabulação é considerada leve quando aparece apenas uma vez durante a entrevista e grave quando diversas lacunas mnésticas são preenchidas por confabulações.

14 – Paramnésias (P)

Falsificações ou equívocos de memória; memórias intrusivas não intencionais; ou aumento da memória.

Diferentes fenômenos e sintomas mnésticos são incluídos sob o termo paramnésia:

- **Falsos reconhecimentos**: fenômenos de suposta familiaridade como o *dejà-vu* (eventos novos são vivenciados como previamente vistos, ouvidos ou vividos) e de suposta estranheza como o *jamais-vu* (vivências ocorridas anteriormente são vividas como novas).
- **Ecmnésias**: alteração na vivência temporal de ordenação das memórias em que experiências do passado são vividas como atuais. Podem ser vividas também como uma recordação condensada do passado de modo rápido e intenso.
- **Hipermnésias**: aumento na capacidade recordatória, como na memória fotográfica ou na capacidade extraordinária de recordar dados específicos sobre determinado tema ou vivência. Segundo Nobre de Melo[5], a hipermnésia

também pode estar associada à aceleração do pensamento, com memórias se sucedendo em grande volume, mas pouca clareza e precisão.

- **Flashbacks e intrusões mnésticas**: quando memórias ocorrem de forma involuntária, intrusiva, geralmente com conteúdo afetivamente negativo e ocorridas em eventos traumáticos. Em algumas situações, a intrusão mnéstica pode ter caráter obsessivo, associada a vivências de culpa, vergonha arrependimento, raiva etc.
- **Falsificações da memória**: podem ocorrer de modo voluntário (mentira intencional) ou com a crença de veracidade por parte do paciente a respeito de uma vivência que não ocorreu. Os fenômenos mnésticos observados na pseudologia fantástica também se enquadram aqui.

EXEMPLOS CLÍNICOS

Um paciente em mania, com aceleração psíquica, apresenta grande dificuldade em manter uma conversa com seu psiquiatra durante uma entrevista de rotina. Os ruídos da rua, o cheiro do consultório, os livros e suas capas coloridas na estante atrás do médico lhe distraem a atenção (hipervigilância) fazendo com que perca o foco atencional na consulta (hipotenacidade).

Um vestibulando está tão compenetrado durante a prova vestibular (hipertenacidade) que não percebe (hipovigilância) que do lado de fora do local de prova sirenes de carros de bombeiro, gritos de transeuntes e explosões indicam que um grave incêndio ocorre nas imediações. Ele só se dá conta do ocorrido ao terminar a prova e sair à rua.

Um enfermo já extubado acorda na UTI após grave acidente de automóvel com trauma cranioencefálico. A enfermeira de plantão questiona-o sobre suas lembranças antes do trauma e o paciente apenas se recorda de uma viagem ocorrida 2 dias antes do acidente. No plantão seguinte dessa enfermeira, cerca de 5 dias depois, o paciente a reconhece, mas não se lembra sobre o que conversaram no plantão anterior da profissional (déficit de memória retroanterógrada).

REFERÊNCIAS

1. Associação para Metodologia e Documentação em Psiquiatria (AMDP). O sistema AMDP: manual de documentação de achados diagnósticos psiquiátricos. São Paulo: Hogrefe; 2016.
2. Paim I. Curso de psicopatologia; 4.ed. São Paulo: Ciências Humanas; 1979.
3. Alonso-Fernández F. Fundamentos de la psiquiatria actual. Paz Montalvo; 1979
4. Dalgalarrondo P. Psicopatologia e semiologia dos transtornos mentais, 3.ed. Artmed; 2018.
5. Nobre de Melo AL. Psiquiatria, 3.ed. Rio de Janeiro: Guanabara Koogan; 1981.
6. Hirsch SR, Shepherd M. Themes and variations in European Psychiatry. Bristol: John Wright & Sons; 1974.

22

Pensamento e linguagem

Eduardo Wagner Aratangy
José Gallucci Neto

 SUMÁRIO

- Introdução
- Alterações formais do pensamento no sistema AMDP
- Referências

 PONTOS-CHAVE

- Alterações do pensamento e linguagem de acordo com o sistema AMDP (Associação para Metodologia e Documentação em Psiquiatria)[1].
- Identificação das principais alterações formais do pensamento e linguagem.

INTRODUÇÃO

O pensamento é a atividade cognitiva presente do ato perceptivo à elaboração da linguagem.

Integra, portanto, a totalidade dos rendimentos psicológicos. É uma vivência com importantes componentes afetivos e estrutura-se com símbolos (palavras, representações, conceitos ou componentes ideativos) por meio da sintaxe (formas de relacionar os símbolos) formando juízos e raciocínios.

A linguagem possui dimensões individual (fala) e histórica, cultural e social (linguagem propriamente dita). Além disso, não se pode negligenciar o nível educacional, a língua nativa e o contexto da entrevista durante a investigação da linguagem no exame psíquico. Aspectos quantitativos, ritmo de produção, qualidade da concatenação e temática são os principais tópicos a abordar na anamnese da linguagem.

No estudo do pensamento e linguagem, dividem-se classicamente as alterações encontradas entre alterações formais (estruturais) do pensamento, incluindo delírios, e alterações do conteúdo do pensamento, com destaque para aqueles com conteúdo ligado a medos e obsessões.

Diversos psicopatólogos classificam as obsessões e pensamentos prevalentes como alterações formais, já que o conteúdo se impõe de modo repetitivo, inevitável e com tonalidade afetiva destacada. Utilizaremos a nomenclatura e classificação do sistema da Associação para Metodologia e Documentação em Psiquiatria (AMDP) para esses casos, incluindo assim tais alterações sob a classificação "medos, temores e obsessões", cujos conteúdos serão descritos adiante.

As alterações formais do pensamento manifestam-se por meio da linguagem verbal. Podem ser verificadas alterações da velocidade, coerência e curso do pensamento. A aferição da gravidade de tais alterações pode ser graduada pela dificuldade de obtenção de dados durante a entrevista, seja pela desorganização da estrutura do pensamento, sua velocidade ou por associações difíceis de compreender por parte do entrevistador. Lembramos que pacientes cansados, intoxicados ou com alterações orgânicas que alterem o funcionamento dos processos mentais podem apresentar alterações transitórias do pensamento. Da mesma forma, a carga afetiva de determinados assuntos, assim como da própria entrevista, tem o potencial de alterar provisoriamente o funcionamento cognitivo.

Neste capítulo, utilizaremos uma simplificação gráfica da estrutura do pensamento, ilustrando suas alterações.

Podemos considerar o trilho do pensamento ou "trem das ideias" como uma sequência que se encadeia de modo linear e lógico, partindo de perguntas feitas pelo entrevistador em direção às respostas fornecidas pelo paciente (Figura 1). Cada etapa desse encadeamento é expressa por ideias (losangos) que são vinculadas por associações (flechas direcionais). Tal fluxo, que tem como origem uma pergunta, deve direcionar-se no sentido da resposta, de modo coerente, compreensível, lógico e sem desvios desnecessários, exatamente como um trem que parte de uma estação com rumo ao seu destino.

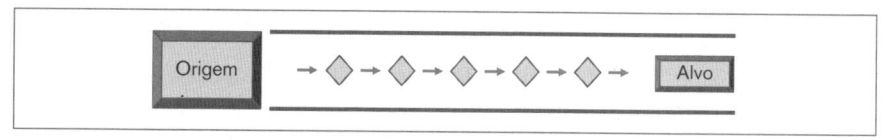

Figura 1 Imagem representativa do "trilho do pensamento".

As alterações de velocidade, "percurso", "baldeações", rumo e ligações entre as diferentes "estações" (ideias) representam as alterações da forma do pensamento. Já a carga carregada pelo "trem", seus temas predominantes, representará o conteúdo das ideias e suas alterações.

ALTERAÇÕES FORMAIS DO PENSAMENTO NO SISTEMA AMDP

15 – Inibição (P)

O paciente percebe subjetivamente o pensamento como travado ou bloqueado, como se houvesse uma resistência interna para a fluidez do pensamento.

A inibição do pensamento pode chegar à sensação subjetiva de não conseguir pensar. Somente com muito esforço o paciente consegue superar a inibição do fluxo do pensamento.

A gravidade de tal alteração pode ser graduada pelo impacto da inibição na realização das atividades cotidianas, pelo grau de sofrimento imposto ao paciente e pela percepção do próprio paciente sobre o impacto da inibição no comprometimento do funcionamento mental.

Na analogia do trilho do pensamento, o próprio maquinista percebe a progressão do pensamento como difícil, presa, como se a locomotiva não conseguisse puxar a composição pelos trilhos.

16 – Lentificação (ou alentecimento) (E)

A lentificação do pensamento leva a um fluxo de fala viscoso, lento, podendo haver também latência de resposta.

Podemos considerar o alentecimento como uma alteração formal da velocidade do pensamento e sua gravidade é proporcional ao prejuízo na entrevista. A depender da morosidade, pausas excessivas e progressão travada das informações solicitadas, o entrevistador poderá graduar a gravidade da lentificação.

Na analogia do trem das ideias, é como se um observador externo percebesse a dificuldade e lentidão na progressão do trem.

17 – Circunstancialidade (E)

A circunstancialidade evidencia-se quando o relato do paciente não distingue coisas essenciais de outras secundárias ou irrelevantes. Entretanto, o sentido de coerência interna do discurso está preservado.

O paciente perde-se em detalhes irrelevantes e permanece preso neles, sem chegar ao objetivo pretendido (resposta objetiva). Tal alteração leva à prolixidade e prejudica o andamento da entrevista, como se o paciente rodasse em volta do tema (Figura 2).

A gravidade de tal alteração é modulada pelo grau de prejuízo na obtenção de respostas adequadas pelo entrevistador.

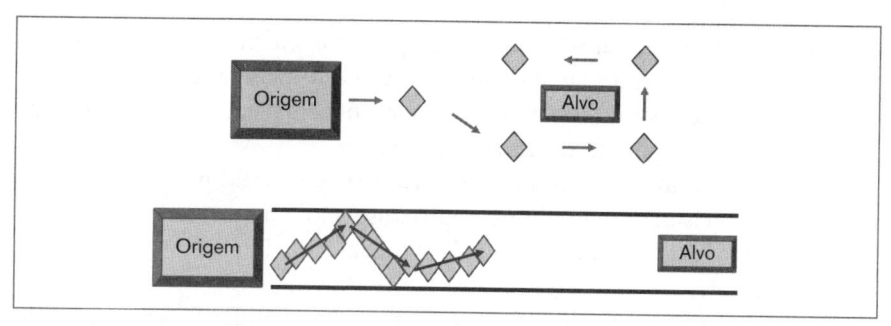

Figura 2 Imagens representativas de um pensamento circunstancial, no segundo caso, levando à prolixidade.

Vale ressaltar que a circunstancialidade, assim como outras alterações descritas neste capítulo, pode ser utilizada de modo intencional pelo paciente para evitar a resposta adequada, funcionando como recurso retórico. Como utilizamos a psicopatologia descritiva, não cabe ainda a interpretação se tal fenômeno é intencional ou não, devendo o entrevistador apenas registrá-lo nesse ponto da entrevista.

Na metáfora do trem das ideias, é como se o maquinista não conseguisse chegar à estação de destino, passando por outras estações fora da rota ideal ou parando em todas as estações pelo trajeto, sem chegar ao itinerário pretendido. Dependendo do nível de detalhamento ou etapas lógicas utilizadas pelo paciente, podemos observar prolixidade. Ocorre como se o "trilho" perdesse sua capacidade direcionadora de respostas diretas, mas não há perda do encadeamento.

Segundo Paim[2], o paciente pode chegar ao objetivo, mas ao custo de muito tempo e esforço. Não é possível para ele deixar de lado o que é secundário e o discurso se torna pedante, pegajoso, arrastado e difícil, sendo, por vezes, consequência de uma insuficiência na abstração ou uma incapacidade de hierarquização dos temas principais, como um anancasmo, "rodando em volta do tema" sem entrar nas questões essenciais e decisivas. Nesse sentido, há características comuns entre a circunstancialidade e a tangencialidade (comentada adiante), na perda de objetividade nas respostas.

18 – Pensamento restrito (E)

Redução do conteúdo do pensamento, restrição a um ou poucos temas, fixação a poucas representações cognitivas.

Durante a entrevista, o paciente apresenta dificuldade em mudar o tema da conversa, ou retorna sempre ao mesmo tema. O entrevistador deve tentar abordar outros assuntos e observar se o discurso do paciente retorna insistentemente ao tema de fixação. Devemos atentar que, na entrevista, há uma tendência natural ao predomínio do assunto relacionado ao quadro mental em investigação, o que não configura pensamento restrito (Figura 3).

Ocorre empobrecimento do repertório expresso pelo paciente, mesmo quando o entrevistador tenta abordar outros aspectos e a gravidade da restrição do pensamento pode ser graduada pela incapacidade do paciente em abordar outros assuntos.

Há persistência e dificuldade em mudar um tema, independentemente do assunto em pauta, o que denota uma pobreza de assuntos, que se polarizam para um número reduzido de objetivos. O doente tem dificuldade de passar de um assunto ao outro, sendo que tal fenômeno também pode ser nomeado de pensamento estreitado.

Em nossa imagem do trem das ideias, ocorre como se a malha ferroviária tivesse apenas poucas "estações", sendo que o destino do trem é sempre o mesmo.

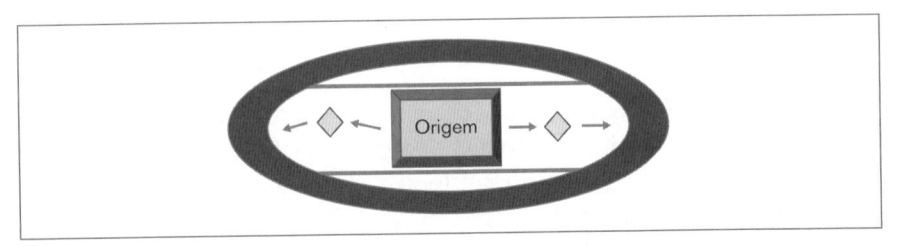

Figura 3 Imagem representativa de um pensamento restrito.

19 – Perseveração (E)

O paciente se fixa em palavras ou informações usadas anteriormente que, no contexto atual da conversa, não fazem mais sentido.

A linguagem nesse caso revela que o enfermo tem dificuldade em abandonar o tema que procurava desenvolver sem sucesso e, também, a dificuldade em encontrar as palavras necessárias para expressar o pensamento que tende a um automatismo.

Durante a entrevista, o paciente descreve um objeto corretamente (p. ex., uma chave), mas depois continua repetindo a mesma palavra quando lhe são perguntadas outras questões (Figura 4).

A gravidade da perseveração é graduada pelo nível de comprometimento da entrevista, podendo ser grave quando a impossibilita. Do ponto de vista da

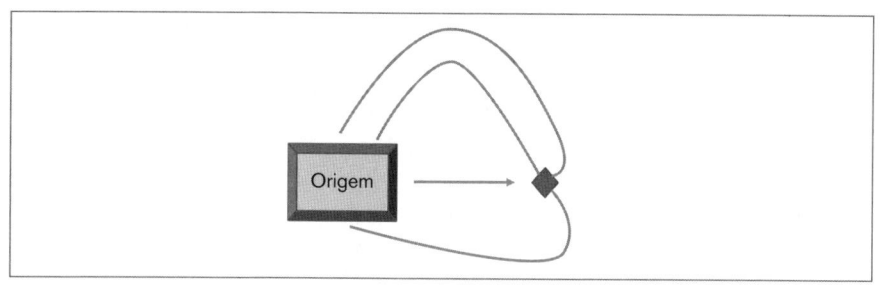

Figura 4   Imagem representativa de perseveração.

linguagem, observamos aqui a limitação do repertório expresso, inferindo-se a alteração do pensamento.

20 – Ruminações (P)

Constante preocupação mental, em geral com temas desagradáveis.

O paciente se queixa que seu pensamento gravita ao redor do mesmo conteúdo, de modo inútil e contínuo, interrompendo tal tendência com muita dificuldade. As ruminações são percebidas pelo paciente como desagradáveis ou mesmo torturantes. O conceito se sobrepõe na psicopatologia a uma ideia prevalente, mas na ruminação mental há claro componente afetivo de tonalidade negativa desviando constantemente o pensamento (Figura 5).

A severidade da ruminação pode ser estratificada de acordo com o prejuízo nas atividades cotidianas e seu impacto na qualidade de vida do paciente.

Utilizando a imagem do trem das ideias, ocorre como se houvesse um desvio obrigatório nos trilhos do pensamento, encaminhando de forma involuntária o pensamento para uma estação afetivamente desagradável.

O termo ruminação deriva do verbo alemão *grübeln* e se relaciona ao retorno insistente do conteúdo do pensamento, em uma analogia ao funcionamento digestivo dos animais ruminantes.

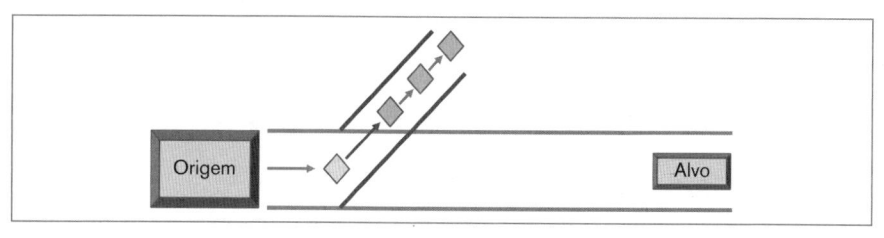

Figura 5   Imagem representativa de ruminação.

21 – Pressão do pensamento (P)

O paciente sente-se pressionado pelo surgimento de inúmeras ideias e pensamentos.

Há afluência contínua de diversos conteúdos de pensamento que o paciente não consegue controlar e tem dificuldade em ordenar. Tais pensamentos podem ser coerentes, com ligações lógicas compreensíveis, ou sem sentido apreensível, podendo se sobrepor ou fluir de modo automático com vinculações variáveis entre as ideias. Não necessariamente o pensamento encontra-se acelerado, mas ocorre aumento do "volume" (excesso) de ideias, o que pode comprometer a direcionalidade e a intencionalidade do pensamento.

A gravidade da pressão do pensamento é medida pela dificuldade do paciente em manter a concentração em algum tema proposto na entrevista, sendo que, nos casos mais graves, o paciente não consegue refrear a torrente de pensamentos, sendo "arrastado" por ela (Figura 6). Embora a pressão de pensamento costume se revelar na entrevista como pressão de discurso, o afluxo de ideias pode ser de tal intensidade que impede a expressão verbal, podendo levar a outras alterações da linguagem, chegando até ao mutismo.

Na metáfora do trem das ideias, podemos imaginar a pressão do pensamento como a chegada de diversas locomotivas ao mesmo tempo no terminal ferroviário, causando congestionamento e dificuldades na organização do sistema.

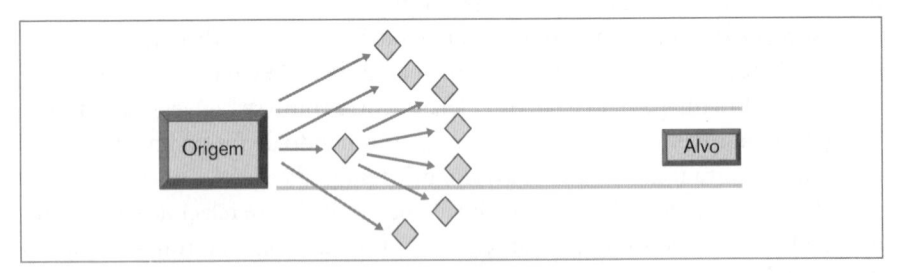

Figura 6 Imagem representativa de pressão de pensamento.

22 – Fuga de ideias (E)

Aumento da ideação, não orientada por alguma meta bem definida. A objetividade e a direcionalidade do pensamento podem se alterar ou perder em função da contínua mudança de associações.

A fuga de ideias leva à fuga do assunto abordado e à recorrente inconclusão do pensamento, resultante da contínua intercorrência de ideias. A digressão no fluxo das ideias pode derivar de estímulos externos (ruídos, palavras, imagens etc.) ou por associação do pensamento. Na fuga de ideias, o pensamento não se encontra necessariamente acelerado. O observado pelo entrevistador é a pressão de fala, não necessariamente do pensamento. Desse modo, o pensamento é continuamente desviado ou perdido pelo aparecimento de outras ideias. Para alguns estudiosos, como Bleuler, a fuga de ideias se relaciona com a aceleração do pensamento e é tipicamente encontrada nos estados maníacos, mas, segundo o sistema AMDP[1], não há obrigatoriedade de aceleração para ocorrer a fuga de ideias (Figura 7).

Um tipo descrito de associação que pode ocorrer na fuga de ideias é a assonância, quando conceitos (palavras) se ligam pela sonoridade, não por vínculo ideativo lógico. Exemplo disso é quando um paciente é questionado sobre seu nome e responde: "Simão, pão, macarrão, timão, alçapão...", em uma sequência rápida e difícil de interromper.

Vale lembrar que na fuga de ideias é possível, na maioria das vezes, compreender as associações de ideias realizadas pelo paciente, embora seja marcante a falta de "rumo" do pensamento.

A gravidade de tal alteração é medida pelo prejuízo na obtenção de informações por parte do entrevistador em decorrência da fuga de ideias.

Utilizando nossa metáfora do trem das ideias, teríamos um trem desgovernado, que utiliza trilhos que não se direcionam para a resposta. Como se o próprio trilho perdesse a capacidade de direcionar o trem das ideias.

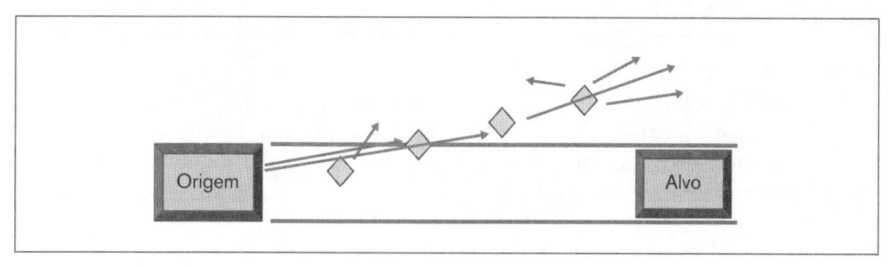

Figura 7   Imagem representativa de uma fuga de ideias.

23 – Tangencialidade (E)

O paciente oferece respostas inadequadas, cujo conteúdo apenas tangencia o tema proposto, embora tenha entendido a pergunta.

O fator decisivo na avaliação da tangencialidade é que o paciente não necessariamente oferece respostas erradas do ponto de vista lógico, mas respostas que não respondem de forma objetiva à pergunta (Figura 8).

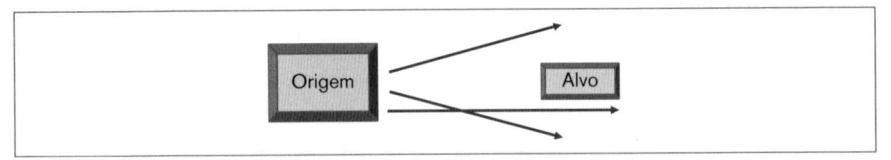

Figura 8 Imagem representativa de tangencialidade.

Para a avaliação desse fenômeno, precisamos nos certificar de que o paciente compreendeu a pergunta. Por essa razão, pedimos ao paciente que repita a pergunta proposta.

Desvios intencionais da resposta e situações em que o paciente não entende a pergunta corretamente não são marcados como tangencialidade.

A gravidade de tal fenômeno pode ser graduada pela frequência em que aparece na entrevista ou também pelo prejuízo que traz na obtenção de informações pelo entrevistador.

Utilizando o modelo do trem das ideias, teríamos respostas que se aproximam do alvo, mantêm a coerência e compreensibilidade entre as ideias, mas não chegam ao alvo objetivamente pretendido pela pergunta. Da mesma forma que ocorre na fuga de ideias, o trilho parece perder sua capacidade de direcionar o pensamento adequadamente.

☑ VINHETA CLÍNICA

E: Por que o senhor veio à consulta hoje?
P: Porque é dia útil.
E: Sim, mas o que o traz a uma consulta médica comigo?
P: O fato de sermos humanos e estarmos na mesma cidade ao mesmo tempo.
E: Claro, mas como posso ajudá-lo?
P: Através de suas capacidades diagnósticas e terapêuticas.

---

24 – Bloqueio do pensamento (PE)

Interrupção abrupta no fluxo do pensamento ou da fala, sem motivo aparente.

O paciente para no meio de uma frase, fica em silêncio e então continua com um outro assunto desarticulado do anterior. O fenômeno é percebido pelo entrevistador como pensamento "bloqueado" (E) ou como "arrancado", "travado", "em branco" (P). Tal interrupção abrupta do curso do pensamento ocorre sem

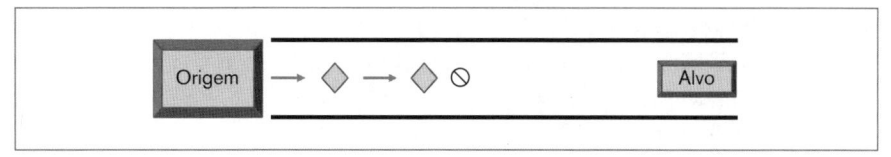

Figura 9   Imagem representativa de um pensamento bloqueado.

causa reconhecível e sem a interposição de outras ideias. Popularmente se diria que o paciente "perdeu o fio da meada" (Figura 9).

No estudo das psicoses, podemos relacionar o fenômeno do roubo de pensamento quando ocorre uma interpretação delirante sobre o bloqueio. Tal tópico será revisitado adiante.

A gravidade do bloqueio do pensamento pode ser graduada pela frequência em que ocorre na entrevista, assim como com o prejuízo que traz na entrevista, tanto observada pelo entrevistador como relatada pelo paciente.

Vale lembrar que situações ansiogênicas e de fadiga podem ocasionar bloqueios episódicos, como os famosos "brancos" que ocorrem com estudantes em provas ou apresentações, o que não representa necessariamente um evento patológico.

Na imagem do trilho do pensamento, ocorre a freada brusca do trem das ideias, interrompendo o curso do pensamento, sem motivo explicável.

25 – Incoerência (E)

O entrevistador não consegue compreender o pensamento e o discurso do paciente. Em casos extremos, eles são fragmentados em frases, grupos de frases ou ideias isoladas, aparentemente desordenados.

Em casos leves com pensamento ilógico (paralogias), a construção gramatical pode ainda estar preservada. Já nos mais graves, o pensamento é caótico, com uma mistura incompreensível de palavras ou sons, fenômeno descrito como esquizofasia ou "salada de palavras".

A gravidade da incoerência de pensamento pode ser graduada pela ininteligibilidade do discurso do paciente, mensurada pelo prejuízo no diálogo com o entrevistador.

O sistema AMDP condensa sob o termo incoerência do pensamento diversas alterações listadas a seguir.

Descarrilamento

Segundo Dalgalarrondo,[3] é a mudança súbita e inexplicável de uma linha de ideias para outra. Desvios colaterais do curso normal, como se o paciente pegasse atalhos ou desvios de caminho, retornando vez ou outra para o seu curso normal. Pode acabar levando à desorganização do pensamento, caso os desvios sejam muito frequentes e longos. É marcado por acentuada distraibilidade. A psicopatologia de língua inglesa compara tal alteração ao movimento do cavalo no jogo de xadrez (Figura 10).

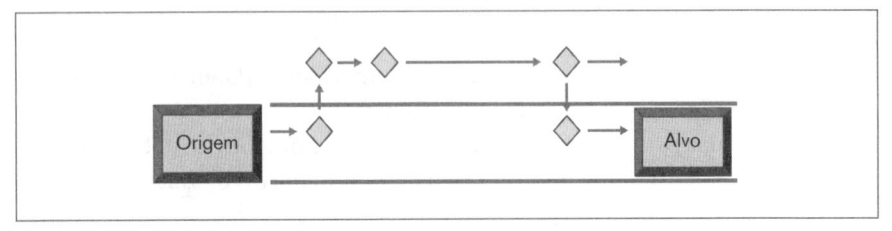

Figura 10   Imagem de um pensamento que descarrilha.

Arborização das ideias

Embora o termo arborização seja bastante utilizado no Brasil, não encontramos referências na literatura psicopatológica para descrever tal fenômeno. Pelo uso corrente, pode ser considerada uma fase inicial ou atenuada da dissociação do pensamento, havendo a ramificação das linhas associativas com possibilidade de redirecionamento ao alvo. Prolixidade e aceleração podem estar associadas à arborização (Figura 11).

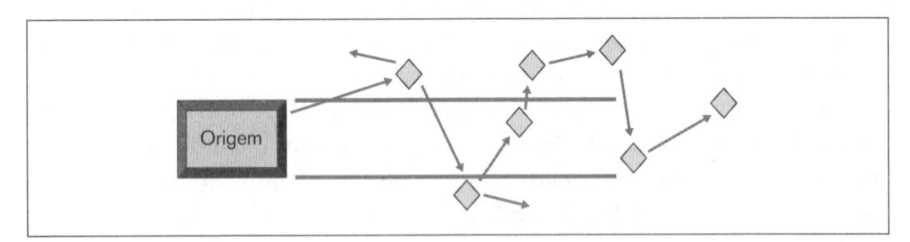

Figura 11   Imagem de pensamento "arborizado".

Dissociação, incoerência ou desagregação dos pensamentos

Segundo Dalgalarrondo[3], há perda dos enlaces associativos, com prejuízo da coerência e lógica dos pensamentos. Alteração da continuidade dos fios associativos. É precedida, em geral, de associação frouxa de ideias e descarrilamento. Não é possível compreender o pensamento e o discurso do indivíduo por estarem fragmentados e sem nexo. As frases se apresentam isoladas umas das outras e não há conexão entre as ideias (Figura 12). Nos casos extremos, chega à desagregação do pensamento, desse modo a sintaxe pode estar comprometida, até não ser mais compreensível, como uma miscelânea de palavras ou sílabas desprovidas de sentido (esquizofasia) (Figura 13).

Podemos ainda mensurar a gravidade da incoerência do pensamento de acordo com o grau de prejuízo dos laços ideativos e a perda de direcionalidade na seguinte ordem: inicialmente surge o afrouxamento das associações, passando pelo descarrilamento ou "arborização" do pensamento. Em seguida, rompem-se os laços ideativos inteligíveis, quando observamos a dissociação do pensamento, chegando à alteração mais grave com o pensamento já desagregado, completamente ininteligível e incoerente.

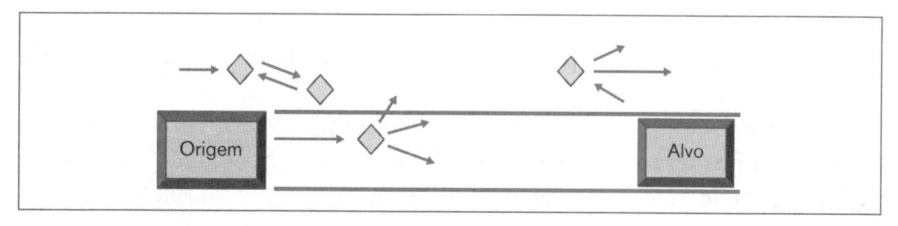

Figura 12   Imagem de pensamento dissociado.

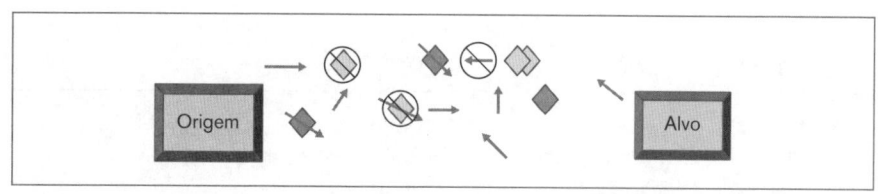

Figura 13   Imagem de pensamento desagregado.

26 – Neologismos (E)

Utilização ou construção de palavras novas que não correspondem às convenções lexicais e, frequentemente, são incompreensíveis.

O uso semântico incomum de palavras e até a construção de extensos vocabulários novos podem aparecer.

O uso de conceitos utilizados por grupos, como gírias, jargões e estrangeirismos, não necessariamente constitui neologismos, se as palavras utilizadas tiverem sentido e comunicarem algum conceito nesse grupo de pessoas. Da mesma forma, o domínio insuficiente da língua também não configura neologismos.

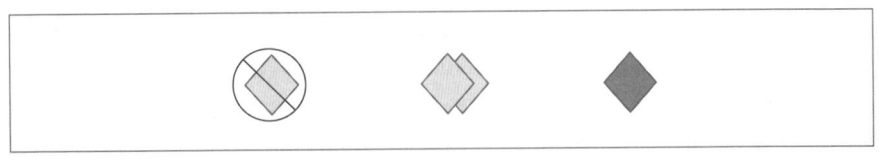

Figura 14 Simbologia para os neologismos (utilização de palavra existente com outro significado, fusão de palavras existentes e criação de nova palavra).

Pode haver o uso de uma palavra com outro sentido, fusão de duas ou mais palavras existentes e a criação de novas palavras (Figura 14).

EXEMPLOS CLÍNICOS

Paciente: "Quero ser arquiteta de palet." (querendo dizer operador de empilhadeira)

Paciente: "Não quero fazer sexo, preciso sexar". (referindo-se à atividade sexual para fins reprodutivos que gere filhos do sexo masculino, criando um verbo que funde os termos sexo, no sentido da cópula, e "sexagem fetal", termo biológico para escolha do sexo do feto)

Paciente: "Não confio em Serginho. Ele é bliu."

☑ VINHETA CLÍNICA

Molly Bloom, personagem do clássico livro *Ulisses*, de James Joyce, diz assim: "...eu fui a flor da montanha sim quanto eu coloquei a rosa no meu cabelo como as garotas de Andaluzia faziam ou devo usar uma vermelha sim e como ele me beijou debaixo da muralha árabe e eu pensei bem tanto faz ele quanto outro..." A frase continua totalizando 4.391 palavras, no que muitos críticos da época denominaram devaneio (exemplo de desagregação).

📚 REFERÊNCIAS

1. Associação para Metodologia e Documentação em Psiquiatria (AMDP). O sistema AMDP: manual de documentação de achados diagnósticos psiquiátricos. São Paulo: Hogrefe; 2016.
2. Paim I. Curso de psicopatologia, 4.ed. São Paulo: Ciências Humanas; 1979.
3. Dalgalarrondo P. Psicopatologia e semiologia dos transtornos mentais. 3.ed. Porto Alegre: Artmed; 2018.
4. Hirsch SR, Shepherd M. Themes and variations in European Psychiatry. Bristol: John Wright & Sons; 1974.
5. Miguel EC, et al. (eds.) Clínica psiquiátrica. 2.ed. Barueri: Manole; 2020.

23
Temores e obsessões

Eduardo Wagner Aratangy
José Gallucci Neto

 SUMÁRIO

- Introdução
- Temores e obsessões no sistema AMDP
- Referências

 PONTOS-CHAVE

- Alterações psíquicas ligadas a temores e obsessões de acordo com o sistema da Associação para Metodologia e Documentação em Psiquiatria (AMDP).
- Identificação das principais alterações do pensamento e comportamento ligadas a temores e obsessões.

INTRODUÇÃO

Neste grupamento heterogêneo, são apresentados sintomas relativos a vivências de angústia e medo.

Seguiremos a classificação e a nomenclatura do sistema da Associação para Metodologia e Documentação em Psiquiatria (AMDP), mas diversos estudiosos classificariam os sintomas deste capítulo em alterações formais e do conteúdo do pensamento.

Crises de pânico são classificadas no capítulo de sintomas acessórios (SA1), assim como vivências de vergonha (SA9). Isso ocorre porque o sistema AMDP[1] preferiu manter sua listagem original de sintomas, datada de 1979, para que os novos dados obtidos possam ser diretamente comparados com os antigos. A fim de compensar essa deficiência, criou-se uma lista de sintomas acessórios, que complementa os previamente existentes, descritos após o capítulo das alterações psíquicas no sistema AMDP.

TEMORES E OBSESSÕES NO SISTEMA AMDP

27 – Desconfiança (PE)

O comportamento de outra pessoa é percebido como temerário, duvidoso ou hostil com relação ao paciente.

Durante a entrevista, o paciente pergunta diversas vezes se o gravador está ligado, se está sendo filmado etc. O paciente pode desconfiar se o entrevistador é de fato médico e quais são suas reais intenções, questionando a razão das perguntas que lhe são direcionadas, considerando-as suspeitas.

A desconfiança também pode ocorrer durante um delírio, embora nem todo delírio leve à desconfiança. Ocorrendo desconfiança na vigência de um delírio, ambos os sintomas devem ser assinalados como presentes.

A gradação da desconfiança é proporcional à frequência e intensidade em que aparece na entrevista e, também, ao nível de angústia que causa ao paciente.

28 – Hipocondria (P)

Relação de acentuada angústia com o próprio corpo, receios desproporcionais e percepções desagradáveis de estar ficando doente, deformado ou mutilado; as sensações corporais normais assumem significado desmedido voltado à preocupação com doenças.

Na hipocondria, os fenômenos corpóreos são objeto de enorme atenção, percebidos como angustiantes e preocupantes, sendo superestimados. O objeto do medo hipocondríaco pode variar, mas está sempre associado a doenças ou falhas da saúde.

Alguns quadros hipocondríacos são mais comuns e ligados a eventos da época. Medo patológico de se contaminar com hanseníase, tuberculose, HIV, coronavírus etc. ou de ter doenças não transmissíveis (câncer, demência, infarto etc.) é incluído aqui. Tais temores podem estar associados a um delírio hipocondríaco, mas não são exclusivos dele.

Ainda é controverso se a preocupação excessiva com a alimentação e a forma física pode ser incluída na classificação de hipocondria, ficando por praxe vinculada à psicopatologia dos transtornos alimentares.

Embora possamos separar um componente ideativo (o temor em si) dos componentes somáticos (sensações, vivências e hiperalerta aos sinais corporais), consideraremos como hipocondria o conjunto variável de tais características.

A gravidade da hipocondria pode ser mensurada pelos níveis de preocupação e auto-observação apresentados pelo paciente, assim como por comportamentos ligados à busca de exames, consultas, tratamentos e pelo nível de sofrimento e disfuncionalidade provocados pelo temor.

29 – Fobias (P)

Medo desproporcional de situações ou objetos específicos, resultando em comportamentos de evitação.

Fobias são uma forma de ansiedade relacionada a objetos ou situações específicos, reconhecidos pelo paciente como infundados e inconvenientes. O paciente procura evitar deparar-se com a ansiedade provocada em tais situações.

Aqui são computadas as fobias específicas (como agorafobia, aracnofobia, fobia aviacional, acrofobia, claustrofobia etc.), além das fobias sociais e suas variedades.

Quase a totalidade das fobias vem associada à resposta autonômica simpática. Entre as mais de 400 fobias descritas, as maiores exceções a essa regra são a hematofobia, quando o indivíduo apresenta resposta parassimpática ao ver sangue (próprio ou de outro) e quando tem de se receber injeções (aicmofobia).

Quando a fobia se relaciona a alguma doença ou preocupação corporal destacada a classificamos como hipocondria pelo sistema AMDP (item 28).

A gravidade da fobia é mensurada pelo prejuízo que provoca na rotina diária pelos comportamentos de evitação.

30 – Pensamentos obsessivos (P)

Pensamentos continuamente intrusivos, percebidos pelo paciente como excessivos ou sem sentido.

Há impossibilidade ou grande dificuldade para interrompê-los, invadindo a mente de modo involuntário, repetitivo e desagradável. Tais pensamentos são percebidos pelo paciente como próprios, não como uma influência externa. Os pensamentos obsessivos são frequentemente percebidos pelo paciente como um tormento, podendo trazer cargas afetivas muito desconfortáveis e difíceis de evitar.

Podemos dizer que os pensamentos obsessivos são egodistônicos (o conteúdo não é desejado ou aceito, embora venha do próprio paciente, com afetividade negativa), enquanto a paixão é egossintônica (o conteúdo é desejado, coincide com a vontade do paciente, com afetividade positiva).

O conteúdo dos pensamentos obsessivos é variável, mas alguns temas são comuns: controle/checagem, ordem/simetria, contaminação/limpeza, culpa, vergonha, desejos e fantasias reprováveis socialmente são alguns exemplos.

A gravidade da obsessão é proporcional aos prejuízos na vida diária do paciente.

31 – Impulsos compulsivos (P)

Impulsos intrusivos contínuos que levam a comportamentos específicos (compulsões), percebidos como exagerados ou sem sentido pelo paciente.

Os impulsos são definidos como a força volitiva que impele a algum ato. Nos impulsos compulsivos, ocorre a imposição de tal força ao indivíduo, contra sua vontade voluntária, havendo impossibilidade ou grande dificuldade em contê-los. Tais impulsos são percebidos como próprios do paciente, não impostos externamente, mas acarretam desconforto e são vividos como tormentos. Nesse aspecto, poderíamos considerar que ocorre dificuldade de mediação intrapsíquica entre desejos/vontades e seu direcionamento à ação, como uma falha nos mecanismos inibitórios da vontade.

Nesse item incluímos impulsos de ferir a si mesmo ou a outros, falar ou gritar palavras obscenas (como na síndrome de Tourette), de movimentar partes do corpo ou objetos, de furtar, quebrar coisas, comprar, incendiar objetos, assim como os impulsos compulsivos de natureza sexual, alimentar e ligados aos comportamentos aditivos.

A gravidade dos impulsos compulsivos é proporcional aos prejuízos que acarreta na rotina diária do paciente.

32 – Compulsões (P)

Ações motoras repetitivas percebidas como excessivas ou sem sentido.

As compulsões ou atos compulsivos são comportamentos motores reconhecidos pelo paciente como indesejáveis ou inadequados, vividos do modo desconfortável. O paciente tem grande dificuldade em evitá-los ou refreá-los. Em algumas situações, a compulsão pode gerar alívio transitório para pensamentos obsessivos e impulsos compulsivos. Tais vivências são reconhecidas como próprias do paciente, não como influências externas.

Compulsões e rituais compulsivos são descritos pelo paciente de modo preciso, com frequência determinada (p. ex., compulsões de limpeza, checagem ou ordenamento).

Comportamentos autolesivos de caráter compulsivo também são descritos aqui, ao contrário daqueles sob influência de delírios ou alucinações, não descritos aqui.

A gradação da gravidade das compulsões é mensurada pelos prejuízos que causam nas atividades cotidianas do paciente.

Dalgalarrondo[2] diferencia atos impulsivos de compulsivos da seguinte forma:

- **Atos impulsivos**: ação que salta da intenção para a execução, com prejuízo na deliberação e decisão voluntárias, como se houvesse um curto-circuito volitivo, sem a adequada ponderação intrapsíquica. São egossintônicos (no sentido de alinharem-se aos desejos do paciente naquele momento). Exemplos desses atos seriam a resposta desproporcionalmente agressiva de um motorista em uma discussão de trânsito ou quando alguém compra itens desnecessários ao fazer compras e ao ser atraído por alguma promoção. Como regra, os atos impulsivos estão vinculados a emoções primitivas e com resposta afetiva rápida. Impulsos patológicos ocorrem de modo automático, sem reflexão, levando a ações instantâneas. Aqui se enquadram a tricotilomania (arrancar cabelos ou pelos), dermatotilexomania (ou *skin picking*, ato de "cutucar a pele"), piromania (incendiar objetos), frangofilia (destruir objetos), cleptomania (furto), alguns casos de oniomania (compras), alguns casos de alterações do impulso sexual, entre outras.
- **Atos compulsivos ou compulsões**: atos motores reconhecidos como indesejáveis ou inadequados, com tentativas do paciente em refreá-los, com desconforto subjetivo e caráter egodistônico (vivenciados como contrários aos valores e anseios do paciente). Há tentativas de resistir ao comportamento, mas pode haver alívio temporário após a execução da compulsão. Ocorrem com frequência associados a ideias obsessivas, sendo o comportamento compulsivo uma tentativa de neutralizar tais pensamentos. Exemplo de compulsão comum é a lavagem repetitiva e ritualizada das mãos que ocorre em pacientes que apresentam obsessões ligadas à contaminação. A vontade de lavar-se surge em decorrência do temor intenso de contaminação e da inevitabilidade dessa ideia, trazendo alívio transitório quando o ato motor neutralizador (lavagem das mãos) é realizado.

Ainda sob a classificação de atos compulsivos podemos incluir o jogo patológico, a dependência tecnológica, algumas situações de compras compulsivas, algumas alterações do impulso sexual (masturbação compulsiva, compulsão por pornografia, fetichismo etc.) e diversos comportamentos alimentares (episódios bulímicos ou *binges*, chamados muitas vezes de compulsão alimentar; picacismo, seletividade e restrições alimentares patológicas).

☑ VINHETA CLÍNICA

O senhor P. é químico dono de empresa que fabrica produtos de limpeza pesada, solventes e compostos para uso na agricultura. Diariamente, ao chegar no trabalho e ao retornar para casa, P. precisa lavar-se (mão, braços e rosto) de forma perfeita para não se contaminar com "resíduos". Um pensamento próprio de incerteza recorrente toma a mente a toda vez que P. termina cada lavagem, gerando desconforto por talvez não ter lavado as partes da forma ideal. Tal pensamento gera não só desconforto, mas a necessidade de repetir o procedimento de forma contínua por quase duas horas.

▦ REFERÊNCIAS

1. Associação para Metodologia e Documentação em Psiquiatria (AMDP). O sistema AMDP: manual de documentação de achados diagnósticos psiquiátricos. São Paulo: Hogrefe; 2016.
2. Dalgalarrondo P. Psicopatologia e semiologia dos transtornos mentais. 3.ed. Porto Alegre: Artmed; 2018.
3. Paim I. Curso de psicopatologia, 4.ed. São Paulo: Ciências Humanas; 1979.
4. Hirsch SR, Shepherd M. Themes and variations in European Psychiatry. Bristol: John Wright & Sons; 1974.
5. Miguel EC, et al. Clínica psiquiátrica, 2.ed. Barueri: Manole; 2020.

24
Delírios

Eduardo Wagner Aratangy
José Gallucci Neto

SUMÁRIO

- Introdução
- Alterações delirantes no sistema AMDP
- Referências

PONTOS-CHAVE

- Alterações de forma e conteúdo do pensamento presentes nos delírios segundo o sistema da Associação para Metodologia e Documentação em Psiquiatria (AMDP).
- Identificação das principais características dos delírios.

INTRODUÇÃO

O delírio surge em contextos de alteração global da vivência e impõe-se como apreciação equivocada da realidade. Surge como evidência *a priori* (certeza independente da experiência) e é mantido com convicção subjetiva inabalável, mesmo quando em contradição com a realidade (incapacidade de correção de erros de julgamento), experiência de pessoas saudáveis, opinião ou parecer coletivos. Em geral, o paciente prescinde de fundamentos para suas ideias delirantes, considerando sua veracidade incondicionalmente evidente. Os delírios ocorrem em diversos transtornos psíquicos, não sendo específicos da esquizofrenia.

No sistema da Associação para Metodologia e Documentação em Psiquiatria (AMDP)[1], o registro dos delírios deve ocorrer em duas partes. A primeira é sobre a descrição da forma da vivência delirante (itens 34 a 38). A segunda descreve o conteúdo do delírio (itens 39 a 46). A presença isolada de pressentimento delirante (item 33) pode resultar na ausência de sintomas adicionais relacionados ao conteúdo pelo fato de esse conteúdo ainda não estar claro.

Ideias supervalorizadas ou prevalentes (representações que dominam a vida do paciente, mas que não possuem as características de imutabilidade e impermeabilidade à argumentação e experiência) não devem ser descritas aqui.

Grandes autores da psicopatologia divergiram quanto à natureza dos delírios, suas origens, compreensibilidade, classificações e funções psíquicas acometidas. Seguiremos o modelo descritivo do sistema AMDP, correntemente utilizado nos centros psiquiátricos de língua alemã.

ALTERAÇÕES DELIRANTES NO SISTEMA AMDP

33 – Pressentimento delirante (P)

O pressentimento delirante consiste em uma tensão emocional particular e frequentemente difusa, subjacente à experiência delirante. Tal vivência ocorre com significação e associações que não podem ser compreendidas por uma pessoa saudável.

Há uma "aura" ou pródromo (também chamada de trema), que antecede o delírio propriamente dito. O paciente se apresenta preocupado, com uma expectativa tensa em que o mundo ou o "Eu" são percebidos como estranhos, diferentes. Tal vivência pode trazer diferentes tonalidades afetivas, como sensação de estranheza, desconfiança, ameaça, medo, suspeita, perplexidade, sensação de que algo grave está prestes a ocorrer, elação, euforia ou até confiança excessiva.

No pressentimento delirante, o conteúdo ainda não está definido claramente. Por isso, na maioria das vezes, o paciente não consegue expressar ou explicar suas vivências adequadamente.

A gravidade do pressentimento delirante é proporcional à amplitude de sua influência nas vivências globais do paciente.

34 – Percepção delirante (P)

Estímulos perceptivos reais são associados a uma significação anormal, geralmente autorreferente, sem que haja conexão racional ou emocional compreensível. A percepção delirante é um erro de interpretação delirante de uma percepção correta.

Exemplo:

- "Quando a folha daquela palmeira caiu em cima do Fusca eu soube que minha mulher estava me traindo com o vizinho."

Aqui são incluídas as "percepções delirantes mnêmicas", como lembranças delirantes quando eventos do passado ganham significado à luz da vivência delirante atual do paciente.
Exemplo:

- "Quando eu era criança eu sempre via o ônibus que ia para o Real Parque. Hoje sei que era o aviso de que o Rei dos Reis está chegando."

Também são incluídos como percepções delirantes os fenômenos de falso reconhecimento de pessoas (síndromes de Fregoli, Capgras e *Doppelgänger*).
Exemplo:

- "Quando eu saí na avenida Paulista percebi que um homem tinha tomado a forma do meu irmão para me enganar e depois me envenenar".

Percepções delirantes são classificadas como leves, quando limitadas a um único tema durante a entrevista, e graves, quando a entrevista é marcada pela ocorrência de diversas percepções delirantes.

35 – Ideação delirante

Convicção delirante de início recente (poucos dias) ou representação puramente mental de caráter delirante.

Diferentemente da percepção delirante, não há nenhuma percepção envolvida na formação da ideia delirante. Não há vinculação de algum estímulo ambiental com a formação da ideia. Nesse sentido, a ideia caminha para uma alteração "pura" do juízo de realidade que, quando se consolida, passará a se chamar delírio.
Exemplos:

- "Hoje entendi que o presidente vai me salvar porque não sou homossexual".
- "Eu sou o novo mensageiro de Jesus. Sei disso desde ontem, está forte aqui na minha cabeça, com uma certeza maior que qualquer uma que já tive!"

Aqui são incluídas "ideações delirantes mnésticas", como lembranças delirantes.
Exemplo:

- "Eu lembrei agora que eu podia voar quando era criança, mas perdi esse poder porque meu coração perdeu a pureza."

A gravidade das ideações delirantes é considerada leve, quando apenas um tema da entrevista é afetado por tais ideias (ou o paciente relata uma ou duas ideações delirantes nas últimas duas semanas), e grave, quando mais vivências são marcadas por tais ideações (ou o paciente relata mais do que duas dessas ideações nas últimas duas semanas).

36 – Pensamentos delirantes (P)

Convicções de caráter delirante estabelecidas e permanentes.

Pensamentos delirantes surgem a partir de ideações ou percepções delirantes, em um crescente que pode chegar ao delírio sistematizado (item 37).

Exemplos:

- "Nos últimos meses eu sei que as pessoas que estão de óculos escuros estão me vigiando. Tem algum sistema que alguém colocou nos óculos para saberem exatamente onde estou e o que estou fazendo."
- "Já faz tempo que eu sinto que sou especial, mas agora eu sei que sou um reptiliano e que meu destino é governar Carapicuíba".

A graduação dos pensamentos delirantes é considerada leve, quando apenas um tema da entrevista é afetado por eles (ou se o paciente relata um ou dois pensamentos delirantes nas últimas duas semanas), e grave, quando mais temas são contaminados por pensamentos delirantes (ou se o paciente refere mais que dois pensamentos delirantes nas últimas duas semanas).

37 – Delírio sistematizado (P)

O delírio sistematizado descreve alto grau de conexão e coerência interna de uma vivência delirante com outras vivências psíquicas. Há amplificação do delírio, envolvendo e conectando outros sintomas delirantes, alucinações e alterações do "Eu", por exemplo. Tal sistematização pode possuir uma "lógica" própria, chamada de paralogia.

No delírio sistematizado, há conexão intrapsíquica entre os fenômenos descritos anteriormente neste capítulo. O paciente toma como prova de si próprias as suas vivências delirantes de forma cabal, definitiva, com a convicção extraordinária que caracteriza os delírios.

Para o paciente, o delírio é uma verdade que não "descolore"; não há refutação possível para sua crença, seja pela argumentação ou por experiências próprias. Na definição clássica, um delírio é um juízo de realidade patologicamente falseado e impermeável a mudanças. Além do caráter granítico do delírio, outras características são descritas, como sua inverossimilhança e conteúdos não aceitos pela cultura do indivíduo, sendo discutíveis.

Na tradição psicopatológica também se utiliza o termo ideia deliroide para descrever alterações do pensamento de caráter delirante secundárias a vivências afetivas, não como fenômeno primário do juízo. Pode haver algum componente compreensível ou com a possibilidade de crítica pelo próprio paciente a respeito da veracidade de seus pensamentos. O sistema AMDP não utiliza tal diferenciação.

Em português há mais uma confusão. O termo delírio pode descrever alterações profundas da consciência, conhecidas também como *delirium*, estado confusional agudo e nomeadas no AMDP como turvação da consciência (item 2). Neste livro, utilizamos o termo delírio como descrito neste capítulo.

A gravidade do delírio sistematizado pode ser medida pela amplitude de interferência na atividade psíquica. Quanto mais grave a sistematização do delírio, mais estruturado, enraizado e pétreo ele é na associação entre as crenças do paciente e suas vivências.

38 – Dinâmica delirante (PE)

Intensidade do envolvimento afetivo que acompanha o delírio.

A força da participação afetiva é percebida pelo entrevistador mediante o comportamento do paciente e pela maneira com que ele descreve o delírio.

Pensamentos delirantes acompanhados de pouca participação afetiva e com reduzida expressividade psicomotora apresentam pouca dinâmica delirante. Um exemplo disso pode ser visto em pacientes esquizofrênicos crônicos, que relatam seus delírios de forma monótona, quase com indiferença e com pouca modulação afetiva.

Uma expressão dinâmica mais intensa pode ser vista, por exemplo, em paciente com delírio de culpa que chora e se lamenta pelos supostos erros cometidos, ou ainda em pacientes com delírios persecutórios, que expressam claramente reações afetivas de raiva e medo durante a entrevista.

39 – Delírio de referência (P)

Convicção delirante de que acontecimentos ou objetos do ambiente têm um significado especial para o paciente, referindo-se a ele (hipertrofia do "Eu").

O paciente sente-se objeto central de atenção por parte do ambiente. Acontecimentos insignificantes passam a constituir sinais inequívocos que se referem a ele de modo específico e especial, não necessariamente ruins.

A conversa entre pessoas desconhecidas refere-se ao paciente; gestos de um estranho significam a transmissão de informações para ele; uma notícia sobre eventos em um país distante é percebida como claramente ligada ao paciente.

O delírio de referência pode aparecer isoladamente, por exemplo, como um delírio de vínculo passional em que o paciente crê que uma celebridade que nem o conhece é apaixonada por ele e envia sinais de seu amor a todo instante (erotomania ou síndrome de Clérambault).

Quando há associação com persecutoriedade, sendo que os delírios de referência fazem parte de um contexto paranoide, assinalamos apenas o delírio persecutório (item 40).

A gravidade do delírio de referência pode ser mensurada por sua abrangência e impacto na vida do paciente. Normalmente, se apenas um contexto ou pessoa "atua" em tais vivências, consideramos o delírio como leve.

Se mais contextos, pessoas e situações geram a vivência autorreferente e se seu prejuízo ao funcionamento psíquico é mais evidente, consideramos o delírio como grave.

Os delírios de referência "encistados" foram descritos nos quadros de parafrenia (acompanhados de alterações sensoperceptivas) e paranoia (sem alterações sensoperceptivas), atualmente classificados como transtornos delirantes persistentes, mas podem ocorrer em diversos transtornos mentais. Vale lembrar que nem sempre as vivências autorreferentes são negativas. Exemplos disso são quadros em que um paciente interpreta sinais aleatórios como clara mensagem divina de proteção, ou pacientes hebefrênicos, que acreditam que desconhecidos o estão elogiando.

40 – Delírios persecutórios e de ser prejudicado (P)

O paciente sente-se objeto de hostilidades. Sente-se ameaçado, ofendido, insultado, vexado, depreciado ou perseguido. Tem certeza de que querem tirar suas posses, prejudicar sua saúde, difamá-lo ou matá-lo.

Tais delírios são os mais comuns e não estão restritos aos quadros psicóticos crônicos.

Tipicamente, o paciente "sabe" que está sendo perseguido ou prejudicado por pessoas, entidades místicas ou instituições. Registramos aqui os delírios querelantes ou reivindicatórios, como uma forma de delírio de ser prejudicado. Nesse caso, o paciente se sente injustiçado e ofendido e busca a reparação de seus direitos ou honra.

A gravidade dos delírios persecutórios é proporcional ao prejuízo que causa nas atividades cotidianas do paciente.

Exemplos:

- "Sei que todas as câmeras da rua e os celulares das pessoas ficam registrando onde estou. Isso é coisa dos comunistas que querem me matar!".
- "Eu vou processar a internet! Eles não param de publicar coisas sobre mim! Os Iluminatti não vão parar de me fazer mal se eu não reagir!"
- "O Dr. Paulo Sallet colocou um chip com localizador geoestacionário (SIC) em mim porque ele tem inveja e sabe que eu vou curar a esquizofrenia do mundo!".
- "Eu não posso comer nada e nem beber essa água! Eu sei que o Dr. Gustavo está tentando me envenenar porque sou melhor que ele!"

41 – Delírio de ciúme (P)

Convicção delirante de que está sendo traído ou enganado pelo parceiro.

O paciente está absolutamente convencido de que o parceiro conjugal está tendo ou terá um relacionamento sexual com outra pessoa. Acontecimentos ou observações insignificantes são tomados como evidência irrefutável de traição do cônjuge. Ainda que ocorram nas psicoses primárias, os delírios de ciúme são comuns no abuso e dependência de álcool.

Exemplos:

- "Eu vejo como ela dá bom dia para o porteiro! Ele até abriu a porta para ela! Eu sei que estão me traindo!"
- "Eu vi um Fusca vermelho na rua. Sabe o que isso quer dizer? Ele está me traindo de novo!"
- "Toda noite, quando o apresentador do telejornal começa a falar, ele dá uma piscada para minha esposa. Toda noite! Por que eles não assumem logo que eu sou corno?"

Um fato curioso sobre os delírios de ciúme é que o paciente pode de fato estar sendo traído, mas o que caracteriza tal delírio é a justificativa paralógica que o paciente oferece, a perda da conexão de causalidade e lógica formal que fundamenta sua crença. Delírios de ciúme e traição são chamados de celotípicos por alguns psicopatólogos. A síndrome de Otelo (em homenagem ao personagem shakespeariano) é um exemplo histórico de delírio de ciúmes.

Exemplo:

- "Ela colocou um vestido vermelho. Vermelho! Eu sei, ela sabe e o senhor sabe que isso prova a traição!"

42 – Delírio de culpa (P)

Convicção delirante de ter feito alguma coisa errada e sentir-se culpado por isso.

O paciente está convencido de que cometeu erros imperdoáveis e irreparáveis. Tais erros podem ter sido contra as normas sociais, religiosas ou em dissonância com seus valores pessoais. Com frequência, o delírio de culpa leva o paciente a acreditar estar sendo punido pelo próprio comportamento. Não raramente, pequenos deslizes ou erros imaginários de conduta do passado são superestimados de forma totalmente inadequada.

Embora delírios de culpa costumem ser observados em quadros depressivos graves, não são exclusivos deles.

Exemplos:

- "Eu já era casado e desejei uma outra mulher. Nunca falei nada, nem fiz nada, mas sei que tudo que deu errado na minha vida depois foi um castigo. Minha mulher está com câncer por causa disso!"
- "Eu roubei uma caneta no hotel há 20 anos. Tem um mandamento na bíblia que proíbe isso! Eu sei que vou para o inferno."
- "Eu gastei o dinheiro do lanche das crianças no bingo. Agora, a polícia federal vai me processar e tirar a guarda das crianças de mim."
- "Não tem como perdoar meu erro! Eu devia ter comprado criptomoedas! Agora o dinheiro que seria dos meus filhos não rendeu nada! O único jeito é me matar, não aguento essa culpa."

A gravidade do delírio de culpa é medida pelo prejuízo que causa na rotina do paciente e pelo nível de sofrimento emocional.

43 – Delírio de empobrecimento ou ruína (P)

Convicção delirante de não ter recursos suficientes para sobreviver.

Há certeza de falência iminente, com convicção de insolvência, dívidas impagáveis, impossibilidade de adaptação à situação financeira. Frequentemente, tais delírios envolvem a família do paciente, com vivência de catastrofismo e consequências desproporcionais. Pode haver preocupação tão intensa que o paciente deixa de ter qualquer gasto, mesmo tendo recursos, com negligência do tratamento e até de autocuidados básicos. Pode surgir avareza extraordinária e colecionismo.

Delírio de ruína é comum nas depressões psicóticas, ainda que não exclusivo dessa patologia.

A gravidade do delírio de ruína é proporcional ao grau de disfuncionalidade e sofrimento que causa.

Exemplos:

- "Vou perder tudo, não vou ter dinheiro para mais nada. Preciso parar o tratamento e sair de casa. Vou morar na rua e virar mendigo." (Em paciente com boas reservas financeiras e patrimônio familiar.)
- "Se eu não me matar, vão cobrar as dívidas com juros dos meus filhos, netos e bisnetos. Não tem outra saída."

44 – Delírio hipocondríaco (P)

Convicção delirante de estar gravemente doente.

O conteúdo desses delírios pode ser representado por doenças reais, como câncer, infecções ou demências. Em outras situações, o paciente está convencido de que terá alguma doença grave ainda não presente ou nomeada, e que irá morrer em decorrência dela.

Mesmo com exames provando sua saúde, o paciente se apega à certeza da doença, às vezes utilizando probabilidades marginais e exceções raríssimas para corroborar sua crença.

Pode haver busca desesperada por tratamentos, muitas vezes desnecessários ou lesivos.

Sinais corporais normais podem ser sobrevalorizados, assim como ocorrer vivências corporais anômalas.

A gravidade do delírio hipocondríaco é medida pelo sofrimento e disfuncionalidade que causa.

Exemplos:

- "Eu sei que já fiz oito colonoscopias, mas o exame pode não encontrar o câncer! Preciso fazer a ozonioterapia retal agora ou vou morrer!"
- "Não adianta me mostrar os exames de novo! O vírus está aqui, eu sei! Esses exames só têm 99% de sensibilidade e especificidade. O vírus pode ter mutado ou estar escondido em um linfonodo!"

45 – Delírio de grandeza (P)

Autoestima sobrestimada e autoengrandecimento delirante.

O paciente possui convicção delirante de ser superior às demais pessoas. Tal superioridade pode ser no âmbito da inteligência, beleza, poder, riqueza, talento, linhagem familiar, características sobrenaturais e religiosas.

Embora tais delírios sejam comuns na mania, não são exclusivos dela.

A gravidade dos delírios de grandeza se relaciona ao nível de disfunção e inadequação que provoca. Podemos considerar como leve, por exemplo, um paciente que se julga um grande inventor, mas segue seu trabalho cotidiano sem grande problema. Já um paciente considerado grave, interpretando-se o salvador da humanidade, abdica de seu trabalho por achar que está muito aquém de suas capacidades.

Exemplos:

- "Eu sou o dono dessa cidade e de todo o planalto paulista!"
- "Eu inventei o micro-ondas, o telefone celular e a internet. Abdiquei do reconhecimento e do dinheiro porque os homens fracos precisam mais disso que eu."
- "Eu não tenho o dinheiro para comprar esses carros agora, mas amanhã vou publicar a minha descoberta da cura do câncer e dinheiro não vai ser problema. Pode deixar que eu já vou levar a Ferrari e o Porsche agora mesmo."
- "Eu sou o mensageiro de Deus, já estou postando as ordens nas redes sociais, mas vou precisar de uns apóstolos para me ajudar."
- "Se o Dr. Paulo Sallet me deixasse ir para o Oriente Médio terminaria todas essas guerras em duas ou três conversas!"

46 – Outros conteúdos delirantes (P)

Temas delirantes que não se enquadram nas categorias anteriores.
Exemplos:

- Delírio de estar grávida (pseudociese delirante).
- Convicção de que uma poderosa organização planeja a união de todos os povos, sem que isso envolva o paciente de qualquer maneira.
- Crença de que o paciente teve uma reunião com extraterrestres em outro planeta.
- Crenças delirantes bizarras, não reconhecidas pelo contexto cultural do paciente.
- A gravidade de tais delírios é proporcional à disfuncionalidade que causam.
- Vivências ligadas às alterações do "EU" são descritas em outro capítulo (p. ex., retirada, controle ou difusão do pensamento).

📚 REFERÊNCIAS

1. Associação para Metodologia e Documentação em Psiquiatria (AMDP). O sistema AMDP: manual de documentação de achados diagnósticos psiquiátricos. São Paulo: Hogrefe; 2016.
2. Dalgalarrondo P. Psicopatologia e semiologia dos transtornos mentais. 3.ed. Porto Alegre: Artmed; 2018.
3. Paim I. Curso de psicopatologia, 4.ed. São Paulo: Ciências Humanas; 1979.
4. Hirsch SR, Shepherd M. Themes and variations in European Psychiatry. Bristol: John Wright & Sons; 1974.
5. Miguel EC, et al. Clínica psiquiátrica, 2.ed. Barueri: Manole; 2020.

25
Sensopercepção

Eduardo Wagner Aratangy
José Gallucci Neto

 SUMÁRIO

- Introdução
- Alterações da sensopercepção no sistema AMDP
- Referências

 PONTOS-CHAVE

- Alterações da sensopercepção de acordo com o sistema da Associação para Metodologia e Documentação em Psiquiatria (AMDP).
- Identificação das principais alterações sensoperceptivas: ilusões e alucinações.

INTRODUÇÃO

Para falar das alterações da sensopercepção é necessário definir alguns conceitos básicos.

- Sensação: fenômeno básico de estímulo do órgão sensorial e sua transmissão por via neuronal para o cérebro. As sensações são definidas como um estímulo físico suficiente para desencadear a transmissão de visão, audição, tato (e suas variantes), propriocepção, paladar e olfato. São as aferências que recebemos no contato com o universo.
- Percepção: tomada de consciência do estímulo sensorial. É a leitura que o sistema nervoso central fará do estímulo recebido, já com componentes neuropsicológicos amplos se integrando, atribuindo significação à vivência. Nesse sentido, a percepção é o componente de processamento e associação intrapsíquica dos estímulos.

Para diferenciar ilusões e alucinações, serve como critério a presença ou ausência de estímulo sensorial real.

Na literatura psiquiátrica, existe o termo alucinose, quando o paciente reconhece o caráter enganoso de sua percepção. Pelo sistema AMDP, as alucinoses são concebidas como alucinações. A exceção a essa regra é a presença de alucinoses intrusivas (*flashbacks* ou revivescências perceptivas), descritas como paramnésias (item 14).

Ilusões e alucinações podem ocorrer em quaisquer dimensões sensoriais, inclusive em mais de uma ao mesmo tempo (alterações combinadas ou sinestésicas da sensopercepção).

Alterações quantitativas (p. ex., hipo e hiperestesias, parestesias e anestesias e disestesias) não são descritas aqui pelo sistema da Associação para Metodologia e Documentação em Psiquiatria (AMDP), mas no exame neurológico (achados somáticos).

Outros termos, como pseudoalucinação e alucinações funcional, negativa e psíquica não possuem relevância clínica concreta.

Na avaliação da gravidade das alterações sensoperceptivas devem ser considerados três aspectos:

- Frequência de aparecimento do fenômeno no período de investigação.
- A intensidade (concretude, clareza, complexidade).
- O grau de comprometimento subjetivo (sofrimento e relevância no comportamento do paciente).

ALTERAÇÕES DA SENSOPERCEPÇÃO NO SISTEMA AMDP

47 – Ilusões (P)

Percepção enganosa (distorcida) de estímulos sensoriais reais.

Na ilusão, objetos, sons, pessoas ou situações são imediatamente reconhecidos de forma distorcida. Isso é diferente da percepção delirante, em que a sensopercepção está preservada, mas o significado do estímulo é avaliado e modificado por crenças delirantes.

Exemplos:

Uma pessoa com medo, durante uma noite em uma rua escura, enxerga momentaneamente figuras assustadoras nas sombras.

Uma pessoa enlutada, após a morte de um ente querido, tem a impressão fugaz de ver a pessoa falecida de relance na rua. (Quando a intensidade afetiva de determinado tema "induz" ilusões, podemos falar de ilusões catatímicas.)

Um motorista "vê" uma poça de água na estrada em um dia quente (ilusão visual simples por refração da luz).

Durante a espera por um telefonema a pessoa "sente" o celular vibrar no bolso, mas logo percebe que ele não tocou (ilusão tátil, com aumento da sensibilidade tátil pela expectativa).

Um indivíduo caminha distraído e tem, de modo fugaz, a impressão de que chamaram por seu nome (ilusão auditiva favorecida pela dispersão atencional).

Paciente internado síndrome de abstinência alcoólica enxerga e sente o equipo de soro em sua veia como uma cobra que o pica (zoopsia).

Paciente em confusão mental vê padrões do papel de parede tomarem a forma de rostos humanos (pareidolia).

48 – Alucinações auditivas (P)

Ouvir fonemas (vozes) sem que alguém esteja realmente falando.

Ocorre percepção auditiva clara, sem estímulo sensorial correspondente.

As vozes podem falar diretamente ao paciente, dar ordens, comentar suas ações ou conversar entre si sobre o paciente e outros assuntos.

As vozes não precisam ser percebidas como vindas de fora, podendo ser sentidas como vozes alheias ouvidas a partir do próprio corpo. (O sistema AMDP não diferencia se as vozes são percebidas como vindas de fora ou do próprio paciente.)

O pensamento que se torna audível pelo paciente (*Gedankenlautwerden*), o eco de pensamento e o pensamento "ouvido" como se fosse de outra pessoa são incluídos como alucinações auditivas pelo sistema AMDP. Vivências de difusão, roubo e inserção do pensamento não são assinaladas aqui, mas nas alterações do "Eu" (itens 55, 56 e 57).

Sons incompreensíveis, músicas e outros sons são classificados como Outras alucinações auditivas (item 49).

Exemplos:

- "Claro que estou ouvindo ele falar agora comigo! Ele não para de me xingar! Ouviu! Agora começou a xingar o Dr. Gallucci também!".
- "Elas me dão conselhos, falam como sou legal e me ajudam a não fazer coisas erradas."
- "Eles não param um minuto! Preciso por uma música alta para não ouvir. Ficam o dia todo me criticando, falando mal de mim ou mandando fazer coisas que não quero!"
- "Eu não estou louco, doutor. Deus está falando comigo, comandando o caminho para a salvação! Eu sei que poucos ouvem, mas é real!"

- "Eles puseram algum microfone na minha cabeça. Ficam essas vozes conversando sem parar só para me irritar".

49 – Outras alucinações auditivas (P)

Ouvir ruídos, notas musicais ou barulhos sem que esses sons existam de fato. Exemplos:

- "Eu ouço uma música o tempo todo, como se uma rádio nunca desligasse."
- "Escuto todos os gemidos e suspiros que vêm daquela parede, deve ter gente ou alma presa lá."
- "Ouço um zumbido, uma nota Lá o tempo todo nos dois ouvidos." [*Tinnitus.*]
- "Tem um barulho, um "clique" dá na minha cabeça cada vez que a engrenagem roda lá dentro." (alucinação auditiva e cenestésica)
- "Tem alguém martelando sem parar há dois dias! Escute!"

50 – Alucinações visuais (P)

Percepção visual sem estímulo sensorial correspondente.
Visões de clarões, padrões, objetos, pessoas e até cenas inteiras que não existem.
Aqui se enquadram as vivências de sósias e impostores, quando há percepção visual (*Doppelgänger*, Fregoli, Capgras, autoscopias e heautoscopias).
Exemplos:

- "Eu vi, de repente, os 300 soldados de Leônidas marchando em Carapicuíba."
- "O ambiente se encheu de clarões, figuras geométricas e padrões fractais que se moviam". [Paciente sob efeito de psilocibina.]
- "Tem um cachorro aqui na enfermaria, ele deve ter se escondido, mas passou agora mesmo. É cinza e pequeno, dei o nome de Chumbinho. Ele estava com uma granada na boca."
- "Eu vejo um monte de duendes pequenos, do tamanho de um dedo. Eles correm por aí e constroem as suas casinhas. Só não sei o que eles comem." [Alucinação liliputiana.]
- "Quando saí do ônibus sabe quem eu vi? Eu, eu mesmo, do outro lado da rua! Acho que era um clone meu."
- "A parede está cheia de aranhas! Me tira daqui por favor!" [Alucinação visual comum em síndrome de abstinência alcoólica ou *delirium tremens*.]
- "Eu vejo umas luzes brilhantes na parte de cima da visão. Não me incomodam, mas sei que depois de alguns segundos vem a dor de cabeça." [Aura visual na forma de escotomas cintilantes em paciente com enxaqueca.]

51 – Alucinações somestésicas ou corporais (P)

Percepções táteis ou viscerais (cenestésicas) sem estímulo sensorial correspondente.

Entre as alucinações táteis, observamos fenômenos perceptivos de toque (pressão), temperatura, textura e dor na pele.

Exemplos:

- "Sinto uma mão grande e áspera tocar no meu ombro".
- "Tem um líquido gelado que escorre pelas minhas costas, mas quando vou ver, a pele está seca."
- "No meu abdome mora um bicho. Sei disso pois sinto ele se mexer dentro de mim, ele se movimenta o tempo todo."
- "Tem uma areia entre meus dedos, uns cristais que ficam espetando a pele das mãos".
- "É como se tivesse álcool pegando fogo na minha pele. Queima muito e só melhora se eu enrolo a pele com papel alumínio".

Já nas alucinações cenestésicas ocorrem sensações viscerais anômalas, novas ou estranhas, frequentemente desagradáveis. Pode haver dificuldade do paciente em descrever tais fenômenos, utilizando comparações bizarras. Tais sensações podem ser uniformes, bem localizadas e definidas, mas também se alternar em termos de qualidade e extensão. Quando são descritas como "vindas de fora" do corpo, não as descrevemos aqui, mas sim como Outras vivências de influência (item 58).

Exemplos:

- "Minhas tripas congelaram. Eu sinto o frio e a decomposição delas" (em paciente depressivo grave com síndrome de Cotard).
- "Tem um choque elétrico, uma corrente, que começa no centro da minha cabeça e desce até o ânus. Começa na glândula pineal e percorre todo o meu sistema simpático em direção ao plexo anal".
- "Os meus testículos e meu pênis estão encolhendo, entrando na barriga".
- "Eu sinto um bicho, parece uma cobra, andando dentro da barriga. Vai de um lado para o outro, de baixo para cima. Quando eu bebo álcool ele sossega."

52 – Alucinações olfativas e gustativas (P)

Percepções olfativas e gustativas sem estímulo correspondente.

As alucinações gustativas e olfativas com frequência se sobrepõem do ponto de vista fenomenológico. Historicamente, tais alucinações estão mais relacionadas a quadros orgânicos e acometimentos neuronais diretos, mas também podem ocorrer em transtornos mentais.

- "Sinto cheiro de borracha queimada o tempo todo". (Em paciente com tumor cerebral e compressão de nervo olfatório.)
- "De repente vem um gosto de podridão na minha boca, um gosto e cheiro de carniça, mas ninguém mais percebe".
- "Eu tenho de vedar todas as portas e janelas por causa do cheiro de gás. Uma hora vai explodir, mas minha família acha que estou louco, que só eu sinto esse cheiro".

REFERÊNCIAS

1. Associação para Metodologia e Documentação em Psiquiatria (AMDP). O sistema AMDP: manual de documentação de achados diagnósticos psiquiátricos. São Paulo: Hogrefe; 2016.
2. Dalgalarrondo P. Psicopatologia e semiologia dos transtornos mentais, 3.ed. Porto Alegre: Artmed; 2018.
3. Paim I. Curso de psicopatologia, 4.ed. São Paulo: Ciências humanas; 1979.

26

Alterações da consciência do Eu

Eduardo Wagner Aratangy
José Gallucci Neto

 SUMÁRIO

- Introdução
- Alterações da consciência do Eu no sistema AMDP
- Referências

 PONTOS-CHAVE

- Alterações da consciência do Eu no sistema da Associação para Metodologia e Documentação em Psiquiatria (AMDP).
- Identificação das principais alterações da consciência do Eu: desrealização, despersonalização, difusão do pensamento, retirada e inserção do pensamento, outras vivências de influência.

INTRODUÇÃO

Sob alterações da consciência do "Eu" são registradas vivências em que há alterações nos limites entre o "Eu" e o ambiente circundante, assim como alterações no sentido global de unidade das vivências pessoais. Aqui também serão registradas vivências em que fenômenos corporais, do pensamento, das emoções e ações são percebidos como conduzidos externamente.

Marcaremos as alterações que envolvem as características descritas por Karl Jaspers como constitutivas da consciência do Eu: atividade, unidade, identidade e separação em relação ao mundo externo.

Algumas alterações descritas são nomeadas como "fenômenos delirantes bizarros" na nomenclatura estadunidense (p. ex., delírio de controle, roubo do pensamento, *déjà-vu* no Manual Diagnóstico e Estatístico de Transtornos Mentais – DSM).

ALTERAÇÕES DA CONSCIÊNCIA DO EU NO SISTEMA AMDP

53 – Desrealização (P)

O ambiente ou o fluxo de tempo são percebidos como transformados e irreais. O sentido de familiaridade com as coisas rotineiras é perdido.

Pessoas, objetos e ambiente parecem irreais, estranhos ou deslocados no espaço. A vivência do ambiente se torna anômala, desconhecida, assustadora, adulterada.

A desrealização, com sua vivência de estranhamento, pode vir junto com o pressentimento delirante (item 33).

Exemplos:

- "É como se tivesse um filtro entre mim e o mundo. Tudo é 'abafado', pouco nítido".
- "O tempo quase parou. Eu consegui pensar em tudo que vivi no mesmo tempo que outra pessoa falava apenas uma frase".
- "Sabe Alice no país das maravilhas? Foi assim para mim. O mundo encolhia ao mesmo tempo que derretia e eu não conseguia ouvir direito".
- "O mundo fica escuro, sombrio, ameaçador, frio, desbotado e o tempo não passa. É como se tudo virasse uma prisão".

A gravidade da desrealização é mensurada pela frequência que ocorre e por prejuízos subjetivos que provoca ao paciente.

54 – Despersonalização (P)

O paciente sente-se estranho em relação a si próprio, mudado, irreal, desintegrando-se ou como se fosse outra pessoa.

A despersonalização pode ser efêmera (como nas crises de pânico) ou permanecer por períodos longos (como nas psicoses crônicas, alguns quadros orgânicos e demências).

O sistema AMDP inclui aqui vivências de mudanças corporais, como sentir as extremidades aumentando, ou alguma parte do corpo sumindo. Distorção de imagem corporal (da anorexia nervosa e do transtorno dismórfico corporal) pode ser assinalada aqui, mas na lista de sintomas acessórios há um item mais específico: alterações da imagem corporal (SA 8).

Também são incluídos fenômenos de transitivismo (vivência de transformação em outra pessoa, coisa ou animal) e personificação (vivências observadas em outras pessoas são sentidas pelo paciente como se fossem em seu próprio corpo).

Não se aplicam aqui as mudanças existenciais provocadas por experiências "transformadoras", em que o indivíduo muda sua visão de mundo após um evento vital importante.

A gravidade da despersonalização é mensurada pela frequência que ocorre e intensidade que altera a unidade e identidade subjetiva do indivíduo.

Exemplos:

- "Não conseguia sentir meu corpo durante as crises de pânico. Era como se esse corpo não fosse meu."
- "Na depressão me sinto um cadáver. Não sinto nada direito, faço as coisas no automático, mas não estou ali, tudo é apagado, nada me afeta para o bem ou para o mal."
- "Eu não consigo viver nesse corpo. Todos dizem que sou anoréxica, mas o corpo que sinto é gigantesco, deformado e gordo".
- "Eu não consigo lembrar das coisas porque vocês ficam implantando outras pessoas em mim. Tiraram meu verdadeiro eu de mim e devem ter colocado em outra pessoa."
- "Estou me transformando em um cachorro, em um lobo. Meu corpo está mudando, os pelos e dentes crescendo, o instinto voltando e a vontade de correr de volta para a floresta." [Transitivismo animal, no caso, licantropia.]

55 – Difusão do pensamento (P)

O pensamento não pertence mais apenas ao paciente; outras pessoas participam dele e sabem o que o paciente está pensando (leitura do pensamento).

O pensamento que se torna audível e o eco de pensamento devem ser registrados aqui se o paciente acreditar que seu pensamento possa ser ouvido também por outras pessoas.

Na lista de sintomas adicionais do sistema AMDP, podemos achar a audição do pensamento (SA 6) como definição de situações em que o paciente escuta os próprios pensamentos (sem pronunciá-los) (*Gedankenlautwerden*).

A gravidade da difusão do pensamento é medida pela frequência que ocorre.

Exemplos:

- "As pessoas conseguem ouvir meus pensamentos, sabem tudo que passa na minha cabeça."
- "Os médicos conseguem ler meus pensamentos. Até quando penso em coisas que não devia, eles recebem os meus pensamentos e decifram."

56 – Retirada ou roubo de pensamento (P)

Os pensamentos do paciente são subtraídos de sua mente por alguém ou algo.

O paciente pode relatar que uma entidade, pessoa ou força retira ou rouba seus pensamentos. Nesse sentido, trata-se de uma vivência de influência externa.

Para alguns psicopatólogos, o roubo do pensamento é uma interpretação delirante do bloqueio do pensamento (item 24).

A gravidade do roubo de pensamento se relaciona à sua frequência, intensidade e duração para o paciente.

Exemplos:

- "Minha primeira namorada levou todos os meus pensamentos".
- "Quando me deram o remédio, o médico conseguiu tirar os pensamentos que eu tinha, mas agora não consigo mais pensar direito".

57 – Inserção de pensamento (P)

O paciente percebe seus pensamentos como inseridos, impostos, determinados, dirigidos ou controlados externamente.

De forma análoga ao roubo de pensamento, ocorre uma vivência de influência externa, sendo que na inserção de pensamento o paciente tem a vivência de que um pensamento alheio a ele foi embutido em sua mente.

A gravidade da inserção de pensamento se relaciona à sua frequência, intensidade e duração.

Exemplos:

- "Eles me forçam a pensar em coisas sexuais. Coisas que eu não quero, mas eles me obrigam."
- "Junto com aquela injeção que eu tomei tinha umas ideias que não são minhas e que agora não saem mais da minha cabeça."
- "O governo consegue mandar pensamentos para entrar na cabeça das pessoas pelo sinal do celular. Tem um que eles puseram em mim para eu ficar com medo, não tentar denunciar."

58 – Outras vivências de influência externa (P)

Sentimentos, intenções, comportamentos ou funções corporais são percebidos como externamente determinados.

O paciente é levado a sentir algo, querer alguma coisa, falar algo específico, agir de determinada maneira, atacar alguém etc., impelido por um poder externo a si.

Obviamente não são incluídas aqui afirmações comuns (não patológicas) de ser influenciado pela mídia, redes sociais, religião, família etc.

Quando a vivência de influência se restringe aos pensamentos deve ser classificada nos itens anteriores.

A gravidade de tais vivências é determinada por sua frequência, intensidade duração.

Exemplos:

- "Eles fazem que eu grite essas coisas!".
- "Meu corpo é como um robô e eles controlam meus movimentos por algum controle remoto."
- "É ele, o Baphomet, que me obriga a ficar olhando para o genital das pessoas, mas eu não quero, isso não é meu."
- "Foi a macumba que ele fez para eu ficar excitado sexualmente nas piores horas".
- "O meu pai manda essa raiva para entrar em mim e aí eu fico violento. A culpa é dele, não minha."

REFERÊNCIAS

1. Associação para Metodologia e Documentação em Psiquiatria (AMDP). O sistema AMDP: manual de documentação de achados diagnósticos psiquiátricos. São Paulo: Hogrefe; 2016.
2. Dalgalarrondo P. Psicopatologia e semiologia dos transtornos mentais. 3.ed. Porto Alegre: Artmed; 2018.
3. Paim I. Curso de psicopatologia, 4.ed. São Paulo: Ciências Humanas; 1979.
4. Hirsch SR, Shepherd M. Themes and variations in European Psychiatry. Bristol: John Wright & Sons; 1974.
5. Miguel EC, et al, Clínica psiquiátrica, 2.ed. São Paulo: Manole; 2020.

27
Alterações da afetividade

Eduardo Wagner Aratangy
José Gallucci Neto

 PONTOS-CHAVE

- Neste capítulo, são descritas as alterações da afetividade de acordo com o sistema da Associação para Metodologia e Documentação em Psiquiatria (AMDP)[1].
- Identificação das principais alterações psicopatológicas da afetividade no exame psíquico.

INTRODUÇÃO

Definimos anteriormente a afetividade como ferramenta psíquica que atribui importância subjetiva a vivências individuais. A exploração da afetividade é ampla, multifacetada e nos ateremos às visões biológica e descritiva neste capítulo. Paim[2] define a afetividade como capacidade de experimentar emoções e sentimentos.

Como definições iniciais temos:

- Emoção: reação afetiva aguda, de curta duração, com forte componente somático (sistema nervoso autônomo, respostas hormonais, vasculares e neurofisiológicas em geral). As emoções podem ser extremamente intensas e estão relacionadas aos campos mais primitivos da sobrevivência animal (regiões subcorticais). Medo, nojo, raiva e tristeza são emoções relacionadas evolutivamente a ameaças ambientais, favorecendo forte fixação de memórias para futuras evitações. Já alegria/contentamento/prazer são emoções primordiais ligadas ao sucesso na obtenção de recursos, suprimento de necessidades biológicas e conforto físico (alimentação, sexo, abrigo, relações sociais) e, também, estão associadas a fortes impressões na memória para futura obtenção de recursos que auxiliem na sobrevivência e reprodução.

- Afeto: qualidade e tônus emocional que acompanha uma representação mental. Segundo Dalgalarrondo[3], um afeto é o componente emocional que acompanha uma ideia. Seria aquilo que "colore" o quadro das vivências, misturando os diferentes matizes das emoções.
- Sentimento: afeto mais estável, com componente intelectual e subjetivo. Mais complexo e rico do ponto de vista psíquico, com menor reatividade e atenuação do componente somático das emoções primárias.
- Humor: tonalidade afetiva global, tendência mais duradoura no predomínio de determinadas emoções e afetos na impressão afetiva das vivências. Pode ser chamado também de estado de ânimo. Vivências "somáticas" (vitalidade, disposição, energia, funções vegetativas) se mesclam com vivências "psíquicas" (cognição, afetividade, vontade e psicomotricidade) na configuração do que chamamos de humor. Bleuler define o humor como "a soma total dos sentimentos em determinado momento" – em uma comparação com a consciência, que seria a soma global das atividades psíquicas.

Historicamente, o termo "humor" deriva da teoria humoral hipocrática, da qual derivam os termos melancólico (excesso de bile negra, tendendo ao desânimo, tristeza e introversão), fleumático (excesso de fleuma, tendendo à indiferença afetiva e passividade), hipertímico (excesso de humores, com aumento do ânimo), colérico (excesso de bile amarela, tendendo à raiva e impulsividade) e sanguíneo (excesso de sangue, tendendo à expansividade, otimismo e impulsividade). Tal classificação seguiu influente na história da psiquiatria e ainda é utilizada em alguns meios, como na classificação dos temperamentos, ou tendências inatas e definitivas para as respostas afetivas.

Avaliação da afetividade

Como o AMDP é um sistema descritivo, os dados afetivos percebidos pelo entrevistador devem sempre ser registrados quando presentes, independentemente de serem ou não correspondentes a determinada alteração psicopatológica de base. Isso quer dizer que apenas descreveremos os achados, sem nos atermos a suposições explicativas ou compreensivas. Exemplo prático disso é a observação de sentimentos de culpa (item 74) em um paciente com um delírio de ruína (quadro psicótico), em outro paciente, que acabou de perder todo o seu patrimônio em um investimento malsucedido (quadro reativo) e em um terceiro paciente, que apresenta sentimentos de culpa após iniciar episódio depressivo (quadro depressivo).

ALTERAÇÕES DA AFETIVIDADE NO SISTEMA AMDP

59 – Perplexidade (E)

Em alemão o termo utilizado é *Ratlos*, cuja melhor tradução encontrada é perplexo ou indefeso.

O paciente parece estar impressionado, indefeso, arrebatado e confuso, como que incapaz de gerir sua situação, compreender as circunstâncias, eventos e ambiente circundantes. Não consegue entender o que está acontecendo, o que deveria pensar, planejar ou fazer. O paciente se mostra estupefato, surpreso, desamparado, perplexo.

Trata-se de uma vivência inferida a partir do comportamento do paciente. A perplexidade é reconhecida pela conjunção de mímica, gesticulação e expressões verbais do paciente.

Não se trata da incapacidade de tomar decisões, tampouco da indecisão no sentido corriqueiro (buscar conselhos por não saber o que fazer em uma situação normal da vida). Na perplexidade, o aspecto cognitivo tem pouco peso, embora acompanhe o quadro com frequência. A resposta afetiva envolvida no impasse, a dificuldade de integrar emocionalmente suas vivências é o que prepondera.

A perplexidade revela-se em expressões faciais de espanto, estranheza e angústia. Pode vir com inquietação motora e postura de insistência hesitante, na incapacidade de reagir, em atitudes de busca e em falas vacilantes e que demonstram impasse. Exemplo:

- "Não sei... (longa pausa) Não sei o que fazer. Não tem saída. Qual foi sua pergunta mesmo?" [Paciente ao tentar responder à pergunta do entrevistador sobre o que estava acontecendo.]

A gravidade da perplexidade é proporcional à sua duração.

60 – Sensação de falta de sentimentos (P)

Vivência subjetiva de falta de sentimentos, situação de perda ou redução da afetividade informada pelo paciente. O paciente vivencia tal fenômeno como vazio emocional, empobrecimento, ausência de sentimentos.

O paciente informa que os sentimentos atrofiaram, "murcharam", "descoloriram", estando vazio ou "frio", como se não tivesse mais sentimentos (tanto positivos, como alegria, como os negativos, como tristeza). É frequente que os pacientes descrevam tais experiências como "anestesia emocional", perda da sensibilidade, indiferença e pobreza emocional. O termo alexitimia descreve tal vivência de falta de sentimentos.

A gravidade da sensação de falta de sentimentos é determinada por sua intensidade e duração. Exemplos:

- "Em mim está tudo vazio, morto. Nada me abala, nem coisas boas, nem as ruins."
- "Eu queria chorar, mas não consigo. Estou anestesiado, nada me emociona. Posso ver uma tragédia e não fico triste. Vejo uma injustiça e não sinto raiva. Ouço meus netos e não me alegro mais".

61 – Empobrecimento afetivo (E)

A quantidade (gama) de manifestações afetivas está diminuída.

Observam-se poucas manifestações afetivas no paciente (como medo, raiva, mágoa, luto). Ocorre perda do repertório das respostas afetivas observadas pelo entrevistador, com redução dos tipos de resposta que o paciente consegue oferecer.

Para avaliação mais acurada, o entrevistador deve estimular diferentes manifestações afetivas quando estas não se mostram espontaneamente. Temas que evoquem vivências afetivas distintas devem ser abordados para que possamos observar a gama de respostas que o paciente oferece.

O empobrecimento afetivo não é exclusivo dos transtornos depressivos, podendo ser observado em quadros de desenvolvimento, psicoses (quando o paciente demonstra poucos ou apenas um afeto), transtornos de personalidade, demências, transtornos por uso de substâncias etc.

A gravidade do empobrecimento afetivo está relacionada à intensidade da perda de respostas que o paciente pode oferecer. Exemplos:

- O paciente, ao ser questionado sobre temas diversos, reage sempre com alegria pueril e superficial, mesmo quando perguntado sobre eventos tristes (esquizofrenia hebefrênica).
- Um outro paciente depressivo mostra-se pessimista, entristecido e magoado e mesmo temas relacionados a vivências positivas não provocam expressões diferentes.

62 – Alterações da vitalidade (P)

Redução dos sentimentos de força, energia e vitalidade.

O paciente relata cansaço, perda de "elã", desenergização, rápido esgotamento físico ou mental.

A gravidade das alterações de vitalidade é proporcional aos prejuízos que provocam. Exemplos:

- "Estou como um celular velho. Minha bateria acaba muito rápido, não consigo durar um dia inteiro."
- "É como se tivesse um peso me puxando para baixo, tudo é difícil e cansativo, canso de tudo em minutos".
- "Já acordo acabado e não tenho força para nada, tudo exige um esforço gigantesco".

63 – Depressão (PE)

Estado de espírito de tonalidade negativa, com desânimo e abatimento.

O termo depressão para descrever o humor (como sintoma, não como transtorno) abrange um amplo espectro de sentimentos, preocupações, desapontamento ou desamparo. Tristeza, derrotismo, pessimismo, desgosto, aumento das vivências afetivas negativas, nostalgia, vergonha, inferioridade, amargor, fragilidade e culpa, choro fácil, rancor, comoção e torpor pelo sofrimento são frequentemente associados a esse estado de ânimo. O termo tristeza patológica é consagrado para definir o humor depressivo.

Uma analogia que podemos usar é de uma "lente" escurecendo a visão de mundo do paciente, como se tudo se tornasse sombrio, tétrico, opressivo e melancólico.

A gravidade do humor depressivo é proporcional ao nível de acometimento do estado global (fala, postura corporal, gestos, mímica, volição e motricidade). Em quadros mais graves, há acometimento da cognição e, nos extremos, alterações patológicas do juízo de realidade. Exemplos:

- "É uma tristeza que dói. É como se o sol tivesse se apagado".
- "Não estou triste por causa de algo, estou triste com tudo, como se a vida tivesse perdido a graça, tudo é ruim."
- "Não tem saída, tudo é inútil e sem sentido."
- "Tem uma nuvem carregada em cima de mim. Tudo é sempre frio, escuro, sem brilho".

64 – Desesperança (P)

Estado de espírito francamente pessimista, sem perspectiva de melhora, com dificuldade ou falta de orientação para o futuro. A crença em um futuro positivo está reduzida ou ausente.

A investigação da desesperança deve se focar no humor, sendo os aspectos cognitivos de menor peso nesse sintoma. A disposição pessimista sobre um futuro positivo revela pouca ou nenhuma esperança, chegando ao niilismo. O paciente não consegue ter perspectiva de melhora, qualquer mudança é vista como piora, prevendo apenas problemas e dificuldades em seu caminho.

A desesperança não é apenas um estado depressivo mais intenso. Possui a crença de insolubilidade da situação e, por isso, é um indicador de risco suicida.

O nível de convicção da desesperança é o marcador de sua intensidade, podendo mesmo chegar à intensidade delirante. Exemplos:

- "É o fim. Nada pode me tirar dessa situação, só a morte".
- "Não importa tratamento, família, futuro, nada... Não faz sentido continuar aqui, é só sofrimento que nunca acaba".
- "Não adianta! Mesmo que tudo mude, eu não tenho saída, não existe nenhuma esperança."

65 – Angústia/ansiedade (*Ängstlich*) (PE)

O paciente possui sentimentos de apreensão e medo sem às vezes conseguir explicar de quê.

A angústia/ansiedade pode ser relatada pelo paciente, ou observada pelo entrevistador.

O paciente demonstra medo, preocupação e pode apresentar sintomas físicos (aperto precordial, sintomas adrenérgicos, inquietação, *fascies* de medo). Ele fala de um sofrimento de tonalidade temerosa, um tormento, como se estivesse acuado por algum perigo. Vivências de sufocamento, insegurança, constrição/estreitamento são comuns.

A causa da ansiedade não tem relevância em seu registro como sintoma. Quando há algum medo evidente (fobia, hipocondria, alucinação etc.), ele deve ser registrado em seu campo correspondente no sistema AMDP.

A gravidade da ansiedade/angústia está ligada ao nível de prejuízo global que causa.

Havendo crises de pânico, elas devem ser registradas também na lista de sintomas acessórios (SA1 Ataques de pânico). Exemplos:

- "Estou preocupado, tenso, como se alguma coisa ruim fosse acontecer, mas não tem nada acontecendo de verdade".
- "É um aperto no peito, uma coisa ruim que me aperta o coração e a garganta. Estou aflito, sufocado, não consigo relaxar". (E o entrevistador observa inquietação, desconforto e tensão.)
- "É como se eu tivesse um problema grave para resolver".

66 – Euforia (PE)

Estado de ânimo ou disposição psíquica com exacerbação das sensações de bem-estar, satisfação, felicidade, confiança, segurança e sentimentos de vitalidade.

O paciente pode relatar ou mostrar alegria, arrojo, energia aumentada, ativação psicomotora, hilariedade, despreocupação, elação do humor, entusiasmo ou otimismo excessivos. Pode tornar-se impositivo, mais falante e enfático.

A euforia é um dos poucos estados de ânimo em que o observador percebe de forma clara a afetividade patologicamente hipertímica, mas o paciente pode se sentir ótimo. Em geral, está ligada a quadros patológicos (mania, quadros orgânicos, uso de substâncias), mas pode ocorrer de modo reativo (p. ex., quando o paciente acaba de se salvar de um grande perigo ou ganhou na loteria). De qualquer modo, o fenômeno de euforia será descrito neste item, independentemente de causas rastreáveis.

A gravidade do humor eufórico é medida pela dificuldade em controlar seu comportamento maniforme. Exemplos:

- "Nunca estive tão bem! Aliás, o senhor também! Estamos bonitos, saudáveis e prontos para tudo!".
- "Estou ligado na tomada! Hoje vou fazer todas as tarefas que acumulei nos últimos meses e depois ainda vou para a balada!"
- "Vou sacar todos os investimentos e comprar ações. Hoje triplico meu patrimônio."
- "Marquei quatro encontros hoje e estou pronto para transar com todos!"

67 – Disforia (PE)

Mau humor e sentimentos de contrariedade. O paciente mostra-se descontente, insatisfeito, aborrecido e rabugento.

O estado de ânimo disfórico pode se apresentar de modo duradouro ou de forma situacional, em reação a determinada situação, por exemplo. Infelicidade, frustração e contrariedade são comuns na disforia.

A gravidade da disforia é proporcional à dificuldade que gera no convívio com os outros. Exemplos:

- "O copo está sempre vazio. Não existe como meio cheio! Eu só vejo o lado ruim das coisas porque é assim que elas são." (Paciente questionado sobre pessimismo.)
- "Claro que vai dar errado. Já viu algum tratamento dar certo no Brasil? Além disso eu tenho azar. Como fui ficar com um médico como o Dr. Gallucci?!"
- "Por que vou ficar contente com esses exames? O fato de estarem normais não melhora nada."

68 – Irritabilidade (PE)

O paciente reage de maneira agressiva, impetuosa ou desmedida.

Na entrevista, o paciente relata ou demonstra a predisposição para arroubos afetivos de tonalidade agressiva, raivosa, irascível. Pode haver escalada rápida de um estado de aparente calma para irritação desproporcional e até agressividade.

A gravidade da irritabilidade é determinada por sua duração e influência no comportamento do paciente. Exemplos:

- "Estou à flor da pele. Explodo por qualquer coisa. Um barulho, uma frustração, qualquer coisa já me tira do sério."
- "Lógico que estou irritado! Estou aqui esperando faz dois minutos e ninguém veio me atender! (Em paciente que chegou 30 minutos adiantado para a consulta.)
- "Parem de perguntar as coisas para mim! Lógico que não estou bem! Por que vocês acham que vim ao psiquiatra?!"

69 – Inquietação interior (P)

O paciente sente desassossego interno, tensão ou nervosismo.

O paciente relata sentir-se acossado, "remexido", revolvido internamente. A inquietação interior pode estar associada a estados de ânimo depressivos, ansiosos, desesperançosos e desesperados. Pode surgir também em quadros de desconfiança, irritabilidade, mania e psicose.

A gravidade é proporcional ao incômodo e prejuízo que a inquietação interior traz. Exemplos:

- "É como se o mar estivesse numa ressaca aqui dentro".
- "Estou aflito, inquieto, nervoso, não consigo sossegar."

70 – Propensão à lamúria (E)

Queixas de dor, desgosto e angústia são expressas intensamente por palavras, gestos e mímica.

O paciente se lamenta, reclama, queixa, chora, suspira e geme de modo marcante.

A gravidade desse item é proporcional ao prejuízo que provoca à obtenção de dados durante a entrevista. Exemplos:

- "Não dá doutor, não quero falar, me ajuda, não quero..." (e chora)
- "Ai, ai, ai, que vida miserável." (Ao ser questionado se sentia alguma dor.)

71 – Sentimentos de inadequação/insuficiência (P)

A confiança na própria capacidade ou a autoestima está reduzida ou perdida.

O paciente sofre um sentimento de ter menos ou não ter qualquer valor. Acha-se incapaz, inábil, desajeitado, parvo, indeciso, incompreendido, inútil, feio, ruim ou algo semelhante.

Trata-se de uma vivência subjetiva do paciente, independentemente de tal crença corresponder à realidade.

O grau dos sentimentos de inadequação se relaciona com o sofrimento que causam e os prejuízos acarretados em outros aspectos psíquicos. Exemplos:

- Um paciente depressivo, sem alterações cognitivas, passa a se perceber com dificuldades de memória e concentração.
- Um paciente cadeirante se julga um "aleijado inútil".

72 – Autoestima exagerada (P)

Sentimento positivo de elevação da autoestima, força e capacidade de realização.

O paciente atribui alto valor a si, considerando-se especialmente esperto, capacitado, potente ou melhor que os outros.

O registro de tal sintoma deve ser realizado independentemente da real capacidade/capacitação do paciente, sendo uma vivência subjetiva que parte do próprio paciente.

Na vigência um delírio e de autoestima exagerada, ambos os fenômenos deverão ser registrados.

A intensidade desse sintoma pode ser relacionada à intensidade e ao número de capacidades ou aptidões que a pessoa julga possuir. Exemplos:

- O paciente relata que é a pessoa mais inteligente da cidade e que resolveria todos os problemas se fosse eleito prefeito.
- O paciente afirma ter dons extraordinários em muitas áreas do conhecimento e que é especial entre os outros humanos.

73 – Sentimentos de culpa (P)

O paciente sente-se culpado por atos, pensamentos ou desejos. Sente que fez algo errado ou contrário às normas.

Trata-se unicamente de afeto subjetivo de culpa. Aqui se incluem também sentimentos de culpa "reais" ou "normais", quando o paciente demonstra remorso por ter cometido alguma infração, por exemplo.

Os sentimentos de culpa não são necessariamente vinculados a vivências depressivas.

Quando pensamentos de culpa incluírem delírios, tal fenômeno deve ser classificado adicionalmente ao delírio de culpa (item 42).

A gravidade de tais sentimentos é ligada ao impacto que provocam no pensamento, outros sentimentos e comportamentos do paciente. Exemplos:

- Paciente sente-se culpado por ter furtado uma revista de uma banca de jornal quando era adolescente, mas isso não o atormenta cotidianamente (leve).
- Um filho sente-se culpado por não ter passado mais tempo com o pai, falecido recentemente.
- O paciente vive uma culpa incapacitante, que o prejudica em outras vivências, por ter desejado sexualmente a mulher de um conhecido (grave).

74 – Sentimentos de ruína (P)

O paciente teme que lhe faltem os meios de manter sua sobrevivência e que tenha empobrecido.

O sentimento de ruína não está necessariamente vinculado a uma vivência depressiva. Sentimentos de ruína, quando ocorrem em situações de real empobrecimento e falência, também são classificados aqui. Quando houver delírio de ruína, este deverá ser registrado adicionalmente. Em geral, delírios de ruína são acompanhados de sentimentos de ruína.

A gravidade desse item se relaciona à intensidade e aspectos da vida impactados por tais sentimentos. Exemplos:

- O paciente mostra-se preocupado por não ter dinheiro para pagar as contas no fim do mês e realmente não possui tais recursos no momento (leve).

- Paciente com amplas reservas e patrimônio sente-se desamparado financeiramente, sofrendo de forma intensa com as dificuldades financeiras que devem vir, mesmo tendo suporte familiar (grave).

75 – Ambivalência (P)

Há coexistência de sentimentos ou impulsos antagônicos vividos simultaneamente e, muitas vezes, de modo sofrido.

O termo, originalmente descrito por Bleuler, refere-se à vivência de sentimentos opostos que ocorrem simultaneamente em relação ao objeto ou estímulo.

Tal fenômeno deve ser diferenciado da indecisão e das prorrogações planejadas e conscientes de determinadas decisões. Também não são classificadas aqui as incapacidades decisórias decorrentes de sentimentos de insuficiência (item 71) ou por inibição depressiva.

A gravidade da ambivalência afetiva é relacionada por sua influência nos sentimentos, pensamentos e comportamentos que impactam o cotidiano do paciente. Exemplos:

- Paciente que relata odiar e amar certa pessoa, de modo intenso e perturbador.
- Alguém que persiste em movimento pendular do corpo por querer, ao mesmo tempo, andar e permanecer parado.
- Paciente que sente felicidade e tristeza simultaneamente em relação a eventos de seu passado.

76 – Paratimia (E)

O relato das vivências emocionais não coincide com a expressão dos sentimentos. Afetos paradoxais e reações inadequadas aos sentimentos.

Tal conceito também pode ser chamado de discordância ou inadequação afetiva. O paciente demonstra um afeto "errado" ou inadequado; não consegue expressar o afeto adequado.

Não se classifica aqui qualquer afeto inadequado. Um sorriso embaraçado por insegurança ou por etiqueta social é um exemplo não classificado como paratimia. Da mesma forma, um paciente em mania que conta alegremente sobre um evento triste do passado não entra nessa classificação, pois o estado de euforia contamina o relato atual, não havendo contrariedade entre afetos sentidos e expressos naquele momento.

A gravidade da paratimia é relacionada ao grau de inadequação afetiva do paciente. Exemplos:

- Paciente ri copiosamente ao relatar como foi a sessão de tortura pela qual passou na noite anterior.
- Paciente chora e faz expressão de tristeza (paramimia) ao ganhar um presente e dizer que está contente.

77 – Labilidade afetiva (PE)

Rápida mudança de afetos em reação a estímulos externos (aumento da distração da afetividade) ou aparecimento espontâneo de afeto (instabilidade emocional).

Os afetos observados apresentam curta duração e muitas variações. Podem ocorrer múltiplas oscilações da resposta afetiva entre diferentes polos emocionais. Tal hiper-reatividade afetiva pode ser chamada de hipermodulação.

Oscilações por períodos mais prolongados (como no transtorno afetivo bipolar, consideradas oscilações de humor) e variações circadianas não são enquadradas nesse item.

A gravidade da labilidade está ligada à intensidade das reações afetivas e ao prejuízo que trazem à entrevista. Exemplo:

- Paciente apresenta alegria extrema ao ser questionado sobre eventos passados que considera bons e, em seguida, sente e demonstra raiva e tristeza intensas ao falar de eventos desagradáveis de sua história.

78 – Incontinência afetiva (PE)

Os afetos ultrapassam, mesmo com poucos estímulos, o controle do paciente, podendo assumir força incomensurável com falta de controle afetivo.

Os afetos não são controláveis ou restringíveis pelo paciente, inundando todo o seu psiquismo.

Choro desolado, raiva incontrolável (ira ou furor), alegria incontida e desproporcional em reação a pequenos estímulos são alguns exemplos comuns. Aqui encontramos os extremos da hipermodulação afetiva.

A gravidade da incontinência afetiva é determinada por sua frequência e impacto na entrevista.

79 – Rigidez afetiva (E)

A modulação do afeto encontra-se reduzida. A amplitude de variações afetivas está diminuída.

Podem ocorrer diversos afetos com pouca modulação, fenômeno chamado de achatamento afetivo, como se as expressões afetivas se encontrassem inibidas, pouco salientes.

Para testar a modulação, caso o paciente não a mostre espontaneamente, o entrevistador deve induzir estímulos emocionais perguntando sobre temas relevantes do ponto de vista afetivo.

Tal alteração é diferente do empobrecimento afetivo (item 61), em que o paciente perde o repertório ou quantidade de manifestações afetivas, enquanto na rigidez afetiva a modulação (intensidade) das variações afetivas encontra-se reduzida.

A gravidade da rigidez afetiva se relaciona à dificuldade em aliciar respostas emocionais no paciente.

REFERÊNCIAS

1. Associação para Metodologia e Documentação em Psiquiatria (AMDP). O sistema AMDP: manual de documentação de achados diagnósticos psiquiátricos. São Paulo: Hogrefe; 2016.
2. Dalgalarrondo P. Psicopatologia e semiologia dos transtornos mentais, 3.ed. Porto Alegre: Artmed; 2018.
3. Paim I. Curso de psicopatologia, 4.ed. São Paulo: Ciências Humanas; 1979.
4. Hirsch SR, Shepherd M. Themes and variations in European Psychiatry. Bristol: John Wright & Sons; 1974.
5. Miguel EC, et al. Clínica psiquiátrica. 2.ed. Barueri: Manole; 2020.

28

Alterações do impulso e psicomotricidade

Eduardo Wagner Aratangy
José Gallucci Neto

 SUMÁRIO

- Introdução
- Alterações de impulso e psicomotricidade no sistema AMDP
- Referências

 PONTOS-CHAVE

- Alterações do impulso e psicomotricidade de acordo com o sistema da Associação para Metodologia e Documentação em Psiquiatria (AMDP)[1].
- Identificação das principais alterações do impulso e psicomotricidade.

INTRODUÇÃO

Impulso é considerado como a força animadora que motiva todas as funções psíquicas e físicas em termos de intensidade, velocidade e duração. Relaciona-se à vitalidade, ímpeto, iniciativa, dedicação, inclinações, energia, desejos, vontades, decisões e elã.

O impulso é reconhecido primariamente no nível de atividade do indivíduo e na psicomotricidade.

Este capítulo da psicopatologia é nomeado como estudo da vontade e psicomotricidade por diversos estudiosos, mas manteremos a nomenclatura original do sistema AMDP. O termo *Antrieb* foi traduzido por nós como impulso, mas seu significado é mais amplo, abarcando também conceitos de ímpeto e direcionamento.

Utilizam-se os termos: hipobulia, para expressar redução das vontades; hiperbulia, para expressar seu aumento; e abulia, para descrever a debilidade completa de vontades.

Em português, há sobreposição de conceitos quando falamos de impulsividade e compulsividade, o que pode gerar confusão na nomenclatura psicopatológica.

ALTERAÇÕES DE IMPULSO E PSICOMOTRICIDADE NO SISTEMA AMDP

80 – Pobreza de impulsos (PE)

Falta de energia, de iniciativa e interesse.

A alteração é relatada pelo paciente ou percebida pelo entrevistador, em parte, pela escassa motricidade espontânea ou falta de iniciativa no diálogo.

Diferentemente das alterações da vitalidade (item 62), em que o indivíduo tem a vivência subjetiva de falta de energia para realizar (quer, mas tem de lutar para fazer), na pobreza de impulso ocorre a perda do ímpeto (não quer), que se reflete também na observação externa realizada pelo entrevistador.

O paciente abandona atividades costumeiras e prazerosas, tem dificuldades para iniciar ou permanecer em alguma atividade nova.

A gravidade da pobreza de impulsos se relaciona ao prejuízo nas atividades rotineiras.

Nos casos mais graves, a pobreza de impulso pode chegar ao estupor. Exemplos:

- Paciente deixa de fazer seus *hobbies*, dizendo que está sem vontade.
- Um paciente fica horas sentado em frente à televisão e apenas com grande dificuldade consegue realizar outras atividades.

81 – Inibição dos impulsos (P)

Iniciativa e energia são percebidas pelo paciente como bloqueadas, travadas e inibidas.

A intencionalidade e a vontade estão preservadas, mas o paciente relata que estão travadas, não fluem, não se concretizam para realizar algo. Não se trata da absoluta falta de energia (item 80), mas o funcionamento exige maior esforço e provoca fadiga. O esforço do paciente e a dificuldade em superar a inibição são evidentes. O paciente exprime planos e desejos, mas não consegue persegui-los. As tentativas de execução de suas tarefas são custosas, entrecortadas, extenuantes. Do ponto de vista psicopatológico, existe o ímpeto/intenção (impulso, volição ou "*drive*"), mas o pragmatismo é prejudicado, isto é, perde-se a capacidade de exercer o ato volitivo (execução prejudicada).

Há uma diferença sutil entre as alterações da vitalidade (item 62), pobreza de impulso (item 80) e inibição do impulso (item 81). As alterações da vitalidade são sentidas de modo mais amplo, envolvendo aspectos corporais, afetivos, volicionais e cognitivos. O indivíduo como um todo está debilitado. Já na pobreza de impulso, a alteração é volitiva e motora, ele não "quer". E na inibição do impulso o indivíduo mantém a volição, mas tem dificuldades de pragmatismo, "Quer, mas não consegue".

A gravidade da inibição do impulso se relaciona à dificuldade na realização de tarefas cotidianas. Exemplos:

- "Eu levanto, me visto, mas aí não consigo mais fazer o que preciso. Digo a mim mesmo para continuar, mas o corpo não responde".
- "Parece que sou um parafuso espanado. Tento fazer as coisas, sei o que quero fazer, mas nada rende, tudo me cansa."

82 – Aumento do impulso (ou energia) (PE)

Aumento da energia, iniciativa e interesse.

As atividades do paciente se direcionam a inúmeras práticas, não necessariamente produtivas ou com sentido evidente. O paciente faz muitos planos e pode expressar aumento na capacidade de realização.

Em casos graves, ocorre aumento dos desejos, vontades, planos e psicomotricidade, de modo que o paciente se apresenta inquieto, hiperativo, impulsivo e com prejuízo na capacidade de ponderar sobre as consequências de seus comportamentos. Em tais casos, podem surgir comportamentos perdulários, conflitos conjugais, agressividade, dificuldades sociais, profissionais e judiciais.

A gravidade do aumento dos impulsos está relacionada ao prejuízo na funcionalidade do indivíduo. Exemplos:

- "Eu vou comprar um terreno agora e vou construir uma fábrica de um produto inédito e revolucionário! Ainda não sei qual é o produto, mas tenho certeza que vai dar certo e não importa o que vocês estão dizendo. Eu sei que estou com dívidas, mas vou ganhar muito dinheiro e rápido. Tanto faz se minha esposa não concorda!"
- "Eu vou fazer faculdades de direito, economia e administração ao mesmo tempo! Claro que eu consigo. Vou integrar as três áreas e criar um novo curso para preparar as pessoas a ganhar dinheiro e, em paralelo a isso, vou criar um projeto de irrigação no Nordeste!"

Nas versões mais recentes do AMDP foi incluído o termo impulsividade (PE) (SA 7).

São atos súbitos, sem ponderação anterior. Há aumento da disposição em agir sem reflexão, subitamente. Pensamentos são proferidos de forma espontânea, mesmo que ofendam a alguém ou prejudiquem o paciente. Este não cogita sobre as consequências de seus atos e tem dificuldade em interromper uma ação já em andamento. Pode haver hiper-reatividade a estímulos internos ou externos, incoercibilidade e incapacidade de aceitar a frustração. Estados de excitação emocional, como raiva ou crises explosivas, também são descritos aqui.

Segundo Dalgalarrondo,[1] ocorre um curto-circuito volitivo, em que o paciente passa da vontade para a ação, sem elaboração ou planejamento adequados.

Comportamentos alimentares (episódios bulímicos ou de "compulsão alimentar"), de compras impulsivas e compulsivas, furto patológico, jogo compulsivo, consumo imoderado de substâncias, dependência tecnológica, comportamentos sexuais impulsivos e compulsivos, impulsos agressivos e atividade física compulsiva são alguns exemplos de impulsividade aumentada.

83 – Inquietação motora (PE)

Atividade motora aumentada e não direcionada.

O paciente se mostra em contínua movimentação, não para no lugar. Em geral, mostra-se em desassossego, mas pode haver movimentos mais localizados, como coçar-se, tamborilar os dedos, balançar os pés, mexer incessantemente nas mãos etc.

A gravidade da inquietação motora está ligada ao prejuízo das atividades cotidianas. Exemplos:

- O paciente balança os pés durante toda a entrevista, mas isso não prejudica seu relato (leve).
- Outro paciente não consegue ficar sentado por mais que dez segundos, andando de um lado para outro na sala, com evidente prejuízo em seu pragmatismo e capacidade de se manter em uma tarefa (grave).

84 – Paracineses (E)

Diversos sinais motores são descritos sob essa denominação no sistema AMDP.

Paracineses propriamente ditas são movimentos qualitativamente anormais, em sua maioria complexos, afetando a gesticulação, mímica facial ou fala.

Estereotipias são expressões na esfera motora e da fala, com tendência à repetição dos mesmos gestos ou trejeitos durante longos períodos, em geral com perda do controle motor voluntário. Aqui são incluídas as verbigerações (estereotipias de palavras), ecolalia (repetição ou eco das palavras finais de uma frase), ecopraxia (imitação automática dos movimentos de outra pessoa), catalepsia (estereotipia da postura, com hipertonia muscular e redução na mobilidade passiva de segmentos corporais), o riso automático e a flexibilidade cérea (manutenção de posturas e mobilizações de partes do corpo realizadas pelo entrevistador e que se mantém indefinidamente, como se o paciente fosse moldável com cera). Os tiques são movimentos estereotipados, súbitos, intermitentes e repetitivos, com alternância entre musculaturas sinérgicas e antagonistas, podendo gerar expressões sonoras (tiques vocais), mímicas e gestuais.

Obediência automática ocorre quando o paciente executa movimentos automáticos sob estímulos específicos, sendo incluída nessa classificação.

Negativismo ocorre quando o paciente não executa o que dele se espera ou solicita (negativismo passivo), ou faz exatamente o contrário (negativismo ativo). Existe uma oposição ao que é solicitado e fenômenos de mutismo; para-respostas e recusa alimentar (sitiofobia) podem ser incluídas aqui.

Não são enquadrados como estereotipias motoras os fenômenos de perseveração (item 19), em que ocorre associação com palavras ou gestos utilizados anteriormente.

A gravidade das paracinesias se relaciona ao impacto negativo nas atividades cotidianas.

85 – Maneirismos e posturas bizarras (E)

Movimentos e ações (incluindo gestos, mímica e fala) rotineiros parecem excêntricos, extravagantes, bizarros e afetados, sendo realizados por vezes de modo pronunciado e jocoso.

O paciente se comporta de modo particularmente estranho e bizarro, e tais comportamentos contrastam com os costumes locais em termos de fala, movimentação ou aparência.

Também constituem maneirismos atitudes sem naturalidade, com presunção ou pompa, atitudes que refletem ares de importância e afetação. Comportamentos forçosos, artificiais, estilizados, retóricos, pedantes e afetados.

São atos voluntários, ainda que pareçam despropositados, e que podem ter um significado para o paciente.

A gravidade dos maneirismos se associa ao prejuízo nos contatos sociais. Exemplos:

- Um paciente mantém um comportamento verbal e gestual de um nobre cortesão medieval.
- Outro paciente adota posturas de kung fu durante qualquer conversa.

86 – Teatralidade (E)

O paciente gera a impressão ao entrevistador de encenar durante a entrevista (no sentido de representação teatral).

Representação exagerada de queixas existentes, assim como simulação de sintomas e dissimulações (ocultar propositalmente sintomas e dados da história) são fenômenos incluídos aqui. A teatralidade também pode manifestar-se em encenações insólitas do comportamento do paciente.

A gravidade da teatralidade pode ser mensurada pela perda de confiabilidade das informações fornecidas pelo paciente.

87 – Mutismo (E)

Laconismo que pode chegar ao emudecimento.

Mesmo desperto, o paciente fala pouco, quase nada ou é monossilábico. O mutismo pode aparecer em associação com a pobreza de impulso, bloqueio do impulso ou negativismo ativo durante as situações de contato verbal.

Surdez, mutismo somático e incapacidade de comunicação na língua do entrevistador não devem ser considerados como mutismo.

A gravidade do mutismo está relacionada ao prejuízo na comunicação.

88 – Logorreia (E)

Aumento no fluxo do discurso.

A fala logorreica pode ser lógica e correta do ponto de vista formal. O discurso é difícil de interromper e frequentemente cansativo. Pode estar associado a circunstancialidade, pressão do pensamento, arborização e até fuga de ideias. Entretanto, não há necessariamente aceleração do pensamento (SA 2).

A gravidade da logorreia está relacionada ao prejuízo na comunicação dialógica com o paciente.

Em diversos livros, os sintomas conversivos são listados juntos às alterações da psicomotricidade. No sistema AMDP, tais sintomas são classificados no capítulo de achados somáticos (item 131). Consideramos correta tal classificação, uma vez que não há apenas alterações motoras nos sintomas conversivos, mas também sensoperceptivas, cognitivas e da consciência, sem afecção neurológica aparente.

REFERÊNCIAS

1. Associação para Metodologia e Documentação em Psiquiatria (AMDP). O sistema AMDP: manual de documentação de achados diagnósticos psiquiátricos. São Paulo: Hogrefe; 2016.
2. Dalgalarrondo P. Psicopatologia e semiologia dos transtornos mentais. 3.ed. Porto Alegre: Artmed; 2018.
3. Paim I. Curso de psicopatologia. 4.ed. São Paulo: Ciências Humanas; 1979.
4. Hirsch SR, Shepherd M. Themes and variations in European Psychiatry. Bristol: John Wright & Sons; 1974.
5. Miguel EC, et al. Clínica psiquiátrica. 2.ed. Barueri: Manole, 2020.

29
Particularidades circadianas

Eduardo Wagner Aratangy
José Gallucci Neto

SUMÁRIO	PONTOS-CHAVE
• Introdução • Alterações circadianas no sistema AMDP • Referência	• Alterações circadianas no sistema da Associação para Metodologia e Documentação em Psiquiatria (AMDP). • Identificação da piora matinal, piora vespertina ou melhora vespertina de sintomas psicopatológicos.

INTRODUÇÃO

Aqui são registradas as alterações cíclicas da condição do paciente ou de seu comportamento em períodos de 24 horas.

Trata-se da avaliação da mudança de sintoma, não só da oscilação diária do humor, mas também de outros sinais e sintomas. Fenômenos como *sun-downing* (piora da inquietação e ansiedade ao anoitecer), oscilações circadianas dos estados confusionais agudos ou dos quadros delirantes também são classificados aqui. Da mesma forma, a agudização de sintomas depressivos matinais em quadros melancólicos é registrada aqui.

O próprio paciente fala de tais alterações ou o dado é trazido por terceiros, dizendo que o estado geral ou algum aspecto específico da psicopatologia melhora ou piora em algum período específico do dia.

Alterações circadianas não precisam ser necessariamente diárias, mas padrões típicos e estáveis são observados na maioria dos dias.

A gravidade das alterações circadianas está ligada à intensidade de tais pioras.

ALTERAÇÕES CIRCADIANAS NO SISTEMA AMDP

89 – Piora matinal (PE)

Acentuação, de modo relativamente constante, da sintomatologia pela manhã.
O sintoma do paciente piora, de modo perceptível, no período matinal, em comparação com os outros períodos do dia (em geral, em comparação com o período da tarde).

90 – Piora vespertina (PE)

Acentuação, de modo relativamente constante, da sintomatologia no período da tarde ou fim do dia.
O paciente sente sua condição piorar, de modo perceptível, no período vespertino ou ao anoitecer, em comparação com os outros períodos do dia (em geral, em comparação com o período matinal).

91 – Melhora vespertina (PE)

Melhora ou atenuação, de modo relativamente constante, da sintomatologia pela tarde ou noite.
O paciente nota melhora de sua condição, de modo perceptível, no período vespertino ou ao anoitecer em comparação com outros períodos do dia (em geral, em comparação com o período matinal).

📚 REFERÊNCIA

1. Associação para Metodologia e Documentação em Psiquiatria (AMDP). O sistema AMDP: manual de documentação de achados diagnósticos psiquiátricos. São Paulo: Hogrefe; 2016.

30
Outras alterações

Eduardo Wagner Aratangy
José Gallucci Neto

SUMÁRIO

- Introdução
- Achados somáticos
- Sintomas adicionais
- Referências

PONTOS-CHAVE

- Alterações psicopatológicas não descritas em outros capítulos acordo com o sistema da Associação para Metodologia e Documentação em Psiquiatria (AMDP).
- Identificação das principais alterações psicopatológicas e sintomas somáticos não listados em outros capítulos do sistema AMDP. Aqui também incluímos as alterações psicopatológicas incluídas nas edições mais recentes do sistema AMDP.

INTRODUÇÃO

Aqui são descritas alterações que têm relevância clínica e não se enquadram nos capítulos anteriores (itens 90 a 100), e os sintomas acessórios, que foram sendo incorporados ao fim da lista de sintomas originais do sistema da Associação para Metodologia e Documentação em Psiquiatria (AMDP), conforme era revisto em suas novas edições.

Os sintomas acessórios (SA 1 a 11) poderiam ser colocados em capítulos anteriores, mas como o sistema AMDP tabula dados de pesquisa com as mesmas planilhas desde 1965, a inclusão de novos sintomas mudaria a numeração dos originais e dificultaria a comparação entre os bancos de dados.

O sistema AMDP conta também com uma lista de 40 achados somáticos. São sinais e sintomas comuns em pacientes psiquiátricos, reunidos sistematicamente e descritos de modo detalhado para o melhor registro possível de tais informações. A investigação dos achados somáticos também é útil em estudos farmacológicos, pois pode avaliar a ocorrência dos principais efeitos colaterais dos psicofármacos de modo sistemático. No fim do capítulo, listaremos tais alterações, mas não exploraremos as definições do glossário AMDP. Para um estudo mais aprofundado, sugerimos o uso do próprio manual do sistema AMDP.

ACHADOS SOMÁTICOS

92 – Retraimento social (PE)

Afastamento do convívio com outras pessoas.

Aqui é descrito o retraimento que leva à redução do contato social do paciente. Contudo, não deve ser descrito aqui aquele retraimento em que o paciente deseja o contato, mas encontra-se impossibilitado por outras razões (p. ex., por questões externas que obrigam o paciente ao isolamento social, ou quando há inibição do impulso).

A gravidade do retraimento é estimada pelo grau de isolamento e prejuízo social.

93 – Aumento da sociabilidade (PE)

Aumento das atividades sociais.

O paciente intensifica o contato social com outras pessoas. Na maioria das vezes, tal aumento é de contatos superficiais e instáveis. A propensão para o contato é percebida como excessiva, sendo frequentemente percebido pelos interlocutores como desagradável, inoportuno, invasivo ou indelicado.

A marcação de aumento de sociabilidade só deve ser assinalada quando traz consequências negativas ao paciente, mesmo que ele próprio não tenha crítica sobre isso.

94 – Agressividade (PE)

Comportamento hostil e agressivo.

Aqui são registrados tanto a agressividade verbal quanto atos agressivos para com objetos e pessoas.

Exemplos: ofensas, insultos, ameaças, intimidações, danos materiais (frangofilia ou impulso destrutivo de objetos e ambientes) e lesões corporais a outros.

Autoagressividade não se enquadra nesse item, sendo classificada como autoflagelação (item 96) e tendência suicida (item 95).

95 – Tendência suicida ou suicidabilidade (PE)

Pensamentos, planos ou ações concretos relacionados ao desejo de morrer ou tirar a própria vida.

Nesse item, são descritos quadros de desgosto pela vida, vontade de morrer (mesmo sem pensamentos suicidas claros), além de pensamentos suicidas, planejamento do suicídio e atos suicidas.

Também se enquadram pacientes que ouvem vozes dando ordens para que se mate.

Não são enquadrados aqui comportamentos de risco sem intensão suicida (como prática de direção imprudente, esportes radicais, tabagismo etc.). Da mesma forma, comportamentos autolesivos sem intenção suicida não são enquadrados aqui, mas como autoflagelação (item 96).

96 – Autoflagelação (PE)

Autoagressão sem intensão suicida.

Preferimos não traduzir o termo *sebstbeshädigung* para automutilação, pois conceitualmente mutilação implica perda de parte do corpo, o que não costuma ocorrer. Sabemos, entretanto, que o termo automutilação é de uso corrente e aceito amplamente.

Aqui são descritos comportamentos em que o paciente tem a intenção de infligir uma lesão em si próprio. Ingestão de objetos perigosos, ferimentos cortantes, arranhaduras, ferimentos contundentes, queimaduras e golpes aplicados contra o próprio corpo são exemplos.

Incluem-se aqui autolesões com o objetivo de reduzir a tensão emocional, aliviar a angústia e ferimentos autoimpostos por pacientes que se sentem anestesiados emocionalmente e "querem sentir alguma coisa".

Comportamentos como arrancar pelos e cabelos (tricotilomania) e escoriar a pele de modo repetido (dermatotilexomania ou *skin picking*) podem ser incluídos aqui.

Comportamentos de risco sem intensão autolesiva não são incluídos aqui. (Uso lesivo de drogas, comportamento sexual de risco, comportamentos alimentares inadequados ou intervenções cosméticas descabidas, por exemplo.)

97 – Ausência da percepção de estar doente (P)

O paciente não se sente doente, ou sente-se menos doente do que de fato está.

Aqui está representada a sensação geral e subjetiva de estar física ou psiquicamente doente. O conceito que o paciente tem sobre o que é doença não tem relevância para a marcação desse item.

Como exemplos de ausência de percepção de estar doente podemos citar:

Um paciente em mania, que se sente ótimo, embora apresente claros sintomas graves e disfuncionalidade.

Um paciente demenciado que, apesar de suas evidentes limitações, não se percebe adoecido.

Um paciente com sintomas negativos pronunciados de esquizofrenia que, apesar de seu isolamento social e diminuição dos impulsos, sente-se plenamente saudável.

A gravidade desse item se relaciona à discrepância entre a percepção do impacto do quadro clínico que o paciente possui e o prejuízo que de fato esse quadro provoca.

98 – Falta de crítica (*insight*) da doença (P)

O paciente não atribui suas queixas a seu transtorno psíquico.

Aqui deve ser descrito se o paciente tem consciência de sua doença e dos impactos por ela provocados.

O conceito que o paciente tem sobre o que é doença tem grande relevância para a marcação desse item.

A ausência de percepção de estar doente (item 97) e a falta de crítica sobre a doença (item 98) são conceitos independentes. Enquanto no primeiro o paciente é avaliado quanto à vivência de modo geral, no segundo, avalia-se o quanto o paciente atribui de seus sintomas ao seu transtorno mental.

Exemplos:

- Um paciente em mania pode estar plenamente consciente da origem de seus sintomas (episódio eufórico de um transtorno bipolar), sentindo-se muito bem. (Possui crítica da doença, mas ausência de percepção de estar doente.)
- Paciente psicótico atribui suas alucinações a uma entidade que as transmite por rádio, mostrando-se com falta de crítica sobre a doença, mas com percepção de estar doente pelo sofrimento vivido.
- Um paciente hipocondríaco, que se sente francamente doente (possui percepção de estar doente), mas falta de crítica, uma vez que atribui seu sofrimento a uma doença física inexistente, e não ao transtorno psíquico.

- A gravidade da falta de crítica se relaciona à proporção de sintomas que o paciente atribui a outros fatores.

99 – Recusa de tratamento (PE)

O paciente recusa tratamento ou é contrário a ele.

A recusa pode ir desde cooperação insuficiente até a completa recusa de tratamento.

Aqui são incluídos negligências ao tratamento, recusa em fazer exames ou seguir orientações e comportamentos que atrapalhem as medidas terapêuticas.

A gravidade da recusa ao tratamento se relaciona à intensidade de tais comportamentos.

Os itens 97, 98 e 99 são preditores de dificuldade de tratamento do paciente e, com frequência, indicadores de pior prognóstico e necessidade de acompanhamentos mais intensivos.

100 – Necessidade de cuidados especiais (PE)

O paciente necessita de ajuda externa para realizar suas atividades rotineiras.

O paciente não tem condições de executar exigências funcionais básicas: não consegue comer ou beber sozinho, necessita de ajuda para as atividades de asseio e higiene pessoal.

A necessidade de cuidados especiais pode resultar de doenças físicas, psíquicas ou de alterações do desenvolvimento.

A gravidade da necessidade de cuidados especiais se relaciona com a perda de autonomia do paciente.

SINTOMAS ADICIONAIS

O sistema AMDP permite a descrição de itens de reserva para a tabulação de outros sintomas não descritos anteriormente. Para isso, há 14 espaços em branco em sua tabela para livre preenchimento, se necessário.

Com as sucessivas revisões do sistema, criou-se também uma tabela de sintomas adicionais, que não estavam presentes na primeira edição do sistema, em 1965, mas que possuem relevância clínica.

SA1 – Ataques de angústia (PE)

Ataques de pânico são períodos temporalmente limitados de angústia imensa, de início súbito e frequentemente associados a sintomas corporais. Eles podem ser desencadeados em situações específicas ou aparecerem sem motivo aparente.

O termo "ataque de angústia" é sinônimo do termo "ataque de pânico". Prefere-se aqui a expressão ataque de angústia para ressaltar que se trata de um sintoma associado a muitas alterações. A expressão ataque de pânico sugere proximidade com o transtorno de pânico, o que não é obrigatório.

Palpitação, sudorese, tremor, boca seca, sensação de asfixia, dispneia, hiperventilação, pressão precordial, náusea, irritação gastrointestinal, vertigem, sensação de desmaio, parestesias, sensações térmicas anômalas etc. são associados à sensação de insegurança ou entorpecimento, desrealização, despersonalização, medo de enlouquecer, perder o controle, desfalecer ou morrer.

Todos esses sintomas, quando presentes, também devem ser assinalados nos sintomas psíquicos e somáticos do sistema AMDP.

Se houver alguma fobia associada às crises de pânico, também deverá ser assinalada.

A gravidade dos ataques de angústia se relaciona com as implicações que provocam na vida diária.

SA2 – Pensamento acelerado (P)

Vivência subjetiva de pensamento acelerado.

O paciente percebe seus pensamentos como rápidos, frenéticos. Embora o próprio paciente sinta-se acelerado, não há vivência de desorganização do pensamento ou caráter insistente de algum pensamento específico.

A gravidade da aceleração se associa ao prejuízo nas atividades cotidianas.

SA3 – Ideias de associação (P)

O paciente associa eventos aleatórios a um significado especial e incomum.

Ao contrário do delírio, não há convicção incorrigível. Ocorre uma vivência subjetiva em que o paciente julga que eventos desvinculados dele se referem a ele de algum modo. Objetos e ocorrências em sua proximidade ganham importância e se relacionam ao paciente, como se ele fosse o centro das atenções.

Pensamentos estranhos ou mágicos também devem ser registrados aqui, desde que acompanhem a associação patológica ao "Eu".

A gravidade das ideias de associação se correlaciona com o prejuízo que trazem às atividades diárias.

Exemplos:

- "Às vezes tenho a impressão de que todas as pessoas na rua estão falando de mim, mas pode ser só uma impressão minha."
- "Quando aparece aquela apresentadora de televisão acho que ela está falando de mim, mas no fundo acho que isso é impossível, ela nem me conhece."

SA4 – Desorganização (PE)

Dificuldades em ordenar certos passos das atividades diárias em uma sequência correta para alcançar metas predefinidas.

Trata-se de uma dificuldade no planejamento, da alteração da organização e controle de etapas para realização de tarefas e, também, da reação inadequada a erros ou obstáculos.

O paciente não alcança metas predefinidas por ele mesmo, perdendo-se no processo. Muitas vezes aborta passos necessários, confunde a ordem correta de execução de tarefas ou não reage de modo flexível a obstáculos encontrados. Há uma alteração do pragmatismo.

Para avaliação de tal item são necessárias tarefas complexas e com diversas etapas. Quando um paciente não consegue seguir uma instrução simples, tal fenômeno não é marcado aqui.

A gravidade da desorganização se associa ao impacto no cotidiano do paciente. Exemplos:

- Um paciente que não consegue escrever seu currículo, embora seja capaz de informar todos os dados corretamente.
- Um paciente não consegue terminar os preparativos para receber uma visita (fazer compras, limpar a casa, arrumar a mesa, cozinhar).

SA5 – Redução da distância (E)

Redução inadequada da distância interpessoal.

O paciente tem dificuldade ou não consegue seguir acordos sociais tácitos. Chega excessivamente próximo ao interlocutor para falar, encosta de modo inapropriado, olha de modo constrangedor e por muito tempo para outra pessoa, pergunta sobre coisas íntimas para pessoas desconhecidas (situação financeira, sexualidade etc.), é excessivamente informal com desconhecidos, mexe em objetos de outras pessoas sem pedir permissão, deixa os outros em situação constrangedora.

O interlocutor sente-se incomodado, invadido, repulsivo ou aborrecido em relação ao paciente com distância interpessoal reduzida.

O estilo verbal da comunicação pode ser estranho ou inadequado.

Evidentemente, tal item deve ser avaliado conforme o contexto sociocultural e representa um prejuízo nas habilidades sociais.

A gravidade desse item se relaciona aos prejuízos sociais que acarreta.

SA6 – Audição do pensamento (P) (*Gedankenlautweden*)

O paciente escuta seus próprios pensamentos (não pronunciados).

O paciente ouve seus pensamentos como uma voz alta na cabeça, ao mesmo tempo que está consciente do fato que se trata de seu próprio pensamento.

Se o paciente acreditar que seus pensamentos são audíveis também para os outros, deve-se registrar adicionalmente a transmissão ou difusão do pensamento (item 55).

A gravidade desse item se relaciona ao sofrimento e prejuízo cotidiano que trazem ao paciente.

SA7 – Impulsividade (PE)

Atos súbitos, sem ponderação anterior, causados por impulsos internos ou em reação a eventos externos.

A impulsividade descreve o aumento da disposição para agir subitamente e sem ponderação crítica. Pensamentos são proferidos de forma espontânea, mesmo que insultem alguém ou prejudiquem o paciente. Trata-se do "curto--circuito" volicional, em que o paciente passa diretamente da intenção para a ação, sem elaboração e planejamento adequados. Estados emocionais agudos (p. ex., raiva) favorecem o aparecimento da impulsividade.

Comportamentos como interromper repetidamente a fala de outros, tomar decisões importantes de modo impensado, reações emocionais desproporcionais e dificuldade em interromper ações em andamento são algumas características da impulsividade.

A gravidade da impulsividade se relaciona às dificuldades provocadas por ela na entrevista ou na vida do paciente.

SA8 – Alterações da imagem corporal (P)

Percepção inadequada, negativa ou distorcida do próprio corpo.

Também chamada de dismorfismo corporal, essa vivência refere-se à avaliação patologicamente alterada do corpo ou de parte dele. Componentes emocionais, proprioceptivos, sensoperceptivos e cognitivos podem estar alterados.

A gravidade das alterações de imagem corporal se relaciona ao grau de sofrimento subjetivo que provocam.

Exemplos:

Um paciente com anorexia nervosa percebe o próprio corpo como obeso e disforme, mesmo estando gravemente desnutrido (hiperesquematia corporal).

Um paciente obeso mórbido percebe seu corpo como levemente em sobrepeso, subestimando seu real tamanho (hipoesquematia corporal).

Paciente que sofreu amputação recente de um braço diz que ainda sente o membro e tenta apanhar objetos com ele (membro fantasma).

Um paciente considera seu nariz horrendo e repulsivo, mesmo quando é reassegurado por todas as pessoas próximas que não há nada de chamativo em seu nariz, retraindo-se socialmente por vergonha e buscando de maneira insistente cirurgiões plásticos (transtorno dismórfico corporal).

Um paciente tem convicção de que seu corpo é fraco e mirrado, mesmo sendo bastante musculoso. Passa horas fazendo musculação, usa anabolizantes, mede periodicamente o volume de seus músculos e relata sentir-se infeliz e envergonhado por seu corpo ser muito franzino (dismorfismo muscular com hipoesquematia corporal).

A gravidade da alteração de imagem corporal se relaciona ao prejuízo que provoca nas atividades cotidianas do paciente e ao sofrimento que causa.

SA9 – Pudor/vergonha (P)

Vivência de vergonha, timidez, constrangimento ao sentir-se exposto à observação ou julgamento de outros.

Embora seja uma vivência afetiva subjetiva, o paciente pode expressar sinais de vergonha, como ruborização, postura corporal, mímica e olhar característicos que sugerem tal estado afetivo.

Trata-se de uma exacerbação de um traço normal de recato, insegurança e preservação.

A delimitação entre vergonha e culpa pode ser difícil. Entretanto, a culpa surge quando o paciente desrespeitou normas internas que ele considera justas e boas.

Já a vergonha ocorre em contexto social, real ou imaginário, em que o paciente se sente exposto, vulnerável em sua segurança pessoal em nível íntimo, vivendo algum tipo de "violação do Eu".

A gravidade de tal vivência se relaciona ao sofrimento e prejuízo que acarreta.

Exemplos são encontrados em fobias sociais, situações em que o paciente se sente exposto e vulnerável aos outros.

SA10 – Ideias supervalorizadas (P)

Ideias que têm grande importância para o paciente e que são consideradas excessivas ou não compreensíveis pelas outras pessoas.

Ideias supervalorizadas (ou prevalentes) frequentemente representam o início de um delírio, mas ainda podem ser retificadas. Tais ideias têm grande influência na vida do paciente, com alta identificação emocional. O paciente pode ter grande vontade de convencer outros da importância de tais ideias.

O examinador ainda consegue compreender e seguir o pensamento do paciente, mas há uma fixação excessiva em determinado tema e preocupação desproporcional com tais ideias.

A gravidade das ideias supervalorizadas se relaciona à sua carga afetiva e impacto nas atividades diárias do paciente.

Exemplos:

- Um paciente apresenta fixação ideativa em determinado assunto, não conseguindo falar sobre outras coisas (p. ex., em paciente com transtorno do espectro autista).
- Um paciente relata preocupação excessiva e permanente com "toxinas" presentes nos alimentos sem, entretanto, conseguir nomear quaisquer dessas substâncias. Passa a restringir e evitar alimentos que julga "perigosos" por temor que, de alguma forma, se intoxique, mesmo que todas as outras pessoas comam e não tenham problemas (crença supervalorizada em transtorno alimentar restritivo-evitativo ou "ortorexia").

SA11 – Dificuldades de lembrar/encontrar palavras (PE)

O paciente não se lembra de palavras comuns que utilizava antes.

O paciente interrompe uma frase no meio por não conseguir lembrar da palavra. Situações ansiogênicas podem gerar tal fenômeno de modo transitório, assim como fadiga ou vivências emocionais agudas.

Ele pode buscar sinônimos, pausar o discurso, ou dizer claramente que não consegue encontrar as palavras.

A gravidade de tal alteração se relaciona ao prejuízo que provoca na comunicação do paciente.

Tabela 1 Achados somáticos

101	Insônia inicial (P)
102	Insônia intermediária (P)
103	Redução da duração do sono (P)
104	Despertar precoce (P)
105	Sonolência diurna (P)
106	Redução do apetite (P)
107	Aumento do apetite (P)
108	Aumento da sede (P)
109	Redução da libido (P)
110	Hipersalivação ou sialorreia (PE)
111	Secura bucal ou xerostomia (P)
112	Náuseas (P)
113	Vômitos (PE)
114	Desconforto gástrico (P)
115	Obstipação intestinal (P)
116	Diarreia (P)
117	Dispneia (PE)
118	Vertigem (P)
119	Palpitações (P)
120	Dor pré-cordial (P)
121	Alterações da acomodação visual (P)
122	Sudorese excessiva (PE)
123	Seborreia (PE)
124	Alterações da micção (P)
125	Alterações menstruais (P)
126	Cefaleia (P)
127	Dorsalgia (P)
128	Sensação de peso nas pernas (P)
129	Sensação de calor (P)
130	Sensação de frio e calafrios (P)
131	Sintomas conversivos (PE)
132	Rigidez ou hipertonia muscular (E)
133	Flacidez ou hipotonia muscular (E)
134	Tremores (PE)
135	Discinesias e distonias (PE)
136	Hipocinesias (PE)
137	Acatisia (PE)

(continua)

Tabela 1 Achados somáticos (*continuação*)

138	Ataxia (PE)
139	Nistagmo (E)
140	Parestesias (P)
SA1	Parassonias (PE)
SA2	Aumento da libido (P)
SA3	Alteração da função sexual

REFERÊNCIAS

1. Associação para Metodologia e Documentação em Psiquiatria (AMDP). O sistema AMDP: manual de documentação de achados diagnósticos psiquiátricos. São Paulo: Hogrefe; 2016.
2. Dalgalarrondo P. Psicopatologia e semiologia dos transtornos mentais. 3.ed. Porto Alegre: Artmed; 2018.

As síndromes psicopatológicas

31
Transstornos da infância e adolescência

Juliana Pinto Moreira dos Santos
Natália Saldanha
Daniela Ceron-Litvoc

PONTOS-CHAVE

- O processo diagnóstico deve ser conduzido por uma equipe multidisciplinar, que não se limite à aplicação de testes e exames, mas que possa avaliar o paciente em diversas situações, como atendimentos individuais, em família, atividades livres e espaços grupais.
- O que é nomeado como transtorno do espectro autista (TEA) refere-se também a uma alteração da construção da consciência de unidade e Eu.
- Para discutir teoria da mente em crianças autistas, antes é preciso entender a possibilidade de compreensão das próprias emoções (e outros estados mentais) no TEA.

PERSPECTIVAS HISTÓRICAS DA PSIQUIATRIA DA INFÂNCIA E ADOLESCÊNCIA

O surgimento da escola enquanto instituição, no século XVII, promoveu uma mudança no olhar da sociedade sobre as crianças[1]. Até então, as crianças eram "enclausuradas" em suas casas e seus núcleos familiares. Com as escolas, passam a serem vistas socialmente, iniciando uma mudança de paradigma sobre a concepção do desenvolvimento infantil. Philippe Ariès (1981)[1], estudioso sobre a história da infância, ressalta que, até o surgimento da era industrial, a sociedade considerava a infância um curto período da vida, de maior dependência física. A criança logo se transformava em um jovem adulto, com as mesmas responsabilidades desse grupo etário. A adolescência, como vista atualmente, era então inexistente.

No século XVII, começam a surgir estudos com foco na importância dos costumes educativos dirigidos às crianças. Alterações comportamentais eram, nesse primeiro momento, encaradas como falhas morais e repreendidas com punições[2]. A visão vigente na época era a do controle das condutas infantis, de modo que o indivíduo crescesse e se tornasse um bom cidadão, e o trabalho do médico era incorporado às questões morais e sociais do seu tempo. A ideia de que crianças não apresentariam transtornos psiquiátricos antes da puberdade passou a ser questionada somente no fim do século XIX[3].

O século XX é considerado como uma mudança de paradigma em relação à visão social do desenvolvimento infantil. Conhecido como o "Século da Criança", inicia-se a concepção de que o desenvolvimento infantil é uma questão que concerne à toda a sociedade[1]. Assim, para além das punições, germina uma concepção de que condições adequadas para o desenvolvimento infantil deveriam ser promovidas para que esse processo ocorresse a contento. É nesse contexto histórico que a Psiquiatria da Infância e da Adolescência (PIA) ganha corpo como uma disciplina. Alcançou o *status* de uma disciplina independente (especialidade médica) em 1937, no I Congresso de Psiquiatria Infantil de Paris[4]. No mesmo ano, o que chamamos hoje de International Association for Child and Adolescent Psychiatry and Allied Professions (IACAPAP) foi fundado[2]. Mesmo assim, as primeiras cadeiras universitárias na área apareceram apenas quase 20 anos depois, na década de 1950, nos Estados Unidos e na Europa[4].

Na primeira metade do século XX, outro movimento histórico acontece, impactando o pensamento da psiquiatria como um todo: a incorporação do pensamento etiológico biológico como base da compreensão dos transtornos mentais (em paralelo com a descoberta das alterações anatômicas cerebrais e das etiologias virais e bacterianas nas outras áreas médicas)[4]. É nesse contexto que Krafft-Ebing, aproximando a psiquiatria do pensamento científico da época, postula que "doença mental é sinônimo de alteração cerebral" (p. 279)[5]. A psiquiatria, no afã de institucionalizar-se como ramo da medicina, passa a buscar correspondências anatomopatológicas e teciduais que pudessem corresponder às alterações psicopatológicas observadas em seus pacientes[5].

Ao surgirem as primeiras classificações de deficiência intelectual e de mania, estas são concebidas como formas demenciais com focos anatômicos a serem investigados e catalogados. De forma semelhante, os comportamentos delinquentes foram tidos como "degenerescências", frutos de questões de ordem genética e constitucional[4]. É nesse contexto que surge, no início do século XX, o conceito de Eugenia: "O estudo dos fatores socialmente controláveis que podem elevar ou rebaixar qualidades raciais das gerações futuras, tanto física quanto moralmente"[6]*.

A concepção de importância para o processo do desenvolvimento infantil que se inicia no século XX também repercute em duas áreas que estão se desabrochando nesse período: a psicanálise e o estudo do desenvolvimento humano. O surgimento da psicanálise trouxe ao mundo o reconhecimento da particularização e impacto das experiências subjetivas e conflitos subjacentes relacionados ao processo de desenvolvimento humano, contrapondo as teorias centradas na eugenia e na anatomopatologia. Já os autores sobre o desenvolvimento infantil, ao tentarem compreender os passos do processo de transformação da criança até a idade adulta, colocam luz no impacto do meio ambiente, assim como da herdabilidade (estrutura inata), para um adequado caminho nesse processo ("*nurture versus nature*")[7]. Foi nesse contexto, somado ao período pós-Segunda Guerra Mundial que, em 1951, o psiquiatra e psicanalista inglês John Bowlby[8] apresentou uma revisão encomendada pela ONU a respeito dos efeitos da privação materna sobre o desenvolvimento infantil. Esse trabalho funcionou como um divisor de águas na forma com a qual a comunidade científica e os gestores públicos passaram a pensar o cuidado destinado às crianças institucionalizadas e a importância de se compreender o processo do desenvolvimento humano como dependente de um ambiente provedor de cuidados (ambientais e afetivos), para se atingir com plenitude as suas potencialidades.

Assim, chegamos ao século XXI com o conceito de que tanto a genética ("*nature*"), quanto o ambiente ("*nurture*") e o processo em si do desenvolvimento são termos indissociáveis e em igualdade de importância no desenvolvimento até a idade adulta[9]. Se, por um lado, o desenvolvimento humano é dependente da provisão de cuidados ambientais relacionados à nutrição, proteção física, estimulação e oferta de afeto, por outro lado, nem todas as questões psicopa-

---

* A eufrenia, definida como a "ciência da boa formação do psiquismo" (p. 27)[6], subdividia-se em genealógica e médico-pedagógica. Ao associar os conceitos da eugenia (que concebia uma transmissão hereditária para as perturbações de caráter, desvios de comportamento socialmente aceitos e transtornos mentais) a uma compreensão médico-pedagógica do psiquismo, acreditava-se ser possível prevenir tais desvios comportamentais com a aplicação de educação e hábitos adequados, desde o início da vida.

tológicas da infância podem ser explicadas pela ausência de tais provisões. Em uma balança pendente, hora para um lado mais compreensivo, hora para outro puramente biológico, o campo da psicopatologia da infância e da adolescência veio se desenvolvendo ao longo das últimas décadas e ainda enfrenta desafios ao se confrontar com a permanente tendência de aproximar-se da compreensão psicopatológica dos adultos, esquecendo-se das particularidades relacionadas ao processo do desenvolvimento infantil[†].

DESENVOLVIMENTO DOS CRITÉRIOS DIAGNÓSTICOS NA PSIQUIATRIA DA INFÂNCIA E ADOLESCÊNCIA

A procura por diagnósticos psiquiátricos padronizados e com algum grau de evidência propiciou o aparecimento dos critérios diagnósticos como o DSM (Manual Diagnóstico e Estatístico de Transtornos Mentais [*Diagnostic and Statistical Manual of Mental Disorders*]) e a Classificação Internacional de Doenças (CID-10)[10]. Quando idealizado, o diagnóstico realizado por critérios clínicos não tinha a intenção de promover descrições compreensivas dos quadros, e sim de tentar criar um limiar de reconhecimento para a patologia[11].

Tinha como principal meta promover um consenso entre os termos usados para o reconhecimento diagnóstico, evitando termos inconsistentes ou inespecíficos. Porém, um efeito do uso dos critérios diagnósticos para a clínica foi a substituição da observação psicopatológica criteriosa pela averiguação de presença ou ausência de sintomas. Criou-se, assim, uma situação clínica em que o papel do psiquiatra terapeuta está restrito a identificar e suprimir sintomas, dificultando a compreensão psicopatológica. Essa realidade, na prática clínica, promove um treinamento deficitário para o reconhecimento das características centrais das situações psicopatológicas, bem como um aumento da valorização de associação de sintomas[12].

É nessa realidade, de empobrecimento da compreensão psicopatológica e predomínio de descrição de sinais e comportamentos, que a PIA se desenvolveu[13]. As primeiras tentativas de organização apresentavam uma tendência de culpabilizar os cuidados parentais como essência psicopatológica, com o

---

† Pode-se citar aqui, o processo recorrente e crescente de controle de impulsos, que vai se concluir ao final da adolescência; o processo de desenvolvimento do pensamento, que vai do período sensório-motor dos 1-2 anos de idade, até o pensamento abstrato, no início da adolescência, entre outros. As manifestações psicopatológicas na criança, devido às particularidades do desenvolvimento, se manifestam de formas muitas vezes diferentes das dos adultos: Uma criança deprimida, em geral, pode apresentar mais sintomas de irritabilidade e sintomas somáticos do que sentimento de tristeza, por exemplo.

surgimentos dos termos "mãe esquizofrenizante" para crianças com quadros psicóticos e "pais geladeiras" para aquelas com alterações na comunicação e na interação[14-17] demonstrando um desbalanço entre a compreensão biográfica (conceitos psicanalíticos) e uma compreensão formal (conceitos psicopatológicos).

Nos adultos, as descrições psicopatológicas foram pontos-chave para o reconhecimento de quadros como a esquizofrenia, a mania, a melancolia, o transtorno bipolar, entre outros[18-20]. Foi a partir desse conhecimento prévio que os critérios diagnósticos foram elaborados. A PIA, com raras exceções, não conta com esse arcabouço prévio psicopatológico. Por isso, os critérios diagnósticos, criados a partir das observações em adultos, foram adaptados na tentativa de reconhecer as manifestações na infância e adolescência[21-23].

Ao mesmo tempo que a utilização de critérios homogêneos promoveu o reconhecimento do adoecimento psíquico na infância e adolescência, uma inegável mudança na forma de compreensão de transtornos nessa população ocorreu, em comparação com menos de um século antes, época em que se desconsiderava o adoecimento psíquico em crianças e adolescentes. Os critérios diagnósticos, criados a partir do reconhecimento no adulto, apresentam dificuldades na identificação das apresentações psicológicas e psicopatológicas em cada momento do desenvolvimento, gerando dificuldades e erros no diagnóstico[24]. As apresentações clínicas variam de acordo com a idade e com o nível de desenvolvimento do indivíduo[25]. Em decorrência da apresentação dos transtornos com sintomas inespecíficos e da dificuldade diagnóstica, deparamo-nos ainda com uma sobreposição de sintomas em comum que estão presentes em diferentes diagnósticos. Isso reduz a chance de formulação de tratamentos eficazes e específicos[22].

Atualmente, ciente das dificuldades inerentes à realidade da PIA e seus critérios diagnósticos, o consenso clínico é que o reconhecimento psicopatológico deva ser realizado a partir da descrição clínica do quadro vigente, exames laboratoriais complementares, exclusão de outras patologias (p. ex.: quadros orgânicos) e avaliação da história e do contexto familiar. Apesar do avanço tecnológico nas formas de avaliação clínica (neuroimagem, biomarcadores, testagem genética), a principal ferramenta para a realização do diagnóstico na psiquiatria continua sendo a observação com descrição detalhada do quadro clínico que se apresenta, além do relato da experiência subjetiva do próprio paciente. O objetivo de categorizar comportamentos complexos observados e descritos na prática clínica é a tentativa de se estabelecer diagnósticos válidos (síndrome clínica e ser descrita e mensurável) e confiáveis (diferentes clínicos observam a mesma apresentação e chegam a uma conclusão em comum), além de definir, a partir disto, o curso natural do transtorno, propostas terapêuticas e prognóstico esperado[25].

A psicopatologia atual, aplicada na infância, lida ainda com o debate de conceituações baseadas em dimensão ou em categorias[26]. No planejamento inicial do DSM-5, houve uma intenção de incorporar um aspecto dimensional aos critérios diagnósticos, o que não se concretizou na elaboração final. De forma similar ao DSM-IV, o DSM-5 ainda baseia decisões clínicas em questões dicotômicas, pela averiguação da presença ou ausência de sintomas, sem ênfase na dimensionalidade[27].

Por fim, o século XXI traz o lastro do século anterior, que promoveu o conceito de desenvolvimento para um patamar de importância nunca antes alcançado na história humana recente. O processo de desenvolvimento é compreendido cada vez mais como um elemento processual que deve ser amparado para alcançar uma sociedade com indivíduos adultos saudáveis psiquicamente. Ao mesmo tempo, ciente das dificuldades no processo de reconhecimento psicopatológico, faz-se necessária uma abertura para aprofundar o olhar nessa área. Uma possível saída para esse entrave é repensar a formação do psiquiatra, procurando metodologias que enfatizem a ciência psicopatológica[14].

HISTÓRIA PSICOPATOLÓGICA DO AUTISMO

Inicialmente utilizado por Eugen Bleuler[19] para descrever o retraimento emocional observado em pacientes esquizofrênicos, o termo autismo surge na psiquiatria da infância e da adolescência com Leo Kanner, em 1943, no artigo intitulado "*Autistic disturbances of affective contact*"[28]. Antes de Kanner, indivíduos que hoje seriam diagnosticados como autistas tendiam a receber diagnósticos de outros transtornos, como psicose infantil, deficiência intelectual, ou ainda vistos como pessoas "excêntricas"[29].

Provavelmente um dos primeiros casos já descritos do transtorno, o *Menino selvagem de Aveyron*[30], recebeu à sua época diagnósticos diversos como surdez, idiotia e privação social. Tratava-se do caso de um menino de 12 anos, batizado por Viktor, encontrado em uma floresta de Aveyron, após anos vivendo sozinho. Na época, seu comportamento assemelhava-se ao de um animal (não falava, emitia grunhidos, andava sob os quatro membros, não se interessava pelas pessoas e era agressivo com aqueles que se aproximavam), tendo chamado a atenção da comunidade médica[31]. Contrariando a opinião de Philippe Pinel, que o tomara por um quadro de idiotia incurável; Jean Marc Gaspard Itard (1801) entendeu que a condição da criança se devia à privação social e lhe propôs um tratamento educativo e social. O tratamento proposto não rendeu frutos positivos, mas Itard realizou uma descrição das características do paciente, que, em grande medida, se assemelham ao que hoje se entende por autismo[29].

Em 1943, Kanner utilizou o termo autismo para descrever um conjunto de comportamentos observados em um grupo de onze crianças que apresentavam, como características comuns, uma inabilidade ao relacionamento interpessoal, déficits no desenvolvimento da linguagem, repetições monótonas e dificuldades em lidar com mudanças. Em uma descrição pormenorizada dos casos, o autor observou que essas crianças tendiam a preferir objetos do que o contato com outras pessoas; apresentavam falhas na comunicação social e uso idiossincrático da linguagem, como a presença de ecolalias e de inversões pronominais (utilizando-se de "você" no lugar de "eu"); além de uma firme adesão a rotinas, caracterizada muitas vezes por dificuldade em lidar com mudanças, o que ocasionava fortes tumultos emocionais.

Se inicialmente tais comportamentos infantis eram confundidos com quadros de esquizofrenia de início precoce, Kanner identificou diferenças importantes entre esta última condição e àquela observada em suas onze crianças: na esquizofrenia, observaria-se uma "quebra" marcada no curso do desenvolvimento, diferentemente do autismo, em que suas características estariam presentes desde os primeiros anos de vida. Além disso, enquanto os pacientes com esquizofrenia tendiam a apresentar maior retraimento social ao longo do tempo, os portadores de autismo tendiam a apresentar uma maior capacidade, embora progressiva e lenta, de adaptação às demandas sociais e uma melhora nos recursos de linguagem, ainda que mantendo suas características centrais[28].

> "O transtorno fundamental, proeminente e 'patognomônico', está na incapacidade das crianças de se relacionarem de maneira normal com as pessoas e situações desde o começo da vida. Seus pais se referiam a elas como tendo sido sempre 'autossuficientes', como dentro de um casulo, 'mais felizes quando deixadas sozinhas', agem como se as pessoas não estivessem ali', 'completamente alheias a tudo a sua volta', 'dão a impressão de sabedoria silenciosa', 'não conseguem desenvolver a quantidade típica de consciência social' (...) Não se trata, como nas crianças ou adultos com esquizofrenia, de desvio de uma relação inicialmente presente; não é um 'afastamento' de uma participação que antes existia. Desde o início ocorre uma solidão autista extrema, que, sempre que possível, desconsidera, ignora, se fecha para tudo o que provém de fora da criança." (p. 242, tradução livre das autoras)[28]

Concomitantemente aos estudos elaborados por Kanner, o pediatra austríaco Hans Asperger (1944) também estudou o comportamento de um grupo de crianças e adolescentes (aos quais ele chamaria de psicopatas autistas) que apresentavam comportamentos repetitivos e restritos, além de déficits na comunicação e habilidades sociais, mas que, diferentemente das crianças descritas por Kanner, não apresentavam atrasos no desenvolvimento da linguagem ou sinais de deficiência intelectual. Seu trabalho, publicado em alemão durante a Segunda Guerra Mundial, ficou desconhecido da comunidade científica por décadas, até ser traduzido para o inglês e apresentado, na década de 1980, pela psiquiatra infantil inglesa Lorna Wing[32], de forma a conceitualizar uma forma de autismo caracterizada por bom desenvolvimento da linguagem e boa capacidade intelectual, a partir de então nomeada como síndrome de Asperger[32].

Ao longo das décadas de 1950 e 1960, acompanhando a psiquiatria da época, os estudos sobre autismo tiveram um maior enfoque psicodinâmico. Ainda que em seu artigo inicial Kanner tenha frisado a concepção de uma patologia inata com bases biológicas, seus estudos subsequentes passaram a salientar o papel do ambiente e dos pais no desenvolvimento e persistência dos sintomas. O autor passou a atribuir o padrão obsessivo, metódico e afetivamente distante observado nos cuidadores de seus pacientes, especialmente das mães, à patologia de seus filhos[33]. De forma semelhante, Bruno Bettelheim[34], psicanalista infantil, cunhou o termo "mãe geladeira", para caracterizar o padrão de relacionamento entre as mães e as crianças autistas, baseado na ausência de afeto e no cuidado pragmático. Ambos os autores foram duramente criticados nas décadas posteriores pela comunidade científica, sobretudo com o avanço dos estudos biológicos na década de 1970 sobre o autismo, que apontaram para um padrão hereditário, com forte tendência genética[35-38].

Ao final da década de 1970, a validade do autismo como conceito tornou-se consenso e, em 1980, o termo foi incluído na terceira edição do Manual Diagnóstico e Estatístico de Transtornos Mentais[39], dentro do grupo dos transtornos pervasivos do desenvolvimento (TPD). Na quarta edição do DSM[40], foram incluídos, dentro do grupo dos TPD, termos como transtorno de Asperger, transtornos desintegrativos da infância, síndrome de Rett e transtorno pervasivo do desenvolvimento não especificado[40]. Com o DSM-5[41], o grupo dos TPD foi substituído pelo nome de transtorno do espectro autista (TEA), com importantes transformações (veja em detalhes adiante).

A partir da década de 1990, Lorna Wing e diversos outros pesquisadores da área ampliaram a discussão diagnóstica sobre o autismo, propondo uma compreensão dimensional para o transtorno, o que explicaria as variabilidades de apresentação e de necessidade de suporte dos casos. Wing também foi importante incentivadora das organizações de pais e de autistas, que começaram a surgir naquela década nos Estados Unidos. Os movimentos de pais e familiares na luta por direitos e tratamentos eficazes trouxeram visibilidade para o tema e influenciam até hoje políticas públicas ao redor do mundo[29].

Nas últimas décadas, as pesquisas a respeito do TEA aumentaram de forma exponencial. Hoje compreende-se que se trata de um transtorno do neurodesenvolvimento, com etiopatogenia complexa, envolvendo fatores genéticos, ambientais e epigenéticos, que se intercruzam[42], influenciando diversos domínios do desenvolvimento (motor, sensorial emocional, social e cognitivo, aí incluída a linguagem)[29]. Os estudos em genética demonstram um índice de concordância de diagnóstico de TEA entre irmãos gêmeos univitelinos de 50 a 80% e de 30% para gêmeos bivitelinos[43]. Múltiplas alterações genéticas foram identificadas estando associadas ao transtorno, mas os mecanismos patogênicos ainda permanecem pouco conhecidos. Sugere-se que a interferência de fatores ambientais (como exposição a metais pesados, uso de medicações na gestação e condições pré-natais) sobre a expressão de genes específicos estaria especialmente relacionada ao desenvolvimento do transtorno[43].

Estudos de neuroimagem já identificaram uma variedade de estruturas neurais afetadas (desde o tronco encefálico, o cerebelo e o córtex cerebral)[44]. Compreende-se que essas alterações se dão ao longo do processo de desenvolvimento, como demonstrado em exames sucessivos de neuroimagem, que apontaram para um aumento do volume encefálico nos primeiros anos de vida das crianças com TEA, possivelmente em decorrência de desvios no processo de poda neural[43]. No que tange às anormalidades corticais, um dos pontos de interesse das pesquisas vem sendo o déficit de conectividade encontrado na rede parietofrontal, onde se encontram os neurônios espelho e se dá o circuito do mecanismo de espelhamento. A falha no mecanismo de espelhamento levaria a prejuízos no comportamento imitativo e poderia estar relacionada às dificuldades cognitivas e relacionais presentes no transtorno[44].

ATUAL CRITÉRIO DIAGNÓSTICO PELO DSM-5 E CID-11

No DSM-5 foi dada uma maior ênfase nos transtornos do neurodesenvolvimento, com um aumento proporcional de descrições de transtornos mentais com início na infância e adolescência e como eles se estendem ao longo da vida[45]. Dentre os transtornos do neurodesenvolvimento, encontram-se o TDAH (transtorno de déficit de atenção e hiperatividade), transtornos de aprendizado, transtornos de comunicação, deficiência intelectual, transtornos motores e o transtorno do espectro autista[42].

Uma das principais mudanças que ocorreram comparando o DSM-IV e o DSM-5 foi a introdução do conceito de espectro, como uma tentativa inserir no manual diagnóstico utilizado nos Estados Unidos e no Brasil um caráter mais dimensional. O diagnóstico de autismo foi totalmente reestruturado no DMS-5, em uma tentativa de incluir a dimensionalidade nessa condição. No DSM-IV, encontravam-se três condições diferentes, incluídas na seção de transtornos pervasivos do desenvolvimento: transtorno autista, síndrome de Asperger e transtorno pervasivo do desenvolvimento não especificado. Essas três condições hoje estão incluídas no novo conceito de transtorno do espectro autista, por contemplarem as mesmas características, porém em graus de severidade diferentes, reforçando o paradigma da dimensionalidade. A síndrome de Rett e o transtorno desintegrativo da infância não estão mais contemplados nessa seção do DSM-5. A justificativa foi que, na síndrome de Rett, os comportamentos similares ao transtorno do espectro autista estão presentes apenas em um curto período de tempo em pacientes com essa condição. Sobre o transtorno desintegrativo da infância, o paciente exibe sintomas físicos específicos e tem um padrão distinto de uma regressão do comportamento não esperado no TEA.

O grupo do DSM-5 concluiu que as distinções feitas entre essas condições eram baseadas em critérios artificiais e que as características diferem em níveis de severidade e podem ser enxergadas por meio de um *continuum*, sendo, portanto, englobadas no conceito de espectro do autismo. Além de uma diferenciação mais dimensional entre o típico e o patológico, também existe o conceito de fenótipo ampliado, que consiste em características e traços do espectro do autismo que podem estar presentes em indivíduos da população geral, sem uma repercussão na sua funcionalidade e sem causar sofrimento significativo[46].

Houve ainda uma mudança da caracterização dos principais critérios diagnósticos, que atualmente estão divididos em dois subgrupos (Tabela 1).

Tabela 1 Principais critérios diagnósticos para transtorno do espectro autista

Critério A	Critério B
1. Déficits na reciprocidade socioemocional P. ex.: compartilhamento de interesse abaixo do esperado	1. Movimentos motores, fala e uso de objetos estereotipados P. ex.: rituais verbais, brincar alinhando objetos
2. Déficits nos comportamentos comunicativos não verbais P. ex.: prejuízo na imitação espontânea de comportamentos dos adultos	2. Adesão inflexível à rotina e insistências nas mesmas coisas (do seu interesse) P. ex.: dificuldade na transição de um trajeto
3. Déficits para desenvolver, manter e compreender relacionamentos P. ex.: dificuldade de se adequar em contextos sociais distintos	3. Interesses fixos e restritos anormais em intensidade ou foco P. ex.: interesse excessivo por dinossauro, aviões etc.
	4. Reações incomuns a estímulos sensoriais P. ex.: menor percepção de dor e temperatura

Fonte: American Psychiatric Association, 2014[41].

- Déficits persistentes na comunicação e interação sociais (critério A).
- Padrões restritos e repetitivos de comportamentos, interesses ou atividades (critério B).

É importante salientar que a comunicação e a interação sociais foram fundidas em um só critério por serem compreendidas como fenômenos (sinais e comportamentos) advindos de um mesmo domínio psicopatológico e que se sobrepunham quando eram analisados como características separadas[47].

O DSM-5 também estipulou uma classificação para os níveis de gravidade, com base no nível de suporte necessitado pelo paciente (Tabela 2).

Tabela 2 Níveis de gravidade para transtorno do espectro autista

Nível de gravidade	Comunicação social	Comportamentos restritos e repetitivos
Nível 3 "Exigindo apoio muito substancial"	Déficits graves nas habilidades de comunicação social verbal e não verbal causam prejuízos graves de funcionamento, grande limitação em dar início a interações sociais e resposta mínima a aberturas sociais que partem de outros. P. ex., uma pessoa com fala inteligível de poucas palavras que raramente inicia as interações e, quando o faz, tem abordagens incomuns apenas para satisfazer as necessidades e reage somente a abordagens sociais muito diretas.	Inflexibilidade de comportamento, extrema dificuldade em lidar com a mudança ou outros comportamentos restritos/ repetitivos interferem acentuadamente no funcionamento em todas as esferas. Grande sofrimento/ dificuldade para mudar o foco ou as ações.
Nível 2 "Exigindo apoio substancial"	Déficits graves nas habilidades de comunicação social verbal e não verbal; prejuízos sociais aparentes mesmo na presença de apoio; limitação em dar início a interações sociais e resposta reduzida ou anormal a aberturas sociais que partem de outros. P. ex., uma pessoa que fala frases simples, cuja interação se limita a interesses especiais reduzidos e que apresenta comunicação não verbal acentuadamente estranha.	Inflexibilidade do comportamento, dificuldade de lidar com a mudança ou outros comportamentos restritos/ repetitivos aparecem com frequência suficiente para serem óbvios ao observador casual e interferem no funcionamento em uma variedade de contextos. Sofrimento e/ou dificuldade de mudar o foco ou as ações.

(continua)

Tabela 2 Níveis de gravidade para transtorno do espectro autista (*continuação*)

Nível de gravidade	Comunicação social	Comportamentos restritos e repetitivos
Nível 1 "Exigindo apoio	Na ausência de apoio, déficits na comunicação social causam prejuízos notáveis. Dificuldade para iniciar interações sociais e exemplos claros de respostas atípicas ou sem sucesso a aberturas sociais dos outros. Pode parecer apresentar interesse reduzido por interações sociais. P. ex., uma pessoa que consegue falar frases completas e envolver-se na comunicação, embora apresente falhas na conversação com os outros e cujas tentativas de fazer amizades são estranhas e comumente malsucedidas.	Inflexibilidade de comportamento causa interferência significativa no funcionamento em um ou mais contextos. Dificuldade em trocar de atividade. Problemas para organização e planejamento são obstáculos à independência.

Fonte: American Psychiatric Association, 2014[41].

Segue a descrição do transtorno do espectro autista, segundo a CID-11[48]: o transtorno do espectro autista é caracterizado por um déficit persistente na habilidade de iniciar e sustentar interações sociais recíprocas e comunicação social; e por uma gama de padrões de comportamento, interesses e atividades restritos, repetitivos e inflexíveis que são claramente atípicos ou excessivos de acordo com a idade do indivíduo e o seu contexto sociocultural. O início do transtorno ocorre durante o período do desenvolvimento, tipicamente no começo da infância, mas os sintomas podem tornar-se completamente manifestos mais tarde, quando as demandas sociais excederem suas capacidades. Os déficits são suficientemente severos para causar prejuízo pessoal, familiar, social, educacional, ocupacional ou em outras áreas de funcionamento importantes e, em geral, têm uma característica pervasiva observável no comportamento individual em diferentes *settings*, apesar disto poder variar de acordo com o contexto social, educacional, dentre outros. Indivíduos dentro do espectro exibem uma gama diversa de funcionamento intelectual e habilidades de linguagem.

Na classificação da CID-11, códigos distintos são dados com comprometimento no desenvolvimento cognitivo e da linguagem.

Apesar de a CID-11 não ser necessariamente voltada para especialistas e ter uma forma de acessibilidade para profissionais da atenção básica à saúde[49], observa-se que houve uma aproximação desse manual com o DSM-5 quando observamos a sessão de transtornos do neurodesenvolvimento. Há um compartilhamento de ambos no que tange à nosologia em conjunto com uma tentativa de adoção de aspectos dimensionais, incluindo a nomenclatura de TEA e a graduação de acordo com diferentes níveis de acometimento.

AVALIAÇÃO E EXAME PSÍQUICO

Avaliação inicial

O último levantamento realizado pelo Centers for Disease Control and Prevention (CDC) nos Estados Unidos[50] estimou uma prevalência de TEA de 1:44, número que vem se tornando progressivamente maior ao longo dos anos (em 2018, a prevalência era de 1:68[51]).

Os consensos atuais indicam que todas as crianças devem ser avaliadas nas consultas de puericultura com o pediatra quanto a alterações qualitativas nos aspectos de interação social, linguagem e comportamentos repetitivos ou incomuns[52-54]. Deve-se tomar como base marcos preestabelecidos dentro de uma variante da normalidade, incluindo alterações qualitativas, pois isso favorece a identificação precoce de atrasos e desvios no desenvolvimento infantil. Embora o diagnóstico definitivo do transtorno do espectro autista só possa ser firmado após os três anos de idade, a identificação de risco para os TEA pode e deve ser feita precocemente[52,53,55]. A Sociedade Brasileira de Pediatria[56], assim como a American Academy of Pediatrics[52], recomendam que toda criança seja formalmente avaliada aos 18 e aos 24 meses para sinais precoces de autismo, com instrumento padronizado para esse fim, sendo o mais reconhecido internacionalmente o M-CHAT[57].

As queixas familiares relacionadas ao desenvolvimento de seus filhos devem ser sempre valorizadas. Estudos têm demonstrado que as mães de crianças com autismo tendem a perceber alterações no desenvolvimento de seus filhos com diferença de 24 a 36 meses frente à identificação dos profissionais de puericultura[58,59]. Se a avaliação de rotina indicar sintomatologia sugestiva do TEA, uma avaliação diagnóstica completa deve ser realizada para determinar a presença do transtorno. Atualmente não existem marcadores biológicos para o diagnóstico, que necessita de um cuidadoso exame do paciente[52-54,60]. Uma avaliação completa, incluindo entrevistas com a criança, a família, revisão de registros passados e informações históricas, deve ser realizada.

O processo diagnóstico, sempre que possível, deve ser conduzido por uma equipe multidisciplinar, que não se limite à aplicação de testes e exames, mas que possa avaliar o paciente em diversas situações, como atendimentos individuais, em família, atividades livres e espaços grupais.

A avaliação deverá se propor não apenas ao estabelecimento do diagnóstico, mas também à identificação das potencialidades e das dificuldades do paciente e de sua família para um posterior planejamento terapêutico.

Anamnese psiquiátrica

A anamnese psiquiátrica deverá ser conduzida de maneira que, ao final, o clínico possa ter um entendimento abrangente sobre os dados relevantes para a anamnese (Tabela 3).

Tabela 3 Dados relevantes para a anamnese

Identificação	Além dos dados básicos de identificação da anamnese (idade, escolaridade, etnia etc.), é importante compreender as características do grupo familiar (família nuclear e estendida) e, no caso de pacientes institucionalizados, mapear as principais figuras de cuidado do paciente, visto que serão parceiros no tratamento.
	Faz-se importante também avaliar situações psicossociais de alta vulnerabilidade ou negligência, tendo em vista que a privação psicossocial severa pode ser um diagnóstico diferencial para o quadro do TEA.
Queixa principal e histórico da moléstia atuais	Em caso de queixas relacionadas a atrasos de linguagem, prejuízos na interação social e/ou interesses restritos; deve-se realizar questionamentos cuidadosos a respeito do desenvolvimento socioafetivo e padrões de comunicação verbal e não verbal desde a tenra idade.
	Além disso, são importantes questionamentos a respeito dos padrões de brincar e interesses; presença de estereotipias motoras e hiper ou hiporresponsividade sensoriais.
	Faz-se importante também uma revisão de intervenções educacionais e comportamentais passadas e atuais, assim como a resposta do paciente a elas.
	Informações relacionadas a alterações do sono, baixa tolerância à frustração, auto ou heteroagressividade, alterações da função alimentar (como seletividade, compulsão ou recusa alimentar) são importantes para avaliar as áreas de comprometimento e planejar o tratamento.
Antecedentes pessoais	Dados sobre a gestação, o nascimento e os marcos de desenvolvimento também devem ser investigados, assim como questões clínicas, como histórico de regressão no desenvolvimento, convulsões e quedas.
Antecedentes familiares	Histórico familiar de consanguinidade, assim como doenças clínicas, neurológicas e psiquiátricas contribuem para o processo de avaliação.

O diagnóstico diferencial deverá abranger avaliação de áreas relacionadas a transtornos neurológicos e psiquiátricos que partilham sintomas em comum com o TEA. É um passo importante da avaliação, pois direcionará o tratamento a ser seguido com o paciente e condicionará sua eficácia (Tabela 4).

Tabela 4 Possíveis diagnósticos diferenciais a serem avaliados

Distúrbio reativo do apego	Crianças com histórico de intensa e prolongada privação afetiva na primeira infância podem apresentar quadro semelhante ao TEA, como baixa responsividade social. A diferença se dá na melhora substancial observada no contato interpessoal quando cuidados adequados e estímulos afetivos são fornecidos[61].
Surdez	Privação sensorial, principalmente no caso da surdez, pode levar a dificuldades na comunicação e interação social. Entretanto, a criança tende a apresentar comportamentos não verbais compensatórios, com intenção comunicativa. Além disso, diferentemente dos pacientes com autismo, aqueles com surdez mantêm intacta a leitura sobre as atitudes e emoções nas situações sociais[62].
Transtorno obsessivo-compulsivo	Pacientes com TOC podem apresentar comportamentos repetitivos e ritualizados e dificuldades em lidar com mudanças, características também encontradas no TEA. Entretanto, no caso do TOC, tais comportamentos tendem a ser egodistônicos e não há associação com déficits na interação social e comunicação[63].
Deficiência intelectual	Pacientes com DI podem apresentar atrasos na aquisição de linguagem e, a depender da gravidade do quadro, pouca funcionalidade no brincar. Entretanto, não apresentam recusa ao contato ou dificuldades de comunicação não verbal, como na atenção compartilhada e na mímica, nem interesses restritos ou comportamentos repetitivos[64,65].
Esquizofrenia de início muito precoce	Diferentemente do autismo, em que é típico que os pais relatem que não houve período de desenvolvimento normal, nos quadros de esquizofrenia precoce há um período prévio de desenvolvimento típico, com padrão de reciprocidade social adequado para a idade. Tais pacientes tendem a apresentar uma "quebra" no desenvolvimento posterior, com ocorrência de sintomas psicóticos variados (delírios, alucinações), não comumente presentes nos quadros autísticos[66].
Síndrome de Rett	Até o DSM-IV[40], a síndrome de Rett era incluída no grupo TPDs. Com a descoberta da mutação no gene *MECP2*, causadora do transtorno, a síndrome deixou de ser agrupada junto ao TEA no DSM-5[41]. Trata-se de uma doença neurológica progressiva, que acomete principalmente meninas, caracterizada por regressão abrupta do desenvolvimento, após breve período de desenvolvimento normal (entre 8 e 18 meses), com perda importante de funcionalidade, e ocorrência de movimentos estereotipados e microcefalia adquirida[67].

(continua)

Tabela 4   Possíveis diagnósticos diferenciais a serem avaliados (*continuação*)

Transtorno de linguagem	Pacientes com transtornos de linguagem possuem dificuldades no campo da comunicação verbal, com atraso na aquisição dos marcos da linguagem e dificuldades acadêmicas e emocionais secundárias. As crianças com transtornos de linguagem utilizam-se normalmente de mecanismos não verbais de comunicação, que acabam sendo utilizados como meios compensatórios não verbais para comunicação. Possuem também boa compreensão e *insight* social, diferentemente dos pacientes com TEA[68].

Por fim, deve-se avaliar a presença de possíveis diagnósticos comórbidos tendo em vista a alta prevalência de condições que podem ocorrer em pacientes com TEA[69]. A deficiência intelectual está presente em cerca de 35% das crianças com TEA[50] e a epilepsia pode acometer os indivíduos com o transtorno, principalmente após a entrada na puberdade, em 22% dos casos[70]. A avaliação sobre dificuldades no campo da desatenção e hiperatividade também é importante, visto que o tratamento para tal condição pode auxiliar em dificuldades escolares e sociais passíveis de se sobrepor às dificuldades do próprio TEA[60]. A presença de quadros de ordem afetiva, como transtornos ansiosos e depressivos, é bastante comum em crianças e adolescentes com autismo, principalmente naqueles com funcionamento cognitivo preservado e que, portanto, têm consciência de suas dificuldades relacionais e de lidar com mudanças de rotina. Por fim, uma parcela de pacientes poderá apresentar sintomas psicóticos primários ao longo da adolescência ou início da vida adulta[66]. Duas metanálises recentes apontaram prevalência de 4 a 9,5% de psicose não afetiva em pacientes com autismo, taxa maior do que a encontrada na população geral, de cerca de 1%[69,71].

Componentes do exame psíquico

A apresentação do quadro de TEA poderá variar de acordo com a faixa etária, seu nível de desenvolvimento e graus de prejuízo. Recomenda-se a observação livre e dirigida sobre os modos de interação interpessoal, comunicação, interesses, padrões de movimentos corporais e reação a estímulos sensoriais. Em caso de crianças, recomenda-se que a avaliação inclua um momento lúdico, em que sejam apresentados brinquedos ou objetos apropriados à sua faixa etária, que propiciem a avaliação dos componentes essenciais do exame psíquico, descritos na Tabela 5.

A observação em atividades em grupo, se possível, é rica para o processo de avaliação, pois possibilita verificar como a criança reage a mudanças, sua capacidade de se submeter a regras e as suas formas de lidar ou compartilhar

Tabela 5 Componentes essenciais a serem avaliados no exame psíquico

Interação interpessoal	O comprometimento da atenção compartilhada é um sintoma inicial importante, que pode ser visto mesmo em crianças muito pequenas com autismo. Estas, em comparação com crianças típicas, tendem a compartilhar pouco ou nenhum prazer com o cuidador e/ou com o entrevistador, fazem menos contato visual e apresentam poucas demandas ao outro, como trazer ou apontar objetos de interesse para a atenção do interlocutor.
	Em alguns casos, pode haver uma recusa ativa ao contato interpessoal, caracterizada pelo afastamento do interlocutor, posicionando-se de costas para ele, por exemplo. Outros pacientes podem apresentar, pelo contrário, uma busca indiscriminada pelo contato, incorrendo em alguns excessos (p. ex., contato físico excessivo e perguntas desconcertantes)
	Além disso, em crianças e adolescentes verbais, o avaliador também pode observar um prejuízo na capacidade do paciente em "colocar-se no lugar do outro", em fazer suposições, ter interesses e consideração pelas opiniões do interlocutor.
Comunicação não verbal	Pessoas com TEA usam com menos frequência o contato visual, gestos, posturas corporais e expressões faciais do que as crianças típicas para se comunicarem e regularem as relações sociais. Em crianças não verbais, é comum o uso de partes do corpo do outro como uma extensão do seu próprio corpo, de forma a expressar uma demanda (p. ex.: levar a mão do cuidador até a pia para pedir água ou até a porta para girar o trinco), ao invés de apontar para o objeto desejado e olhar para o interlocutor, sinalizando o pedido.
	Observa-se ainda uma dificuldade de imitação espontânea das ações dos outros, uma das formas de aprendizado que crianças adquirem ao longo do desenvolvimento. Gestos sociais convencionais como "dar tchau", "mandar beijo" e movimento de "sim" e "não" podem estar ausentes ou se desenvolverem após o tempo esperado. Há ainda uma limitação na expressividade facial (p. ex.: surpresa, nojo, interesse, medo, dor), o que dificulta a compreensão dos outros em relação às demandas da criança com TEA.
	A forma de um brincar imaginativo ou simbólico também estará reduzida. É comum a observação de um brincar repetitivo ou monótono, com preferência pelo sequenciamento dos objetos, ou pela experiência sensorial com eles, do que um brincar com intenção comunicativa e de trocas com o interlocutor.
Comunicação verbal	Pode-se observar atraso ou ausência no desenvolvimento da linguagem falada. Do ponto de vista qualitativo, são comuns alterações na entonação e prosódia da fala (que tende a ser mais monótona e com poucas variações de entonação), a presença de ecolalias imediatas e tardias, assim como uma linguagem repetitiva e estereotipada, com pouca abertura para trocas.

(continua)

Tabela 5 Componentes essenciais a serem avaliados no exame psíquico (*continuação*)

Comunicação verbal	Os pacientes tendem a apresentar dificuldades para iniciar e manter conversas. No que se refere à limitação de "bate-papo" social, as expressões verbais podem ser restritas à solicitação de pedidos. Não há necessariamente uma aproximação social, uma conversa informal sem um propósito específico (parece-lhes pouco espontâneo conversar com alguém sem que tenham de, por exemplo, pedir algo ou fornecer alguma informação), e há uma dificuldade de engajar-se em uma conversa se o tema não é do seu interesse. Esse tipo de contato limita o fluxo de conversação.
	Também pode ocorrer o uso de expressões socialmente inapropriadas, que são estranhas por si só ou fora do contexto para aquela determinada situação. Apesar de ser uma alteração qualitativa de linguagem, isso também se enquadra dentro de um contexto de inflexibilidade cognitiva e dificuldade de readaptação de acordo com o contexto, e pode ser intensificado pelo uso de estereotipias e neologismos.
	Observa-se o uso estereotipado de padrões de fala em situações em que comentários de suas ações são feitos em terceira pessoa e quando frases rotineiras são usadas fora de um contexto apropriado, como uma repetição aleatória (ecolalia tardia). Rituais verbais também podem se fazer presentes, como se o paciente precisasse repetir aquela sequência de forma compulsiva, em uma ordem particular. Às vezes, é demandado ainda o engajamento de outras pessoas no mesmo ritual verbal.
Interesses e comportamentos repetitivos	Indivíduos com TEA podem se concentrar muito em temas de seu interesse e passar longos períodos discorrendo sobre eles. Mesmo quando seus interlocutores não estão mais interessados no tema, pode ser difícil mudar o assunto da conversação. Isso se dá em razão de uma tendência a um hiperfoco atencional frente aos objetos de interesse e da pouca flexibilidade cognitiva, que levam a consequentes dificuldades de adaptação social.
	Também são comuns comportamentos repetitivos, como a tendência em seriar brinquedos (enfileirar carrinhos, agrupar blocos por cor etc.); padrões estereotipados no brincar (como o interesse por parte do brinquedo, p. ex., rodas giratórias); e ritualização disfuncional de rotinas e atividades.
	Pacientes com autismo têm a tendência em se deter a detalhes de objetos (ou imagens e ambientes), mas possuem dificuldades em gerar conceitos globais sobre o alvo de sua percepção.
Padrões de movimentos e estereotipias	É comum observar padrões de movimentação, tônus e postura corporal atípicos em crianças com TEA. São crianças que podem se apresentar inquietas ou extremamente apáticas, com hipotonia muscular ou dificuldades na coordenação motora fina e/ou ampla. Muitas podem ter começado a andar na ponta dos pés e algumas persistem com essa característica ao longo dos anos subsequentes.

(continua)

Tabela 5 Componentes essenciais a serem avaliados no exame psíquico (*continuação*)

Padrões de movimentos e estereotipias	A presença de estereotipias motoras ou maneirismos é comum nos quadros de TEA. Observam-se movimentos de *flapping* em mãos, o balançar do corpo para a frente e para trás, pulos e giros quando excitadas, irritadas, entediadas ou cansadas. Também podem fazer parte dos comportamentos estereotipados a tendência a girar objetos e cheirar e lamber superfícies não alimentares.
Reação a estímulos sensoriais	As alterações de integração sensorial são comuns no TEA, podendo-se observar padrões de hipo ou hiper-responsividade sensorial a diversos estímulos, como, por exemplo, ruídos, toque, estímulos visuais e olfativos.

Fonte: DSM-5, 2014[41]; Rutter et al., 2003[72].

interesses com as demais pessoas. Algumas crianças com TEA não têm interesse em se relacionar com colegas, enquanto outros podem ter dificuldades na interpretação das ações dos outros e responder de acordo a elas. Dessa forma, em casos mais sutis, a observação do paciente em grupo pode ajudar na compreensão diagnóstica.

Avaliações multidisciplinares específicas

Diferentes profissionais auxiliam no processo diagnóstico e na elaboração do projeto terapêutico individualizado do paciente[54,59]. As avaliações complementares servem para mensurar o comprometimento funcional e habilidades adaptativas, a capacidade intelectual e estilo de aprendizagem, assim como habilidades acadêmicas e pontos fortes e fracos da criança para o planejamento educacional.

A seguir, encontram-se alguns dos profissionais que podem contribuir com a avaliação e com a intervenção de pacientes dentro do espectro do autismo.

Avaliação neuropsicológica

Inclui medidas de capacidade intelectual e habilidades adaptativas. Para realizar uma avaliação neuropsicológica, o avaliador pode-se valer de testes e de tarefas objetivas, questionários e escalas, assim como também de entrevista clínica[73]. Os testes neuropsicológicos esclarecem potencialidades e dificuldades do indivíduo para a elaboração de programas de intervenção. É necessária a utilização de instrumentos que sejam adaptados para a idade e o nível de desenvolvimento do paciente, bem como instrumentos válidos para a população não verbal.

A determinação do QI, assim como o comprometimento da linguagem[74] são fatores que interferem no prognóstico, visto que 45% dos indivíduos com autismo podem ser não verbais e ter deficiência intelectual. No entanto, outros

55% estão na faixa média ou superior do QI, o que muda drasticamente o tipo de intervenção e objetivos do tratamento[75]. Sobre a importância da determinação do QI em pacientes com TEA, essa medida está correlacionada a uma piora na capacidade de comunicação social[76]. Outro escore que está correlacionado com dificuldades de interação social é a escala de função adaptativa (*Vineland Adaptative Behaviour Scales*). Por meio dessa avaliação, evidencia-se que não só a medida do QI por si só, mas sobretudo as habilidades que essa criança adquiriu em comparação com pares da mesma idade mostram o grau do atraso de desenvolvimento que pode estar presente do ponto de vista funcional[77]. A ausência de deficiência intelectual mostra-se o preditor mais robusto na possibilidade de mudança e melhora do quadro e esses achados persistem até a idade adulta[78].

Uma outra função do teste neuropsicológico é a avaliação das funções executivas, que são responsáveis pelo desenvolvimento e planejamento de estratégias com o intuito do alcance de algum objetivo[79]. As funções executivas se correlacionam com habilidades cognitivas necessárias para o controle e regulação de pensamentos, emoções e comportamentos, bem como um delineamento que gere aprendizagem e a maior capacidade de autonomia possível para cada indivíduo[80].

De uma maneira geral, além do funcionamento cognitivo e função executiva, costumam-se realizar testagens de atenção, memória, linguagem (incluindo linguagem pragmática no TEA), função visuoespacial, práxica e construtiva. A depender do grau de escolaridade, a avaliação de aprendizagem também é realizada, bem como aspectos afetivos e comportamentais. Testagens específicas que auxiliem na investigação diagnóstica podem ser incorporadas, como a CARS (Escala de Avaliação de Autismo na Infância), a ADI-R (Entrevista Diagnóstica para Autismo) e a ADOS (Observação Diagnóstica Programática para Autismo).

Avaliação fonoaudiológica

A implementação de estratégias de comunicação deve ser o foco primário de toda intervenção precoce em pacientes com autismo.

As alterações nas formas de comunicação apresentam-se de forma variada, abrangendo desde indivíduos não verbais, que nunca irão desenvolver a fala, até pacientes com uma boa capacidade de comunicação funcional, mas ainda com dificuldades em iniciar a responder a diferentes demandas de comunicação e adequação ao meio. A avaliação e o acompanhamento fonoaudiológico se fazem fundamentais, visto que essa dificuldade é uma das centrais do TEA. De forma semelhante à avaliação neuropsicológica, o profissional elabora um plano de intervenção específico, denominado intervenção terapêutica direta[81].

O foco da intervenção terapêutica abrange aspectos da comunicação social (reciprocidade social e atenção compartilhada), mas também inclui linguagem, habilidades cognitivas e regulação emocional. As estratégias variam de acordo com o estágio do desenvolvimento da linguagem, mas o jogo e a brincadeira compartilhada têm como função o intermédio da relação terapêutica e um maior engajamento da criança, inicialmente pela exploração lúdica e, posteriormente, por meio do compartilhamento[8182].

Algumas das estratégias de ensino utilizadas para o estímulo da construção da linguagem são provenientes da análise aplicada do comportamento (ABA). Essa ciência usa estratégias comportamentais como reforçamento, modelagem, extinção, imitação, dentre outras, para o ensino de comportamentos que promovam a comunicação.

No estágio pré-verbal, os objetivos incluem uma maior resposta a sons vocais e responder ao nome, troca de olhares entre objetos e pessoas para o início do compartilhamento, estímulo ao uso de gestos convencionais com intenção comunicativa (dar "tchau", apontar), pareamento de vocalização e gestos, imitação de gestos e estímulo a um brincar mais funcional[83].

Já com pacientes em estágio verbal, a comunicação é trabalhada por meio de diversificação de funções comunicativas em diferentes contextos, habilidades de conversação com troca de turno e treino de atenção com o interlocutor e identificação de estados emocionais do outro[84].

Terapia ocupacional

A avaliação ocupacional abrange dificuldades sensoriais, assim como nas habilidades adaptativas do indivíduo, no seu cotidiano. Mais recentemente, intervenções de base sensorial têm ganhado espaço no procedimento em pacientes com autismo. O racional por trás é que funções sensoriais são fundamentais, principalmente no início da vida, e alterações sensoriais presentes poderiam gerar o desenvolvimento de outras características que compõem o espectro do autismo[85]. A intervenção teria como objetivo não só sanar questões sensoriais, mas também prevenir possíveis efeitos em cascata em habilidades sociais, comunicação social e cognição[86].

A terapia de integração sensorial promove experiências sensório-motoras para crianças na construção de habilidades fundamentais que facilitariam a inserção da criança em atividades de vida diária[87].

Avaliações de fisioterapia podem ser necessárias para a identificação de dificuldades motoras.

PSICOPATOLOGIA DESCRITIVA DO TRANSTORNO EM SUAS CARACTERÍSTICAS FUNDAMENTAIS

O núcleo do autismo apresenta-se na dimensão relacional com os outros. Em um primeiro momento, poderíamos pensar, então, que o cerne das alterações se encontra na dimensão da interpessoalidade. Um segundo olhar, no entanto, permite a observação de que o que é nomeado como TEA refere-se também a uma alteração da construção da consciência de unidade e Eu. Nos tópicos seguintes, apresentaremos os núcleos descritos pelos critérios diagnósticos a partir de uma perspectiva psicopatológica.

Comunicação

Da forma como o TEA é atualmente concebido, as manifestações deficitárias da comunicação e linguagem podem variar amplamente. No entanto, pode-se considerar como um fator central na descrição psicopatológica desse quadro o padrão alterado nas possibilidades de contato interpessoal, observadas e quantificadas pelos padrões de comunicação e de linguagem, desde a primeira infância e que se mantêm ao longo da vida.

A comunicação não verbal estará comprometida mesmo antes da aquisição da linguagem. Nas crianças com TEA, espera-se um padrão diminuído da capacidade de gesticular em ressonância com o cuidador (sincronia dual)[88,89]. Essa alteração primária na díade bebê/cuidador promove um padrão de falhas na compreensão da leitura dos sinais corporais da criança pelos cuidadores. O padrão de comunicação se estabelece desde o início como assíncrono, de forma que os cuidadores não conseguem apoiar ou entender as tentativas da criança de andar, brincar etc., promovendo um padrão de expectativas não compartilhadas e de frustração no contato interpessoal de ambas as partes.

Linguagem

A linguagem, como fonte e meio de comunicação, é estabelecida a partir da possibilidade de compartilhamento na relação interpessoal. Sendo assim, não é uma surpresa compreender o padrão deficitário da linguagem na criança com TEA como uma consequência de sua inabilidade inata de desenvolver a esperada sincronização e compartilhamento na relação dual com seus cuidadores e pares.

A capacidade de produção e imitação de sons não deve ser confundida com a capacidade de compartilhamento conceitual promovido pela linguagem. Desde as primeiras descrições feitas por Kanner[28], é comum que crianças com TEA apresentem a capacidade de memorizar sons, palavras, discursos, algumas vezes em outras línguas, e repeti-los de forma autoprazerosa, porém sem a intenção de compartilhamento. Como se a produção sonora existisse sem a finalidade de estabelecer contato (característica central da linguagem).

Assim como os padrões de comunicação e socialização, dentro do que é conceitualizado como TEA atualmente, temos um amplo espectro de apresentações deficitárias da linguagem. As variações vão desde a ausência do uso de palavras, uso de palavras de forma isolada (sem a possibilidade de formar frases), linguagem não fluente e fluência[90]. A capacidade de compreensão tende a ser menos prejudicada que a expressão, por exemplo, mesmo crianças que não adquirem a fala ou o fazem de forma muito rudimentar são capazes de compreender comandos complexos[91].

No entanto, mesmo os que são considerados fluentes apresentam um padrão deficitário como adequação conceitual, capacidade de abstração, entonação, modulação. O atraso na aquisição da linguagem é um marco comum de preocupação com o desenvolvimento e motivador para a procura por avaliação pela família[92]. Geralmente, as crianças que vão receber o diagnóstico de TEA nesse momento já apresentavam alterações prévias (balbucios, atenção compartilhada, resposta ao nome etc.). Porém, como estas são mais sutis, é o atraso na fala aos 2 anos que tende a ser o marco mais comum na percepção de que algo estaria divergente no desenvolvimento. A aquisição de linguagem aos 5 anos tem sido considerada um marcador relevante no prognóstico das crianças com TEA, um sinalizador de gravidade[93,94].

Comunicação não verbal e atenção compartilhada

As alterações na comunicação não verbal e atenção compartilhada são consideradas marcadores precoces do TEA e preditores da aquisição de linguagem.

A atenção compartilhada surge a partir dos 9 meses[95-97] e pode ser observada nos comportamentos intencionais de chamar a atenção de outra pessoa para um foco em comum. As crianças aprendem a seguir o olhar dos outros, alternar o olhar entre os olhos do outro e o objeto de interesse e associar outros comportamentos não verbais como apontar, fenômenos que demonstram a perspectiva de compartilhamento de experiências a partir da interpessoalidade. Nessa mesma época, crianças com TEA apresentarão uma menor habilidade de compartilhamento que se refletirá na intenção de observar o mundo de forma dual. Ou seja, a criança poderá apontar para um objeto desejado, mas não observará se o outro da relação aponta a sua atenção para o mesmo foco. Caso precise da ajuda de um outro para ajudá-la a alcançar o objeto, será suficiente apenas puxá-lo pela mão, sem troca de olhares, como se o outro fosse uma parte de si mesmo (uma extensão do seu corpo) ou se a mão do outro fosse um objeto por si só (sem a percepção de a quem pertenceria aquela mão). É como se a percepção por partes não formulasse a síntese de uma totalidade. Esse exemplo extraído de uma descrição feita por Walter Camargos Jr. é bem ilustrativo:

"Mãe, tem uma mão andando na rua.
Mão não anda, veja direito.
É uma mão e uma cordinha.

Cordinha também não anda sozinha, veja de novo.
É uma mão, uma cordinha e um cachorro na ponta.
Veja de novo meu filho, porque está faltando algo nisso que você está vendo.
Ah! É mesmo, é uma pessoa andando na rua com um cachorro na guia." (p. 51)[92]

Dessa forma, podemos compreender como, de forma geral, toda a comunicação não verbal estará deficitária no TEA. Não apenas a atenção compartilhada, mas os atos e ações direcionados ao outro estão diminuídos ou deficitários (descontextualizados, desmedidos e outras marcas da dissincronia no contato). O texto a seguir, extraído do livro *O estranho caso do cachorro morto*[98], ilustra o impacto da comunicação não verbal deficitária para a compreensão do mundo compartilhado do autista:

"Acho as pessoas complicadas.
Por duas razões principais.
A primeira razão principal é que as pessoas conversam um bocado sem usar qualquer palavra. Siobhan diz que quando alguém levanta uma sobrancelha, pode significar muitas coisas diferentes. Pode significar: "Quero fazer sexo com você" e pode também significar "Acho muito estúpido o que você acabou de dizer." Siobhan também diz que se você fecha sua boca e respira ruidosamente pelo nariz, pode significar que você está relaxado, ou que você está aborrecido, ou que você está triste e tudo depende de quanto ar sai do seu nariz e com que rapidez, e qual é o formato da sua boca quando você faz isto, e do jeito como você está sentado e do que você disse exatamente antes e de centenas de outras coisas que são também complicadas demais para decifrar em poucos segundos."

Socialização

A partir da conceitualização das dificuldades nos parâmetros pré-socialização da comunicação, é esperado que a socialização se desenvolva de forma deficitária no TEA. O impacto da socialização depende das habilidades esperadas para cada faixa etária. Sendo as interações menos complexas nas idades menores, a tendência é que o impacto seja tanto maior quanto for a idade e a consequente complexidade da socialização.

Na apresentação do TEA, a socialização pode variar desde indivíduos que apresentam um padrão evitativo no contato (quietos, retraídos) até um padrão expansivo, porém inadequado (dificuldade de modulação). Mesmo os indivíduos com aquisição de linguagem apresentarão alguma dificuldade na manutenção do diálogo com o outro, compartilhamento de temas de interesse e adequação do tema de acordo com o contexto. De forma geral, o interesse pela socialização está presente principalmente nas crianças mais velhas e adolescentes. No entanto, a inabilidade estrutural promovendo um contato social com grande potencial para a frustração pode desencadear um processo de desestimulação e evitação ao longo do tempo.

Interesses restritos e comportamentos repetidos

Interesses restritos e comportamentos repetidos são mais facilmente observáveis do que alterações sociais e de comunicações, recebendo o cunho de sintomas "positivos" em contraponto aos últimos, que seriam os "negativos". No entanto, apesar de presentes no TEA, também podem ser manifestações de outros quadros psicopatológicos e de algumas situações do comportamento do desenvolvimento típico e não devem ser valorizados de forma isolada como sinais típicos.

Esse tipo de manifestação pode estar presente, de forma sutil, desde os 12 meses de vida e está relacionado a uma tendência à repetição de estímulos sensoriais e motores (autoestimulação), maneirismos, uso repetitivo dos objetos não necessariamente relacionado com a sua finalidade funcional, mas com uma utilização sensorial (p. ex., preferência pela observação do movimento das rodas), insistência na mesmice e pouca abertura à experimentação ou à modulação com rituais e compulsões associados. A apresentação sintomatológica pode variar conforme a gravidade e o momento do desenvolvimento, tendendo a ser mais intensa nos pré-escolares do que nas faixas etárias mais velhas.

Alterações motoras e sensoriais

As estereotipias motoras são sinais também considerados positivos, no sentido de evidência à observação, mas devemos salientar que não são restritos ao TEA. Podem ser descritas como movimentos repetitivos de grandes grupos musculares (balançar o tronco, dar saltos, balançar as mãos), sem sentido aparente além de autoestimulação. São alterações comuns no TEA, geralmente relacionadas a momentos de excitação motora ou psíquica, tanto em situações prazerosas quanto aversivas. Esses comportamentos estereotipados e repetitivos tendem a piorar as possibilidades de interação em todos os níveis.

Embora as alterações no processamento sensorial não serem listadas entre os itens-chave para o diagnóstico sintomatológico do TEA, as crianças que recebem esse diagnóstico apresentam padrões atípicos no processamento receptivo sensorial com dificuldades de organizar as respostas às demandas do ambiente[99].

ESTRUTURA PRÉ-REFLEXIVA SOB AS ALTERAÇÕES OBSERVADAS NA TEORIA DA MENTE

A Teoria da Mente pode ser conceitualizada como a capacidade de apreender o estado mental de si mesmo e do outro, interpretando-o, sem perder a perspectiva de autopertencimento. No TEA, a criança parece ser cega de teorizar tanto sobre o seu próprio estado mental quanto o dos outros. Para discutirmos Teoria da Mente nas crianças autistas, antes precisamos entender a possibilidade de compreensão das próprias emoções (e outros estados mentais) no TEA.

É a corporeidade, a experiência corporal atualizada no presente, a instância psíquica que permite a experiência da forma como cada um reage e ressoa com o ambiente. É o corpo que filtra a experiência (sensorialmente) e a interpreta (perceptivamente), promovendo uma síntese dela. Se a capacidade do corpo de ressoar às experiências é alterada, isso mudará a percepção afetiva. Pequenas alterações sensoriais podem produzir experiências diferentes, um exemplo simples desse fato é o estudo que mostra que, ao relembrar uma situação em que a pessoa segurava uma xícara de café quente, a lembrança evocada era de uma impressão mais calorosa do que vivenciar a mesma situação quando segurando uma xícara de café frio[100]. "A ressonância corporal intermedeia a percepção emocional do outro. Compreender os outros emocionalmente significa primariamente se encontrar com eles em uma comunicação não verbal, intercorporal." (p. 42)[101]. Ou seja, não precisamos mentalizar para ressoar a compreensão social, mas sim utilizar nosso corpo, base inicial para a construção da consciência do Eu no desenvolvimento[102].

Os neurônios espelhos podem ser conceitualizados como a base neurológica para essa compreensão implícita da ação entre os corpos[103]. A informação espelhada do movimento do outro promove a experiência corporal inconsciente, implícita e automática que permite ao observador, a partir do seu corpo, penetrar no corpo do outro sem a necessidade de teorizar sobre isso[104]. É um pareamento dos corpos entre aquilo que está sendo observado e o que poderia ser executado pelo corpo que observa, formando um espaço compartilhado de ressonância entre os corpos.

No TEA, no entanto, esse espaço compartilhado de ressonância interpessoal corporificada não ocorre como o esperado, ou seja, podemos descrever o TEA como "um transtorno de intersubjetividade primária ou corporificada" (p. 196)[105]. Os distúrbios de integração sensório-motora, de imitação e sintonia ritmada no contato dual e de percepção do corpo como um todo estão na base da construção de uma corporeidade que promove uma experiência divergente da esperada. Assim, em um primeiro momento, o reconhecimento de um eu separado do outro, construção que efetua seus primeiros delineamentos ao longo do primeiro ano de vida e é primordialmente baseada na corporeidade, é falho nas crianças autistas, promovendo uma alteração na vivência de si, ou seja, ipseidade.

O si mesmo de base sendo construído a partir de uma vivência corporal deturpada ou fragmentada promove alterações na vivência de autocoerência e continuidade. É a partir dessas colocações que podemos compreender o TEA como uma alteração do desenvolvimento que compromete a formação dos pré-requisitos básicos para a consciência do Eu e, consequentemente, com alterações explícitas na criação de um espaço compartilhado com o outro (na relação interpessoal). Sendo assim, como coloca Camargos, "a Teoria da Mente poderia ser compreendida como um processo cognitivo comprometido secundariamente (um entre os outros) que, em verdade, é o retrato da falência da consciência do eu" (p. 19)[102].

CONSIDERAÇÕES FINAIS

As primeiras descrições de Kanner e Asperger datam de menos de um século, há cerca de 80 anos. Nesse período, o autismo foi periodicamente redefinido e classificado, recebendo o cunho de transtorno do espectro autista na última revisão do DSM. A despeito das classificações taxonômicas terem sofrido modificações, as características clínicas centrais descritas por esses autores permanecem como o fio norteador estável para o reconhecimento da patologia.

O que mais se modificou nos últimos anos foi a prevalência desse quadro. Nos primeiros levantamentos multicêntricos realizados no ano 2000, era um quadro presente em cerca de 1:149[106], mas, de acordo com o último levantamento do CDC dos Estados Unidos, afeta cerca de 1:44 crianças[50]. Esse aumento tem sido alvo de inúmeras investigações e questionamentos, fatores ainda em aberto e longe de uma conclusão.

O fato que se impõe para todos que trabalham com saúde mental é que a clínica do TEA está e estará progressivamente presente nos consultórios, ambulatórios e outras formas de intervenção. Antes um quadro raro e restrito à infância, hoje é comum e encontra-se em todas as faixas etárias que procuram auxílio. A forma como é atualmente classificado, em espectro, faz que esse quadro nosológico se mostre psicopatologicamente em uma miríade ampla de configurações. Por exemplo, tanto um adulto com comprometimentos graves, que não adquiriu fala e que ainda luta para desenvolver autonomia em atividades diárias básicas, como um adulto com formação universitária que procura intervenções para suas relações interpessoais podem receber o mesmo diagnóstico de base.

O diagnóstico e a intervenção multiprofissional precoces têm sido identificados como alguns dos fatores possíveis de modificação de prognóstico.

Os pontos favoráveis à intervenção precoce são a possibilidade de amenizar a sintomatologia, reduzindo gastos com saúde ao longo da vida e melhorando a qualidade de vida dos indivíduos com TEA. Os questionamentos do diagnóstico e intervenção precoce relacionam-se com o potencial impacto do diagnóstico quando equivocado, a sobrecarga que o rastreio sistemático pode produzir em sistemas de saúde que já têm recursos limitados, assim como o pouco conhecimento do quadro ao longo da vida[107].

O parágrafo anterior traz à luz pontos importantes sobre o TEA: o contínuo questionamento por métodos eficazes e de baixo custo para rastreamento, realidade oposta ao atual cenário, em que o diagnóstico deveria ser realizado por uma vasta investigação psicopatológica. Sendo um diagnóstico clínico, sem sinais patognomônicos, com parâmetros de prognóstico ainda em estabelecimento e que exige profissionais habilitados para avaliação de uma população com especifidades (infância), a realidade é que temos falhas nos dois polos: excesso de diagnóstico com pouca especificidade e falta de diagnóstico por não reconhecimento clínico das manifestações em cada faixa etária.

Outro ponto importante é o reconhecimento do quadro na faixa etária adulta. Estima-se que cerca de 2,2% da população norte-americana tenham quadro clínico compatível com TEA[108]. Essa população, por sua característica clínica de base com consequente pior desenvoltura nos parâmetros sociais, tem uma chance maior de alteração de saúde mental (ansiedade, depressão etc.) assim como orgânicos (sedentarismo, obesidade, dislipidemia etc.). As dificuldades de comunicação dos autistas adultos são, de forma geral, barreiras para os profissionais de saúde por não terem recebido treinamento sobre as dificuldades específicas. Na prática, este é um campo ainda nos seus primórdios de construção.

📚 REFERÊNCIAS

1. Ariès P. História social da criança e da família. Flaksman D (trad.). Rio de Janeiro: LTC, 1981.
2. Rey JM, Assumpção Jr FB, Bernad CA, Çuhadaroğlu FÇ, Evans B, Harper G, et al. History of child psychiatry. IACAPAP textbook of child and adolescent mental health. 2015;10:1-72.
3. Parry-Jones WL. The history of child and adolescent psychiatry: its present day relevance. J Child Psychol Psychiatry. 1989;30(1):3-11.
4. Assumpção Junior B, Kuczynski E. A história da psiquiatria da Infância e adolescência no Brasil. In: Assumpção Junior B, Kuczynski E. Tratado de psiquiatria da infância e da adolescência. Rio de Janeiro: Atheneu; 2018.
5. Marx OM. What is the history of psychiatry? I. History of Psychiatry. 1992;3(11):279-292.
6. Schechtman A. Exortação às mães: uma breve consideração histórica sobre saúde mental infantil no Brasil. In: Brasil. Ministério da Saúde. Secretaria de Atenção à Saúde. Departamento de Ações Programáticas e Estratégicas. Caminhos para uma política de saúde mental infanto-juvenil. 2.ed. Brasília: Editora do Ministério da Saúde, 2005. p. 25-29.
7. Khalidi MA. Nature and nurture in cognition. Br J Philosophy Sci. 2002;53(2):251-72.

8. Bowlby J. Maternal care and mental health. Bulletin of the World Health Organization. 1951;3:355-533.

9. Moore DS. The dependent gene: the fallacy of "nature vs. nurture". New York: Henry Holt; 2003.

10. Wells RHC, Bay-Nielsen H, Braun R, Israel RA, Laurenti R, Maguin P, Taylor E. CID-10: classificação estatística internacional de doenças e problemas relacionados à saúde; 2011.

11. Andreasen NC. DSM and the death of phenomenology in America: an example of unintended consequences. Schizophr Bull. 2007;33(1):108-12.

12. Parnas J. A disappearing heritage: the clinical core of schizophrenia. Schizophr Bull. 2011;37(6):1121-30.

13. Ceron-Litvoc D, Messas CS, Messas GP. Psiquiatria. 2012;21(5).

14. Chess S. Child and adolescent psychiatry come of age: a fifty year perspective. J Am Acad Child & Adolescent Psychiatry. 1988;27(1):1-7.

15. Schuham AI. The double-bind hypothesis a decade later. Psychological Bulletin. 1967;68(6):409.

16. Seeman MV. The changing role of mother of the mentally ill: from schizophrenogenic mother to multigenerational caregiver. Psychiatry. 2009;72(3):284.

17. Irwin JK, Macsween J, Kerns KA. History and evolution of the autism spectrum disorders. In: York SN (ed.). International handbook of autism and pervasive developmental disorders. Philadelphia: Springer; 2011. p.3-16.

18. Kraepelin E. Manic depressive insanity and paranoia. The Journal of Nervous and Mental Dis. 1921;53(4):350.

19. Bleuler E. Dementia Praecox or the Group of Schizophrenias. New York: International Universities Press; 1950.

20. Schneider K. Primäre und sekundäre Symptome bei der Schizophrenie [Primary & secondary symptoms in schizophrenia]. Fortschr Neurol Psychiatr Grenzgeb. 1957;25(9):487-90.

21. Feighner JP, Robins E, Guze SB, Woodruff RA Jr, Winokur G, Munoz R. Diagnostic criteria for use in psychiatric research. Arch Gen Psychiatry. 1972;26(1):57-63.

22. Rutter M, Stevenson J. Developments in child and adolescent psychiatry over the last 50 years. In: Rutter M, Bishop D, Pine D, Scott S, Stevenson J, Taylor E, Thapar A (eds.). Rutter's child and adolescent psychiatry. 2008;3-17.

23. Rutter M. Classification and categorization in child psychiatry. J Child Psychol Psychiatry. 1965;6(2):71-83.

24. Taylor E, Rutter M. Classification. In: Rutter M, Bishop D, Pine D, Scott S, Stevenson J, Taylor E, Thapar A (eds.). Rutter's child and adolescent psychiatry. Wiley Blackwell, 2008. p.18-31.

25. Moreno C. Prevention in child and adolescent psychiatry: are we there yet? Eur Child Adolesc Psychiatry. 2017;26(3):267-9.

26. Coghill D. Editorial: Getting the basics right in mental health assessments of children and young people. J Child Psychol Psychiatry. 2012.

27. Polanczyk GV. Dimensionality of childhood psychopathology and the challenge of integration into clinical practice. Eur Child Adolesc Psychiatry. 2014.

28. Kanner L. Autistic disturbances of affective contact. Nervous Child. 1943;2(3):217-250.

29. Whitman TL. O desenvolvimento do autismo: Social, cognitivo, linguístico, sensório-motor e perspectivas biológicas. São Paulo: M. Books; 2015.

30. Itard J. The wild boy of Averyon. Nova York: Appleton-Century-Crofts, 1962.

31. Dumas JE. Psicopatologia da infância e da adolescência. 3.ed. Porto Alegre: Artmed; 2011.

32. Wing L. Asperger's syndrome: a clinical account. Psychological Med. 1981;11:115-129.

33. Kanner L. Problems of nosology and psychodynamics in early childhood autism. American J Orthopsychiatry. 1949;19(3):416-26.

34. Bettelheim B. Empty fortress: infantile autism and the birth of the self. New York: Free Press; 1972.

35. Rutter M, Lockyer L. A five to fifteen year follow-up study of infantile Psychosis. I: Description of sample. Br J Psychiatry. 1967;113:1169-82.
36. Rutter M. Concepts of autism: a review of research. J Child Psychol Psychiatry. 1968;9:1-25.
37. Rimland B. Infantile autism: the syndrome and its implications for a neural theory of behavior. Nova York: Appleton-Century-Crofts; 1964.
38. Wolff S. The history of autism. Eur Child Adolesc Psychiatry. 2004;13:201-8.
39. American Psychiatric Association. Manual Diagnóstico e Estatístico de Transtornos Mentais, 3.ed. (DSM-III). Porto Alegre: Artes Médicas; 1980.
40. American Psychiatric Association. Manual Diagnóstico e Estatístico de Transtornos Mentais, 4.ed. (DSM-IV). Porto Alegre: Artmed; 1994.
41. American Psychiatric Association. Manual Diagnóstico e Estatístico de Transtornos Mentais, 5.ed. (DSM-5). Porto Alegre: Artmed; 2014.
42. Siu MT, Weksberg R. Epigenetics of autism spectrum disorder. Adv Exp Med Biol. 2017;978:63-90.
43. Muhle RA, Reed HE, Stratigos KA, Veenstra-VanderWeele J. The emerging clinical neuroscience of autism spectrum disorder. JAMA Psychiatry. 2018;75(5):514.
44. Khalil R, Tindle R, Boraud T, Moustafa AA, Karim AA. Social decision making in autism: On the impact of mirror neurons, motor control, and imitative behaviors. CNS Neurosci Ther. 2018;24(8):669-76.
45. Kim-Cohen J, Caspi A, Moffitt TE, Harrington H, Milne BJ, Poulton R. Prior juvenile diagnoses in adults with mental disorder: developmental follow-back of a prospective-longitudinal cohort. Arch Gen Psychiatry. 2003;60(7):709-17.
46. Endres RG, Lampert SS, Schuch JB, Roman T, Bosa CA. O fenótipo ampliado do autismo em genitores de crianças com transtorno do espectro autista - TEA. Psicologia: Teoria e Pesquisa, 2015.
47. Mandy W, Chilvers R, Chowdhury U, Salter G, Seigal A, Skuse D. Sex differences in autism spectrum disorder: evidence from a large sample of children and adolescents. J Autism Dev Disord. 2012.
48. World Health Organization. ICD-11 for mortality and morbidity statistics. Version: 2019 April. Geneva: WHO; 2019.
49. Reed GM, First MB, Kogan CS, Hyman SE, Gureje O, Gaebel W, et al. Innovations and changes in the ICD-11 classification of mental, behavioral and neurodevelopmental disorders. World Psychiatry. 2019;18(1):3-19.
50. Maenner MJ, Shaw KA, Bakian AV, et al. Prevalence and characteristics of autism spectrum disorder among children aged 8 years. Autism and Developmental Disabilities Monitoring Network, 11 Sites, United States, 2018. MMWR Surveill Summ. 2021;70(No. SS-11):1-16.
51. Baio J, Wiggins L, Christensen DL, et al. Prevalence of autism spectrum disorder among children aged 8 years. Autism and Developmental Disabilities Monitoring Network, 11 Sites, United States, 2014. MMWR Surveill Summ. 2018;67(No. SS-6):1-23.
52. Hyman SL, Levey SE, Myers SM. Council on Children with Disabilities, Section on Developmental and Behavioral Pediatrics. Identification, evaluation, and management of children with autism spectrum disorder. Peditarics. 2020;145(1).
53. Howes OD, Rogdaki M, Findon JL, et al. Autism spectrum disorder: Consensus guidelines on assessment, treatment and research from the British Association for Psychopharmacology. J Psychopharmacol. 2018;32(1):3-29.
54. Volkmar F, Siegel M, Woodbury-Smith M, King B, McCracken J, State M; American Academy of Child and Adolescent Psychiatry (AACAP) Committee on Quality Issues (CQI). Practice parameter for the assessment and treatment of children and adolescents with autism spectrum disorder. J Am Acad Child Adolesc Psychiatry. 2014;53(2):237-57. Erratum in: J Am Acad Child Adolesc Psychiatry. 2014;53(8):931.

55. Brasil. Ministério da Saúde. Secretaria de Atenção à Saúde. Departamento de Atenção Especializa-da e Temática. Linha de cuidado para a atenção às pessoas com transtornos do espectro do autismo e suas famílias na Rede de Atenção Psicossocial do Sistema Único de Saúde: Ministério da Saúde; 2015. 156 p.

56. Departamento Científico de Pediatria do Desenvolvimento e Comportamento Sociedade Brasileira de Pediatria. Triagem precoce para Autismo/ Transtorno do Espectro Autista. Departamento Científico de Pediatria do Desenvolvimento e Comportamento. 2017;1.

57. Robins DL, Casagrande K, Barton M, Chen CM, Dumont-Mathieu T, Fein D. Validation of the modified checklist for Autism in toddlers, revised with follow-up (M-CHAT-R/F). Pediatrics. 2014;133(1):37-45.

58. Ribeiro SH, Paula CS, Bordini D, Mari JJ, Caetano SC. Barriers to early identification of autism in Brazil. Rev Bras Psiquiatr. 2017;39(4):352-4.

59. Goin-Kochel RP, Mackintosh VH, Myers BJ. How many doctors does it take to make an autism spectrum diagnosis? Autism. 2006;10:439-51.

60. Fuentes J, Bakare M, Munir K, Aguayo P, Gaddour N, Öner Ö. Autism spectrum disorder. In: Rey JM (ed.). IACAPAP e-Textbook of Child and Adolescent Mental Health. Geneva: International Association for Child and Adolescent Psychiatry and Allied Professions, 2014. Disponível em: https://iacapap.org/content/uploads/C.2-ASD-2014-v1.1.pdf.

61. Davidson C, O'Hare A, Mactaggart F, Green J, Young D, Gillberg C, Minnis H. Social relationship difficulties in autism and reactive attachment disorder: Improving diagnostic validity through structured assessment. Res Dev Disabil. 2015;40:63-72.

62. Peterson C, Slaughter V, Moore C, Wellman HM. Peer social skills and theory of mind in children with autism, deafness, or typical development. Develop Psychol. 2016;52(1):46-57.

63. Paula-Pérez I. Differential diagnosis between obsessive compulsive disorder and restrictive and repetitive behavioral patterns, activities and interests in autism spectrum disorders. Rev Psiquiatr Salud Ment. 2013;6(4):178-86.

64. Thurm A, Farmer C, Salzman E, Lord C, Bishop S. State of the field: Differentiating intellectual disability from autism spectrum disorder. Front Psychiatry. 2019;30;10:526.

65. Pedersen AL, Pettygrove S, Lu Z, Andrews J, Meaney FJ, Kurzius-Spencer M, et al. DSM criteria that best differentiate intellectual disability from autism spectrum disorder. Child Psychiatry Hum Dev. 2017;48(4):537-545.

66. Cochran DM, Dvir Y, Frazier JA. "Autism-plus" spectrum disorders: intersection with psychosis and the schizophrenia spectrum. Child Adolesc Psychiatr Clin N Am. 2013;22(4):609-27.

67. Liyanage VR, Rastegar M. Rett syndrome and MeCP2. Neuromolecular Med. 2014;16(2):231-64.

68. Simms MD, Jin XM. Autism, language disorder, and social (pragmatic) communication disorder: DSM-V and differential diagnoses. Pediatr Rev. 2015;36(8):355-62; quiz 363.

69. Lai MC, Kassee C, Besney R, Bonato S, Hull L, Mandy W, et al. Prevalence of co-occurring mental health diagnoses in the autism population: a systematic review and meta-analysis. Lancet Psychiatry. 2019;6(10):819-29.

70. Bolton PF, Carcani-Rathwell I, Hutton J, Goode S, Howlin P, Rutter M. Epilepsy in autism: features and correlates. Br J Psychiatry. 2011;198(4):289-94.

71. Di Giorgi R, De Crescenzo F, D'Alò GL, et al. Prevalence of non-affective psychoses in individuals with autism spectrum disorders: a systematic review. J Clin Med. 2019;8(9):1304.

72. Rutter M, et al. ADI-R Autism Diagnostic Interview Revised. Manual. Los Angeles: Western Psychological Services, 2003.

73. Czermainski FR. Avaliação neuropsicológica das funções executivas no transtorno do espectro do autismo. Porto Alegre: Dissertação de mestrado, UFRGS, 2012.

74. Sato F, Stump GV, Portolese J, Polanczyk GV, Brentani H. Transtorno do espectro autista (capítulo 6). Clínica Psiquiátrica, v. 2 - As grandes síndromes psiquiátricas. Barueri: Manole; 2021.

75. Lord C, Shulman C, DiLavore P. Regression and word loss in autistic spectrum disorders. J Child Psychol Psychiatry. 2004; 45:936-55.
76. Constantino JN, Davis SA, Todd RD, Schindler MK, Gross MM, Brophy SL, et al. Validation of a brief quantitative measure of autistic traits: Comparison of the social responsiveness scale with the Autism Diagnostic Interview- Revised. J Autism Develop Disord. 2003;33:427-33.
77. Pine E, Luby J, Abbacchi A, Constantino JN. Quantitative assessment of autistic symptomatology in preschoolers. Autism. 2006;10:244-352.
78. Howlin P, Goode S, Hutton J, Rutter M. Adult outcome for children with autism. J Child Psychol Psychiatry. 2004;45:212-229.
79. Almeida A. Avaliação neuropsicológica de crianças e adolescentes com autismo e outros transtornos invasivos do desenvolvimento. Porto Alegre: Monografia (especialização em neuropsicologia), UFRGS; 2010.
80. Cavaco NA. Autismo: uma perspectiva neuropsicológica. Rev Omnia. 2015;3:21-31.
81. Portolese J, Pacífico CR, Bagaiolo L, Rolim D, Sato F, Polanczyk GV, Brentani H. Tratamento do transtorno do espectro autista (capítulo 2). Clínica Psiquiátrica, v. 3 - A terapêutica psiquiátrica. Barueri: Manole; 2021.
82. Perissinoto J, Tamanaha AC. Intervenção terapêutica fonoaudiológica. In: Transtornos do espectro do autismo, implementando estratégias para a comunicação. Ribeirão Preto: Booktoy; 2019. p. 157-64.
83. American Speech Language Hearing Association. Guidelines for speech-language pathologist in diagnosis, assessment, and treatment of ASD, 2006. Disponível em: http://www.asha.org/docs.
84. Barbosa RPB, Santos TH, Amato CAH, Fernandes FDM. Plano terapêutico fonoaudiológico para linguagem com crianças verbais do espectro do autismo. In: Planos terapêuticos fonoaudiológicos. Barueri: Pró-fono; 2012. p. 229-40.
85. Bahrick LE, Todd JT. Multisensory processing in autism spectrum disorder: Intersensory processing disturbance as a basis for atypical development. In: Stein BE. The new handbook of multisensory processing. Cambridge: MIT Press; 2012. p. 657-74.
86. Cascio CJ, Woynaroski TG, Baranek GT, Wallace MT. Toward an interdisciplinary approach to understanding sensory function in autism spectrum disorder. Autism Res. 2016;9(9):920-5.
87. Ayres AJ. Sensory integration and the child. Los Angeles: Western Psychological Services; 1979.
88. McNaughton KA, Redcay E. Interpersonal synchrony in autism. Curr Psychiatry Rep. 2020;22:12.
89. Trevarthen C, Daniel S. Disorganized rhythm and synchrony: Early signs of autism and Rett syndrome. Brain Develop. 2005;27:S25-S34.
90. Anderson DK, Lord C, Risi S, DiLavore PS, Shulman C, Thurm A, et al. Patterns of growth in verbal abilities among children with autism spectrum disorder. J Consulting and Clin Psychol. 2007;75(4):594.
91. Souza e Payão, 2008 apud Camargos W Jr. Psicopatologia fenomenológica descrita do transtorno do espectro do autismo. Belo Horizonte: Artesã; 2018.
92. Camargos W Jr. Psicopatologia fenomenológica descrita do transtorno do espectro do autismo. Belo Horizonte: Artesã; 2018.
93. Billstedt E, Gillberg C, Gillberg C. Autism after adolescence: population-based 13-to 22-year follow-up study of 120 individuals with autism diagnosed in childhood. J Autism Develop Disord. 2005;35(3):351-60.
94. Billstedt E, Carina Gillberg I, Gillberg C. Autism in adults: symptom patterns and early childhood predictors. Use of the DISCO in a community sample followed from childhood. J Child Psychol Psychiatry. 2007;48(11):1102-1110.
95. Carpenter M, Nagell K, Tomasello M, Butterworth G, Moore C. Social cognition, joint attention, and communicative competence from 9 to 15 months of age. Monographs Soc Res Child Develop. 1998;i-174.
96. Bruinsma Y, Koegel RL, Koegel LK. Joint attention and children with autism: A review of the literature. Mental Retard Develop Disab Res Rev. 2004;10(3):169-175.

97. Jones EJ, Gliga T, Bedford R, Charman T, Johnson MH. Developmental pathways to autism: a review of prospective studies of infants at risk. Neurosc Biobehav Rev. 2014;39:1-33.

98. Haddon M. O estranho caso do cachorro morto. Rio de Janeiro: Record; 2012.

99. Dunn W, Saiter J, Rinner L. Asperger syndrome and sensory processing: A conceptual model and guidance for intervention planning. Focus Autism Other Develop Disab. 2002;17(3):172-85.

100. Williams LE, Bargh JA. Experiencing physical warmth promotes interpersonal warmth. Science. 2008;322(5901):606-7.

101. Fuchs T. Para uma psiquiatria fenomenológica. Via Verita; 2010.

102. Ceron-Litvoc D. Interpessoalidade na primeira infância: as possibilidades do encontro com o outro. Psicopatol Fenomenol Contemp. 2020;9(1):57-72.

103. Gallese V. The shared manifold hypothesis. From mirror neurons to empathy. J Consciousness Stud. 2001;8(5-6):33-50.

104. Gallese V. The roots of empathy: the shared manifold hypothesis and the neural basis of intersubjectivity. Psychopathol. 2003;36(4):171-80.

105. Fuchs T. Pathologies of intersubjectivity in autism and schizophrenia. J Conscious Stud. 2015;22(1-2):191-214.

106. Autism and Developmental Disabilities Monitoring Network Surveillance Year 2008 Principal Investigators. Prevalence of autism spectrum disorders—autism and developmental disabilities monitoring network, 14 sites, United States, 2008. Morbidity and Mortality Weekly Report: Surveillance Summaries. 2012;61(3):1-19.

107. Øien RA, Vivanti G, Robins DL. Editorial SI: Early identification in autism spectrum disorders: The present and future, and advances in early identification. J Autism Develop Disord. 2021;51(3):763-8.

108. Dietz PM, Rose CE, McArthur D, Maenner M. National and state estimates of adults with autism spectrum disorder. J Autism Develop Disord. 2020;50(12):4258-66.

109. Knopf A. Autism prevalence increases from 1 in 60 to 1 in 54: CDC. The Brown University Child and Adolescent Behavior Letter. 2020;36(6):4-4.

32

Transtornos mentais associados à epilepsia

Thiago Viegas Gomes Lins
Paulo Chenaud Neto
Renato Luiz Marchetti

 SUMÁRIO

 PONTOS-CHAVE

- A epilepsia é uma das patologias neurológicas mais prevalentes do mundo e, com frequência, vem associada a sintomas e transtornos mentais.
- Os transtornos mentais associados à epilepsia são divididos em peri-ictais e interictais. Essa classificação se baseia na presença ou não de relação temporal estreita entre os sintomas mentais e as crises epilépticas.
- A depressão associada à epilepsia pode ser peri-ictal ou interictal. Embora faltem estudos comparativos, a depressão interictal se coloca como mais frequente e clinicamente importante que a peri-ictal.
- A psicose associada à epilepsia também é dividida em peri-ictal e interictal. A psicose interictal crônica se assemelha bastante à esquizofrenia, sendo, muitas vezes, de difícil distinção.
- A depender da localização do foco ictal, o indivíduo com epilepsia pode expressar uma série de alterações de personalidade, sendo o instrumental psicopatológico indispensável na descrição delas.

INTRODUÇÃO

A epilepsia é considerada uma das quatro patologias neurológicas mais prevalentes do mundo em conjunto à enxaqueca, ao acidente vascular encefálico e à doença de Alzheimer. No ano de 2014, a International League Against Epilepsy (ILAE) trouxe uma definição atualizada e prática da epilepsia como a doença cerebral caracterizada por qualquer uma das seguintes condições[1]:

- Pelo menos duas crises epilépticas não provocadas (ou reflexas) separadas por um intervalo superior a 24 horas.
- Uma crise epiléptica não provocada (ou reflexa) e a probabilidade de pelo menos 60% de ocorrência de novas crises nos próximos dez anos.
- O diagnóstico de uma síndrome epiléptica.

A despeito de a persistente tendência de o indivíduo apresentar crises epilépticas ser o ponto essencial no diagnóstico da epilepsia, tal condição também se expressa por meio de sintomas cognitivos e psiquiátricos.

Estima-se que 28,6% das crianças epilépticas manifestam algum transtorno mental (quando existe a associação com outros problemas neurológicos, a prevalência sobe para 58,3%), assim como 19 a 52% dos adultos. Se considerarmos o Brasil, no qual a prevalência pontual de epilepsia chega a 1% da população, teremos de 340 mil a 900 mil epilépticos com transtornos mentais, o que só ratifica a necessidade de o profissional de saúde mental angariar conhecimento sobre o tema[2].

HISTÓRIA PSICOPATOLÓGICA DO CONCEITO

O termo epilepsia deriva do verbo grego *epilambanein*, que significa "tomar posse" ou "atacar". Essa terminologia remonta a um período em que se acreditava que as doenças eram consequências de ataques ou possessões por parte de deuses e demônios[3]. Assim, a epilepsia é uma doença cuja história está imbricada com a própria história da medicina, visto que é uma das poucas doenças neurológicas descritas desde a antiguidade, com os primeiros registros datados há mais de três mil anos. A sua literatura é extensa e precursora das neurociências e da diferenciação explícita entre práticas culturais, religiosas, mágicas e científicas[4].

No papiro de Ebers, um papiro egípcio de medicina herbal datado de 1550 a.C., a epilepsia era relacionada com um "obstáculo no lado direito do organismo", recomendando-se tratá-la com uma mistura de plantas deixadas ao ar livre por uma noite[5]. As pessoas com epilepsia na Roma antiga eram evitadas por medo de contágio; na Idade Média, foram perseguidas como bruxas e, na primeira metade do século passado, nos Estados Unidos, rotuladas como desviantes e o seu matrimônio e reprodução restringidos pela legislação e por médicos eugenistas. Consequentemente, foram prescritos tratamentos mágicos ou religiosos, práticas que persistem até hoje em parte da população leiga[6].

No entanto, foi durante o Iluminismo que a epilepsia começou a ser considerada de modo mais moderno com a ajuda dos avanços da anatomia, patologia, química, farmácia e fisiologia[6]. A evolução do conhecimento sobre o transtorno é marcada por nomes como Hipócrates, Galeno, Arateus, Avicena, Paracelsus, Willis, Boerhaave e Tissot. Como exemplos, Hipócrates (500 a.C.) rejeitou veementemente os conceitos que associavam a epilepsia a entidades demoníacas ou a atos mágicos, afirmando que era uma doença originada no cérebro, enquanto Galeno (130 a 200 d.C.) deduziu que a epilepsia era um transtorno cerebral decorrente do acúmulo de humores espessos[7].

Sobre a história da epilepsia no Brasil, há celebridades citadas como portadoras do transtorno. Dentre os mais famosos, temos como exemplos Dom Pedro I e Joaquim Maria Machado de Assis. Conforme descrito por Gomes[7], Dom Pedro I era impulsivo inclusive do ponto de vista sexual. Faz-se pensar que algumas das suas características de personalidade talvez sejam, em parte, influenciadas pelo fato de ter o transtorno. Em relação a Machado de Assis, era um escritor discreto e não expunha sobre a epilepsia. Por outro lado, o escritor russo Fiodor Dostoievski escreveu sobre epilepsia e ele próprio convivia com o transtorno. Pode-se dizer que a maneira com que cada pessoa lida com a epilepsia ocorre de maneira individual, sendo um ponto importante de se considerar ao lidar com pacientes na prática clínica.

Portanto, conforme destaca a Organização Mundial de Saúde, no decorrer de toda a história, a hipótese da epilepsia como algo sobrenatural, tendo sido a ela atribuídas denominações de "doença sagrada" e de "lunáticos" aos doentes, foi gradualmente sendo vista como algo natural, a exemplo da visão médica hipocrática e do texto védico Charaka Samhita (400 a.C.) da medicina ayurvédica indiana, chegando às concepções mais modernas, o que destaca a evolução histórica dos conhecimentos sobre a epilepsia[8]. Mais recentemente, Hughlings Jackson (1834-1911) e seus predecessores, por meio de uma medicina baseada em evidências e na sequência de uma evolução científica profunda e generalizada, abriram caminho para a epileptologia moderna, o que possibilitou produções cada vez mais avançadas sobre o tema[7].

CLASSIFICAÇÃO DOS TRANSTORNOS MENTAIS ASSOCIADOS À EPILEPSIA

Os sinais e sintomas psiquiátricos identificados nos portadores de epilepsia se estabelecem em um amplo espectro, abrangendo desde transtornos do neurodesenvolvimento, como deficiência intelectual e transtorno de déficit de atenção/hiperatividade, até distúrbios da senectude, exemplificados pelas síndromes demenciais.

Sistemas classificatórios como a CID-11 e o DSM-5 costumam abarcar os transtornos mentais associados à epilepsia sob os rótulos de "secundário" ou "devido a outra condição médica", algo genérico e com pouca relevância clínica. Dessa forma, passamos ao largo dessas classificações e seguimos a classificação tradicional, que divide esses transtornos em peri-ictais e interictais[9].

Os peri-ictais, como o próprio termo sugere, acontecem em relação temporal estreita com as crises epilépticas (antes, durante, depois) e são subdivididos em pré-ictais, pós-ictais, ictais, para-ictais e alternantes (Figura 1).

Os transtornos mentais pré-ictais se iniciam no período prodrômico das crises epilépticas, com antecedência de algumas horas ou dias, e melhoram ou se encerram após a ocorrência do ictus. Já os pós-ictais emergem posteriormente às crises epilépticas, seja de imediato ou após intervalo "lúcido" de algumas horas ou dias, e também arrefecem em algumas horas ou dias.

No que concerne aos ictais, eles são a manifestação psicopatológica dos estados de mal epiléptico não convulsivo, de modo que o transtorno mental é a revelação da própria crise epiléptica. Por fim, os para-ictais surgem em momentos de elevação da frequência de crises, tendendo a se resolverem com o retorno à periodicidade habitual, e os alternantes despontam alguns dias após a redução significativa ou interrupção completa das crises epilépticas, o que pode ser alcançado espontaneamente ou pelo uso de drogas antiepilépticas; assim como os para-ictais, os transtornos mentais alternantes geralmente remitem com a volta das crises à periodicidade habitual.

Além dos transtornos mentais peri-ictais, temos os interictais, os quais, ao contrário dos primeiros, não apresentam relação temporal estreita com as crises epilépticas. Eles podem ser episódicos, quando períodos sintomáticos e de remissão se intercalam ao longo da vida, ou crônicos, que se desenvolvem sem intervalos de controle dos sintomas. É importante salientar a possibilidade de uma desordem mental exprimir episódios peri-ictais e interictais, o que chamamos de transtorno bimodal, assim como é factível a evolução de um transtorno peri-ictal a interictal, fenômeno da transformação interictal (Figura 2).

A seguir, descreveremos dois dos principais transtornos mentais associados à epilepsia, a depressão e a psicose.

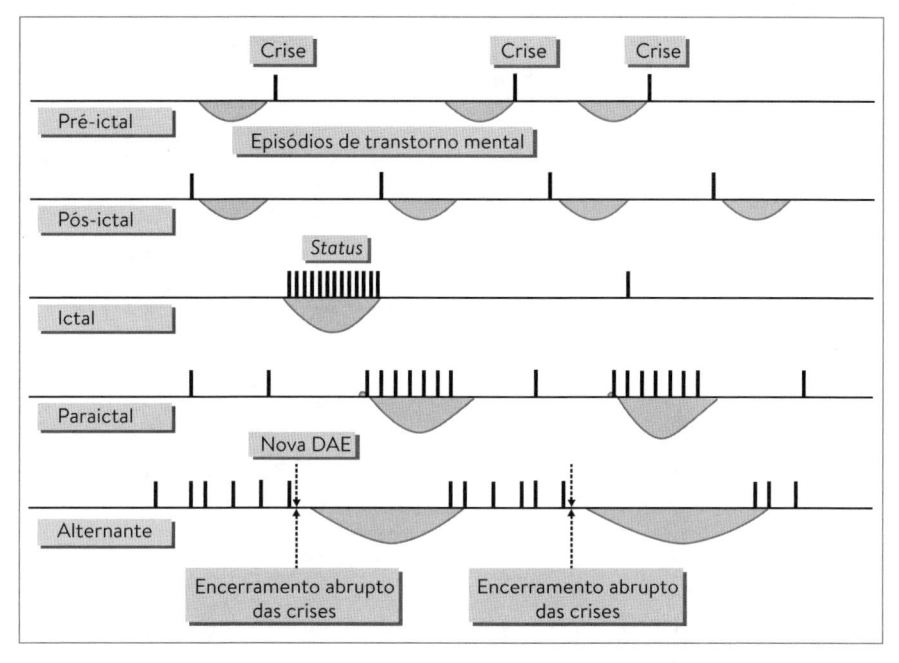

Figura 1 Transtornos mentais peri-ictais. DAE: droga antiepiléptica.

DESCRIÇÃO CLÍNICA E EXAME PSÍQUICO DOS TRANSTORNOS MENTAIS ASSOCIADOS À EPILEPSIA

Depressão e epilepsia

A síndrome depressiva se caracteriza pela presença de uma série de sintomas afetivos, cognitivos e neurovegetativos, como humor depressivo, anedonia, diminuição da energia, alterações em sono e apetite, sentimentos de inutilidade ou culpa e pensamentos suicidas.

Na epilepsia, a depressão tem uma prevalência de 29%[10], superior à da população geral, e pode estar presente mesmo antes do início das manifestações neurológicas.

Levando-se em conta a classificação citada anteriormente, a depressão associada à epilepsia pode ser peri-ictal, na ocasião em que as queixas depressivas aparecem temporalmente próximas às crises epilépticas, ou interictal, quando os sintomas depressivos não se relacionam temporalmente ao ictus. Embora faltem estudos comparativos, a depressão interictal é considerada mais frequente

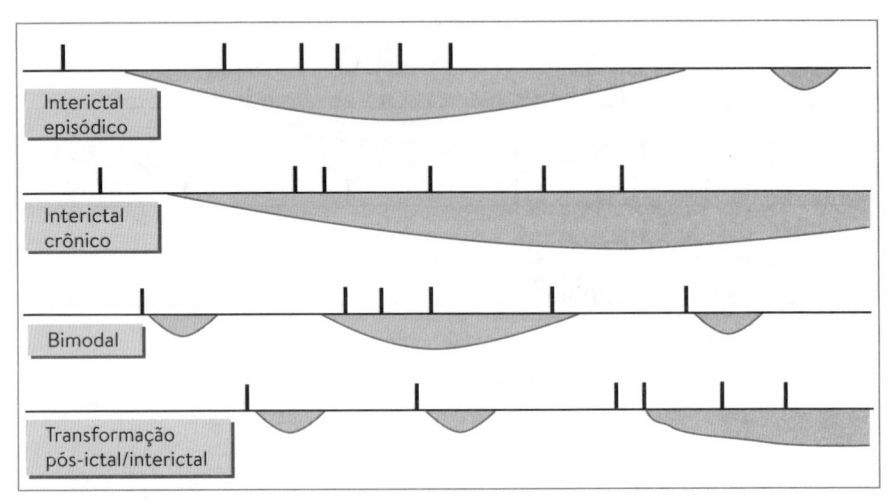

Figura 2   Transtornos mentais interictais e suas variantes.

e clinicamente importante que a peri-ictal (talvez pela falta de reconhecimento desta última), de modo que esta avaliação se concentrará nela.

Depressão interictal

A depressão interictal representa o achado de sintomas depressivos sem relação temporal estreita com as crises epilépticas nos portadores de epilepsia. Seus principais fatores de risco são as crises focais disperceptivas, a epilepsia do lobo temporal e diversos aspectos psicossociais, como dificuldade de adaptação às crises, desemprego, estresse financeiro e problemas familiares.

O início pode ser súbito ou insidioso e os sinais geralmente flutuam de intensidade ao longo da apresentação, identificando-se, em alguns casos, paroxismos alternantes de rebaixamento emocional e euforia. Em comparação à depressão não associada à epilepsia, a depressão interictal demonstra mais gravidade, cronicidade e sintomas psicóticos, além de distimia e irritabilidade interepisódicas[11].

Exame psíquico da depressão interictal

O paciente com depressão interictal se apresentará à entrevista psiquiátrica em estado de vigília. A depender de sua reserva cognitiva, muitas vezes comprometida pela epilepsia e pelo tratamento antiepiléptico medicamentoso ou cirúrgico, pode ou não haver alterações em orientação, atenção, memória, inteligência e tipo de pensamento (concretismo).

No campo da afetividade, o humor estará deprimido, disfórico ou até eufórico (nos paroxismos de euforia); também é possível encontrar puerilidade e incontinência afetiva. Se psicótico, delírios, alucinações ou agitação psicomotora logram estar presentes.

Psicose e epilepsia

A psicose é definida pela ocorrência de uma ou mais das seguintes manifestações psicopatológicas: delírios, alucinações, pensamento ou discurso desorganizado, comportamento motor grosseiramente desorganizado ou anormal (incluindo a catatonia) e sintomas negativos (expressão emocional diminuída, avolia, alogia, anedonia, isolamento social).

Em portadores de epilepsia, a prevalência de psicose varia de 2 a 7%; seus principais fatores de risco são: epilepsia de lobo temporal, foco epileptogênico temporal à esquerda, esclerose hipocampal, idade precoce de início da epilepsia, epilepsia de difícil controle, comorbidade com transtornos do neurodesenvolvimento, história pessoal de *status epilepticus* e história familiar de distúrbios afetivos ou psicóticos[12].

Assim como na depressão, a psicose, no escopo da epilepsia, poderá ser classificada em peri-ictal e interictal. Aqui, enfatizaremos as psicoses ictal, pós-ictal e interictal.

Psicose ictal

A psicose ictal se constitui no estado de mal não convulsivo expresso por meio de sintomas psicóticos. Ela geralmente tem início abrupto e posterior à redução ou interrupção da terapêutica anticonvulsivante, sendo confirmada pelo eletroencefalograma e abortada com a prescrição urgente de benzodiazepínicos ou de hidantalização.

Exame psíquico da psicose ictal

Sendo a psicose ictal a revelação de um estado de mal não convulsivo, uma série de sinais neurológicos e psiquiátricos pode estar presente.

Geralmente, haverá turvação da consciência, estupor ou estado crepuscular, os quais serão acompanhados de desorientação parcial ou global e prejuízos atencionais (hipoprosexia) e mnésticos (amnésia). O pensamento estará lentificado e desorganizado e a fala, diminuída; também é possível encontrar mutismo e ecolalia.

A psicomotricidade exibirá lentificação ou agitação, dando-se frequentes os comportamentos agressivos ou bizarros, como risos, choros ou cantos inapropriados; em alguns casos, catalepsia e flexibilidade cérea são vistas, o que deixaria em evidência um estado catatônico.

Na avaliação clínica, igualmente poderemos observar olhar fixo, piscar repetitivo, *hippus* pupilar (espasmos rítmicos de contração e dilatação da pupila), tremor periorbital, clonias em face e mioclonias, assim como náuseas, vômitos e anorexia[13].

Psicose pós-ictal

A psicose pós-ictal normalmente aparece após um surto de crises focais disperceptivas com ou sem generalização secundária, o que pode acontecer em decorrência de mudanças no tratamento antiepiléptico (redução de dose, interrupção, troca medicamentosa) ou piora na gravidade da epilepsia.

O mais comum é o paciente se recuperar por completo das crises e, posteriormente a um intervalo lúcido de 24 a 48 horas, iniciar a sintomatologia psicótica. Na maioria das vezes, ela remite espontaneamente em poucos dias (cerca de três dias), embora seja possível a duração de horas até meses. A recorrência tende a sobrevir em 50 a 70% dos acometidos, podendo haver, com o aumento da extensão dos episódios, a fusão deles e a transformação em psicose interictal crônica.

Exame psíquico da psicose pós-ictal

Na psicose pós-ictal, é incomum o achado de mudanças proeminentes da consciência. Via de regra, o paciente está vigil (ou levemente confuso) e, de acordo com a reserva cognitiva, com ou sem alterações em orientação, atenção, memória e inteligência. Delírios do tipo persecutório são encontrados e, com frequência, vêm associados a alucinações auditivas ou visuais.

O indivíduo pode exibir agitação psicomotora, insônia, comportamentos agressivos e maneirismos. Os sintomas afetivos são corriqueiros, podendo se identificar humor depressivo ou eufórico; a apresentação hipomaníaca acompanhada de hiper-religiosidade muitas vezes está relacionada à atividade epiléptica à direita[14].

Psicose interictal

Na psicose interictal, as manifestações psicopatológicas não se relacionam temporalmente com as crises epilépticas. De início insidioso após anos de epilepsia, o quadro demanda uma investigação apurada, haja vista a possibilidade de ele derivar de outra condição clínica (encefalite límbica, *delirium*, demências, intoxicação ou abstinência de álcool e de outras drogas) ou psiquiátrica (transtorno afetivo bipolar, transtorno de personalidade *borderline*), assim como advir do uso de fármacos antiepilépticos.

Teoricamente, todo anticonvulsivante é passível de desencadear uma psicose, embora, em termos de prevalência, topiramato, levetiracetam, etossuximida, fenitoína e vigabatrina sejam os mais importantes. Além dos sintomas psicóticos, a psicose induzida por anticonvulsivantes também pode exprimir sinais neurológicos de intoxicação medicamentosa (confusão mental, nistagmo, tremores, ataxia) e dosagem sérica elevada da substância.

Usualmente, a psicose interictal evolui com cronicidade, tentativas de suicídio, múltiplas internações e descenso funcional, denotando um curso parecido com o da esquizofrenia.

Psicose interictal e esquizofrenia

A psicose interictal pode se apresentar nas formas episódica e crônica. A forma crônica se assemelha bastante à esquizofrenia, sendo, muitas vezes, de difícil distinção.

A esquizofrenia se caracteriza pela expressão de sintomas positivos (delírios, alucinações, distúrbio do pensamento) e negativos (apatia, expressão emocional diminuída, retraimento social), mudanças na personalidade e pronunciado declínio funcional[15]; as alucinações auditivas, em geral, são em terceira pessoa[16] e a crítica da doença é prejudicada. O primeiro episódio psicótico comumente acontece entre o final da adolescência e a idade de 30 anos.

Já a psicose interictal se mostra predominantemente com sintomas positivos; sintomas negativos e alucinações auditivas em terceira pessoa são menos frequentes. Também há uma maior preservação da personalidade e da crítica da doença, maior frequência de alucinações visuais e uma idade de início mais tardia em comparação à esquizofrenia[13].

É importante salientar que nenhum desses aspectos é definitivo na diferenciação das duas entidades, demandando-se uma criteriosa avaliação psicopatológica para cada caso.

Exame psíquico da psicose interictal

O paciente em psicose interictal se mostra vigil e, como já dito anteriormente, com ou sem alterações em orientação, atenção, memória e inteligência de acordo com a reserva cognitiva presente.

O pensamento pode apresentar concretismo, prolixidade e circunstancialidade. Os delírios são principalmente dos tipos persecutório, de referência e místico e as alucinações, auditivas ou visuais (menos frequentes que as auditivas, mais frequentes na psicose interictal que na esquizofrenia). Também é possível identificar hipobulia, apragmatismo, agitação psicomotora, oscilações transitórias e intensas do humor (para depressivo ou disfórico) e hipomodulação e rigidez afetivas (menos intensas que na esquizofrenia).

A VIVÊNCIA SUBJETIVA DO EPILÉTICO

Neste tópico do capítulo, abordaremos os aspectos mais fundamentais da personalidade epiléptica. Há poucos trabalhos descritos na literatura sobre o tema. Alguns autores clássicos de psicopatologia discorreram sobre o assunto em busca de apreender a subjetividade das pessoas que expressam alterações de personalidade relacionadas à epilepsia. O entendimento desses aspectos mais fundamentais possibilita uma aproximação das psicopatologias descritiva e clínica, visando uma abordagem mais completa do paciente que está à nossa frente.

Desde o século XIX, quadros psiquiátricos em pacientes com epilepsia eram descritos. Características como circunstancialidade, viscosidade, irritabilidade, preocupações religiosas e agressividade já eram descritas à época, sendo reconhecidas até hoje como atributos de personalidade que podem ocorrer nesses indivíduos. Atualmente, a epilepsia não é vista como uma doença única, mas como um conjunto de síndromes que possuem suas peculiaridades clínicas e psicopatológicas[17].

W. Boven, em seu texto "Religiosidade e epilepsia", destacou o aspecto da religiosidade presente na personalidade de epilépticos. Segundo ele, o caráter religioso, metafísico e místico é comumente encontrado em pessoas que sofrem do grande mal. Boven descreve tal aspecto como um delírio, porém, diferentemente do que é encontrado na maior parte dos casos de esquizofrenia, associado a um conteúdo depressivo, além de não ter algo de fundamental do delírio, que é a cristalização da crença. Assim, trata-se do conteúdo religioso do pensamento como consequência das sucessivas exposições às crises que, por sua vez, promovem uma alteração cenestésica; ou seja, as crises epilépticas despertam alterações de impressões sensoriais no indivíduo, que passa a associar tal fenômeno a algo divino e milagroso, sendo incorporado gradualmente à sua personalidade[18]. Tal descrição pode ser ilustrada pelo seguinte trecho do autor:

"O caráter religioso, metafísico e místico comumente encontrado em pessoas que sofrem de delírio de exposições do grande mal evidencia a reação interpretativa de uma mente confusa pelo traumatismo de processos epilépticos. Perplexo com as impressões da cenestesia, intimidada, a mente sonha com a morte, evoca ideias relacionadas a ela, ou imagens fúnebres ou a imagem de Deus. Essas visões em êxtase, esses espetáculos ingênuos, são constituídos como 'milagres' teatrais. Às vezes, o delírio não é apenas um ato, mas um drama completo."[16]

Ainda segundo W. Boven, essa religiosidade descansa no fundo da experiência inconsciente do indivíduo adquirida durante as crises e os períodos de confusão. Pode-se dizer, então, que esses encontros periódicos com a morte geram uma agonia intermitente que culmina em uma marca de personalidade do indivíduo, fazendo com que suas possibilidades vivenciais se restrinjam a esse centro de preocupações[18]. A imagem de Deus e tais visões místicas são interpretações reativas geradas pela brutalidade das crises epilépticas na pessoa traumatizada.

E. Minkowski segue a descrição feita por W. Boven. Segundo ele, em seu livro *Tempo vivido*[16], esses encontros periódicos com a morte vivenciados pelos indivíduos durante suas auras ou crises epilépticas criam um mal-estar moral, uma impotência pessimista, uma morbidade religiosa da personalidade epileptiforme, como uma resposta ao trauma. No entanto, Minkowski vai além, pois não trata a religiosidade do epiléptico como apenas uma reação de causa e consequência de fatos e emoções. Para Minkowski, há um psiquismo alterado, no sentido de que há uma modificação profunda da psique do indivíduo, em que ele integra a religiosidade em sua personalidade como condição de possibilidade de sua vida atual. Assim, os fenômenos místico-religiosos não devem ser enxergados como tendência de uma reação explosiva da epilepsia ou como estado torporoso e deliroide orgânico secundário, mas como uma viscosidade particular incrustada em sua personalidade[4].

A viscosidade da personalidade do indivíduo com epilepsia foi um tema desenvolvido por Françoise Minkowska, esposa de Eugene Minkowski, que cunhou os termos "epileptoidismo" ou "gliscroidia"[19]. A gliscroidia da pessoa com epilepsia designa um conjunto de características fundamentais da subjetividade de tais indivíduos, as quais ficam evidentes na seguinte descrição de F. Minkowska:

> "Aqui, temos uma afetividade concentrada, condensada, compacta, viscosa que adere para os objetos no ambiente e que não se retira deles tão rapidamente quanto as mudanças do meio exigem. Não está de acordo com as mudanças no ambiente e está, por assim dizer, sempre atrás. O epileptoide é o paradigma da personalidade afetiva (é isso que o distingue do esquizofrênico). Mas essa emoção é viscosa e carece de mobilidade. Esses indivíduos, ao vivenciarem a incapacidade de interagir com pessoas, tornam-se emocionalmente apegadas a objetos, o que leva a um amor pela ordem. Por outro lado, não podendo se dedicar para uma variedade de pessoas, eles concentram sua energia emocional em grupos (como a família ou o país), bem como em ideias de ordem geral tingidas de sentimentalismo e misticismo (como paz universal, religião). Suas relações com seus semelhantes carecem de individualidade; a preocupação moral prevalece; eles se tornam portadores de uma missão moral e às vezes religiosa, sem realmente entenderem seu comportamento"[19].

Ainda segundo Minkowska, há um bradipsiquismo, ou seja, uma lentidão em termos intelectuais que gera uma concentração nos detalhes, com uma perda da figura total. Mudanças e coisas novas não os atraem. Eles admiram o que é estável, conservador e tradicional, com pouca criatividade e iniciativa para o que é novo. Há uma imobilidade centrada em sua religiosidade e moralidade, e apego e condensação a objetos e grupos, com marcada dificuldade de individualizar suas relações. Há uma viscosidade exagerada que se torna cada vez mais insuficiente, levando a uma verdadeira estase e um estágio final de angústia[19].

Com o passar das décadas, outros autores se debruçaram sobre a investigação das alterações de personalidade que acometem os epilépticos e como elas variam na dependência do foco da crise. Gastaut (1954), Geschwind (1979) e Bear (1979) fizeram contribuições importantes nesse sentido, culminando na descrição da síndrome de Gastaut-Geschwind, que representa o quadro clínico da alteração de personalidade orgânica em indivíduos com epilepsia do lobo temporal (ELT). Tal síndrome é caracterizada pelos domínios de hipermoralidade, convicções religiosas, tendência à sistematização e à ordenação, detalhismo, persistência e repetitividade, além de hipergrafia, hipossexualidade e agressividade[20-22].

Outra mudança que pode estar associada à epilepsia é a transformação orgânica do tipo frontal orbital, descrita inicialmente por Harlow (1848) em relação ao paciente Phineas Gage, o qual teve uma barra de ferro atravessada em seu lobo frontal, provocando alterações em sua personalidade. Apesar de o quadro ser inicialmente descrito após um trauma, o paciente desenvolveu epilepsia e a síndrome epiléptica de lobo frontal pode evidenciar características semelhantes. A característica mais marcante é a desinibição social, além de impulsividade, labilidade afetiva, puerilidade e falta de empatia[23,24].

Por fim, a epilepsia mioclônica juvenil, outra síndrome epiléptica, é uma forma de epilepsia generalizada idiopática e também pode proporcionar alterações na personalidade de seus portadores. Esses pacientes podem desenvolver alterações psicológicas que se assemelham às do transtorno de personalidade *cluster* B[15], com labilidade emocional, atitude de negação em relação à doença, impulsividade, indisciplina, imaturidade emocional e dificuldade de seguir regras e limites. Esse quadro foi denominado "pequeno mal impulsivo" por Janz e Christian[9].

CONSIDERAÇÕES FINAIS

A epilepsia é uma doença neurológica marcada pela persistente tendência de o indivíduo apresentar crises epilépticas e suas consequentes repercussões neurobiológicas, cognitivas, sociais e psicológicas. Frequentemente relacionada a desordens psiquiátricas, é costumeiro encontrar epilépticos em sofrimento psíquico nos ambulatórios de saúde mental. Assim, faz-se necessário o aprofundamento na psicopatologia dos transtornos mentais associados à epilepsia para uma melhor preparação aos desafios que a prática clínica nos impõe.

📚 REFERÊNCIAS

1. Fisher RS, Acevedo C, Arzimanoglou A, Bogacz A, Cross JH, Elger CE, et al. ILAE official report: a practical clinical definition of epilepsy. Epilepsia. 2014;55(4):475-82.
2. Gallucci Neto, J, Marchetti, RL. Epidemiologic aspects and relevance of mental disorders associated with epilepsy. Rev Bras Psiquiatr. 2005;27(4):323-8.
3. Temkin O. The falling sickness: a history of epilepsy from the greeks to the beginnings of modern neurology. Johns Hopkins University Press; 1994. p.21-22.
4. Riggs AJ, Riggs JE. Epilepsy's role in the historical differentiation of religion, magic, and science. Epilepsia. 2005;46(3):452-3.
5. Ortega FV. Tratamiento de la epilepsia. [S.l.]: Ediciones Díaz de Santos; 1998.
6. Masia SL, Devinsky O. Epilepsy and behavior: A brief history. Epilepsy Behav. 2000;1(1):27-36.
7. Gomes MM. História da epilepsia: Um ponto de vista epistemológico. J Epilepsy Clin Neurophysiol. 2006;12(3):161-7.
8. World Health Organization. Epilepsy: historical overview. Fact sheet n. 168; 2001.
9. Marchetti RL, Damasceno BP. Epilepsia: psicopatologia e comportamento. In: Guerreiro CAM, Guerreiro MM, Cendes F, et al (eds.). Epilepsia. São Paulo: Lemos; 2000.
10. Blum D, Reed M, Metz A. Prevalence of major affective disorders and maniac symptoms in persons with epilepsy: a community survey. Neurology. 2002;58(Suppl 4A):S175.
11. Lambert MV, Robertson MM. Depression in epilepsy: etiology, phenomenology, and treatment. Epilepsia. 1999;40(Suppl10):S21-47.
12. Maguire M, Singh J, Marson A. Epilepsy and psychosis: a practical approach. Pract Neurol. 2018;18(2):106-14.
13. Kaplan PW. Nonconvulsive status epilepticus in the emergency room. Epilepsia. 1996;37(7):643-50.
14. Byrne A. Hypomania following increased epileptic activity. Br J Psychiatry. 1988;153:573-4.
15. American Psychiatric Association (APA). Diagnostic and statistical manual of mental disorders (DSM- 5). 5.ed. Washington: APA; 2013.
16. Minkowski E. Lived time. Translated, with an Introduction by Nancy Metzel. Northwestern University Press; 1970.
17. Cordas T, Louzã M. Transtornos da personalidade. 2.ed. Porto Alegre: Artmed; 2019.
18. Dewhurst K, Beard A. Sudden religious conversions in temporal lobe epilepsy. Epilepsy & Behavior 2003;4(1):78-87.
19. Minkowska F. Recherches genealogiques et problèmes touchant aux characteres (en particulier a celui de l'epileptoidie). Annales Medico-psychologiques. 1923;81.
20. Gastaut H. Interpretation of the symptons of psychomotor epilepsy in relation to physiologic data on rhinencephalic function. Epilepsia. 1954;3:84-8.
21. Geschwind N. Behavioral changes in temporal lobe epilepsy. Psychol Med. 1979;9:217-9.
22. Bear D. Temporal lobe epilepsy: a syndrome os sensory-limbic hyperconnection. Cortex. 1979;15(3):357-84.
23. Damasio H, Grabowski T, Frank R, Galaburda AM, Damasio AR. The return of Phineas Gage: clues about the brain from the skull of a famous patient. Science. 1994;264(5162):1102-5.
24. Harlow JM. Passage of na iron rod through the head. 1848. J Neuropsychiatry Clin Neurosci. 1999;11(2):281-3.

33

Transtornos neurocognitivos

Paulo Chenaud Neto
Júlia Cunha Loureiro
Octávio Gonçalves Ribeiro

 SUMÁRIO

- Introdução
- História psicopatológica
- Critérios diagnósticos pelo DSM-5 e CID-11
- Exame psíquico dos transtornos neurocognitivos
- Psicopatologia descritiva em suas características fundamentais
- A demência enquanto redução da existência ao mínimo necessário do momento presente
- Considerações finais
- Referências

 PONTOS-CHAVE

- As histórias dos primeiros relatos dos principais transtornos neurocognitivos.
- Os critérios diagnósticos de transtornos neurocognitivos maior e menor.
- As principais alterações do exame psíquico dos transtornos neurocognitivos.
- A psicopatologia descritiva dos transtornos cognitivos em seus aspectos fundamentais.
- Características fundamentais dos principais transtornos neurocognitivos para melhor elucidação diagnóstica.

INTRODUÇÃO

Transtornos neurocognitivos (TN) consistem em síndromes clínicas caracterizadas por declínio em um ou mais domínios cognitivos (memória, linguagem, habilidades visuoespaciais, funções executivas, cognição social), objetivamente identificados. Isso pressupõe uma mudança em relação às habilidades prévias do indivíduo. O estágio clínico denominado demência, em geral, constitui a fase em que há deterioração funcional, com prejuízo da independência e autonomia para as atividades da vida diária. Na maioria das vezes, a etiopatogenia é neurodegenerativa, e a síndrome demencial retrata um longo processo que pode ter se iniciado anos, ou mesmo décadas, antes das primeiras manifestações clínicas.

Em sua maioria, os TN se manifestam principalmente em indivíduos acima de 65 anos, mas reconhecemos que há algumas condições nas quais a emergência dos sintomas clínicos pode se dar mais precocemente.

Com o envelhecimento populacional, a prevalência mundial de demência vem aumentando ao longo das últimas décadas. Atualmente, cerca de 50 milhões de pessoas em todo o mundo vivem com demência e, segundo projeções, esse número pode atingir 152 milhões em 2050[1]. As taxas de incidência são mais elevadas em países em desenvolvimento e subdesenvolvidos em razão da ineficiência de políticas públicas de prevenção que tenham como alvo o controle dos fatores de risco modificáveis[2]. Por serem uma das principais causas de incapacidade e dependência em idosos, e por acarretarem enormes custos às famílias e ao Estado, as doenças que cursam com demência precisam ser tratadas como uma prioridade de saúde pública.

HISTÓRIA PSICOPATOLÓGICA

A doença de Alzheimer (DA) é a principal causa de demência no mundo[3]. Do ponto de vista neuropatológico, define-se pela ocorrência de depósitos de peptídeo beta-amiloide e pela presença de emaranhados neurofibrilares constituídos de proteína tau hiperfosforilada. Clinicamente, cursa com neurodegeneração e progressivo declínio cognitivo e funcional. Historicamente, a primeira descrição foi feita por Alois Alzheimer quando da observação de uma paciente chamada Augustine Deter, na ocasião, internada em um hospital psiquiátrico[4]. Alois Alzheimer esmiuçou a história clínica de Augustine, cujos sintomas se iniciaram aos 51 anos. Seus relatos incluíam descrições de comprometimento de memória, desorientação, delírios de ciúmes, distúrbios do sono e declínio funcional. Após a morte de Augustine, em 1906, aos 55 anos, Alzheimer estudou o cérebro de sua paciente e descreveu os achados neuropatológicos clássicos que até hoje são reconhecidos como a assinatura patológica da DA, isto é, a perda profusa de neurônios, a presença de placas amiloides e os emaranhados neurofibrilares[5]. Em 1910, Emil Kraepelin atribuiu à condição o epônimo de doença de Alzheimer[4].

As demências por outras etiologias que não Alzheimer e que serão abordadas neste capítulo são a demência com corpúsculos de Lewy e a degeneração lobar frontotemporal (DLFT). Essas causas de demência, menos comuns que a DA, mas bastante prevalentes, costumam cursar com uma ampla gama de sintomas neuropsiquiátricos. Em 1912, Friedrich Heinrich Lewy descreveu a presença de inclusões citoplasmáticas em neurônios do núcleo basal de Meynert e no núcleo motor dorsal do vago, dentre outras estruturas cerebrais. Porém, somente em

1980 Kosaka designou essas lesões neuronais como corpos de Lewy[6]. Ao longo das últimas duas décadas, diversos consórcios de especialistas têm se preocupado com a sistematização das características clínicas e evolução da demência por corpúsculos de Lewy (DCL) e de sua distinção da demência na doença de Parkinson. Em 2005, um consenso internacional estabeleceu os critérios clínicos da DCL[7]. As estratégias foram revistas em 2017, em novo consenso, e elas conferem suporte para o diagnóstico atual da DCL, com a proposta de identificação mais precoce da doença[8].

Degeneração lobar frontotemporal (DLFT) é um diagnóstico "guarda-chuva" que abrange um grupo de doenças neurodegenerativas caracterizadas por declínio progressivo na regulação do comportamento, linguagem e funções executivas. Apesar de ser uma causa menos comum de demência em comparação à DA, a DLFT tem em sua variante comportamental, também conhecida como demência frontotemporal (DFTvc), o segundo principal distúrbio causado por degeneração em indivíduos com menos de 65 anos. Caracteriza-se por atrofia cerebral frontal, insular e/ou temporal e os pacientes acometidos manifestam uma constelação de sintomas comportamentais e neuropsiquiátricos, como mudanças na conduta social, falta de empatia, apatia, comportamentos desinibidos e declínio cognitivo[9]. Esse conjunto de sintomas foi descrito primeiro por Harlow como "síndrome do lobo frontal" a partir de suas pesquisas com o famoso caso Phineas Gage, que sofreu uma dramática mudança comportamental após um trauma causado por uma barra de ferro que atravessou seu lobo frontal[10]. Em 1892, Arnold Pick descreveu um paciente com afasia, atrofia lobar e demência pré-senil[11]. Em 1911, Alois Alzheimer reconheceu a associação do quadro clínico com a presença dos corpúsculos de Pick e nomeou essa entidade neuropatológica como Doença de Pick[12], epônimo este que se tornou sinônimo de demência frontotemporal por muitas décadas. Com o passar dos anos, a disseminação da neurocirurgia e de procedimentos como a lobotomia para o tratamento de transtornos psiquiátricos, uma variedade de casos ilustrou as mudanças significativas de comportamento e personalidade em razão de danos no lobo frontal[13].

CRITÉRIO DIAGNÓSTICO PELO DSM-5 E CID-11

A quinta edição do Manual Diagnóstico e Estatístico de Transtornos Mentais (DSM-5)[14] leva em consideração os avanços recentes nas neurociências, neuropsicologia e neuroimagem e substitui a denominação demência por transtorno neurocognitivo (TN). TN é um termo mais amplo e preferível por não sugerir exclusivamente condições neurodegenerativas, mas também de outras etiologias, por exemplo, pós-traumática ou infecciosa. Transtorno neurocognitivo maior (TNM) diz respeito à observação clínica da ocorrência de declínio cognitivo cursando com impacto funcional; enquanto transtorno neurocognitivo menor (TNm) se refere à ocorrência de prejuízo cognitivo sem comprometimento funcional, entidade esta também qualificada como comprometimento cognitivo leve (CCL). O DSM-5 também define os TN como condições adquiridas em que se destaca o prejuízo das funções cognitivas como a característica central do transtorno, seja ele de natureza progressiva ou não. O Quadro 1 traz os critérios diagnósticos propostos pelo DSM-5 para TNM.

Quadro 1 Critérios diagnósticos do DSM-5 para a determinação do transtorno neurocognitivo maior[14]

A. Evidência de declínio cognitivo significativo em um ou mais domínios cognitivos (atenção complexa, funções executivas, aprendizado/memória, linguagem, cognição social) observado a partir de um patamar prévio de funcionamento e baseado em: a. Preocupação e queixa do indivíduo, de um informante confiável ou da percepção do clínico. b. Documentação por testagem neuropsicológica padronizada.
B. Os déficits cognitivos interferem na independência para realização de atividades da vida diária, isto é, ao menos requerendo assistência com atividades instrumentais da vida diária.
C. Os déficits cognitivos não ocorrem exclusivamente no contexto de *delirium* ou outra condição clínica.
D. Os déficits cognitivos não podem ser mais bem explicados por outros distúrbios mentais, por exemplo, depressão maior e esquizofrenia.

Quanto à caracterização do CCL, os critérios segundo Albert[15] e Petersen[16] são bastante semelhantes. A alteração cognitiva observada, que pode ou não ser expressa pelo paciente por meio de queixa, precisa ser corroborada por testagem neuropsicológica específica. No que se refere à capacidade funcional, o indivíduo com CCL se mantém independente e com boa autonomia para as atividades diárias. O Quadro 2 demonstra os critérios diagnósticos originalmente propostos pelo grupo da Mayo Clinic liderado por Ronald Petersen em 1999[17] e revisados, posteriormente, em 2004:

O construto diagnóstico TNm, proposto pelo DSM-5, é muito similar aos critérios originais já descritos[16,17]. A 11ª edição da Classificação Estatística Internacional de Doenças e Problemas Relacionados à Saúde (CID-11), lançada em 2018,[18] classifica o transtorno neurocognitivo leve (6D71) sob transtornos neurocognitivos, dentro da categoria transtornos mentais, comportamentais ou do neurodesenvolvimento (código 6). Descreve o transtorno neurocognitivo leve como a percepção subjetiva de declínio cognitivo a partir de um patamar prévio de funcionamento. Acompanha-se de evidência objetiva de comprometimento

Quadro 2   Critérios diagnósticos originais para a determinação clínica de comprometimento cognitivo leve (CCL)

1. Queixas de memória consistentes que são, preferencialmente, corroboradas por um informante confiável.
2. Caracterização objetiva de déficits específicos em memória e/ou outros domínios cognitivos demonstrada por performance abaixo do esperado para a idade e escolaridade em testagem neuropsicológica validada.
3. Preservação da habilidade de realizar, de forma independente, as atividades da vida diária (AVD) ou mínimo impacto em atividades instrumentais da vida diária (AIVD).
4. Função cognitiva global normal.
5. Ausência de demência.

Fonte: adaptado de Petersen et al., 1999[16]; Petersen et al., 2004[17].

da performance em testagem neuropsicológica específica, impactando um ou mais domínios cognitivos, e constitui um diagnóstico sindrômico, ou seja, pode ser causado por uma série de condições: doenças neurodegenerativas, traumas, infecções, deficiência nutricional, uso de medicamentos inapropriados etc. O declínio deve ser leve a ponto de não interferir de forma significativa na independência do indivíduo e não pode ser atribuído ao envelhecimento normal. Nesse sentido, se houver comprometimento cognitivo objetivo, porém com prejuízo na funcionalidade do indivíduo, determina-se o diagnóstico de TNM.

EXAME PSÍQUICO DOS TRANSTORNOS NEUROCOGNITIVOS

Alterações da consciência e da atenção

Os TN afetam a consciência do sujeito, aqui tomando consciência não em sua definição neurológica (vigília, torpor, coma), mas sim no que se refere à capacidade do indivíduo de perceber seu entorno com discernimento, compreendê-lo e se relacionar com ele.

Atenção se refere à capacidade de concentrar o interesse em aspectos específicos do mundo e do ambiente. É o processo que nos permite realçar ou inibir informações possibilitando selecionar quais informações são mais relevantes. Também envolve as habilidades de alternar o foco e retornar à tarefa anterior quando necessário; e de sustentar o foco em tarefas mais longas[19]. Sujeitos com diagnóstico de TN costumam apresentar dificuldades atencionais marcantes desde estágios clínicos precoces. Relatam, por exemplo, comprometimento da habilidade de compartilhamento da atenção, da alternância de foco e da capacidade de administrar múltiplas tarefas simultaneamente, por exemplo, esquecer a panela no fogo porque precisou atender ao telefone ou não conseguir retomar uma conversa após uma interrupção.

Delirium consiste em uma perturbação qualitativa da consciência e da atenção. Constitui uma síndrome orgânica de instalação aguda ou subaguda caracterizada por comprometimento da capacidade de perceber o ambiente, distúrbio no ciclo sono-vigília, alterações psicomotoras (seja cursando com agitação ou com hipoatividade) e confusão mental. Em razão da menor reserva cognitiva e cerebral, sujeitos com declínio cognitivo já instalado apresentam maior risco de desenvolver quadros de *delirium* quando sofrem intercorrências clínicas, especialmente infecções. Em pacientes com DA observa-se, com certa frequência, um fenômeno denominado *sundowning*, ou "fenômeno do pôr do sol". O *sundowning* se caracteriza por um quadro de confusão mental, desorientação, alteração da psicomotricidade e distúrbio atencional relacionado ao déficit de acetilcolina que se acentua no fim da tarde. Na DCL, faz parte dos critérios centrais para o diagnóstico a ocorrência de flutuações cognitivas *delirium-like*, sem desencadeantes, com alteração da atenção, olhar distante, desorientação, confusão mental e desorganização do discurso[20].

Alterações da consciência do eu

Sobre alterações da consciência do "eu", de acordo com o sistema AMDP, promovido por Stieglitz et al.[21], são registradas experiências em que há alterações nos limites entre o "eu" e o ambiente, ou alterações do sentido global de unidade das vivências pessoais. Tais alterações podem ser encontradas como sintomas psicóticos em pacientes com demência. O risco ao longo da vida de sintomas psicóticos em idosos é considerável, sendo a demência o principal fator contribuinte.

Os pacientes com demência podem apresentar sintomas de desrealização, em que o ambiente ou o fluxo do tempo são percebidos como transformados e irreais e o sentido de familiaridade com as coisas rotineiras é perdido, bem como de despersonalização, em que o paciente se sente estranho com relação a si próprio, irreal ou mudado, como se fosse outra pessoa[21].

Ainda com base no sistema AMDP, outras alterações da consciência do "eu" que podem ser vistas nos pacientes com transtorno cognitivo são a difusão do pensamento, em que o pensamento não pertence mais apenas ao paciente e outras pessoas participam dele, sabendo o que o paciente está pensando; a retirada/roubo do pensamento, em que os pensamentos do paciente são retirados ou "roubados"; a inserção do pensamento, em que o paciente percebe seus pensamentos e ideias como influenciados, determinados, inseridos ou controlados; bem como outras vivências de influência externa, em que sentimentos, intenções, comportamentos ou funções corporais são percebidos como externamente determinados.

Alterações da memória e da orientação

O processo de memorização envolve as etapas de registro, armazenamento, recuperação e reconhecimento. O armazenamento de lembranças conta com diferentes tipos de memória: memória de curto prazo (muito relacionada às funções atencionais) e de longo prazo, que pode ser dividida em dois sistemas: memória declarativa/explícita e memória procedural. A memória declarativa, por sua vez, se subdivide em episódica, isto é, memória para fatos autobiográficos e eventos; e memória semântica, isto é, conceitos e conhecimentos gerais. A memória de longo prazo pode armazenar informações por poucos minutos ou por muitas décadas. Distúrbios da memória são sempre significativos e muito frequentes em pacientes com diagnóstico de TN[22,23].

Orientação consiste na capacidade do sujeito de se localizar no tempo, no espaço e em relação a si mesmo. Vincula-se de forma íntima com a memória e com a consciência. Para conseguir se orientar, o sujeito utiliza pistas do ambiente de forma lógica e também o seu registro de memória. A orientação temporal é frágil, costuma estar alterada desde os primeiros estádios clínicos dos TN e pode ser impactada por uma série de outros fatores externos, como sono, emoções fortes e uso de álcool. A orientação espacial se traduz por dificuldade para encontrar um caminho ou se localizar em lugares que deveriam ser familiares. Observam-se alterações em visuoespacialidade e orientação espacial desde estágios iniciais da DCL e da DA, especialmente quando estamos diante de sua variante atrofia cortical posterior. Orientação autopsíquica se refere à capacidade do sujeito de se reconhecer e lembrar o próprio nome. Nos TN, alterações de autorreconhecimento podem ser identificadas em estágios clínicos mais tardios, em que o comprometimento cognitivo é mais profundo[24].

A alteração cognitiva paradigmática da DA é o comprometimento de memória declarativa episódica recente. Desde estágios clínicos iniciais, observa-se dificuldade no registro e na recuperação de informações referentes a acontecimentos recentes. Clinicamente, diante do impasse para armazenar dados e informações, o sujeito tende a ter dificuldade para lembrar de detalhes de uma conversa; pode precisar fazer a mesma pergunta repetidas vezes ou contar a mesma história várias vezes. Apesar de as alterações em memória e orientação serem mais características da DA, também se observam alterações em memória na DCL.

Temores, medos e obsessões

Nesse grupo heterogêneo de alterações psicopatológicas, são apresentados diferentes sintomas relacionados a vivências de angústia e medo. Nos idosos, tais sintomas frequentemente apresentam-se como componente de um transtorno de ansiedade, que tem sua prevalência aumentada em pacientes com transtornos neurocognitivos. A prevalência de transtornos ansiosos nos idosos é menor do que nos jovens e ocorre mais em mulheres em comparação a homens, sendo os mais comuns o transtorno de ansiedade generalizada e as fobias.

Fobia é o medo de situações ou objetos específicos, resultando sobretudo em comportamento de evitação, e é reconhecida pelo paciente como infundada e inconveniente. Nos idosos, destaca-se particularmente a agorafobia. Ainda na população idosa com transtornos cognitivo e ansioso, além da fobia, a desconfiança é uma alteração psicopatológica que pode ser encontrada, em que o comportamento de outras pessoas é percebido com temeroso, duvidoso ou hostil com relação à própria pessoa, variando de grau leve até casos mais graves, em que o comportamento do paciente é caracterizado por desconfiança contínua, relatando angústia persecutória persistente[21].

Destaca-se também a hipocondria, que é a relação de acentuada angústia com o próprio corpo, em que os fenômenos corpóreos são objeto de enorme atenção, vistos como angustiantes, preocupantes ou superestimados. Pode haver percepção de sensações ruins, com receios evidentemente desproporcionais de ficar doente, estar ou ficar deformado ou mutilado. Esses sintomas podem ocorrer concomitantemente a um delírio hipocondríaco, conforme definições pelo sistema AMDP.

Alterações do juízo de realidade e sensopercepção

Segundo Jaspers[25], os delírios constituem julgamentos falsos; dotados de convicção extraordinária e incomparável certeza; impenetráveis a dados de experiência ou contra-argumentação; cujo conteúdo é impossível ou improvável. Nos TN são comuns os delírios com conteúdo de infidelidade, de perseguição, de roubo ou de erro de identificação. Tais experiências podem se relacionar a uma interpretação equivocada da realidade em que, diante do déficit cognitivo, o sujeito preenche as lacunas com conteúdo fantasioso ou delirante. No contexto de sintomas depressivos graves, sujeitos com TN frequentemente desenvolvem alterações do juízo e podem cursar com delírios com conteúdo de ruína, de culpa ou de não merecimento.

Sensação envolve o *input* de estímulos recebidos do meio externo pelos órgãos dos sentidos e das vias visual, auditiva, olfativa, gustativa e proprioceptiva. A transformação do estímulo sensorial primário em informação compreendida constitui o processo de percepção. Alterações na sensopercepção podem ser compreendidas como ilusões, alucinações e pseudoalucinações (falsas percepções)[26]. Nos TN, são muito comuns os fenômenos de ilusões, que são a percepção distorcida de um fenômeno sensorial existente, e aqueles de alucinações, a percepção de um estímulo inexistente. Algumas condições clínicas que podem cursar com alucinações visuais são a abstinência alcoólica complicada com *delirium tremens*, alguns tumores de lobo occipital, certos tipos de epilepsia, perda visual grave (síndrome de Charles Bonnet), a Doença de Huntington e a DCL.

Na DCL, a ocorrência de alucinações é considerada um sintoma central e presente desde o início da apresentação clínica. Podem se caracterizar por manifestações de diferentes naturezas, sendo mais comuns as visuais. São descritas como vívidas, corpóreas e seu conteúdo com frequência inclui elementos como pessoas e animais. Fenômenos de passagem e sensação de presença também são relatados. Diferentemente do que se observa na esquizofrenia, o sujeito pode demonstrar algum grau de *insight* a respeito da vivência alucinatória. Na DA também podem ser observadas experiências alucinatórias, porém isso tende a ocorrer em estágios mais avançados, no contexto de maior deterioração cognitiva e com menor grau de elaboração.

Alterações da afetividade

Alterações da afetividade são frequentemente descritas em pacientes com transtorno cognitivo, seja em DA, DFT, DCL ou em outras etiologias do transtorno. Sabe-se que declínio cognitivo e sintomas depressivos formam via de mão dupla, podendo ser fator de risco ou consequência um do outro. Nesse sentido, alterações psicopatológicas da afetividade podem ser encontradas nos pacientes com síndrome demencial. Destaca-se a sensação de falta de sentimento, em que há vivência subjetiva de falta de sentimentos, situação de perda ou redução da afetividade informada pelo paciente. O paciente vivencia tal fenômeno como vazio, empobrecido, ausente de sentimentos, não somente de alegria, mas também de tristeza[21].

Tomando como base conceitual o sistema AMDP, empobrecimento afetivo, em que a gama de manifestações afetivas está diminuída, e alterações da vitalidade, em que há redução de sentimentos de força, energia e vitalidade também são alterações psicopatológicas comumente descritas, muitas vezes aparecendo juntamente com sintomas somáticos ou em síndrome apática, que ocorre mais caracteristicamente em quadros de DFT com acometimento da região pré-frontal medial. Ademais, os pacientes com transtornos neurocognitivos, especialmente com comorbidade depressiva, podem apresentar desesperança, em que há dificuldade ou falta de orientação para o futuro, com crença de que um futuro positivo está reduzido ou ausente; ansiedade/angústia, em que o paciente possui sentimentos de apreensão ou medo sem às vezes conseguir explicar de quê; irritabilidade, em que o paciente reage de maneira desmedida ou impetuosa e de modo agressivo; ou depressão em seu sentido descritivo, em que fica evidente o estado de espírito de tonalidade negativa, abatido, desanimado, com um amplo espectro de sentimentos, preocupações, desapontamento ou desamparo.

Outras alterações da afetividade encontradas em pacientes com transtorno neurocognitivo e comorbidade depressiva são inquietação interior, descrita como desassossego interno, tensão ou nervosismo; propensão à lamúria, com queixas de dor, aflição, desgosto e angústia expressas em palavras, gestos ou mímicas; sentimento de inadequação, com redução da confiança na capacidade própria; sentimento de culpa ou de ruína; rigidez afetiva, em que a modulação do afeto encontra-se reduzida; ou incontinência afetiva, em que os afetos ultrapassam o controle do paciente, muitas vezes encontrada em quadros avançados de demência ou em síndrome pseudobulbar.

Em contraste aos sintomas depressivos, pacientes com transtornos neurocognitivos podem apresentar menos comumente quadro maniforme, com euforia, em que a disposição psíquica tem exacerbação das sensações de bem-estar, satisfação, felicidade, confiança e sentimentos de vitalidade; disforia, com mau humor e sentimento de contrariedade; ou mesmo autoestima exagerada, com sentimento positivo de elevação da autoestima, força ou capacidade de realização.

Alterações do impulso e psicomotricidade

Entende-se do impulso a força animadora que motiva todas as funções psíquicas e físicas em termos de velocidade, intensidade e duração. Relaciona-se com vitalidade, ímpeto, iniciativa, dedicação, atenção, energia e espírito empreendedor. É reconhecido primeiramente no nível de atividades e na psicomotricidade[21].

Em pacientes com transtornos neurocognitivos, especialmente ao longo da história natural da doença de Alzheimer ou em demências que cursam com distúrbio do movimento, como a demência na doença de Parkinson, costuma haver progressiva pobreza de impulso, com redução de iniciativa, de interesse e falta de energia, evoluindo com escassa motricidade espontânea ou falta de iniciativa no diálogo. Pode haver também inibição do impulso, em que energia e iniciativa são percebidas pelo paciente como travadas ou bloqueadas e o funcionamento implica maior esforço e fadiga. Ao contrário da pobreza do impulso, na inibição do impulso a intencionalidade está preservada e o paciente gostaria, mas não consegue realizar a atividade. Inquietação motora também pode ser evidente.

Pacientes com síndrome demencial têm maior chance de evoluir com quadro depressivo ou psicótico. Nesse contexto, alterações do impulso e psicomotricidade também podem ser destacadas, especialmente se houver quadro catatoniforme associado. Nesse quadro, é possível descrever alterações psicopatológicas como negativismo, em que pacientes não executam aquilo que se espera ou se solicita; obediência automática, em que o paciente executa movimentos automáticos sob estímulos específicos como espetar a língua com um alfinete; paracineses, que constituem movimentos qualitativamente anormais e em sua maioria complexos, que afetam a gesticulação, a mímica e também a fala; mutismo, em que o paciente fala pouco, quase nada ou é monossilábico, podendo chegar ao emudecimento; e até maneirismos e posturas bizarras, em que movimentos e ações rotineiras parecem excêntricas, extravagantes e amaneiradas.

Outras alterações e achados somáticos

A qualidade do sono do sujeito se relaciona com a manutenção de uma boa saúde. A exigência da quantidade de horas de sono tende a diminuir com o avançar da idade. Adultos em geral necessitam de 7 a 8h de sono noturno e esse número de horas vai gradualmente diminuindo após os 50 anos. Há forte correlação entre os distúrbios do sono e os transtornos psiquiátricos em geral, em especial os neurocognitivos[27]. Queixas de insônia devem ser sempre valorizadas e investigadas. No contexto das demências, a parassonia mais descrita talvez seja o transtorno comportamental do sono REM, observado na maior parte dos pacientes com DCL, que faz parte dos critérios centrais para diagnóstico e que se caracteriza pela permanência patológica do tônus e da atividade muscular durante o estágio do sono REM. As síndromes parkinsonianas também cursam com hipersonia diurna, enquanto pacientes com DA ou DFT podem apresentar agitação e perambulação noturna em estágios mais avançados. Quando diante de um paciente idoso que demonstra declínio cognitivo, é sempre importante investigar e descartar a presença da síndrome da apneia obstrutiva do sono (SAOS), muito frequente nessa população e uma causa tratável e reversível de comprometimento da cognição.

PSICOPATOLOGIA DESCRITIVA EM SUAS CARACTERÍSTICAS FUNDAMENTAIS

Doença de Alzheimer

A doença de Alzheimer (DA) é a principal causa de demência em idosos[28]. Compreendida como uma condição clínico-patológica, o diagnóstico definitivo da DA só pode ser confirmado em estudo *post mortem* do tecido cerebral pela demonstração da presença de placas neuríticas e emaranhados neurofibrilares[29]. Hoje se reconhece que o processo patológico associado à DA ocorre muitos anos antes do aparecimento dos primeiros sintomas[30]. Nas últimas décadas, grande esforço tem sido despendido no sentido de identificar e validar biomarcadores que permitam a identificação do processo fisiopatológico *in vivo* e, preferencialmente, em estágios pré-demenciais, isto é, prodrômicos ou mesmo pré-clínicos.

Quanto à apresentação psicopatológica, a DA pode se manifestar de formas bastante heterogêneas. Tipicamente, o diagnóstico clínico da DA envolve a identificação de um declínio majoritariamente de memória episódica, com posterior associação de comprometimento de outros domínios da cognição[31]. O sujeito com DA demonstra dificuldade para lembrar de detalhes a respeito de fatos recentes, assim como déficit na apreensão de informações novas. O indivíduo pode contar a mesma história repetidamente (muitas vezes usando as mesmas frases e construções de linguagem), fazer perguntas a respeito dos mesmos assuntos e transparecer um estreitamento no repertório de assuntos e interesses. Alternativamente à memória, a DA também pode se manifestar com alterações de linguagem. Nesses casos, nota-se comprometimento da capacidade de encontrar palavras precisas ao discurso, resultando em perda de fluência verbal e dificuldade de nomeação. Circunlóquios e parafasias fonêmicas, na tentativa de preencher as lacunas, são comuns[32]. Além de memória e linguagem, alguns indivíduos podem se apresentar com alterações de visuoespacialidade e dificuldade de orientação espacial.

É comum, também, observarmos a presença de sintomas neuropsiquiátricos; sendo os mais frequentes a apatia, as alterações de humor (depressão e ansiedade), a agitação, a agressividade e os distúrbios do sono. Sintomas psicóticos costumam ocorrer em estágios mais avançados. Vale apontar que os sujeitos com DA, muito frequentemente, podem exibir graus variados de *insight* em relação à própria condição. Em alguns casos, observa-se ausência completa de percepção da enfermidade, caracterizando um estado denominado anosognosia[3].

Demência por corpúsculos de Lewy

A demência com corpúsculos de Lewy (DCL) corresponde a 4,2% de todos os casos de demência[33] e constitui uma condição cuja caracterização clínica representa um desafio. Atualizações recentes nos critérios diagnósticos buscam aumentar sua sensibilidade de identificação, assim como diferenciar a DCL da demência na doença de Parkinson (DP)[34].

Clinicamente, desde o primeiro ano da manifestação da doença, observa-se comprometimento cognitivo com alterações predominantes em atenção, funções executivas, habilidades visuoespaciais e possível extensão para memória. Tais déficits cursam com repercussão funcional significativa que tende a piorar progressivamente com o tempo de evolução. São reconhecidos como sintomas centrais (1) a ocorrência de flutuação cognitiva com pronunciada variação em atenção e nível de alerta; (2) as alucinações visuais; (3) o distúrbio comportamental do sono REM; e (4) a presença de parkinsonismo (um ou mais dos sintomas parkinsonianos clássicos, i.e., bradicinesia, tremor e/ou rigidez)[35].

As flutuações se assemelham a quadros de *delirium* e se manifestam como alterações espontâneas da atenção, da cognição e da vigília. Incluem episódios de alheiamento e letargia, ou mesmo de confusão mental e discurso desorganizado. Alucinações visuais complexas ocorrem em até 80% dos indivíduos com DCL. Tipicamente, são descritas pelo paciente com nitidez e seu conteúdo envolve pessoas, crianças ou animais. Em alguns casos, podem ocorrer fenômenos de passagem, sensação de presença e ilusões visuais[34]. O transtorno comportamental do sono REM é uma parassonia que ocorre pela ausência da atonia muscular esperada durante o sono REM em que o paciente passa a atuar os sonhos, por exemplo, se mexer, falar, gritar, especialmente se os conteúdos envolverem perseguições ou ataques[36]. Sintomas motores de característica parkinsoniana são frequentes e acometem até 85% dos sujeitos. Diferentemente da DP, na DCL os sinais parkinsonianos podem ser mais frustros[34].

Demência frontotemporal variante comportamental

A demência frontotemporal variante comportamental (DFTvc) é uma doença neurodegenerativa caracterizada por comprometimento progressivo em comportamento, regulação emocional e funções executivas. Dentre as causas neurodegenerativas, é a terceira mais comum de demência, depois da DA e da DCL[37]. A apresentação clínica se caracteriza por alterações marcantes em personalidade, desinibição e apatia.

As alterações de personalidade e a desinibição podem se manifestar por meio de comportamentos inapropriados, por exemplo, abordagem de outras pessoas sem respeito pelos limites sociais ou hipersexualização; impulsividade, atos descuidados, por exemplo, gastos excessivos ou hiperoralidade com aumento do consumo de álcool ou doces; e até envolvimento com atos ilícitos menores, por exemplo, realizar pequenos furtos, urinar ou se masturbar em público. A apatia pode ser compreendida por meio de três esferas, isto é, (a) perda ou diminuição de comportamentos direcionados a objetivos específicos; (b) perda ou diminuição da expressão emocional espontânea ou em reação ao ambiente; (c) perda ou diminuição do engajamento em interações sociais ou atividades de lazer[38,39]. Observa-se, portanto, que o indivíduo pode ter mais dificuldade para tomar iniciativas, fazer escolhas ou direcionar ações e decisões; pode demonstrar menos empatia e/ou se preocupar menos sobre como suas ações podem afetar os outros; e pode exprimir menos interesse a respeito de amigos ou membros da família. Sujeitos com DFTvc também podem apresentar comportamentos estereotipados, ritualísticos ou repetitivos. Esse quadro comportamental exuberante costuma se acompanhar de disfunção executiva e falta de *insight* a respeito da própria condição[40].

O Quadro 3 sintetiza e compara as principais manifestações psicopatológicas dos três transtornos tratados neste capítulo.

Quadro 3 Comparação entre doença de Alzheimer, demência por corpúsculos de Lewy e demência frontotemporal segundo suas principais manifestações psicopatológicas

Doença de Alzheimer	**Alterações cognitivas:** Comprometimento de memória episódica recente Dificuldade para aprender informações ou habilidades novas Dificuldade para encontrar a palavra desejada no discurso Desorientação espacial em locais familiares
	Sintomas neuropsiquiátricos: Apatia Alterações de humor (depressão e ansiedade) Agitação, inquietação Agressividade
Demência por corpúsculos de Lewy	**Alterações cognitivas:** Flutuações do nível atencional e da vigília Desorientação visuoespacial marcante Pode ocorrer declínio em memória episódica recente
	Sintomas neuropsiquiátricos: Apatia Delírios e alucinações (frequentemente visuais) Distúrbio comportamental do sono REM
	Sintomas motores: Parkinsonismo com rigidez axial Instabilidade postural com tendência à queda
Demência frontotemporal	**Alterações cognitivas:** Disfunção executiva · Dificuldade de planejamento e organização · Dificuldade na tomada de decisões
	Sintomas neuropsiquiátricos: Alterações marcantes em personalidade Perda de empatia, alterações em cognição social Impulsividade Desinibição, comportamento sexual inapropriado Hiperoralidade; predileção por doces Comportamentos estereotipados ou repetitivos Apatia

A DEMÊNCIA ENQUANTO REDUÇÃO DA EXISTÊNCIA AO MÍNIMO NECESSÁRIO DO MOMENTO PRESENTE

A apreensão da psicopatologia dos transtornos cognitivos é de fundamental importância para uma melhor condução clínica dos pacientes. Tal conhecimento da psicopatologia é ferramenta que auxilia a um diagnóstico clínico mais apurado, por mais que seja um grupo de transtornos em que a propedêutica armada tenha grande importância diagnóstica. Nesse sentido, esta parte do capítulo foca na psicopatologia descritiva dos transtornos cognitivos em seus aspectos fundamentais, visando uma melhor apreensão psicopatológica de quem é o indivíduo com prejuízo cognitivo que estamos lidando. Faremos, então, uma descrição da psicopatologia da demência, tomando como expoente o *continuum* da doença de Alzheimer, sabendo que as características a serem citadas apresentam-se em um espectro de evolução progressiva em relação à sua intensidade, o que inclui uma visão dimensional do processo normal-patológico, em que, na demência, tais características estão exageradas ou deformadas.

Em termos de psicopatologia descritiva, mesmo antes da perda de funcionalidade decorrente do processo de declínio cognitivo, que levaria ao diagnóstico de demência, no processo natural de envelhecimento, denominado senescência, já é possível identificar um idoso com uma restrição geral da afetividade, da atividade intelectual e da memória. Como descrito por E. Minkowski, um dos clássicos nas descrições dos transtornos mentais, a mentalidade do idoso é constituída, em última instância, pelo completo desapego das pessoas e das coisas, pelo esquecimento instantâneo do passado e pela falta de preocupação com o futuro. Sem imaginação ou memória, o sujeito está condenado a um eterno presente, no qual se move impassivelmente como um autômato para quem o hábito fixou-se de uma vez por todos os vários mecanismos reacionários[41]. Esse eterno presente descrito pode ser visto em um trecho de sua obra em que descreve uma paciente idosa em seu processo de envelhecimento:

"Ela não sabe sua idade, a data atual, a data de seu nascimento, o nome do local onde ela está hospedada ou há quanto tempo ela está lá. Ela não apenas esqueceu os nomes das pessoas ao seu redor, mas ela não as reconhece de um momento para o outro. Ela não sabe se sua irmã e sua sobrinha ainda estão vivas. Ela não consegue encontrar coisas porque ela não se lembra mais onde as colocou. E, no entanto, ela se adapta muito bem às situações momentâneas em que ela se encontra. A conversa dela é uma brincadeira encantadora, cheia de observações relevantes." (p. 368)[42]

Para Minkowski, o envelhecimento apresenta-se paradoxalmente com uma extensa e progressiva perda de memória e de uma desconcertante preservação do julgamento presente. Tal preservação do julgamento impediria a debilidade psíquica de ter um caráter demencial. Atualmente, como descrito no início do capítulo, os principais manuais diagnósticos atribuem o caráter demencial quando há prejuízo cognitivo que leva a uma perda de funcionalidade para o indivíduo. Assim, reforçamos que, do ponto de vista da psicopatologia descritiva, no paciente com demência, há uma intensificação dessa psicopatologia descrita, levando-o a ter prejuízos funcionais.

O indivíduo com demência, em uma determinada situação, reconhece apenas as características que são encontradas em situações análogas. Assim, ele reconhece os aspectos sociais e físicos categoriais de pessoas, mas não os indivíduos em particular. "É um indivíduo que é respeitoso com as freiras, condescendente com os enfermeiros, brusco com os homens domésticos, deferente com os idosos, maternal com crianças, atento aos doentes; mas ele nunca sabe se a pessoa com quem ele está falando é conhecida por ele, se ele é parente dela ou se é uma estranha. Ele cumprimenta os médicos de uma forma encantadora, mas não faz distinção entre eles".[41] Pode-se dizer que o paciente demenciado vive no presente, com incapacidade de antecipação do futuro e com um passado imperfeito, transparecendo um ar de indiferença, mas que, na verdade, é serenidade e falta de curiosidade em termos de nível afetivo. Tal descrição vai ao encontro das descrições de Bergson, em que o paciente com prejuízo cognitivo é descrito como um "ser sensorimotor",[43] de Paulhan, que cunhou o termo "presentismo"[44], e de Courbon, que afirma que o idoso vive "no geral e no presente"[45]. Essa descrição fica evidente em outro trecho de Minkowski:

> "Nosso paciente, também, muitas vezes tenta parecer estar no presente, a par da situação. Assim, quando ela nos vê entrar em seu quarto na hora da refeição, ela expressa seu pesar por não ter sido informada mais cedo sobre nossa visita, o que teria permitido a ela nos convidar para jantar e pedir uma porção extra. Algumas vezes, esta atividade no presente atinge um considerável grau de complexidade, o que não pode deixar de nos surpreender quando se considera a intensidade de seu distúrbio de memória." (p. 382)[42]

O paciente com demência perde a capacidade de reter e alinhar seus antigos estados de consciência em uma ordem cronológica. Ele perde sua memória. Responde, compreende e age por hábito, e não por reflexão imediata, movendo-se em um presente que recomeça infinitamente, sabendo muito pouco sobre o passado e completamente despreocupado sobre o futuro. Tais características tornam-se mais evidentes com a evolução do quadro demencial.

A deficiência aparece muito claramente sob a forma de uma desorientação acentuada no tempo e no espaço, bem como uma grave perturbação da memória. Ao mesmo tempo, descobrimos que se pode ter falsas lembranças e múltiplas fabulações, sintomas que também são frequentes nesses casos, como se fosse uma tentativa de trazer estabilidade e familiaridade ao ambiente. Essa alteração do pensamento, que envolve o preenchimento de lacunas de sua memória com fabulações de preenchimento, ocorre especialmente em pacientes com demência secundária ao uso de álcool. Os sintomas clássicos dessa síndrome são a amnésia para eventos próximos no tempo, com preservação de memórias antigas, assim como de memória de fixação imediata, desorientação temporoespacial, fabulação de perplexidade e falsos reconhecimentos[46].

Pacientes em estágios mais avançados de demência, em razão do prejuízo da memória, costumam usar expressões verbais que contemplam o tempo presente, como "aqui", "onde estou", agora", em uma aparente tentativa de se situar no tempo, como se tudo que não fosse momento presente estivesse subordinado. No entanto, tais expressões, por mais que possam ter certa complexidade na formulação, não evidenciam uma união entre passado-presente-futuro, quase nunca fazendo uso de uma relação de contiguidade. Isto pode ser visto ainda no paciente descrito por E. Minkowski:

> "quando lhe perguntamos onde ele está, ele responde: 'estou aqui desde que tive tantos problemas' ou 'estou aqui nesse meio tempo'. Quando lhe perguntam sobre sua saúde, ele nos diz: 'estou bem desde esta manhã', embora não haja nada sobre o dia atual que basicamente o diferencie do dia anterior ou do dia anterior a esse". (p. 377)[42]

Em termos afetivos, o idoso costuma ter um contato amigável. Contudo, em decorrência da memória em enfraquecimento, esse contato afetivo torna-se impessoal. "Nos dizendo que ele nos conhece e, como ele quase sempre faz, acrescentando uma mímica amigável a suas palavras, o senil estabelece um contato afetivo conosco. Este contato, ao penetrar no domínio da memória em enfraquecimento, torna-se impessoal, perde tudo realidade, como já dissemos, e se torna um tempo único e desdobrado"[41].

Ainda sobre seus afetos, é como se o paciente com demência perdesse a capacidade de distinguir entre momentos que são essenciais e aqueles que não são e, assim, ele dá igual importância para a perda de um objeto e para a visita de uma criança ou a sintomas iniciais de uma doença. Uma versão extrema desse fenômeno é a conhecida "reação catastrófica" dos idosos com sinais de deterioração ou demência diante do excesso de demanda ou frustrações da vida cotidiana. Sem distinguir o valor ou importância diferente de uma situação ou outra, ele reage com a mesma angústia e irritação. O pensamento fica prejudicado no sentido de uma diminuição do número de representações possíveis simultaneamente e a afetividade fica caracterizada sobretudo por incontinência afetiva e reações catastróficas[47].

Otto Dorr, outro autor que se debruçou sobre a descrição de pacientes idosos e demenciados, descreve-os como indivíduos que gradualmente vão se retirando do mundo, em que a ambição e o desejo de poder se extinguem em maior ou menor grau. Isto não significa necessariamente passividade ou preguiça, mas sim uma nova forma de estar no mundo, uma espera tranquila e silenciosa pelo que a vida pode dar, sem ter de obtê-la com base no trabalho e no esforço. A descrição do comportamento das pessoas idosas sentadas nos parques é muito ilustrativa dessa forma diferente de estar no mundo. Seus movimentos vão diminuindo e aqueles que não são indispensáveis para realizar a ação vão desaparecendo com a idade. Um exemplo extremo de tal descrição ocorre na doença de Parkinson, em que ocorrem, dentre outras características, rigidez, hipomimia e ausência de expressividade do movimento, até a imobilidade[47].

O mundo dos idosos está cheio de bagatelas, de objetos inúteis, de ordens desnecessárias, de qualquer coleção. Isto é muito evidente na senilidade e, em particular, na demência do tipo Alzheimer, mas também é visto no senescente normal. Pequenas coisas assumem uma importância desproporcional. Goldstein atribuiu essa característica a uma "perda da atitude abstrata"[47]. No entanto, é um fenômeno seletivo em que o idoso se agarra como se fosse a coisa mais importante do mundo a objetos que antes tiveram um significado particular em sua vida: fotografias do passado, objetos que pertenciam à sua mãe ou ao filho que morreu prematuramente e objetos pessoais, como uma caneta ou um relógio que, na idade atual, não são tão prontamente disponíveis para compra como estavam na fase produtiva de sua vida. Com o progresso da doença, isso vai se transformando em uma mera ocupação com objetos inúteis e ordens desnecessárias[41].

Otto Dorr defende que todos os déficits encontrados nas diferentes formas de demência podem ser reduzidos a uma única falha fundamental: a incapacidade do *self* de se voltar sobre si mesmo e tomar uma posição ou atitude, elevando-se acima da vida pré-reflexiva[47]. Ou seja, há fundamentalmente uma progressiva perda da consciência reflexiva; da capacidade de refletir sobre o que está pensando e tomar atitudes a partir disso. Esses indivíduos vão gradualmente resumindo-se à tomada de atitudes de maneira pré-reflexiva e automática. Zutt chega a dizer que a capacidade de autorreflexão constitui a mais alta função da inteligência humana, enquanto o resto das habilidades que temos é quase todo em comum com os animais. Quando essa função fundamental, pela qual o *self* se constitui, desaparece, a memória necessariamente também desaparece, pois ela é precisamente essa consciência do ato, mas é também a capacidade de abraçar a situação como um todo e, assim, as emoções perdem sua ligação essencial com o ato, reduzindo-se a algo fragmentado e desproporcional[47].

Dito isto, de acordo com Otto Dorr, o *self* do paciente com demência é, em uma visão exagerada e fundamental, direcionado e apresentado como um mero efetor de necessidades vegetativas elementares, o que ele chama de "síndrome da perda de valores". A demência, portanto, representa um problema ético completamente peculiar, na medida em que há perda progressiva da própria coisa que é mais característica da condição humana: a autorreflexão e a autogestão de si mesmo e do próprio ambiente[47].

CONSIDERAÇÕES FINAIS

O termo transtorno neurocognitivo (TN) diz respeito a uma entidade nosológica de caráter sindrômico e que abrange doenças de diversas etiologias. Essa entidade está descrita nos principais manuais classificatórios, que são fundamentais para uma comunicação uniformizada sobre os mais diversos transtornos e suas caracterizações. No entanto, a redução da compreensão dos TN a apenas critérios diagnósticos específicos dificulta a compreensão do paciente diagnosticado em sua individualidade e limita o conhecimento de sua subjetividade.

Os TN podem acarretar múltiplas dificuldades para o paciente, culminando em grande sofrimento, conforme abordado durante o capítulo. Faz-se necessária uma compreensão mais aprofundada das diversas formas de apresentação clínica de tais condições. A apreensão cuidadosa do exame psíquico em suas alterações psicopatológicas e da descrição dos TN em seus aspectos fundamentais colabora para que as diferentes entidades nosológicas sejam identificadas e, de maneira igualmente importante, haja uma compreensão da integralidade do ser humano e suas possibilidades de existência.

Este capítulo, portanto, destaca a importância de uma abordagem global do paciente adoecido. Com o objetivo de oferecer ao clínico a possibilidade de maior acurácia diagnóstica, aprofundar a escuta do paciente e, desse modo, garantir uma melhor abordagem terapêutica, encoraja-se uma articulação mais aguçada entre as observações psicopatológicas clínica e descritiva.

REFERÊNCIAS

1. Patterson C. World Alzheimer report 2018. London: Alzheimer's Disease International; 2018.
2. Livingston G, Huntley J, Sommerlad A, Ames D, Ballard C, Banerjee S, et al. Dementia prevention, intervention, and care: 2020 report of the Lancet Commission. Lancet. 2020;396(10248):413-46.
3. Scheltens P, Blennow K, Breteler MMB, de Strooper B, Frisoni GB, Salloway S, et al. Alzheimer's disease. Lancet. 2016;388(10043):505-17.

4. Cipriani G, Dolciotti C, Picchi L, Bonuccelli U. Alzheimer and his disease: a brief history. Neurol Sci. 2011;32(2):275-9.

5. Alzheimer A, Stelzmann RA, Schnitzlein HN, Murtagh FR. An English translation of Alzheimer's 1907 paper, "Uber eine eigenartige Erkankung der Hirnrinde". Clin Anat. 1995;8(6):429-31.

6. Brito-Marques PR. Demências extrapiramidais. In: Desordens cognitivas e demências: Diagnóstico diferencial e tratamento. Recife: Edupe; 2018. 500 p.

7. McKeith IG, Dickson DW, Lowe J, et al. Diagnosis and management of dementia with Lewy bodies: third report of the DLB Consortium. Neurology. 2005;65(12):1863-72.

8. McKeith IG, Boeve BF, Dickson DW, et al. Diagnosis and management of dementia with Lewy bodies. Fourth consensus report of the DLB Consortium. Neurology. 2017;89:88-100.

9. Johnen A, Bertoux M. Psychological and cognitive markers of behavioral variant frontotemporal Dementia–A clinical neuropsychologist's view on diagnostic criteria and beyond. Front Neurol. 2019;10:594.

10. Harlow JM. Recovery from the passage of an iron bar through the head. Massachusetts Medical Society; 1868.

11. Pick A. Über die Beziehungen der senilen Hirnatrophie zur Aphasie. Prager Med Wochenschr. 1892;17:165-67.

12. Alzheimer A. Über eigenartige Krankheitsfälle der späteren Alters. Z Gesamte Neurol Psychiatr.1911;4:356-85.

13. Pirau L, Lui F. Frontal lobe syndrome. StatPearls. 2021.

14. American Psychiatric Association. Diagnostic and statistical manual of mental disorders - 5th ed. (DSM-5). 5.ed. Washington: American Psychiatric Association; 2013.

15. Albert MS, DeKosky ST, Dickson D, Dubois B, Feldman HH, Fox NC, et al. The diagnosis of mild cognitive impairment due to Alzheimer´s disease: Recommendations from the National Institute on Anging-Alzheimer´s Association workgroups on diagnostic guidelines for Alzheimer´s disease. Alzheimers Dement. 2011;7(3):270-9.

16. Petersen RC. Mild cognitive impairment. Continuum. 2004;10:9-28.

17. Petersen RC, Smith GE, Waring SC, Ivnik RJ, Tangalos EG, Kokmen E. Mild cognitive impairment. Arch Neurol. 1999;56(3):303.

18. World Health Organization. International classification of diseases for mortality and morbidity statistics (11th Revision).2018. Disponível em: https://icd.who.int/browse11/l-m/en.

19. Oyebode F. Sims' symptoms in the mind: textbook of descriptive psychopathology, 6. ed. Philadelphia: Elsevier; 2018. p.43-48.

20. Trzepacz PT, Meagher DJ, Wise MG. Aspectos neuropsiquiátricos do delirium. In: Yudofsky SC, Hales RE, editores. Neuropsiquiatria e neurociências. 4.a ed. Porto Alegre: Artmed; 2006.

21. Stieglitz R-D, Haug A, Fähndrich E, Rösler M, Trabert W. Comprehensive psychopathological assessment based on the Association for Methodology and Documentation in psychiatry (AMDP) system: development, methodological foundation, application in clinical routine, and research. Front Psychiatry. 2017;8:45.

22. Oyebode F. Sims' symptoms in the mind: textbook of descriptive psychopathology, 6. ed. Philadelphia: Elsevier; 2018. p.57-67.

23. Lezak MD, Howieson DB, Loring DW. Neuropsychological Assessment. 4.ed. Oxford: Oxford University Press; 2004.

24. Scharfetter C. General psychopathology: An introduction. Cambridge: Cambridge University Press; 1980.

25. Jaspers K. General psychopathology. Hoenig J, Hamilton MW (trad.). Baltimore: The Johns Hopkins University Press; 1997.

26. Oyebode F. Sims' symptoms in the mind: textbook of descriptive psychopathology, 6. ed. Philadelphia: Elsevier; 2018. p. 83-102.

27. Oyebode F. Sims' symptoms in the mind: textbook of descriptive psychopathology, 6. ed. Philadelphia: Elsevier; 2018. p. 49-52.

28. Atri A. The Alzheimer's disease clinical spectrum. Med Clin North Am. 2019;103(2):263-93.

29. Hardy J, Higgins G. Alzheimer's disease: the amyloid cascade hypothesis. Science. 1992;256(5054):184-5.

30. Bateman RJ, Xiong C, Benzinger TLS, Fagan AM, Goate A, Fox NC, et al. Clinical and biomarker changes in dominantly inherited Alzheimer's Disease. N Engl J Med. 2012;367(9):795-804.

31. McKhann GM, Knopman DS, Chertkow H, Hyman BT, Jack CR, Kawas CH, et al. The diagnosis of dementia due to Alzheimer's disease: Recommendations from the National Institute on Aging-Alzheimer's Association workgroups on diagnostic guidelines for Alzheimer's disease. Alzheimer's Dement. 2011;7(3):263-9.

32. Mesulam M-M, Rogalski EJ, Wieneke C, Hurley RS, Geula C, Bigio EH, et al. Primary progressive aphasia and the evolving neurology of the language network. Nat Rev Neurol. 2014;10(10):554-69.

33. Vann Jones SA, O'Brien JT. The prevalence and incidence of dementia with Lewy bodies: a systematic review of population and clinical studies. Psychological Medicine. Cambridge University Press. 2014;44(4):673-83.

34. McKhann GM, Knopman DS, Chertkow H, Hyman BT, Jack CR Jr, Kawas CH, et al. The diagnosis of dementia due to Alzheimer's disease: recommendations from the National Institute on Aging-Alzheimer's Association workgroups on diagnostic guidelines for Alzheimer's disease. Alzheimers Dement. 2011;7(3):263-9.

35. Armstrong MJ. Lewy body dementias. Contin Lifelong Learn Neurol. 2019;25(1):128-46.

36. Boeve BF, Molano JR, Ferman TJ, Smith GE, Lin S-C, Bieniek K, et al. Validation of the Mayo Sleep Questionnaire to screen for REM sleep behavior disorder in an aging and dementia cohort. Sleep Med. 2011;12(5):445-53.

37. Vieira RT, Caixeta L, Machado S, Silva AC, Nardi AE, Arias-Carrion O, et al. Epidemiology of early-onset dementia: a review of the literature. Clin Pract Epidemiol Ment Heal. 2013;9(1):88-95.

38. Robert P, Lanctôt KL, Agüera-Ortiz L, Aalten P, Bremond F, Defrancesco M, et al. Is it time to revise the diagnostic criteria for apathy in brain disorders? The 2018 international consensus group. Eur Psychiatry. 2018;54:71-6.

39. Robert P, Onyike CU, Leentjens AFG, Dujardin K, Aalten P, Starkstein S, et al. Proposed diagnostic criteria for apathy in Alzheimer's disease and other neuropsychiatric disorders. Eur Psychiatry. 2009;24(2):98-104.

40. Bang J, Spina S, Miller BL. Frontotemporal dementia. Lancet. 2015;386(10004):1672-82.

41. Minkowski E. Le Temps Vécu. Paris; 1933.

42. Minkowski E. Lived time. Translated, with an Introduction by Nancy Metzel. Northwestern University Press; 1970.

43. Minkowski E. 'Les idées de Bergson en psychopathologie' [Bergson's Ideas in Psychopathology]. Annales medico-psychologiques. 1929;87(1):234-46.

44. Paulhan F. L'Influence psychologique et les associations du presentisme. J Psychologie. 1925;XXII.

45. Courbon P. Sur Ia psychologie de Ia vieille sse. J psychologie. 1927;455-63.

46. Zubaran C, Fernandes J, Martins F, Souza J, Machado R, Cadore M. Aspectos clínicos e neuropatológicos da síndrome de Wernicke-Korsakoff. Revista de Saúde Pública 1996;30(6):602-8.

47. Dorr O. Aspectos fenomenológicos y éticos del envejecimiento y la demencia. Rev Méd Chile. 2005;133:113-120.

34

Transtornos da sexualidade humana

Gabriel Engel Becher
Louise de Lemos Bremberger

 SUMÁRIO

 PONTOS-CHAVE

- A epistemologia da sexualidade nas ciências humanas e na saúde mental, realizando um percurso histórico à luz da perversão sexual.
- Os critérios diagnósticos dos transtornos parafílicos pelos principais manuais da psiquiatria contemporânea (DSM-5 e CID-11) e as limitações de sua utilização na clínica da sexualidade.
- A epidemiologia e os diagnósticos diferenciais dos transtornos parafílicos.
- O exame psíquico e as particularidades psicopatológicas de diversas formas e manifestações fenomênicas de vivências parafílicas.
- O emprego dos conhecimentos psicopatológicos descritivos das vivências parafílicas para a ampliação da acurácia diagnóstica na clínica psiquiátrica.
- Noções de psicopatologia fenomenológica aplicadas à sexualidade, a partir de um esboço da essência psicopatológica da perversão sexual.

- As interfaces entre os transtornos parafílicos como conceitos clínicos e os crimes sexuais como instâncias jurídicas, e os direitos e deveres do psicopatologista nesse trânsito.

- A visão clínica e psicopatológica das disfunções sexuais e suas inter-relações com as parafilias.

"Estar subjugado ao mundo é o exato oposto de estar aberto ao mundo, assim como estar subjugado a um outro é o exato oposto de estar-aberto-ao-tu do amor"
O Caso Jürg Zünd, Ludwig Binswanger[1]

INTRODUÇÃO

Os transtornos sexuais são um conjunto extremamente heterogêneo de diagnósticos vinculados à experiência sexual, e estão intimamente conectados a aspectos históricos, culturais, sociais, físicos e psicológicos. Compreendem, nos manuais classificatórios da psiquiatria contemporânea, três grandes grupos: as disfunções sexuais, a disforia de gênero (DSM-5) ou as incongruências de gênero (CID-11) e os transtornos parafílicos, aqui arrolados.

O conhecimento sobre o impacto das parafilias na população geral ainda é limitado, uma vez que grande parte das publicações envolve pequenas amostras de pacientes psiquiátricos e criminosos sexuais, ou relatos de casos. Na contramão da ideia historicamente construída sobre os "desvios sexuais", estudos populacionais mais recentes indicam que, estatisticamente, o termo não é aplicável: a maioria das pessoas tem ou teve algum interesse parafílico ao longo da vida.[2] Uma amostra populacional do Canadá vai ao encontro desses achados e revela, ainda, que cerca de 33,9% dos canadenses já tiveram um comportamento sexual permeado por algum conteúdo parafílico – ainda assim, apenas 10% dos indivíduos relataram, de fato, desejos ou experiências intensas e recorrentes[3]. Na comparação entre os gêneros masculino e feminino, evidenciou-se que 50,3% dos homens avaliados já haviam experienciado alguma atividade sexual envolvendo voyeurismo, contra 21,2% das mulheres; e 32,6% da população masculina e 29,4% da feminina já experimentaram práticas exibicionistas. Apesar da maior prevalência de interesses e práticas da maior parte das parafilias entre homens, os maiores índices para práticas masoquistas foram observados em mulheres (23,5%, contra 13,9% em homens).

Os padrões parafílicos mais comuns são o voyeurismo e o fetichismo. Entre homens, 7 a 18% relatam a prática de voyeurismo, 2 a 25% de fetichismo, 2 a 4% de exibicionismo, 2,5% de frotteurismo e até 3% de fetichismo transvéstico[2,4-7]. Há evidência de que, entre homens e mulheres, a prevalência de vivências relacionadas a sadomasoquismo seja de 10% nos Estados Unidos e de 1,7% na Austrália[8,9]; já as fantasias sexuais com a mesma temática parecem mais comuns, abrangendo até 60% da população[10]. A pedofilia, por sua vez, é menos frequente. Estima-se que cerca de 3,8% dos homens[11,12] e até 3% das mulheres[13] manifestem interesses sexuais por crianças e adolescentes. Já a predominância da atividade pedofílica foi estimada em 0,8% dos homens e 0,2% das mulheres[4].

Ainda que a etiologia das parafilias permaneça pouco conhecida, sabe-se que vivências estressoras durante a infância estão associadas ao aparecimento de comportamento parafílico patológico na vida adulta[14]. Nesse sentido, um estudo comparativo entre agressores sexuais e não sexuais verificou que a história pessoal de abuso sexual e emocional na infância foi positivamente associada à pedofilia, exibicionismo, atividade sexual sem consentimento e presença de múltiplas parafilias[15]. Outro estudo correlacionou o antecedente de violência sexual na infância majoritariamente à pedofilia[16]. Ao contrário, ao comparar o histórico de praticantes e não praticantes de formas culturalmente sancionadas de sadomasoquismo, um estudo populacional australiano não identificou que experiências pregressas de violência sexual estejam mais atreladas ao comportamento sadomasoquista não patológico[9].

HISTÓRIA PSICOPATOLÓGICA DO CONCEITO: UM PERCURSO EPISTEMOLÓGICO À LUZ DA PERVERSÃO SEXUAL

O termo "parafilia", vigente nos manuais da psiquiatria contemporânea para designar as vivências sexuais não convencionais normais ou patológicas (nesse caso, fala-se em "transtorno parafílico"), não foi sempre corrente nas ciências e na clínica. Apesar de carregar o sentido de um fenômeno diacrônico à vida psíquica e sexual dos seres humanos, sua acepção é marcadamente heterogênea – bem como a nomenclatura utilizada para designá-lo. Assim, de modo a aprofundar e ampliar o entendimento das parafilias, é de interesse resgatar marcos da história do estudo científico sobre a sexualidade do homem, suas variações e seus limites. Nesse sentido, inicia-se este capítulo pela análise de uma narrativa histórica e epistemológica.

Primeiramente, concerne salientar a relevância de um estudo psicopatológico da sexualidade humana. É notável que os modos de adoecimento psíquico do homem aparecem reluzentes em sua vivência sexual (aqui tomada como parte insuperável de sua trajetória biográfica) e, ao mesmo tempo, podem limitar o desenrolar de sua existência, seja em sentido estrito (i. e., localizado no interior da própria experiência sexual) ou geral. Agora cabe justificar a delimitação de escopo deste capítulo nas parafilias entre a totalidade das vivências sexuais anormais: a escolha é didática, mas não só. Já que a sexualidade, tomada como conceito do diverso da experiência sexual humana, é um campo vasto impactado por determinantes que correm do biológico ao sociocultural, suas variações são múltiplas e, por sua vez, assumem formas plurais. As vivências parafílicas expressam maneiras emblemáticas de adoecimento sexual, e são, por isso, representativas da condição antropológica do ser sexual. Assim, podem carregar padrões psicopatológicos de natureza e profundidade variadas; desde formas clínicas sutis, observáveis por exame psíquico com pouca ou nenhuma alteração, até casos graves, permeados por fenômenos neurocognitivos e psicóticos. Com isso, pode-se proceder ao mérito desta seção: como se deu o estudo da sexualidade nas ciências humanas e na saúde mental à luz da "perversão sexual".

Historicamente, o adoecimento sexual perverso ou parafílico habita um lugar epistemológico entre teorias.

A primeira perspectiva teórica foi inaugurada em 1886, ano no qual o alemão Richard von Krafft-Ebing publicou *Psychopatia Sexualis*, marco zero do desenvolvimento do estudo da sexualidade no interior da psiquiatria. A obra consiste em uma classificação taxonômica dos instintos e comportamentos sexuais ditos desviantes ao longo da vida do homem. As categorias subjacentes foram agrupadas tendo como referencial sua origem orgânica ou psíquica. A primeira conglomera as denominadas "neuroses espinhais" (correspondentes aos distúrbios das funções fisiológicas da ereção e da ejaculação); a segunda, as "neuroses cerebrais", subdivididas em quatro classes: a i) anestesia e seu inverso, a ii) hiperestesia (reuniões das supostas disfunções primárias do impulso ou desejo sexual, que pode estar reduzido/ausente ou aumentado); a iii) parestesia (protótipo das atualmente reconhecidas parafilias); e a iv) paradoxia (condizente com o surgimento de impulsos e comportamentos sexuais em faixas de idade destituídas de substratos fisiológico-hormonais para tal, i. e., em extremos etários: a infância e a velhice). O nome parestesia, atribuído por Krafft-Ebing aos instintos ou comportamentos sexuais direcionados a objetos inusitados, antecipa duas características epistemológicas próprias ao movimento por ele encabeçado: o prefixo *para-*, ao significar algo posto "à margem" de um suposto adequado ou razoável, indica a tonalidade moral que perpassa toda a obra; o radical *aesthesis* acende a noção de sensorialidade corpórea, que calibra o olhar científico sobre a sexualidade humana até os dias atuais.

De um lado, pois, pode-se dizer do canônico texto de Krafft-Ebing que pertença ao campo da psiquiatria moral, na medida em que emprega o incipiente jargão psiquiátrico a serviço das leis (em que se pese que as referidas categorias foram criadas para leitura e dispensação pelos juristas), em chave dualista-organicista – ou seja, evidenciando a separação entre corpo e mente, de tal sorte que as funções orgânicas prevalecem como determinantes do comportamento humano. O contexto histórico sobre o qual *Psychopatia sexualis* se assenta é o do positivismo científico e moral do sociólogo francês Auguste Comte: em uma de suas faces está a valorização do método científico explicativo, em respeito ao modelo das ciências naturais; na outra, a pauta conservadora como guia moral para uma sociedade. Ora, apesar de carregar a chaga do referencial epocal datado, a obra em questão não está destituída de valor descritivo: os relatos clínicos correspondentes a cada uma das categorias sexuais são vivos e minuciosos. Ou, como assinalado na introdução à edição mais recente do livro: "o material mais antigo é de certa forma mais fresco".[17]

De outro lado, *Psychopatia sexualis* reforça a marca da clínica da sexualidade baseada na fisiologia do corpo humano. Tal característica se verifica em outras teorias contemporâneas à obra, como a do inglês Havelock Ellis[18], que concebeu, em 1897, a resposta sexual humana segundo as fases de tumescência e detumescência: trata-se dos vetoriais psicofísicos de direções ascendente e descendente, que correspondem aos movimentos de liga-desliga das partes do corpo e do espírito em ações de natureza sexual. O valor dessa corrente epistêmica também não é obsoleto: as categorias do comportamento sexual referendadas em funções orgânico-fisiológicas servem de protótipo para os atuais modelos neurobiológicos das respostas sexuais masculina (descrito em 1966 pela dupla Masters e Johnson[19] e modificado por Helen Kaplan em 1979[20]) e feminina (descrito por Rosemary Basson em 2001[21]). Esses modelos são particularmente úteis para a compreensão das disfunções sexuais (ver "As disfunções sexuais").

As abordagens humanísticas podem ser tomadas como contraponto às supracitadas referências neurobiológicas e moralizantes da sexualidade humana. Como segunda aproximação teórica significativa ao estudo das vivências sexuais, é obrigatória a menção a Freud e à teoria psicanalítica, pelo protagonismo que a sexualidade adquiriu no centro de uma teoria clínica e antropológica. As temáticas da perversão sexual e da psicanálise se entrelaçam no artigo original de 1927, intitulado *O fetichismo*[22]. Nele, o objeto do "fetiche", conceituado como "substituto para o falo da mulher [da mãe] no qual o menino acreditou e ao qual não deseja renunciar", é disparador de uma experiência usualmente anormal ao olhar do outro, porém sintônica ao indivíduo que a vivencia. Ou seja, trata-se da protetora vivência na esfera sexual de um apêndice da realidade, que dela não se descola, mas que em relação a ela insiste em conservar um hiato. É importante frisar que a psicanálise, ao elevar a psicossexualidade ao primeiríssimo plano na explicação dos fenômenos gerais da experiência humana, não se desfaz de sua sina de ser redutível a um modelo teórico alicerçado na representação simbólica.

Ela cultiva, entretanto, o inegável mérito epistemológico de lançar um olhar analítico às possibilidades existenciais atreladas à vivência sexual do homem.

Ainda na seara humanística, particularmente na interface entre as ciências humanas e as da saúde mental, deve-se sublinhar os trabalhos dos franceses Michel Foucault, em *História da sexualidade*, de 1976[23]; e Georges Lantéri-Laura, em *Leitura das perversões: história de sua apropriação médica*, de 1979[24]. São ensaios pioneiros em analisar a temática da sexualidade em trânsito empírico-humanístico na cena do século XIX, pela via da medicalização da sexualidade.

A abordagem foucaultiana da medicalização é indissociável de sua abordagem da sexualidade – reflexão que culminará na famigerada biopolítica, que versa sobre a constituição do poder entre indivíduos. Em linhas gerais, o sexo, enquanto vivência primária, seria socialmente recoberto pela sexualidade – que seria, por sua vez, o discurso sobre o sexo, isto é, a construção verbal e normativa que se sobreporia à própria experiência. O discurso da sexualidade, para Foucault, é proveniente das instituições tradicionais da religião, da medicina e da família. A partir dessa perspectiva, enfim, as perversões e os crimes sexuais surgiriam como bifurcação errática da reta da sexualidade binária, heterossexual e vinculada à finalidade reprodutiva.

Georges Lantéri-Laura, em itinerário inverso ao de Foucault (que fora um teórico da Escola Normal de Paris), escreve sobre a história e a epistemologia da medicina e da psiquiatria em vetor centrífugo. Ou seja, como psiquiatra de formação, parte da prática clínica em direção às suas condições de aplicação em âmbito histórico, político e ideológico. Na referida obra, Lantéri-Laura oferece uma reflexão sobre o momento em que a medicina se interessou pela perversão sexual, e que teria experimentado seu ápice com o advento da psicanálise. Segundo o autor, a perversão sexual, tomada como categoria do ponto de vista médico, planifica o incômodo social diante das próprias perversões e dos indivíduos perversos. O lugar histórico da medicina, portanto, seria aquele capaz de acomodar o que é socialmente tomado como aberrante, dando lugar ao procedimento social apresentado como "apropriação médica".

É justamente essa conceituação que enseja a chave analítica e epistemológica que melhor traduz a compreensão dos feitos de Krafft-Ebing e do itinerário nosográfico que se dirige para a psiquiatria contemporânea. Nasce aí, na reflexão crítica sobre as balizas da prática da saúde efetivada – como se objetivou expor nesta seção a partir de referenciais teóricos sempre tributários a dados interesses e circunstâncias históricas –, a necessidade de se revisitar as descrições mais fiéis e paradigmáticas da clínica das parafilias (ver "Exame psíquico"). Elas servirão de embasamento para a subsequente separação mais fundamental das categorias da perversão enquanto possibilidade sexual de uma estrutura (ver "Psicopatologia do transtorno em suas características fundamentais"), no sentido da elaboração de conhecimento ético e asséptico de juízos morais por parte do psicopatologista (ver "Implicações ético-legais dos transtornos parafílicos"). Antes, em "História psicopatológica do conceito: um percurso epistemológico à luz da perversão sexual" se oferecerá um panorama das parafilias e seus transtornos nas classificações atuais da psiquiatria.

ATUAL CRITÉRIO DIAGNÓSTICO PELO DSM-5 E CID-11

A discriminação entre "típico" e "atípico" no que concerne aos comportamentos sexuais segue desafiante para as classificações nosográficas, pois qualquer tentativa de determinar a sexualidade por padrões normativos depende, essencialmente, de aspectos históricos, políticos e socioculturais. Assim, a 5ª edição do Manual Diagnóstico e Estatístico de Transtornos Mentais (DSM-5) optou por estabelecer apenas o que é considerado anômalo: "O termo parafilia representa qualquer interesse sexual intenso e persistente que não aquele voltado para a estimulação genital ou para carícias preliminares com parceiros humanos que consentem e apresentam fenótipo normal e maturidade física."[25] O objetivo central da Organização Mundial da Saúde (OMS), por seu turno, é o de diferenciar condições relevantes para a saúde pública, necessitadas de intervenção dos equipamentos de saúde, daquelas que indiquem comportamentos individuais sem impacto na saúde coletiva e sem indicação ou procura de tratamento[26] – detendo-se, portanto, aos estados patológicos (Tabela 1).

Há, ainda, outra entidade diagnóstica digna de interesse: o transtorno da compulsão sexual (TCS), assim classificado pela CID-11 em conjunto com os transtornos do impulso. Trata-se de condição itinerante na sequência histórica dos manuais nosográficos da psiquiatria, que ainda incita vultosos debates – tanto acerca de sua existência enquanto construto clínico próprio como em relação a qual grande grupo dos transtornos psiquiátricos está subsumido. Anteriormente, o DSM-5 havia refutado a proposta de inclusão do transtorno hipersexual, qualificação sinônima ao TCS, diante dos seguintes argumentos: a alegação da falta de evidência científica de que a formulação diagnóstica proposta represente, de fato, uma categoria autônoma e distinta; e a perspectiva de seu uso errático em contextos forenses. De volta à CID-11, pode-se dizer que, imbuído da tentativa de suprimir o selo moral do diagnóstico, o manual inaugura um importante adendo – alinhado à maneira inclusiva com a qual a contemporaneidade da cultura chancela a diversidade das práticas sexuais individuais. Trata-se do veto à conclusão diagnóstica por TCS nas situações em que a vivência de sofrimento está relacionada apenas a julgamentos morais e desaprovação de outros diante do impulso, desejo ou comportamento sexual do indivíduo em questão. Indelevelmente, tem-se aí o prenúncio de um abrangente movimento que será capaz

Tabela 1 Natureza dos transtornos parafílicos segundo o DSM-5 e a CID-11

Natureza dos transtornos parafílicos

DSM-5	Critério A: Por um período de pelo menos 6 meses, excitação sexual intensa e recorrente manifestada por fantasias, impulsos ou comportamentos envolvendo: • Transtorno voyeurista: observar uma pessoa que ignora ser observada e que está nua, despindo-se ou em meio à atividade sexual. • Transtorno exibicionista: exposição dos próprios genitais a uma pessoa que não espera o fato. • Transtorno frotteurista: tocar ou esfregar-se em pessoa que não consentiu. • Transtorno do masoquismo sexual: ser humilhado, espancado, amarrado ou vítima de qualquer outro tipo de sofrimento. • Transtorno do sadismo sexual: sofrimento físico ou psicológico de outra pessoa. • Transtorno pedofílico: atividade sexual com criança ou crianças pré-púberes (em geral, 13 anos ou menos) • Transtorno fetichista: uso de objetos inanimados ou de um foco altamente específico em uma ou mais de uma parte não genital do corpo.
CID-11	Padrões intensos e persistentes de interesse sexual atípico, manifestados por fantasias, impulsos, pensamentos ou comportamentos sexuais. O foco da excitação inclui: • Transtorno voyeurista: observar uma pessoa que desconhece ser observada e que está nua, despindo-se ou em meio à atividade sexual. • Transtorno exibicionista: exposição dos próprios genitais a uma pessoa que não espera o fato em local público, normalmente sem consentimento ou sem que o outro demonstre desejo de aproximação. • Transtorno frotteurista: tocar ou esfregar-se em pessoa que não consentiu em locais públicos em meio a multidões.
	Transtorno do sadismo sexual coercitivo: sofrimento físico ou psicológico de outra pessoa sem consentimento.
	Transtorno pedofílico: atividade sexual com criança ou crianças pré-púberes

de balizar a classificação diagnóstica dos transtornos sexuais em edições futuras dos guias da psiquiatria clínica.

Considerado o modelo diagnóstico vigente retratado, a constatação da existência de certos limites de sua elaboração e de seu emprego clínico e acadêmico se faz indispensável. O primeiro aspecto passível de crítica ainda se refere à permanência da tonalidade moralizante que se insere desde as referidas primeiras classificações dos comportamentos sexuais no homem. Afinal, assentam-se sobre conceitos normativos já distanciados da experiência – ou seja, o rudimento da experiência se dispõe distorcido pelo acesso por meio de conceitos originados de outros conceitos[27], isto é, os juízos valorativos. O segundo ponto digno de

Tabela 2 Subtipos e especificadores dos transtornos parafílicos segundo o DSM-5

Subtipos
Transtorno exibicionista • Excitado sexualmente pela exposição dos genitais a crianças pré-púberes • Excitado sexualmente pela exposição dos genitais a indivíduos fisicamente maduros • Excitado sexualmente pela exposição dos genitais a crianças pré-púberes e a indivíduos fisicamente maduros
Transtorno pedofílico • Exclusivo • Não exclusivo
Transtorno transvéstico • Com fetichismo: se excitado sexualmente por tecidos, materiais ou peças de vestuário • Com autoginefilia: se excitado sexualmente por pensamentos ou imagens de si mesmo
Especificadores particulares
Transtorno pedofílico • Sexualmente atraído por indivíduos do sexo masculino • Sexualmente atraído por indivíduos do sexo feminino • Sexualmente atraído por ambos • Limitado a incesto
Transtorno fetichista • Parte(s) do corpo • Objeto(s) inanimado(s) • Outro
Especificadores gerais
Em ambiente protegido: é aplicável principalmente a indivíduos institucionalizados ou moradores de outros locais onde as oportunidades de atuação são limitadas.
Em remissão completa: não houve sofrimento ou prejuízo no funcionamento social, profissional ou em outras áreas da vida do indivíduo por pelo menos 5 anos enquanto em um ambiente não protegido

ponderação é o fato de tais classificações admitirem a sexualidade como objeto único – integral e autossuficiente –, apagando, assim, sua referência ao indivíduo em geral. Tal movimento se perfaz antagônico à sugestão ainda tímida de Binswanger em *O caso Jürg Zünd*, no interior do campo psicopatológico, em que critica a supremacia da psicanálise enquanto teoria (reducionista, portanto) ante o estudo da esfera sexual, e aponta que a sexualidade está "submetida à estrutura completa do Dasein"[1]. Em confluência, no Capítulo 5 da *Fenomenologia da percepção*, Merleau-Ponty discorre amplamente sobre a impossibilidade de se reduzir a existência à sexualidade, em pressuposto psicanalítico, da mesma forma que a sexualidade não pode ser reduzida à existência, paradigma da psiquiatria objetiva. Ao fim e ao cabo, para o autor, existe osmose entre sexualidade e existência, rumo ao sentido geral do ser. Os transtornos sexuais podem ser ditos como um apanhado de entidades nosográficas que se aglomeram em uma categoria heterogênea: uma mesma classe reúne disposições psicopatológicas disjuntas, portanto incapazes de coabitar uma única estrutura diagnóstica. A seguir, será de interesse descrever em maior profundidade algumas dessas disposições.

EXAME PSÍQUICO

Trata-se, nesta seção, de oferecer ao leitor um compilado não exaustivo das vivências parafílicas, abrangendo algumas das principais categorias elencadas nos manuais diagnósticos da psiquiatria contemporânea, conforme referido na seção anterior. Serão expostas ramificações a partir do centro comum das parafilias, capaz de originar vasta pluralidade de manifestações sexuais, ou seja, expressões de diversidade contíguas às variadas maneiras de sentir e manifestar conteúdos afetivos e sexuais do homem – que serão adiante reunidas sob características comuns e essenciais (ver "Psicopatologia do transtorno em suas características fundamentais"). Aqui se seguirá um itinerário que acolhe vinhetas clínicas pro-totípicas como ponto de partida – respeitando-se a premissa fenomenológica em seu sentido primeiro da descrição da experiência –, para que se possa, na sequência, elaborar formulações com valor psicopatológico e clínico (alinhadas, sempre que possível, a registros sistemáticos, como o AMDP)[28]. O percurso salientará ainda os principais aspectos de exame psíquico, e desembocará no comentário sobre as peculiaridades de cada categoria e sobre sua distinção em relação a outros tipos de vivências sexuais específicas e não sexuais, via diag-nóstico diferencial.

BDSM *versus* transtorno do masoquismo sexual: da sexualidade (ainda) não convencional não patológica ao transtorno parafílico

Faz-se notar a diferença entre as duas seguintes situações. A primeira, originada fora do ambiente clínico; a segunda, retirada de um ambulatório de medicina sexual:

- Um indivíduo de meia idade do gênero masculino, em relacionamento conjugal e sexual saudável com sua esposa, segundo relato de ambos. Re-fere agrado em práticas sexuais mais convencionais com a parceira, porém experimenta potencialização da sensação de prazer nas ocasiões em que é amarrado à cabeceira da cama, submetido por palavras de dominação e/ou golpeado com um chicote de couro. Sua companheira sempre opta por não participar dos momentos mais excitantes a ele por não se sentir confortável, mas admite o combinado, inserido no contrato de fidelidade do casal, de que seu cônjuge poderá frequentar clubes específicos que sediam tais práticas. O indivíduo costuma retornar ao seio familiar, bem como ao convívio social e às atividades laborais, disposto e satisfeito, além de íntegro em sua saúde física.

- Um indivíduo de meia idade do gênero masculino, em relacionamento romântico com uma profissional de enfermagem. Uniram-se ao redor de um objetivo comum, experimentado nos encontros sexuais do casal: a participação em práticas dedicadas a congregar prazer e dor. Seus métodos se escalonaram a técnicas especializadas, como a sondagem vesical. Atualmente, essa é a única fonte de prazer erótico do casal, que, cada vez menos, é capaz de se entreter em quaisquer outras práticas sexuais, bem como de encontrar lazer em outras atividades cotidianas a dois. O indivíduo, no último ano, frequentou o urologista do ambulatório por diversas vezes, para o tratamento de lesões de uretra e infecções de trato urinário de repetição. Aparenta fadiga e desânimo, além de apresentar aspecto adoecido, e mantém atitude retraída durante todo o atendimento, compatível com o receio e a insegurança que admite ter sobre seu futuro caso se mantenha no cenário sexual e vital em que agora se encontra.

O primeiro relato ilustra uma prática comum, conhecida como BDSM (acrônimo para Bondage e Disciplina, Dominação e Submissão, Sadismo e Masoquismo, protótipo de uma dinâmica sexual e relacional consensual entre indivíduos); o segundo evidencia um caso de transtorno do masoquismo sexual (DSM-5). Há algo em comum entre ambos: o relato individual de prazer em ser alvo de ações indutoras de dor e indicativas de submissão. É simples vincular o primeiro à normalidade e o segundo à patologia. Isso se justifica pela percepção de que o primeiro não emana qualquer medida de sofrimento individual, conjugal ou social; já o segundo denota sofrimento verificável de pontos de vista objetivo (pelas doenças orgânicas secundárias ao comportamento sexual) e subjetivo (isto é, tanto pelo sofrimento psíquico manifesto como pela restrição do campo vivencial que o indivíduo enfrenta). Assim, a despeito da natureza da preferência sexual dos indivíduos ser a mesma, o modo como se manifesta na totalidade da experiência (sexual e não sexual) é distinto, bem como suas consequências e comorbidades. O primeiro indivíduo, portanto, exemplifica uma parafilia (somente enquanto tal prática é considerada não convencional – algo que, para a sociedade atual, está em revisão), ao passo que o segundo, um transtorno parafílico.

Fetichismo transvéstico: das diferenças entre parafilia e incongruência de gênero

Um homem de 45 anos, casado e autodescrito heterossexual, comparece a uma avaliação psiquiátrica motivado por grande incômodo, decorrente da natureza de sua preferência sexual. Revela, envergonhado, que se sente eroticamente estimulado apenas ao interagir com vestes usualmente relacionadas ao gênero feminino, ou ao se imaginar a provar meticulosamente cada peça ou adereço: "Nas relações íntimas com minha esposa, percebo-me desviando minha atenção para a calcinha vermelha que poderia eu estar vestindo, o batom vivaz na minha boca, o cheiro doce exalando do meu eu mulher... Só assim consigo me manter interessado". Apesar de manifestar satisfação nas interações com a parceira, frequentemente vivencia culpa por não compartilhar com ela o verdadeiro enredo motivador do seu apetite sexual, e tende a se desqualificar a partir de opiniões depreciativas que ouvira sobre seu desejo. Não se recorda exatamente do período em que começou a fomentar essa relação consigo mesmo em forma feminina; pensa, sim, ser algo que sempre o acompanhou: "Talvez desde antes de eu nascer, já que minha mãe proseava com quem quisesse ouvir que teria preferido uma segunda filha para fazer companhia à minha irmã". Quando criança, costumava, com fascínio, vestir escondido peças de roupa da irmã mais velha, e chegou até, na adolescência, a furtar artigos do varal da vizinha para legitimar suas fantasias. Relata, ainda, por vezes "questionar sua masculinidade", especialmente quando conjectura quão estranha pode parecer sua vivência aos olhos das pessoas mais próximas. Apesar da aproximação imaginativa e concreta dos trajes e adornos tipicamente femininos, conta ao entrevistador que é algo limitado ao contexto sexual, já que se identifica com o gênero e com o papel social masculinos, e aprecia o próprio corpo em compatibilidade com o sexo biológico de nascimento. As vivências pregressas de humilhação e a refuta alheia da natureza de suas preferências sexuais são constantes em seu pensamento e, em que se pese a força do veto imposto, não desiste de relegar seus desejos ao sigilo – ainda que o compartilhamento com a esposa, com quem considera preservar uma relação de cumplicidade, pudesse validá-los no campo prático. Assim, solicita ao psiquiatra a "cura, para que eu possa finalmente me conformar a viver como as outras pessoas".

Durante a entrevista, foram poucos os achados psicopatológicos anormais. Destacam-se as alterações formais de pensamento, verificadas pelas ruminações mentais voltadas às experiências sociais negativas e limitantes, vividas em decorrência de seu padrão de fantasias e comportamentos sexuais. O conteúdo de culpa no contexto conjugal se mostra igualmente indigesto e se desvela como uma alteração da afetividade (sentimento de culpa). Outros comemorativos dessa ordem incluem o sentimento de inadequação e depressão: o primeiro é experimentado nos momentos em que sua relação com o objeto de desejo se expõe – de maneira concreta ou imaginada – ao olhar do outro; o segundo se apresenta na tonalidade afetiva com a qual verbaliza seu sofrimento. De um ponto de vista categorial, a vivência sexual descrita pode ser caracterizada como uma parafilia do tipo fetichismo transvéstico, posto que o objeto de desejo sexual são as indumentárias e os adereços tipicamente femininos. Ou seja, trata-se de objetos inanimados, logo ausentes de consciência, aqueles que o indivíduo intenciona no exercício de sua sexualidade, no mundo vivencial interior e/ou no mundo das relações práticas.

A disforia de gênero (DSM-5) ou incongruência de gênero (CID-11) deve ser considerada como diagnóstico diferencial do quadro parafílico em questão. No caso das classificações atreladas ao gênero, em suma, podem ser caracterizadas segundo dois domínios principais: (1) em relação às características fenotípicas primárias (p. ex., o órgão genital masculino ou feminino) e secundárias (p. ex., padrões de pilificação ou desenvolvimento muscular regional adquiridos após a puberdade) do sexo de origem, o indivíduo vivencia uma intensa e persistente desarmonia entre o sexo biológico determinante do gênero para ele esperado e o gênero por ele experimentado, bem como o desejo de possuir aspectos corporais típicos do gênero oposto; e (2) em relação aos comportamentos atribuíveis ao gênero oposto, o indivíduo experimenta, da infância à vida adulta, tipos de pensamentos e práticas inesperados para o gênero vinculado ao sexo biológico inato, bem como o desejo de ser reconhecido por eles e proporcional incômodo com tal ausência de validação. Em oposição a isso, o sujeito do caso encontra-se alinhado com suas características biológicas masculinas, bem como com a identificação e desempenho do papel social prenunciado. A vivência aqui relatada, enfim, não se generaliza sobre todas as áreas da vida, o que se esperaria singularmente em um diagnóstico próprio à identidade de gênero.

Transtorno zoofílico: uma parafilia de objeto

Uma equipe de cirurgia geral solicita avaliação da interconsulta psiquiátrica: apresentou-se no Pronto Atendimento um pesquisador em biotecnologia de 36 anos, logo após ter sofrido lesões extensas decorrentes de interação sexual com uma mula. Relata que o animal era novo no estábulo e que, embora tenha realizado o ritual de reconhecimento e aproximação com sucesso, durante o ato sexual, Donna, nome cuidadosamente escolhido para a mula, se assustou com ruídos externos e reagiu com coices. O sujeito comenta que, desde a primeira expressão de sua puberdade, recorre a animais campestres – principalmente éguas e mulas –, com os quais tinha contato nas fugas familiares rumo ao interior, para aliviar o desejo sexual: "No estábulo, eu me sentia em casa, e os animais ali presentes eram a versão mais afetiva da minha família. As mulas, afinal, só brigam quando têm bons motivos. Assim, eu me encantei por elas, em todos os sentidos". Não faltaram oportunidades para se aproximar de mulheres adultas, e tivera inclusive alguns relacionamentos anteriores; porém, nessas poucas situações, as parceiras acabaram sempre por romper com o enlace, sem que ele pudesse compreender seus motivos. Ainda assim, fala aliviado dos términos, pois os encontros eram pouco satisfatórios: as conversas eram extenuantes e sentia que "perdia a tranquilidade do seu espaço". Apesar de ter "tomado sexualmente" as parceiras, tinha dificuldade em sustentar a ereção e atingir o orgasmo. O mesmo não acontecia com os animais: sentia desejo ao assistir filmes pornográficos envolvendo a temática, masturbava-se fantasiando os encontros interespécies, dedicava horas estudando sobre o comportamento dos equinos e muares, a ponto de perder prazos para entregas no trabalho: "Às vezes, perco o controle da situação". Ainda com feno enroscado nos cabelos e terra sob as unhas, o paciente solicita alta hospitalar, pois já sofreu esse tipo de lesão em outras ocasiões e acredita que poderá tratá-las em ambiente doméstico; ainda, afirma a necessidade de retornar para cuidar de Donna.

Na entrevista, o examinado manifestou as seguintes alterações psicopatológicas: apresenta o pensamento restrito, limitado principalmente ao conteúdo parafílico; esse achado corresponde à alteração formal do pensamento. Nota-se também a tendência a impulsos compulsivos, posto que o sujeito se coloca em risco com recorrência diante da natureza e da intensidade do impulso sexual, e demonstra o desejo de se reencontrar com sua parceria em detrimento dos cuidados recomendados para seus ferimentos. A compulsão, pois, se evidencia na dificuldade de interromper a sequência de ações voltadas ao objeto de desejo, mesmo frente a compromissos pessoais. No campo afetivo, o indivíduo anuncia sentimento de inadequação quando se refere aos relacionamentos anteriores entre humanos, podendo-se daí predizer sua insegurança relacional. Quanto à psicomotricidade, uma discreta alteração na fala se faz perceber: não mutismo propriamente dito, mas certo laconismo compatível com os temas nos quais não transita com conforto – algo que se desfaz quando da abordagem da temática animal. Outra manifestação psicopatológica se salienta: o indivíduo denota retraimento social significativo ao longo do contato com o examinador, como produto da inabilidade com a qual carrega suas interações com humanos.

Para essa situação, deve-se formular o diagnóstico de transtorno de zoofilia, parafilia direcionada ao animal como objeto específico. Este, embora vivo, é dotado de consciência irracional, díspar do modo de pensar humano, portanto, incompreensível em suas operações internas. A consciência de um indivíduo humano saudável e maduro é capaz de manifestar, pela linguagem, sua vontade e seu consentimento para outros, algo no limite inacessível para a consciência animal (ainda que, por analogia às expressões humanas, se possa inferir dor e prazer animal por manifestações típicas como reações faciais, emissão de sons e postura corporal). Fica também patente, pelo exposto em seções anteriores, que o consentir de terceiros é elemento decisivo para a diferenciação entre parafilia e transtorno parafílico. Portanto, no que concerne à zoofilia, existe limitação para sua plena caracterização enquanto construto patológico. Ou seja, ainda que o indivíduo zoófilo não indique qualquer grau de sofrimento ou prejuízo próprios (algo que não compete ao caso em análise, na medida em que há evidências do prejuízo individual nas lesões físicas, nos impulsos sexuais compulsivos, na disfunção ocupacional e no retraimento social), a expressão do consentimento animal permanece desconhecida. Pode-se depreender que as parafilias que se dirigem propriamente aos objetos sexuais não humanos, adultos e/ou vivos guardam relação com a incapacidade de o objeto oferecer consentimento, logo, também, com a restrição do indivíduo parafílico em solicitá-lo a um outro capaz de reagir negativamente.

Transtorno pedofílico I: A imaturidade sexual

Em consulta agendada por sua mãe e por ela acompanhado, comparece a atendimento psiquiátrico um auxiliar de odontopediatria de 47 anos. A progenitora logo se desculpa pelo fato de seu filho não estar trajando roupas sociais para a ocasião, conforme ela o havia orientado; em verdade, ele portava vestes e acessórios com motivos de desenhos animados e caminhava ligeiramente encurvado. A razão da consulta é a abertura de processo criminal envolvendo o paciente por consumo e compartilhamento cibernético de pornografia infantil. O sujeito afirma categoricamente nunca ter consumado qualquer ato sexual direcionado a esse público, embora com frequência sinta desejo por meninos pré-púberes. Já esteve envolvido em relacionamentos com mulheres em duas oportunidades ao longo da vida, ambas curtas, vinculadas a afeto e cuidado, e sem qualquer intercurso sexual: "Eu queria colo, e nada mais". Refere-se aos adultos em retirada da classe, em terceira pessoa e com certo desgosto, pois se preocupam muito com dinheiro e aparência; em contraste, admira as crianças pela pureza, energia e, principalmente, pela espontaneidade. De forma a experimentar, deslumbrado, o mundo infantil, costuma navegar na internet por horas nos momentos de lazer, assistindo a vídeos de entretenimento corriqueiro para crianças. Por vezes, se masturba diante de tais conteúdos: "A vontade de participar, até de voltar a ser criança, é tanta, que eu preciso me aliviar de alguma maneira". Após o ato, sente-se culpado e envergonhado. Essas atitudes frequentemente o desanimam, e as únicas fontes de alegria nesses momentos são o seu trabalho e a sua coleção de *action figures* de animações. Sobre o primeiro, orgulhoso, reitera que é sempre elogiado por seu desempenho no consultório odontológico, pela facilidade na lida com os jovens pacientes e por sua perspicácia na resolução de entreveros burocráticos. Ao final do relato, o sujeito pede, entre balbucios e lágrimas, para que o examinador não o deixe machucar nenhuma criança.

A partir do evento clínico, podem ser suscitadas considerações psicopatológicas: apesar de se apresentar em atitude pueril, corroborada pela aparente dependência afetiva da mãe, nenhuma alteração cognitiva envolvendo consciência, orientação, atenção ou memória foi evidenciada. Pode-se também depreender uma alteração formal do pensamento por sua delimitação restrita a conteúdos infantis. O indivíduo demonstra sofrimento significativo correlato ao desejo sexual por crianças pré-púberes do gênero masculino, aflição que transborda por via afetiva e com a qual o examinador é capaz de ressoar. Ainda no campo da afetividade, aparenta humor depressivo, marcado por sentimento de culpa que acompanha a manifestação primária parafílica.

Pela descrição e exame psíquico desse caso, é possível deduzir transtorno de pedofilia. Nessa situação, na medida em que não cogita impor sofrimento ao outro pela concretização de suas fantasias sexuais, isto é, na medida em que não tem a intenção de cometer um ato de abuso voltado a uma criança (por vias diretas, em contato corporal, ou indiretas, pela reincidência da busca por conteúdos pornográficos infantis), o sujeito em questão sofre ele próprio do impedimento de dar vazão ao seu desejo voltado ao objeto sexual não convencional. Note-se aqui que, como no caso anterior, a vivência parafílica se veicula na relação com um objeto sexual incapaz de oferecer consentimento – já que se considera que a criança não é dotada de consciência reflexiva madura, portanto ainda inapta a ponderar sobre os riscos atrelados à sua participação em determinada ação compartilhada.

Por fim, deve-se salientar que o examinador apresentou ressonância empática com o indivíduo atendido e com seu sofrimento latente. Tal reação pode ser justificada, de um ponto de vista factual, pela presença de fantasias pedofílicas sem práticas diretas – ainda que se possa considerar legalmente a concretização de crime de pornografia (Lei Federal n. 8.069/1990)[29], e as interfaces entre a clínica e a justiça no tocante às práticas parafílicas serão debatidas adiante (ver "Implicações ético-legais dos transtornos parafílicos"). Entretanto, talvez haja um fator adicional que embase a empatia frente a esse paciente: ele próprio está encerrado em um mundo vivencial infantil e, assim, transparece a pureza e a ingenuidade de uma criança, contra as quais raramente uma pessoa adulta se volta. A alocação de seu instinto sexual, prerrogativa de um corpo biológico maduro, em um objeto destituído de maturidade física e psíquica, talvez seja possibilidade una, visto que o campo volitivo do indivíduo não prosperou em progredir dos referidos elementos infantis para as balizas da vida adulta.

Transtorno pedofílico II: O oportunismo sexual

Comparece à avaliação psiquiátrica, acompanhado de duas de suas filhas, um indivíduo de 57 anos do gênero masculino, casado, que trabalha como operador de máquinas em uma montadora de carros. As jovens comunicam ao profissional que ofertaram ao pai o imperativo de um tratamento médico, e ali estão para garantir sua realização, como intervenção alternativa à primeira linha de ação arquitetada: uma denúncia às autoridades policiais por abuso sexual infringido à irmã mais nova, de 12 anos de idade. A caçula, assustada, recorreu às irmãs mais velhas, portando o relato de que, na noite anterior, o pai a acordara e acariciara de maneira diferente dos afetos habituais, solicitando-a que manipulasse seus órgãos genitais. A situação, por acaso, era familiar para as irmãs mais velhas – haviam sido procuradas pelo progenitor da mesma maneira, em idade próxima à puberdade. Contam as filhas que, em idade escolar, amigas muito próximas deixaram subitamente de frequentar a casa; hoje, suspeitam que se tratava de repetições da mesma postura abusiva do pai. Em segundo momento, durante conversa a sós entre o psiquiatra e o indivíduo, ele admite, com expressão de tranquilidade e pouca mobilização afetiva, que havia se dirigido algumas vezes à cama das filhas – também a suas amigas e primas – a fim de saciar seu impulso sexual. No início, preocupava-se em conduzir a situação sem que sua esposa percebesse; com o passar do tempo, entretanto, foi se desvencilhando da preo-cupação: "Ela sabia! E acho que isso tudo era conveniente para ela, porque assim eu parava de incomodá-la quando buscava sexo". Ao ser questionado quanto à possibilidade de prejuízo a terceiros, não hesita em justificar seu comportamento pela necessidade acoplada à figura paterna de disciplinar as filhas e ensiná-las a se portarem "como mulheres devem ser com seus companheiros", uma vez que elas já estavam, na ocasião, começando a adquirir características físicas secundárias. Argumenta, ainda, que as meninas assentiam com suas investidas e que, por vezes, elas o tocavam espontaneamente. Por fim, antes de se despedir do médico alegando que o encontro deveria ser encerrado na presença das filhas, já que "eram elas que precisavam de uma consulta com psiquiatra", acrescentou: "Veja, doutor, eu não fiz nada diferente do que eu sempre vi fazerem. Meu pai fazia o mesmo para ensinar minhas irmãs; e meu avô, minhas tias. É o ciclo da vida".

Sobre o caso exposto, podem-se enunciar certas alterações psicopatológicas: nota-se elevação da impulsividade compulsiva, posto que o indivíduo não é capaz de conter adequadamente seus impulsos sexuais. No tocante à afetivida-de, faz-se visível a limitação de repertório afetivo na medida em que se mostra pouco envolvido com a dureza do relato da sua experiência, e, ao mesmo tempo, demonstra escassa compreensão pelo afeto de terceiros, isto é, pelo modo como suas ações afetam a vivência das pessoas ao seu redor. Isso se evidencia por sua postura de supressão e minimização do sofrimento das filhas (denotado inclusive por sua preocupação em trazer o pai para a avaliação especializada); bem como por seu enaltecimento de aspectos concretos da relação interpessoal, vide a inferência de maturidade para escolhas sexuais das filhas a partir do surgimento das primeiras características corporais femininas pós-púberes, e o fato de as garotas o tocarem em sua genitália, algo que poderia ocorrer por medo de consequências negativas, como punições e o desmembramento da família, como expressão de seu consentimento.

Esse caso retrata o que se pode nomear de oportunismo sexual, verificável nos comportamentos sexuais suscitados pela hierarquia entre sujeito e objeto, assim como pelo vislumbre da vulnerabilidade alheia. Nessa situação, sua definição como transtorno pedofílico passa pela expressão da preferência não exclusiva por indivíduos pré-púberes do gênero feminino, em detrimento de indivíduos adultos (note-se que o oportunismo sexual pode estar presente mesmo que na ausência da preferência parafílica, geralmente motivado pela criação ou detecção de ambiente propício à consumação de ato sexual mediante a presença de estados vulneráveis transitórios de terceiros). A expressão aqui exposta se contrapõe com aspectos do caso anterior: ali, a aflição subjetiva diante do objeto sexual era notória, algo que se pode considerar protetor para a deflagração de comportamentos dirigidos ao objeto de preferência; aqui, a inaptidão para a compreensão da maneira de se sentir do outro como reação às próprias posturas amplia o risco de abusos reiterados e sequenciais. Em ambos, contudo, é possível detectar o anseio por alvos sexuais instituídos da incapacidade de consentimento, pela imaturidade da consciência vinculada ao estágio de desenvolvimento físico e psíquico que é o infantil. O sofrimento, portanto, é marca das duas situações: enquanto na primeira sofria prioritariamente o próprio indivíduo, na segunda, sofrem os outros submetidos às suas práticas.

Daí se pode depreender que o avaliador não ressoou de forma empática com o indivíduo atendido, analogamente à restrição empática experimentada pelo próprio indivíduo na relação com suas filhas e com outras meninas. Ou seja, o incômodo derivado da experiência do atendimento desse indivíduo pode ser pareado ao incômodo de suas vítimas, e ao incômodo que se poderia esperar que inibisse seus instintos sexuais e que o detivesse das práticas sexuais sustentadas contra menores. Torna-se possível, pois, considerar como diagnóstico diferencial ou como comorbidade para o caso a presença de transtorno da personalidade do grupo B, como antissocial. Além disso, pelo exposto, fica patente a postura usual de um profissional de saúde frente a um indivíduo oportunista sexual: a adoção de um tom assertivo e o apoio em limites claros sobre as condutas pessoais que serão ou não aceitas no decorrer do tratamento, bem como sobre os riscos envolvidos em perdurar nas práticas realizadas até então. O revestimento bioético da conduta clínica deve contemplar seus entrecruzamentos com a justiça, nesse caso os seriados crimes cometidos de estupro de vulnerável (Lei Federal n. 12.015/2009) – a esse respeito, ver discussão oferecida em "Implicações ético-legais dos transtornos parafílicos".

Por último, a circunstância clínica em análise lança luz sobre um fenômeno comum às vivências parafílicas: o antecedente biográfico de experiências sexuais precoces e danosas. Nesse caso, ainda que o próprio indivíduo não refira ter sofrido abusos físicos ou sexuais em sua juventude, ele não esteve imune a um ambiente no qual tais práticas eram frequentes. A hipótese empírica mais pertinente talvez seja a de que indivíduos expostos a vivências sexuais em faixas etárias para as quais a tonalização sexual da vida não é esperada tendem a naturalizar a situação e a protagonizar a reprodução de tais vivências dirigidas a terceiros, e assim sucessivamente.

Transtorno pedofílico III: A impulsividade sexual em chave orgânica

Homem de 37 anos comparece ao ambulatório de sexualidade, trazido por familiares, após ter tocado na região íntima do sobrinho. Mora com a família de sua irmã após ter sido maltratado em casas de outros familiares, onde era considerado "diferente" e incapaz de aprender e respeitar as normas da casa. Via de regra, era considerado estranho pelas pessoas da comunidade, que dele costumavam se distanciar; contrariamente, era acolhido por outros mais solidários, em ações de caridade. Há o relato da família de que seu parto fora cercado de tensão e risco, em consonância com o escrito de hipóxia perinatal em documentos médicos de sua juventude; há também a memória de seu atraso para engatinhar, andar e falar, compatível com os registros de retardo do desenvolvimento neuropsicomotor da infância. Além disso, é descrito como dependente para algumas atividades básicas (como vestir-se e cuidar da própria higiene pessoal) e para a maioria das atividades instrumentais de vida diária (como gerenciar finanças, cuidar das próprias medicações e realizar tarefas domésticas). Nomeado um sujeito dócil na maior parte do tempo, é dito pela irmã ser irascível e imprevisível diante de modificações ambientais e contrariedades: "Lá em casa, é difícil até trocar móvel de lugar, porque ele se estressa fácil com tudo que muda". Diretamente questionado sobre a eventual preferência sexual por crianças, o indivíduo apenas meneia a cabeça e verbaliza: "Não pode, quero sexo". Os familiares negam acreditar que o paciente seja maldoso ou que tenha intenções de prejudicar as crianças de seu convívio, e suspeitam que o ato direcionado ao sobrinho ocorreu em um momento de inquietude do indivíduo e no qual ambos se encontravam desacompanhados por um adulto responsável, algo que pretendam que não se repita.

É interessante que se teçam apontamentos psicopatológicos a partir desse encontro: ao contato com o observador, o indivíduo aparenta desabilidades cognitivas (a serem confirmadas e quantificadas *a posteriori* em avaliação neuropsicológica de inteligência e rendimentos cognitivos), apesar de estar orientado no tempo e no espaço e de ser capaz de obedecer a comandos simples. Apresenta-se taquilálico e executa movimentos repetitivos e estereotipados com os membros durante todo o encontro, como correlato corporal de uma disfunção de controle inibitório de comportamentos que se manifesta notadamente no campo sexual, haja vista as práticas direcionadas a seu sobrinho. Há, ainda, evidências de que possui o pensamento concreto, restrito em abstração e em habilidades racionais de antecipação de riscos e de adiamento de gratificações, bem como repertório linguístico escasso e fala direta. Modula sua afetividade de maneira inconstante e preferencialmente reativa aos estímulos ambientais, o que reforça o caráter potencialmente imprevisível de seu comportamento diante de situações desconhecidas.

O quadro sexual descrito parece ser compatível com um quadro orgânico cerebral (anatômico e/ou funcional), conforme histórico médico do indivíduo, e suas alterações neuropsiquiátricas correlatas. Mais especificamente, pode-se falar, pelos manuais diagnósticos contemporâneos, em deficiência intelectual com comprometimento de funcionalidade, compatível com a dificuldade de controle inibitório dos impulsos, inclusive sexuais. Deve-se salientar que as fantasias sexuais não convencionais são vivências comuns (ver "Introdução"), e que indivíduos íntegros em aparato neurológico e em capacidade racional-deliberativa podem inibi-las na fase de pensamentos, de modo que não progridam para ações práticas direcionadas ao meio e ao outro – mecanismo este comprometido no caso em análise. Por outro ponto de vista, tem-se que o paciente possui uma estrutura psíquica imatura enquanto também detém a estrutura cerebral subdesenvolvida por razões biológicas; assim, suas potencialidades sexuais também se dirigem a indivíduos ainda imaturos, isto é, crianças, do mesmo modo como são incapazes de controlar tal propensão. No limite, cabe o questionamento sobre a presença de um transtorno parafílico, já que não há relato confiável de preferência pelo objeto sexual não convencional, senão a incapacidade de inibir impulsos sexuais fisiológicos de um corpo adulto. Desse modo, o cuidado seguirá no sentido da oferta de mecanismos de controle de que o indivíduo não dispõe internamente, pois não possui aparato neuropsíquico capaz de amadurecer.

Transtorno exibicionista: uma parafilia de cortejo

É recebido para consulta em serviço de medicina sexual um jovem estudante pré-vestibular, ao redor dos 20 anos, solteiro, que sente prazer incomparável ao exibir seu pênis ereto para mulheres desavisadas, em ambientes públicos. Antes disso, refere que a excitação se concentrava em trocar vídeos com desconhecidas, em plataformas que preservam a identidade dos frequentadores, nas quais se masturbava enquanto assistia à masturbação de outras pessoas: "Nunca fui de muitos amigos, e nunca consegui uma namorada, foi a forma que encontrei de interagir, e de entender que havia algo em mim capaz de impactar outra pessoa". Com o avançar do tempo, passou a considerar tal prática monótona, e foi à busca de ambientes superpovoados, como praças públicas ou meios de transporte em horários de pico, nos quais poderia ser visto com ereção; valendo-se da memória, masturbava-se em seu lar ou na própria situação de exposição, com relato de inigualável satisfação: "Pensar nas feições das mulheres chocadas com meu ato de coragem era a melhor parte. Por vezes me pergunto se a reação que exalava surpresa não escondia um desejo por corresponder a mim". Certa vez, não pôde se conter e encostou o genital em uma moça com quem dividia espaço no vagão; o fato não passou despercebido pelos presentes, que o expulsaram do local e ameaçaram denunciá-lo às autoridades competentes. Na sequência do ocorrido, atormentado pela dimensão do perigo que correra, buscou tratamento em saúde mental: "Acho que passei dos limites, e preciso de ajuda. Sinto que deveria ter vindo antes, mas nunca fui mesmo habilidoso em me comunicar".

De um ponto de vista psicopatológico, o caso em questão abarca as seguintes percepções: trata-se de um indivíduo notavelmente tímido, envergonhado diante dos motivos que o levaram à busca por tratamento, em atitude fechada em relação ao profissional e pouco disponível ao contato visual. Seu pensamento aparenta seguir curso e forma normais, mas o examinador experimenta alguma dificuldade em avaliá-lo, já que o indivíduo é sempre tangencial em suas respostas, por vezes lacônico, inclusive restrito em sua manifestação de afetos espontâneos e reativos aos movimentos do encontro. Do exame psíquico, depreende-se que seu enredo aponta para um indivíduo globalmente inábil a se relacionar com o outro em equivalência e com boa desenvoltura.

Trata-se, aqui, de um caso de transtorno exibicionista, antecedido por práticas voyeuristas (nas quais o indivíduo se gratifica sexualmente por observar pessoas ou práticas sexuais sem que seja notado) e sucedido por episódio de frotteurismo (rótulo oriundo do termo em francês *frotter*, que pode ser traduzido para o português como esfregar ou friccionar contra dado objeto). É digno de menção que, nesse cenário, o elemento que caracteriza o quadro parafílico não é a anomalia de seu objeto por sua não convencionalidade, como nos casos anteriores; o que há de anômalo são as vias de aproximação entre o sujeito e seu alvo sexual. Para tanto, faz-se necessário algum aprofundamento sobre essas vias, no caso da sexualidade convencional: concebem-se como um trajeto crescente de aquisição de proximidade e de risco, na medida em que não há obtenção de consentimento manifesto do outro, adulto e responsável, invadido em sua zona de privacidade (note-se, no caso em análise, o caráter desavisado dos frequentadores de transportes públicos expostos às práticas sexuais, bem como a reação de choque subsequente a elas). Tal processo, aqui denominado cortejo, está composto por etapas que se sucedem, da identificação de parceiros possíveis ao contato propriamente sexual entre corpos, e que requerem o consentimento (verbal ou não verbal) do outro para que se possa progredir da etapa anterior à seguinte. Dado que a literatura narrativa é uma das maneiras mais efetivas de se iluminar as experiências do homem empírico, pode-se encontrar uma interessante descrição do processo do cortejo pela vivência do personagem Hajime em "Sul da fronteira, oeste do sol", de Haruki Murakami: "O que eu desejava era inequívoco. Em primeiro lugar, eu queria Izumi nua. Queria tirar sua roupa. Depois, queria transar com ela. Para mim, esse era um destino muito distante (...)[30]. Para chegar ao sexo seria necessário, antes de qualquer coisa, abrir o zíper do vestido. E, entre esses dois acontecimentos, certamente havia um processo que envolvia umas vinte ou trinta decisões e análises complexas". Pode haver descontinuidade em tal desenrolar, de tal modo que o indivíduo padece da restrição vivencial e do abandono da possibilidade de alcançar seu momento derradeiro – o ato sexual – em compasso com o outro com quem interage, com seu consentimento. É na paralisia da sequência do cortejo que emergem as ditas parafilias de cortejo, podendo ser tomadas como um *continuum* voyeurista--exibicionista-frotteurista (a depender da fase na qual o indivíduo se encontra bloqueado), como no caso disparador dessa reflexão, inserido na dialética de aproximação-afastamento em chave sexual. Por fim, deve-se ressaltar que a descrição clínica de uma vivência parafílica de cortejo não exclui a possibilidade simultânea da ocorrência de crime de importunação sexual (Lei Federal n. 13.718/2018), e tal entrecruzamento entre entidades clínicas e jurídicas será debatido adiante (ver "Implicações ético-legais dos transtornos parafílicos").

Impulsividade sexual excessiva I: A poli-impulsividade e sua relação com as parafilias

Um indivíduo masculino de 28 anos e orientação bissexual deu entrada em serviço de pronto atendimento em razão de episódios convulsivos, após ter passado o fim de semana em uso descontrolado de MDMA (substância sintética com efeito euforizante), durante encontro sexual com múltiplas parcerias.

Após estabilização do quadro médico geral, foi solicitada avaliação da equipe de interconsulta de saúde mental. Durante a entrevista, o indivíduo relata que, na adolescência, por curiosidade entre amigos, havia experimentado maconha e cocaína; e que o sexo sempre foi o grande prazer de sua vida, mas que nunca havia pensado em aliar as duas práticas, até 4 meses atrás: "O problema do sexo é que, fisicamente, tem um limite. Com alguns aditivos, o prazer é infinito". Comenta que, no decorrer de sua trajetória de vida, antes ainda de iniciar o *chemsex* (prática difundida por grupos sociais específicos na atualidade, que consiste na vinculação entre uso de substâncias e comportamentos sexuais, visando a potencialização da experiência hedônica), gostava de explorar sua sexualidade próxima ao limite. Para tanto, fazia uso de aplicativos de relacionamento para identificar pessoas alinhadas com a ideia de sexo casual; na sequência, chegava a marcar encontros com diversas parcerias no mesmo dia, independentemente de critérios como autocuidado, faixa etária e gênero. Em várias oportunidades, dado seu estilo de vida, contraiu infecções sexualmente transmissíveis por conta de relações sexuais desprotegidas, bem como envolveu-se em brigas, distanciou--se de amigos e foi desligado de empregos. Em um desses encontros, descobriu que havia grupos que se reuniam justamente para ampliar as dimensões de suas experiências sexuais pelo uso recreativo de substâncias, e se interessou. As diversas drogas tinham o papel de contribuir para que a efemeridade do prazer fosse prolongada, e ao mesmo tempo de facilitar as investidas sexuais de terceiros pela transposição das barreiras interpessoais, não sem também anestesiar as aflições da vida comum. Os encontros poderiam se estender por dias e, no mais das vezes, migrava de um evento a outro até que acabasse exaurido pelo limite físico: era comum, já sóbrio, notar lesões genitais de contato e sentir dores somáticas disseminadas. Como consequências, concebe hoje que o sexo "sem químicos" não é mais excitante, e teve em uma de suas imersões desfecho fatídico: foi abusado sexualmente enquanto permanecia em estado de consciência alterado.

A despeito da fácies fatigada e da postura abatida derivada do período de excessos que antecedeu o comparecimento ao serviço de saúde, o indivíduo não apresentava alterações mentais relevantes. O quadro psicopatológico rascunhado pelo avaliador, assim, aponta para as funções psíquicas atreladas aos impulsos compulsivos e às compulsões. De um ponto de vista diagnóstico, portanto, embora a impulsividade do indivíduo não se restrinja à esfera sexual, há margem para a consideração de TCS (CID-11). Outras hipóteses diagnósticas podem ser ponderadas, tais como TDAH e alteração de humor compatível com episódio de mania (nesse caso, seriam indispensáveis as informações de anamnese sobre a presença de variações fásicas de humor, bem como as alterações psicopatológicas que ultrapassam a impulsividade, como nítidas manifestações relacionadas à afetividade).

O caráter impulsivo, por conseguinte, se faz globalmente presente nas relações que o sujeito estabelece consigo próprio, com o outro e com o mundo; e se concretiza no uso das substâncias, nos episódios de agressividade e na vida sexual. O impulso sexual exacerbado, assim, privilegia o imediatismo do prazer, a finalidade presentificada que trespassa qualquer limite na relação eu-outro e que, assim, enaltece a materialização das interações. Logo, o indivíduo citado não se conecta completamente com as pessoas com quem se envolve, senão com os objetos intermediários desse percurso: com as drogas, com a resposta genital, enfim, com os corpos que, entorpecidos, lhe pertencem – tanto quanto pertencem ao coletivo.

Qualquer semelhança estrutural com a descrição da experiência parafílica não é mera coincidência. Afinal, a hipersexualidade tem forte associação com o interesse parafílico[31]. Tal tese se sustenta de um ponto de vista empírico, posto que a clínica em sexualidade denota que indivíduos parafílicos tendem a assumir formas exacerbadas de sua prática sexual; neurobiológico, dada a similitude entre as fisiopatologias, denotada pelo compartilhamento de vias neurais, regiões cerebrais envolvidas e mecanismos correlatos deflagradores de desinibição comportamental – particularmente evidentes entre indivíduos agressores sexuais[32-34]; e fenomenológico, como se evidenciou no parágrafo anterior, pelos modos relacionais entre sujeito, alteridade e mundo a partir da existência sexual e sua corporeidade latente.

Impulsividade sexual excessiva II: a pseudocompulsão sexual

É recebido no consultório psiquiátrico um indivíduo do gênero masculino, aos 34 anos, evangélico praticante, com elevado grau de sofrimento psíquico atrelado ao que traduz como excesso de desejo sexual e incapacidade de parar de pensar em sexo. É proveniente de família conservadora, na qual a nudez e o sexo jamais puderam ser tematizados: "Mesmo em dias de calor, andar em casa sem camisa era repreendido aos gritos de 'pecador!'". O próprio rapaz se descreve como religioso convicto e portador de valores morais inabaláveis. Jamais praticou ações compatíveis com a experimentação corporal de pensamentos de cunho sexual, como masturbação e relações sexuais com parceria – no limite, exprime desconforto pela mera referência ao tema: "Escolhi esperar, então, para mim, sexo é tema para depois do casamento". Recrimina-se inclusive por observar moças que considera belas em sua igreja, e ainda mais por ter ereções repentinas, as quais não é capaz de controlar, e por liberar líquido espermático durante o sono (fenômeno fisiológico conhecido como polução noturna). Ao fim do encontro, é assertivo em solicitar por medicações que eliminem qualquer referência mental ou corporal a sexo: "Sou compulsivo, preciso de ajuda para reduzir meus excessos".

Tenso, inquieto e ansioso durante toda a avaliação, o indivíduo apresenta outros dados psicopatológicos dignos de nota: rigidez de pensamento, notável pelo incômodo com as abordagens temáticas destoantes da linha de raciocínio que está interessado em manter; e ambivalência, expressa pela aparente necessidade de evitação do mesmo tema sobre o qual tem urgência em pensar e falar, suas vivências sexuais. Talvez seja de particular interesse apontar que a impulsividade global não se faz presente aos olhos do examinador, o que pode determinar a escassez de crítica subjetiva sobre o próprio estado: a questão atípica não habita a região sobre a qual o paciente se queixa (ou seja, não há exacerbação dos impulsos sexuais em relação à população em geral), senão sobre o abundante crivo autoexigente acerca de vivências típicas.

Tem-se aqui ilustrada nítida distinção em relação ao caso anterior, ainda que ambos os indivíduos compareçam às avaliações com o relato de sexualidade excessiva: nesse caso, não é verificável a elevação da impulsividade sexual, e o direcionamento individual à temática sexual não se traduz pela demasia. Pode-se falar, assim, em pseudocompulsão sexual, com frequência observável em estruturas obsessivas, e desencaixada dos diagnósticos sexuais propriamente ditos na medida em que o tema sexual parece preencher a lacuna da moralidade rígida e da contaminação por impurezas de uma consciência que sempre torna a se dirigir a esse mesmo conteúdo, em circularidade, explicitando a vivência subjetiva de conflito entre polos antagônicos. O relato de um suposto excesso sexual está em conformidade com a manifestação sexual fisiológica habitual em um indivíduo que a repudia, portanto, incapaz de acomodar em sua vivência cotidiana a presença de uma fantasia, de um comportamento ou de um processo orgânico que considera impuro, o símbolo de sua imperfeição. Não se trata, afinal, de deslocar à nulidade a intenção sexual do sujeito, senão de validá-la enquanto possibilidade existencial pela via da elevação de sua aceitação e complacência a fenômenos incontroláveis de um corpo adulto, simultâneo a uma consciência que se situa intersubjetivamente.

Notam-se, pelos casos aqui explorados, as múltiplas formas e manifestações fenomênicas das parafilias. Como supracitado, ainda na esfera descritiva, cabe um primeiro agrupamento: de um lado, as parafilias de objeto, diretamente relacionadas ao objeto sexual não convencional (i. e., não humano, adulto e/ou vivo), logo incapaz de consentir, como o fetichismo, a zoofilia, a pedofilia, a necrofilia (e seus transtornos); de outro, as parafilias de cortejo, relacionadas às distorções na aproximação entre um indivíduo e outro no papel de objeto sexual, e à impossibilidade de obtenção adequada de consentimento (de outros indivíduos capazes de consentir) para a interação sexual, como o voyeurismo, o exibicionismo, o frotteurismo, o sadismo e o masoquismo sexual (e seus transtornos). Tal separação, por sua vez, desvela um questionamento: como é possível obter uma compreensão integrada, capaz de reunir em uma só categoria essencial as parafilias de objeto e de cortejo? Espera-se que a categoria da perversão sexual, fundamentada na próxima seção deste capítulo, enseje uma resposta à pergunta.

PSICOPATOLOGIA DO TRANSTORNO EM SUAS CARACTERÍSTICAS FUNDAMENTAIS

Uma abordagem fenomenológica da experiência sexual requer originalidade e ineditismo, em chave metodológica rigorosa, no trânsito entre a filosofia e a clínica. A literatura em psicopatologia fenomenológica, que se dirige às condições de possibilidade do adoecimento sexual de uma estrutura, é rarefeita. Nesse sentido, ambiciona-se aqui desenhar um esboço da perversão sexual como essência psicopatológica, gestada a partir da clínica em sexualidade (para um itinerário mais detalhado, ver o artigo de Becher e Hortêncio, 2021[35]).

O nome "perversão sexual" remonta, em sua etimologia, ao termo latino *pervertere*, semanticamente correlato às ideias de inversão ou subversão, um certo estar à margem, de cabeça para baixo, corrompido. Mais que uma expressão estigmatizada por seu uso moralizante, em analogia à imagem do desvio de certo trajeto correto e esperado, tem-se aí uma via de acesso consagrada e significativa a uma faceta da existência sexual. Trata-se, assim, de compreender uma modalização da experiência subjetiva – o ser perverso, inerente às possibilidades sexuais do homem, em que a coexistência em um mundo corporal adoece por se parcializar. A utilização da expressão no singular, por sua vez, se impõe e se justifica pela tarefa do exercício eidético, ou seja, a busca por uma essência.

Inclinar-se sobre as condições de possibilidade da experiência sexual perversa implica alavancar a primeiro plano as perspectivas corporal (i. e., a corporeidade) e intersubjetiva (i. e., a intersubjetividade) da existência. Quer dizer, a expressão da perversão sexual versa primordialmente sobre a relação entre a consciência e os objetos do mundo, bem como sobre os modos dessa relação. A saber, a possibilidade de reconhecimento de um ao outro pela alteridade (segundo Husserl[36], na *Quinta meditação cartesiana* de 1931, procedimento intencional intersubjetivo que se depura no tempo e que depende, pelo eu constituinte do outro que transcende sua esfera individual, da analogia entre corpos em movimento). O modo sexualmente perverso da relação corporal entre sujeitos no mundo pode ser tomado segundo dois domínios primordiais: (i) a impossibilidade de relação plena com o outro como sujeito, pelo princípio da imaturidade; e (ii) a subversão da interatividade sexual posta na intersubjetividade, acessada a perversão sexual como um fenômeno de mundo compartilhado.

Sobre o primeiro, cabe desmembrar certas condições mínimas que denunciam a possibilidade de consciência do objeto intencional sexual, a saber: vitalidade, humanidade e juízo. São os níveis crescentes de animação e então de aquisição de pensamento racional e deliberativo (i. e., capaz de refletir e ponderar escolhas sobre as próprias ações) que denotam a evolução concentrada nesse objeto, ao qual se direciona o instinto sexual. Em vista disso, tem-se que, em relação de proporcionalidade inversa, o sujeito sexual que é tanto mais imaturo quanto menos consciente em sentido pleno é o objeto com o qual se relaciona. E mais, fazendo-se o cruzamento entre as categorias nosográficas dos tipos parafílicos descritos e a proporção entre presença e ausência das condições da consciência do objeto sexual, pode-se afirmar a possibilidade espectral de interação sexual no seguinte contínuo: fetichismo, zoofilia, necrofilia, pedofilia, desembocando na erotização da versão reificada do indivíduo – que não é parafilia em sentido estrito, mas que denota as mesmas condições intrínsecas à perversão sexual.

A respeito do segundo, é possível decompô-lo em forma e finalidade: já foi intitulada de cortejo, neste capítulo, a formalização nominal da aproximação entre indivíduos com o propósito sexual, e dos processos que a compõem; dizemos da finalidade ser a via derradeira da direção de sentido das etapas do cortejo.

O termo "cortejo" designa uma cerimônia, uma estrutura preconcebida de indivíduos voltados a dada prática própria a uma cultura e a uma época, um ritual compartilhado – tal qual o cortejo fúnebre e o cortejo nupcial. Simultaneamente, remete à eleição amorosa de um outro particular, que se destaca: o cortejo é a formalização do amor. É dotado de uma nítida dimensão vivenciada, explicitada pela seleção da parceria sexual e subsequente obtenção de seu consentimento. O trajeto do cortejo está, assim, constituído por etapas que se sucedem e que rumam a graus mais íntimos de disposição intersubjetiva; a percepção das reações alheias nele age como termômetro, determinando que se possa transcender de uma troca de olhares e gestos a distância ao toque corporal e ao encontro carnal, perpassando a mediação das linguagens verbal e não verbal. É no espaço de qualquer solução de continuidade dessa trama que emerge a perversão sexual.

A direcionalidade da interação sexual é seu ato final. E é tal finalidade que diferencia a interação sexual da não sexual, uma vez que, na primeira, e nela somente, dois se congregam em um. A finalidade sexual, pois, é a reciprocidade, a experiência da extinção de toda e qualquer fronteira do corpo material rumo ao espaço infinito de íntima abertura ao outro, que penetra, e que também acolhe. O orgasmo, momento sexual apoteótico, é a concretização hedônica do pleno encontro, em que se convergem corpos e existências, na efemeridade de um instante e na condensação do espaço de intersecção. A restrição estrutural de se ter o encontro sexual como finalidade dos atos de aproximação do cortejo – em outros termos, um cortejar que permanece errante e se esgota em si mesmo ao não se dirigir à relação sexual propriamente dita – não é senão evidência da perversão sexual.

A experiência sexual é, portanto, face inerente à vida interativa e corporal do homem, e pode padecer, como se buscou explicitar nesta seção, em relação aos diferentes modos pelos quais o indivíduo se dispõe sobre si mesmo, seu corpo e seu mundo de relações. A possibilidade psicopatológica de ser perverso partilha, portanto, da condição antropológica do ser sexual.

IMPLICAÇÕES ÉTICO-LEGAIS DOS TRANSTORNOS PARAFÍLICOS E DISFUNÇÕES SEXUAIS

Implicações ético-legais dos transtornos parafílicos

Há dois domínios contidos no espaço amostral das práticas sexuais possíveis; entrecruzam-se, mas não se sobrepõem. (i) No âmbito clínico, há o domínio das parafilias e dos transtornos parafílicos, largamente tratados neste capítulo, compatíveis com os comportamentos sexuais não convencionais – patológicos ou não; (ii) no âmbito legal, há o domínio dos crimes sexuais, tipificações do Código Penal Brasileiro (CPB)[37] que regulamentam os comportamentos de natureza sexual passíveis de julgamento e punição (para mais dados sobre esse ponto, ver a Lei n. 12.015/2009 sobre os "crimes contra a dignidade sexual e contra a liberdade sexual" do CPB, bem como sua atualização mais recente pela Lei n. 13.718/2018). Dessa forma, as vivências parafílicas que não incorrem em crimes devem ser manejadas clinicamente, sem que sobre elas pese o vetor ético-legal em questão; os atos criminais protagonizados por indivíduos não parafílicos e imputáveis, por sua vez, são tema da justiça, e cabe ao psicopatologista conhecer as ferramentas diagnósticas a fim de encaminhar tais situações às vias pertinentes. Deve-se salientar que os criminosos sexuais, em sua maior parcela, motivados pelo poder sobre a vulnerabilidade alheia, são situacionais – ou seja, não são preferenciais ou parafílicos. O dilema, portanto, se situa na intersecção entre ambos, e considera-se indispensável ao psicopatologista conhecer as bases de sua atuação ética durante o processo de avaliação e tratamento do indivíduo parafílico que também incorre em crime sexual.

Tal necessidade se assenta sobre a premissa de que o profissional de saúde é investido de duplo papel em sua lida clínica: deve oferecer a melhor assistência ao seu paciente ao mesmo tempo que deve garantir a segurança da sociedade no que concerne aos temas da saúde. Isso se comprova pelo legado de Hipócrates, que afirma: "Usarei o tratamento para o bem dos enfermos, segundo minha capacidade de juízo, mas nunca para fazer o mal e a injustiça". Do ponto de vista prático, trata-se, por um lado, de fazer a opção pelo sigilo em relação às informações compartilhadas em atendimentos (cujo direito é assegurado em frentes múltiplas: do ponto de vista da privacidade individual, pela Declaração Universal dos Direitos Humanos da Organização das Nações Unidas, de 1948; do ponto de vista de um exercício profissional, pelo art. 154 do CPB; e do ponto de vista de uma atividade médica, tanto pelo art. 73 do Código de Ética Médica[38] como pelo Juramento Hipocrático); ou, por outro lado, de optar pela denúncia às autoridades competentes e operadores do Direito. A aproximação entre a psicopatologia e o Direito não é nova, afinal; como vimos na primeira seção deste capítulo, data da relação de formação entre as categorias correspondentes às variações do comportamento humano e as leis como normas regentes de uma sociedade.

O que está em jogo no impasse clínico-legal nas mãos do profissional é, enfim, a prevenção de ameaça à sociedade – que, no mais das vezes, pode se dar pela correta avaliação e subsequente manejo terapêutico do indivíduo parafílico. Em outros termos, trata-se de ponderar o risco de ocorrência ou recorrência criminal oriunda de dado comportamento sexual. Em respeito à ética profissional, pois, nas situações em que a condução clínica já não perfaz o risco, nomeia-se a possibilidade de intervenção na conduta individual e/ou comunicação a terceiros em risco. Nos casos concretizados de abuso de menores, por exemplo, é prerrogada ao profissional a quebra de sigilo por meio de denúncia, embasada pelo art. 245 do Estatuto da Criança e do Adolescente (ECA). É importante salientar que há contundente controvérsia sobre a obrigatoriedade da denúncia pelo profissional de saúde mental em casos de crimes sexuais suspeitos ou concretizados (para mais informações a respeito no que tange à prática de pedofilia, ver o parecer da Comissão de Bioética do Hospital das Clínicas da Faculdade de Medicina da Universidade de São Paulo, de 2007[39], e subsequente manifestação do Departamento Jurídico do Conselho Regional de Medicina do Estado de São Paulo).

Ora, para além dos delineamentos estatutários supracitados, já no âmago da reflexão que enseja os dilemas éticos sobre o cuidado com indivíduos parafílicos, cabe o seguinte questionamento: qual a origem dos juízos individuais e coletivos sobre a expressão da sexualidade humana? Talvez se possa concluir pela desproporção entre a ocorrência de fantasias e de comportamentos sexuais. Todos os indivíduos, em maior ou menor grau, possuem um filtro racional entre o que pensam e o que executam eroticamente. Ou seja, dada a capacidade humana de experimentar sua sexualidade de maneira polimorfa e multifacetada, há maior ou menor tendência de supressão de certos pensamentos e desejos de natureza sexual – aqueles tidos como mais impertinentes a cada situação. Pode-se dizer que, de algum modo, tal supressão seja menos presente ou censora em indivíduos que protagonizam atos parafílicos. Por praticarem conteúdos inibidos pela maior parte das pessoas, tendem a ser caracterizados socialmente como seres malignos e incorrigíveis, e, por conseguinte, a sofrer severas punições ante a lei.

Nessa direção, assume-se que a carga de preconcepções socioculturais atreladas aos comportamentos sexuais não convencionais, especialmente quando somam crimes consumados, tende a turvar o juízo do psicopatologista desavisado. O psicopatologista é, afinal, membro da sociedade que propaga tais valores. De modo a evitar assumir impensada ou passivamente a soma de predicados morais que habitam seu entorno, a suspensão dos juízos faz parte das atribuições do profissional de saúde qualificado. O clínico é, portanto, *amoral* (i. e., não é moral, ou seja, representante e propagador dos juízos sociais negativos sobre os indivíduos parafílicos; e não é imoral, logo de olhos fechados a práticas danosas recorrentes a terceiros e à sociedade).

Nasce daí a possibilidade de se tratar indivíduos parafílicos por meio do vínculo, inaugurado na criação de um espaço simultaneamente acolhedor e não repressor, no qual o binômio profissional-paciente pode circular com liberdade, com vistas à construção de uma relação terapêutica. Note-se, assim, que essa relação é bilateral, e está calcada nos pares comunicação e compromisso, confiança e empatia, reciprocidade e colaboração. Há evidência de que indivíduos parafílicos já experimentam dificuldade em procurar tratamento[40], e pode não ser conveniente que o próprio profissional – por intermédio da reiterada sentinela da denúncia – reforce e perpetue o afastamento do lugar de cuidado, ao mesmo tempo, amplificando as possibilidades de ocorrências danosas ao meio social. Por fim, é razoável que o clínico, sem se desfazer do exercício de sua autonomia, compartilhe decisões com o próprio paciente e seus familiares, com a equipe de profissionais responsáveis pelo cuidado e, sempre que necessário, com seu conselho de classe profissional.

Disfunções sexuais

Para que se possa ampliar a compreensão psicopatológica das vivências sexuais alteradas, outras condições desfrutam de destaque, como as disfunções sexuais. A despeito da uniformidade de sua categorização, são entidades clínicas diversas, agrupadas pelo critério da perturbação significativa na capacidade de responder sexualmente ou de experimentar prazer sexual (DSM-5). A resposta sexual é composta por uma interação complexa de aspectos psicológicos, interpessoais, sociais, culturais e processos fisiológicos (CID-11). Há modelos gráficos construídos ao longo da história do estudo em sexualidade, como se verificou na "Introdução", considerados cientificamente aptos a representar a resposta sexual. Atualmente, os mais consagrados são a curva de Masters e Johnson modificada por Kaplan[20] para a resposta sexual masculina, e o ciclo de Basson[21] para a resposta sexual feminina. E as disfunções sexuais englobam alteração em uma ou mais de suas etapas, a saber: (i) desejo, (ii) excitação, (iii) orgasmo e (iv) resolução, ou mesmo (v) dor vinculada à atividade[41]. Os construtos diagnósticos correspondentes às disfunções sexuais, segundo a fase de resposta sexual afetada, são, pelo DSM-5 e pela CID-11: (i) desejo sexual hipoativo; (ii) disfunção da excitação sexual feminina e disfunção erétil masculina, (iii) anorgasmia, (iv) ejaculação precoce e ejaculação retardada e (v) transtorno da dor gênito-pélvica/penetração, que abrange as categorias clássicas da dispareunia, isto é, dor superficial ou profunda atrelada à prática sexual, e do vaginismo, ou seja, o bloqueio mecânico à penetração por contração involuntária da musculatura pélvica feminina (note-se que não estão descritas, nas atuais edições dos manuais psiquiátricos, disfunções sexuais específicas da fase de resolução; anteriormente, a impulsividade sexual excessiva fora considerada como disfunção da resolução da resposta sexual pela redução do período de satisfação e subsequente disparo precoce do próximo ciclo).

As disfunções sexuais acometem de 40 a 50% das mulheres, independentemente da idade[25]. A redução de interesse sexual foi identificada em 17% das mulheres entre 35 e 59 anos no Reino Unido[42], e em 33 a 35% nos Estados Unidos[43], Suécia[44] e Irã[45] – em populações de faixa etária entre 18 e 59 anos, 18 e 74 anos, e 20 e 60 anos, respectivamente –, atingindo o ápice de 55% das mulheres australianas entre 16 e 59 anos[46]. Cerca de 6% das mulheres marroquinas[47] e suecas[44] apresentaram algum grau de vaginismo, e dispareunia foi relatada em 1% da população feminina na Austrália; outras pesquisas indicam que 14 a 27% das mulheres relatam dor durante a prática sexual[43,45,48-50]. Entre os homens, um estudo englobando Estados Unidos e seis países europeus avaliou a presença de disfunção erétil na faixa etária entre 50 e 80 anos, e a prevalência foi de aproximadamente 31%, 55% e 76% em cada década[51]. Dados similares foram apurados no Brasil, na Itália e em duas regiões asiáticas, constatando que, entre 40 e 70 anos de idade, a prevalência da disfunção da excitação masculina permanece em 15 a 34%, com maiores índices nos países asiáticos[52]. Quanto à ejaculação precoce, há prevalência de 8 a 30% em grande parte das faixas etárias nos Estados Unidos[43]; ainda, um estudo coreano indicou que 24,9% dos homens entre 40 e 79 anos não conseguiram controlar o tempo de ejaculação de modo satisfatório[53]. Sobre a comparação de referenciais epidemiológicos entre disfunções sexuais e vivências parafílicas, por fim, é patente que a magnitude dos primeiros é maior que a dos últimos, em especial quando são tomados os comportamentos parafílicos propriamente ditos, manifestações que mais comumente levam o indivíduo a buscar auxílio profissional em saúde mental (ver "História psicopatológica do conceito: um percurso epistemológico à luz da perversão sexual"). A justificativa para a inserção de uma breve discussão sobre disfunções sexuais em um capítulo sobre parafilias, assim, se robustece, na medida em que, como será descrito adiante, disfunções sexuais são comorbidades e diagnósticos diferenciais frequentes dos transtornos parafílicos.

Trata-se, na sequência, de oferecer um trio de descrições clínicas pautadas pelo relato individual de falha de resposta sexual, para que se possa melhor compreender seus correlatos psicopatológicos próprios na seara das vivências sexuais alteradas.

Sobre as disfunções sexuais masculinas

Um homem de 42 anos, em início de relacionamento afetivo, comparece a serviço de saúde sexual após ter tido uma conversa franca com a parceira e por ela acompanhado: "ela me alertou sobre a importância de melhorar o meu desempenho sexual, antes que o namoro, que mal começou, se encaminhe para o fim". Reporta que, desde suas primeiras experiências masturbatórias, notava certa prematuridade na ejaculação por comparação com os relatos dos amigos. O fato se confirmou nas interações sexuais em sucessivos relacionamentos, pois não conseguia se conter em meio ao ato sexual até a marca exata dos 46 segundos: "Fico sempre atento ao relógio, é como verifico se estou melhorando minha marca". Passou por eventos constrangedores: com frequência, a ejaculação ocorria antes da penetração, tendo chegado a vivenciar esse fenômeno em momentos de carícias incipientes, ainda vestido. Buscou, em meios virtuais, diversas soluções voltadas ao órgão sexual, que envolviam, em geral, cremes e géis anestésicos próprios para prolongar o prazer; funcionavam na prática individual, mas potencializavam a vergonha pela interrupção do envolvimento a dois para a aplicação tópica. Por vezes, durante o encontro de corpos, chegava a liberar sêmen sem que a sensação subjetiva do orgasmo fosse experimentada. Transcorrido algum tempo desde a queixa inicial, constatou que, amiúde, apesar de se encontrar em estado de excitação sexual, já não obtinha ereções satisfatórias, algo que se intensificou nos últimos meses. Durante a entrevista, percebeu-se o sujeito assaz objetivo e imbuído de ambições resolutivas, em prontidão para sair pela porta pela qual entrou a qualquer instante. A parceira, por sua vez, retardava a consulta, insistindo em fornecer os detalhes ao mesmo tempo que parecia dominar o atendimento. Entre minuciosas descrições, ela revela que, apesar da ejaculação rápida, o parceiro tem elevado apetite sexual: logo após a resolução de um ato, a conduz para o próximo. Mesmo com a vida sexual do casal bastante ativa, ainda, presume que seu companheiro se masturbe com frequência. Por fim, trouxe apontamentos sobre características gerais do indivíduo: "Noto falta de segurança e de posicionamento, e frequentemente sou eu que acabo tomando a frente das ações – por exemplo, para marcar esta consulta".

Esse caso exemplifica a ejaculação precoce (EP) masculina, denotada pela insatisfação do indivíduo e de sua parceria com a rapidez do tempo de latência ejaculatória e/ou com a ausência de sensação de controle sobre a ejaculação. Pode-se dizer que se trata de uma EP primária, na medida em que se manifesta desde o início da vida sexual do indivíduo (em contraposição à EP secundária, circunstancial; note-se que o critério da classificação decorre da história natural da patologia e do momento do início dos sintomas em relação ao histórico sexual do indivíduo). Sua etiologia pode envolver aspectos individuais, dependentes da estrutura subjetiva e dos modos de sua relação com o mundo, bem como orgânicos, como teorias que relacionam o sintoma sexual à hipersensibilidade do órgão genital. Sobre o primeiro, pode-se acrescentar que se evidencia o caráter fóbico do indivíduo em questão, inseguro de si e evitativo às relações, dependente do outro fortalecido para a sustentação do enfrentamento, e frequentemente apto a lançar mão de recursos que o permitam experimentar a sensação ilusória de controle sobre aspectos objetivos da vida (como, nesse caso, o tempo ejaculatório precisamente cronometrado como compensação do descontrole real sobre seu desempenho sexual e sobre sua capacidade de satisfazer o outro com quem se relaciona sexualmente). Nesse sentido, é patente a associação clínica entre transtornos de ansiedade/transtornos de personalidade do grupo C e EP.

A evolução típica do quadro sexual primário culminou na aquisição de um segundo sintoma sexual, a disfunção erétil (DE), manifesta pela insatisfação do indivíduo e de sua parceria com a obtenção e/ou com a manutenção da ereção peniana. Tal fato ilumina uma questão central das disfunções sexuais masculinas: a linearidade da aquisição dos sintomas sexuais no tempo, compatível com a linearidade sequencial da resposta sexual masculina. Ou seja, do prejuízo inaugural à fase do orgasmo, segue-se o prejuízo subsequente à fase da excitação, já incompleta em sua integralidade. Ainda no nível da resposta sexual, deve-se conceder que haja um encurtamento entre as fases de excitação e orgasmo, sustentando a passagem da ereção para a resolução sexual, fisiologicamente manifesta pela ejaculação, sem a percepção subjetiva do orgasmo.

Ao cabo, interessa mencionar a tendência à hipersexualidade, presente como fenômeno tanto na EP primária como nas vivências parafílicas. A despeito da superfície em comum, suas bases são diversas, e decorrem dos modos de objetificação e materialização das estruturas subjetivas em situação sexual: na EP, as objetificações do tempo (pela sobreposição do tempo cronológico mensurável ao tempo vivido) e do outro (pela sobreposição do corpo objetivo, convencional e depositário dos produtos fisiológicos do ato sexual, aos aspectos pessoais) estão a serviço da pretensão de controle sobre o imponderável, fonte primitiva de angústia; na essência da perversão sexual, a objetificação se instancia na parcialização radical do outro como objeto possível e não convencional a uma consciência sexual imatura. Assim, sob uma perspectiva fenômeno-estrutural, o sujeito ejaculador precoce é temente ao outro em relação ao qual se situa pré--reflexivamente em assimetria, logo acaba por antecipar o que almejaria evitar: o encontro íntimo de dois *selfs* no orgasmo.

Sobre as disfunções sexuais femininas

Uma mulher de 35 anos, casada, comparece ao serviço de saúde sexual com o intuito de engravidar. Envergonhada, refere não conseguir permitir a penetração do parceiro no exercício sexual: sente dores tão intensas que, no mais das vezes, impossibilitam até mesmo a introdução parcial do órgão masculino em sua vagina. Admite que a questão sexual sempre foi um assunto delicado para si, e admira que as pessoas falem tão abertamente sobre: "Em casa, sexo era um tema tabu. Eu era curiosa, desejava ter aprendizados a respeito, mas nunca senti qualquer espaço para o diálogo". Por pressão do namorado, à época de seus 17 anos, consentiu em ter a primeira relação sexual; foi uma experiência dolorosa para o corpo, despreparado e pouco acolhedor às investidas do parceiro, e para os afetos, pois foi duramente reprimida pela mãe por sua imprudência. Na sequência, teve poucos e breves relacionamentos amorosos: tão logo percebia maior aproximação íntima cercada de expectativas sexuais, encontrava maneiras de se desvencilhar da relação. Pensa ter conseguido se relacionar com o esposo por este ser amigo de longa data da família, aprovado para preencher a lacuna matrimonial: "Tive sorte por ele ser um homem compreensivo e respeitoso com as minhas inseguranças e limitações. Apesar disso, ele é homem, tem lá suas necessidades sexuais". Conta, assim, não experimentar desejo sexual; entretanto, para satisfazer o marido, mostra-se sexualmente disponível, e nota até que, em alguns momentos de gentil insistência no ato, é capaz de se excitar por meio de lubrificação genital, algo que a satisfaz. Ainda assim, evita ficar nua diante do parceiro, e a ausência de iluminação é obrigatória para os encontros sexuais, pois não se sente confortável com o seu corpo. O uso prévio de álcool lhe serviu por diversas vezes como facilitador – foram suas únicas vivências de orgasmo, desfecho raro em suas interações sexuais. Ao término da primeira consulta, sugeriu-se o agendamento de novos encontros regulares, para que a paciente pudesse se sentir confortável em abordar aspectos complementares de sua sexualidade – não sem que a simples referência à temática a deixasse desconcertada.

O caso assinalado ilustra uma situação clínica típica, a disfunção sexual feminina mista. A queixa introdutória corresponde à dor gênito-pélvica/penetração, que se soma às subsequentes descrições compatíveis com desejo sexual hipoativo, disfunção da excitação sexual e disfunção orgásmica, em um quadro clínico composto, no qual não se pode isolar as queixas relacionadas à cada fase da resposta sexual umas das outras. Deve-se lembrar, para que se possa compreender tal vivência complexa, que o modelo de resposta sexual feminino não é linear, e que suas etapas se sobrepõem de maneira cíclica.[54] Além disso, cabe enunciar que tanto fatores objetivos (as próprias fases do desejo – espontâneo, tal qual nos homens, e responsivo a estímulos, exclusivo do sexo feminino; excitação; e orgasmo) como fatores sexuais subjetivos (como intimidade e satisfação emocional) influenciam em todos os pontos do ciclo, de modo que a relação consigo mesma e a interpessoalidade, bem como componentes histórico-biográficos, psicológicos e sociais têm papel fundamental no funcionamento sexual feminino.

Assim como no caso 1, aqui se desenvolve o relato acerca de uma pessoa com marcados componentes inseguros e evitativos de personalidade, que tonalizam a forma com a qual se experimenta como identidade e se relaciona com a alteridade. De um ponto de vista relacional, é saliente o fechamento factual simultâneo ao desejo de abertura ao outro (notadamente corporal, desde a receptividade genital até a disposição ao contato físico, assim como subjetiva, pelo ímpeto mesclado ao receio para adquirir conhecimentos de mundo e para acolher atenção e manifestações afetivas), atentado pelo profissional para a construção lenta e progressiva do vínculo terapêutico.

Disfunção sexual ou parafilia?

Um homem de 37 anos se apresenta ao serviço de saúde sexual acompanhado por sua esposa. Ambos parecem alinhados em enunciar o motivo da consulta: desde o início da relação, há 4 anos, o indivíduo tem reiterados episódios de perda de ereção e anorgasmia durante as interações sexuais do casal. A dupla refere que o desejo sexual é presente e que a intimidade para assuntos sexuais e extrassexuais é grande – embora sejam pessoas com qualidades distintas: "Eu sou extrovertida e comunicativa, já meu marido é quieto e introspectivo". O indivíduo assente com a fala da esposa e, por esse motivo, ambos concordam que um momento a sós com o psiquiatra pode ser útil para que se consiga aprofundar o diálogo acerca das questões sexuais. Assim que a esposa se retira e o médico o deixa à vontade para adentrar aspectos não revelados de sua sexualidade, o indivíduo assume feição de grande desespero, e dispara: "Doutor, eu espero que o isolamento acústico da sala seja bom, porque minha mulher não pode sequer imaginar que o corpo desacordado é o que me estimula de verdade". Mais à vontade, o indivíduo relatou episódios regulares em que se masturba assistindo ao sono da esposa: "Gosto dela acordada, mas meu corpo responde melhor quando ela dorme. Assim, posso vê-la e imaginá-la do exato jeito que eu quero". Notou que nutria maior admiração pelo corpo em estado inanimado em acampamentos de juventude, ao se hospedar em quartos coletivos mistos. Em momentos de maior estresse e ansiedade, chegou a cogitar frequentar hospitais e velórios para observar pessoas em nível de consciência reduzida ou mesmo mortas, mas se assustou com a perspectiva e jamais concretizou tais práticas. Não teve outras parceiras sexuais antes da esposa, e se considera inexperiente em matéria de romance e sexo. Ao fim do encontro, interpela o médico: "Meu corpo se anima quando o da minha esposa repousa; meu corpo repousa quando ela se anima. Há alguma maneira de reconciliar a nossa relação?".

Por fim, um caso que sublinha a relevância de se conhecer a psicopatologia de interface entre disfunções sexuais e vivências parafílicas, e que perfaz sinteticamente a trajetória deste capítulo. O psicopatologista deve ser capaz de reconhecer que, sob a roupagem de um quadro sintomatológico compatível com uma disfunção sexual perante relações convencionais, camufla-se uma vivência parafílica. Nessa situação em análise, o que enfaticamente desperta o ímpeto sexual do sujeito, logo também convoca as reações corporais compatíveis, é o corpo humano desacordado, desprovido de vitalidade, ao passo que o ser humano em sua integralidade, de alguma forma, o intimida. Em conclusão, o prejuízo das funções sexuais pode indicar uma parafilia, pois, diante de um objeto de desejo convencional, ao qual está pareado, o indivíduo parafílico pode demonstrar diminuição do desejo, redução da excitação e alterações orgásmicas, sem necessariamente apresentar tais alterações frente ao objeto não convencional. Pode-se dizer, assim, que há diagnóstico diferencial necessário no interior do grande grupo dos transtornos sexuais.

CONSIDERAÇÕES FINAIS

Em razão do elevado estigma social a elas atrelado, o estudo aprofundado das vivências parafílicas tem escassa ocorrência na literatura psicopatológica. Os manuais nosográficos da psiquiatria operacional são voluntariosos nessa tarefa, mas acabam por se aproximar dos fenômenos sexuais de modos superficiais e disjuntivos. Assim, escapam-lhes as condições estruturais que tornam a experiência sexual normal e alterada parte da condição antropológica do homem. Um ensaio como este, construído a partir da experiência clínica com as parafilias, inaugurado pelo levantamento histórico dos recortes epistemológicos pelos quais a sexualidade foi abordada no interior das ciências médicas e humanas, poderá suscitar elementos fundadores de uma acepção nuclear e integrativa da experiência sexual.

Cabe salientar que as ciências da saúde devem sempre assumir a vanguarda do conhecimento. Dessa forma, espera-se que a compreensão psicopatológica das vivências parafílicas e da categoria essencial da perversão sexual possa, tanto quanto minimizar o sofrimento dos indivíduos parafílicos e da sociedade a eles exposta – por meio do refinamento das habilidades terapêuticas tributário às descrições fiéis das vivências sexuais acolhidas pela clínica em saúde mental e sexual –, projetar e ampliar os modos com os quais a cultura contemporânea se relaciona com a não convencionalidade inerente ao ser sexual.

▦ REFERÊNCIAS

1. Binswanger L. O caso Jürg Zünd. Niemeyer M (trad.). Rio de Janeiro: Escuta; 2009.
2. Ahlers CJ, Schaefer GA, Mundt IA, Roll S, Englert H, Willich SA, Beier KM. How unusual are the contents of parafílias? Paraphilia-associated sexual arousal patterns in a community-based sample of men. J Sexual Med. 2011;8:1362-70.
3. Joyal CC, Carpentier J. The prevalence of paraphilic interests and behaviors in the general population: a provincial survey. J Sex Res. 2017;54(2):161-71.
4. Abdullahi H, Jafojo RO, Udofia O. Paraphilia among undergraduates in a Nigerian university. Sexual Addiction & Compulsivity. 2015;22(3):249-57.
5. Långström N, Seto MC. Exhibitionistic and voyeuristic behavior in a Swedish national population survey. Arch Sexual Behav. 2006;35(4):427-35.
6. Långström N, Zucker KJ. Transvestic fetishism in the general population. Journal of Sex & Marital Therapy. 2005;31(2):87-95.
7. Oliveira WMD Jr, Abdo CHN. Unconventional sexual behaviors and their associations with physical, mental and sexual health parameters: A study in 18 large Brazilian cities. Rev Bras Psiqu. 2010;32:264-74.
8. Kleinplatz P, Moser CA. Sadomasochism: powerful pleasures. Binghamton: Harrington Park; 2006.
9. Richters J, de Vissier RO, Rissel CE, Grulich AE, Smith AMA. Demographic and Psychosocial Features of Participants in Bondage and Discipline, "Sadomasochism" or Dominance and Submission (BDSM): Data from a National Survey. J Sexual Med. 2008;5:1660-8.
10. Powls J, Davies J. A descriptive review of research relating to sadomasochism: considerations for clinical practice. Deviant Behavior. 2012;33(3):223-34.
11. Dombert B, Schmidt AF, Banse R, Briken P, Hoyer J, Neutze J, Osterheider M. How common is males' self-reported sexual interest in prepubescent children?. J Sex Res. 2016;53:214-23.
12. Bártová K, Androvičová R, Krejčová L, Weiss P, Klapilová K. The prevalence of paraphilic interests in the czech population: preference, arousal, the use of pornography, fantasy, and behavior. J Sex Res. 2021;58(1):86-96.
13. Fromuth ME, Conn VE. Hidden perpetrators: sexual molestation in a nonclinical sample of college women. J Interpersonal Violence. 1997;12(3):456-65.
14. Arrigo BA, Purcell CE. Explaining paraphilias and lust murder: Toward an integrated model. International Journal of Offender Therapy and Comparative Criminology. 2001;45:6.
15. Lee JK, Jackson HJ, Pattison P, Ward T. Developmental risk factors for sexual offending. Child Abuse & Neglect. 2002;26(1):73-92.
16. Jung S, Carlson E. Abuse histories and attributions of sexual offenders. Journal of Criminal Psychology. 2011;1(1):36-42.
17. Sellers T. Introdução. In: Krafft-Ebing R. Psychopathia sexualis: as histórias de caso. São Paulo: Martins Fontes; 2001.
18. Ellis H. Psicologia do sexo. Ramires PPC, tradutor. Rio de Janeiro: Bruguera; 1971.
19. Masters WH, Johnson VE. Human sexual response. Boston: Little, Brown; 1966.
20. Kaplan HS. Disorders of sexual desire. New York: Brunner Mazel; 1977.
21. Basson R. Human sex response cycles. J Sex & Marital Therapy. 2001;27:33-43.
22. Freud S. O Fetichismo (1927). In: Inibição, Sintoma e Angústia, O Futuro de uma Ilusão e outros textos (1926-1929) – Obras completas (Vol. 17). Cézar e Souza P (trad.). São Paulo: Companhia das Letras; 2010.

23. Foucault MMTC. História da Sexualidade I: A vontade de saber. Albuquerque MTC (trad.). Rio de Janeiro: Graal (originalmente publicado em 1976); 1984.

24. Lantéri-Laura G. Leitura das perversões: história de sua apropriação médica. Rio de Janeiro: Jorge Zahar; 1979.

25. American Psychiatric Association. DSM-5: Manual Diagnóstico e Estatístico de Transtornos Mentais. 5.ed. Porto Alegre: Artmed; 2014.

26. International Advisory Group for the Revision of ICD-10 Mental and Behavioral Disorders. A conceptual framework for the revision of the ICD-10 classification of mental and behavioral disorders. World Psychiatry. 2011;10:86-92.

27. Merleau-Ponty M. Fenomenologia da Percepção. Moura CAR. São Paulo: Martins Fontes, 2015.

28. Haug A, Rösler M, Spitzer C, Stieglitz RD, Trabert W. O Sistema AMDP: manual de documentação de achados diagnósticos psiquiátricos. Sallet P, Aratangy E (trads.). São Paulo: Hogrefe CETEPP; 2016.

29. Brasil. (1990). Lei n. 8.069, de 13 de julho de 1990. Dispõe sobre o Estatuto da Criança e do Adolescente e dá outras providências. Diário Oficial da República Federativa do Brasil. Brasília. Disponível em: http://www.planalto.gov.br/ccivil_03/leis/l8069.htm.

30. Murakami H. Sul da fronteira, oeste do sol. Kohl R (trad.). Rio de Janeiro: Alfaguara; 2021. p. 24-5.

31. Långström N, Hanson RKK. High rates of sexual behavior in the general population: correlates and predictors. Arch Sexual Behav. 2006;35(1):37-52.

32. Bradford JM. The neurobiology, neuropharmacology, and pharmacological treatment of the paraphilias and compulsive sexual behaviour. Can J Psychiatry. 2001;46(1):26-34.

33. Saleh FM, Grudzinkas AJ Jr, Bradford JM, Brodsky DJ. Sex offenders: identification, risk assessment, treatment and legal issues. Nova Iorque: Oxford University Press; 2009.

34. Dalley JW, Everitt BJ, Robbins TW. Impulsivity, compulsivity, and top-down cognitive control. Neuron. 2011;69:680-94.

35. Becher GE, Hortêncio LOS. Sexualidade: Uma leitura fenomenológica da perversão sexual. In: Fundamentos de clínica fenomenológica. Barueri: Manole; 2022.

36. Husserl E. Meditações Cartesianas e Conferências de Paris. Alves PMS (trad.). Rio de Janeiro: Forense Universitária; 2012.

37. Brasil. Código Penal. 4.ed. Brasília, DF: Senado Federal, Coordenação de Edições Técnicas. 2021. Disponível em: https://livraria.senado.leg.br/codigo-penal-4a-edicao-2021.

38. Conselho Federal de Medicina. Código de Ética Médica. Resolução n. 2.217, de 27 de setembro de 2018. Brasília: CFM; 2019.

39. Conselho Regional de Medicina do Estado de São Paulo (CREMESP). Parecer n. 51.676; 2007.

40. Beier M, Neutze J, Mundt IA, Ahlers CJ, Goecker D, Konrad A, Schaefer GA. Encouraging self-identified pedophiles and hebephiles to seek professional help: first results of the Prevention Project Dunkelfeld (PPD). Child Abuse & Neglect. 2009;33:545-9.

41. Abdo CHN, Fleury HJ. Aspectos diagnósticos e terapêuticos das disfunções sexuais femininas. Arch Clin Psychiatry. 2006;33(3).

42. Osborn M, Hawton K, Gath D. Sexual dysfunction among middle-aged women in the community. BMJ. 1988;296:959.

43. Laumann EO, Paik A, Rosen RC. Sexual dysfunction in the United States: prevalence and predictors. JAMA Psychiatry. 1999;281:537.

44. Fugl-Meyer AR, Sjögren FMK. Sexual disabilities, problems and satisfaction in 18-74 year-old Swedes. Scand J Sexol. 1999;2:79.

45. Safarinejad MR. Female sexual dysfunction in a populationbased study in Iran: prevalence and associated risk factors. Int J Impotence Res. 2006;18:382.

46. Smith AMA, Rissel CE, Richters J, Grulich AE, de Visser RO. Sex in Australia: the rationale and methods and rationale of the Australian Study of Health and Relationships. Australian and New Zel J Public Health. 2003;27:106.

47. Kadri N, Mchichi AKH, Mchakra T. Sexual dysfunction in women: population based epidemiological study. Arch Women's Mental Health. 2002;5:59.
48. Johnson SD, Phelps DL, Cottler LB. The association of sexual dysfunction and substance use among a community epidemiological sample. Arch Sexual Behav. 2004;33:55.
49. Johannes CB, Avis NE. Gender differences in sexual activity among mid-aged adults in Massachusetts. Maturitas. 1997;26:175.
50. Gruszecki L, Forchuk C, Fisher WA. Factors associated with common sexual concerns in women: new findings from the Canadian Contraception Study. Can J Human Sexuality. 2005;14:1.
51. Rosen R, Altwein J, Boyle P, Kirby RS, Lukacs B, Meuleman E, et al. Lower urinary tract symptoms and male sexual dysfunction: the Multinational Survey of Aging Male (MSAM-7). Eur Urology. 2003;44:637.
52. Nicolosi A, Moreira ED Jr, Shirai M, Tambi MIBM, Glasser DB. Epidemiology of erectile dysfunction in four countries: cross-national study of the prevalence and correlates of erectile dysfunction. Urol. 2003;61:201.
53. Ahn TJ, Park JK, Lee SW, Hong JH, Park NC, Kim JJ, et al. Prevalence and risk factors for erectile dysfunction in Korean men: results of an epidemiological study. J Sexual Med. 2007;4:1269.
54. Leiblum S. CME: Redefining female sexual response. Contemporary Ob/Gyn. 2001;11:120-34.
55. Abdo C, Afif-Abdo J, Ramadam ZBA. Sexualidade humana e seus transtornos, 5.ed. São Paulo: Leitura Médica; 2014.
56. OHCHR. Declaração Universal dos Direitos Humanos. 2008. Disponível em: https://www.ohchr.org/EN/UDHR/Documents/UDHR_Translations/por.pdf.
57. Organização Mundial da Saúde. Classificação Estatística Internacional de Doenças e Problemas Relacionados à Saúde: CID-10, 10a rev. Centro Colaborador da OMS para a Classificação de Doenças em português (trad.). 3.ed. São Paulo: Edusp; 1996.
58. World Health Organization. ICD-11 for Mortality and morbidity statistics. 2021. Disponível em: https://icd.who.int/browse11/l-m/en.

35
Transtornos por uso de substâncias

Flavia Cardoso
Nicole Rezende da Costa

 SUMÁRIO

- Introdução
- História psicopatológica do conceito
- Atual critério diagnóstico pelo DSM-5 e CID-11
- Exame psíquico
- Psicopatologia do transtorno em suas características fundamentais
- A plenitude da toxicomania e a história abiográfica do toxicômano
- Considerações finais
- Referências

PONTOS-CHAVE

- A evolução do uso das substâncias ao longo da história.
- Os principais sistemas atuais de classificação diagnóstica dos transtornos por uso de substâncias.
- As alterações no exame psíquico e sua consonância com os conceitos psicopatológicos do sistema da Associação para Metodologia e Documentação em Psiquiatria (AMDP).
- Características descritivas fundamentais para a compreensão do quadro clínico.
- Aspectos fenomenológicos e psicanalíticos do paciente com transtorno por uso de substâncias.

INTRODUÇÃO

Substâncias psicoativas (SPA) são aquelas que atuam no sistema nervoso central (SNC), modificando-o em uma ou várias funções, provocando efeitos psíquicos e comportamentais[1].

De acordo com o Relatório Mundial sobre Drogas 2017, do Escritório das Nações Unidas sobre Drogas e Crime (UNODC – United Nations Office on

Drugs and Crime, 2017)[2], cerca de um quarto de bilhão de pessoas usou drogas em 2015, representando quase 5% da população mundial adulta.

No Brasil, o II Levantamento Nacional de Álcool e Drogas (LENAD)[3], de 2012, mostrou que 50% da população brasileira adulta consumiram álcool no último ano, e que a prevalência de dependentes de álcool (segundo o *Manual diagnóstico e estatístico de transtornos mentais* – 4ª edição – DSM-IV) era de 10,5% em homens e 3,6% em mulheres. Em comparação com pesquisa desenvolvida pelo mesmo grupo em 2006, nota-se um aumento expressivo do consumo semanal e da quantidade ingerida de álcool pela população não abstêmica.

Diante desse cenário, é fundamental que o profissional de saúde compreenda a psicopatologia desse transtorno para o melhor manejo desses pacientes. Apresentaremos, neste capítulo, as alterações psicopatológicas essenciais para a compreensão de sua sintomatologia e caracterização diagnóstica.

HISTÓRIA PSICOPATOLÓGICA DO TRANSTORNO

Conhecer o uso de drogas ao longo da história nos mostra o quanto as substâncias foram modificadas de seu contexto original, com padrões de uso dominantes variando de acordo com as épocas e locais.

O uso de plantas e algumas substâncias de origem animal com a finalidade de alterar a consciência é relatado desde a pré-história[4]. Por volta de 385 a.C., Hipócrates descreveu, em seu livro sobre epidemias, que o uso de álcool seria um fator predisponente a diversas doenças[5].

As substâncias passaram a ser comercializadas com as Grandes Navegações, evoluindo para um aumento do consumo e maior relevância, e a partir das Revoluções Industrial e Científica, alguns princípios ativos foram isolados e passaram a ser distribuídos nas farmácias ao redor do globo[6].

Ao longo do tempo, diversos modelos etiológicos da dependência química foram descritos: o modelo moral, que compreendia que o uso em excesso seria uma violação consciente das normas sociais; o modelo da temperança, considerado por Benjamin Rush e Thomas Trotter, no qual a intensidade do uso variava por meio de um *continuum* de gravidade, trazendo a ideia de que danos decorrentes do uso de álcool seguiam padrões evolutivos; modelo da degenerescência neurológica, em que o sueco Magnus Huss publicou um trabalho científico mencionando a palavra "alcoolismo" pela primeira vez, passando a ser compreendido como uma patologia[7].

Na década de 1950, o alcoolismo passa a ser incluído nos manuais diagnósticos e, em 1960, Jellinek publica um livro classificando o alcoolismo em subtipos, caracterizando-o como doença e não doença[8]. Em 1964, o termo dependência foi introduzido pela Organização Mundial da Saúde a fim de substituir os termos "vício" e "habituação". A partir de então, ampliou-se a gama de substâncias consideradas como tendo potencial de "dependência" e o conceito do quadro enfatizou o forte desejo ou senso de compulsão do usuário em fazer uso da substância e sua dificuldade em controlar seu comportamento de consumo[9].

Observamos, nos últimos anos, uma considerável evolução na compreensão do impacto das substâncias psicoativas no sistema nervoso central e sua fisiopatologia, sendo importante ressaltar a vulnerabilidade dos indivíduos para o desenvolvimento de um transtorno por uso de substâncias. Enquanto estudos iniciais centravam a neurobiologia das dependências apenas no circuito de recompensa ou prazer, trabalhos mais recentes apontam que o ciclo de dependência pode ser representado por três fases:

1. Uso intenso/intoxicação.
2. Abstinência/afeto negativo.
3. Preocupação/antecipação, por meio de um modelo baseado em diversas neuroadaptações em três esferas correspondentes:
   A. Aumento da saliência do uso.
   B. Diminuição da recompensa cerebral e aumento do estresse.
   C. Comprometimento da função executiva, que ocorre em três neurocircuitos: gânglios da base, amígdala estendida e córtex pré-frontal[10].

ATUAL CRITÉRIO DIAGNÓSTICO PELO DSM-5 E CID-11

Enquanto o DSM-IV identificava duas condições diferentes, abuso e dependência de substância, o DSM-5 une essas duas categorias em um *continuum* de gravidade, chamado de Transtornos por Uso de Substâncias, que se baseia na quantidade de critérios de sintomas (Tabela 1)[11].

Um transtorno por uso de substância leve é caracterizado pela presença de dois ou três sintomas; moderado, por quatro ou cinco sintomas; e grave, por seis ou mais sintomas[12].

Além dos transtornos relacionados a substâncias, esta seção também inclui o transtorno do jogo, que anteriormente era chamado de jogo patológico e classificado, no DSM-IV-TR, nos transtornos do controle do impulso não classificados em outro lugar.

Já a 11ª edição da Classificação Internacional das Doenças (CID-11)[13], elaborada pela Organização Mundial da Saúde (OMS), descreve os padrões de uso de substâncias psicoativas em três subtipos: uso perigoso, uso nocivo e dependência.

O uso perigoso é uma nova categoria na CID-11 e não é considerado um transtorno. Está agrupado nos "fatores de risco à saúde" em um capítulo à parte, chamado "fatores que influenciam o estado de saúde ou contato com os serviços de saúde".

O uso nocivo é caracterizado como um padrão que causa danos à saúde mental ou física de uma pessoa, ou resulta em comportamentos que afetam a saúde de terceiros. O padrão de uso se mantém por um período de pelo menos 12 meses. Na dependência, os indivíduos usam uma ou mais substâncias persistentemente, apesar dos danos e das consequências adversas. O dano causado por tal uso pode ser semelhante ao observado no episódio de uso nocivo de substância psicoativa. No entanto, a dependência de substância também inclui recursos adicionais de capacidade prejudicada de controlar o uso e aumentar a prioridade dada ao uso da substância em relação a outras atividades. As características fisiológicas (p. ex., tolerância) também podem estar presentes.

Tabela 1   Critérios diagnósticos dos transtornos por uso de substâncias – DSM-5[12]

A. Um padrão problemático de uso de [uma determinada substância], levando a um comprometimento ou sofrimento clinicamente significativos, manifestado por pelo menos dois dos seguintes critérios, ocorrendo durante um período de 12 meses:

1. A substância é frequentemente consumida em maiores quantidades ou por um período mais longo do que o pretendido.

2. Existe um desejo persistente ou esforços malsucedidos no sentido de reduzir ou controlar o uso de álcool.

3. Muito tempo é gasto em atividades necessárias para obtenção da substância, na utilização da substância ou na recuperação dos seus efeitos.

4. Fissura, ou forte desejo ou necessidade de usar a substância.

5. Uso recorrente da substância, resultando no fracasso de desempenhar papéis importantes no trabalho, na escola ou em casa.

6. Uso continuado da substância, apesar de problemas sociais ou interpessoais persistentes ou recorrentes causados ou exacerbados por seus efeitos.

7. Importantes atividades sociais, profissionais ou recreacionais são abandonadas ou reduzidas em função do uso de substância.

8. Uso recorrente da substância em situações nas quais isso representa um perigo à integridade física.

9. O uso de substância é mantido apesar da consciência de ter um problema físico ou psicológico persistente ou recorrente que tende a ser causado ou exacerbado pela substância.

10. Tolerância definida por qualquer um dos seguintes aspectos:
    a) Necessidade de quantidades progressivamente maiores de álcool para alcançar a intoxicação ou o efeito desejado;
    b) Efeito acentuadamente menor com o uso continuado da mesma quantidade de substância.

(continua)

Tabela 1 Critérios diagnósticos dos transtornos por uso de substâncias – DSM-5[12] *(continuação)*

11. Abstinência manifestada por quaisquer dos seguintes aspectos: a) Síndrome de abstinência característica da substância (consultar os critérios para síndrome de abstinência específicos para cada droga, entre as páginas 490-580 do DSM-5); b) A substância (ou uma outra substância estritamente relacionada) é consumida para aliviar ou evitar os sintomas de abstinência.
Especificar se: • Em remissão inicial: após todos os critérios para transtorno por uso da substância terem sido preenchidos anteriormente, nenhum deles foi preenchido durante um período mínimo de 3 meses, porém inferior a 12 meses (com exceção do critério A4 – Fissura ou um forte desejo ou necessidade de usar –, que ainda pode ocorrer). • Em remissão sustentada: após todos os critérios para transtorno por uso da substância terem sido preenchidos anteriormente, nenhum deles foi preenchido em nenhum momento durante um período igual ou superior a 12 meses (com exceção do critério A4, que ainda pode ocorrer).
Especificar se: • Em terapia de manutenção: esse especificador adicional é usado se o indivíduo estiver usando medicamento agonista prescrito. • Em ambiente protegido: esse especificador adicional é usado se o indivíduo se encontra em um ambiente no qual o acesso a substância é restrito.
Grau de consumo: • Leve: presença de dois ou três sintomas. • Moderado: presença de quatro ou cinco sintomas. • Grave: presença de seis ou mais sintomas.

Tabela 2 Agrupamentos gerais dos critérios diagnósticos do DSM-5 para transtornos por uso de substâncias

Agrupamento	Critérios do DSM
Baixo controle	1-4
Deterioração social	5-7
Uso arriscado	8-9
Critérios farmacológicos	10-11

EXAME PSÍQUICO DOS TRANSTORNOS POR USO DE SUBSTÂNCIAS

A abordagem do indivíduo pode ser realizada por meio de uma anamnese completa e de questionários específicos. Deve-se questionar sobre tipo de substância utilizada, primeiro consumo, frequência de uso, vias de administração e tentativa de abstinência. Evolução dos problemas relacionados ao uso: saúde, sociais, familiares, laborais e/ou acadêmicos. Evolução da dependência e fatores associados a mudanças de padrão. Como é um dia típico na vida da pessoa: horários de atividades básicas e de consumo da substância. Também devem ser analisados aspectos da personalidade, como é sua socialização, trabalho e atividades acadêmicas, relacionamentos familiares e amorosos[14].

Para além da história, é durante a anamnese que o profissional construirá o exame psíquico. O sistema AMDP[15] pode ajudar na elaboração dessa avaliação. Na Tabela 3, estão listados os principais achados, contudo, cada caso terá suas particularidades e deverá ser visto sempre em sua singularidade, podendo ultrapassar os limites aqui descritos.

Tabela 3 Apresentação dos achados do AMDP nos transtornos por uso de substâncias

Achados	Significado segundo AMDP	Apresentação nos transtornos por uso de substâncias
Rebaixamento da consciência	Alteração do estado de vigília (ou de atenção desperta).	Na intoxicação por álcool, benzodiazepínicos, opioides, cetamina pode haver rebaixamento do nível da consciência, podendo evoluir ao coma.
Turbamento da consciência	Prejuízo qualitativo da lucidez. Alteração da capacidade de compreensão, em diferentes aspectos, da própria pessoa e do ambiente, de relacioná-los logicamente, de comunicá-los e de lidar com eles.	Pode ocorrer em intoxicações por diversas substâncias e no *delirium tremens* (na abstinência grave ao álcool).
Expansão da consciência	Trata-se de uma forma qualitativa de alteração da consciência na qual o paciente refere que a totalidade de sua vivência [*Erleben*] está expandida.	Pode aparecer na intoxicação por alucinógenos e estimulantes (cocaína e anfetamina).
Alterações da compreensão	Alteração da faculdade de apreensão de expressões e textos em seu significado e sentido de coerência entre as partes. Trata-se de um défice do processamento cognitivo das informações recebidas.	Nas intoxicações mais severas por diversas substâncias.

(continua)

Tabela 3 Apresentação dos achados do AMDP nos transtornos por uso de substâncias (*continuação*)

Achados	Significado segundo AMDP	Apresentação nos transtornos por uso de substâncias
Alterações da concentração	Redução da capacidade de manter, de modo contínuo, a atenção em uma tarefa ou um tema.	Nas intoxicações por diversas substâncias.
Lentificação do pensamento	O pensamento do paciente está lentificado e arrastado.	Intoxicação por depressores do sistema nervoso central.
Pressão do pensamento	O paciente sente-se pressionado pelo surgimento de inúmeras ideias e pensamentos.	Pode ocorrer na intoxicação por estimulantes.
Confabulação	Lacunas de memória são espontaneamente preenchidas por ideias variadas.	Achado característico da psicose de Korsakoff.
Impulsos compulsivos	Impulsos intrusivos contínuos que levam a comportamentos específicos (compulsões), percebidos como sem sentido ou exagerados.	Estágios avançados de dependência, nos quais os pacientes procuram a droga mesmo sem a querer.
Compulsões	Ações compulsivas desencadeadas continuamente, percebidas como sem sentido ou excessivas.	O paciente não consegue controlar a quantidade da substância que está usando.
Delírio de ciúme	Convicção delirante de que está sendo traído ou enganado pelo parceiro.	Pode ocorrer no transtorno por uso de álcool.
Delírio persecutório ou de ser prejudicado	O paciente sente-se objeto de hostilidades. Sente-se ameaçado, ofendido, insultado, vexado ou depreciado. Tem certeza de que querem tirar suas posses, prejudicar sua saúde ou mesmo matá-lo.	Pode ocorrer em algumas pessoas durante intoxicação por maconha e alucinógenos.
Ilusões	Percepção enganosa (percepção distorcida) de estímulos concretos e reais, ruídos, situações ou pessoas.	Pode ocorrer em algumas intoxicações.
Alucinações auditivas	Ouvir vozes (fonemas), sem que alguém realmente esteja falando.	Pode ocorrer na alucinose alcoólica.

(*continua*)

Tabela 3 Apresentação dos achados do AMDP nos transtornos por uso de substâncias (*continuação*)

Achados	Significado segundo AMDP	Apresentação nos transtornos por uso de substâncias
Desrealização	O ambiente ou o fluxo do tempo são percebidos como transformados e irreais. O sentido de familiaridade com as coisas rotineiras é perdido.	Nas intoxicações por alucinógenos.
Despersonalização	O paciente sente-se estranho com relação a si próprio, irreal ou mudado, como se fosse outra pessoa.	Nas intoxicações por alucinógenos.
Alterações da vitalidade	Redução dos sentimentos de força, energia e vivacidade.	Algumas abstinências, como a de cocaína.
Euforia	Estado de espírito ou disposição psíquica com exacerbação das sensações de bem-estar, de satisfação, felicidade, confiança, segurança e dos sentimentos de vitalidade.	Intoxicação por cocaína.
Ambivalência	A coexistência de sentimentos ou impulsos antagônicos vividos simultaneamente e, muitas vezes, de modo sofrido.	Muito presente durante o tratamento da dependência, desejo de parar de usar a substância *versus* vontade dela.
Pobreza de impulso	Falta de energia, de iniciativa e de interesse.	Comum com o agravamento da dependência, levando a um estreitamento de repertório.
Falta de crítica (*insight* ou compreensão) da doença	O paciente não atribui suas queixas à sua doença psíquica.	Estágio pré-contemplativo, no qual o paciente não vê o uso da substância como nocivo.
Aumento dos impulsos	Atos súbitos, sem ponderação anterior, causados por impulsos internos ou externos.	Parte dos pacientes apresenta aumento da impulsividade em outras áreas para além do uso da substância.
Pudor/vergonha	Sensação de vergonha, timidez, constrangimento, quando alguém se sente exposto pela percepção, observação e/ou julgamento.	Sentida por alguns pacientes, pois a dependência ainda é vista de forma estigmatizada.

PSICOPATOLOGIA DO TRANSTORNO EM SUAS CARACTERÍSTICAS FUNDAMENTAIS

A dependência pode ser vista, assim como Foddy e Savulescu descreveram em 2010 como um forte apetite, uma disposição que gera um desejo urgente de algo recompensador (droga, comportamento), que ocorre repetidas vezes e em geral em circunstâncias previsíveis. Tal desejo tende a ser saciado por um curto período de tempo, podendo ou não gerar prazer. Existe, assim, um "gostar" e um "querer" envolvido, porém alguns dependentes graves já não reconhecem o gostar de forma clara, dizem que não gostam, mas vão à procura[16].

O forte apetite está associado a uma segunda característica importante do transtorno: o prejuízo no controle. O DSM-5 traz em seus critérios diagnósticos tal característica repetidas vezes:

- A substância é frequentemente consumida em maiores quantidades ou por um período mais longo do que o pretendido.
- Existe um desejo persistente ou esforços malsucedidos no sentido de reduzir ou controlar o uso de álcool.
- Uso recorrente da substância, resultando no fracasso de desempenhar papéis importantes no trabalho, na escola ou em casa.
- Uso continuado da substância, apesar de problemas sociais ou interpessoais persistentes ou recorrentes causados ou exacerbados por seus efeitos.
- Importantes atividades sociais, profissionais ou recreacionais são abandonadas ou reduzidas em função do uso de substância.
- Uso recorrente da substância em situação nas quais isso representa um perigo à integridade física.
- O uso de substância é mantido apesar da consciência de ter um problema físico ou psicológico persistente ou recorrente que tende a ser causado ou exacerbado pela substância.

Alguns usuários, apesar de não apresentarem controle, não se queixam a esse respeito, pois acreditam não terem motivos suficientes para suspender o uso e, portanto, controlá-lo.

Em linhas gerais, a dependência é um desejo de usar a substância que paulatinamente cresce e se torna mais comum. O uso da substância torna-se cada vez mais habitual, a pessoa passa a querer mais do que desejar, um ato mais automático do que deliberado[17]. Passa, então, a experimentar pensamentos incessantes relacionados à droga. Muitas delas relatam ser um pensamento alheio ao seu desejo, que as leva ao uso em busca de uma melhora desse desconforto, porém não encontram alento com esse consumo[18].

Inicialmente, usam desejando os efeitos da intoxicação, variando conforme as agendas interna e externa (jantar com amigos, desejo de "afogar as mágoas" etc.), progredindo com o uso da droga mais rotineiro e como auxílio no dia a dia (alívio de angústias, forma de lidar com frustrações, induzir sono, aumentar a disposição, comemoração). Com isso, o indivíduo passa a não exercitar outras formas de lidar com sua rotina e de manejar as frustrações e, como um músculo que não é utilizado, enfraquece seus mecanismos de enfrentamento, aprendizagem e memória[19].

Essa intensidade dificulta ao indivíduo desejar e buscar comportamentos para além da droga, levando a um estreitamento das vivências[18]. O paciente passa a viver em função da substância, programa sua rotina conciliando a busca da substância e seu uso, inicialmente preservando áreas importantes como trabalho e família, mas, gradativamente, o uso toma o lugar dessas situações. O indivíduo deixa de ir a um almoço de família, pois está intoxicado e/ou "de ressaca". No trabalho, passa a tomar uma cerveja durante o almoço, essa "uma cerveja" vira algumas, o que o faz chegar intoxicado no retorno à labuta e minimiza o impacto, até um extremo no qual é demitido por tal motivo. As amizades tendem a diminuir e, algumas vezes, trocam-se as pessoas por aquelas que compartilham do mesmo uso.

Os dependentes superestimam os benefícios de utilizar a substância (prazer e alívio) e o custo de não usar (abstinência) e subestimam os riscos e os benefícios de não usar. De alguma forma, desconsideram o futuro ou o tempo que está por vir, vivem o presente a despeito de qualquer complicação possível. Mesmo quando decidem parar, apresentam ambivalência a respeito: apesar de enxergarem os prejuízos também entendem a droga como um apaziguador das dores da existência. A dependência é, portanto, um forte e constante querer (ânsia) que reduz significativamente o controle, levando a prejuízos sensíveis. Há uma perda da liberdade de escolha, o indivíduo não consegue escolher entre usar ou não a droga[18].

O dependente passa a identificar-se com a substância e esse modo de ser no mundo. Tratá-lo é também ressignificar a posição dele perante a sua própria vida. A substância não é algo externo a ele, e sim constitutivo, por isso largá-la não é uma simples renúncia, e sim uma reconstrução de quem se é.

Nesse processo de adoecimento em relação ao uso de uma substância, os indivíduos apresentam com certa frequência as situações descritas a seguir[12]:

- Fissura (corresponde ao *craving*, em inglês): desejo ou necessidade intensos de usar a droga, que podem ocorrer a qualquer momento, mas com maior probabilidade quando em um ambiente onde a droga foi obtida ou usada anteriormente.

- *Binge:* episódios de uso intenso e compulsivo de uma substância.
- Tolerância: ocorre quando há a necessidade de uma dose acentuadamente maior da substância para obter o efeito desejado ou quando um efeito acentuadamente reduzido é obtido após o consumo da dose habitual.
- Síndrome de abstinência: conjunto de sinais e sintomas que ocorrem quando o indivíduo reduz ou cessa a utilização de uma substância após manter uso intenso prolongado, podendo variar de acordo com o tipo de substância.
- Intoxicação: síndrome reversível específica de determinada substância decorrente do uso recente, atribuível aos efeitos fisiológicos sobre o sistema nervoso central. Cursa com mudanças comportamentais ou psicológicas clinicamente significativas associadas à intoxicação (p. ex., labilidade do humor, beligerância, julgamento prejudicado).

Como já dito, o processo de adoecimento é singular e apresenta diferenciações entre cada pessoa. O que foi descrito é o mais comumente experienciado, porém há outras formas de desenvolvimento de um quadro de dependência. Uma delas é após um evento traumático em que o uso prévio da substância se mostrava dentro de parâmetros ditos "aceitos" e, abruptamente, após o trauma, o indivíduo passa a utilizar a substância de forma anômala[20].

Por fim, parte dos casos de dependência desenvolve um quadro crônico, no qual mesmo após longos períodos de abstinência, o indivíduo desencadeia um quadro similar ao anterior, com padrões antigos de quantidade e frequência[21].

A PLENITUDE DA TOXICOMANIA E A HISTÓRIA ABIOGRÁFICA DO TOXICÔMANO

A linguagem pode ser uma forma de entender uma cultura e seus processos socioculturais. Analisando, no idioma alemão, o processo de formação das palavras *sucht, siech* e *suchen*, encontramos na raiz da formação a descrição da dependência. *Sucht* é utilizada para designar diversos comportamentos anormais, como mania ou vício. Tal palavra tem sua origem etimológica no vocábulo *siech*, que significa doente, e no vocábulo *suchen*, que significa buscar. Essa junção traz à palavra "vício" (em alemão) a essência da dependência, a passividade de um enfermo e a busca ativa pela substância[22].

Von Gebsattel, um dos fundadores da psicopatologia fenomenológica, descreveu, em 1954, três principais alterações na temporalidade dos dependentes: a repetição, a recaída e a interrupção do desenvolvimento pessoal. A repetição de uma série de atos que culminam no uso da substância ou situação prazerosa; a recaída, na qual o indivíduo é incapaz de não fazer o uso, mesmo tendo em mente seus pontos negativos; e, por consequência, uma interrupção do desenvolvimento do indivíduo, que de alguma forma fica "ahistórico", sem aprendizagem de novos comportamentos e soluções, um ser imaturo no mundo.

Dörr, partindo desse pressuposto, analisa a temporalidade do dependente como um passado que vai sendo apagado, um futuro tratado de forma "irresponsável" e um presente exaltado[22].

Muitos pacientes dizem usar a substância para se distanciar de uma dor, lidar com uma frustração ocorrida ou mesmo apaziguar uma situação traumática. É esse o passado que Dörr diz ser esquecido, ou pelo menos uma tentativa em ser desmemoriado. Ressalta também que muitos usuários conservam uma aparência mais jovial, na qual os anos não trouxeram o aprendizado e, portanto, a transformação. Por meio da substância, tentam buscar uma nova identidade, um estado diferente do que se é. Esquecendo-se do passado, o indivíduo perde-se no presente, entorpece-se e esquece das vivências[22].

O futuro, por outro lado, passa a ser uma projeção irreal, não se ocupa das demandas presentes necessárias para esse desenrolar, não apresenta uma história que mobilize um horizonte de protensão, sua vida é levada apenas pela ideia presente, sem constituição temporal. É um futuro inautêntico, apenas um esperar que algo aconteça, reduzindo a vida a um presente vazio e, assim, perdendo a capacidade de compreender e interpretar a própria existência[22].

O presente é vivido com uma espécie de fascinação, de forma imediata, com a busca de sensações prazerosas por meio da substância. O entorpecimento e o mal-estar posterior encerram em si a questão, levando a pessoa a uma nova busca da droga, a repetição. Apesar do dependente querer encontrar-se pela droga, o uso da substância apenas o distancia de si próprio, uma vez que o faz esquecer do passado e desrealizar o futuro. Cada novo curso de embriaguez leva a um maior estranhamento de si mesmo, distanciando cada vez mais o indivíduo de si próprio, até um presente totalmente esvaziado e preenchido por sucessivas incursões nas drogas[22].

Messas[23] retoma tal discussão, compreendendo a dependência como uma hiperpresentificação antropológica, que do ponto de vista temporal, o principal objetivo de um ato voluntário de intoxicação é se retirar das circunstâncias habituais de temporalidade biográfica. Sendo assim, o indivíduo vive no presente, com uma redução proporcional do passado e do futuro, e em um limite com a exclusão desse antes e depois. Além disso, a intoxicação produz uma vivência de totalidade, na qual suprime a complexidade da existência humana. Tal redução das experiências a uma única traz, por meio da simplicidade, segurança ao indivíduo. Com o desenrolar e agravamento da dependência, ocorre uma fusão do indivíduo com uma experiência unidimensional da realidade.

Para além do entendimento fenomenológico, a psicanálise também traz sua contribuição para a clínica das dependências, levando em conta os aspectos psicodinâmicos. Olievenstein[24], psiquiatra e psicanalista, entende as toxicomanias como uma equação, e não o mero comportamento de um sujeito. O uso de substâncias é o produto decorrente de uma tríade: sujeito, ambiente e substância. Tal produto apresenta um equilíbrio dinâmico, pois cada ente da tríade não é estático, encontra-se em contínuo movimento. Seria leviano não considerar a influência das transformações intrapsíquicas que a substância provoca, o ambiente no qual se dá tal transformação e o papel da lembrança do prazer previamente sentido e idealizado constantemente. Esse fenômeno deve ser compreendido, portanto, de forma multidisciplinar, abrangendo sua dimensão biopsicossocial[25].

Na visão da psicanálise e de Olievenstein, o sujeito não é controlado apenas pela razão, mas também pelo inconsciente, em que, na toxicomania, a substância entra trazendo uma sensação de plenitude, ocupando o vazio vivenciado por ele, o que reforça seu uso. Ao invalidar a falta, o uso da substância finaliza a busca pelo seu complemento, e a procura por essa complementação, ou preenchimento, pode se tornar pulsão de morte em uma composição de desequilíbrio da tríade sujeito-substância-ambiente[23].

O início de uma toxicomania pode ser influenciado pela convergência da substância com uma estrutura psicológica mais sensível e um ambiente desfavorável. Em relação à substância, esta passa a ser um objeto transicional que, momentaneamente, passa a preencher a falta, com o sujeito entrando em um estado fusional com a droga, como uma barreira de proteção das emoções e da angústia[23].

CONSIDERAÇÕES FINAIS

Conforme apresentado no capítulo, a dependência, embora tratável, é uma doença complexa, que tende à cronicidade e recidiva. O diagnóstico é o alicerce para o encaminhamento ao tratamento, que não é único para todos, sendo fundamental a individualização que atenda às múltiplas necessidades do sujeito. A avaliação deve ser completa e imparcial, com uma escuta compassiva e sem julgamentos morais, com o foco não voltado para a substância em si, mas para o elemento principal dessa questão: o indivíduo que a consome.

REFERÊNCIAS

1. Dalgalarrondo P. Psicopatologia e semiologia dos transtornos mentais. Porto Alegre: Artmed; 2018.
2. United Nations Office on Drugs and Crime, World Drug Report 2017.
3. II Levantamento Nacional de Álcool e Drogas (LENAD) – 2012. Ronaldo Laranjeira (Supervisão), et al. São Paulo: Instituto Nacional de Ciência e Tecnologia para Políticas Públicas de Álcool e Outras Drogas (INPAD), Unifesp; 2014.
4. Seibel SD, Toscano Jr A. Dependência de drogas, 2.ed. São Paulo: Atheneu; 2010.

5. Fortes JRA. Alcoolismo. São Paulo: Sarvier; 1975. 74 p.
6. Escohotado A. Historia de las Drogas. Madrid: Alianza; 1995.
7. Crowley JW. Drunkard's progress: Narratives of addiction, despair, and recovery hardcover. The Johns Hopkins University Press; 1999.
8. World Health Organization. Classificação de transtornos mentais e de comportamento da CID-10: descrições clínicas e diretrizes diagnósticas. Porto Alegre: Artmed; 1993.
9. Berridge V, Mars S. History of addictions. J Epidemiol Community Health. 2004;58(9):747-50.
10. Uhl GR, Koob GF, Cable J. The neurobiology of addiction. Ann N Y Acad Sci. 2019;1451(1):5-28.
11. Hasin DS, et al. DSM-5 criteria for substance use disorders: recommendations and rationale. Am J Psychiatry. 2013.
12. American Psychiatric Association. DSM-5: Manual diagnóstico e estatístico de transtornos mentais. Porto Alegre: Artmed; 2014.
13. World Health Organization. International Classification of Diseases 11h revision (ICD-11). Disponível em: https://icd.who.int/en.
14. Cardoso F, Hochgraf PB. Transtornos relacionados ao uso de substâncias. In: Fernandes FG, Humes EC, Cardoso F, Hortêncio LOS, Miguel EC (eds.). Clínica psiquiátrica: guia prático, 2.ed. Barueri: Manole; 2021.
15. Stieglitz R-D, Haug A, Fähndrich E, Rösler M, Trabert W. Comprehensive psychopathological assessment based on the Association for Methodology and Documentation in psychiatry (AMDP) system: development, methodological foundation, application in clinical routine, and research. Front Psychiatry. 2017;8:45.
16. Foddy B, Savulescu J. Relating addiction to disease, disability, autonomy, and the good life. Philosophy, Psychiatry, & Psychology. 2010;35-42.
17. Levy N. Addiction and compulsion. In: O'Connor T, Sandis C. A companion to the Philosophy of action. Wiley-Blackwell. 2010;267-73.
18. Armstrong WS, Pickard H. What is Addiction? In: Fulford KWM, Davies M, Gipps R, Graham G, Sadler J, Stanghellini G, Thornton T (eds.). The Oxford handbook of philosophy and psychiatry. OUP Oxford. 2013.
19. Hyman SE. Addiction: a disease of learning and memory. Am J Psychiatry. 2005;162(8):1414-22.
20. Cancrini L. The psychopathology of drug addiction: A review. J Drug Issues. 1994;24(4):597-622.
21. Amerson L, Smith DL. Drug dependence as a chronic medical illness. JAMA. 2001;285(4):409.
22. Dörr O. Psiquiatria antropológica. 1997. p. 423-37.
23. Messas GP, Fukuda L, Pienkos E. A phenomenological contribution to substance misuse treatment: Principles for person-centered care. Psychopathology. 2019;52:85-93.
24. Olievenstein C. A clínica do toxicômano: A falta da falta. Porto Alegre: Artes Médicas; 1990.
25. Cardoso AS, Miranda M. A tríade sujeito-substância-ambiente uma leitura psicanalítica. Seminário Estudantil de Produção Acadêmica, UNIFACS, 2014. p. 16-24.

36

Transtornos ansiosos

Guilherme Braga Cliquet
Alan Campos Luciano
Thiago Pacheco de Almeida Sampaio
Daniel Santos Martins
Michelle M. Vieira
Márcio Antonini Bernik

 SUMÁRIO

- História psicopatológica do conceito
- Atual critério diagnóstico pelo DSM-5 e CID-11
- O exame psíquico
- Psicopatologia do transtorno em suas características fundamentais
- Angústia: sintoma ou identidade?
- Considerações finais
- Referências

PONTOS-CHAVE

- O desenvolvimento do conceito de ansiedade ao longo da história e seu caminho até a compreensão psicopatológica atual.
- A contribuição da neurociência para a nosologia e elucidação dos transtornos ansiosos.
- A conceituação atual e principais formas de apresentação desses transtornos.
- O exame psíquico das diversas formas de apresentação de ansiedade.
- A diferenciação psicopatológica de sintomas que, por vezes, estão associados a quadros ansiosos.

INTRODUÇÃO

Podemos entender as manifestações clínicas da ansiedade a partir de uma perspectiva evolucionista, na qual indivíduos com níveis maiores de ansiedade tenderiam a ser mais cuidadosos para se proteger de ameaças do ambiente além de acumular recursos como alimentos, por exemplo, para aumentar as chances de sobrevivência própria e de seus descendentes. Dentro dessa perspectiva, a ansiedade seria uma característica humana selecionada durante a evolução da espécie por sua propícia função de prolongar a vida ao ser evocada em certas situações, essencialmente benéfica. Porém, quando as manifestações ansiosas são excessivas, persistentes na ausência de estímulo ansiogênico ou causam sofrimento excessivo ou prejuízo funcional, passamos a considerar a presença de um transtorno de ansiedade[1,2].

Os transtornos de ansiedade são a classe mais comum de transtornos mentais (28% dos adultos reportam sintomas compatíveis com algum transtorno de ansiedade ao longo da vida), em qualquer faixa etária, porém, tipicamente, têm idade de início muito mais precoce que a maioria dos outros transtornos mentais[3]. Esse início precoce, além de trazer intenso sofrimento subjetivo, pode levar a importantes prejuízos funcionais ao interferir no desenvolvimento social, educacional e ocupacional. Além disso, é um forte preditor de instalação de outros transtornos mentais, marcadamente, uso abusivo de substâncias psicoativas e transtorno depressivo, bem como de comorbidades com patologias médico-sistêmicas[3]. Além disso, a maior parte dos indivíduos apresenta um intervalo de 10 anos ou mais após início dos sintomas para ter acesso ao tratamento, deixando tempo e condições para todas essas interações negativas se desenvolverem[4]. Por essas razões, os transtornos ansiosos apresentam o maior impacto social e econômico dentre todos os transtornos mentais[5], o que faz a sua precoce e distinta identificação de suma importância do ponto de vista individual e de saúde pública. Desse modo, descreveremos com detalhes as caracterizações desses transtornos neste capítulo.

HISTÓRIA PSICOPATOLÓGICA DO TRANSTORNO

Alguns artigos descrevem a história da ansiedade enquanto patologia como algo recente. Como no caso da esquizofrenia, que não era conhecida como uma patologia antes do século XIX. Por outro lado, os transtornos do humor, principalmente a melancolia, teriam raízes históricas na antiguidade clássica.

Entretanto, há algumas evidências de que o construto de ansiedade como o conhecemos hoje não seja tão recente. Há indícios de que a ansiedade era identificada como um afeto negativo e um transtorno à parte por filósofos gregos e romanos, além de médicos. Além disso, a filosofia antiga propõe formas de lidar com a ansiedade que não são tão distantes de algumas abordagens cognitivas modernas.

O *Corpus hippocraticum* é uma coleção de textos médicos atribuídos a Hipócrates, ou escritos em seu nome por seus discípulos. A fobia de um homem chamado Nicanor é descrita[6,7]. "A afecção de Nicanor, quando ia a uma festa, era medo da garota da flauta. Quando ouvia a voz da flauta a começar a tocar em um simpósio, seu terror aparecia." Nesse texto, um caso típico de fobia é rotulado como um transtorno médico.

Os estoicos, como Cícero e Sêneca, antecipam várias visões modernas sobre o quadro clínico e o tratamento cognitivo da ansiedade. Cícero disserta sobre aflições (moléstia), preocupações (*sollicitudo*) e ansiedade (*angor*), e as discrimina como transtornos (*aegritudo*). O texto mostra como a ansiedade é diferenciada de tristeza e também definida como um problema médico[8]. A palavra latina *aegritudo* é usualmente usada para doenças em textos médicos. O autor também deixa claro que o termo é utilizado para traduzir a palavra grega *pathos*, assim como descreve uma variedade de anormalidades. *Angor* (ansiedade) é caracterizada clinicamente como um transtorno de "constricção" (*premens*), enquanto *molestia* (aflição) é descrita como permanente (*permanens*), e *sollicitudo* (preocupação) como ruminativo (*cum cogitatione*). Cícero também diferencia o traço de ansiedade (*anxietas*) e o estado ansioso (*angor*), já antecipando os trabalhos de Cattell e Schleier, que em teoria introduziram os termos estado e traço ansioso[9].

Sêneca, por sua vez, fala sobre como se libertar da ansiedade em seu livro "De tranquillitate animi". Ele define o estado ideal de tranquilidade (*tranquilitas*) como um estado imperturbável, e que é semelhante ao que os gregos chamavam de *euthymia*. Hoje em dia, o termo eutimia é utilizado no contexto de humor, não de ansiedade. A ansiedade, para Sêneca, advinha do medo da morte e impedia o homem de aproveitar uma vida sem preocupações[10,11]. De certa maneira, Sêneca antecipa os desenvolvimentos dos filósofos existencialistas como Kierkegaard e Heidegger a respeito da ansiedade fundamental relacionada à consciência da finitude.

Em outra obra, *De brevitate vitae*[12], Sêneca descreve como libertar-se da ansiedade a partir do foco no presente ao invés de preocupar-se com o futuro, o que se relaciona fortemente com técnicas empregadas atualmente, como *Mindfulness*.

Epicuro, fundador do Epicurismo[13], pregava que uma vida feliz incluía atingir o estado de ataraxia, no qual a mente estaria livre de preocupações. Um dos caminhos seria livrar-se de cognições negativas sobre o passado e medos do futuro, pois a única realidade existente seria o momento presente. Lucrécio, discípulo de Epicuro, exalta seu mestre e afirma que "homens eram senhores de riqueza... porém, em seu seio, ainda havia um coração ansioso (*anxia corda*) que incomodava a vida ininterruptamente com tormentos da mente"[14]. Vê-se, aqui, uma conexão moderna entre sintomas físicos, o coração ansioso (taquicardia) e sintomas mentais.

Entre a antiguidade clássica e a psiquiatria moderna, houve séculos em que o conceito de ansiedade enquanto transtorno parece ter desaparecido de registros escritos. Pacientes eram diagnosticados com o uso de outra terminologia. A última mais bem-sucedida dessas entidades foi a Neurastenia, descrita por Beard.

Em 1621, Robert Burton faz um apanhado da literatura até o século XVII e publica *A anatomia da melancolia*. Embora o trabalho de Burton seja geralmente citado no contexto da depressão, em sua época o conceito de melancolia incluía ansiedade[15]. Embora reconhecesse que as duas condições ocorrem independentemente, para Burton, medo e tristeza estavam intimamente ligados: "Primo da tristeza é o medo, ou mesmo uma irmã, fidus Achates, e contínuo companheiro – um assistente e principal agente na aquisição deste dano; causa e sintoma como o outro". Fidus (fiel) Achates era o confiável companheiro de Eneias, no poema épico de Virgílio[16]. Burton discute fobia social usando casos de Romanos e Gregos como exemplos ("Tully confessava que ainda tremia no início de seu discurso...").

No século XVIII, há descrições clínicas do que hoje chamamos de crises de pânico, porém não eram consideradas uma patologia separada, mas parte dos sintomas de melancolia. Coste e Granger[17] analisaram mais de 2 mil relatos de psiquiatras franceses, do século XVI ao XVIII. Aplicando os critérios do Manual Diagnóstico e Estatístico de Transtornos Mentais – 4ª edição (DSM-IV), um homem cujo diagnóstico seria, em sua época, de *affection vaporeuse et mélancolique* mostrava sintomas típicos de pânico[18]. O caso traz mais um exemplo de como o termo melancolia se referia por vezes a sintomas ansiosos.

O último grande tratado médico escrito em latim é o *Nosologie méthodique*, de François Boissier de Sauvages. Seu texto do século XVIII representa uma transição da tradição antiga para a ciência moderna. Como Cícero, Sauvages usa o termo *aegritudo* para designar transtornos. A classificação de Sauvages inclui dez classes principais de doenças. Transtornos mentais, chamados de *vesaniae*, pertencem à oitava classe e são divididos em quatro ordens: *Hallucionations*, *Morositates*, *Deliria* e *Folie anomales*.

Dentro da ordem das *Morositates*, havia *Panophobia*[19], a entidade mais identificada com ansiedade, definida com um terror noturno que é experimentado à noite sem causa aparente. O termo é relacionado com a palavra grega *pantophobos* (com medo de tudo). Há subtipos de *Panophobia* que se assemelham a transtornos de ansiedade modernos. A *panophobia hysterica*, também chamada de "pânico causado por vapores", era descrita como a dramática reação de medo experimentada por indivíduos hipocondríacos ou histéricos quando surpreendidos por barulhos ou visões inócuas. Isso era atribuído a uma predisposição constitucional à sensibilidade exacerbada. Na *panophobia phrontis* (do grego, cuidado, atenção, preocupação), também chamada simplesmente de preocupação (em francês, *souci*), os pacientes eram descritos como constante e extremamente preocupados, e por essa razão tinham comportamentos evitativos. Queixavam-se de dor e tensão muscular, descrições que lembram bastante nosso atual diagnóstico de TAG.

No final do século XIX e início do século XX, a ansiedade se torna um componente-chave nas novas categorias diagnósticas, de neurastenia a neuroses. George Miller Beard descreveu uma síndrome composta por múltiplos sintomas, desde mal-estar, dores neurológicas, histeria e hipocondria, até ansiedade e depressão crônicas[20,21]. A síndrome teve fôlego suficiente para sobreviver como uma categoria na CID-10. Pierre Janet, conhecido por cunhar o termo "psicastenia" como uma das duas principais neuroses, ao lado da histeria, desenvolveu a ideia de que manifestações ansiosas poderiam ser fruto de ideias fixas "subconscientes". Freud foi responsável por muitos dos termos hoje usados para transtornos ansiosos, apesar de eles estarem bem distantes de sua conotação psicanalítica original. Aprofundaremos um pouco a discussão de alguns destes termos ao discutirmos a relação de angústia e ansiedade neste capítulo.

Emil Kraepelin, que, assim como Freud, nasceu em 1856, dedicou bastante atenção à ansiedade como um sintoma associado a outros diagnósticos, apesar de pouco ter contribuído com registros sobre ansiedade como um diagnóstico à parte. Na sexta edição de seu livro[22], ele classificou aspectos de transtornos modernos, descrevendo ansiedade generalizada (apreensão generalizada e preocupação), obsessões (medos intrusivos de contaminação), compulsões (acumulação), a ligação entre obsessões que geram ansiedade e compulsões que aliviam ansiedade, assim como fobias e fobia social.

Na oitava edição de seu livro[23], Kraepelin descreveu a ansiedade (*Angst*) como o mais frequente dos afetos anormais. Ela é descrita como uma associação entre tensão interna com uma espécie de anedonia (*eine Verbindung von Unlust mit innerer Spannung*), permeando completamente o corpo e o estado mental. Uma enorme contribuição de Kraepelin foi a possível presença de ansiedade no transtorno maníaco-depressivo, podendo ser vista como uma antecipação do especificador presente no transtorno bipolar que surge no DSM-5. Para Kraepelin, o humor nesses pacientes pode ser ansioso, com uma tensão torturante que pode culminar[24] em desespero mudo ou impotente, ou inquietação expressa por meio de manifestações psicomotoras, excitação ou até autoagressão. Interessantemente, um dos critérios para o especificador de ansiedade no DSM-5 é a sensação de que o indivíduo pode perder o controle, e afirma que altos níveis de ansiedade estão associados a maior risco de suicídio.

Suas referências a estados ansiosos, para além do especificador presente no DSM, foram bastante ignoradas, já que suas descrições e prognósticos foram vistos como fatalistas e obscuros desde o crescimento da psicanálise em 1930. O diagnóstico baseado em descrições superficiais foi dando lugar ao entendimento das dinâmicas terapeuticamente relevantes das profundezas do inconsciente.

Em 1952, entramos na era dos DSM. Em sua primeira versão[25], muito influenciada pela psicanálise, ansiedade era quase um sinônimo de "transtornos psiconeuróticos". A principal característica desse transtorno era a "ansiedade", que poderia ser experienciada ou expressa diretamente ou ser inconsciente e manejada por meio de mecanismos de defesa psicológicos. De acordo com as manifestações aparentes, o diagnóstico poderia ser de reação ansiosa, quando a ansiedade era difusa e não se referia a situações ou objetos específicos; reação dissociativa, que incluía manifestações dissociativas classificadas em separado; reação conversiva, quando o impulso causador da ansiedade era "convertido" em sintomas funcionais de órgãos ou partes do corpo; reação fóbica, quando a ansiedade se dirigia a um objeto, ideia ou situação específica; reação obsessivo-compulsiva, quando a ansiedade era associada com a persistência de ideias egodistônicas e impulsos para realizar ações repetidas; e, por último, a reação depressiva, quando a ansiedade era parcialmente "aliviada" por sintomas depressivos.

Na segunda versão do DSM[26], a categoria anterior é substituída por Neuroses, e mantém a base do raciocínio psicanalítico para a origem da ansiedade. A categoria inclui neurose de ansiedade, caracterizada por excesso de preocupação chegando a estados de pânico e frequentemente associada a sintomas somáticos; neurose histérica, na qual os sintomas eram simbólicos de conflitos internos e modificáveis por sugestão, incluindo o tipo conversivo e dissociativo; neurose fóbica, na qual os medos eram deslocados de algo não consciente ao indivíduo para o objeto fóbico; neurose obsessivo-compulsiva; neurose depressiva; e neurose neurastênica, caracterizada por queixas de fraqueza crônica, cansaço e, por vezes, exaustão.

O DSM-III (1980) contém o capítulo de transtornos ansiosos, incluindo: (a) transtornos fóbicos, divididos em agorafobia com ou sem ataques de pânico; fobia social e fobia simples.; (b) estados ansiosos, divididos em transtorno do pânico, transtorno de ansiedade generalizada e transtorno obsessivo-compulsivo; (c) transtorno do estresse pós-traumático. Além disso, em relação à infância e adolescência, ainda havia os diagnósticos de ansiedade de separação, ansiedade evitativa e transtorno superansioso (*overanxiety disorder*). A neurose de ansiedade do DSM-II foi dividida em TAG e TP. A origem dessa divisão é baseada no surgimento dos antidepressivos tricíclicos, em especial a imipramina[27], com estudos mostrando efeito positivo em ataques de pânico, mas não em ansiedade fóbica não associada a pânico[28]. O DSM-III-R incluiu a mudança na hierarquia diagnóstica dentro da classificação dos transtornos ansiosos, possibilitando a ocorrência de TP ou outro transtorno ansioso mesmo na presença de um transtorno depressivo[29].

O transtorno misto ansioso e depressivo, presente na CID-10 (F41.2), é uma classificação a ser usada quando sintomas depressivos e ansiosos estão presentes, mas nenhum deles isoladamente preenche critérios para um diagnóstico formal. No DSM-IV, ele foi incluído no Apêndice B e não no texto central, por conta de um receio baseado em informações sobre altas taxas de falsos-positivos. Também surgiu a categoria transtorno de estresse agudo.

O DSM-5[30] introduziu a separação dos transtornos ansiosos do DSM-IV em três espectros: ansiedade; TOC e transtornos associados; e trauma e estresse. A nova classificação tem grande influência dos estudos fornecendo grande conhecimento sobre os circuitos cerebrais envolvidos nas patologias. Assim, TOC é separado de transtorno de ansiedade e agrupados com outros transtornos caracterizados por pensamentos ou comportamentos repetitivos, como transtorno dismórfico corporal e tricotilomania. Da mesma maneira, transtornos relacionados a trauma e estresse incluem transtorno de ajustamento e transtorno de engajamento social desinibido, além do TEPT e estresse agudo. Ademais, mutismo seletivo e ansiedade de separação, que estavam na categoria relacionada à infância e adolescência, agora fazem parte de outros transtornos ansiosos, mostrando a influência de dados sobre a conexão no desenvolvimento das patologias. Por fim, transtorno misto de ansiedade e depressão não foi mantido como categoria, também por conta de sua instabilidade no acompanhamento.

ATUAL CRITÉRIO DIAGNÓSTICO PELO DSM-5 E CID-11

A CID-11 foi construída com base na Taxonomia Hierárquica de Psicopatologia (HiTOP). Esse modelo propõe várias dimensões de ordem superior, incluindo de internalização e externalização, e visa à etiologia dos transtornos mentais. A dimensão de internalização é proposta para consistir em vários subdomínios, incluindo medo (p. ex., fobia) e angústia (p. ex., TAG, transtorno depressivo)[31].

Foi introduzida uma nova categoria de "transtornos relacionados à ansiedade ou ao medo", que contém todos os transtornos de ansiedade, incluindo dois (transtorno de ansiedade de separação e mutismo seletivo) que foram previamente classificados como transtornos infantis. Uma vez que os transtornos de ansiedade compartilham várias características (p. ex., ativação simpática do comportamento de esquiva), a CID-11 enfatiza o foco da apreensão (p. ex., medo de avaliação negativa por outros no caso de transtorno de ansiedade social) como a base para a diferenciação diagnóstica entre os diversos transtornos de ansiedade. Regras de exclusão hierárquica, que frequentemente impossibilitam o diagnóstico de um transtorno de ansiedade específico, também foram removidas na CID-11[31].

Transtorno de ansiedade generalizada (TAG)

A CID-11 manteve o TAG separado dos transtornos de humor, apesar de vários dados que mostram o TAG mais relacionado aos transtornos depressivos que a outros transtornos de ansiedade[31].

Os critérios diagnósticos do TAG, segundo o DSM-5, podem ser observados no Quadro 1.

Quadro 1 Critérios diagnósticos do DSM-5 para transtorno de ansiedade generalizada (TAG)[30]

A. Ansiedade e preocupação excessivas (expectativa apreensiva), ocorrendo na maioria dos dias por pelo menos 6 meses, com diversos eventos ou atividades (como desempenho escolar ou profissional)

B. O indivíduo considera difícil controlar a preocupação

C. A ansiedade e a preocupação estão associadas com três (ou mais) dos seguintes seis sintomas (com pelo menos alguns deles presentes na maioria dos dias nos últimos 6 meses). Nota: apenas um item é exigido para crianças
  1. Inquietação ou sensação de estar com os "nervos à flor da pele"
  2. Fatigabilidade
  3. Dificuldade em concentrar-se ou sensação de "branco" na mente
  4. Irritabilidade
  5. Tensão muscular
  6. Perturbação do sono (dificuldade em conciliar ou manter o sono ou sono insatisfatório e inquieto)

D. A ansiedade, a preocupação ou os sintomas físicos causam sofrimento clinicamente significativo ou prejuízo no funcionamento social, profissional ou em outras áreas importantes da vida do indivíduo

E. A perturbação não se deve aos efeitos fisiológicos de uma substância (p. ex., droga de abuso, medicamentos) ou a outra condição médica (p. ex., hipertireoidismo)

F. A perturbação não é mais bem explicada por outro transtorno mental

Transtorno de ansiedade social (TAS)

Os critérios diagnósticos do TAS, segundo o DSM-5, podem ser observados no Quadro 2.

Recentemente, a CID-11 propôs harmonizar a nomenclatura do transtorno com a empregada no DSM-5, abandonando fobia social e adotando transtorno de ansiedade social. Ela também estabeleceu foco no sintoma de apreensão, que é a preocupação de que o indivíduo agirá de uma forma ou vai tornar aparente a sua ansiedade, que será avaliado negativamente por outros (ou seja,

Quadro 2   Critérios diagnósticos para transtorno de ansiedade social[30]

A. Medo ou ansiedade acentuada acerca de uma ou mais situações sociais em que o indivíduo é exposto à possível avaliação por outras pessoas. Exemplos incluem interações sociais (p. ex., manter uma conversa, encontrar pessoas que não são familiares), ser observado (p. ex., comendo ou bebendo) e situações de desempenho diante de outros (p. ex., proferir palestras). Nota: em crianças, a ansiedade deve ocorrer em contextos que envolvem seus pares, e não apenas em interações com adultos. Transtorno de ansiedade social (fobia social).

B. O indivíduo teme agir de forma a demonstrar sintomas de ansiedade que serão avaliados negativamente (será humilhante ou constrangedor; provocará a rejeição ou ofenderá a outros).

C. As situações sociais quase sempre provocam medo ou ansiedade. Nota: em crianças, o medo ou ansiedade pode ser expresso chorando, com ataques de raiva, imobilidade, comportamento de agarrar-se, encolhendo-se ou fracassando em falar em situações sociais.

D. As situações sociais são evitadas ou suportadas com intenso medo ou ansiedade.

E. O medo ou ansiedade é desproporcional à ameaça real apresentada pela situação social e o contexto sociocultural.

F. O medo, ansiedade ou esquiva é persistente, geralmente durando mais de 6 meses.

G. O medo, ansiedade ou esquiva causa sofrimento clinicamente significativo ou prejuízo no funcionamento social, profissional ou em outras áreas importantes da vida do indivíduo.

H. O medo, ansiedade ou esquiva não é consequência dos efeitos fisiológicos de uma substância (p. ex., droga de abuso, medicamento) ou de outra condição médica.

I. O medo, ansiedade ou esquiva não é mais bem explicado pelos sintomas de outro transtorno mental, como de pânico, dismórfico corporal ou do espectro autista.

J. Se outra condição médica (p. ex., doença de Parkinson, obesidade, desfiguração por queimaduras ou ferimentos) está presente, o medo, ansiedade ou esquiva é claramente não relacionado ou é excessivo.

ser humilhante, constrangedor, levar à rejeição, ou ser ofensivo). Além disso, incluiu especificadores fenomenológicos modulados pela cultura, como o Taijin Kyofusho, uma variante cultural japonesa, em que o foco está mais no medo de ofender os outros do que nas preocupações de ficar envergonhado. Por último, a CID-11 também toma o cuidado de estabelecer critérios para diferenciar o TAS e medos normais relacionados às fases de desenvolvimento nas diferentes idades, bem como diferenciar traços de personalidade como timidez do TAS, com base nos prejuízos funcionais presentes no TAS[31].

Pânico

Inicialmente, é fundamental distinguir a caracterização de um ataque de pânico do transtorno de pânico. A partir daí, abordaremos, também, o diagnóstico comórbido possível de agorafobia e as recentes alterações conceituais no seu diagnóstico.

Ataque de pânico

O ataque de pânico cursa com pico dos sintomas em até 10 minutos e tem curta duração, comumente até 30 minutos, com resolução espontânea. Caracteriza-se por episódios abruptos de medo, apreensão ou desconforto intensos, associados a sintomas somáticos múltiplos envolvendo os sistemas cardíaco, respiratório, gastrintestinal e vestibular[32], podendo se concentrar em um perfil sintomático referente a um órgão ou sistema específico. Segundo o DSM-5, são necessários pelo menos quatro sintomas de um grupo de 13 para a caracterização de um ataque de pânico, como podemos observar no Quadro 3.

Um ataque de pânico pode ocorrer independentemente de outra condição psiquiátrica, no contexto do transtorno do pânico ou de outros transtornos psiquiátricos, sendo então considerados como especificadores do diagnóstico do transtorno no contexto em que ocorrem (p. ex., TAG com ataque de pânico).

Os ataques de pânico, ainda, podem ser classificados em: (1) esperados, nos quais existe um sinal ou desencadeante óbvio, como as situações em que eles geralmente ocorrem (p. ex., ataque de pânico desencadeado por fobia específica); ou (2) inesperados, nos quais não há gatilho ou desencadeante óbvio no momento da ocorrência, mais típicos do transtorno de pânico, podendo ocorrer também em situações de relaxamento ou durante o sono (ataque de pânico noturno).

Quadro 3 Critérios diagnósticos para ataques de pânico segundo o DSM-5[30]

Um período distinto de intenso temor ou desconforto, no qual quatro ou mais dos seguintes sintomas se desenvolvem abruptamente e alcançam um pico em 10 minutos
1. Palpitações ou ritmo cardíaco acelerado
2. Sudorese
3. Tremores ou abalos
4. Sensação de falta de ar ou sufocamento
5. Sensação de asfixia
6. Dor ou desconforto no tórax
7. Náuseas ou desconforto abdominal
8. Sensação de tontura, instabilidade, vertigem ou desmaio
9. Desrealização ou despersonalização
10. Medo de perder o controle ou enlouquecer
11. Medo de morrer
12. Parestesias
13. Calafrios ou ondas de calor

Transtorno de pânico

De acordo com o DSM-5[30], o transtorno de pânico caracteriza-se por ataques de pânico recorrentes e imotivados, seguidos por apreensão ou preocupação persistente por novos ataques ou mudanças significativas no comportamento relacionadas aos ataques. Os critérios diagnósticos podem ser observados no Quadro 4.

Quadro 4 Critérios diagnósticos para transtorno do pânico segundo o DSM-5[30]

A. Ataques de pânico recorrentes e inesperados.
B. Pelo menos um dos ataques foi seguido de um mês (ou mais) de uma ou de ambas as seguintes características: 1. Apreensão ou preocupação persistente acerca de ataques de pânico adicionais ou sobre suas consequências (p. ex., perder o controle, ter um ataque cardíaco, "enlouquecer").   2. Uma mudança desadaptativa significativa no comportamento relacionada aos ataques (p. ex., comportamentos que têm por finalidade evitar ter ataques de pânico, como a esquiva de exercícios ou situações desconhecidas).
C. A perturbação não é consequência dos efeitos psicológicos de uma substância (p. ex.: droga de abuso, medicamento) ou de outra condição médica (p. ex.: hipertireoidismo, doenças cardiopulmonares).
D. A perturbação não é mais bem explicada por outro transtorno mental (p. ex., os ataques de pânico não ocorrem apenas em resposta a situações sociais temidas, como no transtorno de ansiedade social; em resposta a objetos ou situações fóbicas circunscritas, como na fobia específica; em resposta a obsessões, como no transtorno obsessivo-compulsivo; em resposta à evocação de eventos traumáticos, como no transtorno de estresse pós-traumático; ou em resposta à separação de figuras de apego, como no transtorno de ansiedade de separação).

Agorafobia

A grande maioria dos casos de agorafobia está associada ao transtorno de pânico, porém existem alguns casos que cursam na ausência deste. Por esse motivo, a partir do DSM-5, o transtorno de pânico perdeu seu especificador de sem agorafobia ou com agorafobia, estes passando a ser considerados diagnósticos independentes que podem ser comórbidos.

A característica essencial da agorafobia é ansiedade ou medo acentuado ou intenso desencadeado pela exposição real ou prevista a várias situações (Quadro 5), que são ativamente evitadas. Tais situações são temidas ou evitadas em razão de pensamentos de que pode ser difícil escapar ou que o auxílio pode não estar disponível no caso de necessidade. O medo, ansiedade ou esquiva, que são persistentes, causam sofrimento ou prejuízo importantes no funcionamento social, profissional ou outras áreas[30].

Quadro 5 Critérios diagnósticos para agorafobia segundo o DSM-5[30]

Medo ou ansiedade marcantes acerca de duas (ou mais) das cinco situações:
1. Uso de transporte público
2. Permanecer em espaços abertos
3. Permanecer em locais fechados
4. Permanecer em fila ou ficar em meio à multidão
5. Sair de casa sozinho

Fobias específicas

Os critérios diagnósticos propostos para as fobias específicas no DSM-5[30] destacam-se pelos seguintes aspectos em relação às propostas anteriores:

- Em vez de "as pessoas reconhecem que sua ansiedade é excessiva ou irracional" para: "a ansiedade deve ser desproporcional pelo perigo ou ameaça envolvida na situação e pelo contexto sociocultural".
- A duração de pelo menos 6 meses estende-se a todas as idades, e não apenas aos menores de 18 anos.
- Quando há ataques de pânico, é necessário que seja colocado como um especificador: fobia específica com ataques de pânico.

Desse modo, atualmente o DSM-5 caracteriza fobias específicas conforme os critérios demonstrados no Quadro 6.

Quadro 6 Fobia específica – critérios diagnósticos segundo o DSM-5[30]

· Medo ou ansiedade acentuada acerca de um objeto ou situação (p. ex., voar, altura, animais).
· O objeto ou a situação fóbica quase invariavelmente provoca uma resposta imediata de medo ou ansiedade.
· O objeto ou a situação fóbica é ativamente evitado ou suportado com intensa ansiedade ou sofrimento.
· O medo ou a ansiedade é desproporcional em relação ao perigo real imposto pelo objeto ou situação específica ao contexto sociocultural.
1. Tais sintomas são persistentes, geralmente com duração mínima de 6 meses.
2. O impacto dos sintomas repercute em sofrimento significativo ou prejuízo no funcionamento social, acadêmico, profissional ou em outras áreas importantes da vida do indivíduo.
3. Os sintomas não são mais bem explicados por outro transtorno mental.

Fonte: adaptado dos critérios diagnósticos do DSM-5 – Código 300.29, equivalente à CID-10 F40.2.

Já no Quadro 7, podemos observar os subtipos de fobias específicas propostos pela Classificação Internacional de Doenças (CID-11).

Quadro 7 Subtipos de fobias específicas segundo a CID-11[33]

	Categoria	Exemplos
F40.218	Animal	Aranhas, insetos, cães, cobras, ratos.
	Sangue-injeção-ferimentos	Agulhas, procedimentos médicos invasivos, ferimentos.
F40.228	Ambiente natural	Altitude, tempestades, água.
F40.248	Situacional	Aviões, elevadores, locais fechados.
F40.298	Outros	Espaço aberto, deglutição, personagens fantasiados.

O EXAME PSÍQUICO DOS TRANSTORNOS ANSIOSOS

Os sinais e sintomas dos transtornos ansiosos podem se apresentar de maneira predominantemente distinta ao longo do tempo, caracterizando padrões de curso de sintomas específicos para os diversos transtornos, como podemos observar de maneira esquemática na Figura 1.

Enquanto o TAG se apresenta com ansiedade livre e flutuante, o transtorno do pânico inclui, necessariamente, ataques de pânico, ou seja, uma ansiedade

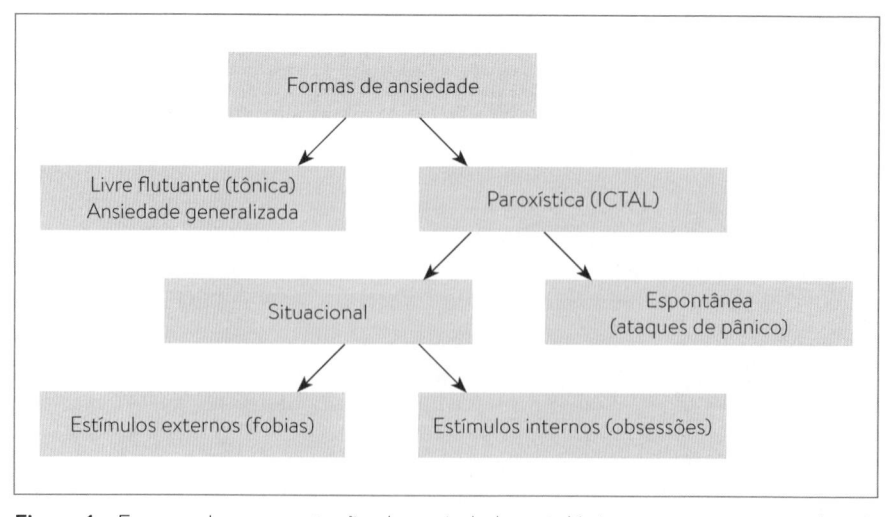

Figura 1 Formas de apresentação da ansiedade patológica quanto ao curso dos sinais e sintomas.

paroxística. O TAS, a agorafobia e as fobias em geral podem apresentar ansiedade livre e flutuante, assim como momentos de ansiedade paroxística, principalmente se expostos ao objeto ou situação que produz medo ou ansiedade. Essa ansiedade pode se apresentar inclusive como um ataque de pânico. Dessa forma, nesta seção opta-se por caracterizar o exame psíquico dos diversos transtornos na apresentação mais comum diante do entrevistador. Há também uma caracterização do exame psíquico na ansiedade paroxística, cujo modelo utilizado é o ataque de pânico.

É importante lembrar que há uma hierarquização das funções psíquicas, de modo que uma alteração de consciência, por exemplo, pode incapacitar a avaliação e, assim, a constatação de uma alteração da função de atenção e memória.

Transtorno de ansiedade generalizada (TAG)

Quadro 8 Exame psíquico do transtorno de ansiedade generalizada (TAG)

Função psíquica	Alteração encontrada	Definição
Atenção e memória	Alteração da atenção voluntária Viés atencional para sinais de perigo	Redução da capacidade de manter, de modo contínuo, a atenção em uma tarefa ou um tema
Forma do pensamento	Ruminações Aceleração dos conteúdos mentais	Constante preocupação mental, em geral com temas desagradáveis e são percebidos de forma acelerada em seu surgimento
Conteúdo do pensamento	Preocupações	Preocupações antecipatórias excessivas relacionadas à diversos conteúdos distintos, de acordo com o campo vivencial de cada paciente
Afetividade	Ansiedade, angústia Inquietação interior	O paciente possui sentimentos de apreensão ou medo sem às vezes conseguir explicar de quê O paciente sente desassossego interno, tensão ou nervosismo
Psicomotricidade	Inquietação motora	Atividade motora aumentada e não direcionada
Somáticos	Tensão muscular, cefaleia tensional, taquicardia, sensação de opressão torácica, tremores, parestesias, sudorese, alterações gastrointestinais	Manifestações percebidas no corpo

Transtorno de ansiedade social

No caso do transtorno de ansiedade social (TAS), a própria entrevista pode ser interpretada pelo paciente como a situação que gera ansiedade ou medo, ou seja, a situação social.

Todas as alterações de funções psíquicas podem ser intensificadas ou exclusivamente desencadeadas por situações sociais (Quadro 9).

Quadro 9 Exame psíquico do transtorno de ansiedade social (TAS)

Função psíquica	Alteração encontrada	Definição
Atenção e memória	Alteração da concentração	Redução da capacidade de manter, de modo contínuo, a atenção em uma tarefa ou um tema
Forma do pensamento	Ruminações	Constante preocupação mental, em geral com temas desagradáveis. No caso, pensamentos e medos associados ao contato social
Conteúdo do pensamento	Fobia – medo de situações específicas, que pode ser reconhecido como infundado ou inconveniente, e resulta principalmente em comportamentos de evitação	Preocupação ou medo de ser avaliado de forma negativa por outras pessoas, de ser invalidado, desqualificado, inferiorizado ou rejeitado. Ameaça maior comumente sentida de figuras hierarquicamente superiores ou com o gênero oposto. Medo de ser excluído de um grupo social. Constante percepção de não pertencimento social
Afetividade	Ansiedade, angústia Inquietação interior Sentimento de inadequação	O paciente possui sentimentos de apreensão ou medo sem às vezes conseguir explicar de quê. Estes podem ser percebidos pelas expressões e comportamento, assim como sintomas somáticos como "suor e tremor" O paciente sente desassossego interno, tensão ou nervosismo O paciente sofre um sentimento de ter menos ou não ter qualquer valor. Acha-se incapaz, inábil, desajeitado, parvo, indeciso, incompreendido, feio ou algo semelhante

(continua)

Quadro 9 Exame psíquico do transtorno de ansiedade social (TAS) (*continuação*)

Função psíquica	Alteração encontrada	Definição
Psicomotricidade	Inquietação motora	Atividade motora aumentada e não direcionada
Somáticos	Xerostomia, alterações gastrointestinais, palpitações e dispneia, sudorese fria, cefaleia e tensão muscular	Manifestações percebidas no corpo
Outros achados	Retraimento social	Afastamento de outras pessoas, podendo ser percebido em ambiente de internação, por exemplo

Ataque de pânico

Todas as alterações de funções psíquicas podem estar presentes em maior ou menor grau (Quadro 10).

Quadro 10 Exame psíquico do ataque de pânico

Função psíquica	Alteração encontrada	Definição
Consciência	Estreitamento	Restrição global da capacidade de vivência e comportamento, com reduzida capacidade de resposta aos estímulos externos. A compreensão do sintoma remete-se à metáfora do "cone de luz da consciência". Trata-se de um foco estreito e inflexível
Atenção e memória	Alteração importante da atenção espontânea	Redução da capacidade de manter, de modo contínuo, a atenção em uma tarefa ou um tema
Forma do pensamento	Terror unifocal	Restrição do conteúdo do pensamento, com fixação a poucas representações cognitivas
Conteúdo do pensamento	Fobia – medo relacionado a desfechos específicos da situação atual	Medo de ter uma doença clínica aguda grave que pode levá-lo à morte, medo de morrer ou medo de perder o controle ou enlouquecer

(continua)

Quadro 10 Exame psíquico do ataque de pânico (*continuação*)

Função psíquica	Alteração encontrada	Definição
Consciência do eu	Desrealização Despersonalização	O ambiente ou o fluxo do tempo são percebidos como transformados e irreais. O sentido de familiaridade com as coisas rotineiras é perdido O paciente sente-se estranho em relação a si próprio, irreal ou mudado, como se fosse outra pessoa
Afetividade	Ansiedade, angústia Inquietação interior	O paciente possui sentimentos de apreensão ou medo sem às vezes conseguir explicar de quê; O paciente sente desassossego interno, tensão ou nervosismo
Psicomotricidade	Inquietação motora	Atividade motora aumentada e não direcionada
Somáticos	Xerostomia, tensão muscular, cefaleia tensional, taquicardia, sensação de opressão torácica, dor torácica, tremores, parestesias, sudorese, alterações gastrointestinais, sensação de tontura, vertigem ou desmaio	Manifestações percebidas no corpo

Transtorno do pânico

Quadro 11 Exame psíquico do transtorno do pânico

Função psíquica	Alteração encontrada	Definição
Atenção e memória	Alteração da concentração	Redução da capacidade de manter, de modo contínuo, a atenção em uma tarefa ou um tema
Forma do pensamento	Ruminações	Constante preocupação mental, em geral com temas desagradáveis
Conteúdo do pensamento	Fobia – medo de situação específica	Medo de ter um novo ataque de pânico de forma inesperada
Afetividade	Ansiedade, angústia Inquietação interior	O paciente possui sentimentos de apreensão ou medo sem às vezes conseguir explicar de quê O paciente sente desassossego interno, tensão ou nervosismo

(continua)

Quadro 11 Exame psíquico do transtorno do pânico (*continuação*)

Função psíquica	Alteração encontrada	Definição
Psicomotricidade	Inquietação motora	Atividade motora aumentada e não direcionada
Somáticos	Xerostomia, tensão muscular, cefaleia tensional, taquicardia, sensação de opressão torácica, dor torácica, tremores, parestesias, sudorese, alterações gastrointestinais, sensação de tontura, vertigem ou desmaio	Manifestações percebidas no corpo

Agorafobia

Todas as alterações de funções psíquicas podem ser intensificadas ou exclusivamente desencadeadas em situações em que escapar ou pedir ajuda pode ser muito difícil (Quadro 12).

Quadro 12 Exame psíquico da agorafobia

Função psíquica	Alteração encontrada	Definição
Atenção e memória	Alteração da concentração	Redução da capacidade de manter, de modo contínuo, a atenção em uma tarefa ou um tema
Forma do pensamento	Ruminações	Constante preocupação mental, em geral com temas desagradáveis
Conteúdo do pensamento	Fobia – medo direcionado a uma ou mais situações específicas	Medo ou preocupação de encontrar-se em lugar ou situação da qual não consiga encontrar uma rota de saída (fuga), de passar mal e não conseguir acesso à ajuda e suporte
Afetividade	Ansiedade, angústia Inquietação interior	O paciente possui sentimentos de apreensão ou medo sem às vezes conseguir explicar de quê O paciente sente desassossego interno, tensão ou nervosismo
Psicomotricidade	Inquietação motora	Atividade motora aumentada e não direcionada
Somáticos	Xerostomia, alterações gastrointestinais, cefaleia e tensão muscular	Manifestações percebidas no corpo

Fobias específicas

Todas as alterações de funções psíquicas podem ser intensificadas ou exclusivamente desencadeadas pelo objeto ou situação desencadeadora de ansiedade (Quadro 13).

Quadro 13 Exame psíquico das fobias específicas

Função psíquica	Alteração encontrada	Definição
Atenção e memória	Alteração da concentração	Redução da capacidade de manter, de modo contínuo, a atenção em uma tarefa ou um tema
Forma do pensamento	Ruminações	Constante preocupação mental, em geral com temas desagradáveis
Conteúdo do pensamento	Fobia – medo direcionado para um objeto específico	Medo de situações ou objetos específicos, que pode ser reconhecido como infundado ou inconveniente, e resulta principalmente em comportamentos de evitação
Afetividade	Ansiedade, angústia Inquietação interior	O paciente possui sentimentos de apreensão ou medo sem às vezes conseguir explicar de quê O paciente sente desassossego interno, tensão ou nervosismo
Psicomotricidade	Inquietação motora	Atividade motora aumentada e não direcionada
Somáticos	Xerostomia, alterações gastrointestinais, cefaleia e tensão muscular	Manifestações percebidas no corpo

Os Quadros 8 a 13 mostram o resumo das principais alterações psicopatológicas no exame psíquico dos transtornos de ansiedade, de acordo com o sistema da Associação para Metodologia e Documentação em Psiquiatria (AMDP).

PSICOPATOLOGIA DESCRITIVA DO TRANSTORNO EM SUAS CARACTERÍSTICAS FUNDAMENTAIS

Psicopatologia geral da ansiedade e do medo

De forma geral, podemos separar as manifestações da ansiedade em quatro grupos:

- Intelectuais (pensamentos e cognição): principalmente preocupação antecipatória e medo, mas também hipervigilância, distraibilidade e pensamento acelerado.
- Emocional: a ansiedade assume valor emocional negativo, sentido como desprazer, de várias formas (p. ex., pode ser relatado como angústia ou irritabilidade).
- Fisiológicos (somáticos): taquicardia, dispneia, taquipneia, tensão muscular, desconforto torácico, epigastralgia, sudorese, tremores, parestesias, cefaleia, náuseas, vertigem, entre outros.
- Comportamentais: destacam-se aqui os comportamentos de esquiva, seja evitando o objeto fóbico, seja buscando agentes ansiolíticos (p. ex.: bebidas etílicas).

Modelos neuropsicológicos de ansiedade

A evolução acabou por selecionar dois sistemas reguladores do comportamento com base na avaliação de risco dos estímulos sensoperceptivos: (1) dedicado ao comportamento de aproximação cautelosa (também conhecido como "processamento de conflito de metas" ou "inibição comportamental"), que se refere à

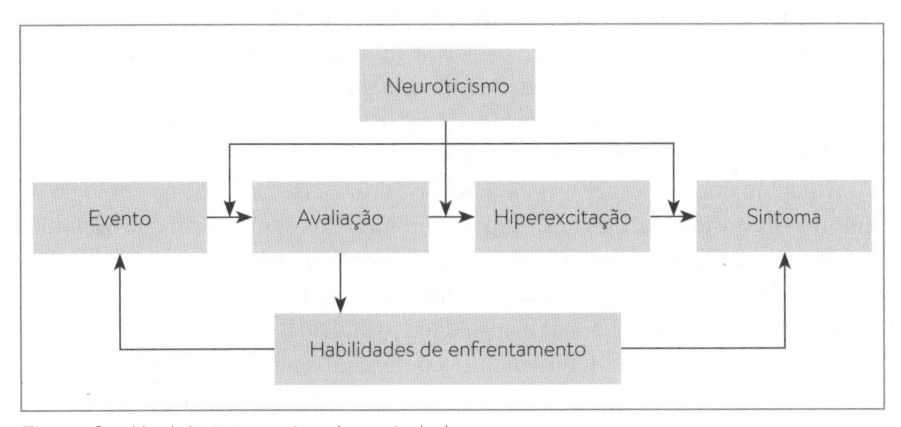

Figura 2 Modelo integrativo da ansiedade.

esquiva passiva; e (2) dedicado ao comportamento de evitação/evasão, que se refere à esquiva ativa. Esta é uma distinção funcional importante, uma vez que essas duas formas de evitação são mediadas por sistemas de regulação do comportamento diferentes e parcialmente opostos: o primeiro é coordenado pelas estruturas encefálicas do sistema de inibição comportamental (SIC), enquanto o segundo, pelas estruturas do sistema cerebral aversivo (SCA)[34].

Modelo integrativo da ansiedade

Andrew et al.[35] propõem um modelo hipotético que relaciona adversidades, personalidade, resposta de hiperexcitação, estratégias de enfrentamento de problemas (*coping*) e geração de sintomas ansiosos que pode ser visto na Figura 2. Neste, o evento inicial pode ser algum estímulo interno ou externo, que então é percebido pelo sujeito e avaliado como ameaçador. Essa avaliação aciona um mecanismo de hiperexcitação por meio de ativação simpática e descarga adrenérgica, gerando alterações fisiológicas para o comportamento de luta e fuga. Esse processo, se crônico, pode condicionar essas sensações a diversos estímulos não inicialmente ameaçadores do ambiente, gerando medos interpretados como irracionais. Dois fatores vão predominantemente modular esse processo de identificação da ameaça e resposta de hiperexcitação: o nível de neuroticismo do indivíduo e suas habilidades de enfrentamento de problemas (*coping*).

O neuroticismo é um traço da personalidade em que o indivíduo interpreta as diversas experiências sensoriais de modo mais negativo, mostrando-se característica estável do indivíduo ao longo do tempo[36]. Barlow[37] usa o termo "afeto negativo" para descrever essa característica com base no modelo de Clark e Watson[38]. Essa característica influencia a percepção e a avaliação do sujeito sobre os eventos de sua vida, determinando o tipo de comportamento em resposta[39]. Há forte relação entre neuroticismo e os transtornos ansiosos, sendo que o primeiro, isoladamente, mostrou-se responsável por uma variância de 44% na incidência dos sintomas ansiosos e depressivos. Desse modo, caracteriza-se como um dos principais fatores de vulnerabilidade individual para os transtornos ansiosos, o que justifica também a alta comorbidade entre os diversos transtornos ansiosos e seu curso crônico recorrente[40].

Ainda no que diz respeito às características da personalidade na etiologia de sintomas de ansiedade, Eysenck[41] propôs um modelo cognitivo em que o conflito originado pela oposição entre a dimensão "*sensation seeking*" (comportamento de busca de novidades, exploração) e a dimensão "*harm avoidance*" (evitação de situações ameaçadoras) geraria a ansiedade psíquica. Esses dois traços naturais nos seres humanos são diferentemente combinados na personalidade de cada indivíduo.

Esse conceito de ansiedade como resultado de um conflito entre algo que se deseja e o risco avaliado para se obter o desejado pode ser estudado no modelo animal do "labirinto em T elevado", no qual sintomas ansiosos surgem no conflito do desejo de se alimentar, sendo que, para se obter a comida, o animal terá de atravessar uma plataforma em espaço aberto em elevação, algo que é naturalmente aversivo. Nesse experimento, o animal passa a manifestar sintomas de ansiedade tão logo as duas situações (uma de desejo e outra de ameaça ou medo) lhe são apresentadas[42].

Psicopatologia dos transtornos de ansiedade

Transtorno de ansiedade generalizada (TAG)

O TAG é o protótipo clínico dos transtornos do estado emocional de ansiedade, apresentando a dificuldade em controlar as preocupações excessivas sobre temas variados como seu principal aspecto definidor.

Geralmente, a pessoa com TAG considera sua ansiedade diferente da comumente experimentada pelas outras pessoas, seja em natureza (mais aversiva), duração, frequência ou intensidade. Nesse caso, quais seriam os fatores distintivos entre as manifestações normais e patológicas da ansiedade e da preocupação? Em outras palavras, onde residiria o limite entre a patologia e a normalidade?

Apesar de ser identificado como uma entidade distinta no DSM-5, o fato de o TAG ser caracterizado fundamentalmente pela exacerbação da ansiedade e da preocupação sugere que esses processos possuam uma estrutura latente meramente dimensional, diferentemente do que ocorre com outras condições médicas, em que se observam alterações clínicas qualitativamente identificáveis (p. ex., em processos infecciosos)[43]. Pelo menos três hipóteses têm sido aventadas para a questão:

- A ansiedade e a preocupação patológicas constituem-se como fenômenos qualitativamente distintos de suas manifestações normais[44].
- A diferença entre as condições funcional e clínica é apenas dimensional (intensidade, duração e frequência)[45,46].
- A morbidade não está em suas manifestações primárias, sejam elas qualitativa ou quantitativamente consideradas, mas nas relações que o indivíduo estabelece com essas (e outras) vivências internas[47,48].

Borkovec e Roemer[49] ainda sugerem que indivíduos com TAG distinguem-se de pessoas sem o transtorno por usarem as preocupações como uma forma de distração de imagens com temas emocionalmente mais perturbadores. Esses achados corroboram modelos etiológicos que apontam para a relação que o indivíduo estabelece com as preocupações como elemento distintivo entre pessoas muito preocupadas, porém dentro dos limites da normalidade, e indivíduos com TAG[50,51].

A partir do modelo dos cinco grandes fatores da personalidade (Big five; neuroticismo, amabilidade, conscienciosidade; abertura para a experiência e extroversão), o neuroticismo, enquanto um traço de temperamento, predispõe o indivíduo a experimentar emoções negativas em resposta ao estresse[52], e está claramente relacionado à maior vulnerabilidade aos transtornos ansiosos e do humor em geral, e, particularmente, associado à depressão e ao TAG. Além disso, sujeitos com TAG apresentam níveis significativamente mais elevados de neuroticismo que a população geral, em especial nas facetas de ansiedade, depressão e vulnerabilidade[53].

Considerando tal generalidade pré-disposicional, estudos indicam que, embora o grau de neuroticismo seja um claro fator de vulnerabilidade para ambos, a preocupação e a ruminação (pensamentos repetitivos sobre erros ou falhas cometidas) são padrões cognitivos discriminativos entre o TAG e o transtorno depressivo maior, caracterizando-os respectivamente[54,55]. Além disso, indivíduos com TAG relatam perceber as reações emocionais como mais intensas do que pacientes deprimidos[56], e apresentam maior reatividade cognitiva e afetiva[57]. Assim, enquanto o neuroticismo configura-se claramente como um fator predisponente comum, a preocupação apresenta-se como um fator relacionado etiologicamente ao TAG, de maneira específica.

Transtorno de ansiedade social (TAS)

Diversos caminhos e combinações de fatores podem resultar no TAS. Para elucidar essa perspectiva, Wong e Rapee[58] elaboraram um modelo integrado de fatores etiológicos e de manutenção (conjunto de fatores cognitivos e comportamentais engajados antes, durante e depois de situações aversivas sociais) para a compreensão do TAS. Esse modelo é orientado pelo princípio de ameaça de avaliação social (AAS), que corresponde a uma característica humana básica de um conjunto de reações de medo e ansiedade diante de estímulos sociais que possuem valor de ameaça para a pessoa. Por meio dos fatores etiológicos seria determinado o valor de ameaça desses estímulos[59]. Ou seja, a extensão e intensidade da vivência de ameaça seriam um composto da atuação dos fatores de risco e fatores protetivos aos quais a pessoa foi exposta em seu desenvolvimento. Por exemplo, uma pessoa sem reações de ansiedade social destacadas antes de sofrer um intenso episódio de *bullying* pode desenvolver um valor de ameaça agudo e extremo para situações que antes eram vividas como cotidianas ou neutras. E o estímulo de avaliação social pode tanto ser um aspecto muito específico, como uma expressão facial de desdém e desinteresse, quanto ser referente a conceitos sociais mais complexos, como na noção de papéis sociais. Isso pode, por exemplo, fazer com que a pessoa vivencie a situação como ameaçadora somente quando em contato com pessoas de "hierarquia social mais alta".

O valor de ameaça, nesse modelo, é representado por um princípio operante (princípio AAS, citado no parágrafo anterior), que guia o organismo em seu ambiente, sendo o prosseguimento da relação de um indivíduo com seu contexto que distinguiria pessoas com vivências adaptativas funcionais e sem sofrimento de grande impacto daquelas que desenvolveriam um quadro clínico. Os autores descrevem um processo de ajuste aos estímulos sociais de ameaça em que a pessoa apresenta processos cognitivos e comportamentais primários, cuja função é de detectar e evitar o(s) estímulo(s) ameaçador(es). Por exemplo, uma criança que em uma atividade esportiva de recreio, avaliando que não jogaria bem e seria vítima de ofensas, no momento de escolha dos times relata que não está se sentindo bem e que não poderá participar. A perpetuação e enrijecimento dos processos cognitivos e comportamentais primários aumentaria a chance de três principais consequências: (1) manter o valor de ameaça dos estímulos sociais ansiogênicos, (2) perpetuar déficits de performance e (3) desenvolver processos cognitivos e comportamentais secundários.

Os comportamentos de fuga e esquiva das situações sociais temidas, em curto prazo, são "ansiolíticos", porque retiram o contato com o estímulo. Contudo, esses comportamentos estão consistentemente associados com a manutenção de níveis elevados de ansiedade social[60]. Isso acontece porque o engajamento em comportamentos de segurança diminui a probabilidade de exposição aos estímulos temidos, de modo que a pessoa não vivencia situações para ocorrer o processamento emocional que resulta na diminuição das respostas de medo aos estímulos fóbicos[61]. Com isso, déficits podem ser acumulados, tanto pelo efeito natural da ansiedade aguda, prejudicando o desempenho (como retratado pela famosa curva de Yerkes e Dodson[62]), quanto pelo indivíduo não desenvolver habilidades sociais em coerência com seu contexto social e faixa etária.

Com o passar dos anos, as situações de avaliação social vão adquirindo cada vez regras mais complexas, o que pode resultar no desenvolvimento de um repertório cognitivo e comportamental para manter a detecção e esquiva dos estímulos ameaçadores. Esse refinamento e ampliação das respostas cognitivas e comportamentais seriam os processos secundários descritos por Wong e Rapee[58]. Por exemplo, um hipotético jovem universitário, para quem a participação em um simpósio de seu grupo é condição necessária para aprovação na disciplina, pode lidar com o alto valor de ameaça que essa situação tem para ele de diferentes formas em três momentos. Antes do evento, convivendo com as preocupações, buscar reduzir ao máximo suas falas. Durante a apresentação, engajar em comportamentos de segurança, como evitar olhar para as pessoas, falar baixo e rápido, enquanto vivencia reações agudas de autofoco a possíveis reações corporais, como enrubescer e gaguejar. Por fim, após o evento, potencialmente a situação seria processada como um "fracasso", "significando" ele "não tem habilidade para fazer isso" e que "a situação só não foi pior por causa dos comportamentos de segurança".

Os fatores protetivos, por sua vez, atuariam de forma antagônica aos fatores de risco. Sendo o medo da exclusão social uma característica filogenética da espécie humana[63], é esperado o aparecimento de reações de ansiedade em situações, ou diante de estímulos variados, vivenciadas como de ameaça social. O processo de adaptação às normas sociais não exclui a ansiedade, pelo contrário, pode ser influenciado positivamente por ela. Por exemplo, uma pessoa que, ao vislumbrar impactos negativos na sua avaliação em uma entrevista de emprego pelo seu linguajar coloquial, provavelmente terá maiores chances de contratação ao utilizar um vocabulário mais formal. Sem vivências de ansiedade e medo social, a pessoa pode perder referências importantes para a construção de vínculos e inserção em grupos e comunidades. Dessa forma, os diversos fatores protetivos, como estilo maternal de menor controle[64], relações próximas de amizade com pares[65], tratamentos psicoterapêuticos padrão-ouro para crianças[66], entre outros, resultem na redução de fatores como inibição comportamental e reações de ansiedade, mas não em sua eliminação.

Classicamente, o TAS tem duas apresentações clínicas típicas: a primeira, envolvendo a maior parte das relações interpessoais, conhecida como transtorno de ansiedade social tipo generalizado; e a segunda mais circunscrita a situações de exposição social que envolvem ansiedade por desempenho, pela avaliação de como vai ser avaliado em uma tarefa, conhecida como TAS em situações de desempenho.

A primeira apresentação é caracterizada por ansiedade e medo de receber avaliação negativa ou ser ridicularizado em situações sociais com pessoas não próximas. Esta apresenta maior história de comportamento inibitório durante a infância, maior agrupamento familiar do transtorno, além de incidência de até 20% de transtorno de personalidade esquiva em familiares.

A segunda apresentação, hoje, é apenas um especificador de diagnóstico no DSM-5, sendo caracterizada por medo em situações específicas, como falar em público, dar uma aula ou realizar apresentação musical. Esta última apresentação fenomenológica mostra menor herdabilidade, início mais tardio, menor impacto funcional e boa resposta ao tratamento com betabloqueadores[67].

Apesar dessa diferenciação contemplada pelo especificador no DSM-5, uma análise fatorial conduzida em amostras comunitárias norte-americanas e canadenses[68] resultou em um modelo de três fatores dimensionais para o TAS: (1) medo de interação social; (2) medo de observação; e (3) medo de falar em público. Ou seja, parece que podemos aprofundar ainda mais algumas características fenomenológicas do transtorno.

Transtorno do pânico

Kircanski et al.[69], em uma revisão crítica, avaliaram a validade dos subtipos dos ataques de pânico. A pesquisa revelou dados relativos a cinco subtipos potenciais: respiratório, noturno, sem experiência de medo, cognitivo e vestibular, mas nenhum subtipo potencial foi associado a critérios externos confiáveis e suficientes indicativos de diferenças funcionais. Em um estudo realizado em nosso serviço, do mesmo modo, pacientes com o subtipo respiratório do TP não se mostraram clinicamente diferentes dos demais[70].

Transtorno de pânico subtipo respiratório

Klein, em 1993, publicou sua "teoria do alarme por falsa sufocação" para explicar a predisposição de grupos de indivíduos com TP para desenvolver ataques de pânico induzidos por lactato ou dióxido de carbono. Ataques espontâneos ocorrem nesses indivíduos quando a percepção de sufocamento do cérebro sinaliza de maneira errônea uma falta de ar, ativando inapropriadamente o sistema de alarme. Já descrevemos os mecanismos fisiológicos envolvidos nessa resposta anterior, na neurobiologia envolvida na etiopatogenia do pânico.

Comparando os pacientes do subtipo respiratório com o não respiratório, os primeiros apresentam maior história familiar de TP, menor comorbidade com depressão, duração mais longa da doença, escores de neuroticismo menores e escores mais elevados nas escalas de gravidade. Ainda segundo esses autores, pacientes que apresentam sintomas respiratórios dominantes são particularmente sensíveis a testes respiratórios. Testes para induzir ataques de pânico, com o uso de CO_2, hiperventilação e cafeína produzem ataques de pânico em uma proporção maior em pacientes do subtipo respiratório. O aumento da sensibilidade ao CO_2 e uma maior história familiar de TP distinguem o subtipo respiratório do não respiratório, embora ainda existam achados contraditórios[71].

Com o objetivo de estudar a reação a sensações corpóreas em pacientes com TP, Muotri, Bernik e Lotufo Neto[72] submeteram 72 sujeitos, entre controles e pacientes com TP, à ergoespirometria, usando a escala de esforço percebido (Escala de Borg) para comparar o escore de esforço percebido entre os dois grupos. Dentre os achados, estão que: (1) pacientes com TP possuem dificuldades de interpretar sensações corporais durante exercício intenso; (2) pacientes com TP possuem um consumo de oxigênio máximo (VO_2 máx mL/kg/min) menor do que sujeitos saudáveis; (3) a frequência cardíaca durante a ergoespirometria em pacientes com TP é menor do que o previsto. Tais achados reforçam outras teorias de que interpretações catastróficas de sensações corpóreas induzidas pelo exercício podem alterar a percepção da fadiga.

Transtorno de pânico subtipo noturno

Ocorre em cerca de 40 a 70% dos pacientes com pânico, e surge entre 24 e 225 minutos após o indivíduo pegar no sono, na fase 4 do sono não REM. Distingue-se do terror noturno, da apneia do sono e dos pesadelos[73].

Pacientes com ataques de pânico noturnos têm mais frequentemente depressão e outros sintomas psiquiátricos, e tendência a ter mais anorexia nervosa e transtorno de somatização[74,75].

Agorafobia

Ocorrem medo excessivo ou ansiedade em resposta a diversas situações nas quais escapar ou conseguir ajuda pode ser difícil (p. ex.: cinemas, *shoppings*, mercados). O indivíduo é consistentemente ansioso acerca dessas situações em razão de medo de que ocorram situações negativas (ataque de pânico ou sintomas físicos incapacitantes). As situações são evitadas ativamente ou enfrentadas apenas em momentos específicos, como na presença de uma pessoa de confiança, ou enfrentadas com intenso sofrimento. Os sintomas persistem por alguns meses e são graves o suficiente para gerar prejuízos funcionais[31].

Nas suas formas mais graves, a agorafobia pode levar os indivíduos a ficar completamente restritos à sua casa, incapazes de sair e dependentes de outra pessoa para serviços ou assistência até mesmo às suas necessidades básicas. A desmoralização e os sintomas depressivos, bem como o abuso de álcool e medicamentos sedativos como estratégias inadequadas de automedicação são comuns.

O diagnóstico diferencial entre agorafobia e fobia específica, tipo situacional, se dá porque, nesta, o medo, ansiedade ou esquiva está limitado a apenas uma das situações agorafóbicas. A exigência de medo de duas ou mais situações agorafóbicas é uma forma eficiente de diferenciar agorafobia de fobias específicas, particularmente o subtipo situacional. As características diferenciadoras adicionais incluem a cognição associada. Assim, se a situação é temida por outras razões além dos sintomas do tipo pânico ou outros sintomas incapacitantes ou constrangedores (p. ex., medo de ser diretamente prejudicado pela situação em si, como o medo de se sair de casa pelo fato de poder se desequilibrar e cair na fobia de espaço), então o diagnóstico de fobia específica pode ser o mais apropriado.

Fobias específicas

A etiologia das fobias não é conhecida por completo e raramente é traumática. Ela pode ter origem desconhecida ou ser aprendida por meio de modelos. Além disso, o sujeito fóbico possui uma avaliação distorcida e considera algumas das situações vivenciadas mais ameaçadoras do que realmente são. Há também uma predisposição biológica às reações de ansiedade.

A pessoa com fobia adota comportamentos de esquiva, por acreditar ser incapaz de enfrentar ou superar a situação[76]. Contudo, o mecanismo de esquiva inviabiliza que ela confronte suas crenças e, por isso, elas passam a ser vivenciadas como a única forma de perceber e reagir à situação temida ou ao objeto fóbico, ou seja, mantendo as reações de intensa ansiedade e/ou medo.

Cabe ressaltar que o indivíduo que possui fobia específica tem consciência de que seus medos são irreais ou desproporcionais ao contexto, o que o leva a esconder o distúrbio por vergonha ou medo do julgamento de terceiros. Além disso, várias das situações e/ou objetos fóbicos não são recorrentes na rotina de uma pessoa, o que favorece a manutenção do comportamento de não buscar pelo tratamento.

Estudos de Pavlov[77,78] e Watson[79,80] demonstram que a aprendizagem pode se dar por condicionamento clássico. No experimento de Watson com uma criança de 11 meses, ele implanta uma fobia específica. Ao associar um estímulo inicialmente neutro (animais peludos) a um aversivo e incondicionado (som alto), com apresentações simultâneas dos dois, por diversas vezes, ele fez o bebê desenvolver uma resposta condicionada, ou seja, a resposta emocional de medo passou a ser emitida quando a criança via animais peludos. Com esse experimento, destacaram-se os fenômenos de generalização e discriminação, demonstrando que as fobias também obedecem às leis da aprendizagem.

De acordo com Skinner, o meio não estimula apenas o comportamento, mas este é regulado por suas consequências. Por isso, no condicionamento operante, define-se que a ocorrência de um comportamento é seguida de uma consequência que, se for reforçadora, aumenta a probabilidade de o comportamento se repetir. Já quando a ocorrência de um comportamento, anteriormente fortalecida por um processo de condicionamento, deixa de ser seguida por uma consequência reforçadora, a força do comportamento diminui.

Ainda, a ansiedade pode ser uma resposta a um estímulo aversivo condicionado. Ela é composta de respostas operantes de fuga e esquiva, sejam eles estímulos aversivos incondicionados e condicionados. Quando um organismo elimina ou diminui a intensidade de um estímulo aversivo, tem-se a resposta comportamental de fuga. Já quando o organismo posterga ou evita um estímulo aversivo, seja ele condicionado ou incondicionado, chama-se a resposta de esquiva[81].

Nas fobias específicas, a apresentação de estímulos aversivos é acompanhada por respostas de medo. Dessa forma, estímulos habitualmente neutros para a resposta de medo, se forem seguidos consistentemente por estímulos aversivos incondicionados, passarão a adquirir, eles próprios, propriedades aversivas e poderão eliciar respostas "semelhantes ao medo" e à ansiedade.

Existem três categorias de fatores de risco que podem levar os indivíduos a desenvolverem mais facilmente as fobias específicas:

- Temperamento: indivíduos com índice elevado do traço de personalidade neuroticismo são mais propensos do que a média a serem mal-humorados e a experienciar sentimentos como ansiedade, preocupação, medo, raiva, frustração, inveja, humor depressivo, solidão e outros, e reagirão mais fortemente a estímulos externos fortes, desenvolvendo uma grande amplitude de respostas de evitação para dar conta das inúmeras ameaças que percebem. Dentro da inibição comportamental, a introversão aumentaria a possibilidade de desenvolvimento de fobias e sua generalização.
- Ambientais: fatores como superproteção, perdas, separação parental e abusos físicos e sexuais também podem favorecer outros transtornos de ansiedade. Contudo, cabe ressaltar que eventos traumáticos vividos com o objeto ou a situação temida não são determinantes para o desenvolvimento da fobia específica.
- Genéticos e fisiológicos: pode haver suscetibilidade genética para algumas categorias de fobias específicas. Já indivíduos com fobia de sangue-injeção--ferimento apresentam maior propensão à síncope vasovagal (desmaio) na presença de estímulo fóbico.

ANGÚSTIA: SINTOMA OU IDENTIDADE?

Os conceitos dos sintomas associados aos transtornos ansiosos, a saber, ansiedade, angústia, medo, temor, pavor, pânico etc., têm significados diversos no campo da saúde mental e da filosofia que dependem do momento histórico, dos autores que se debruçam sobre o tema e do escopo teórico que embasa os textos produzidos a esse respeito.

Para fins deste capítulo, deteremos mais atenção ao conceito de angústia, visto que se trata de uma palavra-chave para duas linhas teóricas cujo pensamento influencia e molda a psiquiatria: a psicanálise e a fenomenologia existencial.

No campo da psicanálise, Freud escolhe o termo *Angst*, traduzido para o português como angústia, para expressar um dos afetos mais importantes na sua concepção teórica, principalmente na medida em que se relaciona com a sexualidade, estruturadora do psiquismo.

Assim como Freud faz com a psicanálise, ao longo de sua obra, o conceito de angústia também passa por algumas transformações. A teorização inicial da angústia passa pelos conceitos de sexualidade e princípio do prazer[82]. A ideia de sexualidade ou libido, aqui, não se limita, é claro, à questão sexual genital. A libido, ou seja, a disposição a atividade sexual, pressupõe um instinto sexual, da mesma forma que a fome pressupõe um instinto de nutrição[82]. Essa sexualidade é o que estrutura o psiquismo ou a economia psíquica, por meio do princípio do prazer, e se liga a um objeto de prazer. Como o autor explica, o objeto primário de prazer da criança é inalcançável e a satisfação nunca é plena. Essa incompletude da satisfação é sentida como falta, perda ou ausência do objeto. A angústia teria como gênese o fato de sermos seres desejantes irremediáveis, cuja busca pelo prazer nunca é plenamente satisfeita e, dessa forma, somos movidos por essa incessante busca. É o que Freud denomina angústia de castração. Há na excitação libidinal, determinada biologicamente, uma busca por um objeto impossível, que nunca encontra sua plena satisfação, havendo, portanto, uma sobra ou excesso dessa energia. Se há uma falha em ligar esse excesso de excitação a uma representação psíquica, temos sua conversão em angústia, "[...] a criança se comporta como o adulto, que transforma sua libido em angústia quando não pode satisfazê-la"[82] (p. 146). Assim, é importante notar que Freud faz aqui uma ligação entre desejo (que é a representação psíquica do instinto sexual) e aparecimento de angústia. A ausência ou ineficiência da representação psíquica desse excesso de excitação libidinal, determinado pela satisfação parcial do desejo por parte do objeto, faz surgir angústia.

Para Freud, angústia é algo que se sente, uma sensação desprazerosa que produz manifestações ou atos de descarga que são percebidos pelo sujeito. Essas descargas têm ligação com aspectos fisiológicos do ser humano e é o que a diferencia de outros afetos, sendo a angústia ligada diretamente à excitação libidinal e seu papel na economia psíquica, discutido acima[83]. Ademais, ele se ocupa mais do processo e do lugar da angústia na economia psíquica do que de sua experiência fenomenológica.

Em um segundo momento, Freud propõe novas teorizações para a angústia. A angústia pode se relacionar com uma possível revivência de um trauma ou desamparo do passado. Assim, é um conceito que depende da história biográfica e do desenvolvimento de um sujeito. Além disso, Freud estabelece a primazia da angústia sobre os mecanismos defensivos. Se, no início, a libido não conectada a uma representação mental dava origem a angústia, aqui a angústia "real", ou seja, derivada de alguma experiência, produz o recalque, o "esquecimento" do desejo, da libido. O encontro com o real é que produz angústia. A única diferença entre essa angústia e um medo de algo real é que o conteúdo daquilo que é angustiante permanece inconsciente. Se vier à consciência, será representado na forma de um sintoma[83].

> "...o afeto da angústia [...] é o medo de castração inalterado, ou seja, um medo realista, angústia ante um perigo propriamente ameaçador ou considerado real.

Aqui é a angústia que gera a repressão, e não, como julguei anteriormente, a repressão que gera angústia"[83] (p. 31)

A partir daí, a resposta psíquica a essa angústia produzida por esse encontro definirá a formação de sintoma e estrutura clínica predominante, ou seja, o modus operandi principalmente daquela psique:

- Na neurose, a resposta se dá em forma de distanciamento, esquecimento (recalque) da ideia que representa o impulso libidinal, ou desejo, de forma a reduzir ou evitar a angústia pelo conflito dessa libido com o real. Uma das possibilidades mais clássicas na descrição de Freud é a conversão, em que o afeto da angústia pode ser convertido em um sintoma físico, distanciando o Eu do conflito primário.
- Na psicose, a experiência da angústia real gera um rompimento com a realidade, o não reconhecimento de um fato. Dessa forma o real não se relaciona com nenhuma ideia ou desejo que pode ser recalcado no inconsciente, pois não foi simbolizado. É uma área de não eu, não identidade.

A terceira estrutura, a perversão, relaciona-se com uma negação da falta constituinte do ser desejante. Há uma divisão do Eu entre aquele que reconhece a falta, ou seja, a angústia gerada pela castração, pela impossibilidade de obter a satisfação total, e o Eu que recusa, que nega. A estrutura se relaciona com a teorização do fetichismo para a psicanálise. O objeto do fetiche, para a estrutura perversa, é aquele que permite a manutenção do Eu que nega e possibilita a ilusão do gozo ilimitado.

Em teorização posterior, essa expressão de angústia relacionada a uma experiência prévia é conceitualizada em duas partes: de um lado, a angústia real, relacionada a uma reexperimentação do evento traumático, que é definido como um excesso de estimulação que não consegue ser simbolizado ou representado psiquicamente pelo eu. De outro lado, a angústia sinal, que pode ser entendida como antecipadora do trauma e que permitiria um trabalho de simbolização por apresentar o estímulo de forma atenuada[84].

Leite[85] destaca o lugar da angústia para a psicanálise, fazendo uma análise a partir de comparações entre Freud e Lacan. Na visão da autora, Lacan identifica a angústia como o afeto "que não engana".

A angústia na visão lacaniana está condicionada a sua concepção, semelhantemente a Freud, de desejo, de satisfação sempre incompleta. O desejo e a falta provêm inicialmente do desejo do Outro, esta entidade que representa a alteridade ao ser humano e cujo primeiro representante é a mãe. Desejo é inicialmente referenciado ao desejo do Outro. A angústia surge, então, no momento em que há uma perda dessa referência do outro, e surge a questão do desejo próprio de forma exposta.

Assim, o desejo do Outro, do não eu, tampona a angústia de desejar por si mesmo. Na ausência ou insuficiência desse objeto externo que imprime o desejo do Outro, é necessário o trabalho de apropriação pessoal e construção de sentido que pode ser realizado pelo trabalho de análise. É o que a autora chama de travessia da angústia.

Atravessar a angústia não significa curá-la. Mas sim, identificar a partir dela algo do desejo próprio do sujeito e constituí-lo a partir daí.

A história do rabino Súcia, na peça de teatro "A alma imoral" (escrita pelo Rabino Nilton Bonder), ilustra a angústia da desconexão com o desejo próprio. Em seu leito de morte, Súcia teme o Tribunal Celeste. Seu discípulo não compreende, já que o rabino é um homem venerável e exemplar. Porém, diz o rabino, "não tenho medo de que me julguem por não ter sido como Moisés ou Maimonides, pois me defenderei dizendo que não sou nenhum desses personagens. Mas temo que me perguntem: por que não foste Súcia?"

Essa noção chamada de "angústia incurável" pela autora, típica da existência, é que dialoga intensamente com a ideia do desconhecido abordado na fenomenologia existencial.

No campo da filosofia e da fenomenologia existencial, uma das principais referências sobre esse tema é Martin Heidegger. Ele se utiliza amplamente da ideia de angústia (*Angst*) para descrever a existência humana em suas características essenciais. A angústia, para Heidegger, se relaciona com os conceitos de Nada e de Morte[86].

Angústia pode ser diferenciada de temor (*Furcht*) e de medo por não se relacionar a um objeto específico e não nos inclinar em uma direção ou outra, mas sim endereçar algo indeterminado, a própria condição da existência. A angústia, dessa forma, é uma disposição anímica, um afeto inerente à condição humana; sendo universal como possibilidade e raro em sua ocorrência. A angústia é o sentimento primordial que permite com que o ser humano entre em contato com o seu ser mais íntimo e essencial. Dessa forma, a angústia, por não possuir objeto e se relacionar a si, é uma disposição que permite a "singularização" do ser, sua autenticidade. Ela é uma abertura para o mundo anterior à reflexão, e não um sentimento concomitante a esta, mas que justamente permite o humano se dar conta de sua existência finita e indeterminada e o libera para sua autodeterminação

Esse fenômeno nos permite tomar contato com a morte, a finitude e nossa relação com ela. Ela é nossa possibilidade de nos afastarmos de nossa condição do dia a dia, que Heidegger chama de inautenticidade e nos possibilita uma vivência mais de acordo com nossa verdadeira essência. A morte, por meio da angústia, pode nos permitir transcender nossas ocupações cotidianas e dedicarmos de maneira mais detida à nossa própria existência[87].

Há exemplos diversos na literatura de como esse processo pode redirecionar o sentido de uma existência. A angústia sentida por Ivan Ilitch, personagem de Tolstoi, o faz percorrer a vida em análise de suas atitudes, respostas e necessidades, concluindo que muitas vezes lhe foram meramente impostas por seu meio social, revelando autenticamente a pergunta: que tipo de vida quero viver? Pablo Ibbieta, personagem de Sartre, e Pierre, protagonista de *Guerra e paz*, de Tolstói, também passam por reflexões semelhantes relacionadas a sua possibilidade de morte.

De forma similar, na vida real, Dostoievsky "escapou" no último minuto de uma execução programada, evento que o levou a servir em acampamento na Sibéria por 4 anos. A influência desse evento em sua vida e obra se faz notável ao considerarmos que o autor escreveu 5 grandes livros nesse período, entre eles *Crime e castigo* e *Irmãos Karamazov*.

Hoste[88] expõe, em Sartre, o conceito de angústia associado à inevitabilidade de ter a liberdade de realizar escolhas em que a essência do certo e errado é indeterminada, ou melhor, não existe *a priori*. A angústia é mais uma vez inerente ao ser humano e compõe essencialmente a sua liberdade.

Juntar os conceitos de psicanálise e fenomenologia existencial é uma tarefa complexa, especialmente se tratando de angústia. Podemos ver uma tentativa de mostrar aproximações e diferenças nos textos de Thamy Ayouch[89] e Matheus Hidalgo[90]. Esses autores discorrem sobre o diálogo entre psicanálise e fenomenologia. Os autores enumeram diversas críticas a elaborações teóricas de Freud, em especial o conceito de inconsciente. Porém, parecem concordar em um ponto, ao menos: o comportamento, o ato humano, físico ou psíquico, tem um sentido. Assim, podemos estabelecer que na angústia também há sempre um sentido.

O renomado psiquiatra e escritor americano Irwin D. Yalom, apesar de também apresentar suas críticas, propõe uma visão mais conciliadora. Em seu livro *Existential psychotherapy*, o autor propõe um arcabouço conceitual utilizando-se tanto de Freud quanto da filosofia existencial[91].

Yalom propõe um modelo psíquico com funcionamento psicodinâmico, ou seja, que se baseia na ideia de que existem forças em conflito e que pensamento, emoção e comportamento, sejam eles considerados patológicos ou não, são resultantes dessas forças. Além disso, concorda que essas forças variam em termos de nossa consciência sobre elas: algumas são apresentadas diretamente a nossa consciência, outras não[91].

Porém, o autor substitui as pulsões, entidades postuladas por Freud como forças nesse cenário inconsciente, por outras ideias. Ao invés dos impulsos, o que gera nossa angústia (Yalom usa o termo *Anxiety* para traduzir *Angst*) seria nossa percepção, ainda que inconsciente, do que ele denomina *ultimate concerns* (preocupações últimas em tradução livre). Comparando sua proposta com a psicanálise, Yalom afirma: "A abordagem existencial enfatiza [...] um conflito que advém do confronto do indivíduo com os fatos da existência"[91] (p.8. tradução livre).

Segundo o autor, esses fatos ou preocupações últimas são: a morte, a liberdade, o isolamento existencial e a falta de sentido. Dentre esses, ele destaca a morte como a principal fonte geradora de angústia e propõe que até a angústia de castração de Freud seria uma expressão de nossa angústia relacionada à finitude.

Para além de expor seu arcabouço teórico, Yalom se aproxima de Heidegger ao afirmar que o confronto com a morte, a finitude, pode ser proveitoso para o indivíduo. Ainda que Heidegger não estivesse preocupado com um aspecto diretamente terapêutico, sua visão sobre autenticidade pode se aproximar de desfechos libertadores de quadro clínicos exemplificados na obra do autor americano.

Parece haver, portanto, algo em comum entre os autores explorados. A angústia parece representar uma afecção essencialmente humana e que, origem ou destino, tem alguma ligação com nosso íntimo, algo como um guia na busca do que Nietzsche chama de "si mesmo"[92].

Podemos, talvez, vislumbrar na angústia, essa principal dos afetos, diferenciada por suas implicações e descargas "que não enganam", o caminho em direção a nós mesmos e algo de próprio, em nossos pacientes, para além de lhes identificar e tratar patologias.

CONSIDERAÇÕES FINAIS

Os transtornos de ansiedade são os transtornos psiquiátricos mais prevalentes em todo o mundo, constituindo-se um grupo muito heterogêneo de manifestações clínicas, porém com características centrais em comum: preocupação, medo e angústia. Esta última, como vimos, ainda traz muitas dúvidas quanto à sua relação com os transtornos de ansiedade, ou como sendo uma identidade fenomenológica e psicopatológica independente. Nesse sentido, vale ressaltar que tanto angústia como outras manifestações de ansiedade também são comuns em outros transtornos psiquiátricos, mesmo sem configurar um transtorno de ansiedade em particular, visto que, nas abordagens psicopatológicas descritivas, encontramos nos manuais especificadores como "com crises de pânico" ou "com sintomas ansiosos" para transtornos de outras dimensões psicopatológicas.

Muito ainda se tem a entender e desenvolver nesse campo, sendo que procuramos expor a amplitude de manifestações e variações dessa dimensão psicopatológica, mas não ousamos propor o encerramento desse entendimento.

📖 REFERÊNCIAS

1. Marks IM. Fears, phobias, and rituals: Panic, anxiety, and their disorders. Oxford University Press on Demand; 1987.

2. Blanchard DC. Translating dynamic defense patterns from rodents to people. Neurosci Biobehav Rev. 2017;76(Pt A):22-8.

3. Emdin CA, Odutayo A, Wong CX, et al. Meta-analysis of anxiety as a risk factor for cardiovascular disease. Am J Cardiol. 2016;118:511-9.

4. Sylvester CM, Pine D. Anxiety disorders. In: Luby JL (ed.). Handbook of preschool mental health: development, disorders, and treatment. 2. ed. New York: Guilford; 2016.

5. DuPont RL, DuPont CM, Rice DP. Economic costs of anxiety disorders. In: Stein, Hollander DJ (eds.). Textbook of anxiety disorders. Washington: American Psychiatric Publishing; 2002.

6. Smith WD. Hippocrates. Harvard University Press; 1994.

7. Müri W (ed.). Der Arzt im Altertum. Greek and Latin texts in the original languages from Hippocrates until Galen. Munich: Artemis Verlag; 1986. p.230.

8. Curtius Q. Tusculan disputations. Fortress of the Mind; 2021.

9. Cattell RB, Scheier IH. Stimuli related to stress, neuroticism, excitation, and anxiety response patterns: illustrating a new multivariate experimental design. J Abnorm Soc Psychol. 1960;60:195-204.

10. Seneca LA. Of peace of mind. Bohn's classical library edition. Stewart A (trad.). London: George Bell and Sons; 1900.

11. Gunermann H (ed.). Seneca LA. De tranquillitate animi. Latin text. Stuttgart: Reclam; 1984. p.52.

12. Seneca LA. On the shortness of life. Basore JW (trad.). Loeb Classical Library. London: William Heinemann; 1932.

13. Hossenfelder M. Epikur. 3. Auflage. Munich: Verlag C. H. Beck, 2006.

14. Screech M. Montaigne's annotated copy of Lucretius. A transcription and study of the manuscript, notes and pen-marks. Geneva: Droz; 1998.

15. Horwith AW. Anxiety: a short history. Baltimore: The Johns Hopkins University Press; 2013.

16. Burton R. The anatomy of melancholy (1621). Vol. I. London: Thomas McLean; 1826. p.142-3.

17. Coste J, Granger B. Mental disorders in ancient medical writings: Methods of characterization and application to French consultations (16th-18th centuries). Annales Médico-Psychologiques. 2014;172:625-33.

18. Montagne JJ, Chaptal C. Consultation "Sur des vapeurs". Consultations choisies de plusieurs médecins célèbres de l'université de Montpellier sur des maladies aigues et chroniques, vol. 6. Paris: Durant & Pissot Fils; 1750. p.407-8.

19. Sauvages FB. Nosologie méthodique. Vol. 7. Lyon: Jean-Marie Bruyset; 1772. p.242-5.

20. Berrios GE. The history of mental symptoms: descriptive psychopathology since the nineteenth century. Cambridge University Press; 1996.

21. Shorter E. A historical dictionary of psychiatry. Oxford: Oxford University Press; 2005. 188p.

22. Kraepelin E. Clinical Psychiatry. Metoui H (trad.). Quen JM (ed.). Canton: Science History; 1899.

23. Kraepelin E. Psychiatrie. Ein Lehrbuch für Studierende und Ärzte. 8. Auflage. Vol 1. Leipzig: Barth; 1909. 348p.

24. Kraepelin E. Psychiatrie. Ein Lehrbuch für Studierende und Ärzte. 8. Auflage. Vol 3. Leipzig: Barth; 1913. 1207p.

25. American Psychiatric Association Mental. Diagnostic and statistical manual of mental disorders. Washington: American Psychiatric Association; 1952. 31p.

26. American Psychiatric Association. Diagnostic and statistical manual of mental disorders, 2.ed. Washington: American Psychiatric Association, 1968. 39p.

27. Klein DF Psychopharmacologia. 1964;5:397-408.

28. Zitrin CM, Klein DF, Woerner MG. Behavior therapy, supportive psychotherapy, imipramine, and phobias. Arch Gen Psychiatry. 1978;35(3):307-16.

29. First MB, Caban DK, Lewis-Fernández R. Development of the nosology of anxiety disorders. Chapter 3. In: Blair Simpson H, Neria Y, Lewis Fernández R, Schneier F (eds.). Anxiety disorders. Cambridge: Cambridge University Press; 2010.

30. American Psychiatric Association (APA). Diagnostic and statistical manual of mental disorders: DSM-5. 5. ed. Washington: APA; 2013.

31. Stein DJ, Szatmari P, Gaebel W, Berk M, Vieta E, Maj M, et al. Mental, behavioral and neurodevelopmental disorders in the ICD-11: an international perspective on key changes and controversies. BMC Med. 2020;18(1):1-24.

32. Sansone RA, Sansone LA. Panic disorder subtypes: deceptive somatic impersonators. Psychiatry. 2009;6(8):33-37.

33. Savoia M, Sztamfater S. Fenomenologia, patogênese e diagnóstico das fobias específicas. In: Bernik M, Savoia M, Neto FL. A clínica dos transtornos ansiosos e transtornos relacionados: a experiência do Projeto AMBAN. São Paulo: Edimédica; 2019. p.362.

34. McNaughton N, Gray JA. Anxiolytic action on the behavioural inhibition system implies multiple types of arousal contribute to anxiety. J Affect Dis. 2000;61(3):161-76.

35. Andrew G, Creamer M, Crino R, et al. The treatment of anxiety disorders: clinician guides and patient manuals, second edition. Cambridge: Cambridge University Press; 2003.

36. Mackinnon AJ, Henderson AS, Andrews G. Genetic and environmental determinants of the lability of trait neuroticism and the symptoms of anxiety and depression. Psychol Med. 1990;20(3):581-90.

37. Barlow DH. True alarms, false alarms, and learned anxiety. In: Barlow DH (ed.). Anxiety and its disorders: the nature and treatment of anxiety and panic. 2. ed. New York: Guilford; 2002. p. 219-51.

38. Clark LA, Watson D. Tripartite model of anxiety and depression: psychometric evidence and taxonomic implications. J Abnorm Psychol. 1991;100(3):316-36.

39. Brown TA, Chorpita BF, Barlow DH. Structural relationships among dimensions of the DSM-IV anxiety and mood disorders and dimensions of negative affect, positive affect, and autonomic arousal. J Abnorm Psychol. 1998;107(2):179-92.

40. Duncan-Jones P, Fergusson DM, Ormel J, et al. A model of stability and change in minor psychiatric symptoms: results from three longitudinal studies. Psychol Med Monogr Suppl.1990;18:1-28.

41. Eysenck HJ, Tarrant M, Woolf M, England L. Smoking and personality. Br Med J. 1960; 1(5184):1456.

42. Graeff FG, Viana MB, Tomaz C. The elevated T maze, a new experimental model of anxiety and memory: effect of diazepam. Braz J Med Biol Res. 1993;26:67-70.

43. Marcus DK, Sawaqdeh A, Kwon P. The latent structure of generalized anxiety disorder in midlife adults. Psych Res. 2014;28(2):366-71.

44. Kotov R, et al. Latent structure of anxiety: taxometric exploration. Psychol Assess. 2005;17(3):369-74.

45. Ruscio AM, Borkovec TD, Ruscio J. A taxometric investigation of the latent structure of worry. J Abn Psychol. 2001;110(3):413-22.

46. Olatunji BO, et al. A taxometric investigation of the latent structure of worry: dimensionality and associations with depression, anxiety, and stress. Behav Ther. 2010;41(2):212-28.

47. Hayes SC, et al. Experimental avoidance and behavioral disorders: a functional dimensional approach to diagnosis and treatment. J Consult Clin Psychol. 1996;64(6):1152-68.

48. Wells A, Carter K. Preliminary tests of a cognitive model of generalized anxiety disorder. Behav Res Ther. 1999;37(6):585-94.

49. Borkovec TD, Roemer L. Perceived functions of worry among generalized anxiety disorder subjects: distraction from more emotionally distressing topics? J Behav Ther Exp Psychiatry. 1995;26(1):25-30.

50. Wells A. Meta-cognition and worry: a cognitive model of generalized anxiety disorder. Behav Cogn Psychoth. 1995;23(3):301-20.

51. Roemer L, Orsillo SM. Expanding our conceptualization of and treatment for generalized anxiety disorder: integrating mindfulness/acceptance-based approaches with existing cognitive-behavioral models. Clin Psychol: Science and Practice. 2002;9:54-68.

52. Bourgeois ML, Brown TA. Perceived emotion control moderates the relationship between neuroticism and generalized anxiety disorder. Cogn Ther Res. 2015;39(4):531-41.

53. Bienvenu OJ, et al. Anxiety and depressive disorders and the five-factor model of personality: a higher- and lower-order personality trait investigation in a community sample. Depression and Anxiety. 2004;20(2):92-7.

54. Yong M, Fleming CB, McCarty CA, Catalano RF. Mediators of the associations between externalizing behaviors and internalizing symptoms in late childhood and early adolescence. J Early Adolesc. 2014;34(7):967-1000.

55. Merino H, Senra C, Ferreiro F. Are worry and rumination specific pathways linking neuroticism and symptoms of anxiety and depression in patients with generalized anxiety disorder, major depressive disorder and mixed anxiety-depressive disorder?. PloS One. 2016;11(5):e0156169.

56. Aldao A, et al. Differential patterns of physical symptoms and subjective processes in generalized anxiety disorder and unipolar depression. J Anxiety Disord. 2010;24:250-9.

57. Newman MG, et al. Worry and generalized anxiety disorder: a review and theoretical synthesis of evidence on nature, etiology, mechanisms, and treatment. Ann Rev Clin Psychol. 2013;9:275-97.

58. Wong QJJ, Rapee RM. The aetiology and maintenance of social anxiety disorder: a synthesis of complementary theoretical models and formulation of a new integrated model. J Affect Dis. 2016;203:84-100.

59. Hofmann SG, Barlow DH. Social phobia (social anxiety disorder). In: Barlow DH. (ed.). Anxiety and its disorders: the nature and treatment of anxiety and panic. 2. ed. New York: Guilford; 2002. p. 454-76.

60. Whiteside SPH, et al. Development of child- and parent- report measures of behavioural avoidance related to childhood anxiety disorders. Behav Ther. 2013;44(2):325-37.

61. Foa EB, Kozak MJ. Emotional processing of fear: exposure to corrective information. Psychol Bull. 1986;99(1):20.

62. Yerkes RM, Dodson JD. The relation of strength of stimulus to rapidity of habit-formation. Punishment: Issues and Experiments. 1908:27-41.

63. Brewer MB. Taking the social origins of human nature seriously: Toward a more imperialist social psychology. Personality Social Psychol Rev. 2004;8(2):107-13.

64. Lewis-Morrarty E, et al. Maternal over-control moderates the association between early childhood behavioural inhibition and adolescent social anxiety symptoms. J Abn Child Psychol. 2012;40(8):1363-73.

65. Hodges EV, et al. The power of friendship: protection against an escalating cycle of peer victimization. Develop Psychol. 1999;35(1):94-101.

66. Asbrand J, Heinrichs N, Schmidtendorf S, Nitschke K, Tuschen-Caffier B. Experience versus report: where are changes seen after exposure-based cognitive-behavioral therapy? A randomized controlled group treatment of childhood social anxiety disorder. Child Psychiatry & Human Development. 2020;20:1-5.

67. Steinert C, Hofmann M, Leichsenring F, et al. What do we know today about the prospective long-term course of social anxiety disorder? A systematic literature review. J Anxiety Disord. 2013;27:692-702.

68. Cox BJ, et al. The structure of feared social situations among individuals with a lifetime diagnosis of social anxiety disorder in two independent nationally representative mental health surveys. Behav Res Ther. 2008;46(4):477-86.

69. Kircanski K, et al. subtypes of panic attacks: a critical review of the empirical literature. Depression and Anxiety. 2009;26(10):878-87.

70. Muotri RW, Bernik MA. Panic disorder and exercise avoidance. Revista Brasileira de Psiquiatria. 2014;36(1):68-75.
71. Freire RC, Pena G, Nardi AE. Panic disorder respiratory subtype: psychopathology, laboratory challenge tests, and response to treatment. Harvard Review Psychiatry. 2010;18:220-9.
72. Muotri RW, Bernik MA, Lotufo Neto F. Misinterpretation of the Borg's rating of perceived exertion scale by patients with panic disorder during ergospirometry challenge. BMJ Open Sport & Exercise Med. 2017;3:e000164-171.
73. Craske MG, Tsao JC. Assessment and treatment of nocturnal panic attacks. Sleep Med Rev. 2005;9:173-84.
74. Sarísoy G, Böke O, Arík A, Sahin AR. Panic disorder with nocturnal panic attacks: symptoms and comorbidities. Eur Psychiatry. 2008;23:195-200.
75. Albert U, Maina G, Bergesio C, Bogetto F. Axis I and II comorbidities in subjects with and without nocturnal panic. Depress Anxiety. 2006;23:422-8.
76. Piccoloto NM, Pergher GK, Wainer R. Fobias específicas: diagnósticos, etiológicos, mantenedores e terapêuticos. In: Knapp P. Terapia cognitivo-comportamental na prática psiquiátrica. Porto Alegre: Artmed; 2009. p.248-66.
77. Pavlov IP. (Conditioned reflexes; an investigation of the physiological activity of the cerebral cortex. Anrep GV (trad. e ed.). Oxford: Humphrey; 1927.
78. Pavlov IP. Doctor Glinskii's experiments on the function of salivary glands. In: I.P. Pavlov, Polnoe Sobranie Sochinenii. Moskva, Leningrad: Izdaterstvo Akademii Nauk SSSR, 1951.
79. Watson JB. The place of the conditioned-reflex in psychology. Psychol Rev. 1916;23:89-116.
80. Watson JB, Rayner R. Conditioned emotional reactions. J Experimental Psychol. 1920;3:1-14.
81. Skinner BF. Some contributions of an experimental analysis of behavior to psychology as a whole. American Psychologist. 1953;8(2):69.
82. Freud S. Três ensaios sobre a teoria da sexualidade, análise fragmentária de uma histeria ("O caso dora") e outros textos (1901-1905). São Paulo: Companhia das letras; 2010.
83. Freud S. Inibição, sintoma e angústia, o futuro de uma ilusão e outros textos (1926-1929). São Paulo: Companhia das letras; 2010.
84. Freud S. Angústia e instintos (1933). São Paulo: Companhia das Letras; 2010.
85. Leite S. Angústia. Rio de Janeiro: Jorge Zahar; 2011.
86. Werle MA. A angústia, o nada e a morte em Heidegger. Trans/Form/Ação [online]. 2003;26(1):97-113.
87. Ferreira AMC. Culpa e angústia em Heidegger. Cogito, Salvador. 2002;4:75-79.
88. Hoste VX. A constituição da angústia em Sartre: do patológico ao ontológico. Sofia 2016;5(2).
89. Ayouch T. A instituição entre fenomenologia e psicanálise: afeto, teoria e historicidade. Revista AdVerbum. 2009;4(2):78-94.
90. Hidalgo M. Fenomenologia e psicanálise: o inconsciente como estrutura da conduta. Rev Psicol UNESP. 2015;14(2):10-20.
91. Yalom ID. Existential psychotherapy. New York: Basic Books; 1980.
92. Nietzsche F. (1888) Crepúsculo dos ídolos. São Paulo: Companhia das letras; 2006.

37
Transtornos afetivos

Gabriel Henrique Beraldi
Lucas Tokeshi
Luca Schilling Gonçalves
Aline Villalobo Correia
Renato Del Sant
Karla Mathias de Almeida

 SUMÁRIO

- Introdução
- História psicopatológica dos transtornos afetivos
- Atual critério diagnóstico pelo DSM-5 e CID-11
- O exame psíquico nos transtornos afetivos
- Psicopatologia descritiva: características fundamentais dos transtornos afetivos
- Contribuições da psicopatologia fenomenológica na compreensão dos transtornos afetivos
- Considerações finais
- Referências

 PONTOS-CHAVE

- Como os conceitos de mania e depressão surgiram e foram moldados ao longo da história.
- Como o DSM, o principal manual diagnóstico, entende a depressão e o transtorno bipolar.
- Como a CID, o principal manual classificatório, entende os critérios do transtorno bipolar em sua nova edição.
- Quais as principais características psicopatológicas que definem os transtornos afetivos.
- Quais os principais achados semiológicos na entrevista de pacientes com depressão ou mania, segundo o AMDP.
- Quais as contribuições de outras abordagens psicopatológicas na compreensão dos transtornos afetivos.

INTRODUÇÃO

Os transtornos afetivos, especialmente a depressão e a mania, são discutidos desde a antiguidade clássica, quando a medicina se desvencilhou da filosofia e começou a se constituir enquanto ciência. O conhecimento avançou a passos largos nos séculos XIX e XX, quando a psiquiatria realizou seus maiores avanços no campo da psicopatologia. Os conceitos de depressão e mania passaram a ser alvo de intenso debate acadêmico e foram reformulados à medida que novos autores e escolas de pensamento entravam em cena. Isso não impediu, contudo, de haver perguntas sem resposta. Ainda hoje, a psicopatologia dos transtornos afetivos vem sendo discutida e reformulada, mas ganhou, além da observação clínica, outros ingredientes. Marcadores genéticos, de neuroimagem, eletrofisiológicos, inflamatórios, imunológicos, metabólicos, entre outros que a ciência vem continuamente desenvolvendo, reacenderam o interesse pelo diagnóstico e classificação dos transtornos afetivos. Nada disso, contudo, foi capaz de substituir a observação clínica.

Ao longo deste capítulo, percorreremos 2 mil anos de história (sessão 2), dois manuais diagnósticos (sessão 3) e três escolas de pensamento psicopatológico (sessões 4, 5 e 6) em busca dos principais personagens e conceitos que nos legaram o atual sistema de classificação dos transtornos afetivos.

HISTÓRIA PSICOPATOLÓGICA DOS TRANSTORNOS AFETIVOS

A psicopatologia moderna decretou seu início após duas grandes descrições. Segundo a nosologia corrente, a primeira delas foi a diferenciação entre esquizofrenia e transtorno bipolar (TB); e a segunda, a separação da depressão em duas grandes etiologias, a unipolar e a bipolar. Contudo, olhar retrospectivamente para essas entidades nosológicas ignora o árduo caminho percorrido até que a psiquiatria moderna pudesse distingui-las. A tentativa de caracterizar os sintomas afetivos em doenças distintas data do século V a.C., mas descrições históricas remetem aos tempos bíblicos. Compreender a evolução histórica dos conceitos psicopatológicos é essencial para compreendermos a atual nosologia, mas para os transtornos afetivos, assim como para a esquizofrenia e transtornos associados, essa afirmação é ainda mais significativa.

É possível dizer, sem excessos retóricos, que não é admissível dominar os atuais conceitos de depressão unipolar e TB sem entender como eles surgiram historicamente.

A loucura do Rei Saul

A história do primeiro rei de Israel é contada na bíblia, no primeiro livro de Samuel. Saul é descrito como um rei alto, forte e valente, que luta contra os exércitos invasores ao longo de todo o seu reinado. Contudo, ao se afastar de Deus, demônios passam a afligi-lo, causando-lhe tormentos e profunda tristeza.

Seus servos passam então a procurar alguém que possa tocar-lhe a harpa, e encontram Davi, que posteriormente o sucederia como rei. Davi é então incumbido de tocar harpa sempre que Saul estivesse atormentado e triste, aliviando-lhe o sofrimento, ou, segundo a história, afastando-lhe os demônios.

O desenrolar da história dá conta de diversos episódios nos quais o rei Saul esteve atormentado e precisou da intervenção de Davi para fustigar seu o sofrimento. Nos capítulos seguintes, Saul empreende uma verdadeira caçada contra Davi, que se afasta do rei, prolongando-lhe as aflições. Saul termina por suicidar-se no campo de batalha, ferindo-se com sua própria espada, temendo ser capturado pelos vencedores.

A história do rei Saul ilustra como a tradição judaica entende a loucura como uma punição divina, enviada por um espírito maligno. Ela também ilustra algo do qual tratam diversos autores, inclusive contemporâneos, que são os efeitos benéficos da música sobre a melancolia[1].

Os quatro humores de Hipócrates

Considerado o pai da medicina, Hipócrates (460-370 a.C.) demonstrou particular interesse pela descrição das doenças mentais. A ele são atribuídas as primeiras descrições não só da mania e melancolia, mas também da paranoia. Com Hipócrates, os sintomas psíquicos ganharam uma explicação biológica e as funções mentais (e, consequentemente, seus distúrbios) passaram a residir no cérebro, e não mais no coração. Hipócrates formulou a teoria dos quatro humores influenciado pela teoria dos quatro elementos, segundo a qual a terra, o ar, o fogo e a água seriam os elementos constituintes do universo. Por conseguinte, a saúde humana seria determinada por uma mistura perfeitamente equilibrada entre bile, fleuma, sangue e bile negra. Desse modo, o excesso de bile negra causaria uma espécie de degeneração no cérebro, levando à falta de ânimo, aversão à comida, insônia, irritabilidade e inquietação, quadro clínico daquilo que Hipócrates denominou melancolia (do grego *melas*, negro, e *cholé*, bílis)[2].

Ao contrário da melancolia, a origem do termo mania é menos consensual. De acordo com Angst e Marneros, a "mania" poderia ter quatro significados na era clássica: uma reação a um evento com o significado de raiva ou excitação (como descreveu Homero em Ilíada); uma doença biologicamente definida (Hipócrates, Areteu da Capadócia e outros); um estado divino (Sócrates e Platão); ou um tipo de temperamento, especialmente em sua forma leve (Hipócrates)[3].

Aliás, as classificações sobre temperamento como uma possível doença mental tiveram início nos tempos hipocráticos, ainda com base na teoria dos quatro humores. Dessa forma, um indivíduo poderia ter uma personalidade colérica, fleumática, sanguínea ou melancólica a depender da predominância de um dos respectivos fluidos. Não só Hipócrates, mas, posteriormente, Aristóteles (384-322 a.C.) e Teofrasto (372-287 a.C.) descreveram a diferença entre a melancolia, como doença, e o *typus melancholicus*, uma condição na qual a depressão consiste em uma característica permanente, ou seja, parte da personalidade do indivíduo[1].

Por fim, a escola hipocrática descreveria ainda outras condições presentes nos atuais manuais diagnósticos, como delírios decorrentes de doenças orgânicas e intoxicações; psicoses e fobias pós-parto; e cunhou o termo "histeria"[3].

Areteu da Capadócia une a mania à melancolia

Descritas separadamente, coube a Areteu da Capadócia, que viveu entre os séculos I e II d.C., a missão de unir ambas as condições de uma única doença. Areteu notou que um mesmo indivíduo podia alternar entre os estados depressivos da melancolia e eufóricos de sua contrapartida fenomenológica, a mania. Com cuidado nas descrições, representante do pensamento Eclético e livre do misticismo supersticioso, o médico nascido em Alexandria reunia as condições necessárias para descrever pela primeira vez aquilo que hoje conhecemos como TB. É importante ressalvar, contudo, que condições como depressão psicótica, transtorno esquizoafetivo e transtornos mentais orgânicos não haviam sido descritas. Dessa forma, os termos mania e melancolia poderiam muito bem abranger tais condições e não corresponderiam perfeitamente às fases do TB[4].

Areteu ainda ficou conhecido por diferenciar a melancolia da depressão reativa. Segundo ele, a primeira seria uma condição biologicamente determinada, enquanto a segunda derivaria de um estado psicológico[3].

A melancolia segundo Robert Burton

Publicada em 1961, a *Anatomia da Melancolia* foi uma obra de grande importância. Ao longo da vida, Robert Burton (1557-1640) faria ainda numerosos complementos, alongando consideravelmente uma obra já volumosa. Misturando conceitos biológicos e científicos com outros filosóficos, místicos e religiosos, Burton descreve diversas causas da melancolia, entre idade, temperamento e hereditariedade, assim como magia, bruxaria, astrologia e entidades espirituais, como Deus e o diabo. Burton tem também o mérito de trazer à cena questões já não abordadas há mais de um milênio, como a importância do cérebro na origem das doenças mentais e a existência do temperamento melancólico separado da melancolia[1].

Griesinger reacende o debate

Após Areteu da Capadócia, anos de silêncio científico se sucederam na psicopatologia do que hoje chamamos TB. Foi somente em meados do século XIX que surgiu outra publicação relevante, dessa vez pelo psiquiatra alemão Wilhelm Griesinger (1817-1868). Além de descrever uma mudança comum da melancolia para a mania, o alemão foi ainda o primeiro a caracterizar a ciclagem rápida e um transtorno afetivo sazonal, cuja melancolia têm início principalmente no outono e inverno, enquanto a mania ocorre predominantemente na primavera. Karl Kahlbaum (1828-1899), proeminente psiquiatra alemão que anos depois seria consagrado por descrever a catatonia, coroou as ideias de Griesinger, ressaltando que suas observações foram decisivas para a construção dos conceitos da incipiente escola francesa[3].

Falret, Baillarger e o protagonismo francês

Após os trabalhos de Philippe Pinel e Jean Étienne Esquirol (1772-1840), os psiquiatras franceses passaram a ser lidos com grande interesse. Foi nesse contexto que entram em cena Jean-Pierre Falret (1794-1870) e Jules Gabriel François Baillarger (1809-1890). Falret cunhou o termo *folie circulaire* em 1854, mas desde 1851 vinha publicando sobre o tema. De forma independente, Baillarger descreveu, também em 1854, a *folie à double forme*. Apesar de semelhantes, os conceitos desenvolvidos por ambos diferiam em alguns aspectos, o que acabou por gerar alguns atritos acadêmicos[5].

Falret descreveu uma doença caracterizada por um curso de longa duração, um ciclo de alternância entre mania e melancolia, intervalos de remissão entre eles, que poderiam durar longos períodos. Baillarger, por outro lado, não levou em conta o tempo ou intervalo entre as fases para o diagnóstico, descrevendo uma forma sindrômica na qual melancolia e mania se sucedem imediatamente. O conceito de Falret alcançou mais adeptos, apesar de também criticado por estudiosos da época, e o termo *folie circulaire* foi amplamente difundido pela Europa no final do século XIX. Vale ressaltar novamente a importância de Kahlbaum à época, apoiando as ideias de Falret em sua consagrada classificação dos transtornos mentais[5,6].

Os transtornos afetivos antes e depois de Kraepelin

As ideias de Emil Kraepelin (1856-1926) causaram grande mobilização entre os psiquiatras de sua época. A classificação das psicoses "endógenas" entre insanidade maníaco-depressiva e demência precoce, junto a outras contribuições no campo da psicopatologia, renderam à Kraepelin a alcunha de "pai da psiquiatria moderna". Seu *Tratado de Psiquiatria* teve oito edições entre os anos de 1883 e 1915, em que Kraepelin discutia os méritos e fragilidades de sua classificação, sempre com o objetivo de aprimorá-la[7].

Isso não impediu, contudo, que fosse duramente criticado por seus contemporâneos, especialmente por incluir episódios depressivos únicos ou recorrentes como parte da insanidade maníaco-depressiva. Nesse contexto, sofreu oposição de eminentes pesquisadores como Carl Wernicke (1848-1905), Karl Kleist (1879-1960) e, posteriormente, Karl Leonhard (1904-1988), que chegou a considerar a classificação de Kraepelin como "prejudicial". Eles passaram a defender a existência de episódios isolados de melancolia, assim como de mania, como doenças separadas da insanidade maníaco-depressiva[6]. Vale destacar que as ideias de Leonhard serviram de base para a formulação dos Critérios de Diagnóstico de Pesquisa (*Research Diagnostic Criteria* – RDC, da sigla em inglês) da década de 1970 e que se transformariam, anos mais tarde, no DSM-III[8].

Kraepelin publicou sua contribuição final em um ensaio publicado em 1920, no qual reforçava que as entidades nosológicas descritas consistiam em doenças verdadeiramente existentes e não eram somente um conjunto de sintomas que ele agrupou com base na evolução do paciente. Esse ensaio foi uma resposta à nova geração de psiquiatras, particularmente Karl Jaspers (1883-1969), Karl Birnbaum (1878-1950) e Ernst Kretschmer (1888-1964), que não estavam convencidos de que a insanidade maníaco-depressiva consistia de fato em uma entidade biologicamente distinta[9].

Ciclotimia, hipomania e estado misto

O atual conceito de TB incorporou ainda outros elementos, como a distinção do transtorno esquizoafetivo em tipos unipolar, bipolar e misto; o renascimento dos estados mistos de Kraepelin; o ressurgimento do conceito de ciclotimia de Kahlbaum e Hecker; e a descrição de outros controversos transtornos do espectro bipolar[3].

O termo ciclotimia foi cunhado pelo alemão Ewald Hecker (1843-1909) e teve seu uso consagrado por seu mestre, Kahlbaum. Também é atribuída a Hecker a descrição da hebefrenia, entidade que seria posteriormente englobada no conceito kraepeliniano de demência precoce. Mais tarde, Kretschmer e Kurt Schineider (1887-1967) também incluíram a ciclotimia em seus escritos sobre psicopatologia, ainda que com pequenas diferenças do significado original. A ciclotimia foi definitivamente consagrada com sua inclusão nos manuais diagnósticos, como DSM-IV e CID-10[3].

O primeiro a utilizar um termo semelhante à hipomania foi o próprio Hipócrates, ao se referir a um tipo de personalidade hipertímica, assim como foi ele um dos primeiros a descrever quadros semelhantes os que, posteriormente, seriam conhecidos como estados mistos. Em 1881, Erich Mendel deu à hipomania o caráter como hoje a conhecemos, o de uma mania com menor intensidade. Finalmente, Kraepelin incorporou definitivamente o termo estado misto nos manuais de psiquiatria. À época, Kraepelin descreveu seis formas de estados mistos: mania ansiosa, depressão agitada, mania com pobreza de pensamento, estupor maníaco, depressão com fuga de ideias e mania inibida[3].

O espectro bipolar

Olhando retrospectivamente, fica evidente que o conceito de TB foi influenciado por diversos autores, que muitas vezes divergiam entre si. Os termos consagrados pelo uso foram permanecendo e, aos poucos, incorporados aos manuais diagnósticos, sendo praticamente consensuais entre os pesquisadores contemporâneos. Isso não impediu, contudo, que outros autores, como Kretschmer e Eugen Bleuler (1857-1939), quisessem complementar a descrição do transtorno com a inserção de subtipos que vão da mania "unipolar" à depressão maior com hipomania.

Mais recentemente, essa ideia foi expandida pelos psiquiatras norte-americanos Gerald Klerman (1928-1992) e Hagop Akiskal, que, além de caracterizarem diversas formas intermediárias do TB, incorporaram tipos de temperamento ao diagnóstico e chegaram a considerar a depressão com abuso de psicoestimulantes como uma das formas do transtorno[10-12].

Se, por um lado, tais ideias reacenderam o debate acadêmico sobre o TB e trouxeram novas possibilidades de estudo ao campo da psicopatologia, por outro, elas renderam inúmeras críticas pela falta de evidências científicas robustas sobre a real existência de tantas entidades diagnósticas. Não à toa, Akiskal propôs que o conceito de espectro bipolar fosse entendido como um espectro clínico, e não genético. Ainda assim, não há estudos que comprovem que a classificação do TB em tantos subtipos torne o tratamento mais eficaz que a atual classificação, proposta pelo DSM-5 e CID-10[3,10].

ATUAL CRITÉRIO DIAGNÓSTICO PELO DSM-5 E CID-11

Na última década, os principais sistemas de classificação dos transtornos mentais sofreram revisões. A quinta e mais recente versão do Manual Diagnóstico e Estatístico de Transtornos Mentais (DSM-5) da Associação Psiquiátrica Americana (APA) foi publicada em 2013, e a 11ª revisão do capítulo sobre transtornos mentais da Classificação Internacional de Doenças (CID-11) entrou em vigor em janeiro de 2022.

A partir da avaliação dos pontos fortes e fracos dos critérios diagnósticos e nosológicos do TB existentes na quarta versão do DSM (DSM-IV) e com base em extensa revisão da literatura científica, o grupo de trabalho na área de TB propôs as alterações publicadas no DSM-5 que serão resumidas e descritas a seguir.

A primeira alteração diz respeito à hierarquização dos transtornos e à separação entre TB e transtornos depressivos, antes incluídos no capítulo "Transtornos de humor", que deixou de existir. Assim, temos o capítulo "Transtorno bipolar e transtornos relacionados" destacado e situado entre o capítulo dos transtornos do espectro da esquizofrenia e o dos transtornos depressivos "em virtude do reconhecimento de seu lugar como uma ponte entre as duas classes diagnósticas em termos de sintomatologia, história familiar e genética"[13].

No DSM-5, fazem parte do capítulo TB e transtornos relacionados:

- TB do tipo I.
- TB do tipo II.
- Transtorno ciclotímico.
- TB e transtorno relacionado induzido por substância/medicamento.
- TB e transtorno relacionado devido a outra condição médica.
- Outro TB e transtorno relacionado especificado.
- TB e outro transtorno relacionado não especificado.

Assim, vemos que no DSM-5 houve uma ampliação dos subtipos de TB, mantendo-se as formas clássicas: TB tipos I, II e ciclotimia e permitindo-se o diagnóstico de TB em quadros de humor elevado, expansivo ou irritável decorrentes do uso de substâncias, medicamentos ou condições médicas, bem como a possibilidade de classificação dos quadros do espectro bipolar que não preenchem critérios para TB tipos I, II ou ciclotimia nos subtipos: outro TB e transtorno relacionado especificado e TB e outro transtorno relacionado sem especificação. Os critérios definidores dos sete subtipos de TB de acordo com o DSM-5 estão descritos na Tabela 1.

Quando nos referimos ao TB, a identificação de um episódio maníaco ou hipomaníaco é fundamental para o estabelecimento do diagnóstico de TB tipo I ou tipo II. Classicamente, o DSM vinha identificando o humor elevado, expansivo ou irritável como condição única essencial para a existência de episódio hipomaníaco ou maníaco e sem a qual não é possível se estabelecer o diagnóstico (critério A – Tabela 2). Entretanto, a partir de estudos que mostraram que o aumento de energia e atividade é o sintoma mais frequente em pacientes apresentando hipomania ou mania e o mais fácil de ser lembrado por eles, o

Tabela 1 Subtipos de transtorno bipolar (TB), segundo o DSM-5[13]

TB tipo I	Presença de ao menos um episódio maníaco ao longo da vida
TB tipo II	Presença de ao menos um episódio hipomaníaco e ao menos um episódio depressivo maior
Transtorno ciclotímico	Ao menos dois anos de períodos com sintomas hipomaníacos e depressivos, na ausência de episódios (crianças e adolescentes: um ano)
TB e transtorno relacionado induzido por substância/ medicamento	Perturbação acentuada e persistente no humor caracterizada por humor eufórico, expansivo ou irritável, com ou sem humor deprimido, induzida por substância ou medicamento
TB e transtorno relacionado devido a outra condição médica	Perturbação acentuada e persistente no humor caracterizada por humor eufórico, expansivo ou irritável, com ou sem humor deprimido, induzida por outra condição médica
Outro TB e transtorno relacionado especificado	1. Episódios hipo/maníacos de curta duração (2-3 dias) e episódios depressivos 2. Episódios hipomaníacos com número de sintomas insuficientes e episódios depressivos 3. Episódios hipomaníacos sem episódio depressivo maior anterior 4. Ciclotimia de curta duração
TB e outro transtorno relacionado não especificado	Clínico opta por não especificar as razões pelas quais os critérios são insuficientes para diagnóstico

grupo de trabalho do DSM-5 modificou o critério A, acrescentando aumento de energia e atividade como sintoma também essencial para diagnóstico de episódio de hipomania ou mania. Em relação a esse critério, a distinção entre mania e hipomania se faz na duração do sintoma: ao menos sete dias ou qualquer duração se gravidade exigir internação para diagnóstico de mania e ao menos quatro dias para diagnóstico de hipomania. O outro critério que distingue esses dois episódios é que a mania é grave o suficiente para resultar em prejuízo acentuado do funcionamento, exigir hospitalização e/ou cursar com sintomas psicóticos (critério C – episódio maníaco), enquanto na hipomania isso não acontece (critério E – episódio hipomaníaco)[14].

Os critérios B são os mesmos para mania e hipomania; são consenso na comunidade científica e, portanto, não sofreram alteração na versão mais nova do DSM; representam as manifestações psicopatológicas que compõem esses quadros; envolvem alterações de sono, autoestima, fala, pensamento e comportamento e estão descritos na Tabela 2[13].

Tabela 2 Critérios diagnósticos para episódio maníaco e hipomaníaco DSM-5[13]

Episódio maníaco	Episódio hipomaníaco
A. Um período distinto de humor anormal e persistentemente elevado, expansivo ou irritável e energia e atividade dirigida a objetivos persistentemente aumentadas durando pelo menos uma semana (ou qualquer duração, se a hospitalização é necessária)	A. Um período distinto de humor persistentemente elevado, expansivo ou irritável e energia e atividade persistentemente aumentadas durando todo o tempo ao longo de pelo menos quatro dias consecutivos

B. Durante o período de perturbação do humor, três (ou mais) dos seguintes sintomas persistiram (quatro, se o humor é apenas irritável) e estiveram presentes em um grau significativo:

1. Autoestima inflada ou grandiosidade;
2. Necessidade de sono diminuída (p. ex., sente-se repousado depois de apenas três horas de sono);
3. Mais loquaz que o habitual ou pressão por falar;
4. Fuga de ideias ou experiência subjetiva de que os pensamentos estão correndo;
5. Distraibilidade (i. e., a atenção é desviada com excessiva facilidade para estímulos externos insignificantes ou irrelevantes);
6. Aumento da atividade dirigida a objetivos (socialmente, no trabalho, na escola ou sexualmente) ou agitação psicomotora;
7. Envolvimento excessivo em atividades prazerosas com um alto potencial para consequências dolorosas (p. ex., envolvimento em surtos incontidos de compras, indiscrições sexuais ou investimentos financeiros tolos).

Episódio maníaco	Episódio hipomaníaco
C. Prejuízo acentuado no funcionamento social ou profissional, hospitalização ou aspectos psicóticos. D. Os sintomas não se devem aos efeitos fisiológicos diretos de uma substância (p. ex., uma droga de abuso, um medicamento ou outro tratamento).	C. O episódio está associado a uma inequívoca alteração no funcionamento, que não é característica da pessoa quando assintomática. D. A perturbação do humor e a mudança no funcionamento são observáveis por outros. E. O episódio não é suficientemente severo para causar prejuízo acentuado no funcionamento social ou ocupacional, ou para exigir a hospitalização. F. Os sintomas não se devem aos efeitos fisiológicos diretos de uma substância.

Notas:
- Um episódio maníaco ou hipomaníaco completo que surge durante tratamento antidepressivo, mas que persiste em um nível de sinais e sintomas além do efeito fisiológico desse tratamento, é evidência suficiente para um episódio maníaco ou hipomaníaco.
- Recomenda-se cautela para que um ou dois sintomas (principalmente aumento da irritabilidade, nervosismo ou agitação) após uso de antidepressivo não sejam considerados suficientes para o diagnóstico de episódio hipomaníaco, nem necessariamente indicativos de uma diátese bipolar.

O número de dias e/ou de sintomas necessários para diagnóstico de hipomania tem sido objeto de estudos e muito debate na comunidade científica. Pesquisas mostram que pacientes que apresentam depressão maior e história de hipomania subsindrômica (número de dias e/ou sintomas menor do que o necessário para preencher critério de episódio hipomaníaco de acordo com o DSM) têm perfil de prejuízo e de curso da doença intermediário entre o TB e o transtorno depressivo unipolar[15].

Considerando esses dados e buscando minimizar o risco de diagnóstico excessivo de TB e suas implicações em termos de inadequação de tratamento, o grupo de trabalho do DSM-5 optou por manter a exigência de quatro dias e do mesmo número de sintomas para diagnóstico de episódio hipomaníaco já existente no DSM-IV. Além disso, visando criar, para clínicos e pesquisadores, uma descrição mais precisa dos quadros do espectro bipolar, esse grupo definiu quatro formas do espectro na categoria "outro TB e transtorno relacionado especificado", considerando ainda que essa especificação poderia contribuir para a definição de grupos mais homogêneos para a pesquisa e, assim, permitir avanços na compreensão das respostas terapêuticas desses quadros (Tabela 1)[13].

Vale ressaltar duas notas incluídas nos critérios diagnósticos de mania e/ou hipomania no DSM-5. Ambas dizem respeito aos efeitos dos antidepressivos. A primeira delas orienta que deve ser considerado episódio maníaco ou hipomaníaco aquele que surge durante o tratamento antidepressivo e ainda persiste após cessado o efeito fisiológico do antidepressivo. No DSM-IV, esses quadros eram considerados transtorno de humor induzido por medicamento e não contribuíam para o diagnóstico de TB. A outra nota menciona cautela para não se considerar necessariamente hipomania ou condição do espectro bipolar os casos de irritabilidade, nervosismo ou agitação decorrentes do uso de antidepressivo[13].

Outra novidade do DSM-5 é que o grupo de trabalho envolvido na sua elaboração, a partir da avaliação de várias propostas de critérios diagnósticos e estudos clínicos, entendeu que os estados mistos não poderiam ser considerados episódios por si só, sendo mais bem representados pelo especificador de episódio "com características mistas", que pode ser adicionado ao diagnóstico de episódio de mania, hipomania ou depressão. Assim, temos os seguintes critérios para utilização do especificador "com características mistas"[13]:

A. Para episódios maníacos ou hipomaníacos, pelo menos três dos seguintes sintomas do polo oposto:
   1. Disforia ou humor depressivo acentuado
   2. Interesse ou prazer diminuído nas atividades
   3. Retardo psicomotor (observável por outra pessoa)
   4. Fadiga ou perda de energia

5. Sentimentos de inutilidade ou de culpa excessiva ou inapropriada
6. Ideação, tentativa ou plano suicida específico

B. Para episódios depressivos, pelo menos três dos seguintes sintomas do polo oposto:
   1. Humor elevado, expansivo
   2. Autoestima inflada ou grandiosidade
   3. Mais loquaz que o habitual ou pressão para continuar falando
   4. Fuga de ideias ou pensamento acelerado
   5. Aumento na energia ou na atividade dirigida a objetivos
   6. Envolvimento aumentado ou excessivo em atividades com elevado potencial para consequências dolorosas
   7. Redução da necessidade de sono

Além do especificador "com características mistas" e aqueles já existentes no DSM-IV (com características psicóticas congruentes ou incongruentes com o humor; com características atípicas ou melancólicas apenas para episódios depressivos; com ciclagem rápida e com padrão sazonal para TB I e II), o DSM-5 traz também como novidade os especificadores: "com catatonia" para episódios maníacos ou depressivos que cursam, na maior parte dos dias, com catatonia (definida no capítulo do espectro da esquizofrenia); "com início no periparto" para episódios depressivos, maníacos ou hipomaníacos que iniciam durante a gestação ou nas 4 semanas que se seguem ao parto e o especificador "com sintomas ansiosos", definido como a presença de dois ou mais dos seguintes sintomas ansiosos: (1) sentir-se nervoso ou tenso, (2) sentir-se incomumente inquieto, (3) dificuldade de concentrar-se por estar preocupado, (4) medo de que algo terrível possa acontecer, (5) sensação de que a pessoa pode perder o controle de si mesma, válida para episódios maníacos, hipomaníacos e depressivos. Os especificadores refletem condições que atribuem maior gravidade aos quadros clínicos e estão associadas a pior curso, prognóstico e/ou risco de suicídio, decorrendo daí a importância de identificá-las[13].

Diferentemente do DSM, que define critérios e pontos de corte para os diagnósticos, a CID propõe diretrizes com descrições clínicas prototípicas dos quadros de TB e permite maior liberdade ao clínico no estabelecimento do diagnóstico. Enquanto o DSM-5 tem o objetivo de ser um instrumento útil também para pesquisa, a CID-11 adota um modelo mais próximo da prática clínica. Apesar dessas diferenças, a maioria das mudanças propostas para a CID-11, no que se refere ao TB, aproximam-na do DSM-5[13,16].

Na mais recente versão da CID, o TB permanece na seção de transtornos do humor, mas traz como novidade a sua classificação nos subtipos I, II e transtorno ciclotímico, divisão que não acontecia na versão anterior, na qual o TB tipo II era classificado como "outro transtorno afetivo bipolar" e a ciclotimia era incluída em uma categoria à parte, a dos transtornos de humor persistentes[17].

A CID-11 incluiu, ainda, categorias residuais intituladas "TB não especificado" e "outro TB especificado", que são utilizadas, respectivamente, em casos nos quais as informações necessárias para selecionar uma categoria específica podem não estar disponíveis ou quando as informações existentes são muito específicas, mas não estão de acordo com as descrições de TB I, II ou ciclotimia[16].

Em relação à definição dos subtipos de TB, a CID-11 assemelha-se ao DSM-5 propondo uma modificação na definição de TB tipo I, sendo agora necessário apenas ao menos um episódio maníaco ou misto para esse diagnóstico. Antes, na CID-10, eram necessários ao menos dois. Essa mudança resultou do reconhecimento de pesquisas que vêm mostrando melhor resposta ao tratamento e menor neuroprogressão do TB quando o uso de estabilizador de humor se inicia já no primeiro episódio maníaco[17]. A CID-11 também passou a especificar a duração dos sintomas maníacos em ao menos uma semana, ou menor duração se uma intervenção terapêutica encurta o tempo de manifestação dos sintomas. No que diz respeito à hipomania, a polêmica da definição do número de dias é evitada mantendo-se a expressão "pelo menos vários dias" para a duração dos sintomas. Para a definição de TB II, foi mantida a exigência de ao menos um episódio hipomaníaco e um episódio depressivo (não obrigatório para diagnóstico de TB I) da CID-10[17].

Assim como o DSM-5, a CID-11 incluiu o aumento de atividade e energia como sintoma central dos quadros de mania e hipomania, além do humor elevado, eufórico, expansivo ou irritável já existente na CID-10. Os sintomas que compõem os quadros clínicos de mania e hipomania são os mesmos, semelhantes aos descritos nos critérios B do DSM-5 (alterações de fala, pensamento, sono, autoestima, atenção e comportamento impulsivo), e o que diferencia esses quadros é a menor intensidade dos sintomas e, principalmente, a ausência de prejuízo marcado nos quadros de hipomania[18].

Diferentemente do DSM-5, a CID-11 mantém o diagnóstico de episódio misto, definido de forma ampla como a presença de muitos e proeminentes sintomas maníacos e depressivos ocorrendo de forma simultânea ou alternando-se muito rapidamente, no mesmo dia ou de um dia para o outro por ao menos duas semanas ou menos se duração encurtada por um tratamento, e não reconhece os quadros decorrentes de uso de substâncias ou outra condição médica como TB. Esses quadros são denominados transtorno de humor por uso de substância e síndrome de humor secundária, respectivamente. Vale ressaltar que a CID-11, na mesma linha do DSM-5, reconhece a possibilidade de diagnóstico de TB se os sintomas que compõem a síndrome maníaca ou hipomaníaca persistem por um tempo substancial após a cessação do uso da substância.

A CID-11 traz ainda como novidade a possibilidade de discriminar a apresentação sintomática e o curso do TB e seus episódios maníacos, hipomaníacos e/ou depressivos com qualificadores semelhantes aos especificadores do DSM-5, a saber: (1) ansiedade proeminente, (2) melancolia (episódio depressivo apenas), (3) início de padrão sazonal, (4) início na gestação, parto e pós-parto e (5) ciclagem rápida. A catatonia, nessa versão da CID, é classificada como uma categoria independente cujo código pode ser aplicado aos transtornos psicóticos, de humor (incluindo TB) e do neurodesenvolvimento[19,20].

Em resumo, os sistemas classificatórios dos transtornos mentais foram criados com o objetivo de facilitar a comunicação entre clínicos e pesquisadores por meio da identificação de sinais e sintomas fundamentais para o diagnóstico desses transtornos. Todos eles têm limitações, uma vez que as classificações não podem ser baseadas na etiologia dos transtornos mentais, ainda desconhecida. Por um lado, esses sistemas trazem a desvantagem de restringir, limitar e, de certa forma, empobrecer a avaliação psicopatológica do indivíduo portador de transtorno mental, ao elencar critérios e pontos de corte para o diagnóstico; por outro lado, eles têm a vantagem de destacar e iluminar os aspectos psicopatológicos mais importantes para o estabelecimento do diagnóstico a partir de consenso na comunidade científica. Assim, os sistemas classificatórios devem ser considerados um instrumento fundamental na prática clínica e de pesquisa, porém não o único instrumento na avaliação do paciente portador de TB.

EXAME PSÍQUICO NOS TRANSTORNOS AFETIVOS

Síndrome maníaca

De acordo com o Manual de Documentação de Achados Diagnósticos Psiquiátricos (AMDP), a síndrome maníaca é composta pelas seguintes alterações principais no exame do estado mental do paciente: expansão da consciência, fuga de ideias, euforia, irritabilidade, autoestima exagerada, delírio de grandeza, aumento da energia ou do impulso, inquietação motora e logorreia. Tais alterações características da síndrome maníaca serão descritas e exemplificadas na Tabela 3.

Tabela 3 Apresentação dos achados do AMDP na síndrome maníaca

Achados	Significado	Apresentação
Expansão da consciência	Há uma alteração qualitativa da consciência na qual o paciente refere que a totalidade de sua vivência está expandida.	O paciente se percebe desperto, vivaz e aberto. As sensações são vivenciadas de modo particularmente intenso.

(continua)

Tabela 3 Apresentação dos achados do AMDP na síndrome maníaca

Achados	Significado	Apresentação
Fuga de ideias	Há um aumento da produção de ideias, porém sem orientação a uma meta bem definida. O direcionamento ou objetivo do pensamento pode se alterar ou se perder em função da contínua mudança da associação de ideias.	Há uma constante intercorrência de ideias, que impede que o pensamento se conclua. Ocorrem digressões derivadas de estímulos externos ou representações internas. Na síndrome maníaca, a fuga de ideias ocorre como desenrolar da aceleração do pensamento.
Euforia	Há um estado psíquico com aumento do sentimento de bem-estar, da satisfação, da felicidade, da confiança, da segurança e da vitalidade.	Trata-se de uma disposição psíquica característica dos pacientes em mania aguda.
Irritabilidade	O paciente age de maneira agressiva frente a algum estímulo externo.	É percebida pelo entrevistador uma tendência para arroubos afetivos hostis que podem surgir de uma "calma tensa".
Autoestima exagerada	Há um sentimento de elevação da autoestima, da capacidade de realização e do próprio valor.	O paciente considera-se melhor que os outros, mais capacitado ou inteligente.
Delírio de grandeza	Há autoestima sobrevalorada e autoengrandecimento delirante.	O paciente apresenta a convicção delirante de que é melhor que as outras pessoas na esfera da beleza, inteligência, riqueza, talento, ascendência, entre outros.
Aumento da energia	Há uma elevação da energia, da iniciativa e do interesse do paciente.	O paciente faz planos diversos, seu nível de atividade aumenta e suas atividades se orientam para muitas práticas, que não necessariamente têm algum sentido ou coerência no contexto vivencial do paciente.
Inquietação motora	Há uma atividade motora exacerbada e não direcionada.	O paciente se movimenta continuamente, podendo perambular, correr, movimentar os pés e as mãos. Pode ser que não consiga ficar sentado.
Logorreia	Há um aumento do fluxo e da produção do discurso.	A fala logorreica pode ser correta e lógica, no contexto da síndrome maníaca está acelerada.

AMDP: Associação para Metodologia e Documentação em Psiquiatria.

Síndrome depressiva

As alterações no exame do estado mental presentes na síndrome depressiva segundo o AMDP estão compiladas na Tabela 4.

Tabela 4 Apresentação dos achados do AMDP na síndrome depressiva

Achados	Significado	Apresentação
Lentificação do pensamento	O pensamento apresenta uma diminuição da velocidade, há um fluxo de fala viscoso e arrastado, além de maior latência de resposta.	O paciente demora a responder às perguntas e, quando o faz, é de forma vagarosa e cansada.
Inibição do pensamento	O pensamento é percebido como travado ou bloqueado, podendo chegar à sensação subjetiva de não conseguir mais pensar.	O paciente apresenta comprometimento da prosódia e direção do pensamento.
Ruminações	Consistem em uma constante preocupação mental, em geral com temas desagradáveis.	Nas ruminações, o pensamento gravita de forma contínua e inútil ao redor do mesmo conteúdo, sendo difícil interromper a cadeia de pensamentos, que são percebidos pelo paciente como desconfortáveis ou até torturantes. Na síndrome depressiva, as ruminações podem girar ao redor de conteúdos de culpa, ruína e desesperança.
Sensação de falta de sentimento	É uma vivência subjetiva de ausência ou redução da afetividade por parte do paciente, que relata a experiência como uma ausência ou empobrecimento de sentimentos tanto positivos quanto negativos.	O paciente pode descrever que não sente nada, nem bom, nem ruim. Pode referir sentir-se esvaziado, não conseguindo sequer chorar.
Alteração da vitalidade	O paciente tem a experiência de estar sem energia, de ter sua vitalidade e disposição diminuídas.	O paciente pode se queixar de estar pesado e cansado, esgotando-se rapidamente do ponto de vista físico e mental.
Depressão	O estado de espírito do paciente adquire uma tonalidade negativa, em que há uma atmosfera de desânimo e de o paciente estar abatido.	Trata-se de um sintoma que assume um amplo espectro de manifestações, desde tristeza e desesperança até um tormento interno.

(continua)

Tabela 4 Apresentação dos achados do AMDP na síndrome depressiva (*continuação*)

Achados	Significado	Apresentação
Desesperança	Há um estado pessimista com falta ou dificuldade de orientação para o futuro.	A possibilidade de acreditar em um futuro positivo está prejudicada ou ausente, sendo que o paciente percebe apenas problemas e dificuldades.
Sentimento de inadequação	A autoestima e autoconfiança do paciente estão diminuídas ou perderam-se por completo.	O paciente pode descrever perceber-se sem valor, incapaz, incompreendido, desajeitado, feio, entre outros.
Sentimento de culpa	O paciente sente-se culpado por sentimentos, pensamentos ou desejos que acredita serem errados ou inadequados frente a normas.	O sentimento de culpa pode ocorrer na ausência ou presença de infração "real" a algum tipo de regra.
Sentimento de ruína	O paciente tem o receio de que os meios para sua sobrevivência estejam abreviados ou ausentes.	O paciente manifesta um pensamento de que nada mais poderá dar certo em sua vida.
Delírio de culpa	Há uma convicção delirante do paciente de ter feito algo errado e sentir-se culpado por isso.	O paciente está convencido de que fez algo irreparável contra as normas individuais ou sociais, o que, com frequência, leva à convicção de estar sendo punido pelo próprio comportamento. Por vezes, deslizes menores de conduta são superestimados de forma exagerada e inadequada.
Delírio de ruína	O paciente apresenta convicção delirante de não apresentar recursos suficientes para sobreviver.	Ele pode queixar-se, por exemplo, de não ter roupas, mesmo com seu armário cheio de vestimentas; pode acreditar piamente que está à beira da falência econômica; mesmo que recursos financeiros estejam disponíveis.
Pobreza de impulso	Há falta de energia, de iniciativa e de interesse.	A alteração é percebida subjetivamente pelo paciente ou notada pelo entrevistador pela diminuição da motricidade espontânea ou de iniciativa para o diálogo.

(*continua*)

Tabela 4 Apresentação dos achados do AMDP na síndrome depressiva (*continuação*)

Achados	Significado	Apresentação
Inibição do impulso	O paciente percebe a sua iniciativa como travada, há uma necessidade de maior esforço para superar a inibição de sua energia para realizar um ato, mas ainda assim não há redução do funcionamento.	A intencionalidade está preservada, mas a realização das intenções é penosa.
Piora matinal	Há acentuação da sintomatologia pela manhã, com piora perceptível neste período do dia.	Dificuldade em levantar-se da cama e iniciar as tarefas no início da manhã.
Insônia intermediária	Há uma descontinuidade do sono.	O paciente desperta diversas vezes durante a noite, mas consegue adormecer novamente.
Redução da duração do sono	Ocorre uma diminuição do período de sono total.	Essa redução na síndrome depressiva ocorre associada à sensação de prejuízo do sono e fadiga.
Despertar precoce	O paciente acorda antes do horário que gostaria ou antes do horário previsto, sem que consiga retomar o sono.	Ele se ressente com o despertar precoce e nota prejuízo associado.
Redução do apetite	Há redução da vontade de alimentar-se, além de diminuição do prazer em comer e beber.	Por vezes, o paciente precisa se obrigar a comer ou ser persuadido a fazê-lo.

AMDP: Associação para Metodologia e Documentação em Psiquiatria.

PSICOPATOLOGIA DESCRITIVA: CARACTERÍSTICAS FUNDAMENTAIS DOS TRANSTORNOS AFETIVOS

Humor e afeto

A primeira distinção importante a ser feita na psicopatologia descritiva dos transtornos do humor é a separação de afetos e humor. Diversos autores, entre psiquiatras e filósofos, se debruçaram sobre essa questão, com certa congruência nas características gerais propostas[21].

Afetos possuem um caráter vetorial, com origem (Eu), direção (objeto), intencionalidade e duração efêmera. Esse caráter vetorial determina, também, a percepção de algo mais determinado do que humores e mais articulado[22]. Há, em razão da própria ancoragem dos afetos em um Eu, a percepção de que há uma motivação para o afeto, congruente com as vivências pregressas e a situação atual.

Um exemplo de afeto é a frustração. Esse afeto se ancora em um Eu e o relaciona a algo – Eu me sinto frustrado por/em relação a algo. Há uma motivação intrínseca para a frustração, baseada em minha biografia e minha situação atual.

Humores, por outro lado, não possuem esse caráter vetorial claro, remetendo mais a um estado difuso, sem motivação determinável, estabelecendo-se como um estado estável em que o Eu se encontra imerso, sem a característica mercurial dos afetos.

Um indivíduo que está deprimido tem toda a sua afetividade tingida pelo humor subjacente. Todos os afetos, inclusive aqueles habitualmente não associáveis a um estado depressivo, como alegria, por exemplo, têm sua tonalidade, seu tônus e sua ressonância modificados pelo humor, por vezes tornando a própria experiência de afetividade restrita, ou pouco modulante.

A Tabela 5 resume as principais diferenças entre humor e afeto.

Tabela 5 Características fundamentais que diferem o humor do afeto

Humor	Afeto
• Atmosférico	• Vetorial
• Persistente	• Efêmero
• Desmotivado	• Motivado
• Tingem os afetos	• São tingidos pelo humor

Psicomotricidade

Diversos modelos foram propostos para a organização das alterações do estado psíquico apresentadas nos transtornos de humor, habitualmente envolvendo a importância de um *continuum* entre excitação-inibição, como dito por Kraepelin[23], ou da força subjacente envolvida no processo psíquico[24].

A psicomotricidade, classicamente observada aumentada em estados maniformes e diminuída em quadros melancólicos, possui espaço importante no entendimento das alterações das funções psíquicas nos transtornos de humor. O aumento da psicomotricidade dialoga com um aumento do fluxo de pensamento e com as alterações de forma do pensamento comumente associadas aos quadros maniformes – arborização do pensamento e fuga de ideias. Da mesma maneira, a atenção se dissolve e adquire um caráter mercurial, pouco persiste e é rapidamente redirecionada com pequenos estímulos.

De maneira análoga, a diminuição da psicomotricidade se associa com a redução do fluxo de pensamento, discurso lacônico, uma atenção diminuída, esparsa e de pequena intensidade e, em paralelo a essa desvitalização, emerge o prejuízo volitivo.

Fase

Para uma compreensão adequada dos transtornos afetivos, é importante delimitar o campo da avaliação psicopatológica além das alterações transversais no funcionamento psíquico do indivíduo, e debruçar-se sobre como essas alterações se ancoram em relação à biografia do indivíduo.

Para tal, é importante compreender a organização de como alterações na totalidade do indivíduo se estabelecem, por meio da lente fenomenológica propiciada pelo psiquiatra alemão Karl Jaspers.

Jaspers classifica variações periódicas na totalidade do indivíduo como ataques, fases e períodos. Fases, a classificação mais relevante no que diz respeito aos transtornos afetivos, são definidas como "alterações da vida psíquica que surgem endogenamente ou são precipitadas por estímulos de natureza insuficiente... que desaparecem com um retorno ao estado prévio"[25], estabelecendo importante intersecção com o conceito de episódio que se observa em manuais diagnósticos contemporâneos.

A compreensão do que caracteriza uma fase repousa sob o princípio de que qualquer vivência psíquica de um indivíduo é relacionada de maneira significativa à sua biografia e situação de vida[26]. As experiências anteriores de uma pessoa e sua atual situação de vida estabelecem os fundamentos das reações vivenciais sob a óptica da psicopatologia fenomenológica de Jaspers. Dessa maneira, quando o psiquiatra tedesco fala sobre alterações da vida psíquica em sua totalidade, fica implícita uma nova organização do estado psíquico, apontando um processo patológico, possua ele lastro psicológico, ou não. Inaugura-se, assim, uma nova fase na biografia do indivíduo.

Percebe-se, dessa forma, que o entendimento do conceito de fase é de suma importância no discernimento de diagnósticos de diferentes naturezas, tratamentos e prognósticos, uma vez que alterações transversais no funcionamento de um indivíduo podem ser insuficientes na investigação psicopatológica do paciente, tendo implicações práticas relevantes.

CONTRIBUIÇÕES DA PSICOPATOLOGIA FENOMENOLÓGICA NA COMPREENSÃO DOS TRANSTORNOS AFETIVOS

A exploração psicopatológica dos transtornos psiquiátricos não se esgota na psicopatologia descritiva. A obra *Psicopatologia geral*, de Karl Jaspers, inaugura a perspectiva de deferência ao sujeito como foco da investigação, em detrimento de uma visão do homem como ente biológico[27]. O escopo de investigação da psicopatologia fenomenológica se expandiu com o tempo, extrapolando a descrição das experiências subjetivas dos pacientes, passando a investigar os constituintes fundamentais da experiência, sem os quais uma experiência não é uma experiência[28]. Exemplos dessas categorias fundamentais da consciência são temporalidade, espacialidade, corporeidade, intersubjetividade e experiência de *Self*[29].

Temporalidade

A experiência temporal é vista como peça central no diagnóstico do transtorno depressivo maior[30]. O conceito de tempo vivido, que envolve a percepção subjetiva da passagem de tempo, precisa ser separado do conceito de tempo objetivo.

A experiência de tempo se modifica tanto em situações corriqueiras, como quando um indivíduo se encontra absorto em uma atividade prazerosa, como em situações patológicas, como na mercurial percepção de tempo em uma paciente maniforme.

Na perspectiva da psicopatologia fenomenológica, a experiência de tempo na depressão pode ser vista como um represamento da capacidade do indivíduo de transcender, em outras palavras, de acessar o futuro. Clinicamente, essa alteração se manifesta no discurso desesperançoso do melancólico e, em paralelo, a uma cristalização e densificação do passado, ocasionando um discurso de culpa e caráter determinista.

Esse importante descompasso da experiência subjetiva de tempo também leva a um desacoplamento entre o indivíduo e o mundo, um fenômeno entendido como uma dessincronização[31]. A dissociação na esfera intersubjetiva prejudica a capacidade de se engajar com o mundo, de ressoar adequadamente com objetos, indivíduos e eventos. Em contrapartida, observa-se um outro tipo de dessincronização em quadros maniformes, nos quais há uma aceleração e subsequente desalinhamento entre o indivíduo e o tempo do mundo[32]. O futuro se abre como um horizonte infinito e o tempo presente, insuficiente, funciona apenas como fugaz de sustentação antes do próximo salto direcionado ao que está por vir.

A pulverização da vivência temporal presente leva a um modo de existir instável, lábil e progressivamente mais dissociado do passado do indivíduo, com a degradação da importância dos dados biográficos pregressos em prol de uma busca incessante pela expansão inautêntica do horizonte de possibilidades. Uma manifestação clínica desse processo se dando é a maneira com que o discurso de um maníaco progride de uma pressão de fala para uma arborização e culmina com uma fuga de ideias, na qual é impossível acompanhar os saltos que o paciente faz nesse infinito horizonte, sem que uma comunicação se estabeleça de maneira autêntica. A aceleração alcança um ponto em que a estrutura temporal da experiência colapsa[33].

Espacialidade

A espacialidade pode ser definida como uma categoria fundamental da consciência, parte de sua estrutura apriorística, constituindo o horizonte de possibilidades do indivíduo, incluindo sua percepção, ação, imaginação, além de experiências emocionais e interpessoais[34].

Há grande importância da compreensão da espacialidade dada sua íntima relação com o humor. O humor é experienciado por meio de uma perspectiva de distância e proximidade, uma vez que é o pano de fundo da relação dos polos Eu-Mundo, permitindo uma expansão ou restrição da participação do mundo na totalidade da existência[35].

Essa perspectiva quanto à vivência espacial de pacientes melancólicos estabelece a compreensão de que quando interajo com determinado objeto, ele está "à minha mão" e, subsequentemente, pertence a um lugar, dentro de um todo de lugares semelhantes[36]. Esse caráter diz respeito ao ponto do espaço que dado objeto ocupa em minha consciência, e não a uma localização física e concreta, ou *espaço orientado*[37].

Na estrutura espacial no melancólico, há a erradicação das distâncias[38], uma vez que há uma perda da proximidade do objeto em relação ao Eu, levando a uma dissolução do relevo objetal e consequente indiferença afetiva, com um Eu que se recolhe do mundo em desinteresse e desprovido de vitalidade para suplantar a apatia imposta pela distância.

Em contrapartida, no paciente maníaco, a expansividade imposta pelo humor leva a um meio repleto de infinitos projetos, sem genuíno relevo ou relação com a biografia do indivíduo; o espaço é vivido como algo vasto, aberto e sem resistência[32].

Corporeidade

Na tradição da psiquiatria fenômeno-estrutural (PFE), há a distinção entre o corpo como experiência subjetiva e o corpo objetivo (*Leib* e *Körper*, respectivamente). O primeiro se refere ao corpo que *sou*, ou seja, o meio pelo qual o Eu vive suas experiências, confrontando, assim, o dualismo cartesiano de mente e corpo; o segundo se refere ao corpo que *possuo*, o objeto anatômico da fisiologia e medicina[32].

Partindo desse arcabouço teórico, a vivência de corpo demonstra-se alterada nos quadros de transtornos de humor, uma vez que o humor é algo vivido por quem sou. Nos estados depressivos, há uma constrição do corpo vivido (Leib), levando a um adormecimento da ressonância emocional, ocasionando uma sensação difusa de desconexão, segregação ou mesmo expulsão[39], ou seja, a um estreitamento da vivência espacial.

Outro fenômeno relevante observado nos quadros depressivos é a objetificação da experiência corporal[40]. O corpo habitualmente tem um caráter implícito na experiência, sem que seu caráter como objeto (*Körper*) seja predominante no campo da experiência. Em contexto de patologias, esse caráter se torna sobressalente – ainda que não seja necessária uma patologia para que isto ocorra –, com o corpo sendo manifesto como o objeto pesado, desvitalizado e doloroso em alguns pacientes depressivos, por exemplo.

Essa modificação extrapola a vivência subjetiva do paciente, sendo observada em uma perspectiva de terceira pessoa na movimentação apática do corpo, lentificada e pouco expansiva, em uma postura recolhida e encurvada, e na expressão facial de desesperança[41].

Em contrapartida, há uma expansão centrífuga em quadros maniformes, sem o estabelecimento de um genuíno estado de felicidade ou alegria, mas de um sentimento de elação, com a dissolução do caráter de obstáculo às ações que o corpo outrora tem, tornando-se um mero veículo aos impulsos expansivos[32].

CONSIDERAÇÕES FINAIS

A construção do que entendemos atualmente por depressão, mania e transtorno bipolar foi um longo processo de debates acadêmicos que envolviam a observação clínica e, mais recentemente, a pesquisa científica. Tanto a depressão quanto o TB se tornaram entidades bem estabelecidas e possíveis de serem diagnosticadas pelos mesmos critérios em todo o mundo. A padronização, claro, teve suas desvantagens, e ignora nuances entre os pacientes, algo que em psicopatologia pode significar uma redução na complexidade da avaliação psíquica. O paciente, por outro lado, se beneficia da possibilidade de acessar um tratamento amplamente testado em muitos outros indivíduos com características fundamentais muito semelhantes às suas.

Ao estudante de psicopatologia, cumpre conhecer o processo de compreensão histórica dos sintomas afetivos; como se deu a transformação desses sintomas em diagnósticos clínicos; e como diagnosticar o paciente de forma consistente, por meio de uma entrevista apurada.

📚 REFERÊNCIAS

1. Cordás TA, Emilio MS. História da melancolia. Porto Alegre: Artmed; 2017.
2. Engelhardt E, Sudo FK, Alves GS, Laks J. Neuropsychiatric symptoms in brain diseases - historical foundations. Dementia Neuropsychol. 2020;14(3):324–8.
3. Angst J, Marneros A. Bipolarity from ancient to modern times: conception, birth and rebirth. J Affect Dis. 2001;67(1-3):3-19.
4. Del-Porto JA, Del-Porto KO. História da caracterização nosológica do transtorno bipolar. Rev Psiquiatr Clín. 2005;7-14.
5. Haustgen T, Akiskal H. French antecedents of "contemporary" concepts in the American Psychiatric Association's classification of bipolar (mood) disorders. J Affect Dis. 2006;96(3):149-63.
6. del Porto JA. Bipolar disorder: Evolution of the concept and current controversies. Rev Bras Psiqu. 2004;26(SUPPL. 3):3-6.
7. Kraepelin E. A loucura maníaco-depressiva. Barros D, Motta M (eds.). Rio de Janeiro: Grupo Editorial Nacional; 2012.
8. Nassir Ghaemi S. Bipolar spectrum: a review of the concept and a vision for the future. Psychiatry Investig. 2013;10(3):218.
9. Heckers S, Engstrom EJ, Kendler KS. "Manifestations of insanity": Kraepelin's final views on psychiatric nosology in their historical context. Mol Psych. 2021.
10. Akiskal HS. The prevalent clinical spectrum of bipolar disorders: Beyond DSM-IV. J Clin Psychopharmacol. 1996;16(2 Suppl. 1).
11. Klerman GL. The spectrum of mania. Compreh Psych. 1981;22(1):11-20.
12. Phelps J, Angst J, Katzow J, Sadler J. Validity and utility of bipolar spectrum models. Bipolar Disord. 2008;10(1 PART 2):179-93.
13. American Psychiatric Association. Diagnostic and statistical manual of mental disorders. American Psychiatric Association; 2013.
14. Vieta E, Berk M, Schulze TG, Carvalho AF, Suppes T, Calabrese JR, et al. Bipolar disorders. Nature Rev Dis Primers. 2018;4.
15. Nusslock R, Frank E. Subthreshold bipolarity: diagnostic issues and challenges. Bipolar Disord. 2011;13(7-8):587-603.
16. World Health Organization (WHO). International Classification of Diseases, Eleventh Revision (ICD-11) [Internet]. Vol. 2019/2021. Licensed under Creative Commons Attribution-NoDerivatives 3.0 IGO licence (CC BY-ND 3.0 IGO), 2021. Disponível em: https://icd.who.int/browse11.
17. Stein DJ, Szatmari P, Gaebel W, Berk M, Vieta E, Maj M, et al. Mental, behavioral and neurodevelopmental disorders in the ICD-11: an international perspective on key changes and controversies. BMC Medicine. 2020;18(1).
18. Angst J, Ajdacic-Gross V, Rössler W. Bipolar disorders in ICD-11: current status and strengths. Int J Bipolar Disord. 2020;8(1):1-5.
19. Luty J. Bordering on the bipolar: a review of criteria for ICD-11 and DSM-5 persistent mood disorders. BJPsych Advances. 2020;26(1):50-7.
20. Severus E, Bauer M. Diagnosing bipolar disorders: ICD-11 and beyond. International Journal of Bipolar Disorders. 2020;8(1).
21. René Rosfort, Giovanni Stanghellini. The person in between moods and affects. Philosophy, Psychiatry, & Psychology. 2009;16(3):251-66.

22. Stanghellini G, Rosfort R. Emotions and personhood exploring fragility: making sense of vulnerability: Exploring fragility - Making sense of vulnerability. Oxford: Oxford University Press; 2012.

23. Marneros A. Origin and development of concepts of bipolar mixed states. J Affect Dis. 2001;67(1-3):229-40.

24. Maina G, Bertetto N, Boccolini FD, Salvo G Di, Rosso G, Bogetto F. The concept of mixed state in bipolar disorder: from Kraepelin to DSM-5. Official J Italian Soc Psychopathol. 2013;19:287-95.

25. Jaspers K. General psychopathology. Vol. 2. JHU Press; 1997.

26. Fuchs T. Subjectivity and intersubjectivity in psychiatric diagnosis. Psychopathol. 2010;43(4):268-74.

27. Fukuda LE, Tamelini MG. A compreensão psicológica jasperiana revisitada sob a perspectiva da psicopatologia fenomenológica. Psicopatol Fenomenol Contemp. 1913;5(2):160-84.

28. Tamelini MG, Messas GP. Phenomenological psychopathology in contemporary psychiatry: interfaces and perspectives. Rev Latinoam Psicopatol Fundam. 2017;20(1):165-80.

29. Messas G, Tamelini M, Mancini M, Stanghellini G. New perspectives in phenomenological psychopathology: Its use in psychiatric treatment. Front Psych. 2018;9.

30. Stanghellini G, Ballerini M, Presenza S, Mancini M, Northoff G, Cutting J. Abnormal time experiences in major depression: An empirical qualitative study. Psychopathol. 2016;(Mdd).

31. Fuchs T. Melancholia as a desynchronization: Towards a psychopathology of interpersonal time. Psychopathol. 2001;34(4):179-86.

32. Fuchs T. Psychopathology of depression and mania: Symptoms, phenomena and syndromes. J Psychopathol. 2014;20(4):404-13.

33. Moskalewicz M, Schwartz M. Temporal experience in mania. Phenomenology and the Cognitive Sciences. 2020; 19:291-304.

34. Thomas F. Psychotherapy of the lived space: A phenomenological and ecological concept. American J Psychotherapy. 2007;61(4):423-39.

35. Messas G. The existential structure of substance misuse. Springer; 2021.

36. Tellenbach H. A espacialidade do melancólico – Parte II. Psicopatol Fenomen Contemp. 2014; 3(1):134-56.

37. Tellenbach H. A espacialidade do melancólico – Parte I. Psicopatol Fenomen Contemp. 2014; 3(1):134-56.

38. Binswanger L. Über Ideenflucht [Internet]. Art. Institut Orell Füssli, 1933.

39. Fuchs T. Depression, intercorporeality, and interaffectivity. J Consciousness Stud. 2013;20(7-8):219-38.

40. Doerr-Zegers O, Irarrázaval L, Mundt A, Palette V. Disturbances of embodiment as core phenomena of depression in clinical practice. Psychopathol. 2017;50(4):273-81.

41. Chan KL, Straus MA, Brownridge DA, Tiwari A, Leung WC. Prevalence of dating partner violence and suicidal ideation among male and female university students worldwide. J Midwifery and Women's Health. 2008;53(6):529-37.

38

Transtornos de sintomas somáticos e dissociativos

Flávio Guimarães-Fernandes
Nathaly de Oliveira Bosoni

 SUMÁRIO

- Introdução
- História psicopatológica do conceito
- Atual critério diagnóstico pelo DSM-5 e CID-11
- O exame psíquico
- Psicopatologia do transtorno em suas características fundamentais
- A unidade mente e corpo como chave para compreensão do transtorno
- Considerações finais
- Referências

 PONTOS-CHAVE

- A história do transtorno somático e dissociativo na psiquiatria, desde sua origem até os desdobramentos atuais.
- Descrição semiológica e critérios diagnósticos atuais do transtorno somático e dissociativo.
- Processo de adequação dos sintomas para conceitos psicopatológicos mais precisos, como no sistema da Associação para Metodologia e Documentação em Psiquiatria (AMDP).
- Aspectos a serem atentados no exame psíquico e alterações funcionais do paciente com transtorno somático ou dissociativo.
- A psicopatologia do transtorno somático e dissociativo em suas características essenciais para uma maior especificidade diagnóstica.
- O transtorno somático e dissociativo mostra de maneira paradigmática a união entre mente e corpo.

INTRODUÇÃO

As categorias dos chamados transtornos somáticos, conversivos e dissociativos, tais como conhecemos hoje, passaram por diversas modificações em sua nosologia ao longo da história. Esses transtornos, agora divididos, outrora pertenceram a um mesmo guarda-chuva terminológico chamado "histeria". Dessa forma, é primordial conhecer como o conceito de histeria atravessa os séculos e se impõe ainda como desafiante para os psicopatologistas da atualidade, pois sua definição nunca foi consensual e parece abrigar imprecisões e indecisões conceituais[1]. Além disso, o termo "histeria" é impregnado de preconceitos morais que apelam para uma desqualificação da identidade sexual feminina[2], interferindo na prática clínica do profissional de saúde mental e impactando no modo de enxergar a mulher na sociedade atual.

É importante conhecer mais sobre essa patologia, pois os dados epidemiológicos esbarram nos diversos problemas conceituais. Sabe-se, porém, que esses pacientes são muito comuns em hospitais gerais e o não reconhecimento de sua patologia pode levar a graves iatrogenias[3,4]. O refinamento psicopatológico, por outro lado, pode levar a uma melhor terapêutica do paciente[5].

HISTÓRIA PSICOPATOLÓGICA DOS TRANSTORNOS SOMÁTICOS, CONVERSIVOS E DISSOCIATIVOS

Do Egito antigo aos manuais diagnósticos

Na história da cultura ocidental, poucos são os casos de uma palavra que atravessou tantos séculos. A ligação entre o aparecimento de sintomas chamados histéricos e o útero remonta aos egípcios há mais de 4 mil anos. Dois mil anos depois, a tradição se manteve e, na Grécia antiga, foi cunhado o termo "histeria", definido como uma afecção do útero (do grego "*hystéra*", que significa "matriz", "útero"). Com Hipócrates, essa ideia foi reafirmada: a histeria seria a manifestação de diversos sintomas que derivariam ou do deslocamento ou do desequilíbrio humoral do útero[6]*.

Esse pensamento parece ser dominante na Grécia antiga e, segundo Platão:

---

* Para quem é entusiasta da história da histeria, recomendamos a leitura do doutorado da professora Helena Maria Amaral do Espírito Santo, da Universidade do Porto (Portugal), cuja obra é feita sob um estudo histórico profundo do tema. Esse trabalho, por sua probante estrutura científica, será pano de fundo de nosso debate por todo o capítulo.

"sempre que a matriz ou útero, como é chamado, que é uma criatura interior desejosa de ter filhos, permanece sem frutos por muito tempo além da estação devida, é atormentado e adoece; e ao se desviar por todos os caminhos do corpo e bloquear as passagens da respiração e impedir a respiração, ela lança o corpo na maior angústia e causa, além disso, todos os tipos de enfermidades; até que o desejo e o amor dos dois sexos os unam"[7].

Assim, ao longo da história, a ideia de histeria se associou fortemente ao campo da sexualidade feminina; entre os gregos, ela se dá por um sofrimento do útero, ora como participante, ora como autônomo em relação ao corpo feminino, mas que fundamentalmente era ocasionado pela ausência de relação sexual ou desejo feminino não concretizado. O tratamento, portanto, passava tanto pelo casamento e atividade sexual quanto pela utilização de pessários, fumigações, sangrias e masturbações com óleos essenciais. De forma depreciativa, o corpo feminino já era "marcado pela pequenez, fragilidade e pela falta de calor vital. A histeria representa o domínio do soma sobre a mente e a fraqueza das mulheres que não conseguem fugir a esse destino" (p. 19-20)[6].

Galeno de Pérgamo, médico e filósofo romano de origem grega cujas teorias influenciaram toda a ciência médica renascentista e que estudava anatomia e propedêutica, considerava descabida a ideia de um útero que poderia se locomover pelo corpo como um animal, mas admitia que a sintomatologia histérica advinha da ausência de relação sexual feminina e um consequente desequilíbrio humoral[8]. Por isso, foi o primeiro a incorporar a ideia de que há um componente psicológico na formação dos sintomas, ao associar histeria à hipocondria e à tristeza melancólica (p.23)[6].

Na Idade Média, sob forte influência religiosa, a doença mental deixou de ser associada a um problema corporal e passou a ser associada a ideias mágicas e sobrenaturais, como possessões demoníacas. A histeria ligava-se, então, à ideia de bruxaria e, como tal, não deveria ser alvo de tratamento médico, mas sim punição, visto ser um problema relacionado aos pecados da carne. Assim, as mulheres acometidas por fenômenos histéricos eram frequentemente consideradas bruxas possuídas pelo espírito do diabo e terminavam na fogueira[7].

No século XVII, durante a idade moderna, o pensamento dominante em relação à histeria retomou a ideia grega de desequilíbrio humoral. A partir daí, alguns pensadores já começavam a esboçar um entendimento mais próximo da medicina atual. O médico e químico Edward Jorden, em 1603, associou o cérebro à histeria, apesar de ainda considerar que o cérebro poderia ser afetado por emanações do útero. Jorden relacionava histeria com uma perturbação cerebral de uma faculdade animal que governava a imaginação e a razão, os cinco sentidos e as emoções. Estando a histeria no imbricamento dessas faculdades mentais, deveria ser imputada às suas verdadeiras causas naturais e não ao demônio. Pode-se dizer que em Jorden já está prefigurada a ideia de conversão, em que o funcionamento mental ou uterino poderia ser convertido em sintomas corporais (p.36)[6].

Tomas Willis, outro médico inglês do século XVII, já coloca enfaticamente que a histeria se devia a um problema cerebral e não uterino e que, portanto, poderia se apresentar tanto em mulheres quanto em homens. Ainda na Inglaterra, Thomas Sydenham reforça a ideia da possibilidade de afecção do homem pela histeria, visto ser uma doença neurológica (p.47)[6], e descreve outra característica sintomatológica importante da histeria em seus sintomas corporais, a saber, seu aspecto multiforme:

> "esta doença é um Proteu que assume uma infinidade de formas diferentes: é um camaleão que varia suas cores infinitamente (...) Seus sintomas não são apenas numerosos e variados, ainda têm essa peculiaridade entre todas as doenças: não seguem nenhuma regra ou tipo uniforme, apenas se confundem e se agrupam irregularmente; portanto, é difícil dar a história da afecção histérica."[7]

Se havia algum debate sobre se a histeria (até então utilizada como adjetivo relativo a "sofrimento do útero") poderia ou não estar também relacionada ao homem, e assim não estar somente ligada a uma patologia do "útero", a repressão sexual feminina do século XIX na era Vitoriana recoloca a histeria, agora como uma entidade própria e, portanto, substantiva, em uma categoria médica relacionada às mulheres novamente. Segundo Philipe Pinel (1745-1826), as neuroses podiam ser tanto morais quanto físicas e a histeria passou a ser incluída no grupo das neuroses genitais das mulheres. Para Pinel, a ninfomania, ou furor uterino, corresponderia à satiríase masculina. Aqui, com o surgimento da psiquiatria enquanto especialidade médica bem estabelecida, já aparece de maneira clara que a histeria seria a resultante de um conflito entre modéstia e desejo (p.70)[6].

Wilhelm Griesinger (1817-1868) coloca a histeria no campo da saúde mental moderna, mas traz consigo uma grande estigmatização do conceito até os dias atuais. A histeria é vista novamente como uma doença ligada à sexualidade feminina e seu tratamento passa também por uma radicalização em que até mesmo mutilações genitais são propostas. Como consequência dessa perspectiva, as mulheres são novamente reduzidas a autômatos regulados pelos seus úteros (p.73)[6].

Em 1859, o médico francês Pierre Briquet publicou o ensaio "Traité Clinique et Thérapeutique de l'Hystérie", no qual defendia a origem psicocerebral da histeria em contraposição à teoria uterina: "uma neurose do cérebro cujos fenômenos aparentes consistem principalmente na interrupção dos atos vitais que são a manifestação de sentimentos e paixões emocionais"[9]. Briquet estudou cientificamente a histeria em seus aspectos sintomatológicos e epidemiológicos e acabou por concluir que não estava ligada nem à insatisfação sexual feminina, nem a questões uterinas, como a menstruação. Apontou, outrossim, que "a histeria estaria ancorada nas emoções e encontrou como fatores mais frequentes: os maus tratos; os fracassos, preocupações e contrariedades domésticas, familiares e relações ilícitas; as inquietações comerciais e reversos da fortuna; a emigração; o ciúme, o terror contínuo, o tédio e as decepções e num pequeno número, os amores contrariados." Podemos definir assim a histeria neuropsíquica para Briquet (p.76)[6]:

> "Quando a porção afectiva do encéfalo foi durante muito tempo o centro de sensações penosas e incessantes, ela acaba por ficar numa espécie de estado patológico; então as reacções que nascem aí, perdem por seu lado toda a sua regularidade; as acções orgânicas que elas colocam em acção podem ser exaltadas, diminuídas ou pervertidas; o encéfalo não sendo mais capaz de as controlar, elas trabalharão, de qualquer modo, automaticamente, e sem o conhecimento da consciência."

John Russell Reynolds, professor de medicina na University College of London, publicou em 1869 um estudo sobre casos de histeria intitulado "Observações sobre paralisia e outros distúrbios de movimento e sensação dependentes da ideia", cujo objetivo foi mostrar que alguns dos distúrbios do sistema nervoso poderiam depender de alterações das emoções e das ideias[10]. Nesse sentido, ao final do século XIX já aparece um rompimento mais claro em relação à associação da histeria com o útero. O problema passa a ser considerado mental em suas perspectivas metafísicas corporais ou psicológicas.

Na década de 1880, o médico neurologista do Hospital da Salpêtrière, Jean--Martin Charcot, constatou a ineficiência do método anatomopatológico na histeria, em razão da ausência de lesões detectáveis no *post-mortem*. Designou o mecanismo de produção de sintomas por psicossomático[6] e relacionou sua aparição ao subconsciente ao lado de Pierre Janet[11]. Além disso, buscou relacionar predisposição genética e hereditária aos gatilhos ambientais traumáticos que provocariam a doença[12]. Outro ponto importante de inflexão a partir de Charcot foi a separação entre histeria e útero[6]:

> "A palavra histeria não significa nada e pouco a pouco habituar-se-ão a falar da histeria no homem sem pensar minimamente no útero... O termo histeria... resiste desde há muito às injúrias do tempo e dos homens. Isso é uma marca incontestável

de vitalidade bem significativa. A palavra viverá então e continuará a designar um grupo coerente de factos nosograficamente encadeados uns nos outros."[†]

Charcot, no entanto, passou a ser muito questionado por sua pletora sintomatológica histérica, em especial por Bernheim, que apontou os sintomas histéricos como sugestionáveis e de imitação, sendo essas características centrais do transtorno e não os sintomas em si. Pierre Janet (1859-1947), médico e filósofo, trabalhou no departamento de Charcot na Salpêtrière, dedicando-se também aos estudos da histeria. Para Janet, ela seria caracterizada por um estreitamento do campo da consciência e pela tendência à dissociação, a qual decorria de acontecimentos passados que envolviam traumas emocionais (p.89)[6].

Sigmund Freud, então neurologista, também trabalhou na Salpêtrière juntamente com Charcot entre 1885 e 1886, realizando um estudo comparativo entre as paralisias orgânicas e histéricas. Esse estudo foi publicado em 1893 nos *Archives de Neurologie* com o título "Quelques considerations pour une étude comparative des paralysies motrices organiques et hysteriques", e propunha reflexões sobre os conceitos de lesão e função, argumentando a existência de alterações funcionais sem lesões orgânicas concomitantes. Assim, Freud reintroduz o conceito psicológico da histeria, por meio do qual as ideias ou representações inconscientes do membro afetado, imbuídas de um grande valor afetivo, seriam a causa das variações anormais[14]. A dissociação entre a concepção de corpo e o psiquismo seria o elemento mental que impediria as associações corretas entre eles. O trauma faria essa fixação de um conceito no subconsciente ligado tanto aos afetos quanto à memória, e que levaria à dissociação. Mais tarde, Freud associa a histeria a uma defesa necessária contra as exigências libidinais do complexo de Édipo. Com o desenvolvimento da teoria psicanalítica e o postulado do inconsciente, as discussões sobre a natureza da histeria parecem finalmente ter dado lugar a um consenso, norteando as classificações oficiais até o DSM-III, na década de 1980 (p. 127 e 136)[6].

Acontece que esse período, marcado por guerras e muitos sintomas pós-traumáticos vivenciados marcadamente por homens, fez surgir muitos novos diagnósticos que se imiscuíram e se sobrepuseram aos de histeria. Desde a sua primeira publicação, o DSM (Manual Diagnóstico e Estatístico de Transtornos

---

† Charcot parece que estava certo. A corrente psicanalítica Freudiana, influenciada por ele, desde o princípio até os debates atuais, não apresenta uma ligação direta entre histeria e o feminino, sendo apontado, outrossim, o fator da bissexualidade (p. 122-125)[13]. De maneira ainda mais radical, na psicopatologia fenomenológica, o entendimento da histeria em seus aspectos essenciais faz aparecer que ela pode ser vista como uma proporção antropológica e, portanto, igualmente constituinte da estrutura humana, independente de sexo ou de gênero[2].

Mentais) tenta abrigar os fenômenos histéricos sob diversas categorias. O DSM-I, desenvolvido entre 1947 e 1951, e publicado em 1952, logo após a Segunda Guerra Mundial, foi fortemente influenciado pelo contexto da época. Assim, a maioria dos transtornos mentais era vista como "reação", sendo agrupados em uma sessão chamada "Transtornos psicofisiológicos autonômicos e viscerais", e subdivididos em dez "reações" de vários órgãos e sistemas, dentre elas a "reação dissociativa" e a "reação de conversão". No DSM-II, publicado em 1968, versão mais orientada psicanaliticamente, o termo "reação" foi substituído por outros como neurose, psicose e transtorno. Assim, as chamadas "reação conversiva" e "reação dissociativa" passam a ser denominadas "neurose histérica"[15].

Nos anos 1970, no contexto da retomada de uma psiquiatria de orientação Kraepeliana, a neurose histérica tornou-se uma entidade mal definida e heterogênea. Isso, somado à mudança no modo de pensar o DSM, além da rejeição da terminologia por parte dos médicos e dos pacientes, resultou na remoção do termo nos manuais seguintes. Em 1980, com a publicação do DSM-III, o conceito de histeria deu então lugar à categoria dos transtornos somatoformes e dos transtornos dissociativos. No DSM-IV, lançado em 1994, foram incluídos na categoria dos transtornos somatoformes: transtorno de somatização, transtorno conversivo, transtorno doloroso, hipocondria, transtorno dismórfico corporal, transtorno somatoforme indiferenciado e transtorno somatoforme sem outra especificação; e na categoria dos transtornos dissociativos: amnésia dissociativa, fuga dissociativa, transtorno dissociativo de identidade e despersonalização. Finalmente, em sua versão mais recente, o DSM-5, publicado em 2013, cria a categoria de transtorno de sintomas somáticos e outros transtornos relacionados, que inclui transtorno de sintomas somáticos, transtorno conversivo, transtorno de ansiedade de doença (antiga hipocondria), transtorno factício e fatores psicológicos que afetam outras condições médicas; e mantém a categoria dos transtornos dissociativos[15].

Observa-se, portanto, que o conceito de histeria se fragmentou e sofreu mudanças ao longo do tempo, bem como os diagnósticos que dela derivam. Merece destaque o fato de os transtornos conversivos estarem incluídos na categoria dos transtornos somáticos, e separados dos transtornos dissociativos. Isso decorre da suposta natureza ateórica do DSM, que busca classificar os distúrbios pelos seus sintomas, sem levar em conta seus mecanismos subjacentes, limitando a dissociação a um sintoma mental e a conversão a um sintoma somático. Os estudos mais recentes, no entanto, indicam que há uma grande sobreposição entre os transtornos dissociativos, somáticos e conversivos, sendo a dissociação (psicoforme ou somatoforme) o mecanismo comum a essas mesmas patologias, diferindo na intensidade e na forma como é expressa, por meio de aspectos mentais ou corporais[6].

Nota-se, assim, que a história da histeria se confunde durante milênios com a da sexualidade feminina, principalmente pela perspectiva de os sintomas histéricos estarem relacionados a questões sexuais, por desbalanços orgânicos uterinos, ou por úteros errantes autônomos em relação às mulheres. Ainda que houvesse discussões, o entendimento de que homens também poderiam ser histéricos só ganha força com Charcot, e a psicanálise não o liga à feminilidade, mas sim à bissexualidade, ainda que, segundo ela, as mulheres tenham alguma propensão a mais a serem histéricas (p. 122-125)[13]. Não à toa, desde a década de 1960, o feminismo tem um intenso e importante debate com relação à histeria, ora no sentido de relegar o termo a um momento de repressão da sexualidade feminina, ora a entender que, enquanto reação, pode ser considerada uma força contra a sociedade patriarcal (p. 289)[16].

A categoria feminina histeria sempre foi construída em oposição a alguma outra categoria masculina: na renascença, histeria/melancolia; nos séculos XVII e XVIII, histeria/hipocondria; no final do século XIX, entre histeria/neurastenia; durante a Primeira Guerra, entre histeria/choque pós-guerra; e, finalmente, com a psicanálise freudiana, entre histeria/obsessão[16].

Toda a carga semântica do termo, vitaminada pela repressão sexual da era vitoriana, não impediu que os conhecimentos psicanalítico e psiquiátrico da histeria desvinculassem o termo à ideia de feminilidade, não faltando exemplos na história da colocação de atributos morais pejorativos referentes a ele por parte dos próprios médicos (p. 290)[16]. Soma-se a isso a criação dos Manuais Diagnósticos, que carregam um entendimento metafísico da divisão dos sintomas entre somáticos, conversivos e dissociativos em um período em que começam a aparecer soldados homens com sintomas semelhantes após voltarem da guerra[16,17]. Assim, o termo "histeria" desaparece como doença após a observação de que os homens pareciam manifestar as suas características (p. 23)[18].

Algumas questões estavam em jogo naquele momento: o conteúdo pejorativo do termo, como acabamos de ver; o aparecimento de uma sintomatologia nos homens e a precisão de uma terminologia não carregada de associação com o gênero feminino; uma outra linguagem para determinar esse tipo de sintoma que evitasse o constrangimento de usá-la entre os pares e com os pacientes; a necessidade de uma orientação nosológica que não aceitava a terminologia "neurose" por considerá-la muito vaga e psicodinâmica demais para ser medida pela instrumentação científica; e o agrupamento sintomatológico simplificado a ponto de facilitar a comunicação médica e científica por uma linguagem dita "neutra"; optou-se então, no DSM-III, por eliminar o termo histeria, que foi subdividido em ansiedade afetiva, transtornos somatoformes, transtornos dissociativos e transtornos psicossexuais, com poucas alterações até o atual DSM-5, como veremos a seguir[19,20].

Porém, o diagnóstico de transtorno de personalidade histérica mantém o adjetivo "histérica" desde o DSM-II até hoje. É interessante notar que esse diagnóstico, desde sua origem, é ligado a traços femininos de personalidade. Mais detidamente os traços temperamentais e, portanto, "biologicamente constitutivos" ligados ao feminino, a ponto de representar uma certa "caricatura feminina". (p. 287)[16]. Não nos aprofundaremos neste capítulo acerca da consideração desse diagnóstico, que será discutido no Capítulo "Transtornos de personalidade *borderline*". O que faremos, ao final do capítulo, será uma tentativa de comparar do ponto de vista psicopatológico esses dois transtornos para ver semelhanças e diferenças e discutir um pouco mais a respeito da questão de gênero aqui exposta. Por enquanto, ficaremos apenas com a análise psicopatológica dos transtornos somáticos, conversivos e dissociativos.

ATUAL CRITÉRIO DIAGNÓSTICO PELO DSM-5 E CID-11

Apresentam-se a seguir os critérios do DSM-5 para fins didáticos. Como se mostrará, a opção do DSM-5 de manter o transtorno dissociativo em uma categoria separada do transtorno somatoforme e conversivo é fenomenologicamente infundada. Os transtornos dissociativos e conversivos têm mais afinidade sintomatológica entre si, como aponta a CID-11, do que com os outros transtornos somatoformes, ainda que não caiba uma separação etiopatogênica entre eles (p.319-324)[6], como veremos à frente[21].

Transtorno de sintomas somáticos e transtornos relacionados

Essa nova categoria do DSM-5 reúne transtornos caracterizados pela "proeminência de sintomas somáticos associados a sofrimento e prejuízo significativo". Os indivíduos acometidos são comumente encontrados em contextos de atendimento primário e outros contextos médicos não psiquiátricos. Estão incluídos nessa categoria o transtorno de sintomas somáticos, transtorno conversivo, transtorno de ansiedade de doença, transtorno factício, fatores psicológicos que afetam outras condições médicas, outro transtorno de sintomas somáticos e transtorno relacionado especificado, e transtorno de sintomas somáticos e transtorno relacionado não especificado[22].

No DSM-IV o termo transtornos somatoformes foi considerado impreciso e seus critérios anteriores enfatizavam a presença de sintomas clinicamente inexplicados. Entretanto, a atual classificação enfatiza a presença de sintomas somáticos associados a pensamentos, sentimentos e comportamentos anormais em resposta a esses sintomas. Não se exclui a presença de doenças médicas para o diagnóstico.

Dentre os fatores que podem contribuir para o desenvolvimento desses transtornos estão a vulnerabilidade genética e biológica, experiências traumáticas precoces, aprendizagem (como atenção obtida em decorrência de doença), a desvalorização e o estigma do sofrimento psicológico.

A seguir, abordaremos com mais detalhes o transtorno de sintomas somáticos e o transtorno conversivo, segundo o DSM-5.

Transtorno de sintomas somáticos

O transtorno de sintomas somáticos caracteriza-se por "um ou mais sintomas somáticos que causam aflição ou resultam em perturbação significativa da vida diária" (critério A). Pode se manifestar por dor ou outros sintomas inespecíficos, sensações e desconfortos corporais que geralmente não denotam doença grave, porém trazem níveis muito elevados de preocupação para o indivíduo, com prejuízo marcante na qualidade de vida. Os indivíduos apresentam "pensamentos,

Quadro 1 Transtorno de sintomas somáticos

Critérios diagnósticos 300.82 (F45.1)
A. Um ou mais sintomas somáticos que causam aflição ou resultam em perturbação significativa da vida diária.
B. Pensamentos, sentimentos ou comportamentos excessivos relacionados aos sintomas somáticos ou associados a preocupações com a saúde manifestados por pelo menos um dos seguintes: 1. Pensamentos desproporcionais e persistentes acerca da gravidade dos próprios sintomas.   2. Nível de ansiedade persistentemente elevado acerca da saúde e dos sintomas.   3. Tempo e energia excessivos dedicados a esses sintomas ou a preocupações a respeito da saúde.
C. Embora algum dos sintomas somáticos possa não estar continuamente presente, a condição de estar sintomático é persistente (em geral mais de seis meses).
Especificar se: • Com dor predominante (anteriormente transtorno doloroso): este especificador é para indivíduos cujos sintomas somáticos envolvem predominantemente dor.
Especificar se: • Persistente: Um curso persistente é caracterizado por sintomas graves, prejuízo marcante e longa duração (mais de seis meses).
Especificar a gravidade atual: • Leve: apenas um dos sintomas especificados no critério B é satisfeito.   • Moderada: dois ou mais sintomas especificados no critério B são satisfeitos.   • Grave: dois ou mais sintomas especificados no critério B são satisfeitos, além da presença de múltiplas queixas somáticas (ou um sintoma somático muito grave).

Fonte: American Psychiatric Association, 2014[22].

sentimentos ou comportamentos excessivos relacionados aos sintomas somáticos ou associados a preocupações com a saúde" (critério B). Tais preocupações não são aliviadas, a despeito do alto nível de utilização de serviços médicos, o que pode levar a intervenções desnecessárias e iatrogênicas. É importante ressaltar que os sintomas podem ou não estar associados a uma outra condição médica, e que sintomas somáticos sem uma explicação médica evidente não são suficientes para o diagnóstico.

Pacientes com esse transtorno tendem a procurar mais serviços de saúde geral, pois sua atenção está focada nos sintomas somáticos, muitas vezes recusando o

---

Quadro 2 Transtorno conversivo (transtorno de sintomas neurológicos funcionais)

Critérios diagnósticos

A. Um ou mais sintomas de função motora ou sensorial alterada.

B. Achados físicos evidenciam incompatibilidade entre o sintoma e as condições médicas ou neurológicas encontradas.

C. O sintoma ou déficit não é mais bem explicado por outro transtorno mental ou médico.

D. O sintoma ou déficit causa sofrimento clinicamente significativo ou prejuízo no funcionamento social, profissional ou em outras áreas importantes da vida do indivíduo ou requer avaliação médica.

Nota para codificação: o código da CID-9-MC para transtorno conversivo é 300.11, o qual é atribuído independentemente do tipo de sintoma. O código da CID-10-MC depende do tipo de sintoma (ver a seguir).

Especificar o tipo de sintoma:
- (F44.4) Com fraqueza ou paralisia
- (F44.4) Com movimento anormal (p. ex., tremor, movimento distônico, mioclonia, distúrbio da marcha)
- (F44.4) Com sintomas de deglutição
- (F.44.4) Com sintoma de fala (p. ex., disfonia, fala arrastada)
- (F.44.5) Com ataques ou convulsões
- (F.44.6) Com anestesia ou perda sensorial
- (F.44.6) Com sintoma sensorial especial (p. ex., perturbação visual, olfatória ou auditiva)
- (F44.7) Com sintomas mistos

Especificar se:
- Episódio agudo: sintomas presentes há menos de seis meses.
- Persistente: sintomas ocorrendo há seis meses ou mais.

Especificar se:
- Com estressor psicológico (especificar estressor)
- Sem estressor psicológico

Fonte: American Psychiatric Association, 2014[22].

encaminhamento a um especialista de saúde mental. A comorbidade com ansiedade ou depressão é comum e pode exacerbar os sintomas e a incapacidade, aumentando o risco de suicídio. Baixo nível socioeconômico, eventos estressores, história de abuso sexual na infância e fatores sociais reforçadores contribuem para o desenvolvimento do transtorno.

Transtorno conversivo

O transtorno conversivo, ou transtorno de sintomas neurológicos funcionais, é caracterizado pela presença de um ou mais sintomas de função motora ou sensorial alterada (critério A), como fraqueza ou paralisia, movimentos anormais, alteração da marcha, sensação cutânea, visão ou audição alteradas, convulsões não epilépticas, entre outros. Além disso, os achados físicos devem evidenciar incompatibilidade entre o sintoma e as condições médicas ou neurológicas (critério B), ou seja, além do sintoma não ser explicado por doença neurológica, é necessário obter achados clínicos que demonstrem essa incompatibilidade.

O transtorno pode estar associado, muitas vezes, a sintomas dissociativos, como despersonalização/desrealização e amnésia dissociativa, além do fenômeno da *belle indifference*, caracterizado por ausência de preocupação acerca da natureza ou implicações do sintoma. Pode manifestar-se em qualquer idade, com sintomatologia transitória ou persistente, podendo levar à incapacidade funcional semelhante à de pessoas com doenças médicas comparáveis.

Dentre os fatores de risco, pode haver história de abuso e negligência na infância e presença de doença neurológica que cause sintomas similares, e a obtenção de benefícios com a incapacidade pode levar a um pior prognóstico. É importante ressaltar que o transtorno conversivo pode coexistir com doença neurológica, como é o caso das convulsões não epilépticas, que são mais comuns em pacientes portadores de epilepsia.

Transtornos dissociativos

Segundo o DSM-5, os transtornos dissociativos caracterizam-se por "perturbação e/ou descontinuidade da integração normal de consciência, memória, identidade, emoção, percepção, representação corporal, controle motor e comportamento", podendo alterar todas as áreas do funcionamento psicológico. São incluídos nessa categoria o transtorno dissociativo de identidade, amnésia dissociativa, transtorno de despersonalização/desrealização, outro transtorno dissociativo especificado e transtorno dissociativo não especificado. Todos têm em comum, frequentemente, uma estreita associação com traumas. Por conseguinte, sintomas dissociativos podem também estar presentes no transtorno de estresse pós-traumático e no transtorno de estresse agudo, ambos alocados em outra categoria do DSM-5, a dos "Transtornos relacionados a trauma e a estressores".

Os sintomas dissociativos caracterizam-se por "a) intrusões espontâneas na consciência e no comportamento, acompanhadas por perdas de continuidade na experiência subjetiva e/ou b) incapacidade de acessar informações e de controlar funções mentais que normalmente são de fácil acesso ou controle"[22].

A seguir, abordaremos com mais detalhes o transtorno dissociativo de identidade, a amnésia dissociativa e o transtorno de despersonalização/desrealização, tal como são apresentados no DSM-5.

Transtorno dissociativo de identidade

O transtorno dissociativo de identidade (TDI) é definido pela presença de dois ou mais estados de personalidade distintos, cuja apresentação pode variar em função de particularidades do sujeito e do ambiente, como nível de estresse, conflitos e dinâmicas internas. A alternância de identidades muitas vezes não é observável diretamente, como ocorre nas experiências de possessão. Nesses

Quadro 3 Transtorno dissociativo de identidade

Critérios Diagnósticos 300.14 (F44.81)
A. Ruptura da identidade caracterizada pela presença de dois ou mais estados de personalidade distintos, descrita em algumas culturas como uma experiência de possessão. A ruptura na identidade envolve descontinuidade acentuada no senso de si mesmo e de domínio das próprias ações, acompanhada por alterações relacionadas no afeto, no comportamento, na consciência, na memória, na percepção, na cognição e/ou no funcionamento sensório-motor. Esses sinais e sintomas podem ser observados por outros ou relatados pelo indivíduo.
B. Lacunas recorrentes na recordação de eventos cotidianos, informações pessoais importantes e/ ou eventos traumáticos que são incompatíveis com o esquecimento comum.
C. Os sintomas causam sofrimento clinicamente significativo e prejuízo no funcionamento social, profissional ou em outras áreas importantes da vida do indivíduo.
D. A perturbação não é parte normal de uma prática religiosa ou cultural amplamente aceita.
Nota: em crianças, os sintomas não são mais bem explicados por amigos imaginários ou outros jogos de fantasia.
E. Os sintomas não são atribuíveis aos efeitos fisiológicos de uma substância (p. ex., apagões ou comportamento caótico durante intoxicação alcoólica) ou a outra condição médica (p. ex., convulsões parciais complexas).

Fonte: American Psychiatric Association, 2014[22].

casos, o transtorno pode ser identificado por experiências de descontinuidades no senso de si mesmo e de domínio das próprias ações (critério A) e também por amnésias dissociativas recorrentes (critério B).

Indivíduos com TDI frequentemente relatam ter sofrido maus-tratos na infância ou idade adulta, sendo comum a associação com experiências de trauma e/ou abuso. Estão associados a pior prognóstico o abuso permanente, a retraumatização, comorbidade com transtornos mentais, presença de doença médica grave e demora em obter tratamento. Múltiplas tentativas de suicídio e outros comportamentos de autoagressão são frequentes nos indivíduos com essa condição. A comorbidade psiquiátrica mais comum é o transtorno do estresse pós-traumático (TEPT).

O transtorno dissociativo de identidade na forma de possessão deve ser diferenciado de estados de possessão culturalmente aceitos e que não trazem prejuízo para o indivíduo e seu ambiente familiar, social e ocupacional.

Quadro 4   Amnésia dissociativa

Critérios diagnósticos 300.12 (F44.0)
A. Incapacidade de recordar informações autobiográficas importantes, geralmente de natureza traumática ou estressante, incompatível com o esquecimento normal.
Nota: a amnésia dissociativa consiste mais frequentemente em amnésia localizada ou seletiva de um evento ou eventos específicos ou amnésia generalizada da identidade e da história de vida.
B. Os sintomas causam sofrimento clinicamente significativo ou prejuízo no funcionamento social, profissional ou em outras áreas importantes do funcionamento.
C. A perturbação não é atribuível aos efeitos fisiológicos de uma substância (p. ex., álcool ou outra droga de abuso, um medicamento) ou a uma condição neurológica ou médica (p. ex., convulsões complexas parciais, amnésia global transitória, sequelas de traumatismo craniano/lesão cerebral traumática, outra condição neurológica).
D. A perturbação não é mais bem explicada por transtorno dissociativo de identidade, transtorno de estresse pós-traumático, transtorno de estresse agudo, transtorno de sintomas somáticos ou transtorno neurocognitivo maior ou menor.
Nota para codificação: o código para amnésia dissociativa sem fuga dissociativa é 300.12 (F44.0).
O código para amnésia com fuga dissociativa é 300.13 (F44.1).
Especificar se: • 300.13 (F44.1) Com fuga dissociativa: viagem aparentemente proposital ou perambulação sem rumo associada a amnésia de identidade ou de outras informações autobiográficas importantes.

Fonte: American Psychiatric Association, 2014[22].

Amnésia dissociativa

A amnésia dissociativa é definida por "incapacidade de recordar informações autobiográficas importantes" (critério A). Ela difere das amnésias permanentes causadas por dano neurológico, por ser potencialmente reversível. Pode ser localizada, ou seja, quando o indivíduo é incapaz de recordar eventos durante um período limitado; seletiva, quando o indivíduo consegue recordar apenas partes dos eventos de um período limitado; generalizada, na qual ocorre uma perda completa da memória da história de vida da pessoa; sistematizada, quando o indivíduo perde a memória de uma categoria de informação específica; ou contínua, quando o indivíduo esquece todos os eventos novos à medida que acontecem.

Os indivíduos com amnésia dissociativa frequentemente não percebem ou minimizam seus problemas de memória. Em geral, os sintomas são de início súbito, podendo durar minutos a décadas, ceder quando a pessoa é retirada da situação estressante, ou persistir por períodos prolongados. É comum sua associação com experiências traumáticas, especialmente abuso físico e/ou sexual na infância. A remoção das circunstâncias traumáticas pode provocar um retorno rápido da memória. O contato com recordações intoleráveis pode levar a um sofrimento intenso, com comportamentos suicidas e outros autodestrutivos.

Transtorno de despersonalização/desrealização

O transtorno de despersonalização/desrealização é definido por episódios persistentes de despersonalização, desrealização ou ambas (critério A). A despersonalização caracteriza-se por sentimento de irrealidade, distanciamento ou estranhamento de si mesmo como um todo ou de aspectos de si mesmo, incluindo sentimentos, pensamentos, partes do corpo ou sensações. A desrealização é caracterizada por sentimento de irrealidade, distanciamento ou estranhamento do mundo como um todo, podendo ser acompanhada de distorções sensoriais subjetivas.

O início pode ser súbito ou gradual, e os episódios podem ter duração breve (horas a dias) ou prolongada (meses a anos). O curso geralmente é recorrente, podendo apresentar exacerbações desencadeadas por estresse, piora da ansiedade/humor e alterações ambientais. A associação com traumas na infância também está presente, porém é menos prevalente que nos outros transtornos dissociativos, sendo ligada mais fortemente ao abuso e negligência emocional.

Sintomas transitórios de despersonalização/desrealização são comuns na população geral: estima-se que metade dos adultos já tenha sofrido ao menos um episódio na vida. Tais experiências também podem ser induzidas de forma voluntária no contexto de práticas de meditação em diversas religiões e culturas, não caracterizando necessariamente um transtorno.

Quadro 5 Transtorno de despersonalização/desrealização

Critérios Diagnósticos 300.6 (F48.1)
A. Presença de experiências persistentes ou recorrentes de despersonalização, desrealização ou ambas: 1. Despersonalização: Experiências de irrealidade, distanciamento ou de ser um observador externo dos próprios pensamentos, sentimentos, sensações, corpo ou ações (p. ex., alterações da percepção, senso distorcido do tempo, sensação de irrealidade ou senso de si mesmo irreal ou ausente, anestesia emocional e/ou física). 2. Desrealização: Experiências de irrealidade ou distanciamento em relação ao ambiente ao redor (p. ex., indivíduos ou objetos são vivenciados como irreais, oníricos, nebulosos, inertes ou visualmente distorcidos).
B. Durante as experiências de despersonalização ou desrealização, o teste de realidade permanece intacto.
C. Os sintomas causam sofrimento clinicamente significativo ou prejuízo no funcionamento social, profissional ou em outras áreas importantes da vida do indivíduo.
D. A perturbação não é atribuível aos efeitos fisiológicos de uma substância (p. ex., droga de abuso, medicamento) ou a outra condição médica (p. ex., convulsões).
E. A perturbação não é mais bem explicada por outro transtorno mental, como esquizofrenia, transtorno de pânico, transtorno depressivo maior, transtorno de estresse agudo, transtorno de estresse pós-traumático ou outro transtorno dissociativo.

Fonte: American Psychiatric Association, 2014[22].

Diferenças entre o DSM-5 e a CID-11

Desde a sua 10ª edição, a CID (Classificação Internacional de Doenças) introduziu o termo "transtornos somatoformes" e agrupou os transtornos conversivos e dissociativos em uma categoria diferente dessa, a dos "transtornos dissociativos (e de conversão)", caracterizados por uma "perda parcial ou completa das funções normais de integração das lembranças, da consciência, da identidade e das sensações imediatas, e do controle dos movimentos corporais". Diferentemente do DSM-5, a CID-11 reúne em uma mesma categoria os transtornos conversivos e dissociativos (a saber: amnésia dissociativa, fuga dissociativa, estupor dissociativo, estados de transe e possessão, convulsões dissociativas, anestesia e perda sensorial dissociativas, transtorno dissociativo misto/de conversão, outros transtornos dissociativos/de conversão e transtorno dissociativo/de conversão não especificado) e separa em outra categoria os transtornos somatoformes (a saber: transtorno de somatização, transtorno somatoforme indiferenciado, transtorno hipocondríaco, transtorno neurovegetativo somatoforme, transtorno doloroso somatoforme persistente, outros transtornos somatoformes, e transtorno somatoforme não especificado)[23].

Em sua versão mais recente, porém, a CID-11 traz uma mudança na classificação dos transtornos somatoformes, que passam a ser chamados "*bodily distress disorders*" (distúrbio de sofrimento/angústia corporal, em tradução literal). Os critérios incluem a presença de sintomas corporais persistentes que são angustiantes para o indivíduo, com atenção excessiva voltada para os sintomas. Os sintomas não são aliviados a despeito do exame clínico e investigação, e estão associados a prejuízo significativo no funcionamento. Os chamados "*bodily distress disorders*" podem ser classificados de acordo com três níveis de gravidade: leve, moderado ou grave. A gravidade é avaliada de acordo com o grau de angústia ou preocupação do paciente com os sintomas corporais, persistência do transtorno, bem como pelo grau de disfuncionalidade e comportamento de busca por cuidados de saúde. Deve-se realizar uma avaliação global da gravidade, levando em conta todas essas dimensões. Nas discussões acerca da CID-11, o termo "somatoforme" foi considerado estigmatizante e mal compreendido pelas pessoas que sofrem dessa condição. Nesse sentido, argumenta-se que o termo "*bodily distress*" seria melhor que "transtorno de sintomas somáticos" do DSM-5, pois essa terminologia melhoraria a comunicação entre médicos e entre médico e paciente[24].

O EXAME PSÍQUICO DE ACORDO COM O SISTEMA AMDP

Alterações da consciência

Segundo o sistema AMDP (conforme seção 2), alterações da consciência são as alterações da experiência e do comportamento em geral. Nos transtornos dissociativos podem ser observadas alterações qualitativas da consciência, em particular o estreitamento da consciência.

No estreitamento da consciência, há uma restrição global da capacidade de vivência e comportamento, com redução da capacidade de resposta a estímulos externos[25]. Está presente nos fenômenos de possessão e estados segundos, ambos observados com maior frequência nos indivíduos histéricos, podendo ser desencadeados por hipnose ou sugestão. Alterações da consciência também se observam no transtorno dissociativo de identidade[26].

Alterações da orientação

As alterações de orientação subdividem-se em orientações temporal, espacial, situacional e sobre a própria pessoa. A orientação não consiste em uma função psíquica isolada, ao contrário, é reflexo de outras funções das quais depende diretamente, como a percepção, a memória e a elaboração psíquica dos acontecimentos[25]. Dessa forma, alterações de orientação, em particular quanto à identidade pessoal, podem estar presentes nos transtornos dissociativos, como na amnésia dissociativa, no transtorno dissociativo de identidade e no transtorno de despersonalização/desrealização.

Alterações da memória

No sistema AMDP, são divididas em alterações da memória de fixação e de evocação. As alterações da memória de fixação dizem respeito à redução ou supressão da capacidade de memorizar novas informações obtidas dentro de aproximadamente dez minutos. Já as da memória de evocação, referem-se à redução ou supressão da capacidade de armazenar informações por períodos maiores que dez minutos.

Nas amnésias dissociativas, as alterações de memória são atribuídas a mecanismos inconscientes e estão sujeitas à recordação por meio de manobras de sugestão[25]. Os pacientes com transtornos somatoformes, conversivos e dissociativos frequentemente oferecem histórias vagas, inconsistentes, em que faltam detalhes factuais específicos[27].

Temores/medos e obsessões

Esse grupo abarca diferentes sintomas relacionados a vivências de angústia e medo.

Um deles é a hipocondria, caracterizada por uma relação de intensa angústia com o próprio corpo, na qual os fenômenos corpóreos tornam-se objetos de grande atenção, sendo vivenciados como angustiantes, preocupantes ou superestimados. Está presente nos transtornos de sintomas somáticos e transtorno de ansiedade de doença, cujos sintomas geram níveis elevados de preocupação para o indivíduo, comprometendo sua funcionalidade e qualidade de vida.

Alterações da consciência do eu

Entende-se por alterações da consciência do Eu as experiências em que há alterações nos limites entre o "eu" e o ambiente, ou do sentido global de unidade das vivências pessoais.

A desrealização é uma alteração da consciência do eu na qual o ambiente ou o fluxo do tempo são percebidos como transformados e irreais, sendo perdido o sentido de familiaridade com o mundo. Já na despersonalização ocorre uma sensação de estranheza do indivíduo com relação a si mesmo.

Ambos os fenômenos podem estar presentes nos transtornos dissociativos, particularmente no transtorno de despersonalização/desrealização. Também são observadas alterações da consciência do eu no transtorno dissociativo de identidade, caracterizado por descontinuidades no senso de si mesmo.

Alterações da afetividade

A afetividade é definida pela capacidade de experimentar sentimentos e emoções[25]. Diversas são as alterações da afetividade descritas pelo AMDP.

A sensação de falta de sentimento caracteriza-se pela vivência subjetiva de perda ou redução da afetividade informada pelo paciente, o qual experimenta o fenômeno como vazio, empobrecimento ou experimenta ausência de sentimento. Pode aparecer como anestesia emocional no transtorno de despersonalização/desrealização.

O empobrecimento afetivo diz respeito à redução da quantidade de manifestações afetivas. O fenômeno *"la belle indifference"* foi descrito como uma ausência de sofrimento psicológico na presença de doença médica grave ou sintomas relacionados a uma condição de saúde, sendo comum em indivíduos com transtornos conversivos[28].

Outras alterações da afetividade, como a depressão ou ansiedade/angústia, também podem estar presentes, principalmente em comorbidade com o transtorno de sintomas somáticos. A labilidade afetiva, ou seja, rápida mudança de afetos proveniente de estímulos externos, também é comum em razão da alta sugestionabilidade desses pacientes.

Alterações do impulso e da psicomotricidade

Dentre as alterações destaca-se a *teatralidade*, na qual tem-se a impressão de que o paciente está encenando ou manifestando uma apresentação exagerada das queixas existentes. A teatralidade pode estar presente nos transtornos de sintomas somáticos e nos transtornos conversivos.

Falta de crítica (*insight* ou compreensão da doença)

A falta de crítica ocorre quando o paciente não atribui suas queixas à sua doença psíquica. Nos transtornos de sintomas somáticos e transtornos conversivos é comum o paciente estar convencido de que tem uma doença física, embora não reconheça estar psiquicamente doente.

Tendência suicida

Descrita no AMDP como "pensamentos, planos e ações concretas relacionados ao desejo de morrer ou tirar a própria vida", a tendência suicida pode estar presente em maior ou menor grau nos diversos transtornos do espectro somatoforme-conversivo-dissociativo, mas principalmente no transtorno de sintomas somáticos, transtorno dissociativo de identidade e amnésia dissociativa.

Autoflagelação

Caracterizada por comportamentos de autoagressão sem intenção suicida, pode estar presente nos transtornos dissociativos, em particular no transtorno dissociativo de identidade.

Achados somáticos

Como o próprio nome já diz, inúmeros achados somáticos podem estar presentes nos transtornos de sintomas somáticos, como náuseas, desconforto gástrico, dispneia, vertigem, dor pré-cordial, cefaleia, dorsalgia, entre outros.

Também são incluídos nessa categoria os sintomas conversivos, caracterizados por sintomas neurológicos sem afecção corporal observados ao exame físico, presentes nos transtornos conversivos. O AMDP não faz distinção entre os sintomas conversivos (como alterações das funções motora e sensorial) e dissociativos (como amnésia e alterações da consciência).

PSICOPATOLOGIA DO TRANSTORNO EM SUAS CARACTERÍSTICAS FUNDAMENTAIS

A principal característica que une os sintomas somatoformes com os conversivos e dissociativos é a sua etiologia traumática, como explicita o DSM. No entanto, é importante compreender o que devemos conceber por "trauma"[‡] quando estamos diante dos eventos histéricos. Há, na literatura, um intenso debate sobre se a relação com os sintomas vem de um trauma psicológico ou de

---

‡   Colocamos aspas quando nos referimos ao trauma, porque, como veremos, ele não necessita ser um evento, bastando apenas que uma situação ou pensamento se apresente a um sujeito enquanto situação-limite tal qual entendida por Fuchs[31]. López-Ibor define bem essa ideia na seguinte frase: «Não importa se a ameaça seja objetivamente certa; basta que ela apareça como tal» (p. 56)[17]. Para a facilidade de escrita, e de maneira genérica, chamaremos esses eventos indistintamente de trauma ou situação-limite.

uma situação criada, como memórias traumáticas de confabulação[29]. Também há na literatura uma relação inequívoca entre o aparecimento, a gravidade e a cronicidade dos sintomas, de qualquer uma das categorias nosológicas aqui descritas, com os eventos traumáticos e estressantes[6,29,30].

O que o trauma tem de essencial é que ele produz um afeto doloroso provocado por um ato ou pensamento que não pode ser contextualizado dentro de uma significação humana, permanecendo em um estado insuportável na camada pré-reflexiva da experiência. (p. 897)[32]. Dessa forma, pouco importa se o trauma ocorreu como um fato de vida ou uma ideia, mas é algo vivido como um afeto insuportável ou indigesto para a consciência. Na verdade, poderíamos entender melhor esses eventos enquanto situações-limite que teriam sua gênese tanto em traumas vividos enquanto ameaça imediata de morte ou feridas que afetam a integridade física ou mental de uma pessoa quanto em ideias ou eventos muito sutis que levam ao colapso da estrutura mental dentro de uma perspectiva subjetiva e que, muitas vezes, não são reconhecidas pelos seus semelhantes enquanto "trauma". Porém, quanto mais frágil é a base de determinada estrutura, tanto mais pendente a vivenciar uma situação-limite e desenvolver esse transtorno ela é, como nas crianças ou em transtornos de personalidade, por exemplo[6,31,33,34].

O que a sintomatologia somato-conversiva-dissociativa revela é que ela é a expressão justamente dessa camada pré-reflexiva da consciência por meio do corpo. Ou melhor, ela é o próprio corpo que revela em si as significações da relação desse sujeito com o seu mundo, que agora está prejudicada (p. 226-227)[35]. No caso dessa patologia, os sintomas variam em um contínuo que vai desde os sintomas somáticos, em uma ponta, até os sintomas dissociativos na outra, passando pelas conversões (p. 324)[6], mas que existencialmente se unem por apresentarem significações de mundo efetuadas e atualizadas pelo corpo. Quando os afetos, que são expressos em camadas mais profundas da experiência do que a própria consciência, não podem ser integrados à existência, então o corpo se retira de sua relação com o mundo ou com o outrem (p. 226-227)[35] de uma determinada forma, seja pela dor ou outros sintomas corporais, pela expressão conversiva ou de modo mais dramático pela divisão do "eu" em seus sintomas dissociativos. Desse modo, a reação histérica pode ser definida tal qual López-Ibor apud Gaupp define: "histeria é um modo de reação anormal frente às exigências da vida" (p.42)[17].

Essa posição existencial de retirada do corpo de sua relação com o outro ou com o mundo em seus aspectos simbólicos flutua: esse corpo, de um lado, retira-se, objetificando-se e transformando um afeto doloroso em ato corporal; de outro, o sujeito nunca se retira totalmente da existência e é possível observar nele uma possibilidade de tomada de consciência dessa situação e o retorno da integração das funções corporais pela existência (p. 230-231)[35].

O que o sintoma revela é que o próprio corpo funda e ancora a existência, mas se comprometida pela patologia, ela não se realiza por completo. Para isso, é preciso que esse mesmo corpo possa expressar uma comunicação com as significações de mundo que já são encontradas no sujeito enquanto relação com o mundo que o circunda. É essa dialética que fica comprometida a partir dos estressores existenciais (p. 228-229)[35].

Para se entender como os afetos negativos mediam a retirada do mundo pelo corpo, é preciso compreender como este funciona pelos afetos. As emoções são respostas afetivas a certos tipos de eventos ligados a um determinado sujeito, implicando em uma alteração corporal perceptível e motivando um determinado comportamento[36].

De acordo com Fuchs, as emoções ancoram a relação do corpo com o mundo de diversas formas: (1) emoções são maneiras de perceber as características salientes de uma situação, dando ao tema significância e peso que não teriam sem elas. São efetuadas pelo corpo que não necessita de acesso à consciência ou linguagem para concebê-las, por exemplo, as situações se apresentam para mim como ameaçadoras, importantes, atrativas ou repulsivas. (2) Emoções são experienciadas pela ressonância corporal, composta pela atividade do sistema autonômico e vários sistemas musculares, em que o corpo vivido, com suas sensações de fundo, coconstituem essa avaliação, o que significa que deveríamos falar de uma "avaliação corporificada". (3) O termo "emoção" é derivado do latim *emovere*, "sair". É inerente às emoções, portanto, um potencial de movimento, um direcionamento a um determinado objetivo (seja ele atraente ou repulsivo) e uma tensão entre o possível e o movimento real. É uma prontidão para a ação de acordo com os diferentes padrões que induzem aproximação ou rejeição, por exemplo. (4) As emoções interrompem o curso contínuo da vida para nos informar, avisar, dizer o que é importante e sobre o que devemos reagir. Elas (re)estruturam o campo de relevância e valores. As emoções, portanto, fornecem uma orientação básica sobre o que realmente importa para nós; elas contribuem para definir nossas metas e prioridades. Ao mesmo tempo, elas esboçam um certo escopo e direção de respostas possíveis, que são complementares ao significado que a emoção dá à situação. A ressonância corporal, a excitação autonômica e as ativações musculares nos tornam prontos para agir em um mundo que, de antemão, já ganhou um significado a partir da sua própria apresentação na sua relação com o sujeito[36].

As emoções mantêm também uma função expressiva: ao indicar o estado do indivíduo e a sua possível ação para os outros, servem a uma função comunicativa na vida social e cultural. Mais especificamente, é na esfera social que elas se mostram essencialmente relacionais. Como tal, as emoções não são apenas sentidas de dentro, mas também exibidas e visíveis aos outros. A expressão facial, gestual e postural de um sentimento faz parte da ressonância corporal que realimenta o próprio sentimento, mas também induz processos de interafetividade: nosso corpo é afetado pela expressão do outro e experimentamos a cinética e a intensidade de suas emoções por nossa própria cinestesia e sensação corporal, assim como também as significações que elas já implicam nas relações[36].

Poderíamos dizer que são as emoções que de fato interconectam de maneira irremediável mente e corpo e a sua relação com o outro e com o mundo. Assim, fica clara a indisposição da patologia: há uma transformação do afeto negativo em um ato corporal que já contém em si a significação daquele mesmo afeto, mas que, ao mesmo tempo, comunica a si e ao mundo uma indisponibilidade de um existir íntegro, visto que, diante de um afeto forte e potencialmente destrutivo, a defesa corporal se protege, realizando uma retirada do "eu" em sua relação consigo mesmo e com o mundo a partir dos sintomas aqui relatados.

Essa desregulação dos afetos pode se dar de diversas maneiras. Há um interessante estudo que compara a diferença entre as apresentações dessa desregulação entre os pacientes com transtorno de personalidade *borderline*, que tendem a hiporregular as emoções, principalmente em situações em que se sentem abandonados, com os pacientes com o transtorno somatoforme, que tendem a hiper-regular as emoções sobretudo em situações que necessitam de uma aproximação com o outro[37].

No caso do transtorno somatoforme, uma psicopatologia característica é a de um doente que foca o seu problema de saúde em um sintoma corporal específico cujo sofrimento gera uma perda de função importante e sua vida gira em torno de seu problema "médico". Esse mesmo doente negligencia os aspectos sociais e psíquicos e, portanto, afetivos que se relacionam ao seu sintoma, gerando um desconforto na relação médico-paciente. O aparecimento desse sintoma parece se dar mais frequentemente em pacientes com personalidade mais obsessiva e se liga também ao sintoma hipocondríaco e ao dismórfico corporal[38].

Nesse caso, a personalidade mais predisposta à patologia, do tipo *cluster* C, se apresenta com preocupação excessiva com a manutenção da saúde, sua percepção de pequenas doenças e sintomas físicos é distorcida e ampliada em distúrbios graves e com risco de morte. Utilizam-se recursos repetidos de consulta com médicos e disciplinas associadas para garantia, investigação e tratamento, e são rígidos quanto às crenças sobre saúde e estilo de vida. Associam-se a essa personalidade histórias de vida traumáticas e situações ambientais familiares nas quais sujeitos doentes ganharam algum protagonismo ou necessitaram de atenção para seu cuidado, com ganhos secundários evidentes e culturalmente aceitos. Como são personalidades mais anancásticas, tendem a ter uma doença mais crônica e menos flutuante, e também não se adaptam bem à ideia de que seu transtorno é "mental". Porém, raramente apresentam desintegração ou descontinuidade do "eu", como os outros transtornos[20,34,39].

Fecha-se aí o círculo de significação e expressão corporal da doença que, em última análise, é uma saída mal-adaptativa de um conflito que gera uma emoção insuportável para a estrutura. Essa emoção não é integrada à própria existência, mas se comunica intersubjetivamente na relação com o outro e com o meio por sintomas "corporais" que agora assumem o "controle" da situação.§ Observam-se, na clínica, pacientes com transtornos de ansiedade e depressão que se queixam a seus médicos de sintomas físicos ao invés de afetivos, ou aqueles que raramente reconhecem problemas emocionais, embora os conflitos psicológicos sejam óbvios, de modo que eles têm dificuldade em descrever e expressar seus sentimentos, o que leva a déficits em sua capacidade de representar simbolicamente suas emoções, levando ao aparecimento de sintomas "físicos" ou à exacerbação desses sintomas a partir de doenças previamente estabelecidas[40].

Outra aparição camaleônica da histeria é a conversão (p. 144-149)[6]. Histeria sintomática deve ser entendida aqui como uma patologia cujos sintomas são etiologicamente frutos de uma reação de repressão¶ a algum tipo de situação que leva a uma emoção indigesta ao paciente. Essa repressão da emoção faz com que haja uma fixação desse impulso em um sintoma corporal ou provoca uma ruptura da experiência de continuidade do eu. A compartimentalização do afeto indigesto leva a uma fixação presentificada desse mesmo afeto em algum lugar da consciência que, simbolicamente, pode ser corporal ou sensitivo, mas que não permite a passagem do pré-reflexivo para a existência (p. 63-64)[41]. Além disso, o sintoma comunica intersubjetivamente o problema a outrem e, portanto, se liga a aspectos simbólicos da cultura. Esse sujeito pode estar total ou parcialmente inconsciente do processo[41]. É interessante notar, assim, o aspecto hermenêutico da histeria, que não pode ser compreendida e nem mesmo diagnosticada, ao nosso ver, sem a compreensibilidade simbólica que o sintoma traz.

Há uma grande confusão terminológica a respeito da conversão e da dissociação que devemos elucidar. Primeiramente, não é surpresa para os psicopatologistas de orientação fenomenológica que o sintoma dissociativo esteja presente em diversas patologias neurológicas, psiquiátricas, de transtorno de personalidade ou mesmo em situações normais (p. 155-157; p.161)[6]. Não há em

---

§ Para melhor compreensão do funcionamento da personalidade *cluster* C, ver capítulos de transtorno de personalidade e de transtorno obsessivo-compulsivo desta seção.

¶ Utilizamos aqui o conceito de repressão em Freud cuja essência: "consiste apenas em rejeitar e manter algo afastado da consciência". Há uma repressão primordial que: "consiste no fato de ser negado, à representante psíquica do instinto, o acesso ao consciente" e uma segunda repressão, a qual: "afeta os derivados psíquicos da representante reprimida ou as cadeias de pensamentos que, originando-se de outra parte, entraram em vínculo associativo com ela. Graças a essa relação, tais representações sofrem o mesmo destino que o que foi reprimido primordialmente." (p. 63-64)[41].

psiquiatria sintoma patognomônico[**], e mais, não há nenhum sintoma *de novo* em psiquiatria. O que ocorre são desbalanços das mais variadas proporções antropológicas humanas que levam a um estado hiperpresentificado da consciência, o qual produz os mais variados tipos de sintomas, que se expressam nos seus mais diversos significados existenciais a partir das experiências individuais e, portanto, se assentam nas mais variadas estruturas humanas que se relacionam de maneira hermenêutica consigo mesmas, em uma relação intrínseca e intencional com o corpo e o mundo[44,45]. O que aparecerá na clínica do psiquiatra enquanto patologia é um desbalanço suficiente para provocar disfunção e sofrimento para o paciente ou pessoas próximas[46].

A dissociação, entendida aqui como uma falha da integração de processos mentais (emoções, pensamentos, memórias e identidade), com diminuição da consciência e de processos sensório-motores, pode se apresentar em duas subdivisões sintomáticas interessantes, cada uma com dois grupos constituintes: dissociação de desligamento *versus* compartimentação e dissociação psicoforme *versus* somatoforme, resumidas na Tabela 1.

Já a conversão é o resultado de um processo dissociativo ocasionado por alguma experiência emocional intensa que influencia o indivíduo de maneira pré-reflexiva, mas que se expressa no corpo pela alteração de uma função motora ou sensorial sem correspondência fisiológica, mas com significação comunicante. Aqui reside a diferença entre o DSM, que valoriza o fato de a sintomatologia ser "corporal" e a coloca junto aos transtornos somatoformes, e a CID, por considerar que a conversão é um tipo de dissociação, o que nos parece mais adequado. São também os sintomas conversivos que estão frequentemente presentes tanto nos pacientes somáticos quanto nos dissociativos, sendo um sintoma de elo entre a experiência histérica somatoforme ou dissociativa[6,47].

Na histeria de conversão, uma contrapartida do fenômeno "físico" do sintoma é a *belle indifférence*. Esses "dois" sintomas exemplificam a importância dos afetos na experiência humana, assim como a interconexão indissociável entre mente e corpo. O fenômeno da repressão dos afetos efetuado de maneira pré-reflexiva pelo próprio corpo provoca, por um lado, a paralisação de um membro ou a perda de uma visão[33]; por outro, uma indiferença em relação àquilo que ocorre. Como já comentamos, isso só é possível porque na conversão histérica se tem uma repressão total dos afetos que leva a: (1) perda da saliência de uma situação, dando-se pouca importância a ela; (2) o sujeito já não consegue avaliar a situação, pois esta não ressoa na sua consciência; (3) ele fica concretamente impedido de

---

** Com exceção, talvez, da fuga de ideias, na mania, independente da etiologia do humor elevado, ou do *preacox feeling* na esquizofrenia[42,43].

Tabela 1 Dissociação – subdivisões

Tipo	Dissociação De desligamento	De compartimentação	Psicoforme	Somatoforme
Característica	Corresponde a percepções e comportamentos fora do conhecimento consciente.	Consiste na falha em controlar, pela vontade, os processos que continuam, todavia, a influenciar a emoção, a cognição e o comportamento.	Sintomas dissociativos que envolvem o corpo e que não podem ser explicados por perturbação orgânica, vistos como intrusões espontâneas na consciência e no comportamento, acompanhados por perdas de continuidade na experiência subjetiva e/ou incapacidade de acessar informações e de controlar funções mentais que normalmente são de fácil acesso ou controle.	Sintomas dissociativos que envolvem o corpo e que não podem ser explicados por perturbação orgânica, vistos como a falha na integração sensorial e motora relacionada com trauma psicológico, em especial o que deriva da ameaça de outras pessoas.
Exemplos	Despersonalização/ desrealização Dissociação peritraumática Experiências extracorpóreas	Perturbações conversivas Amnésia dissociativa Fuga dissociativa Perturbação dissociativa de identidade Dissociação somatoforme	Despersonalização/ desrealização Dissociação peritraumática Experiências extracorpóreas Amnésia dissociativa Fuga dissociativa Perturbação dissociativa de identidade	Perturbações conversivas

realizar um movimento em direção à vida, quer seja por seus sintomas físicos, quer em seus sintomas sensíveis; (4) a pessoa fica presa ao sintoma e não consegue mais rever a situação para sair dela.

Também aqui a função intersubjetiva dos afetos é sentida pelo interlocutor do paciente como uma sensação de repulsa. Isso se dá porque é no outro que a sua função comunicativa ganha relevo e se expressa de acordo com o afeto e significado originais da experiência. Assim, é no outro que a vivência pode readquirir sua significação primordial, tanto afetiva quanto simbólica[1].

Esse modo dissociativo de apresentação da histeria é mais comum no chamado "*cluster* B" dos transtornos de personalidade. Com isso, outro sintoma característico desse modo de apresentação se torna evidente, a saber, a sugestionabilidade. Há uma grande correlação na literatura entre sintomas conversivos/dissociativos, sugestionabilidade e hipnose[48-50]. Essa predisposição às personalidades tipo B, mais histéricas, de desenvolverem de maneira pós-traumática esses sintomas em suas vulnerabilidades existenciais se deve às suas características essenciais. Enquanto estruturas que estabelecem uma relação de hipossuficiência com o outro, situam-se existencialmente a partir e ficam à mercê dessa relação. Sintomas como hipnose e sugestão são comuns e, dessa forma, aparecem na dependência da presença do outro[1]. Não é raro na literatura, também por essa característica interpessoal, observarmos eventos "epidêmicos" de histeria, principalmente quando está em jogo uma certa posição do histérico frente a questões socioculturais, como no caso da sexualidade na era Vitoriana, ou dos possíveis malefícios de uma vacinação em massa por uma população amedrontada por esse fato[1,51]. Isso se dá porque o histérico sintoniza-se com temas, identidades e comportamentos capazes de produzir movimento e ganhar atenção do outro[1,52].

É também nesse modo de apresentação que outra característica essencial da personalidade tipo B se apresenta, a dramatização dos sintomas. Como já apontamos em outro estudo, uma característica essencial desse tipo de personalidade é seu caráter dramático[52]. A dramaticidade aqui também serve ao histérico seu papel de centralidade. Do mesmo modo, a variação sintomatológica da histeria se realiza apenas na dependência do outro e vaga pelo corpo enquanto possíveis significações que atraiam a atenção deste. Essa tentativa de atrair atenção a partir do exagero, associada ao sentimento negativo que ela implicitamente traz e à apresentação imatura do histérico levam a um sentimento de falsidade e invasão no contato com essas pessoas. Outros aspectos relacionados a essa subjugação ao outro dizem respeito a uma possibilidade de apresentação de uma perversidade na personalidade ou ao fenômeno de confabulação[1].

No caso dos eventos pós-traumáticos, estes são de grande significância afetiva negativa, e se dão a partir das relações interpessoais. Esses eventos determinam uma descontinuidade da experiência, separando a experiência do passado com a determinação do presente. No entanto, o sintoma de descontinuidade segue conectado ao segmento mnemônico relacionado ao outro que a consciência histérica não conseguiu integrar à existência, resultando nos fenômenos dissociativos de personalidade, amnésticos, de fuga, de desrealização ou despersonalização. Essa sintomatologia, ainda cheia de significação, impede de se falar de uma verdadeira psicose enquanto uma possibilidade de experiência fragmentária, senão apenas de uma pseudo-psicose[1].

Em caso de um transtorno com um arcabouço estrutural ainda mais vulnerável, como no caso da personalidade *borderline*, o gatilho dos conflitos e incertezas das relações interpessoais leva a alterações do campo afetivo que nem mesmo são reprimidas, mas que operam em um mecanismo de defesa mais primitivo, levando mais facilmente a estados fragmentários e dissociativos[53]. Fica evidente, a partir desse exemplo, o que poderíamos chamar de uma predisposição genética, nesse caso, como esses sintomas se desenvolvem e emergem da personalidade do paciente e de sua história de vida (p. 639)[54]. No caso dessa personalidade, tanto sua predisposição quanto os traumas são evidentes na formação dos sintomas.

A UNIDADE MENTE-CORPO COMO CHAVE DA COMPREENSÃO DO TRANSTORNO

Estamos nos encaminhando para o final do capítulo, mas gostaríamos de avançar em mais algumas das inesgotáveis possibilidades de discussão acerca do fenômeno da histeria. Como vimos, a histeria pode ser resumida em sua etiopatogenia enquanto uma vivência afetiva intolerável para a existência que se exprime em seus significados a partir dos sintomas somáticos-conversivos- -dissociativos. Essa repressão dos afetos e a impossibilidade de integração destes pela existência leva a uma desproporção entre dois fatores que também operam enquanto constituintes de um sujeito, que é a dialética entre esquecimento e memória. Nietzsche nos revela essa questão na seguinte passagem (p. 47-48)[55]:

"Esquecer não é uma simples *vis inertiae* (força inercial), como creem os superficiais, mas uma força inibidora ativa, positiva no mais rigoroso sentido, graças à qual o que é por nós experimentado, vivenciado, em nós acolhido, não penetra mais em nossa consciência, no estado de digestão (ao qual poderíamos chamar 'assimilação psíquica'), do que todo o multiforme processo da nossa nutrição corporal ou 'assimilação física'. Fechar temporariamente as portas e janelas da consciência; permanecer imperturbado pelo barulho e a luta do nosso submundo de órgãos serviçais a cooperar e divergir; um pouco de sossego, um pouco de tabula rasa da consciência, para que novamente haja lugar para o novo, sobretudo para as funções e os funcionários mais nobres, para o reger, prever, predeterminar (pois nosso organismo é disposto hierarquicamente) – eis a utilidade do esquecimento, ativo, como disse, espécie de guardião da porta, de zelador da ordem psíquica, da paz, da etiqueta: com o que logo se vê que não poderia haver felicidade, jovialidade, esperança, orgulho, presente, sem o esquecimento. O homem no qual esse aparelho inibidor é danificado e deixa de funcionar pode ser comparado (e não só comparado) a um dispéptico – de nada consegue 'dar conta'... Precisamente esse animal que necessita esquecer, no qual o esquecer é uma força, uma forma de saúde forte, desenvolveu em si uma faculdade oposta, uma memória, com cujo auxílio o esquecimento é suspenso em determinados casos."

Resta-nos evidente que o histérico é um tipo de dispéptico. Sua dispepsia vem justamente da memória corporal de um afeto forte demais, intenso demais, que não pode ser integrado à existência justamente por não poder ser esqueci-do. Ao mesmo tempo, e do mesmo modo, o afeto não dado à consciência não pode ser conscientemente lembrado e, portanto, não cria uma possível janela terapêutica para uma melhor assimilação psíquica, mas resta no corpo apenas enquanto uma memória corporal[56]. Como afirma claramente Nietzsche, a im-possibilidade de esquecimento faz com que o sujeito agora não mais consiga "dar conta" de sua existência e não permite o aparecimento do novo. Fica preso a essa situação e agora não pode mais se abrir à possibilidade de troca com o outro e de uma existência plena. A crise histérica é um modo no qual o corpo tenta fugir da situação e, ao mesmo tempo, se mantém presente nela[57]. Como ilustra Merleau-Ponty na seguinte passagem, quem impede essa possibilidade é o próprio corpo (p.227)[35]:

"Se o corpo pode simbolizar a existência, é porque a realiza e porque é sua atualidade. Ele secunda seu duplo movimento de sístole e de diástole. Por um lado, com efeito, ele é a possibilidade para minha existência de demitir-se de si mesma, de fazer-se anônima e passiva, de fixar-se em uma escolástica. Na doente da qual falávamos, o movimento para o futuro, para o presente vivo ou para o passado, o poder de aprender, de amadurecer, de entrar em comunicação com outros como que se travaram em um sintoma corporal, a existência amarrou-se, o corpo tornou-se 'o esconderijo da vida'. Para o doente não acontece mais nada, nada adquire sentido e forma em sua vida – ou, mais exatamente, ocorrem apenas 'agora' sempre semelhantes, a vida reflui sobre si mesma e a história se dissolve no tempo natural. Mesmo normal, mesmo envolvido em situações inter-humanas, o sujeito, enquanto tem um corpo, conserva a cada instante o poder de esquivar-se disso. No próprio instante em que vivo no mundo, em que me dedico aos meus projetos, a minhas ocupações, a meus amigos, a minhas recordações, posso fechar os olhos, estirar-me, escutar meu sangue que pulsa em meus ouvidos, fundir-me a um prazer ou a uma dor, encerrar-me nesta vida anônima que subtende minha vida pessoal. Mas, justamente porque pode fechar-se ao mundo, meu corpo é também aquilo que me abre ao mundo e nele me põe em situação."

Essa unidade indissociável mente-corpo já era apontada por Espinosa em 1675 com precisão, ainda que anteriormente à tradição fenomenológica. Para o filósofo, a mente poderia ser entendida enquanto uma ideia que o corpo tem de si[58]:

"Com efeito, se o Corpo não fosse o objeto da Mente humana, as ideias das afecções do Corpo (...) não seriam em nossa Mente. Ora, temos as ideias das afecções do corpo; portanto, o objeto da ideia que constitui a Mente humana é o Corpo, e este é existente em ato. Ademais, se além do Corpo houvesse também um outro objeto da Mente, visto que não existe nada de que não siga algum efeito, então nossa mente deveria dar-se necessariamente uma ideia de algum efeito dele. Ora, nenhuma ideia dele é dada. Logo, o objeto da nossa Mente é o Corpo existente, e nada outro."

Há, portanto, uma diferença fundamental entre aquilo que chamamos personalidade histérica ou reação histérica. A reação histérica, se prolongada no tempo, leva a um desbalanço que gera perda de liberdade existencial, sofrimento e disfunção. Ela ocorre, como vimos, a partir de estressores que se apresentam a partir da relação do sujeito com o seu mundo e podem desencadear afetos intoleráveis. De modo totalmente inverso, a histeria enquanto proporção antropológica tem em sua essência movimento e irrupção, com pouco apego ao passado e lançada ao novo[52]. Portanto, a personalidade histérica, quando bem equilibrada em seus componentes antropológicos, pode gozar de uma vida plena, enquanto para o histérico sintomático a vida não lhe é mais tão disponível.

Mais do que isso, concordamos quando se observa, tal qual apontado no começo deste capítulo, uma irrupção com a ordem vigente pelos histéricos. É a essência mesmo da histeria, enquanto proporção antropológica, que permite que o histérico rompa com as normas consolidadas e possa propor novos padrões de experiência, comportamento e significação de mundo. O histérico faz isso não apenas quebrando as barreiras habituais, como também convidando o outro a fazê-lo[1].

Não é nosso intuito, neste capítulo, discutir se com esse debate deveríamos nomear de forma diferente ou manter a ambos o nome histeria. Podemos colaborar um pouco mais nesse sentido apontando uma semelhança essencial. Tanto a personalidade histérica está submetida em sua relação primordial com o outro quanto aquele que tem sintomas corporais histéricos, independentemente de sua personalidade de base ou da forma de apresentação do sintoma histérico, readquire uma configuração pós-traumática tal, que fica também submetido a esse outro pelos sintomas[1].

CONSIDERAÇÕES FINAIS

A histeria tem uma história milenar, porém de uma forma ou de outra esteve ligada a um viés de observação a partir da sexualidade feminina e, quando ligada ao homem, apareceu historicamente sob outras denominações. Atualmente, após a remoção dessa terminologia dos manuais diagnósticos, não se observa em estudos recentes uma diferença importante de gênero na apresentação dos sintomas, sejam eles conversivos, dissociativos ou somatoformes[59-62]. Se houve algum dia essa diferença nos estudos e na observação clínica, isso provavelmente se deveu a fatores culturais relacionados também ao modo de se interpretar o diagnóstico. Observamos isso porque as experiências humanas, sejam emoções, estados psíquicos ou até mesmo doenças, ocorrem em contextos sociais específicos. (p. 22)[18]. A necessidade de uma psicopatologia que defina bem os transtornos segue sendo fundamental e necessária para melhores estudos populacionais. O que os estudos psicopatológicos atuais também apontam é que não há nenhuma essência histérica relacionada a gênero, seja ela entendida enquanto patologia ou enquanto personalidade, como vimos[2].

Nesse sentido, cabe a importante pergunta sobre se o termo histeria deve ser mantido ou retirado de vez do campo "psi". Ainda que não seja usado de maneira oficial, ele segue vivo na prática clínica. Em relação às questões feministas, elas podem trazer à luz a discussão se esse termo está irremediavelmente ligado a um preconceito, e assim deve ser definitivamente banido, ou se ele pode ser ressignificado, observadas agora a sua força, enquanto uma proporção antropológica fundamental para a sociabilidade humana, bem como sua evolução cultural, e pode, apenas de maneira alegórica, seguir ligado ao útero.

Os sintomas conversivos são sintomas de ligação entre os somáticos e dissociativos. É ainda uma importante discussão se eles devem se manter separados em duas categorias (somatoformes/dissociativos) ou se devem ser agrupados em uma mesma categoria diagnóstica.

"Trauma", nesse transtorno, deve ser entendido em especial como um afeto indigesto à consciência, independentemente de ter sido causado "externamente" ou "internamente" no indivíduo, podendo, ao que tudo indica, ser apenas uma ideia inofensiva ou um evento muito impactante.

Deve-se manter em categorias nosológicas separadas o transtorno somatoforme-conversivo-dissociativo da personalidade histérica ou *cluster* B, de maneira geral, pois, virtualmente, qualquer indivíduo pode desenvolver o transtorno, a depender da conjunção de fatores "internos" e "externos", e este se apresenta mais facilmente em indivíduos com algum tipo de transtorno de personalidade, mas pode se apresentar também em pessoas sem diagnóstico anterior. Portanto, é uma categoria etiologicamente válida, que leva à perda de liberdade, disfuncionalidade e sofrimento, e deve necessariamente ser encarada enquanto patologia, diferentemente dos traços histéricos de personalidade, que não carregam nada patológico em si.

O transtorno somático e dissociativo só pode ser diagnosticado, como qualquer outra classe nosológica em psiquiatria, de maneira intersubjetiva[63]. No caso desse transtorno, isso é paradigmático, visto que, embora os sintomas estejam presentes em diversas outras classes psicopatológicas, na histeria ele necessariamente apresenta um significado existencial captável pelo psicopatologista, ao contrário, por exemplo, dos sintomas somáticos dos esquizofrênicos.

Por fim, o que esse transtorno revela é que são justamente os afetos que ligam irremediavelmente mente e corpo. O corpo é que cria um pano de fundo existencial e toda a avaliação da mente está ancorada em uma avaliação corporificada. O transtorno somático e dissociativo revela, aí sim, o que acontece quando se tem uma experiência de separação entre mente e corpo.

📚 REFERÊNCIAS

1. Messas G, Zorzanelli R, Tamelini M. The life-world of persons with hysteria. In: Stanghellini G, Broome MR, Fernandez AV, Fusar-Poli P, Raballo A, Rosfort R (eds.). The Oxford handbook of phenomenological psychopathology. Oxford: Oxford University Press; 2019.

2. Charbonneau G. La situation existentielle des personnes hystériques: intensité, centralité et figurité. Paris: le Cercle Herméneutique; 2007.

3. Haller H, Cramer H, Lauche R, Dobos G. Somatoform disorders and medically unexplained symptoms in primary care: a systematic review and meta-analysis of prevalence. Deutsches Ärzteblatt Int. 2015;112(16):279.

4. Viegas T, Neto JG, Marchetti RL. Transtorno de sintomas somáticos e transtornos relacionados. In: Meleiro AMADS (ed.). Psiquiatria: estudos Fundamentais. Rio de Janeiro: Guanabara Koogan; 2019. p.256-65.

5. Messas G, Tamelini M, Mancini M, Stanghellini G. New perspectives in phenomenological psychopathology: its use in psychiatric treatment. Front Psych. 2018;9:466.

6. Santo HMADE. HISTERIA A Unidade Perdida. Doutorado Dissertação de Doutoramento em Saúde Mental. Universidade do Porto; 2008.

7. Crommelinck M. Neurophysiology of conversion disorders: a historical perspective. Neurophysiologie Clinique/Clinical Neurophysiology. 2014;44(4):315-21.

8. Nutton V. The chronology of Galen's early career. Class Quart. 1973;23(1):158-171.

9. Briquet P. Traité clinique et thérapeutique de l'hystérie. JB Baillière; 1859.

10. Reynolds JR. Remarks on paralysis, and other disorders of motion and sensation, dependent on idea. Br Med J. 1869;2(462):483.

11. Bogousslavsky J. Hysteria after Charcot: back to the future. In: Following Charcot: a forgotten history of neurology and psychiatry. Vol. 29. Karger; 2011. p.137-61.

12. Walusinski O. The concepts of heredity and degeneration in the work of Jean-Martin Charcot. J History Neurosc. 2020;29(3):299-324.

13. Nasio J-D. A histeria: teoria e clínica psicanalítica. São Paulo: Companhia das Letras; 2017.

14. Freud S. Algumas considerações para um estudo comparativo das paralisias motoras orgânicas e histéricas (1893 [1888-1893]). Freud S. Edição Standard brasileira das obras psicológicas completas de Sigmund Freud. Rio de Janeiro: Imago; 1987. p.223-45.

15. Moldovan R, Radu M, Baban A, Dumitrascu D. Evolution of psychosomatic diagnosis in DSM. Historical perspectives and new development for internists. Rom J Intern Med. 2015;53(1):25-30.

16. Showalter E. 4. Hysteria, Feminism, and Gender. In: Hysteria Beyond Freud. University of California Press; 2020. p.286-344.

17. López-Ibor JJ. Neurosis de Guerra. Barcelona/Madrid: Editorial Cientifico Medica; 1942.

18. Mitchell J. Loucos e medusas. Rio de Janeiro: Record; 2006.

19. Catani J. Histeria, transtornos somatoformes e sintomas somáticos: As múltiplas configurações do sofrimento psíquico no interior dos sistemas classificatórios. Jornal de Psicanálise. 2014;47(86):115-34.

20. Figueira ML, Madeira L. Hysteria, dissociation, conversion, and somatization. In: Stanghellini G, Broome MR, Fernandez AV, Fusar-Poli P, Raballo A, Rosfort R (eds.). The Oxford Handbook of Phenomenological Psychopathology. Oxford: Oxford University Press; 2019.

21. Brown RJ, Cardeña E, Nijenhuis E, Sar V, Van Der Hart O. Should conversion disorder be reclassified as a dissociative disorder in DSM-V? Psychosomatics.2007;48(5):369-78.

22. Amerian Psychiatric Association. Manual diagnóstico e estatístico de transtornos mentais. DSM 5.ed. Porto Alegre: Artmed; 2014.

23. World Health Organization. Classificação de Transtornos Mentais e de Comportamento da CID-10: Descrições Clínicas e Diretrizes Diagnósticas. Caetano D (trad.). In: Porto Alegre: Artes Médicas; 1993 (original de 1992).

24. Desai G, Sagar R, Chaturvedi SK. Nosological journey of somatoform disorders: From briquet's syndrome to bodily distress disorder. Ind J Social Psychiatry. 2018;34(5):29.

25. Paim I. Curso de psicopatologia. São Paulo: Pedagógica e Universitária; 1993.

26. Haug A, Rösler M, Spitzer C, Stieglitz R-D, Trabert W. O sistema AMDP: Manual de documentação de achados diagnósticos psiquiátricos. Aratangy E, Sallet P (trad.). Negrão C (ed.). São Paulo: Hogrefe; 2016.

27. Galucci Neto J, Marchetti RL. Histeria: somatização, conversão e dissociação. In: Alvarenga PD, Andrade AG. 2008.

28. Gokarakonda SB, Kumar N. La Belle Indifférence. StatPearls; 2021.

29. Loewenstein RJ. Dissociation debates: everything you know is wrong. Dialogues in Clin Neurosc. 2018;20(3):229.

30. Vuilleumier P. Hysterical conversion and brain function. Progr Brain Res. 2005;150:309-29.

31. Fuchs T. Existential vulnerability: toward a psychopathology of limit situations. Psychopathol. 2013;46(5):301-8.

32. Stolorow RD. A phenomenological-contextual, existential, and ethical perspective on emotional trauma. Psychoanalytic Rev. 2015;102(1):123-38.

33. Eisen ML, Lynn SJ. Dissociation, memory and suggestibility in adults and children. ApplCognitive Psychol. 2001;15(7):S49-S73.

34. Johnson JG, Cohen P, Kasen S, Brook JS. Dissociative disorders among adults in the community, impaired functioning, and axis I and II comorbidity. J Psychiatric Res. 2006;40(2):131-40.

35. Merleau-Ponty M. Fenomenologia da percepção. Martins Fontes, 1999.

36. Fuchs T, Koch SC. Embodied affectivity: on moving and being moved. Front Psychol. 2014;5:508.

37. van Dijke A, Ford JD. Adult attachment and emotion dysregulation in borderline personality and somatoform disorders. Borderline personality disorder and emotion dysregulation. 2015;2(1):1-9.

38. Noyes Jr R, Langbehn DR, Happel RL, Stout LR, Muller BA, Longley SL. Personality dysfunction among somatizing patients. Psychosomatics. 2001;42(4):320-9.

39. Bass C, Murphy M. Somatoform and personality disorders: syndromal comorbidity and overlapping developmental pathways. J Psychosomatic Res. 1995;39(4):403-27.

40. Waller E, Scheidt CE. Somatoform disorders as disorders of affect regulation: a development perspective. Int Rev Psych. 2006;18(1):13-24.

41. Freud S, Souza PC. Introdução ao narcisismo: ensaios de metapsicologia e outros textos: Companhia das Letras; 2010.

42. Colillas II. Binswanger and phenomenology applied to mania. Rev Psicopatol Fenomenol Contemp. 2018;7(1):1-6.

43. Gozé T, Naudin J. Discussing Rümke's "Praecox Feeling" from the clinician's experience of schizophrenic contact. Rev Psicopatol Fenomenol Contemp. 2017;6(2):112-3.

44. Ayres JRDCM. Hermenêutica e humanização das práticas de saúde. Ciência & Saúde Coletiva. 2005;549-60.

45. Messas G, Fukuda L. O diagnóstico psicopatológico fenomenológico da perspectiva dialético-essencialista. Rev Pesq Qualit. 2018;6(11):160-91.

46. Guimarães-Fernandes F, Vargas FM, Castellana GB. O conceito de transtorno mental. In: Miguel EC, Lafer B, Elkis H, Forlenza OV (eds.). Clínica Psiquiátrica: os fundamentos da psiquiatria. Vol. 1. Barueri: Manole; 2021.

47. Spitzer C, Barnow S, Freyberger HJ, Grabe HJ. Recent developments in the theory of dissociation. W Psychiatry. 2006;5(2):82.

48. Bell V, Oakley DA, Halligan PW, Deeley Q. Dissociation in hysteria and hypnosis: evidence from cognitive neuroscience. Journal of Neurology, Neurosurgery & Psychiatry. 2011;82(3):332-9.

49. Frischholz EJ, Lipman LS, Braun BG, Sachs RG. Psychopathology, hypnotizability, and dissociation. Am J Psych. 1992.

50. Oakley DA. Hypnosis and conversion hysteria: a unifying model. Cognitive Neuropsychiatry. 1999;4(3):243-65.

51. Marchetti RL, Gallucci-Neto J, Kurcgant D, Proença ICGF, Valiengo LDCL, Fiore LA, et al. Immunization stress-related responses presenting as psychogenic non-epileptic seizures following HPV vaccination in Rio Branco, Brazil. Vaccine. 2020;38(43):6714-20.

52. Guimarães-Fernandes F, Castellana GB, Ceron-Litvoc D. A dramaticidade como essência: uma análise fenômeno-estrutural da histeria. Re Psicopatol Fenomenol Contemp. 2019;8(1):1-33.

53. Fuchs T. Fragmented selves: Temporality and identity in borderline personality disorder. Psychopathol. 2007;40(6):379-87.

54. Bürgy M. The life-world of the obsessive-compulsive person. In: The Oxford handbook of phenomenological psychopathology. Oxford: Oxford University Press; 2019.

55. Nietzsche F. Genealogia da moral: uma polêmica. Souza PC (trad.). São Paulo: Companhia das Letras; 1998.

56. Fuchs T. The phenomenology of body memory. Body Memory, Metaphor and Movement. 2012;84:9-22.

57. Ferraz MSA. Transcendental e o existente em Merleau-Ponty, O. São Paulo: Humanitas; 2006.

58. Espinosa B. Etica. Grupo de Estudos Espinosanos (trad.). Tratado da emenda do intelecto. São Paulo: Edusp; 2015 (edição bilíngue).

59. De Waal MWM, Arnold IA, Eekhof JA, Van Hemert AM. Somatoform disorders in general practice: prevalence, functional impairment and comorbidity with anxiety and depressive disorders. Br J Psych. 2004;184(6):470-6.

60. Dehoust MC, Schulz H, Härter M, Volkert J, Sehner S, Drabik A, et al. Prevalence and correlates of somatoform disorders in the elderly: Results of a European study. Int J Methods Psych Res. 2017;26(1):e1550.

61. Foote B, Smolin Y, Kaplan M, Legatt ME, Lipschitz D. Prevalence of dissociative disorders in psychiatric outpatients. Am J Psych. 2006;163(4):623-9.

62. Sar V. Epidemiology of dissociative disorders: an overview. Epidemiol Res Int. 2011.

63. Tenório CMD. A psicopatologia e o diagnóstico numa abordagem fenomenológica-existencial. Universitas: Ciências da Saúde. 2003;1(1):31-44.

64. Kraus A. Comparación fenomenológica entre la estructura de la histeria y de la melancolía. Psiquiatría antropológica. Murcia: Secretariado de Publicaciones de la Universidad, 1987. p. 71-88.

65. Sigmund D, Barnett W, Mundt C. The hysterical personality disorder: A phenomenological approach. Psychopathol. 1998;31(6):318-330.

66. Verbeek E. Hysteria. Psychopathol. 1973;6(2):104-20.

67. Zegers OD. Los trastornos de personalidad desde una perspectiva fenomenológica. Actas Esp Psiquiatr. 2008;36(1):10-9.

39

Transtorno de personalidade *borderline*

William Isao Miyamoto
Flávio Guimarães-Fernandes
Gustavo Bonini Castellana

 SUMÁRIO

 PONTOS-CHAVE

- As histórias dos conceitos de personalidade nas medicinas chinesa e ocidental.
- Descrição semiológica e critérios diagnósticos atuais do transtorno de personalidade *borderline* (TPB).
- Processo de adequação dos sintomas para conceitos psicopatológicos mais precisos, como no AMDP.
- A psicopatologia dos pacientes com TPB, em especial no que diz respeito às suas alterações nos campos afetivo e identitário.
- A comparação psicopatológica entre o transtorno de personalidade *borderline*, histérico e antissocial para uma melhor elucidação diagnóstica entre os transtornos de personalidade *cluster* B.

INTRODUÇÃO

O campo dos transtornos da personalidade é um dos mais importantes e desafiadores da prática psicopatológica. Tanto sua definição quanto os critérios diagnósticos exigem do psicopatologista um conhecimento teórico sólido aliado a uma habilidade prática de distinguir o que é ou não parte da personalidade de um paciente, bem como em que situações se pode dizer que tal manifestação configura um transtorno.

Para isso, faz-se necessário definir o conceito de personalidade antes de conhecer os principais transtornos, para só depois abordar os critérios diagnósticos propostos pelos manuais e suas manifestações psicopatológicas principais.

Neste capítulo, serão abordadas inicialmente as diversas concepções do conceito de personalidade e de seus transtornos ao longo da história, tanto no mundo ocidental como no oriental. Em seguida, serão apresentados os critérios diagnósticos atuais pelo DSM-5, para finalmente aprofundar, por meio da psicopatologia fenomenológica, a psicopatologia do transtorno de personalidade *borderline*, em função de sua relevância na clínica psiquiátrica e psicológica contemporânea.

HISTÓRICO

A obra de Teofrasto, *The characters*, exerceu muita influência nas escritas posteriores dos séculos XVII e XVIII na Europa Ocidental, ao despertar a literatura para a descrição do caráter. A partir das influências do autor, as línguas europeias passaram a utilizar o termo "caráter" para definir um padrão de funcionamento individual permanente ou de longa data, inscrito na tessitura do sujeito – como uma moeda carimbada[1].

Desde essa época, o conceito de temperamento denota os aspectos temporalmente estáveis da personalidade de um indivíduo, em oposição aos que se alteram ao longo do desenvolvimento desse mesmo indivíduo, estes constituindo os aspectos caracterológicos da personalidade. Nesse sentido, o temperamento mantém-se visto como uma "ponte entre a psicologia e a biologia dos transtornos afetivos"[2,3].

Já a medicina hipocrática-galênica postulava que, para ter uma boa saúde somática e psíquica, era necessário o equilíbrio harmônico ("eucrasia") entre os quatro humores: fleuma, sangue, bile amarela e bile negra. A doença surgiria em decorrência de uma "discrasia", isto é, um desequilíbrio entre os humores, que seria a causa dos quatro tipos de temperamentos, respectivamente: fleumático, sanguíneo, colérico e melancólico[2].

O termo "personalidade" é utilizado desde o século XVIII, e, de acordo com o *Oxford English Dictionary*, determina as qualidades individuais distintas de um indivíduo. Os traços de personalidade de uma pessoa podem ser pensados a partir de um *continuum*, que variaria do normal ao patológico. Contudo, ao referirmo-nos à personalidade, tendemos a dar ênfase a características mais fortemente desenvolvidas, ou que são mais postas em evidência, ao invés de qualidades "comuns", o que coloca em questão definições como "personalidade anormal" – tarefa no mínimo complexa, dado o fato de que termos iguais podem ser usados para designar tanto traços de "personalidades normais" quanto diagnósticos psiquiátricos – ou "histeria", por exemplo[1].

Com o nascimento da psiquiatria como especialidade médica no século XIX, aparecem as teorias com bases biológicas, como a frenologia. O termo, cunhado por Johann Gaspar Spurzheim – associado a Franz Joseph Gall (1758-1828), médico alemão, tinha como hipótese principal a ideia de que as origens dos traços de personalidade encontravam-se no córtex cerebral. Lá, poderíamos encontrar anatomicamente e com precisão os locais de inúmeros espectros da personalidade, a partir do formato do crânio observado na cranioscopia. A autoestima, por exemplo, "era colocada no topo, ou coroa da cabeça, precisamente no local de onde os padres da Igreja Católica Romana são obrigados a raspar os cabelos"; a combatividade – ou coragem e tendência para lutar – encontrava-se atrás da orelha e acima do processo mastoide; a cautela, no meio dos ossos parietais; e a conscienciosidade situava-se próxima à cautela. A frenologia perdeu seu apelo no decorrer do século XIX; contudo, não deixa de ser um marco importante na história da psiquiatria, ao colocar em destaque o papel da anatomia cerebral no desenvolvimento da personalidade[1].

A primeira vez que ocorreu a inclusão de um transtorno de personalidade em um tratado de nosologia psiquiátrica foi por Philippe Pinel (1745-1826), em seu tratado *Traité Médico-Philosophique sur L'aliénation Mentale ou la Manie*. Lá, o psiquiatra define a categoria "*manie sans délire*" (mania sem delírio). Devemos nos recordar que, àquela época, "mania" se referia a estados de agitação indiscriminados. A partir dessa categoria, Pinel caracteriza alguns pacientes do sexo masculino que pareceriam não demonstrar alterações "delirantes" ao observador leigo. Para Pinel, "sem delírio" denominava os sujeitos que não apresentassem alterações na compreensão, percepção, julgamento, imaginação, memória etc. Tinham, contudo, propensão a ataques de violência impulsiva (por vezes homicida) em resposta a uma pequena frustração[1].

O interesse por indivíduos que apresentavam peculiaridades na expressão de emoções e pensamentos, sem apresentar delírios, alucinações e sem distúrbios do intelecto, foi mantido por alienistas franceses da época. Jean-Étienne Dominique Esquirol (1772–1840), por exemplo, introduziu o termo *monomanie raisonnante* para ilustrar uma vasta heterogeneidade de casos clínicos. É provável que atualmente alguns desses casos seriam diagnosticados como transtornos da personalidade. Esquirol observou que a *monomanie raisonnante* era semelhante à insanidade moral descrita por James Cowles Prichard (1786-1848). Tanto a *monomanie raisonnante* de Esquirol quanto a insanidade moral de Prichard apresentavam pouca delimitação em suas definições, e incluíam casos que hoje se assemelhariam aos atuais transtornos da personalidade. Além disso, havia também as consequências forenses nos casos estudados por Esquirol e Prichard, o que mostra que uma das questões práticas relevantes era se a psiquiatria poderia explicar comportamentos anormais em indivíduos que apresentavam intelecto normal e sem sintomas psiquiátricos agudos, e que desafiavam as regras sociais e as leis[1].

O período marcado pelo final do século XIX e início do século XX foi caracterizado pelo surgimento de inúmeros sistemas que caracterizavam personalidades normais e anormais, e que associavam em algum grau tipos e dimensões da personalidade. Foi Emil Kraepelin (1856–1926) quem introduziu os tipos de personalidade na classificação psiquiátrica moderna, sob o termo "personalidades psicopáticas". A "psicopatia", no início do século XX, associava-se às personalidades anormais. Kraepelin pôs em evidência que havia uma sobreposição entre condições patológicas evidentes e características pessoais encontradas em pessoas tidas como normais. Ele evidenciou que o limite posto entre o normal e o patológico é tanto gradual quanto arbitrário[1].

Ao adentrar-se no campo de estudos das personalidades humanas, a psiquiatria passava a interessar-se por condições que outrora não eram consideradas passíveis de interpretação psiquiátrica. Na sétima edição de seu livro-texto, Kraepelin avaliou que personalidades psicopáticas decorriam de um defeito em sua constituição, sendo que, anteriormente, elas haviam sido abordadas a partir do conceito de degeneração. Explicava, dessa forma, o motivo pelo qual os sintomas de personalidades psicopáticas encontravam-se presentes desde sempre e por que persistiram com poucas modificações ao longo da vida; as personalidades psicopáticas resultariam de um "defeito" inato psicológico. A natureza patológica do transtorno não se deduziria do aparecimento dos sintomas no paciente após um período de funcionamento normal, mas sim a partir de um desvio da faixa de uma determinada normalidade. Pacientes com personalidade psicopática apresentariam boas capacidades cognitivas, porém com afetos e emoções problemáticos[1].

Kurt Schneider (1887-1967) é outro importante psiquiatra que descreveu várias personalidades "psicopáticas" em sucessivas edições de seu livro-texto[2]. Os vários tipos de psicopata de Schneider são os seguintes: (i) os hipertímicos (*Hyperthymische*); (ii) o depressivo; (iii) o inseguro (*Selbstunsichere*); (iv) o fanático (*Fanatische*); (v) o que busca reconhecimento (*Geltungsbedürftige*); (vi) com humor instável (*Stimmungslabile*); (vii) explosivo (*Explosible*); (viii) emocionalmente embotado (*Gemütlose*); (ix) o fraco de vontade (*Willenlose*); e (x) os astênicos (*Asthenische*). Kurt Schneider definiu uma série de conceitos que até hoje apresentam sua validade. Ele definiu personalidades "psicopáticas" como aqueles indivíduos que sofrem, ou fazem a sociedade sofrer, em razão de seus traços de personalidade. Para Schneider, as personalidades tidas como anormais são em grande parte constituídas de forma inata, mas podem também ser resultado do desenvolvimento pessoal ou de influências externas[1].

Já Kretschmer propôs, em 1921, uma divisão tipológica mais simples e que posteriormente apresentaria maior influência; ele propôs, tendo como modelo a divisão das psicoses de Kraepelin, os temperamentos cicloide e esquizoide. Havia quatro tipos de físico, isto é, astênico (ou leptossômico), atlético, pícnico (ou picnossomático) e displásico. Para Kretschmer, haveria correlações entre a psicose maníaco-depressiva e o tipo pícnico e entre a esquizofrenia e os caráteres leptossômico, astênico e (menos frequentemente) displásico[4].

Pode-se perceber, a partir dos parágrafos anteriores, que os tipos de perso-nalidade, bem como seus aspectos tidos como patológicos, foram submetidos ao escrutínio de diversos autores a partir de uma série de pontos de vista diferentes, com diferentes vieses teóricos. A psicopatologia fenomenológica, que estuda as consciências humanas a partir de suas estruturas, contribui na busca pela essência desses fenômenos. Porém, mesmo dentro do campo de estudo da psi-copatologia fenomenológica, as personalidades humanas puderam ser estudadas a partir de diversos olhares. Otto Dörr Zegers[5], em artigo que descreve de que forma as personalidades podem ser estudadas pelo olhar da fenomenologia, traz três modelos fundamentais: os tipos ideais, introduzidos à psiquiatria por Karl Jaspers, os tipos existenciais, por Ludwig Binswanger, e as tipologias dialéticas e polaridades, por Wolfgang Blankenburg.

Karl Jaspers introduziu o conceito de "tipo ideal" a partir de ideias do sociólogo Max Weber. A partir desse conceito, Jaspers acreditava ser possível categorizar doenças psiquiátricas que não se encaixavam em entidades noso-lógicas existentes até então. Jaspers, então, dividia as doenças psiquiátricas em três grupos. O primeiro seria o das doenças psiquiátricas de origem somática, isto é, as doenças cujo substrato anatomopatológico fosse reconhecido como existente. Entram aqui os transtornos mentais orgânicos. O terceiro grupo abarcaria as reações anormais de Kurt Schneider, as neuroses e os transtornos de personalidade; nesse grupo, um diagnóstico médico seria impossível, sendo possível apenas a aplicação de um diagnóstico tipológico. No segundo grupo, de posição ambígua, seriam as doenças idiopáticas ou endógenas. A posição de ambiguidade se daria pelo fato de serem consideradas doenças cujo substrato ainda não é conhecido, como a esquizofrenia e o transtorno afetivo bipolar[5].

Para Dörr Zegers, os tipos ideais seriam descrições idealizadas de característi-cas concretas das coisas, vistas de um determinado ponto de vista. Seria algo como um "caso puro", sem características ambíguas, cujas características evidenciam-se de forma unívoca. Como sabemos, em casos reais, tais características podem encontrar-se presentes ou ausentes, bem como de maneira incompleta ou atípica, ficando a cargo do psicopatologista desenvolver a habilidade de determinar o grau de proximidade do indivíduo à sua frente do tipo ideal[5].

Vale lembrar que muitos dos tipos ideais já foram mencionados anteriormente neste capítulo, como a tipologia clássica grega, com seus caracteres fleumático, sanguíneo, colérico e melancólico; ou como a tipologia de Kretschmer, com seus tipos esquizoide e cicloide. Dentre os tipos ideais mais recentes encontram-se os *Typus melancholicus* e o *Typus maniacus*, de Tellenbach[5].

Já o conceito de "tipo existencial" remete a ideias proferidas por Ludwig Binswanger, um dos mais clássicos psiquiatras fenomenólogos. Em sua obra, Binswanger define as "proporções antropológicas" como uma norma a partir da qual o ser humano pode desviar-se, constituindo o fundamento ontológico tanto de comportamentos tidos como patológicos quanto de eventuais tipologias. Partindo da ontologia de Heidegger, em que o ser humano é definido como ser-aí (Dasein), Binswanger delimita sua própria concepção de ser humano, ao enxergá-lo como unidade concreta – diferente de Heidegger, que estuda o ser-aí enquanto estrutura universal da humanidade. A partir desse olhar, o Dasein pode ser estudado sob a ótica de suas proporções antropológicas, tais como horizontalidade e verticalidade, individualização e socialização, continuidade e inovação, identidade do self e identidade de papéis etc. A configuração dos tipos existenciais seria determinada pela distância existente entre as polaridades dos extremos dessas proporções. Uma desproporção antropológica acarretaria um adoecimento mental[5].

É possível também enxergar esses mesmos extremos de forma dialética, isto é, o "positivo do negativo", permitindo uma compreensão mais profunda da realidade. Após Heráclito, foi Hegel quem introduziu o pensamento dialético à filosofia. Hegel disse que "a negatividade é o princípio universal de toda a vida natural e espiritual"[6]. Foi, contudo, o psiquiatra fenomenólogo alemão Wolfgang Blankenburg quem introduziu o pensamento dialético à psiquiatria, cuja contribuição permitiu uma mudança importante na relação médico-paciente. A partir de uma abordagem dialética, deixa-se de lado a concepção de que o paciente está de alguma maneira deformado, ou com deficiências, e abre-se a possibilidade de enxergar o positivo de seus aspectos negativos, bem como o negativo de aspectos positivos[5].

Podemos enxergar, por exemplo, a histeria a partir dessa ótica. Ao abordarmos os pacientes histéricos por uma perspectiva dialética, podemos conceber características histéricas pelos seus aspectos positivos[7]. Tais características deixam de ser um desvio de uma norma dada previamente, e tornam-se uma forma de ser que evita o congelamento de um projeto de vida em padrões rígidos de comportamento, ou em uma hiper-identificação com papéis; ao contrário de personalidades depressivas, que polarizam exatamente com a histeria. A psicopatologia fenomenológica pode então também contribuir para o estudo das personalidades, uma vez que lança a ideia de que inexiste uma "média" para a qual o paciente deve se orientar[5].

Neste capítulo, será priorizada a perspectiva fenomenológica dos chamados transtornos da personalidade *borderline*, tendo em vista sua prevalência na clínica psiquiátrica. Para isso, apresentar-se-ão os critérios diagnósticos oficiais atuais do DSM-5 e CID-11.

CRITÉRIOS DIAGNÓSTICOS ATUAIS (PSICOPATOLOGIA CLÍNICA)

De acordo com o DSM-5,

"um transtorno da personalidade é um padrão persistente de experiência interna e comportamento que se desvia acentuadamente das expectativas da cultura do indivíduo, é difuso e inflexível, começa na adolescência ou no início da fase adulta, é estável ao longo do tempo e leva a sofrimento ou prejuízo."

Os transtornos da personalidade estão, no DSM-5, reunidos em três grupos, com base em semelhanças descritivas. O grupo A inclui os transtornos da personalidade paranoide, esquizoide e esquizotípica. O grupo B inclui os transtornos da personalidade antissocial, *borderline*, histriônica e narcisista. Já o grupo C inclui os transtornos da personalidade evitativa, dependente e obsessivo-compulsiva. O próprio DSM-5 enfatiza que, embora possa ser útil para pesquisa e fins educativos, tal sistema de agrupamento apresenta limitações, além de não ter sido consistentemente validado[8].

Dados do *National Epidemiologic Survey on Alcohol and Related Conditions* de 2001-2002 sugerem que cerca de 15% dos adultos dos Estados Unidos apresentam pelo menos um transtorno de personalidade[8].

Para o DSM-5, deve-se realizar o diagnóstico de um transtorno de personalidade a partir da avaliação de determinados padrões de funcionamento de longo prazo do paciente, sendo que as características da personalidade devem estar presentes pelo menos desde o início da vida adulta. Deve-se também diferenciar os traços de personalidade de determinadas características que possam surgir em indivíduos como resposta a estressores específicos, ou então estados mentais transitórios, não necessariamente ligados à personalidade propriamente dita, como episódios depressivos ou ansiosos. A estabilidade das características tidas como traços da personalidade deve estar presente ao longo do tempo e nas situações diversas (Tabela 1)[8].

Tabela 1 Transtorno da personalidade (DSM-5)

Critérios diagnósticos

A. Um padrão persistente de experiência interna e comportamento que se desvia acentuadamente das expectativas da cultura do indivíduo. Esse padrão manifesta-se em duas (ou mais) das seguintes áreas:
- Cognição (i. e., formas de perceber e interpretar a si mesmo, outras pessoas e eventos).
- Afetividade (i. e., variação, intensidade, labilidade e adequação da resposta emocional).
- Funcionamento interpessoal.
- Controle de impulsos.

B. O padrão persistente é inflexível e abrange uma faixa ampla de situações pessoais e sociais.

C. O padrão persistente provoca sofrimento clinicamente significativo e prejuízo no funcionamento social, profissional ou em outras áreas importantes da vida do indivíduo.

D. O padrão é estável e de longa duração, e seu surgimento ocorre pelo menos a partir da adolescência ou do início da fase adulta.

E. O padrão persistente não é mais bem explicado como uma manifestação ou consequência de outro transtorno mental.

F. O padrão persistente não é atribuível aos efeitos fisiológicos de uma substância (p. ex., droga de abuso, medicamento) ou a outra condição médica (p. ex., traumatismo craniencefálico).

Fonte: American Psychiatric Association, 2014[9].

Tabela 2 Critérios gerais para transtorno da personalidade (modelo alternativo)

As características essenciais de um transtorno da personalidade são:

A. Prejuízo moderado ou grave no funcionamento da personalidade (*self*/interpessoal).

B. Um ou mais traços de personalidade patológicos.

C. Os prejuízos no funcionamento da personalidade e a expressão dos traços de personalidade do indivíduo são relativamente inflexíveis e difusos dentro de uma ampla faixa de situações pessoais e sociais.

D. Os prejuízos no funcionamento da personalidade e a expressão dos traços de personalidade do indivíduo são relativamente estáveis ao longo do tempo, podendo seu início remontar no mínimo à adolescência ou ao começo da idade adulta.

E. Os prejuízos no funcionamento da personalidade e a expressão dos traços de personalidade do indivíduo não são mais bem explicados por outro transtorno mental.

F. Os prejuízos no funcionamento da personalidade e a expressão dos traços de personalidade do indivíduo não são unicamente atribuíveis aos efeitos fisiológicos de uma substância ou a outra condição médica (p. ex., traumatismo craniano grave).

G. Os prejuízos no funcionamento da personalidade e a expressão dos traços de personalidade do indivíduo não são mais bem entendidos como normais para o estágio do desenvolvimento de um indivíduo ou para seu ambiente sociocultural.

Muitas vezes, faz-se necessário mais de uma entrevista com o paciente para uma elucidação diagnóstica mais confiável. Ademais, é frequente a possibilidade de o paciente não reconhecer determinadas características como problemáticas (isto é, os traços são egossintônicos ao paciente), de forma que informações suplementares trazidas por terceiros podem ser úteis[8].

Em determinados casos pouco frequentes, podemos aplicar as categorias dos transtornos de personalidade em crianças e adolescentes, quando os traços de personalidade mostram-se com caráter difuso, persistente, e que seja pouco provável a delimitação destes a estágios do desenvolvimento, ou a algum outro transtorno mental[8].

Para avaliar a personalidade de um indivíduo, devemos levar em conta seus antecedentes étnicos, culturais e sociais. O psicopatologista deve estar atento para não confundir aspectos relacionados à personalidade com questões associadas à aculturação após imigração, ou então com comportamentos e expressões relacionados a hábitos, costumes e valores religiosos e políticos da cultura original do indivíduo[8].

Deve-se também realizar o diagnóstico diferencial dos transtornos de personalidade com outros transtornos mentais específicos, visto que muitos critérios utilizados para descrever traços de personalidade (p. ex., desconfiança, dependência, insensibilidade) também descrevem aspectos de outros transtornos mentais. Para se realizar tal diagnóstico diferencial, deve-se levar em conta que o transtorno de personalidade pode ser diagnosticado apenas quando as características que o definem tiverem surgido antes do início da vida adulta; como mencionado anteriormente, tais aspectos devem permanecer ao longo do tempo, e não ocorrer apenas em vigência de um episódio de algum transtorno mental específico (p. ex., um episódio depressivo). Até hoje, há ainda dificuldades em diferenciar transtornos de personalidade de transtornos mentais de caráter mais persistente, como um transtorno depressivo persistente com início precoce e curso duradouro e relativamente estável[8].

Deve-se também diferenciar indivíduos que apresentam um transtorno de personalidade daqueles com traços de um determinado transtorno de personalidade, sem que se atinja o limiar para o diagnóstico. O diagnóstico realiza-se apenas quando os traços são inflexíveis, mal-adaptativos e persistentes, além de causar prejuízo funcional ou sofrimento subjetivo significativos[8].

De acordo com a CID-11,

> "o transtorno de personalidade é caracterizado por disfunções em aspectos do *self* (p. ex., identidade, autovalorização, precisão da visão de si mesmo, autodireção), e/ou disfunção interpessoal (p. ex., habilidade em desenvolver e manter relações

íntimas e mutuamente satisfatórias, habilidade em compreender a perspectivas de outros, e manejar conflitos nos relacionamentos), e que persistem por um período de tempo prolongado (p. ex., 2 anos ou mais). O transtorno se manifesta em padrões de cognição, experiência emocional, expressão emocional, e comportamento que são desadaptativos (p. ex., inflexíveis ou mal regulados) e se manifesta em uma gama de situações pessoais e sociais (i. e., não se limita a relacionamentos específicos ou papeis sociais). Os padrões de comportamento que caracterizam o transtorno não são apropriados do ponto de vista do desenvolvimento, e não podem ser primariamente explicados por fatores sociais ou culturais, incluindo conflitos sociopolíticos. O transtorno é associado a um sofrimento substancial, ou prejuízos significativos em áreas pessoais, familiares, sociais, educacionais, e ocupacionais ou em outras áreas de funcionamento."[9]

Os transtornos de personalidade, de acordo com a CID-11, podem ser classificados, segundo sua gravidade, em leve, moderado e severo. Tal classificação baseia-se no grau de afetação que o transtorno de personalidade atinge nas diversas áreas citadas anteriormente. Em todos eles, é necessário que se preencham todos os critérios diagnósticos[9].

Tal proposta se assemelha ao modelo alternativo de diagnóstico do DSM-5, que estabelece os critérios da Tabela 1. Nota-se que essa proposta alternativa do DSM-5 se assemelha à proposta de Schneider de quase 100 anos antes, ao definir as personalidades patológicas como aquelas que fogem à média (critério A) e sofrem ou fazem sofrer (critérios B e C).

O EXAME PSÍQUICO (PSICOPATOLOGIA DESCRITIVA)

Serão descritas a seguir as principais alterações encontradas no exame psíquico nos transtornos de personalidade *borderline*, de acordo com o AMDP. Como se verá, as alterações aparecem especialmente no campo dos afetos e das emoções, sendo que a esfera cognitiva geralmente está preservada.

Consciência, consciência do eu e orientação

Habitualmente o paciente com TPB não apresenta alterações do nível de consciência e nem da orientação temporoespacial. É possível, no entanto, que na presença de uso de substâncias ou em quadros dissociativos muitas vezes associados sejam encontradas alterações da consciência do eu (como despersonalização e desrealização) associadas a alguma desorientação temporoespacial.

Atenção, concentração e memória

Não é comum a presença de alterações quantitativas das funções cognitivas nesses pacientes. No entanto, é possível que em momentos agudos o paciente apresente perda da capacidade de manter a atenção (concentração) e também a persistência da rememoração de eventos traumáticos durante a entrevista, ou mesmo a presença de falsificações da memória associadas a esses eventos[8].

Pensamento, sensopercepção e juízo de realidade

O paciente com TPB pode perder o contato com a realidade em momentos de agudização dos sintomas. Nesses casos, pode-se observar ilusões catatímicas, em que a realidade é alterada pelo estado de humor intenso. Ideias sobrevalorizadas também são comuns. Tais alterações diferenciam-se dos delírios e ideias deliroides dos quadros psicóticos, nos quais há uma quebra do juízo de realidade primária (delírios) ou secundária (ideias deliroides) a um quadro de humor mais grave.

Afetividade, vontade e impulso

Eis o eixo central das alterações do exame psíquico dos pacientes *borderline*. O paciente revela muito frequentemente labilidade emocional associada a humor disfórico. É frequente também inquietação interior e discordância afetiva (paratimia). Associado a essas alterações do humor e afeto, nota-se um controle fraco dos impulsos, podendo demonstrar hostilidade/agressividade física e verbal perante o entrevistador, dependendo do conteúdo abordado, além de autoflagelação e tendências suicidas. A vontade e o pragmatismo mostram-se muitas vezes prejudicados especialmente na vida pessoal (relações interpessoais), podendo comprometer o desempenho acadêmico nos mais jovens e profissional na idade adulta.

PSICOPATOLOGIA FENOMENOLÓGICA

Conforme mencionamos anteriormente, a psicopatologia fenomenológica busca, pelo encontro com o paciente, capturar o que há de essencial na estrutura da consciência do indivíduo que se encontra à nossa frente. Ou seja, o psicopatologista, por meio de uma entrevista apurada, busca compreender o mundo vivido do paciente, suas condições de possibilidade, o que faz ser compreensível toda uma gama de manifestações expressas pelo indivíduo.

A psicopatologia fenomenológica se faz muito cara como ferramenta diagnóstica para os psicopatologistas no que diz respeito aos transtornos de personalidade, uma vez que diversos estudos questionam até que ponto diagnósticos categóricos conseguem estabelecer um recorte claro entre a existência ou não de um transtorno de personalidade. A abordagem dimensional, já mencionada neste capítulo, pode ser útil ao tentar mensurar a presença dos transtornos a partir de seus graus de intensidade. Contudo, isso pressupõe a existência dessas mesmas categorias. O olhar lançado pela psicopatologia fenomenológica permite um estudo mais complexo da realidade da consciência, uma vez que tira a ênfase nos agrupamentos de sintomas dessas categorias nosológicas e lança luz a uma forma de ser no mundo que pode trazer dificuldades durante a sua existência a partir de um desequilíbrio entre proporções dialético-antropológicas[5].

Uma das principais questões relacionadas à categorização dos diagnósticos psiquiátricos é a afirmação da existência do transtorno mental em determinado indivíduo a partir de determinado número de sinais e sintomas, deixando de lado possíveis zonas de transição com outros quadros clínicos, bem como entre o normal e o patológico. Essa questão mostra-se ainda mais premente no campo dos transtornos de personalidade, e já é debatida há muito tempo como se viu no histórico.

Por isso mesmo, nesse campo a psicopatologia fenomenológica tem uma importância fundamental, pois tem no seu método a busca pelas essências das vivências, com o rigor peculiar à tradição fenomenológica instaurada por Husserl. Segundo ele, se por um lado as ciências humanas não se colocam como tão exatas quanto a matemática, nem por isso deixam de ser rigorosas[5]. Compreender um objeto fenomenologicamente é revelar elementos fundamentais da realidade em que tal objeto existe, e que sejam estáveis o suficiente a ponto de ser possível identificar outros casos em que tais elementos também apareçam – sejam tais situações patológicas ou não. O núcleo essencial, capturado a partir da redução fenomenológica, pode então revelar-se em todas as manifestações expressas pela existência. Vejamos como isso se dá nos pacientes *borderlines*[10].

O mundo vivido do paciente *borderline* pode ser compreendido pela ótica da interpessoalidade, a partir da análise dos afetos e humores[11]. Afetos são emoções com uma direção específica, apresentam um foco mais evidente, são sentidos como motivados. Em geral, os afetos ocupam todo o espaço atencional da existência no momento em que reinam. Os humores, por outro lado, não apresentam um direcionamento específico, um "sobre-o-quê" para o qual se dirijam. São sentidos como imotivados, sem relação específica a algo em seu entorno, e não há clareza em uma identificação de fatores causais de nosso humor[12].

O humor que predomina no paciente *borderline* é o disfórico. Enquanto marca permanente, o mundo disfórico do paciente *borderline* apresenta-se como uma vivência dolorosa de incoerência e de vazio interior. Nas relações interpessoais, expressa-se por sentimentos de incerteza e inautenticidade; ele vivencia sua vida como fútil e inútil. Por outro lado, tal humor pode levar a um sentimento de vitalidade, sendo esta por vezes desorganizada, sem direcionalidade e explosiva. O humor disfórico não se conecta de maneira direta aos comportamentos; na verdade, ele se manifesta de maneira prolongada, desmotivada e indistinta. Permeia os sentimentos de modo a transmitir uma névoa de sensopercepções vagas, tingindo todo o campo vivencial. É vivido de forma opressora, chegando a ser sentido como insuportável. Pode gerar sensações de impaciência, inquietude, vontades impulsivas de afastar-se (sem que se tenha um objetivo ou causa definidos), tristeza, descontentamento e indignação[12].

Já o afeto reinante do mundo vivido do paciente *borderline* é a raiva. Nesse mundo, os sentimentos vagos que antes existiam no mundo disfórico são substituídos por uma clareza elementar, em que se torna óbvia a diferença do "bom" e do "mau". A estrutura e significado do mundo tornam-se momentaneamente consistentes, bem como a própria identidade do indivíduo. Em geral, a raiva no paciente *borderline* é desencadeada por uma ofensa pessoal; há então um desejo de retaliação, podendo levar a comportamentos agressivos[12].

Há, portanto, uma relação dialética entre a disforia e a raiva, a primeira sendo o humor de fundo a partir do qual a segunda pode surgir. A disforia dá a tonalidade emocional do mundo vivido do paciente *borderline*, influenciando tanto suas percepções quanto suas ações. Os sentimentos, nesse estado emocional, transbordam sem direção ou objeto específicos. A raiva, sendo um estado emocional mais agudo, manifesta-se com explosões coléricas, acompanhadas de vivências de vergonha e humilhação. Episódios micropsicóticos podem manifestar-se nesses momentos, com delírios persecutórios nos quais o perseguidor é um outro significativo para o paciente (p. ex., o parceiro, um familiar ou o próprio terapeuta). Pode também haver uma agudização do próprio humor disfórico, com uma intensificação dos sentimentos que acompanham a disforia, levando a proeminentes sensações de tédio, vazio e desespero. Esses sentimentos podem levar o paciente a sentir-se paralisado para agir, manifestar ideias de falta de sentido, sentimentos de culpa e ideação suicida[12].

A disforia é um humor cuja condição de possibilidade da experiência se assenta em uma consciência muito presentificada, desconectada de seu passado e não projetada em um futuro. A experiência de humor de uma consciência presa ao momento presente também é de vazio, como na angústia ou no tédio. A contraparte afetiva desses sentimentos também pode se apresentar nas curtas vivências de euforia e entusiasmo. Como essa personalidade encontra-se muito colada ao tempo presente, não conseguindo tomar distância em relação a si mesma para uma melhor avaliação da situação, ela se comporta de maneira impulsiva. Há pouca experiência além de um tempo presente vazio e achatado, embora intenso, que não forma um self narrativo coeso e coerente, mas sim que apresenta mudanças radicais de um estado afetivo ao outro, com ações pessoais por vezes antagônicas que estão impossibilitadas de interconexão e que são experimentadas de maneira passiva, não como o resultado de um planejamento ou desejo do eu, mas realizadas ao sabor dos afetos[13].

Essa rápida troca de estados afetivos – na maioria das vezes sentidos como vazios, associados a uma rápida troca de papéis sociais e de relacionamentos –, os comportamentos impulsivos e as alterações do *self* levam a uma identidade fragmentada da personalidade *borderline*. Uma memória autobiográfica incoerente muitas vezes é observada ou descrita pelo sujeito, não há um sentimento de continuidade ao longo do tempo e, por meio das situações vividas, nem um amadurecimento do *self* que pode ser projetado no futuro. A experiência é uma repetição sem fim dos mesmos estados afetivos, podendo ocasionar para o paciente mudanças de objetivos de vida abruptas e sem muito sentido, levando a trocas de empregos, amigos, valores e convicções. Até mesmo a identidade sexual ou de gênero pode se apresentar instável e mutável[13].

Com a descrição das características anteriores, compreende-se outras duas características da personalidade *borderline*; a primeira é uma facilidade estrutural para a dissociação. Dissociação pode ser entendida como uma falha na integração das percepções, sensações, afetos, memória e identidade em um senso de continuidade e de *self* coerente e unificado. Esses pacientes costumam apresentar uma história biográfica permeada de traumas e conflitos familiares que contribuem para esse sintoma, visto que os traumas ficam armazenados na memória como fragmentos sensoriais sem constituir um significado e sem serem integrados a um *self* narrativo*. Como esses traumas costumam ocorrer em fases muito prematuras, essas personalidades apresentam uma grande dificuldade em estabelecer relações intersubjetivas mais maduras, levando também a uma outra alteração que se pode chamar de *splitting*. *Splitting* é uma tendência que esses pacientes têm em observar e avaliar o mundo ou as pessoas de uma maneira absoluta, com um recorte particular que retira qualquer ambiguidade e coloca o objeto ou o outro avaliado separado de seu contexto. Ou seja, o outro é totalmente bom ou totalmente ruim, idealizado ou imperfeito, forte ou frágil. Em razão da temporalidade já descrita, essa posição do outro pode oscilar de acordo com o afeto do momento. Do mesmo modo que a projeção afetiva ocorre nesse esquema de tudo ou nada com o outro, isso também ocorre na própria percepção do eu. Por conta da dificuldade do paciente de reconhecer contradições e de se

---

* Para mais detalhes, ver o Capítulo "Transtorno de sintomas somáticos e dissociativos".

observar de modo coerente e acurado, ele ou o outro com quem ele se relaciona é percebido como nobre ou mau, grandioso ou corrupto, vítima ou malfeitor[13].

OUTROS CONCEITOS FUNDAMENTAIS PARA O ENTENDIMENTO DA VIVÊNCIA DO TRANSTORNO

Como é possível perceber, estudar o campo das personalidades abarca compreender a história de seus principais conceitos, bem como avaliar que tais conceitos e definições submeteram-se à ótica de diferentes teorias. Como vimos anteriormente, as personalidades foram categorizadas de várias maneiras, sendo a classificação que atualmente utilizamos a do DSM-5. Em razão da quantidade de transtornos de personalidade atualmente definidos, detalhar cada um não seria possível para a proposta deste livro. Contudo, não poderíamos deixar de discutir a respeito de alguns transtornos de personalidade, cuja relevância se mostra na nossa prática clínica.

A histeria, por exemplo, pode ser vista pela ótica fenomenológica da intersubjetividade. A partir das noções de dialética e de "proporção antropológica" descritas anteriormente, podemos observar que há um desbalanço entre os polos da interpessoalidade, isto é, entre o polo do eu e o do outro; há uma priorização para o outro, sendo este vivido como extremamente poderoso. É a partir desse desbalanço que podemos compreender a exagerada expressividade dos histéricos ou a sua dramaticidade típica[14,15]; o histérico necessita mobilizar os olhos do outro para si, dado que esse outro é visto pelo histérico de forma totipotente e inabalável em sua autossuficiência. Essa mobilização objetiva um equilíbrio para esse eu, vivido como hipossuficiente, e a forma de fazê-lo é se apresentando[5,14,16]. A centralidade da intersubjetividade na histeria é bem retratada no termo utilizado por Schneider para descrever essas personalidades: "psicopatas necessitados de estima".

Analisar a histeria pela ideia da hipossuficiência relacional nos ajuda a compreender suas muitas formas; na histeria, há uma identificação pré-reflexiva dos temas, identidades e comportamentos que mobilizam o olhar do outro. Torna-se compreensível, assim, a temática sexual como a predominante no final do século XIX. Em outros momentos culturais, outras formas são assumidas pela existência histérica[10].

O histérico movimenta-se de forma dramática, na medida em que busca retirar-se da posição de inferioridade e hipossuficiência, para ganhar uma posição de centralidade. Podemos dizer assim que a existência histérica é teatral; é no teatro que se enfatizam os dramas da existência humana, por meio de uma expressão caricatural; a personalidade histérica pode representar um personagem[14,16].

Ao lançar o olhar a partir dessa ótica, podemos também compreender a sedução tão tipicamente associada aos pacientes histéricos; afinal, seduzir é oferecer ao outro aquilo que, para esse outro, tem valor. O histérico apodera-se daquilo que ele acredita ter valor para esse outro; nesse sentido, ele depende desse outro. Outra manifestação que pode surgir a partir dessa hipervalorização do outro é a pseudologia fantástica; nesta ocorre uma dominação de uma fantasia representativa, originalmente criada para atrair o olhar do outro. O histérico, enfraquecido dialeticamente em relação ao outro, passa a acreditar em suas próprias construções. A histeria "é a inundação de um sentido que tem como fonte primária o sentido do mundo dado pelo outro"[16].

Há, então, uma diferença fundamental entre a experiência *borderline* e a histérica. No primeiro caso, tanto o senso de self quanto a experiência do outro encontram-se fragmentados. Em razão de uma presentificação intensa, o paciente *borderline* não consegue formar um eu coeso e biográfico, ao passo que a experiência histérica se apoia justamente no desequilíbrio entre um eu e o outro que se apresentam por inteiro e coesos em suas apresentações e significações de vida.

De forma similar, a psicopatia, isto é, a avaliação da presença de traços do que hoje chamamos de "transtorno de personalidade antissocial", pelo DSM-5, também pode ser avaliada a partir da intersubjetividade. Castellana[18] defende a possibilidade da avaliação diagnóstica de indivíduos psicopáticos a partir do encontro com o paciente, e das reflexões provenientes desse mesmo encontro.

Seguindo a proposta da leitura dialético-antropológica das estruturas individuais de Blankenburg, descrita anteriormente, Castellana ilustra o encontro com indivíduos com características tidas como psicopáticas, descrevendo-o a partir do contato com eles. A ressonância empática estabelecida com o paciente nos faz deparar com indivíduos cujos comportamentos tidos como psicopáticos (desonestidade, agressividade, descompromisso, postura predatória frente ao mundo) podem ter como pano de fundo vital uma ameaça peremptória sofrida pelo mundo, sendo este vivido como agressor e impessoal[18].

Nota-se facilmente que os psicopatas ou antissociais de hoje assemelham-se aos "psicopatas desalmados" ou "frios de alma" de Schneider. A partir da ótica fenomenológica, é possível ler a frieza desses indivíduos quanto expressão de uma repulsa vivida frente a temores relacionados ao devir, ou às relações intersubjetivas, na medida em que destas possam desencadear vivências de injustiça e sofrimento[18].

Mantendo o enfoque na intersubjetividade e na ressonância promovida pelo encontro com o paciente, avalia-se, além de uma relação predatória com o mundo, uma relação parasitária com o mundo circundante, em que, para sustentar sua frágil existência, o indivíduo apoia-se no outro. Nesse caso, não é possível falar de uma frieza afetiva, mas sim de uma hiper-reatividade; embora criteriológica e sintomatologicamente semelhantes, podemos avaliar como, a partir de uma busca essencialista, encontramos indivíduos estruturalmente diferentes[18].

CONSIDERAÇÕES FINAIS

Neste capítulo, foi possível apontar a complexidade do tema já a partir de sua revisão histórica do conceito de personalidade e de seus transtornos. Como se viu, trata-se provavelmente do tema mais desafiador da Psiquiatria, tanto em sua conceituação como em sua abordagem clínica.

Por isso mesmo, a psicopatologia fenomenológica tem grande contribuição a dar na compreensão dessas vivências e do sofrimento associado a elas. Curiosamente, talvez esse seja o campo em que menos trabalhos científicos foram produzidos pelos fenomenólogos. Foi somente nos últimos 20 anos que a literatura de inspiração fenomenológica internacional apareceu nos principais livros e periódicos dedicados à área, com especial vocação para os transtornos *borderline*. Compreender esses transtornos à luz da psicopatologia fenomenológica tem implicações fundamentais na diferenciação diagnóstica[18] e consequentemente terapêutica, evitando assim o risco de iatrogenias que contribuem para a estigmatização desses pacientes.

📚 REFERÊNCIAS

1. Crocq MA. Milestones in the history of personality disorders. Dialogues Clin Neurosc. 2013;15(2):147.
2. Schneider K. Las personalidades psicopaticas, 8.ed. Madrid: Morata; 1980.
3. Raballo A, Pelizza L. Affective temperaments. The Oxford handbook of phenomenological psychopathology; 2019.
4. Rihmer Z, Akiskal KK, Rihmer A, Akiskal HS. Current research on affective temperaments. Curr Opin Psych.2010;23(1):12-8.
5. Berrios GE. European views on personality disorders: a conceptual history. Compreh Psych.1993;34(1):14-30.
6. Dörr Zegers O. Personality disorders from a phenomenological perspective. Actas Esp Psiquiatr 2008;36(1):10-19.
7. Hegel G. Sämtliche Werke, Band IV, Jubiläumsausgabe. Stuttgart: Frommans; 1958. p.50-4.
8. Blankenburg W. Qual é o alcance da abordagem dialética na psiquiatria? Rev Psicopatol Fenomenol Contemp. 2018;7(1):44-67.
9. American Psychiatric Association. DSM-5: Manual diagnóstico e estatístico de transtornos mentais. Porto Alegre: Artmed; 2014.
10. World Health Organization. International Statistical Classification of Diseases and Related Health Problems (CID-11), 11.ed.; Geneva: WHO; 2019.
11. Messas G, Zorzanelli R, Tamelini M. The life-world of persons with hysteria. The Oxford handbook of phenomenological psychopathology; 2019.
12. Stanghellini G, Rosfort R. Borderline depression a desperate vitality. J Consciousness St 2013;20(7-8):153-77.

13. Stanghellini G, Broome M, Raballo A, Fernandez AV, Fusar-Poli P, Rosfort R. The life-world of persons with borderline personality disorder. The Oxford handbook of phenomenological psychopathology; 2019.

14. Fuchs T. Fragmented selves: temporality and identity in borderline personality disorder. Psychopathol. 2007;40(6):379-87.

15. Guimarães-Fernandes F, Castellana GB, Ceron-Litvoc D. A dramaticidade como essência: uma análise fenômeno-estrutural da histeria. Rev Psicopatol Fenomenol Contemp. 2019;8(1):1-33.

16. Charbonneau G. La situation existentielle des personnes hystériques: intensité, centralité et figuralité. Association Le Cercle Herméneutique, 2007.

17. Messas G, Zorzanelli R, Tamelini M. The Life-World of Hysteria. The Oxford handbook of phenomenological psychopathology; 2019.

18. Castellana GB. Dialética da psicopatia. Rev Psicopatol Fenomenol Contemp. 2012;1(1):106-23.

19. Pieri GA, Castellana GB. Transtorno de personalidade borderline ou transtorno afetivo bipolar? Contribuições da Psicopatologia Fenomenológica para o diagnóstico diferencial. Rev Psicopatol Fenomenol Contemp.Rev Psicopatol Fenomenol Contemp. 2016;5(2).

40

Transtornos alimentares

Luara Nagata Otoch
Luiza Magalhães de Oliveira

PONTOS-CHAVE

- O desenvolvimento do conhecimento acerca dos transtornos alimentares através do tempo.
- Critérios diagnósticos atuais dos principais transtornos alimentares.
- Características encontradas no exame psíquico do paciente com transtorno alimentar.
- Como a patologia é experienciada pela consciência dos pacientes com esse tipo de transtorno.
- A anorexia nervosa pode ser mais bem compreendida a partir da psicopatologia fenomenológica. Uma das coisas que ela aponta é que esse transtorno decorre de um desbalanço entre as proporções antropológicas da experiência corporal enquanto corpo-sujeito e corpo-objeto.

INTRODUÇÃO

Os transtornos alimentares envolvem comportamentos alimentares anormais, os quais não são aprovados culturalmente e não ocorrem por conta de condições clínicas. A prevalência de transtornos alimentares é maior em mulheres,

8,4%, enquanto para homens é de 2,2%[1]. O entendimento desses transtornos é fundamental para a psiquiatria, uma vez que podem trazer graves prejuízos físicos e psicossociais. Na anorexia nervosa (AN), foi evidenciada a mortalidade de 5,86%, a maior entre os transtornos alimentares, sendo 20% desses óbitos causados por suicídio[2].

Neste capítulo, abordaremos a história dos transtornos alimentares, os critérios que guiam o psiquiatra na definição do diagnóstico, suas características psicopatológicas e importantes pontos do exame psíquico a serem observados. Além disso, serão comentados conceitos da psicopatologia fenomenológica que contribuirão para uma compreensão mais profunda da vivência do indivíduo com transtorno alimentar. Em razão de suas particularidades e importância clínica, daremos ênfase à bulimia nervosa (BN) e, principalmente, à anorexia nervosa.

HISTÓRIA PSICOPATOLÓGICA DO TRANSTORNO

A prática do jejum autoimposto é antiga na história da humanidade. Na antiguidade, nas culturas grega e egípcia, o jejum voluntário – ou seja, a negação do prazer de comer – era usado como meio de penitência e purificação, com o objetivo de expiar transgressões anteriores e provar a devoção aos deuses ou como meio de súplica a eles.

Na cultura oriental, o jejum prolongado faz parte das práticas ascéticas. O objetivo destas é renunciar aos desejos e necessidades corporais, uma vez que estes são entendidos como fonte do mal, sendo preciso resistir para preservar a pureza da alma, que está temporariamente aprisionada no mundo material corporal[3]. Entre os séculos XIII e XVII, há relatos de jejum autoimposto em mulheres no que ficou cunhado como "santas anoréxicas". A apresentação se assemelha ao que atualmente temos por anorexia nervosa, no que diz respeito à abstenção da alimentação e busca da perfeição, porém em um contexto sociocultural muito diferente[4].

O caso mais famoso é o da Santa Catharina de Siena. Catharina nasceu em 1347, aos 6 anos relatou ter visto cristo e, aos 7 anos, fez um voto de virgindade perpétua. Durante a infância, presenciou o comportamento de recusa alimentar de sua irmã, que protestava contra o mau comportamento de seu marido. Aos 15 anos, essa irmã morreu e, a partir de então, Catharina passou a diminuir a alimentação e a dispor de muito tempo orando. Nessa época, seus pais passaram a procurar um marido para ela, ao que Catharina respondeu com aumento das práticas ascéticas e religiosidade. Pouco após, a irmã mais nova também faleceu e Catharina aumentou as práticas meditativas, passou a se flagelar imitando a paixão de Cristo e confrontou a família com seu desejo de se tornar freira. Ela comia muito pouco e se forçava a vomitar o ingerido. Porém, passava muitas horas ajudando aos outros e teve uma importante contribuição histórica por ter tido influência para retomar o papado de Avignon a Roma. Ela faleceu em consequência da desnutrição aos 32 anos[3,4].

Os primeiros relatos isolados na literatura médica se devem a Richard Morton, em 1689, e Robert Whytt, em 1764. A descrição completa do que atualmente temos por anorexia nervosa se deu quase de forma concomitante por Gull (1874) e Laségue (1873). Subsequentemente, o interesse por tal condição aumentou e, em 1888, o Lancet incluiu dez relatos desse transtorno. Nesse momento, a condição era entendida como psíquica e não orgânica. Em 1914, Simmonds postulou que a anorexia nervosa seria um distúrbio pituitário. A partir da década de 1930, a etiologia psíquica da anorexia nervosa passou a ser consolidada, sendo alvo do aumento do interesse psicanalítico pelo tema[5,6].

ATUAL CRITÉRIO DIAGNÓSTICO PELO DSM-5 E CID-11

O DSM-5 (APA)[7] conceitua os transtornos alimentares como perturbações persistentes relacionadas à alimentação ou a comportamentos ligados à alimentação que comprometem a ingesta ou absorção dos alimentos e que trazem prejuízos físicos e psicossociais. O manual organiza os transtornos alimentares em um capítulo exclusivo, com os seguintes diagnósticos: pica, transtorno de ruminação, transtorno alimentar restritivo/evitativo, anorexia nervosa, bulimia nervosa, transtorno de compulsão alimentar, outro transtorno alimentar especificado e transtorno alimentar não especificado.

A classificação diagnóstica para anorexia nervosa, bulimia nervosa, transtorno de compulsão alimentar, transtorno de ruminação e transtorno alimentar restritivo/evitativo é mutuamente excludente, ou seja, um indivíduo não pode apresentar mais de um diagnóstico desses transtornos de forma concomitante.

Já a CID-11 define os transtornos alimentares como os que envolvem comportamentos alimentares anormais, que não são explicados por outras condições clínicas, não são apropriados a uma fase do desenvolvimento ou sancionados culturalmente. Além disso, traz como mudança, em relação à sua edição anterior (CID-10), a modificação da nomenclatura do grupo. Este, que anteriormente era chamado de "transtornos da alimentação", passa a ser chamado de "*feeding or eating disorders*" – transtornos da ingesta alimentar ou alimentares (tradução livre).

Nos transtornos da ingesta alimentar não há uma preocupação com o peso ou imagem corporal, o que é característico na pica, no transtorno alimentar restritivo/evitativo e no transtorno de ruminação/regurgitação. Em contrapartida, os transtornos alimentares (*eating disorders*) incluem aqueles em que as preocupações com o peso e imagem corporal são proeminentes, como a anorexia nervosa e a bulimia nervosa.

Anorexia nervosa

Quadro 1 Anorexia nervosa – critérios diagnósticos DSM-5

A. Restrição da ingesta calórica em relação às necessidades, levando a um peso corporal significativamente baixo no contexto de idade, gênero, trajetória do desenvolvimento e saúde física. Peso significativamente baixo é definido como um peso inferior ao mínimo normal ou, no caso de crianças e adolescentes, menor do que o minimamente esperado.
B. Medo intenso de ganhar peso ou de engordar, ou comportamento persistente que interfere no ganho de peso, mesmo estando com peso significativamente baixo.
C. Perturbação no modo como o próprio peso ou a forma corporal são vivenciados, influência indevida do peso ou da forma corporal na autoavaliação ou ausência persistente de reconhecimento da gravidade do baixo peso corporal atual.
Determinar o subtipo: • Tipo restritivo • Tipo compulsão alimentar purgativa
Especificar se: • Em remissão parcial: depois de terem sido preenchidos previamente todos os critérios para anorexia nervosa, o critério A (baixo peso corporal) não foi mais satisfeito por um período sustentado, porém, ou o critério B (medo intenso de ganhar peso ou de engordar ou comportamento que interfere no ganho de peso), ou o critério C (perturbações na autopercepção do peso e da forma) ainda está presente. • Em remissão completa: depois de terem sido satisfeitos previamente todos os critérios para anorexia nervosa, mais nenhum deles foi satisfeito por um período sustentado.
Especificar a gravidade atual: O nível mínimo de gravidade baseia-se, em adultos, no índice de massa corporal (IMC) atual ou, para crianças e adolescentes, no percentil do IMC. Os intervalos a seguir são derivados das categorias da Organização Mundial da Saúde para baixo peso em adultos; para crianças e adolescentes, os percentis do IMC correspondentes devem ser usados. O nível de gravidade pode ser aumentado de maneira a refletir sintomas clínicos, o grau de incapacidade funcional e a necessidade de supervisão. • Leve: IMC $\geq$ 17 kg/m^2 • Moderada: IMC 16-16,99 kg/m^2 • Grave: IMC 15-15,99 kg/m^2 • Extrema: IMC < 15 kg/m^2

Fonte: adaptado de American Psychiatric Association, 2013[7].

O diagnóstico de anorexia nervosa pelo DSM-5 (307.1) compreende três critérios essenciais: restrição da ingesta calórica de forma duradoura; medo intenso de ganhar peso ou comportamento que interfere no ganho de peso; e perturbação na forma de perceber seu próprio peso e imagem corporal. Para o critério A, é necessário que o peso esteja significantemente baixo (inferior à faixa mínima normal para a idade). Há uma dificuldade em se estabelecer o peso adequado, uma vez que ele varia de acordo com cada indivíduo, dessa forma, o valor do índice de massa corporal (IMC) passa a ser uma medida útil para essa avaliação. O valor considerado adequado de acordo com a Organização Mundial da Saúde (OMS) e Centros de Controle e Prevenção de Doenças (CDC) para a maioria dos adultos é de 18,5 kg/m².

O medo intenso de ganho de peso, necessário para o preenchimento do critério B, não só não é aliviado como também aumenta conforme o paciente perde peso. Além do medo acerca do peso, a vivência do indivíduo em relação ao seu corpo encontra-se distorcida (critério C).

Os subtipos de anorexia nervosa, com compulsão alimentar purgativa ou restritiva, podem variar durante o curso do transtorno, portanto a descrição deverá ser feita com base na sintomatologia atual.

Na CID-11, a anorexia nervosa (6B80) é dividida de acordo com o peso corporal: anorexia nervosa com peso corporal significativamente baixo (6B80.0), com peso corporal perigosamente baixo (6B80.1) e em recuperação com peso corporal normal (6B80.2). Além disso, traz os especificadores para padrões restritivo e de compulsão e purgação alimentar.

Bulimia nervosa

Quadro 2   Bulimia nervosa – critérios diagnósticos DSM-5

A. Episódios recorrentes de compulsão alimentar. Um episódio de compulsão alimentar é caracterizado pelos seguintes aspectos:
1. Ingestão, em um período de tempo determinado (p. ex., dentro de cada período de duas horas), de uma quantidade de alimento definitivamente maior do que a maioria dos indivíduos consumiria no mesmo período sob circunstâncias semelhantes.
2. Sensação de falta de controle sobre a ingestão durante o episódio (p. ex., sentimento de não conseguir parar de comer ou controlar o que e o quanto se está ingerindo).

B. Comportamentos compensatórios inapropriados recorrentes a fim de impedir o ganho de peso, como vômitos autoinduzidos; uso indevido de laxantes, diuréticos ou outros medicamentos; jejum; ou exercício em excesso.

C. A compulsão alimentar e os comportamentos compensatórios inapropriados ocorrem, em média, no mínimo uma vez por semana durante três meses.

D. A autoavaliação é indevidamente influenciada pela forma e peso corporais.

E. A perturbação não ocorre exclusivamente durante episódios de anorexia nervosa.

Fonte: adaptado de American Psychiatric Association, 2013[7].

Segundo o DSM-5 (307.51) e a CID-11 (6B81), a bulimia nervosa é caracterizada por episódios recorrentes de compulsão alimentar associados a comportamentos compensatórios inapropriados para impedir o ganho de peso e presença de autoavaliação fortemente influenciada pela forma e pelo peso corporais. Na bulimia nervosa, o indivíduo não está significativamente abaixo do peso e, portanto, não atende aos requisitos para o diagnóstico de anorexia nervosa.

O EXAME PSÍQUICO DOS TRANSTORNOS ALIMENTARES

O exame psíquico de indivíduos com transtorno alimentar varia de acordo com a apresentação e duração do transtorno, idade, ambiente familiar, estado nutricional e associação com outros transtornos psiquiátricos comórbidos.

Alterações da consciência

Alterações do nível de consciência podem ser encontradas em pacientes com anorexia nervosa e são consequência de estados de desnutrição, desidratação e distúrbios eletrolíticos. Episódios de síncope ou estados epilépticos podem estar associados[8,9].

Alterações da atenção e memória

Atenção e memória podem estar prejudicadas em estados de desnutrição[9].

Alterações formais do pensamento

Na anorexia nervosa e na bulimia nervosa, há um medo intenso de ganho de peso, que se apresenta principalmente como ideia supervalorizada, uma vez que se trata de convicção intrusiva, persistente e relacionada ao afeto[10]. Essa alteração no AMDP encontra-se nos achados adicionais da exploração psíquica, mas a colocamos aqui, pois essa convicção pode se apresentar também na forma de ideação delirante, quando o indivíduo perde o juízo de realidade.

Temores, medos e obsessões

O pensamento central tanto da anorexia nervosa quanto da bulimia nervosa é o medo de ganho de peso. O pensamento predominante se dá em torno de comida e de temas associados a esta, podendo ocorrer de forma obsessiva. Na anorexia nervosa, o medo de perda de controle em relação à alimentação frequentemente extrapola para diversos campos da vida. Muitos tentam controlar os membros da família em suas atividades e em sua rotina alimentar. Obsessões por organização e limpeza costumam estar presentes, podendo haver rituais obsessivos-compulsivos acerca da mastigação e da alimentação, além de rituais de checagem corporal. Obsessões acerca do rendimento escolar ou produtividade acadêmica também são frequentes nesse transtorno.

Alterações da sensopercepção

Alterações sensoperceptivas não costumam estar presentes em indivíduos com transtornos alimentares. Raramente podem ocorrer em contexto de confusão mental[9], ou podem estar associadas a transtornos psicóticos ou de personalidade comórbidos.

A distorção de imagem corporal não ocorre em nível sensoperceptivo, já que os indivíduos estimam tamanhos de objeto de forma acurada e não superestimam as medidas de outras pessoas como as suas próprias[10]. A distorção de imagem corporal será abordada no item consciência do eu.

Alterações da consciência do eu

Alterações da consciência do eu em seu aspecto corporal têm papel fundamental no transtorno alimentar e o valor emocional do corpo influencia de forma intensa os pensamentos e afetos do indivíduo. A anormalidade do *self* e da imagem corporal é universal nos transtornos alimentares. No AMDP, essa alteração encontra-se nos achados adicionais da exploração psíquica, mas em decorrência da relação intrínseca com a alteração da consciência do eu, opta-se por colocá-la aqui.

A distorção da imagem corporal, que surge no contexto da alteração da consciência do corpo, ocorre de forma predominante na anorexia nervosa e apresenta relação inversamente proporcional ao peso; quanto menor o peso corporal, maior o grau de distorção de imagem corporal. O inverso também pode ser observado conforme o indivíduo recupera seu peso, principalmente se isso ocorrer de maneira gradual[10].

Alterações da afetividade

Nos transtornos alimentares, é frequente a presença de alexitimia, hipotimia, disforia, irritabilidade, raiva e labilidade afetiva. Esses afetos ocorrem tanto na anorexia nervosa quanto na bulimia nervosa, porém são muito característicos em indivíduos com baixo peso. Os afetos podem servir como gatilhos para episódios de compulsão alimentar. Após esses episódios, surgem sentimentos de culpa e vergonha.

Apesar do predomínio de afetos negativos, pode haver momentos nos quais os indivíduos experienciam sentimentos de triunfo por estarem conseguindo manter seu baixo peso[10].

Alterações do impulso e psicomotricidade

Frequentemente, ocorre um controle intenso sobre o comportamento que é alternado entre períodos de controle extremo e de descontrole e impulsividade. Tanto na anorexia nervosa quanto na bulimia nervosa tal alternância pode ser observada, contudo há uma maior frequência e intensidade de impulsividade em bulímicos, e de excesso de controle nos anoréticos.

Os comportamentos impulsivos que são observados nesses pacientes são a compulsão alimentar, abuso de álcool ou estimulantes, automutilação e também episódios de furto (predominantemente itens alimentícios). O uso de métodos purgativos pode ocorrer de forma impulsiva ou planejada.

Outras alterações e achados somáticos

Alterações do comportamento

- Acumulação: pode ocorrer na anorexia nervosa, geralmente estoques de alimentos ou pequenas quantidades das refeições espalhadas pela casa, ao invés de serem ingeridas ou descartadas.
- Isolamento social: indivíduos alimentam-se sozinhos e costumam evitar eventos sociais, o que ocorre frequentemente como forma de evitar contato com a comida. Os relacionamentos interpessoais são escassos e conflituosos.
- Suicídio: risco alto nos transtornos alimentares. Na anorexia nervosa, há um risco de 12:100 mil ao ano[7].

Aparência física

Na anorexia nervosa, o dado mais marcante da aparência é a emaciação, podendo assumir uma apresentação esquelética. Roupas escuras e largas costumam ser usadas. Pode haver edema de tornozelos, lanugo, coloração amarelada da pele. Na bulimia nervosa, há uma instabilidade do peso, alternando entre eutrofia e sobrepeso. Em indivíduos que autoinduzem vômitos, pode haver hipertrofia das glândulas salivares ou parótidas, alterações do esmalte dentário e/ou presença de calosidades no dorso das mãos[7].

PSICOPATOLOGIA DO TRANSTORNO EM SUAS CARACTERÍSTICAS FUNDAMENTAIS

Vinheta 1

"Anorexia é uma voz na sua cabeça te dizendo o que fazer. É como se fosse sua melhor amiga, no começo te dizendo que você é bonita e tem talento e potencial, mas não é suficiente. É algo que te traz atenção de um jeito negativo e positivo. Ao mesmo tempo a anorexia te dá o sentimento de controle, porém você não tem o controle de nada. Anorexia tem a ver com problemas emocionais e familiares. Quando você não consegue controlar o mundo de fora, você controla o mundo de dentro." (HDA)

Vinheta 2

"Meu corpo é o reflexo de tudo o que eu sinto. Me cobro muito das coisas e inclusive do meu corpo, ele nunca é o suficiente: ou está muito magro ou muito gordo. E mesmo quando está magro, quero emagrecer mais para me sentir melhor, porque pelo menos um ponto na minha vida está certo ("o corpo está perfeito"). Sempre falo para mim mesma "vou emagrecer para comer mais depois". Mas não, não é assim, não consigo parar. Por conta da desnutrição começo a brigar com tudo e com todos. Meus amigos começam a me achar estranha e se afastam, então me fecho e fico cada dia mais triste e desmotivada". (MLAA)

Vinheta 3

"Já ouvi muitas metáforas sobre a anorexia, mas a melhor imagem que me vem à mente é a de engolir uma bexiga vazia, que você vai enchendo ao longo do tempo com medos, frustrações e angústias... Até que a bexiga fica enorme, muito desconfortável. Vão dizer que você está vivendo de vento quando, na verdade, o que mais te falta é ar. A bexiga vira um balão rígido, desnutritivo e tóxico, contendo grandes doses de caos, como no "Jardim das delícias", de Bosch, cheio de desejos escondidos. No corpo o que fica revelado é a culpa, como se fosse o inverso do filme e o inverso do vazio também. A culpa não é gasosa – com toda licença químico-poética –, a culpa é sólida como gordura. E é aí que entram as brigas com os espelhos e com as pessoas que olham e nada veem, além de pele e osso, também sólidos. É nessa redoma de concreto que a anoréxica quebra a cabeça com contas malucas e números aleatórios. É onde habita a teimosia, a cegueira e o medo de perder o controle da vida. É ela que pesa, infértil. Vai perdê-lo, claro, em algum momento e de alguma forma... Na maioria das vezes, líquida, a que se esvai em lágrimas e fome, em sangue e cortes, em urina e diuréticos, fezes e laxantes." (NB)

Vinheta 4

"A anorexia não é apenas a necessidade de se encaixar em padrões de beleza, parar de comer e perder peso. Primeiramente são esses os sinais visíveis pelas pessoas ao redor, mas há muito mais por trás. Com a perda de peso é comum vir o mau humor e irritação, os quais vão afetar os relacionamentos. Apesar disso, os pacientes não conseguem perceber o que estão perdendo de bom, pois estão obcecados por um número na balança e a imagem no espelho; a vida deles está passando enquanto estão em busca de um objetivo que nunca vai deixá-los satisfeitos. Com uma análise mais crítica de um caso, é possível ligar pontos e perceber que a perda de peso não foi apenas uma vontade de emagrecer, mas também uma maneira de manifestar outros sentimentos. Não comer foi um jeito que o paciente encontrou de conseguir acabar com os seus problemas. Por isso, às vezes é tão difícil convencê-los de que aquilo é ruim, pois para eles todas as questões difíceis vão se juntar na comida, ela vai se tornar a inimiga. Assim, vai ser possível "controlar" tudo na visão da pessoa, e aqui está o problema: a voz da anorexia não vai parar enquanto o paciente não perceber que ela piora a situação em volta." (MAB)

Para examinarmos as características centrais na anorexia nervosa, é importante olhar para a apresentação típica do desenvolvimento do transtorno.

Não existe uma única causa responsável pelo transtorno, mas sua gênese é multifatorial. Uma maneira de compreensão é por meio da divisão dos fatores associados entre predisponentes, precipitantes e perpetuantes do quadro.

Estes podem ser resumidos de acordo com a Figura 1.

Os fatores predisponentes são aqueles que conferem aumento de risco para o desenvolvimento do transtorno. Os precipitantes, aqueles que, no indivíduo com propensão a adoecer, funcionam como gatilho para o início do quadro. Já os perpetuantes são os que mantêm a psicopatologia atuando[11].

A idade de início da anorexia nervosa é comumente durante a adolescência[12]. Nessa fase, o corpo, que até então, em seu formato infantil, não apresentava peculiaridades marcantes entre os diferentes indivíduos, passa por um processo de transição, por meio do desenvolvimento dos caracteres sexuais secundários. Essas mudanças levam o corpo a ser exposto aos olhares do próprio indivíduo e dos outros de uma nova maneira.

A adolescência é também um momento de grande tracionamento psíquico, uma vez que convoca o sujeito para a formação de identidade, reconfiguração do vínculo com os pais, com maior busca pelo vínculo com os pares e a necessi-

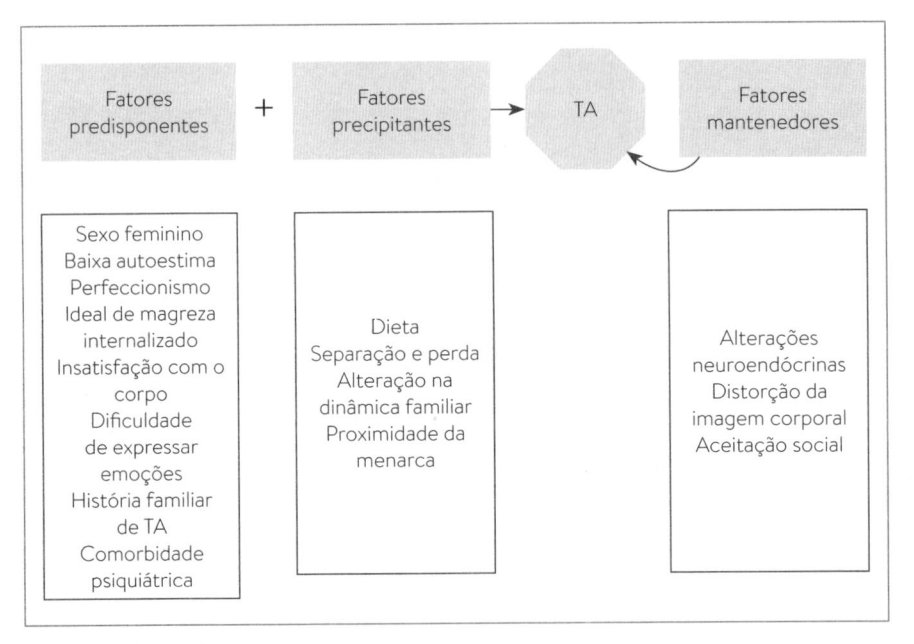

Figura 1 Anorexia nervosa.

dade de sentir-se pertencente, e também ocorre nesse período o afloramento da sexualidade. Além disso, é um período no qual as emoções são experienciadas com especial intensidade. Dessa forma, nessa fase, a imagem corporal adquire um importante significado, podendo ser motivo para emoções e sentimentos de valências positivas, como o orgulho, o contentamento, o sentir-se valorizado pelos pares pelos atributos corporais; ou negativas, como a vergonha, o nojo, sentimentos de insuficiência, entre outros[13].

A abertura do quadro se dá nessa junção de fatores, em um momento de transição tanto do corpo quanto da forma de estar no mundo (infância rumo à adolescência), convocando o sujeito para a adaptação e solucionamento de novas demandas.

Como mostrado na Figura 1, indivíduos que apresentam maior risco para o desenvolvimento do transtorno são os do sexo feminino, com baixa autoestima, traços acentuados de perfeccionismo e autocobrança, ideal de magreza internalizado, histórico familiar positivo para transtorno alimentar, que têm atividades em que o corpo está em foco (bailarinas, patinadores, ginastas etc.) e dificuldades de lidar com as emoções[11,14-17].

Acima desse perfil variável de combinação de fatores de risco, advêm situações que colocam o indivíduo sob um aumento do estresse, como, por exemplo, situações diversas que pressionam por um ideal de magreza, insatisfação corporal, provocações a respeito da imagem corporal; relações familiares insatisfatórias; experiência de *bullying*/rejeição; chegada da menarca etc., funcionando como fatores precipitantes[15,18,19].

Nesse contexto, o ponto de partida é a insatisfação do indivíduo com a sua imagem corporal, dando início a uma dieta. O paciente começa a perder peso, tem um grande contentamento com sua conquista (sente-se capaz e, em muitos casos, é reforçado pelo ambiente cultural), porém mesmo atingindo a "meta original", esta passa a ser insuficiente. Quando ela é atingida, uma nova "meta" é novamente posta e a dieta não tem fim. Não importa a quantidade de peso perdida, a experiência que o paciente apresenta é de que o corpo nunca está magro/perfeito o suficiente. O quadro consolida-se nessa busca incessante pelo controle do corpo e da alimentação (seja por meio da restrição progressiva da ingesta calórica, chegando a dias com ausência de alimentação, seja com movimentação/atividades físicas extenuantes ou métodos purgativos – uso de laxantes, diuréticos etc.).

A expressão completa do quadro altera o campo vivencial do paciente. A forma de ele experienciar o próprio corpo torna-se transtornada, passando a haver distorção da imagem corporal (o paciente vivencia negativamente o corpo como tendo dimensões maiores do que as objetivas). Além disso, o corpo inadequado passa a ocupar o centro do campo vivencial, passando a exercer papel de protagonista da consciência, deixando todos os outros temas de interesse em segundo plano.

O conteúdo do pensamento passa a girar em torno das preocupações com esse corpo "gordo": preocupações em grande parte do dia a respeito da alimentação; contagem incessante de calorias; medo intenso de ganhar peso e de determinadas categorias de alimentos etc. O paciente passa a estar tomado afetivamente por tais preocupações, podendo ter ideias deliroides, como, por exemplo, que a comida se transforma imediatamente em gordura corporal.

Na esfera dos comportamentos, essa predominância de preocupações também é notada pelas escolhas de vestimentas largas que escondem o corpo; padrões de comportamento ritualizado durante as refeições; estocagem de comida; abandono de atividades sociais para evitar comer com outros etc.

A socialização passa a ser comprometida, tanto na esfera familiar – os pacientes passam a não mais comer com a família e fazem grandes esforços para que ninguém perceba sua diminuição da ingesta e emagrecimento intenso – quanto em relação aos pares, ocasionando um isolamento social progressivo.

As demais áreas de interesse do paciente ficam borradas pela experiência predominante da alteração da vivência corporal, uma vez que todos os esforços estão concentrados nesse controle. A necessidade de controle do corpo nos formatos ideais (porém sempre insuficientes na percepção do paciente) é imperativa. O perfeccionismo e a autocobrança presentes previamente no paciente permitem que esse controle seja feito com rigidez. Quando o controle cede, pode-se encontrar episódios de compulsão alimentar, suscitando grande sentimento de culpa, e os episódios de compulsão podem ser seguidos ou não de episódios purgativos.

A perda ponderal importante acarreta estados de desnutrição, o que pode se refletir também em alterações do humor, tornando-se disfórico ou hipotímico; alterações cognitivas, como dificuldade de focar a atenção; piora dos ciclos de sono-vigília; diminuição da libido. A volição pode estar prejudicada, uma vez que está voltada em sua maior parte para o controle do corpo. Além disso, os rituais de checagem corporal (medição constante de partes do corpo com parâmetros criados pelo paciente – p. ex., conferir os diâmetros do braço e da cintura por meio de objetos, roupas ideais etc.) são constantes.

A atitude do paciente com anorexia nervosa é egossintônica, ou seja, ele não vê a doença como um problema, mas está de acordo com ela. O desejo pelo corpo perfeito e as atitudes em direção a esse ideal não atingível são tidos como válidos e o rígido controle sobre o corpo confere uma sensação de potência aos pacientes – que, em muitos sentidos, sentem-se impotentes para solucionar conflitos/problemas nas outras esferas de suas vidas[20]. Nesse aspecto, a procura pelo serviço de saúde é feita, em geral, pelos familiares.

Em relação à bulimia nervosa, o quadro psicopatológico difere em alguns pontos.

Em relação à idade de início, o quadro completo de bulimia nervosa tende a aparecer um pouco depois, com pico de incidência entre 17 e 18 anos[21].

Em relação à imagem corporal para o diagnóstico, segundo o DSM, não é preciso haver uma vivência corporal transtornada como na anorexia, em que há a distorção da imagem corporal (DSM-5). Porém, os pacientes apresentam insatisfação com a imagem corporal, que motiva os comportamentos alimentares disfuncionais.

A preocupação com o ganho de peso também é um aspecto central, embora sem o mesmo caráter rígido e obsessivo encontrado na anorexia. Dessa forma, os comportamentos em relação à perda de peso não têm o mesmo alcance e o paciente não se encontra abaixo do peso esperado para a faixa etária e sexo.

O início do quadro pode ser semelhante ao da anorexia – a insatisfação da imagem corporal levando a uma dieta restritiva – ou a partir de episódios de compulsão alimentar[22], sendo os estressores emocionais gatilhos importantes para a ocorrência destes[20]. Os pacientes experimentam os episódios de compulsão alimentar usualmente com sentimento exacerbado de culpa, uma vez que apresentam grande insatisfação com a imagem corporal e tais episódios acarretariam possivelmente ganho de peso. Dessa forma, os comportamentos purgativos aparecem com a finalidade de evitar que isso ocorra. A restrição alimentar também se segue a tais episódios com a mesma finalidade. Porém, a diminuição da ingesta calórica, associada a estressores emocionais, funciona também como gatilho para novos episódios de descontrole e compulsão alimentar. Essa é a configuração do ciclo da bulimia nervosa (Figura 2).

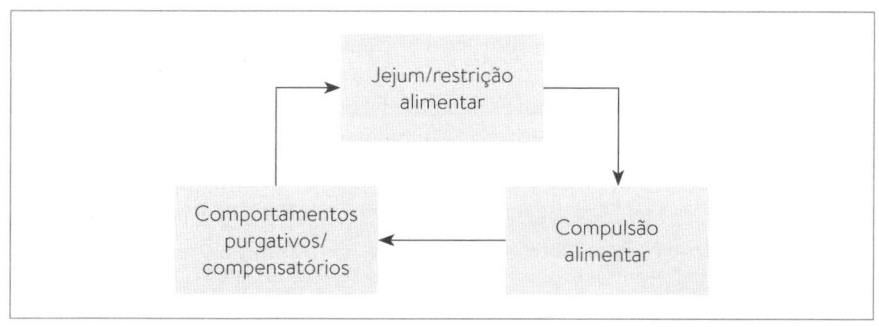

Figura 2 Ciclo da bulimia.

Ao contrário da anorexia nervosa, em que o paciente é egossintônico com a doença, na bulimia nervosa, o ciclo de compulsões e purgações gera emoções de valência negativa, o que geralmente impulsiona o paciente a desejar ajuda profissional.

Cabe salientar que os pacientes com transtornos alimentares podem funcionar dentro de uma migração entre os diferentes diagnósticos categoriais, como em um *continuum* dimensional. Há um cruzamento frequente entre anorexia nervosa e bulimia nervosa e entre bulimia nervosa e transtorno da compulsão alimentar (TCA)[23,24], mas infrequente entre AN e TCA[25].

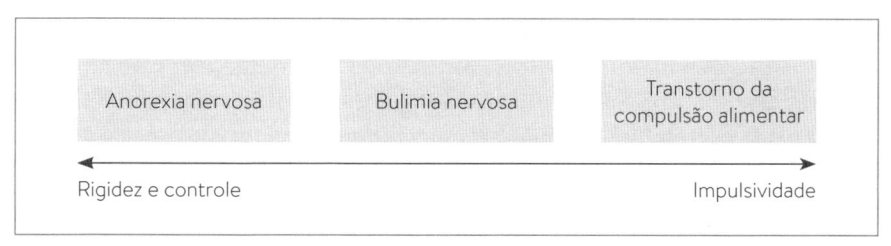

Figura 3 Fatores de risco para o desenvolvimento de anorexia nervosa, bulimia nervosa e transtorno da compulsão alimentar.

Hilbert et al.[22], em estudo que comparou os fatores de risco para o desenvolvimento de AN, BN e TCA, acharam que perfeccionismo estava associado ao desenvolvimento de anorexia nervosa, enquanto traços que representam uma impulsividade temperamental (abuso de substâncias, problemas de conduta, história de gestação), além de obesidade infantil, família com padrão hiperfágico e histórico de *bullying* indicavam maior risco para o desenvolvimento de TCA. Em relação à bulimia nervosa, os fatores de risco para tal transtorno eram compartilhados tanto por indivíduos com AN quanto por aqueles com TCA. Os resultados sugerem que a anorexia nervosa e o transtorno da compulsão alimentar são distintos em termos de fatores de risco, enquanto a BN ocupa uma posição intermediária, apresentando fatores de risco em comum tanto para AN quanto para TCA[22].

ANOREXIA NERVOSA COMO UM DESBALANÇO ENTRE CORPO-SUJEITO E CORPO-OBJETO

Para uma tentativa de compreensão psicopatológica da anorexia nervosa, o conceito de corporeidade deve ser esmiuçado. Na tradição fenomenológica, existem duas palavras que traduzem concepções diferentes para a palavra corpo: "*leib*" e "*korper*".

Por "*leib*", entende-se o corpo como o nosso veículo de ser no mundo. É o corpo que sente, que tem desejos, que vive as experiências e as integra, o corpo pelo qual somos sujeitos no mundo. Por meio desse corpo temos experiências de primeira pessoa (a partir de uma perspectiva "de dentro"), estamos imersos no mundo e atuamos nele. É o "corpo que eu sou", o corpo-sujeito. É por meio de nosso corpo-sujeito que nos conectamos ao mundo. É ele quem sente, que está sintonizado às situações cotidianas e ressoa a partir delas. As emoções são sentidas por meio desse corpo: "o frio na barriga", o "aperto no peito", o "nó na garganta" são expressões corriqueiras que exemplificam isso.

Por "*korper*", entende-se o corpo físico, o corpo que percebemos ao focar a atenção sobre ele. O corpo material, que é o objeto da minha percepção. É o "corpo que tenho", ou seja, o corpo-objeto[26].

Em situações não patológicas, o sujeito experimenta esses dois modos de vivenciar o corpo, alternando-se naturalmente diante das situações. Na maior parte do tempo, o corpo é vivenciado na característica de corpo-sujeito. Durante a realização das atividades cotidianas, a percepção do corpo não se faz no plano de frente de nossa consciência, mas permanece ao fundo, sendo o veículo que permite a vivência das experiências, estas sim no papel de protagonistas da consciência. Não nos atentamos para onde está cada parte de nosso corpo, qual tamanho elas têm etc. quando estamos, por exemplo, assistindo a uma aula ou conversando com amigos. A percepção do corpo-objeto se dá, por outro lado, em vigência de dor: focamos a atenção naquela parte dolorida em evidência. Outra situação em que o corpo é experimentado como corpo-objeto é quando temos a percepção de que ele está sendo olhado por outros, pois adotamos a perspectiva do observador e experimentamos o corpo visto "de fora".

A vivência corporal do paciente com anorexia é um dos pontos centrais em sua manifestação psicopatológica. Se na vivência não patológica existe essa alternância entre experimentar o corpo como corpo-sujeito e corpo-objeto, na anorexia nervosa, o pêndulo pesa a favor da vivência de corpo-objeto. Nesse sentido, o corpo que deveria ser o veículo que abre possibilidades do ser-no--mundo passa a atuar primordialmente como objeto protagonista no campo atencional da consciência.

Gaete postula que essa reificação do corpo na vivência de corpo-objeto seria resultado de um mecanismo de defesa inconsciente dos pacientes, que visa suprimir as emoções, uma vez que o corpo-sujeito é o meio da vida afetiva[27].

As emoções são caracterizadas pela intencionalidade, ou seja, elas conectam o sujeito ao mundo, criando um campo de significados para as situações. É por meio das emoções que o sujeito se atenta para características salientes de uma determinada situação e lhes dá significado e colorido. As emoções nos indicam o que é atraente/repulsivo; o que é interessante/entediante; o que nos faz sentir vergonha/orgulho etc. O corpo-sujeito funciona como uma caixa de ressonância, ou seja, ele se sintoniza com as situações, vibrando de acordo com o que essa situação nos convoca. Essa ressonância corporal tem dois componentes: o ser afetado/tocado e a tendência à ação frente ao que se sentiu (p. ex., no medo, o coração acelera, a musculatura se contrai e o movimento potencial convocado é de fugir)[28].

Nesse sentido, o corpo-sujeito que sente e ressoa conforme as circunstâncias do mundo passa a se tornar insustentável para tais pacientes. Por meio da objetificação corporal, os pacientes suprimem a ressonância corporal do corpo-sujeito, reprimindo os afetos. Portanto, tamanho, peso e forma do corpo passam a ser os aspectos mais salientes, nos quais os pacientes focam a sua atenção ao invés de lidar com as manifestações dinâmicas das experiências corporais emocionais. A desnutrição contribui para o anestesiamento das sensações corporais. Além disso, o corpo objetificado é passível de controle, enquanto o corpo que sente não o é. Como visto em todas as vinhetas anteriormente, o controle das emoções por meio da restrição alimentar é um ponto-chave da experiência dos pacientes.

Porém, a reificação do corpo-sujeito tem um preço. Se é pelas emoções que o sujeito se liga ao mundo criando um campo de significações e valores, não sentir dificulta que o paciente se ligue às outras esferas da vida, acarretando um distanciamento das situações e das pessoas e uma necessidade cada vez maior de se apoiar no controle do corpo[27].

A alexitimia, definida como uma dificuldade em identificar e descrever sentimentos e emoções, é um traço comum na anorexia nervosa, tanto na população adolescente quanto na adulta, e tem impacto no curso e na manutenção do quadro.

Outros autores também corroboram a hipótese anterior, sugerindo que, na anorexia nervosa, a alexitimia não seria uma dificuldade primária de reconhecimento emocional, mas sim uma forma de evitar/regular as experiências emocionais, especialmente aquelas de valência negativas, concentrando a atenção nas cognições relacionadas aos comportamentos alimentares, nos aspectos "controláveis" de uma situação como a ingesta calórica e nos comportamentos de verificação corporal[29,30].

Em relação à distorção da imagem corporal, a literatura psiquiátrica atual esmiúça o conceito usado no DSM-5 em duas dimensões: imagem e esquema corporais. Por imagem corporal, entende-se a representação conceitual cognitivo-afetiva do corpo, os pensamentos, sentimentos e atitudes que o indivíduo tem sobre o próprio corpo. O esquema corporal seria a dimensão perceptiva, a forma de sentir a ocupação espacial do corpo, a posição e configuração deste como um objeto volumétrico no espaço, sendo, portanto, crítico para a capacidade de guiar os movimentos corporais[31,32].

Há diferentes formas de se avaliar a distorção da imagem corporal, havendo métodos que a capturam, por exemplo, tarefas que solicitam aos participantes estimarem seu tamanho corporal a partir de fotos e vídeos ou escolherem imagens que representam o corpo ideal e métodos que abordam o esquema corporal. Nestes, os pacientes não expressam seus julgamentos em relação à sua própria imagem corporal em seu aspecto visual, mas são solicitados a fazer tarefas nas quais precisam usar o próprio esquema corporal. Por exemplo, os examinadores avaliam a maneira como os participantes passam por um espaço delimitado por duas estacas, com o objetivo de avaliar a percepção que possuem do tamanho do próprio corpo. Em uma metanálise recente, Molbert et al. mostram que ambas as dimensões estão afetadas em pacientes com transtornos alimentares[33]. Irvine et al., em estudo recente, mostram a relação entre a imagem e o esquema corporal em uma população de mulheres saudáveis, por meio de um experimento em que as mulheres precisavam estimar o menor tamanho de lacuna que conseguiriam passar com seu corpo. Os autores encontraram que a informação da imagem corporal e as atitudes em relação ao corpo eram usadas para fazer essas previsões. Verificou-se que a imagem corporal mediou negativamente o desempenho da tarefa apenas para as mulheres com elevada preocupação com sua imagem, atitudes negativas em relação ao corpo e baixa autoestima. Em tais mulheres, as informações proprioceptivas (egocêntricas) para a realização da tarefa foram afetadas pela saliência afetiva negativa da imagem corporal. Porém, quando precisavam estimar a passabilidade de objetos externos, por exemplo, uma bola, não havia prejuízo na realização da tarefa[34].

Do ponto de vista fenomenológico, podemos tentar entender a distorção da imagem corporal usando a vergonha como experiência paradigmática da vivência que o paciente com anorexia apresenta em relação ao seu próprio corpo[35].

Em uma metanálise sobre regulação emocional na anorexia nervosa, os autores acharam que tais pacientes apresentam maiores taxas de vergonha e culpa em relação aos controles[30]. A vergonha é uma emoção secundária que está intimamente vinculada ao olhar do outro. Ela surge no desenvolvimento infantil implicando uma autoavaliação, uma forma primitiva de julgamento. Sentir vergonha significa experimentar a sua insuficiência, a desaprovação, a crítica e o olhar punitivo do outro. A vergonha simboliza também a perda da inocência infantil no sentido moral. A criança aprende que ela não é apenas um corpo-sujeito, mas tem um corpo-objeto e precisa lidar com isso, não deve expô-lo em público, tendo, por exemplo, de cobri-lo com roupas ou esconder-se na hora de fazer as necessidades[36]. Na vergonha, o sujeito sente-se exposto em sua vulnerabilidade, deixando à mostra a todos o que deveria ser da esfera particular. Sob o julgamento do outro, o corpo ressoa corando, fica trêmulo, com coordenação motora alterada, perde a sua fluidez natural de ser corpo-sujeito e passa a percebê-lo como objeto; o sujeito volta a consciência para si mesmo, agindo de forma desajeitada. O movimento convocado ao sujeito envergonhado é de querer esconder aquilo que foi indevidamente desvelado. Dessa forma, a experiência que se tem em situações que suscitam vergonha, nesse caso especialmente a do corpo próprio, é que o corpo passa a ser o centro das atenções, alvo de escrutínio de todos os olhares. O corpo, assim exposto, é vivido como que expandido em relação à experiência cotidiana, parece ocupar maiores proporções no espaço, visto que está em maior evidência em razão do destaque negativo do julgamento do outro. Essa experiência de sentir o corpo como volumoso e estranho, em um sujeito que de antemão tem dificuldade em lidar com os afetos, é controlador e tem uma preocupação estética com o corpo, pode ser apresentada para a consciência como "sentir-se gordo"[35]. A estrutura fenomenológica da vergonha significa, portanto, que o corpo-sujeito apreendeu e internalizou o ser visto. A exposição como corpo-objeto diante do olhar do outro torna-se parte de seus sentimentos. Assim, pode-se dizer que a vergonha é o olhar incorporado do outro.

Como já posto, no quadro típico de desenvolvimento da anorexia nervosa, é comum que os pacientes relatem uma situação-gatilho na qual envergonharam-se de seu corpo[16,18]. A partir dessa situação é que decidem começar a dieta, que será o ponto de início do quadro psicopatológico. Essa experiência de vergonha corporal, em pacientes com baixa autoestima e dificuldades de lidar com as emoções, precipita uma cristalização de tal experiência em dois âmbitos, a saber, na imagem e no esquema corporal. Ou seja, o sujeito incorpora tanto a avaliação cognitivo-emocional negativa sobre sua imagem corporal, realizando um julgamento negativo de si mesmo, como a experiência do esquema corporal em sentir-se expandido em um corpo "gordo", exposto e vulnerável. Essa ideia foi também proposta por Riva em sua tese "Allocentric Lock Hypothesis", onde postulam que os indivíduos com anorexia nervosa não são mais capazes de atualizar informações perceptivas, egocêntricas sobre seu próprio corpo, e contam com uma representação alocêntrica armazenada e distorcida[37].

A cristalização dessa experiência convocaria, portanto, a tentativa incessante de reduzir tais dimensões corporais. Porém, nunca é o suficiente, pois não importa a quantidade de peso que o paciente perca, a experiência cristalizada é a do corpo "expandido", "gordo". Além disso, como visto nas vinhetas 2 e 4, a sensação de insuficiência é algo marcante na vivência de tais pacientes, sendo deslocada de outras esferas da vida para a experiência corporal.

Cabe relembrar que isso ocorre no contexto em que as emoções estão intoleráveis, levando a uma necessidade de anestesiar o corpo-sujeito a partir de uma repressão e deslocamento dos afetos. Por meio da vergonha, o corpo-que-sou passa a ser percebido como corpo-que-tenho. Essa vivência de objetificação, além de mecanismo de defesa contra as emoções, propicia também que o paciente assuma o controle do corpo-objeto com o intuito de se sentir seguro, sob controle de algo, quando as outras esferas são incontroláveis.

Essa soma de fatores ajuda a entender também por que o paciente é egossintônico. O que para a família e profissionais de saúde é um problema (os atos para controle do corpo e da alimentação), para o paciente é a forma de não ser tomado pelas emoções, de anestesiar-se diante delas e de sentir-se no controle dos problemas das outras áreas da vida.

Em relação às santas anoréxicas, podemos traçar um paralelo com a manifestação atual da anorexia nervosa pelo fenômeno da culpa. No livro *Gênesis*, da tradição judaico-cristã, a história de Adão e Eva no paraíso traz os conceitos de reflexão, vergonha e consciência intimamente conectados. A autoconsciência, bem como o conhecimento do bem e do mal emergem junto com a experiência de perceberem-se nus, que convoca a vergonha. A vergonha já carrega em si a semente da culpa. A vergonha torna-se culpa quando as normas sociais são internalizadas e a autocondenação prescinde da exposição ao olhar do outro. Isso pressupõe o desenvolvimento da capacidade de enxergar a si mesmo como originador dos próprios atos, de avaliá-los e se responsabilizar por eles. A culpa também é uma emoção secundária que emerge na infância, quando a criança encontra em seus atos a desaprovação dos pais, implicando uma sensação de perda momentânea do amor deles, podendo evocar uma sensação de paralisia e até aniquilação pelo medo do abandono. Se a vergonha "queima", a culpa "pesa", e o impacto do sentimento de culpa é duradouro. A pessoa culpada se sente oprimida pelo peso do ato que praticou no passado, a cabeça baixa, o peito pesado. O culpado rumina o evento de forma recorrente. Sentir-se culpado implica algo não resolvido ou irreparável do passado, resistindo à progressão natural da vida[36].

Como visto, os pacientes com anorexia experimentam mais sentimentos de culpa em relação aos controles saudáveis[30], ilustrado também pela vinheta 3. Assim como a culpa convoca uma paralisação do fluxo existencial da vida, fixando o sujeito no passado não resolvido por meio do controle alimentar e emagrecimento excessivo, as anoréxicas suprimem a transição natural para a vida adulta, uma vez que a menstruação cessa e o corpo mantém-se no âmbito infantil.

Além disso, como citado, o pecado inicial origina a ideia de vergonha, que é o germe da culpa. Nos contextos religiosos, o jejum voluntário era utilizado com o objetivo de purificação, de expiar transgressões anteriores. Santa Catharina de Siena recusa o casamento, mantém o voto de virgindade e exprime sua devoção a Deus por meio das práticas ascéticas[3,4].

CONSIDERAÇÕES FINAIS

Os transtornos alimentares são um grupo de variados transtornos que apresentam características fundamentalmente distintas entre si. No entanto, dois deles, a anorexia nervosa e a bulimia nervosa, apresentam características psicopatológicas peculiares que são de grande interesse para a prática clínica.

A compreensão da relação do indivíduo com seu corpo, pelo conceito de corpo-sujeito e corpo-objeto, auxilia a abordagem terapêutica em uma clínica ampliada, não restringindo os esforços apenas na supressão dos comportamentos alimentares inadequados, mas entendendo que tal vivência corporal transtornada diz respeito a uma tentativa disfuncional do paciente de adaptação no mundo.

📚 REFERÊNCIAS

1. Galmiche M, et al. Prevalence of eating disorders over the 2000-2018 period: a systematic literature review. Am J Clin Nutrition. 2019.
2. Smink FRE, Van Hoeken D, Hoek HW. Epidemiology of eating disorders: incidence, prevalence and mortality rates. Curr Psychiatry Rep. 2012.
3. Bemporad JR. Int J Eating Disord.1996;19(3):217-37.
4. Harris JC. Anorexia nervosa and anorexia mirabilis miss K. R – And St Catherine of Siena JAMA Psychiatry. 2014.
5. Pearce JMS. Richard Morton: origins of anorexia nervosa. Eur Neurol. 2004;52(4):191-2.
6. Parry-Jones WL. Archival exploration of anorexia nervosa. J Psychiatric Res. 1985;19(2-3):95-100.

7. American Psychiatric Association. DSM-5: Manual diagnóstico e estatístico de transtornos mentais. Porto Alegre: Artmed; 2013. p. 329-254.

8. Crisp AH. Anorexia Nervosa: Let Me Be. Hove: Lawrence Erlbaum; 1995. p. 3-19.

9. Dally P. Anorexia nervosa. London: William Heinemann; 1969.

10. Oyebode F. Sims' symptoms in the mind: An introduction to descriptive psychopathology. 6.ed. Edinburgh London New York Oxford Philadelphia St Louis Sydney Toronto: Elsevier; 2018. p. 123-124, 171-175, 207-210.

11. Morgan CM, Vecchiatti IR, Negrão AB. Etiologia dos transtornos alimentares: aspectos biológicos, psicológicos e sócio-culturais. Rev Bras Psiquiatria. 2002.

12. Zipfel S, et al. Anorexia nervosa: Aetiology, assessment, and treatment. The Lancet Psychiatry. 2015;2(12):1099111.

13. Fuchs T. The disappearing body: anorexia as a conflict of embodiment. Eat Weight Disord. 2021;0123456789.

14. Arcelus J, Witcomb GL, Mitchell A. Prevalence of eating disorders amongst dancers: a systemic review and meta-analysis. Eur Eating Disord Rev. 2014.

15. Machado BC, et al. Risk factors and antecedent life events in the development of anorexia nervosa: A Portuguese case-control study. Eur Eating Disord Rev. 2014;22(4):243-51.

16. Solmi M, et al. Risk factors for eating disorders: an umbrella review of published meta-analyses. Rev Bras Psiquiatria. 2021;43(3):314-23.

17. Keel PK, Forney KJ. Psychosocial risk factors for eating disorders. Int J Eating Disorders. 2013;46(5):433-9.

18. Chen A, Couturier J. Triggers for children and adolescents with anorexia nervosa: a retrospective chart review. J Can Acad Child Adolescent Psychiatry. 2019.

19. Scherer FC, et al. Imagem corporal em adolescentes: Associação com a maturação sexual e sintomas de transtornos alimentares. J Bras Psiquiatria. 2010.

20. Gagnon-Girouard MP, Chenel-Beaulieu MP, Aime A, et al. Psychological meanings of eating disorders and their association with symptoms, motivation toward treatment, and clinical evolution among outpatients. Eur J Psychol. 2019;15(2):367-79.

21. Stice E, Marti CN, Shaw H, et al. An 8-year longitudinal study of the natural history of threshold, subthreshold, and partial eating disorders from a community sample of adolescents. J Abnormal Psychol. 2009;118(3):587-97.

22. Hilbert A, Pike KM, Goldschmidt AB, et al. Risk factors across the eating disorders. Psychiatry Res. 2014;220(1-2):500-6.

23. Eddy KT, Dorer DJ, Franko DL, et al. Diagnostic crossover in anorexia nervosa and bulimia nervosa: Implications for DSM-V. Am J Psychiatry. 2008;165(2):245-50.

24. Stice E, Nathan Marti C, Rohde P. Prevalence, incidence, impairment, and course of the proposed DSM-5 eating disorder diagnoses in an 8-year prospective community study of young women. J Abnormal Psychol. 2013;122(2):445-57.

25. Fichter MM, Quadflieg N. Long-term stability of eating disorder diagnoses. Int J Eating Disord. 2007;40(Suppl):S61-6

26. Stanghellini G, Castellini G, Brogna P, et al. Identity and eating disorders (IDEA): a questionnaire evaluating identity and embodiment in eating disorder patients. Psychopathol. 2012;45(3):147-58.

27. Gaete MI. From body image to emotional bodily experience in eating disorders. J Phenomenol Psychol. 2016;47(1):17-40.

28. Fuchs T. Oxford handbooks online. Phenomenol Affectivity. 2015;1-16.

29. Gramaglia C, Gambaro E, Zeppegno P. Alexithymia and treatment outcome in anorexia nervosa: A scoping review of the literature. Front Psychiatry. 2020;10.

30. Oldershaw A, Lavender T, Sallis H, et al. Emotion generation and regulation in anorexia nervosa: a systematic review and meta-analysis of self-report data. Clin Psychol Rev. 2015;39:83-95.

31. De Vignemont F. Body schema and body image: pros and cons. Neuropsychologia. 2010;48(3):669-80.

32. Longo MR. Implicit and explicit body representations. Eur Psychol. 2015;20:6-15.

33. Mölbert SC, Klein L, Thaler A, et al. Depictive and metric body size estimation in anorexia nervosa and bulimia nervosa: a systematic review and meta-analysis. Clin Psychol Review. 2017;57:21-31.

34. Irvine KR, McCarty K, McKenzie KJ, et al. Distorted body image influences body schema in individuals with negative bodily attitudes. Neuropsychologia. 2019;122:38-50.

35. Bowden H. A phenomenological study of anorexia nervosa. Philosophy, Psychiatry and Psychology. 2012;19(3):227-41.

36. Fuchs T. The phenomenology of shame, guilt and the body in body dysmorphic disorder and depression. J Phenomenological Psychol. 2002;33(2):223-43.

37. Riva G. Neuroscience and eating disorders: the allocentric lock hypothesis. Med Hypotheses. 2012;78(2):254-7.

41

Transtorno obsessivo-compulsivo

Thaís de Castro Gazotti
Débora Chou Feniman
Flávio Guimarães-Fernandes

 SUMÁRIO

 PONTOS-CHAVE

- Histórias dos primeiros relatos e compreensões do transtorno obsessivo-compulsivo na psiquiatria.
- Descrição semiológica e critérios diagnósticos atuais do transtorno obsessivo-compulsivo.
- Processo de adequação dos sintomas para conceitos psicopatológicos mais precisos, como no AMDP.
- Aspectos a serem atentados no exame psíquico e alterações funcionais do paciente com TOC.
- A psicopatologia descritiva do transtorno obsessivo-compulsivo em suas características essenciais para uma maior especificidade diagnóstica.
- Reflexões sobre o transtorno obsessivo-compulsivo na perspectiva da psicopatologia descritiva e fenomenológica-existencial.

INTRODUÇÃO

O transtorno obsessivo-compulsivo (TOC) é um transtorno mental que instiga o psiquiatra tanto por seus aspectos clínicos em relação ao tratamento como pelos aspectos psicopatológicos. O TOC é considerado pela Organização Mundial da Saúde como uma das dez condições mais incapacitantes em decorrência de falência econômica e decréscimo na qualidade de vida, sendo um problema de saúde pública importante[1]. É um transtorno crônico que acomete de 2 a 3% da população geral, independentemente de sexo, raça, inteligência, nível socioeconômico, religião ou nacionalidade[2]. O conhecimento acerca desse transtorno em seus aspectos psicopatológicos é, pois, de muita valia aos profissionais de saúde que o atendem.

Assim, apresentaremos o transtorno obsessivo-compulsivo, a começar por sua história psicopatológica, evidenciando a construção desse pensamento médico psiquiátrico, seguido do desenvolvimento dos critérios para o diagnóstico nosológico. Com isso, apresentaremos as alterações psicopatológicas essenciais para a compreensão de sua sintomatologia e caracterização diagnóstica sob a perspectiva da psicopatologia descritiva e existencial.

HISTÓRIA PSICOPATOLÓGICA DO TRANSTORNO

Os primeiros relatos do que hoje é conhecido como transtorno obsessivo-compulsivo ocorreram dentro do contexto religioso do século XIV. Certos fiéis tinham pensamentos permeados por dúvidas, questionando-se constantemente se estavam vivendo de acordo com os preceitos divinos, que eram compensados por meio de orações e confissões constantes. A isto se deu o nome de escrupulosidade que, no século XVII, foi associada à melancolia pelo teólogo e poeta inglês Richard Baxter (1615-1691). John Moore (1646-1714) também associou o TOC à melancolia, pois alguns cristãos possuíam pensamentos impróprios, por vezes blasfemos, que os levariam a se sentir culpados perante Deus, apesar de, internamente, desejarem adorá-lo. Moore ainda anotou que quanto maiores os esforços para combatê-los com veemência, mais os pensamentos aumentariam; caso negligenciados, tenderiam a desaparecer[3].

Jean Etienne Dominique Esquirol (1772-1840), psiquiatra francês, foi o primeiro a fazer uma descrição médica detalhada de um sintoma compulsivo. Ele considerava a origem do transtorno no pensamento/intelecto ou na volição. Em 1838, descreveu o caso de uma mulher que, aos dezoito anos, começou a ter medo de fazer mal aos outros e passou a verificar em suas vestes se não carregava algum objeto roubado sem querer. Essa paciente, então, desenvolveu rituais de checagem minuciosa de seu cabelo, dedos, chinelos e itens de vestimenta, para certificar-se de que não carregava neles nada de alguém e de valor. Esses rituais matinais consumiam de 1,5 a três horas. A paciente tinha a crítica preservada e sabia que os rituais eram absurdos. Podia até brincar a respeito deles, porém, não conseguia deixar de fazê-los e, internamente, sofria muito com eles (idem).

No século XIX, houve uma inicial tentativa de formulação clínica sistematizada dos sintomas obsessivos-compulsivos e LeGrand du Saulle (1830-1886), em 1875, publica um trabalho intitulado *La folie du doute (avec délire du toucher),* em que descreve essa entidade nosológica específica (p. 119)[4]. O transtorno seria mais comum em mulheres de classes sociais altas e com uma personalidade rígida e exigente.[5] Outro psiquiatra francês, Henri Dagonet (1823-1902), considerava o TOC um problema do impulso, em que a vontade enfraquecida não conseguia ser suficiente para conter as obsessões e compulsões[3].

Enquanto na França atribuía-se ao TOC uma origem na volição e nas emoções, na Alemanha ele era considerado uma desordem do intelecto, como defendiam Wilhelm Griesinger (1817-1868) e Karl Friedrich Otto Westphal (1833-1890). Este último foi responsável por consolidar conceitos que até hoje são utilizados nos manuais diagnósticos, como: a ideia de que a apresentação da doença englobaria tanto experiências mentais quanto ações; o fato de que a inteligência estaria preservada; a presença de pensamentos intrusivos e o reconhecimento do absurdo do conteúdo das obsessões[3]. Em 1877, Westphal definiu de maneira pioneira as ideias obsessivas como aquelas que apareceriam na mente do indivíduo contra a sua vontade, de forma irremovível, apesar de ele ter o intelecto e as emoções preservadas. Estas teriam uma interferência no curso de ideias naturais do indivíduo, que as perceberia como "anormais e alheias a ele, e às quais ele se oporia, se estivesse no pleno controle da sua consciência" (p. 669[6]; p. 636[7]).

No início do século XX, o francês Pierre Janet (1859-1947) e o austríaco Sigmund Freud (1856-1939) também deram suas contribuições sobre o TOC. Janet realizou uma descrição de 325 pacientes obsessivos adultos e associou a origem do transtorno à "psicastenia", o enfraquecimento da "tensão psicológica". Isso significava que as funções mentais superiores (volição, atenção, emoções adaptadas à realidade vivida) teriam falhado ao não inibir as inferiores (atos automáticos, reações emocionais viscerais e outros), favorecendo a emergência dos sintomas egodistônicos (p. 120)[4]. Freud, por sua vez, interpretava as obsessões e compulsões simbolicamente como mecanismos de defesa, como descreve em seu famoso caso "Homem dos ratos", de 1909[8]. Posteriormente, ele associa a neurose obsessiva à fixação em determinados estágios de desenvolvimento psicossexual[5].

Ainda no século XX, Schneider, em seu livro de 1939, *Investigação conceitual da compulsão (Begriffliche Untersuchung über den Zwang),* atinge uma definição de obsessão mais simples do que a de Westphal. O autor cita: "Falamos de compulsão quando uma pessoa é incapaz de afastar conteúdos de sua consciência, mesmo que os considere sem sentido ou experimente que eles estão dominando seus pensamentos sem uma boa razão para fazê-lo" (p. 23-24)[9]. Essa definição é relevante para guiar diagnósticos de transtornos obsessivos-compulsivos até a atualidade, tendo sido incorporada com modificações pelos manuais diagnósticos[5].

O trabalho de Emil Kraepelin também é relevante para os manuais atuais. Na oitava edição de seu *Manual de clínica psiquiátrica* (1909-1915), Kraepelin discute ideias de Westphal, Griesinger, du Saulle, Janet, entre outros, e afirma que a neurose obsessiva era caracterizada por obsessões, compulsões ou ambos. Também descreve casos em que há *insight* diminuído e comorbidade com tiques[10].

No paradigma atual do TOC, além da grande relevância dos manuais diagnósticos que se explorará mais adiante, pontua-se que há grande ênfase nos modelos explicativos neurobiológicos. Por exemplo, estudos realizados em gêmeos mostram que a herdabilidade do TOC é de 50%[11,12], e não se encontrou nenhum gene específico responsável pela doença. Ao contrário, estudos recentes têm apontado que vários genes combinados teriam efeitos nas vias serotoninérgica, glutamatérgica e dopaminérgica[13] favorecendo o aparecimento da doença. Estudos de neuroimagem indicam associação de alterações volumétricas do circuito córtico-estriado-tálamo-cortical e sintomas de TOC[14], e um estudo de coorte demonstrou associação entre fatores adversos perinatais (como tabagismo materno, baixa pontuação de Apgar e prematuridade) e incidência de TOC[15].

ATUAL CRITÉRIO DIAGNÓSTICO PELO DSM-5 E CID-11

No DSM-5, os transtornos do espectro obsessivo-compulsivo incluem o TOC, o transtorno dismórfico corporal, a tricotilomania, o transtorno de escoriação e o transtorno de acumulação. Já na CID-11, além dos citados, fazem parte desse grupo a hipocondria, a síndrome de Tourette e a síndrome de referência olfatória[16].

A idade média do surgimento dos sintomas de TOC é de 19,5 anos, porém, 50% da população com TOC tiverem o surgimento dos sintomas na infância e na adolescência, sendo incomum que se inicie a partir dos 40 anos. O tempo médio de tratamento é de 11 anos e, referente à prevalência por sexo, em mulheres o surgimento costuma ocorrer próximo e durante a vida adulta, já em homens os sintomas costumam iniciar na infância (idem).

Nas últimas versões do Manual Diagnóstico e Estatístico de Transtornos Mentais (DSM-5)[17] e da Classificação Estatística Internacional de Doenças e Problemas Relacionados à Saúde (CID-11)[18], o TOC é retirado da categoria dos transtornos ansiosos e descrito em nova e própria categoria diagnóstica: transtornos obsessivo-compulsivos e transtornos relacionados. Apesar de as obsessões serem comumente relacionadas à ansiedade, essa nova avaliação contempla uma ampla gama de outras experiências afetivas, tais como: fortes sentimentos de repulsa, sensação de "incompletude" ou inquietude até que as coisas pareçam/soem "perfeitas" (idem).

A vivência das obsessões não é prazerosa e nem experimentada como voluntária. Sendo indesejadas, causam intenso desconforto interno e geram ansiedade e estresse associados aos pensamentos, dessa forma, o indivíduo busca ignorá-las, suprimi-las ou neutralizá-las com outro pensamento ou ação[17,18]. As ações compensatórias (compulsões) correspondem à forma de se contrapor os sentimentos egodistônicos* das obsessões, de modo a reduzir o sofrimento decorrente delas ou evitar que uma situação desconfortável aconteça, podendo ocasionar um declínio significativo da funcionalidade do indivíduo.

Dessa forma, a análise sobre o TOC passou a mostrá-lo pouco próximo das características essenciais dos transtornos ansiosos, uma vez que as compulsões são agora consideradas um dos fatores elementares e diferenciais desse transtorno, não existindo na ansiedade relação direta com os sintomas compulsivos[20]. A ideia de agrupar os transtornos com base na característica compulsiva data desde a descrição de Kraepelin sobre a "insanidade compulsiva" (1877), a qual apresenta a expressão clínica dominada por ideias e apreensões compulsivas[21]. Contudo, a separação não se restringiu somente à presença das compulsões, enquanto característica central única, mas considera-se também a heterogeneidade das experiências afetivas relacionadas às obsessões um dos fatores a diferenciar o TOC dos transtornos ansiosos e fobias[18].

Dada a nova categoria diagnóstica para o TOC, nota-se a complexidade apresentada na grande gama de sintomas (Tabela 1)[20].

Tabela 1 Subtipos de agrupamento dos sintomas

Limpeza	Obsessões de contaminação com compulsões por limpeza e lavagem
Simetria	Obsessões de simetrias e compulsões de repetição, ordenações e contagens
Pensamentos intrusivos e tabus	Obsessões sexuais e religiosas e compulsões relacionadas a elas enquanto comportamentos neutralizadores
Machucar	Obsessões por medo de machucar a si ou aos outros e compulsões de checagem

---

*   Egodistônico é um termo utilizado quando se quer descrever que o sentimento gerado pelo transtorno é inconsistente e antagônico em relação aos pensamentos explícitos/conscientes daquele indivíduo, assim como seus valores morais. Portanto, a egodistonia pode significar, em um nível mais profundo, uma sensação de violação desse indivíduo em relação a si mesmo, em que é possível que ele se questione sobre sua razão ou sanidade mental[19].

O DSM-5 discrimina os critérios diagnósticos do TOC, conforme apresentado na Tabela 2.

Tabela 2 Critérios diagnósticos do transtorno obsessivo-compulsivo[17]

A. Presença de obsessões, compulsões ou ambas

Obsessões são definidas por (1) e (2): 1. Pensamentos, impulsos ou imagens recorrentes e persistentes que, em algum momento durante a perturbação, são experimentados como intrusivos e indesejados e que, na maioria dos indivíduos, causam acentuada ansiedade ou sofrimento. 2. O indivíduo tenta ignorar ou suprimir tais pensamentos, impulsos ou imagens ou neutralizá-los com algum outro pensamento ou ação.

As compulsões são definidas por (1) e (2): 1. Comportamentos repetitivos (p. ex., lavar as mãos, organizar, verificar) ou atos mentais (p. ex., orar, contar ou repetir palavras em silêncio) que o indivíduo se sente compelido a executar em resposta a uma obsessão ou de acordo com regras que devem ser rigidamente aplicadas. 2. Os comportamentos ou os atos mentais visam prevenir ou reduzir a ansiedade ou o sofrimento ou evitar algum evento ou situação temida; entretanto, esses comportamentos ou atos mentais não têm uma conexão realista com o que visam neutralizar ou evitar ou são claramente excessivos. Nota: crianças pequenas podem não ser capazes de enunciar os objetivos desses comportamentos ou atos mentais.

B. As obsessões ou compulsões tomam tempo (p. ex., tomam mais de uma hora por dia) ou causam sofrimento clinicamente significativo ou prejuízo no funcionamento social, profissional ou em outras áreas importantes da vida do indivíduo.

C. Os sintomas obsessivo-compulsivos não se devem aos efeitos fisiológicos de uma substância (p. ex., droga de abuso, medicamento) ou a outra condição médica.

D. A perturbação não é mais bem explicada pelos sintomas de outro transtorno mental (p. ex., preocupações excessivas, como no transtorno de ansiedade generalizada; preocupação com a aparência, como no transtorno dismórfico corporal; dificuldade de descartar ou se desfazer de pertences, como no transtorno de acumulação; arrancar os cabelos, como na tricotilomania [transtorno de arrancar o cabelo]; beliscar a pele, como no transtorno de escoriação [skin-picking]; estereotipias, como no transtorno de movimento estereotipado; comportamento alimentar ritualizado, como nos transtornos alimentares; preocupação com substâncias ou jogo, como nos transtornos relacionados a substâncias e transtornos aditivos; preocupação com ter uma doença, como no transtorno de ansiedade de doença; impulsos ou fantasias sexuais, como nos transtornos parafílicos; impulsos, como nos transtornos disruptivos, do controle de impulsos e da conduta; ruminações de culpa, como no transtorno depressivo maior; inserção de pensamento ou preocupações delirantes, como nos transtornos do espectro da esquizofrenia e outros transtornos psicóticos; ou padrões repetitivos de comportamento, como no transtorno do espectro autista).

Em alguns pacientes com TOC também é observada a presença de crenças disfuncionais, que incluem: senso aumentado de responsabilidade e tendência a superestimar a ameaça; perfeccionismo e intolerância à incerteza; e a importância excessiva dos pensamentos.[17]

Os pacientes com TOC variam no nível de compreensão (*insight*) em relação à qualidade e exatidão de suas crenças, e podem ou não ter comorbidade com transtorno de tique (Tabela 3).

Tabela 3 Especificadores do transtorno obsessivo-compulsivo segundo o DSM

Com *insight* bom ou razoável	O indivíduo reconhece que as crenças do transtorno obsessivo-compulsivo (TOC) são definitivas ou provavelmente não verdadeiras ou que podem ou não serem verdadeiras.
Com *insight* pobre	O indivíduo acredita que as crenças do transtorno obsessivo-compulsivo são provavelmente verdadeiras
Com *insight* ausente/ crenças delirantes	O indivíduo está completamente convencido de que as crenças do transtorno obsessivo-compulsivo são verdadeiras
Relacionado a tique	O indivíduo tem história atual ou passada de um transtorno de tique

O EXAME PSÍQUICO DO TRANSTORNO OBSESSIVO-COMPULSIVO

Quando se realiza uma anamnese completa do histórico do paciente para investigar uma hipótese diagnóstica de TOC, deve-se questionar se ele percebe a presença de ruminação de pensamentos, a presença incessante de pensamentos intrusivos que tomam mais tempo do que deveriam ou se interferem em sua vida de forma significativa. O mesmo deve ser realizado a respeito de compulsões e demais comportamentos repetitivos como: desejo de batucar, contar, reorganizar ou comportamentos que, de alguma maneira, poderão trazer alívio à sua mente. Na evolução do tratamento de pacientes com transtornos mentais, a adoção do uso de psicofármacos exigiu registros precisos e atualizados sobre os efeitos e mudanças observados no paciente decorrentes do uso da medicação prescrita para acompanhar e documentar o desenvolvimento do paciente durante o percurso do tratamento. Em vista de realizar um registro sistemático e uma avaliação precisa dos efeitos de novas medicações, foi criado o sistema AMDP[22].

Desse modo, é necessário tomar em consideração a análise da forma de expressão do transtorno obsessivo-compulsivo segundo a classificação do sistema AMDP, conforme apresentado na Tabela 4.

Tabela 4 Apresentação dos achados do AMDP no transtorno obsessivo-compulsivo (TOC)

Achados	Significado segundo AMDP	Apresentação no TOC
Alterações da memória de evocação	Redução ou supressão da capacidade de armazenar informações por períodos maiores do que dez minutos, ou seja, de recuperar da memória o que se aprendeu.	Não há uma deficiência primária de memória, mas os pacientes com TOC frequentemente manifestam incerteza quanto a terem realizado determinada ação corretamente em contraposição a meramente terem imaginado o ato.
Pensamentos obsessivos	Pensamentos continuamente intrusivos, percebidos como sem sentido ou excessivos.	Sintoma-chave no TOC.
Impulsos compulsivos	Impulsos intrusivos contínuos que levam a comportamentos específicos (compulsões), percebidos como sem sentido ou exagerados.	Sintoma-chave no TOC. Os impulsos a cometer atos compulsivos podem ser inibidos ou não.
Compulsões	Ações compulsivas desencadeadas continuamente, percebidas como sem sentido ou excessivas.	Sintoma-chave no TOC.
Ansiedade/ angústia	O paciente possui sentimentos de apreensão ou medo sem às vezes conseguir explicar de quê.	Paciente com TOC tem componente ansioso frequente.
Inquietação interior	O paciente sente desassossego interno, tensão ou nervosismo.	Paciente com TOC frequentemente sente-se "revolvido internamente" por suas obsessões.
Ambivalência	Há coexistência de sentimentos ou impulsos antagônicos vividos simultaneamente e, muitas vezes, de modo sofrido.	Pacientes com TOC frequentemente possuem capacidade de tomada de decisão reduzida frente a contextos ambíguos e incertos.

(continua)

Tabela 4   Apresentação dos achados do AMDP no transtorno obsessivo-compulsivo (TOC) (*continuação*)

Achados	Significado segundo AMDP	Apresentação no TOC
Maneirismos e posturas bizarras	Movimentos e ações (e também gestos, mímicas e fala) rotineiros parecem excêntricos, extravagantes, amaneirados e afetados, são realizados por vezes de modo pronunciado e jocoso.	Frequentemente, os rituais compulsivos podem incluir gestos ou movimentos bizarros.
Retraimento social	Afastamento de outras pessoas.	Frequentemente, o sofrimento com doença ou o estigma a ela associado podem promover retraimento social em pacientes com TOC.
Falta de crítica (*insight* ou compreensão) da doença	O paciente não atribui suas queixas à doença psíquica.	Variável no TOC.

Ao ter em vista os componentes analisados no sistema AMDP para classificação psicopatológica e melhor adequação de tratamento, evoca-se o entendimento do quanto esse transtorno mental pode vir a ser prejudicial para o desenvolvimento do paciente.

A área primária de percepção do comprometimento que esse transtorno afeta corresponde às funções executivas, responsáveis por modular as habilidades mais elementares, tais como: senso-perceptivas, motoras e atentivo-mnésicas. Essas funções são responsáveis pela capacidade de análise dos elementos presentes em determinada situação, planejamento de respostas, antecipação de situações, seleção de objetivos, monitoramento de respostas em execução e avaliação de suas consequências de modo a modificar o comportamento[2].

Assim, é possível elencar as sete principais áreas cognitivas referentes à performance cognitiva do TOC[21]; são elas:

- Memória em decorrência da incerteza de ter realizado determinada ação.
- Atenção (focal, seletiva e dividida) trazendo a necessidade de certificar-se de que o objeto foi manuseado (desligar fogão, trancar a porta, fechar o gás).
- Flexibilidade comportamental enquanto característica central do TOC.
- Presença de comportamentos repetitivos e rituais rígidos, uma vez que se percebe permeado pela dúvida/incerteza.

- Inibição caracterizada pela disfunção no controle inibitório ocasionando a inabilidade de suprimir pensamentos e comportamentos repetitivos e desagradáveis.
- Planejamento presentificado na desorganização no modo de atingir um objetivo ou concluir uma tarefa, seja em decorrência de atenção seletiva excessiva, prejuízo da memória ou falha na organização de estratégias.
- Por fim, mas não menos importante, tomada de decisão em decorrência de inabilidade, uma vez que permeia a dúvida.

O comprometimento notório da função executiva encontra-se, particularmente, nas estratégias organizacionais e nas memórias verbal e não verbal. Isto pode ser observado em pacientes com TOC ao se sentirem extremamente desconfortáveis em situações ambíguas ou complexas, o que os leva a cometer erros estratégicos. Isto se dá em decorrência de seu funcionamento neurocognitivo, o qual tende a focalizar excessivamente em detalhes, não considerando a visão integral e as possibilidades de associações semânticas de determinada situação, agravada pela dificuldade em mudar o cenário cognitivo.[2]

PSICOPATOLOGIA DESCRITIVA DO TRANSTORNO EM SUAS CARACTERÍSTICAS FUNDAMENTAIS

Como vimos, a apresentação do TOC pelos manuais diagnósticos torna difícil a compreensão dessa sintomatologia em seus aspectos nucleares, tendo em vista que realizam um arrazoado de sintomas sem um encadeamento de significação psicopatológico entre eles. Esse agrupamento é muito pouco específico, fato que leva o DSM a ter de usar o artifício do item "d" em seus critérios. Assim, deve-se compreender melhor a sintomatologia do paciente com TOC a partir de uma análise psicopatológica crítica em relação a esses casos clínicos em seus aspectos essenciais para uma melhor elucidação diagnóstica e terapêutica.

Ao se tratar da descrição da vivência do paciente diagnosticado com TOC, são comuns relatos semelhantes a: percepção de pensamentos circulares focados e retornáveis ao mesmo objeto, angústia bastante incômoda gerada por esse círculo de pensamento, busca incessante por confirmações e validações de certezas não controláveis. Comumente, na sequência, estão associadas a sensações de ansiedade e falta de autocontrole diante do comportamento compulsivo e do objeto de obsessão. A descrição de uma vivência obsessiva-compulsiva tem como objeto um fenômeno sentido como alheio ao paciente, tornando a experiência perturbadora e egodistônica, o que leva ao comportamento do paciente em buscar eliminá-la.

Trata-se, portanto, de uma relação dialética entre obsessão e compulsão que não é saciada[23]. Existe a presença do medo de que, ao não cumprir com os comportamentos compulsivos/ritualísticos, algo de ruim venha a acontecer, causando o surgimento de uma primeira ansiedade. Contudo, uma segunda ansiedade surge das crenças de que algo ruim acontecerá caso os rituais falhem. É, portanto, desse círculo vicioso entre ansiedades primárias e secundárias que se encontra a dificuldade de parar o ciclo obsessão-compulsão, pois permanece a dúvida e a necessidade de assegurar-se; qualquer desatenção ou deslize arruína o efeito do ato, sendo obrigatório reiniciá-lo[23]. A repetição pode ser expressa por pensamento em ruminações e recapitulações, não somente por comportamentos externalizados.

Observa-se como nuclear na vivência do paciente com TOC, independentemente de como a sintomatologia se expressa, um sentimento de incompletude que não pode ser saciado. Esse sentimento imanente se apresenta à consciência, que busca avidamente um conteúdo com o qual se ligar e contra o qual tenta em vão lutar, visto que nunca consegue "completar" seus rituais, ou, mesmo se consegue, outros conteúdos passam a assombrar novamente. Nem mesmo os afetos, quando preservados, ou os *insights* do paciente são suficientes para evitar esse sentimento.[23]

Outra vivência central desse modo de existir no mundo são os pensamentos mágicos, que também poderíamos denominar vivências supersticiosas.[24] Esses pensamentos são responsáveis por uma vivência irreal de que o paciente ou alguma pessoa a ele relacionada poderia ser a causa de sérios danos a outrem, visto que estão relacionados a uma ameaça representada por seus pensamentos sobre blasfêmia, suas culpas, doença, sujeira, contaminação e vergonha em relação à sua própria pessoa ou corpo (p. 637)[7].

Uma análise minuciosa sobre a psicopatologia do TOC mostra também que aqueles que são acometidos por tal transtorno possuem uma peculiaridade, a saber, aquilo que V. Gebsattel[25] descreveu como "a fobia de sentir-se enojado"[†]. Ou seja, esse fenômeno não está ancorado em um medo de ter tocado ou ser contaminado por alguma coisa, mas sim no nojo da possibilidade de ter tocado o objeto em questão (p. 637)[7].

Mesmo transtornos associados ao TOC têm psicopatologicamente uma forte associação com esses sintomas, como é o caso dos colecionadores e acumuladores, cujo sentido dos sintomas, a sensação de segurança que trazem, leva a uma proteção afetiva do indivíduo contra um sentimento de dissolução e de vazio (p. 638)[7].

---

† A tradução da palavra germânica *Widerwille* aqui requer atenção. Em inglês, foi melhor traduzida para *disgust*, que significa nojo, mas ao mesmo tempo repugnância, asco, revolta[26]. Porém, em sua acepção original vem da junção do substantivo *Wider*, contrário/de novo, com *Wille*, que significa desejo/vontade/inclinação para[27].

Todos esses sintomas orbitam uma espécie de sentimento de incompletude, que se relaciona ao próprio eu da pessoa, um sentimento de não estar presente de forma legítima ou completa. Esse sentimento nasce em um indivíduo cuja forma de existir no mundo já possui essa vulnerabilidade[28].

Há demonstrado na literatura que grande parte das pessoas que desenvolvem TOC possui uma personalidade do tipo *cluster* C, ou seja, uma personalidade que facilmente se ofende em razão de crítica ou rejeição, exagera problemas em potencial, tem uma tensão contínua e são ansiosos, possuem um sentimento de dependência e necessidade de ajuda, são conscienciosos, inflexíveis e passivo-agressivos[7].

Mais que isso, são pessoas muito sensíveis e sintônicas[29] e que possuem grande dificuldade de diferenciar, ou mesmo sentir e integrar os diferentes sentimentos que emergem delas, em especial se esses sentimentos são antagônicos. Essa dificuldade leva a uma sensação forte de insegurança, ambivalência e desejos empobrecidos que são simbolicamente representados nos sintomas. Essa defesa, em um segundo momento, pode ser expandida de tal modo que a sintomatologia paulatinamente se afasta dos afetos, de maneira que eles não chegam a ser sentidos pelo indivíduo e, a depender de sua força, as ideias obsessivas e seus componentes compulsivos podem se apresentar de uma forma "autônoma" despojada de seu registro de afeto[8]. Em situações mais graves, ela pode se apresentar de uma forma quase psicótica (p. 639-40)[7].

Assim, a raiz da sintomatologia obsessiva-compulsiva se ancora em um senso de insegurança e ansiedade por uma impossibilidade de diferenciar e sentir de forma íntegra os sentimentos em suas ambiguidades. Ou seja, a pessoa tem dificuldade de identificar, expressar e comunicar os afetos. A compulsão, então, se apresenta como uma tentativa de organização desse interior caótico, mas que não cumpre o que promete. Pelo contrário, como não consegue lidar com o problema em si, a compulsão agrava ainda mais os sintomas obsessivos, em um ciclo que nunca termina (idem).

Se nos aprofundarmos ainda mais na psicopatologia do obsessivo-compulsivo, veremos que pode haver nesse indivíduo uma descontinuação do desenvolvimento dessa personalidade no tempo. Ou seja, podemos observar em indivíduos com maior gravidade que a sintomatologia adquire um papel tão central na vida dele que a biografia[30] é interrompida. Essa presentificação da consciência se dá em nível antropológico, a saber, o primeiro estrato no qual as alterações existenciais são manifestadas (p. 67)[31]. Essa desproporção obsessiva leva a uma fixação de um estado de achatamento afetivo que, por sua vez, dificulta o direcionamento da vida em suas vontades e desejos, em última instância, a uma abertura de comércio com o mundo.

O problema aqui se desvela de modo existencial. Na impossibilidade de afirmação de seus desejos e na incapacidade de realizar escolhas, o indivíduo se isola cada vez mais e tem a sensação de que seus atos do passado não foram completos. Além disso, esses indivíduos apresentam uma consciência presentificada e sem direcionamento futuro. Essa alteração temporal fulcral da consciência trata-se da condição de possibilidade do aparecimento tanto dessa sensação de vazio, incompletude e despersonalização como da sensação de ameaça constante e de nojo. Não à toa o conteúdo dos pensamentos gira em torno da temática de morte, sujeira, incompletude e pecado. A culpa, esse sentimento de resgate de um tema passado, carregado de sentimentos negativos, daquilo que poderia ter sido e não foi atualizada no momento presente, passa a ser central nessa vivência (p. 642)[7].

Assim, há um desbalanço dialético entre morte e vida, entre culpa e afirmação, em que o indivíduo experimenta uma "vida que não é vivida" e desenvolve os seus sintomas em uma defesa tanto contra a culpa quanto contra a morte (p. 643)[7]. Podemos entender, portanto, esse conflito entre aquilo que poderia ser e o que efetivamente é entre o certo e o errado, entre o perfeito e imperfeito. O paciente tem algumas de suas ações invadidas pela preocupação com a necessidade de convencer-se de que seu ser corresponde ao ideal que lhe fora imposto e, diante da experiência de incerteza, é levado a agir de maneira a aliviar a angústia da possibilidade de não o ser, surgindo, então, comportamentos identificados como TOC[32].

Mas então, o que psicopatologicamente é nuclear e, portanto, amarra todas essas vivências? Antropologicamente, pode-se dizer que é a ideia de perfeição, ou a ânsia por habitar um mundo perfeito. A ideia de perfeição pode ser definida como "um estado de perfeito equilíbrio dos componentes da realidade, de modo que todas as suas dimensões estão organizadas de tal maneira que elas se apresentem simultaneamente e de forma definitiva" (p. 120-121)[31]. A questão que se impõe aqui enquanto dificuldade existencial é a impossibilidade da existência de uma realidade fática perfeita. Essa impossibilidade está assentada na existência do tempo, visto que aquilo que é verdadeiro, seguro e perfeito é perene e não está comprometido pela ação do tempo. O perfeito, assim, é imóvel (p. 121)[31].

Como aponta Messas[31], tudo se passa como se o obsessivo vivesse um "presente perfeito", ou seja, há uma hiperpresentificação da consciência que pré-reflexivamente "deseja" um tempo congelado, em que tudo possa se apresentar em perfeição. É como se ele tentasse estancar o movimento dialético entre ordenalidade e caos, em favor da primeira. Disso derivam diversos comportamentos obsessivos, tais como checagem, ordenalidade, simetria. Também se apresentam atos compulsivos em curto-circuito realizados no presente e com pouca retenção da experiência passada, como nas alterações de memória descritas anteriormente (p. 122-123)[31]. A rigidez moral também se apresenta a partir dessa vivência, visto que há a necessidade de uma estabilização dos valores dentro de uma "verdade" a que se possa confiar o sentido da existência.

Não à toa, o que se apresenta a uma consciência cuja existência malogra a partir das obsessões são justamente os conteúdos de morte, sujeira, aversão, nojo, decomposição e escrupulosidade. Também aqui, em relação ao próprio corpo, se apresentam os sintomas de hipocondria e hiper-higiene, em uma tentativa de mantê-lo livre das impurezas (p. 126-127)[31]. Outro fato daí derivado é a impossibilidade de lidar com os afetos. A grande dificuldade se ancora no fato de os afetos justamente se apresentarem àqueles que os vivem como ambíguos, confusos, contraditórios, por exemplo no amor e ódio com a pessoa amada. A saída existencial dos sintomas, portanto, é uma espécie de tentativa de congelamento desses afetos, que passam a não mais se apresentar a essa estrutura, mas que ao mesmo tempo paralisa a relação com o mundo e com o outro.

A compulsão agora apresenta também o seu sentido originário, o indivíduo obsessivo toma para si a possibilidade de realizar essa organização frente ao caos e seus atos trazendo algum alívio contra a angústia existencial. Se eu sou, fantasiosamente, o responsável por conseguir organizar o mundo frente ao caos da realidade, ao menor sinal de desarranjo lógico eu tomo para mim a tarefa de ordená-lo, completando, assim, o ciclo obsessão-compulsão (p.127)[31].

A POSIÇÃO EXISTENCIAL DO PACIENTE COM TOC

A psicopatologia, ao se tratar de um estudo dos estados mentais e uma ciência de base da clínica psiquiátrica[22], carrega o entendimento dos transtornos tanto na classificação dos sintomas somáticos como na compreensão da existência pela vivência subjetiva do paciente. A psicopatologia clínica, enquanto modelo categorial, apresenta uma visão carregada de um reducionismo das doenças mentais ao "orgânico", tratando-se de uma visão metafísica, que polariza homem e mundo, e mecanicista ao propor que as doenças ocorrem por mecanismos internos; mantendo-se o entendimento de consciência em ordem material encontrada na interioridade[23].

Ao trabalhar somente com a perspectiva de diagnósticos psiquiátricos criteriológicos, recorta-se a existência total do indivíduo, reduzindo-o ao diagnóstico e desconsiderando a construção dialética, histórica e social do sujeito; é restringir o seu processo existencial[32]. Vale ressaltar que o diagnóstico norteia a compreensão de comportamentos e intervenções medicamentosas, ainda que de forma muito inespecífica. Contudo, não reflete o sentido dado pelo sujeito à sua existência.

A psicopatologia descritiva compreende a temática psicopatológica em relação dialética ao desenvolvimento de uma personalidade, de modo que o percurso de uma sintomatologia aos poucos venha a se apoderar da existência da pessoa por inteiro (p. 38-50)[30]. Para essa perspectiva, os sintomas descritivos de uma psicopatologia não devem ser analisados reduzidos apenas a uma soma de manifestações que categorizam um diagnóstico, mas dentro de suas finalidades no modo de existir do paciente[32].

Essa postura descritiva na psiquiatria destaca a relevância de investigar a psicopatologia ao atentar-se para as modificações na forma como o paciente se comunica e interage com o outro; de acordo com Jaspers, em processos psicopatológicos, a comunicação e a forma de estabelecê-la estão comprometidas[23]. Ao psicopatologista cabe se atentar para as possibilidades de comunicação com o outro, apresentadas pelo paciente, e observar as representações existenciais nos estudos de psicopatologia, que vêm a contribuir para uma compreensão da consciência para além da visão fragmentada entre homem e mundo, abrangendo a totalidade do indivíduo que sofre.

Parte-se, portanto, do uso de uma compreensão hermenêutica diante do relato da experiência do paciente com transtorno. Dessa compreensão, estabeleceu-se que o aspecto ameaçador primário das obsessões e compulsões se dá em decorrência da fantasia da possibilidade de vivenciar um mundo perfeito levando a um estado interno de impossibilidade de experiência dos afetos. Há, no fundo, uma impossibilidade de integração desses afetos, pois eles se apresentam de maneira contraditória a uma consciência inflexível e hiper-racional.

É, então, que o indivíduo experiencia a angústia decorrente do surgimento de pensamentos intrusivos que, na maior parte das vezes, se apresentam com conteúdos inconsistentes e antagônicos a seus valores morais. Isto é percebido pelo paciente como uma revelação quanto ao seu "verdadeiro" eu enquanto "perverso, maldoso e perigoso". As obsessões são angustiantes, então, por representarem uma possibilidade temida do que uma pessoa é ou poderia ser. Visto dessa forma, a obsessão é a representação do medo de possuir em si um lado de sua personalidade considerado sujo, imoral e com o qual há uma luta em uma tentativa de resolver os aspectos contraditórios desses sentimentos do eu. Isso é levado a tal ponto que há no indivíduo um medo de desintegração, senso de incompletude e despersonalização; esse medo também pode ser traduzido como medo da morte ou de morrer, contra o qual novamente o indivíduo encontra-se escondido atrás de batalhas cansativas, desesperançosas, repetitivas e inúteis (p. 643)[7].

Von Gebsattel[25] (apud Bürgy, p. 642)[7] descreve as alterações existenciais experimentadas pelo paciente como "imobilidade", "tendência a permanecer no mesmo estado", "relativa falta de emoção", "isolamento severo" e "caráter flutuante e sem direcionamento". Fica clara a ligação entre a falta de integração dos afetos e sua impossibilidade de fluidez temporal, com a perda de energia vital e a inabilidade de completar ações, caracterizando, assim, as experiências obsessivas e compulsivas e a falta de pragmatismo. Desse modo, nota-se que na pessoa com TOC o afeto e a cognição estão intimamente associados entre si, uma vez que na raiz da obsessão a pessoa sente um profundo ancoramento de insegurança e ansiedade associadas à tensão interna, além de inadequada diferenciação dos afetos e, portanto, da possibilidade de liberá-los (p. 640)[7].

Freud já apontava que a origem da obsessão se dá por uma oposição a um afeto doloroso que se apresenta junto com o desejo/instinto, ambos de magnitudes similares. É também nessa raiz afetiva que a superstição se apresenta, pois se realiza no indivíduo uma ligação entre o afeto negativo e a possibilidade da ocorrência de uma tragédia de alguma forma por ele mediada[8]. Esses indivíduos são mais sensíveis em suas autorrecriminações morais que, em associação à sua autovalorização moral, criam uma ameaça hiperestimada causada por um eu inflado, onipotente em seu senso de responsabilidade e culpa a tal ponto que se sente compelido a tentar prevenir qualquer dano a si ou a outrem, ainda que de maneira mística (p. 580)[33].

Na verdade, esse interior afetivo é tão caótico, pois esse indivíduo requer para si um desejo de uma certeza absoluta, que o efeito psicopatológico realizado nele é de um sujeito que perdeu a confiança em sua própria sensopercepção e passa habitar um mundo que está sempre sob desconfiança e ameaça (p. 160-168)[25]. Essa desconfiança está associada justamente ao que vimos a respeito dos déficits apresentados pela pessoa com TOC, ou seja, na sua dificuldade em relação a informações não verbais, a sua pouca confiança em relação à memória e outros processos a ela associados, como dificuldade de tomada de decisão, dificuldade de concentração e atenção, e a impossibilidade de confiar em si em detrimento dos sentimentos de incompletude e medo que emergem das obsessões e da impossibilidade de se realizar ou viver qualquer ato à perfeição (p. 581)[33]. É também relacionado a esta desconfiança que o mundo perde seu aspecto de confiabilidade natural e passa a se apresentar de modo supersticioso. Desse modo, a dúvida incoercível do obsessivo se equivale à certeza absoluta do delirante (p. 581)[33].

Uma vez identificado esse prejuízo da afetividade, a pessoa que se encontra em situação que se perceba emocionalmente sobrecarregada se sentirá confusa entre os afetos contraditórios, os quais tomarão controle e serão intensificados em um círculo vicioso de impotência, desamparo e isolamento. Isto causa a percepção de um caos interno que acarretará no surgimento de ações compulsivas no intuito de restabelecer o controle que parece ter sido perdido, contudo, não acalmam a pessoa e fazem crescer ainda mais os sintomas obsessivo-compulsivos (p. 640)[7].

Essa compreensão da psicopatologia descritiva sobre o TOC expressa que o paciente acometido vivencia desconforto nas interações do mundo interno com o mundo externo, o qual o leva a uma busca intensa pela certeza e perfeição, culminando em uma obsessão mais profunda correspondente à expressão de intensa ansiedade e evitação, incerteza na autovalorização moral, dúvida patológica, um senso inflado de responsabilidade, vergonha e culpa (p. 645)[7]. Enfatiza-se a representação da restrição ao mundo interno do paciente, amedrontado pelas inúmeras possibilidades e incertezas apresentadas pelo mundo externo. Em decorrência da atenção e dos pensamentos girarem em torno do objeto (material, imaginário, memória, ideias) que encontra guarida no sentimento de angústia, há pouco espaço para expansão das percepções de ideias, de modo a não favorecer a saída do ciclo obsessivo-compulsivo.

Este modo de conhecer e compreender essa experiência requer valorizar a intersubjetividade, uma relação na qual o paciente pode relatar suas vivências e ser escutado de forma acolhedora e empática pelo ouvinte. É também por meio da intersubjetividade que se torna possível realizar a intervenção terapêutica. A ênfase desse modo de acesso ao paciente e às suas vivências traz à vista outra perspectiva para o cuidado: compreender o paciente em sua totalidade, sendo o transtorno mental uma parte integrante da existência do homem.

Por fim, como forma de assegurar que o transtorno psiquiátrico é necessariamente antropológico em suas questões existenciais, podemos pensar no obsessivo alegoricamente como alguém que busca experienciar o mundo a partir de uma racionalidade platônica, ou seja, é uma experiência fática de uma tentativa de habitar o mundo das ideias[34].

Nietzsche, quando critica a razão da filosofia ocidental, argumenta:

"Quando há necessidade de fazer da *razão* um tirano, como fez Sócrates, não deve ser pequeno o perigo de que uma outra coisa se faça de tirano. A racionalidade foi então percebida como *salvadora*, nem Sócrates nem seus 'doentes' estavam livres para serem ou não racionais – isso era *de rigueur* [obrigatório], era seu *último* recurso. O fanatismo com que toda a reflexão grega se lança à racionalidade mostra uma situação de emergência: estavam em perigo, tinham uma única escolha: sucumbir ou – ser absolutamente racionais... O moralismo dos filósofos gregos a partir de Platão é determinado patologicamente; assim também sua estima da dialética. Razão = virtude = felicidade significa tão-só: é preciso imitar Sócrates e instaurar permanentemente, contra os desejos obscuros, uma *luz diurna* – a luz diurna da razão. É preciso ser prudente, claro, límpido a qualquer preço: toda concessão aos instintos, ao inconsciente, leva para baixo..." (p. 21-22)[35].

Ser obsessivo é uma condição antropológica de um animal dotado de razão.

CONSIDERAÇÕES FINAIS

Os manuais classificatórios dos transtornos mentais possuem função essencial para uma comunicação globalizada e alinhada a respeito das doenças e suas caracterizações. Contudo, ao reduzir a compreensão de uma doença aos seus critérios diagnósticos, assim como ao reduzir o paciente às características do transtorno mental diagnosticado, perde-se a possibilidade de conhecer a integralidade do ser humano e a estrutura psíquica de possibilidade da sua existência.

Conforme apresentado ao longo deste capítulo, o transtorno obsessivo-compulsivo pode ocasionar o surgimento de diversas disfuncionalidades para o paciente diagnosticado, trazendo grande sofrimento. Assim, estudá-lo como uma categoria diagnóstica própria traz a oportunidade de aprofundar a compreensão psicopatológica da experiência vivenciada pelos pacientes diagnosticados, de modo a valorizá-la para além de uma estrutura classificada como racional, obsessiva-compulsiva e ansiosa.

Portanto, este trabalho ressalta a importância de articular a psicopatologia descritiva junto à psicopatologia clínica, em vista de favorecer uma melhor compreensão e escuta do paciente e sua experiência, e estruturar uma intervenção de tratamento mais eficaz.

REFERÊNCIAS

1. Veale D, Roberts A. Obsessive-compulsive disorder. BMJ. 2014;348:g2183.
2. Oliveira IRD, Rosario MCD, Miguel EC. Princípios e prática em transtornos do espectro obsessivo-compulsivo. In: Princípios e prática em transtornos do espectro obsessivo-compulsivo. 2007. p. 296.
3. OCD-UK. The History of OCD. 2004. Disponível em: https://www.ocduk.org/ocd/history-of-ocd/.
4. Lotufo-Neto F, Cordás TA, Lima MGA, Asbahr FR. Pânico, fobias obsessões: a experiência do projeto AMBAN. São Paulo: Edusp; 1994. p.119-29.
5. Huertas R. Las obsesiones antes de Freud: historia y clínica. História, Ciências, Saúde – Manguinhos, Rio de Janeiro. 2014;21(4):1397-415.
6. Westphal C.Über Zwangsvorstellungen. Berliner Klinische Wochenschrift. 1877;46:669-72.
7. Bürgy M. The life-world of the obsessive-compulsive person. In: The Oxford handbook of phenomenological psychopathology; 2018.
8. Freud S. Observações sobre um caso de neurose obsessiva ["O homem dos ratos"], uma recordação de infância de Leonardo da Vinci e outros textos (1909-1910). Souza PC (trad.). São Paulo: Companhia das Letras; 2013.
9. Schneider K. Begriffliche Untersuchung über den Zwang. Allgemeine Zeitschrift für Psychiatrie und ihre Grenzgebiete. 1939;112:17-24.
10. Steinberg H, Carius D, Fontenelle LF. Kraepelin's views on obsessive neurosis: a comparison with DSM-5 criteria for obsessive-compulsive disorder. Revista Brasileira de Psiquiatria. 2017;39:355-64.
11. Taylor MJ, Martin J, Lu Y, Brikell I, Lundström S, Larsson H, Lichtenstein P. Association of genetic risk factors for psychiatric disorders and traits of these disorders in a Swedish population twin sample. JAMA Psychiatry. 2019;76(3):280-289.

12. Browne HA, Gair SL, Scharf JM, Grice DE. Genetics of obsessive-compulsive disorder and related disorders. Psychiatric Clinics. 2014;37(3):319-335.
13. Pauls DL, Abramovitch A, Rauch SL, Geller DA. Obsessive–compulsive disorder: an integrative genetic and neurobiological perspective. Nature Rev Neurosc. 2014;15(6):410-24.
14. Milad MR, Rauch SL. Obsessive-compulsive disorder: beyond segregated cortico-striatal pathways. Tr Cognit Sci. 2012;16(1):43-51.
15. Brander G, Rydell M, Kuja-Halkola R, de la Cruz LF, Lichtenstein P, Serlachius E, et al. Association of perinatal risk factors with obsessive-compulsive disorder: a population-based birth cohort, sibling control study. JAMA Psychiatry. 2016;73(11):1135-44.
16. Brock H, Hany M. Obsessive-Compulsive Disorder (OCD). StatPearls; 2020.
17. American Psychiatric Association. DSM-5: Manual diagnóstico e estatístico de transtornos mentais. Porto Alegre: Artmed; 2014.
18. Stein DJ, Costa DL, Lochner C, Miguel EC, Reddy YJ, Shavitt RG, et al. Obsessive-compulsive disorder. Nature Reviews Disease Primers. 2019;5(1):1-21.
19. Purdon C, Clark DA. Metacognition and obsessions. Clin Psychol Psychoth.1999;6(2):102-110.
20. Krzyszkowiak W, Kuleta-Krzyszkowiak M, Krzanowska E. Treatment of obsessive-compulsive disorders (OCD) and obsessive-compulsive-related disorders (OCRD). Psychiatria Polska. 2019;53(4):825-43.
21. Marras A, Fineberg N, Pallanti S. Obsessive compulsive and related disorders: comparing DSM-5 and ICD-11. CNS Spectrums. 2016;21(4):324-333.
22. Stieglitz R-D, Haug A, Fähndrich E, Rösler M, Trabert W. Comprehensive psychopathological assessment based on the Association for Methodology and Documentation in psychiatry (AMDP) system: development, methodological foundation, application in clinical routine, and research. Front Psychiatry. 2017;8:45.
23. De Feijoo AMLC, Dhein C. Transtorno obsessivo-compulsivo: da psicopatologia como disciplina científica à psicopatologia fenomenológica. Rev Psicopatol Fenomen Contemporânea. 2017;6(1):52-71.
24. Dalgalarrondo P. Psicopatologia e semiologia dos transtornos mentais. Porto Alegre: Artmed; 2018.
25. Gebsattel VEFV. Antropología médica; 1966. (No. RC 454. G4218).
26. McIntosh C. The dictionary for learning. In: Cambridge Advanced Learner's Dictionary. 4.ed. Cambridge: Cambridge; 2013
27. Götz D, Haensch G, Wellmann H. Langenscheidts Grosswörterbuch Deutsch als Fremdsprache: das neue einsprachige Wörterbuch für Deutschlernende. Langenscheidt; 1993.
28. Fuchs T. Existential vulnerability: toward a psychopathology of limit situations. Psychopathology. 2013;46(5):301-8.
29. Guimarães-Fernandes F, Castellana GB, Ceron-Litvoc D. A dramaticidade como essência: uma análise fenômeno-estrutural da histeria. Revista Psicopatologia Fenomenológica Contemporânea. 2019;8(1):1-33.
30. Jaspers K. General psychopathology, vol. 1. JHU Press; 1997.
31. Messas G. The existential structure of substance misuse: a psychopathological study. New York: Springer; 2021.
32. Freitas SMP. Uma análise existencialista para um caso clínico de transtorno obsessivo compulsivo. Revista da Abordagem Gestáltica: Phenomenological Studies. 2011;17(2):205-214.
33. Ahern C, Fassnacht DB, Kyrios M. Obsessions and phobias. 2019.
34. Marcondes D. A Alegoria da caverna: A República. 514a-517c. Magalhães L (trad.). In: Iniciação à história da filosofia: dos pré-socráticos à Wittgenstein, 7.ed. Rio de Janeiro; 2000.
35. Nietzsche F. Crepúsculo dos ídolos. São Paulo: Companhia das Letras; 2006.
36. Haug A, Rösler M, Spitzer C, Stieglitz R, Trabert W. O Sistema AMDP: Manual de Documentação de Achados Diagnósticos Psiquiátricos. São Paulo: Hogrefe CETEPP, 2016.

42

Esquizofrenia e outras psicoses

Luis Antonio Bozutti
Mariana Echegaray
Melissa Tamelini

 SUMÁRIO

PONTOS-CHAVE

- A contribuição dos principais autores da psicopatologia clássica para a definição contemporânea de esquizofrenia.
- O desenvolvimento do conceito de esquizofrenia nos principais manuais da psiquiatria atual (DSM e CID), e a limitação da utilização de critérios diagnósticos operacionais na prática clínica.
- As principais alterações do exame psíquico na esquizofrenia.
- O curso clínico da esquizofrenia dividido em períodos: pré-mórbido, pródromo, primeiro episódio psicótico, curso inicial e fase tardia.
- A alteração da ipseidade sob a perspectiva fenomenológica contemporânea.

INTRODUÇÃO

A esquizofrenia afeta aproximadamente 0,7 a 1% da população mundial[1], sendo comumente considerada um dos transtornos mentais mais desafiadores para profissionais de saúde mental. A irrupção do quadro clínico geralmente próxima ao início da idade adulta e o curso crônico dos sintomas tendem a afetar profundamente a funcionalidade dos indivíduos, tornando a esquizofrenia uma das principais causas de incapacitação[2]. A adequada compreensão da psicopatologia desse transtorno possibilita refinar os cuidados fornecidos a essa população. Dessa forma, ao longo deste capítulo serão apresentados aspectos históricos da evolução desse conceito, os critérios diagnósticos atuais, a descrição de achados no exame psíquico e conceitos da apresentação psicopatológica.

HISTÓRIA PSICOPATOLÓGICA DO CONCEITO

O retrospecto histórico de qualquer problema clínico, com o escrutínio das vias que se seguiram para a elaboração de seu conceito nosológico e de seus critérios diagnósticos, é fundamental para sua adequada compreensão. Contudo, escrever sobre a história do conceito de esquizofrenia é uma tarefa complexa. Primeiramente, a evolução desse conceito se entrelaça com o próprio desenvolvimento da psiquiatria, abarcando as frequentes mudanças na organização desse campo de conhecimento e as disputas teóricas inerentes a esse processo. Portanto, não se pode conceber uma evolução linear, uma "linha do tempo" do conceito de esquizofrenia, dado que esse modelo não conseguiria conter a simultaneidade das ideias e a interlocução dos autores, que constantemente ampliavam ou rechaçavam os trabalhos de seus colegas. A concepção contemporânea de esquizofrenia retém, então, frutos de diferentes etapas dessas transformações conceituais.

As descrições pré-kraepelinianas: Morel, Hecker e Kahlbaum

Até o século XIX, há apenas descrições feitas de maneira fragmentada e não sistematizada do quadro que viria posteriormente a ser chamado de esquizofrenia. Entre os anos de 1851 e 1853, o alienista francês Bénédict Morel (1809-1873) cunhou o termo *"démence précoce"* para se referir a jovens que evoluíam progressivamente com um quadro de deterioração mental, com predisposição hereditária, atingindo em fase terminal uma dissolução psíquica, com alterações profundas nos sentimentos e exteriorização de atos extravagantes, podendo também alternar fases de agitação e torpor[3]. Contudo, esse conceito nosológico foi rapidamente esquecido, inclusive pelo próprio Morel, que, a partir de 1857, formulou sua doutrina das degenerações e passou a aludir aos casos anteriormente descritos de demência precoce como manifestações sindrômicas da degenerescência hereditária[3].

Uma nova descrição se deu em 1871 pelo psiquiatra alemão Ewald Hecker (1843-1909), que definiu a hebefrenia como uma psicose de início no final da puberdade marcada por puerilidade, frivolidade, alterações proeminentes no discurso e desagregação da personalidade. Para o autor, a hebefrenia passava irregularmente por fases melancólicas, maníacas e confusionais, resultando em um quadro demencial em jovens[3]. Vinte e um anos depois, o psiquiatra polonês Leon Daraszkiewicz propôs a expansão do conceito ao incluir formas ainda mais graves e ao retirar a divisão em estágios.

Em 1874, o psiquiatra alemão Karl Ludwig Kahlbaum (1828-1899) publicou sua monografia sobre a catatonia, um distúrbio específico no funcionamento motor, marcado pelos sintomas de espasticidade, passando por fases de melancolia, mania, estupor, confusão e, finalmente, levando a uma demência terminal[3,4]. Kahlbaum trabalhava nesse conceito desde 1863, mas foi fortemente criticado por psiquiatras de sua época, que alegavam falta de limites no conceito. Diante das críticas, o próprio Kahlbaum buscou traçar aproximações entre a catatonia e a hebefrenia, além de desenvolver o termo heboidofrenia para quadros leves de hebefrenia. Nessa época, alguns autores chegaram a propor que a catatonia seria uma hebefrenia de manifestação tônica[4].

É notável nas descrições dos quadros propostos a presença de fases ou estágios marcados por uma alternância – entre torpor e agitação, entre melancolia e mania – e um desfecho desfavorável – uma deterioração psíquica, uma demência terminal.

Kraepelin e Dementia praecox

O psiquiatra alemão Emil Kraepelin (1856-1926) exerceu historicamente um papel capital na nosografia psiquiátrica, sendo que sua obra sofreu importante influência dos trabalhos de Morel, Hecker e Kahlbaum[3].

O primeiro passo foi o reconhecimento da identidade entre a hebefrenia de Hecker e a demência precoce de Morel, mas ainda com a catatonia e as formas paranoides separadas dessa categoria. Contudo, ao revisar a obra de Kahlbaum, Kraepelin também notou semelhanças da catatonia com os quadros descritos por Hecker e Morel: o início na adolescência, a desagregação psíquica e a evolução para um estado demencial. Ademais, observou que os sintomas motores, que constituíam um elemento importante na catatonia, eram também esporadicamente identificados na hebefrenia, não sendo, portanto, um empecilho para a aproximação diagnóstica entre essas duas entidades[3]. Dessa forma, na quarta edição de seu tratado, Kraepelin se vale do termo cunhado por Morel, *Dementia praecox*, para apresentar uma entidade nosológica que englobaria diversos estados mórbidos caracterizados por distúrbios afetivos e volitivos, com destruição da correlação interna da personalidade, incorporando a hebefrenia de Hecker e a catatonia de Kahlbaum.

É interessante observar que os quadros até então descritos não se detinham em delírios e alucinações. Esse grupo de sintomas era destacado na paranoia, que nessa época englobava todas as psicoses delirantes crônicas. Kraepelin propõe então a divisão da paranoia clássica em dois grupos: a demência paranoide, caracterizada pelos delírios crônicos associados a alterações da sensopercepção, que evoluíam para um definhamento psíquico, e os paranoicos propriamente ditos, cujos delírios não eram acompanhados de alucinações e não evoluíam para um quadro demencial[3]. Com isso, na sétima edição de seu tratado, Kraepelin associa a demência paranoide à hebefrenia e à catatonia na demência precoce.

Kraepelin distinguia então a demência precoce de outras entidades nosológicas, como a insanidade maníaco-depressiva e a paranoia, ressaltando o critério evolutivo, ou seja, a evolução de pacientes jovens para um desfecho de enfraquecimento psíquico. Dessa forma, o elemento essencial para o diagnóstico da demência precoce estaria em seu curso longitudinal e em seu desfecho desfavorável (doutrina dos estados finais), atribuindo-se um enfoque menor à apresentação dos sintomas. Os sintomas serviriam, por sua vez, para distinguir as três formas clínicas da *Dementia praecox*: a paranoide, a hebefrênica e a catatônica, que antes eram descritas como entidades separadas.

Bleuler e o grupo das esquizofrenias

Paralelamente ao trabalho de Kraepelin, o psiquiatra suíço Eugen Bleuler (1857-1939) cunha o termo esquizofrenia e, por meio dele, traça um rumo diverso ao de Kraepelin. No preâmbulo de sua obra, Bleuler[4] ressalta o mérito de Kraepelin na concepção da demência precoce, mas se propõe a aprofundar no estudo dessa patologia, dando destaque às ideias de Freud.

A etimologia do termo revela a característica principal da esquizofrenia para o autor: cisão da mente[5]. Enquanto para Kraepelin o caráter evolutivo tinha primazia no diagnóstico da demência precoce, para Bleuler a esquizofrenia seria reconhecida pela sua descrição psicológica. Contudo, Bleuler ressalta o cuidado necessário com o uso de termos psicológicos, dado que diferentes autores podem utilizar termos semelhantes para descrições diferentes, podendo levar a compreensões errôneas se não houver um aprofundamento adequado nas ideias do autor[4].

Essa sintomatologia se embasa em um tipo específico de alteração do pensamento, dos sentimentos e da relação com o mundo exterior, que é marcada por uma clivagem (*Spaltung*) mais ou menos nítida das funções psíquicas[3]. Essa alteração do processo associativo, que repercute nos afetos e na personalidade, teve por base a psicologia associacionista de Wundt, recebendo influências de Freud e de Jung. O conceito foi proposto em 1908, mas publicado em 1911[5].

Bleuler advoga pela necessidade de se penetrar em mecanismos psicológicos profundos, não se atendo a quadros clínicos superficiais[3].

Pela diferença nas definições, durante alguns anos os termos demência precoce e esquizofrenia conviveram. Para Bleuler, a esquizofrenia se distanciava do conceito kraepeliniano por dois aspectos:

- O primeiro deles se refere ao início e à evolução do quadro clínico. A idade de início não requer ser necessariamente jovem, podendo aparecer mais tardiamente. Por sua vez, o desfecho não obrigatoriamente será demencial. Para Bleuler, a esquizofrenia pode ter um curso crônico ou intermitente, podendo deter-se ou retroceder em qualquer etapa, mas não admite uma *"restitutio ad integrum"*[4].
- Enquanto para Kraepelin o conceito de demência precoce era fundamentalmente empírico (pela avaliação do fim do curso do processo patológico), para Bleuler a esquizofrenia se embasa em uma teoria, uma análise psicológica dos sintomas[3]. Segundo Bleuler, o diagnóstico de esquizofrenia se fundamenta principalmente em sua sintomatologia, relegando a evolução em longo prazo – elementar na concepção kraepeliniana – para um segundo plano[5].

Bleuler[4], todavia, ressaltou a cautela para não confundir complexos sintomáticos com entidades específicas de doença, por isso comumente usa o termo no plural (esquizofrenias), considerando que esse complexo sintomatológico provavelmente corresponderia a entidades nosológicas diferentes.

Ao prosseguir com suas análises, Bleuler[4] sustenta que a esquizofrenia seria primariamente uma afecção orgânica e busca um transtorno elementar – irredutível, espelho clínico do acometimento cerebral e do qual derivaria a diversidade de sintomas esquizofrênicos. Ele busca então dividir os sintomas entre os fundamentais (ou de base) e os acessórios. Os fundamentais (fisiogênicos) resultariam de uma suposta alteração cerebral de base, seriam permanentes e específicos – a dissociação psíquica, as perturbações da afetividade e o autismo. Por sua vez, os sintomas acessórios (psicogênicos) decorreriam de uma reação da personalidade frente a esse processo mórbido (complexos afetivamente carregados), correspondendo aos delírios, às alucinações, aos sintomas catatônicos e outros que não são privativos dessa enfermidade, mas confeririam diversidade à apresentação clínica[3].

Os sintomas fundamentais da esquizofrenia de Bleuler também se fizeram notórios pelos 4 As: alogia, embotamento afetivo, ambivalência e autismo. Alguns autores destacam mais 2 As presentes na obra bleuleriana – distúrbios da atenção e avolição –, totalizando 6 As.

- Alogia (distúrbios das associações do pensamento): Bleuler[4] descreve que a representação de finalidade no encadeamento das ideias em um discurso está afetada, sendo que as ideias acabam se relacionando a um conceito genérico e se perdendo na direção. Ou seja, inicialmente a associação entre uma ideia e outra pode se manter correta, mas a totalidade do discurso não alcança um objetivo. Com a progressão do distúrbio, as associações podem ser feitas por circunstâncias (p. ex., duas ideias sem relação que preocupam o sujeito em determinado momento podem ser associadas, condensando-as em uma só), culminando, nos casos mais graves, em uma fala completamente incoerente e confusa. Outra alteração descrita são os bloqueios, que são interrupções do pensamento, retomados com ideias sem qualquer relação com a precedente. Muitos pacientes podem vivenciar essa experiência de bloqueio como uma influência estranha, como se lhes tivessem subtraído o pensamento. Também é descrita uma pobreza de ideação, com retorno frequente a seletos temas e tendência ao monoideísmo. Alguns pacientes também se queixam de pressão para pensar, como se fossem compelidos a acumular pensamentos.
- Embotamento afetivo: Bleuler[4] relaciona o processo de cronificação de estados psicóticos à regressão da afetividade, a qual denomina "embrutecimento confortável". Descreve inexpressividade e indiferença, faltando profundidade aos afetos. As modificações de conteúdo do pensamento são acompanhadas de menor modulação afetiva. Além disso, componentes corporais, de mímica e de prosódia podem ser discrepantes entre si, perdendo a unidade de expressão do afeto em relação à ideia comunicada ou comportamento executado (paramimia). Contudo, Bleuler destaca que estados afetivos mais vívidos podem aparecer quando desencadeados por memórias que haviam emocionado o indivíduo antes do início do processo esquizofrênico. A irritabilidade também tende a se manter mais preservada, tida como uma reação inadaptada frente às influências exteriores. Além disso, há a descrição de reações emocionais incongruentes aos acontecimentos (paratimias), como rir diante de notícias tristes ou irritar-se frente a atos cordiais.
- Ambivalência: Bleuler[4] a define como a simultaneidade em oferecer pontos positivos e negativos a um determinado elemento psíquico. Tais antinomias podem se expressar na afetividade (ambivalência afetiva), na vontade (ambitendência) e no campo lógico (ambivalência intelectual).
- Autismo: Bleuler[4] define o autismo pela preponderância patológica da vida interior sobre o mundo exterior, havendo um isolamento e um desligamento da realidade. Nos casos mais leves há um distanciamento da realidade no plano afetivo ou lógico, desconsiderando elementos externos que se contraponham ao seu mundo interno. Em alguns casos, pode haver um amálgama entre mundo interno e externo (p. ex., o médico manter essa identidade e

ao mesmo tempo ser o perseguidor). Bleuler descreve pacientes que fazem repetidas perguntas sem darem oportunidade para o interlocutor responder, ou escrevem cartas também sem expectativa de resposta, ou fazem previsões não se importando caso elas não aconteçam. Nos casos mais graves, são descritos isolamentos totais e permanentes.

- Distúrbios da atenção: Bleuler[4] descreve a alteração da atenção ativa (aquela voluntária, na qual o indivíduo direciona o foco de atenção) associada ao processo de embotamento afetivo e perda de interesse. Já a atenção passiva (aquela espontânea, desencadeada por estímulos externos) também costuma estar reduzida em decorrência do autismo, contudo Bleuler descreve o registro detalhado de diversos eventos por pacientes que pareciam completamente alheios. Com isso, levanta a hipótese de uma alteração nos mecanismos de seleção da atenção sobre os estímulos sensoriais.

- Avolição: Bleuler[4] também formula a alteração da vontade como decorrente das mudanças nas associações e na afetividade. Descreve falta de iniciativa para realizar atividades, parecendo negligência ou preguiça. Também classifica como um déficit da vontade quando há a execução de atos impulsivamente, mesmo sabendo de consequências deletérias. Bleuler, ademais, descreve alguns casos de obstinação excessiva, com pacientes dispendendo grande energia, suportando sofrimentos e se fatigando por anos para tentarem executar algum projeto específico.

Bleuler[4] divide a esquizofrenia em quatro subgrupos. Três deles já assumidos por Kraepelin: a esquizofrenia catatônica (com predomínio das alterações de psicomotricidade), a esquizofrenia paranoide (com riqueza sintomatológica e predominância de delírios e alucinações) e a esquizofrenia hebefrênica (com predomínio de desorganização psíquica, tendo a presença de sintomas acessórios que não dominam o quadro). A esses três subgrupos adiciona a esquizofrenia simples, caracterizada pela pobreza sintomatológica, centrando-se nos sintomas fundamentais.

Os trabalhos de Bleuler repercutiram na concepção de demência precoce estabelecida por Kraepelin, que, na oitava e última edição de seu tratado, define duas grandes síndromes que comporiam a demência precoce: "o enfraquecimento das atividades emocionais que formam as molas propulsoras da volição" e "a perda da unidade interna das atividades do intelecto, emoção e volição".

Jaspers e a derrocada do princípio nosológico-clínico

Kraepelin foi um dos grandes expoentes do princípio nosológico-clínico, que defendia a existência de unidades nosológicas rígidas – também chamado de doutrina clínica da enfermidade. A base desse princípio é a noção de que causas iguais promoveriam quadros clínicos iguais, com sintomas, curso e terminação semelhantes[3]. Contudo, como previamente dito, Bleuler se opunha a esse posicionamento e já ressaltava o cuidado em não confundir complexos sintomatológicos com doenças específicas[4].

A bancarrota do princípio nosológico-clínico se deu a dois fatores: os questionamentos intrínsecos a essa proposta e o advento de novas metodologias de investigação psicopatológica. Os questionamentos intrínsecos advieram no estudo das psicoses orgânicas, pela constatação de que afecções semelhantes poderiam produzir sintomas psiquiátricos diferentes e o mesmo sintoma psiquiátrico poderia ser decorrente de etiologias diversas. Até mesmo o critério do desfecho para diferenciação da demência precoce de outros quadros endógenos foi colocado em xeque pela descrição clínica de estados finais maníaco-depressivos com deterioração da personalidade[3].

Por outro lado, houve o advento da doutrina da personalidade (o termo personalidade é entendido aqui como uma estrutura da subjetividade), que se contrapunha ao princípio nosológico-clínico. Fundamentado nas investigações psicopatológicas da gênese e nas doutrinas da constituição (método genético--constitucional), esse novo modelo buscava correlacionar as diferentes evoluções das enfermidades mentais com as peculiaridades individuais na constituição dos enfermos[3].

O psiquiatra alemão Karl Jaspers (1883-1969) estava dentre aqueles que questionavam o princípio nosológico-clínico. Para o autor[6], não existiriam enfermidades psiquiátricas propriamente ditas, e as unidades nosológicas no campo da psiquiatria seriam ideias, em um sentido kantiano. Em 1913, se dá a publicação da primeira edição de sua obra seminal, *Psicopatologia geral*. Tal obra se destacou pela fundamentação sistemática da psicopatologia, promovendo uma ordenação metodológica nesse campo do conhecimento, o que lhe garantiu uma influência duradoura na psiquiatria.

Um dos elementos centrais da metodologia jasperiana foi demonstrar a psicopatologia como um campo de conhecimento que se enraíza tanto nas ciências humanas como nas naturais. Essa dicotomia de métodos se expressava na organização dos fenômenos psicopatológicos, que poderia se dar pela compreensão psicológica, fundamentada nas ciências humanas, ou pela explicação causal, baseada nas ciências naturais, caso haja a irrupção de fenômenos incompreensíveis.

Assim, Jaspers[6] sedimenta a doutrina da personalidade ao propor diferentes modalidades de evolução biográfica do acontecer patológico. Diante da dicotomia metodológica exposta, há a contraposição entre desenvolvimento, quando o advento do fenômeno é compreensível na biografia do sujeito, e processo, quando há a emergência de fenômenos patológicos incompreensíveis que modificam definitivamente o curso biográfico.

Para Jaspers[6], a esquizofrenia se caracterizaria pelo seu curso processual. Há, portanto, uma modificação global da personalidade, uma inflexão da trajetória biográfica, pela emergência de elementos psicopatológicos incompreensíveis. Entretanto, o autor não aponta qual seria a natureza dessa modificação.

Schneider e a psicopatologia clínica

O psiquiatra alemão Kurt Schneider (1887-1967) se destaca como um expoente da psicopatologia clínica, buscando um propósito nosológico sobre a psicopatologia descritiva. Schneider[7] argumenta que os diagnósticos psiquiátricos não deveriam ser embasados simplesmente em uma coletânea de sintomas, pois com frequência dependem da avaliação do que é falado, da valorização de comportamentos e das impressões do examinador. Ele ainda questiona o quanto termos psiquiátricos corriqueiros são utilizados para descrever um diagnóstico feito com pré-julgamentos. Defende, portanto, que os diagnósticos devem ser realizados após uma avaliação clínica minuciosa e sem pré-julgamentos dos sintomas apresentados.

Para Kurt Schneider, o diagnóstico de esquizofrenia é essencialmente psicopatológico. Por meio da captação dos sintomas, pode-se chegar ao diagnóstico – tal qual a concepção bleuleriana[4]. O autor organiza os sintomas que ele considera bastante sugestivos (mas não patognomônicos) para o diagnóstico da esquizofrenia, denominando-os "sintomas de primeira ordem". O quadro geral pode também ser acompanhado de "sintomas de segunda ordem" e de "sintomas expressivos do quadro clínico de conjunto".

A descrição dos sintomas de primeira ordem se deu 1948, fundamentando-se em observações clínicas sob uma perspectiva fenomenológica influenciada por Jaspers. Ou seja, há uma fundamentação essencialmente empírica e uma intencionalidade bastante prática. Apesar de esse não ter sido o fio condutor que organizou as descrições dos sintomas por Schneider, é notável que eles tenham como cerne uma alteração da vivência de atividade do eu, ou seja, os próprios atos são acompanhados por um sentimento de imposição, perda de autonomia e invasão, revelando um poder externo[5]. Listam-se a seguir[7]:

- Sonorização do pensamento: trata-se da irrupção de uma estrutura vivencial nova, inexistente na vida psíquica normal. Compõe-se por elementos sensoriais e intelectuais, sendo um elemento intermediário entre o pensamento e a sensopercepção. O pensamento sonorizado pode ser vivenciado tanto como uma voz sussurrada quanto como um som intoleravelmente forte.

- Audição de vozes dialogando entre si: há a presença de duas ou mais vozes que dialogam entre si, podendo elogiar ou, mais frequentemente, depreciar o paciente. Outra possibilidade é de as vozes discutirem entre si, uma atacando o paciente e outra defendendo-o.

- Audição de vozes que interferem na atividade do sujeito: há a presença de vozes de comando ou que comentam o que o paciente está fazendo, sendo uma manifestação da vivência de influência. Inicialmente, o sujeito pode resistir a essas vozes, com um estado de ânimo angustioso, mas, com a progressão do quadro, o paciente pode se tornar uma vítima passiva dessas ordens, deixando de oferecer resistência.

- Vivências de influência corporal: dentro do campo cenestésico, há vivências corporais anormais, as quais o paciente percebe como influências externas. Há sensações de aperto, deslocamento de componentes internos do corpo ou de sofrerem atos sexuais, por exemplo. Há a experiência de imposição do externo, sendo acompanhada de estranheza ou perplexidade, uma passividade somática[8].

- Roubo do pensamento e outras influências sobre o pensamento: há a vivência de que pensamentos são roubados ainda no ato de serem pensados, atribuindo a isso uma explicação de influência externa (como telepatia, uso de máquinas especiais). Há também a inserção de pensamento, na qual um pensamento é atribuído a um agente externo.

- Divulgação do pensamento: há a experiência de que os pensamentos se tornam acessíveis a outras pessoas, seja por via direta ou por uso de algum dispositivo.

- Percepção delirante: é tida como a forma fundamental do delírio esquizofrênico. Trata-se de uma percepção normal à qual se atribui um significado anormal, que é incompreensível seja por via intelectual, seja por via afetiva. Para Schneider, não se trata, pois, de uma percepção errônea, mas sim de uma alteração na doação de significado. Essa significação especial tem características autorreferentes, ganhando grande importância e relevância para a existência do indivíduo, como a revelação de uma realidade superior, que domina e subjuga o sujeito. Pode ser uma vivência numinosa, acompanhada de angústia e medo.

- Vivências de influência na esfera dos sentimentos, das tendências e das vontades: os atos e estados do indivíduo não são vivenciados como próprios, mas tomados como uma imposição de outrem, que o dirige e o influencia. Para Schneider, o ponto de maior relevância não é simplesmente a alienação e automatização do comportamento, porém a atribuição deste a pessoas ou poderes estranhos. Habitualmente o indivíduo sente dificuldade em resistir ao impulso, sendo vivenciado como algo além do controle voluntário.

Os sintomas de primeira ordem desfrutaram de grande popularidade por poderem ser definidos com mais confiabilidade do que os sintomas fundamentais bleulerianos, além de mais distintamente patológicos, por serem fenômenos tudo ou nada. Apesar de Schneider[7] ter afirmado que eles não são patognomônicos da esquizofrenia, esse trecho de sua obra por vezes foi ignorado ao longo da história da psiquiatria. Alguns tentavam se apegar a esses sintomas para trazer certa comodidade ao diagnóstico, o que levou em contrapartida a estudos que concluíram, tal como Schneider já alertava, que não há completa especificidade e sensibilidade nos sintomas de primeira ordem[8].

Os sintomas de segunda ordem, por sua vez, são menos determinantes para o diagnóstico de esquizofrenia, seja por serem menos prevalentes do que os sintomas de primeira ordem, seja por mais frequentemente estarem presentes em outros quadros clínicos[7]:

- Outras formas de alucinação: podem ser citadas alucinações visuais, olfativas, gustativas, cenestésicas.
- Ocorrência delirante: da mesma forma que a percepção delirante, há um processo de significação especial, porém ele se dá diretamente em uma crença subjetiva. Essas crenças podem envolver vocação religiosa, projeção política ou perseguição, por exemplo.
- Perplexidade: não se trata aqui de um fenômeno de perplexidade marcado por sensação subjetiva de dúvida e insegurança diante de algo que é objetivamente determinado, mas refere-se a uma dificuldade de determinar o que está acontecendo objetivamente. É uma vivência caótica e sem sentido.
- Distimias eufóricas e depressivas: costumam estar presentes mais frequentemente nas formas hebefrênicas e catatônicas. Na distimia eufórica, há elevação do estado de ânimo, aceleração do pensamento e aumento de impulsividade, contudo lhe carece da ressonância afetiva típica dos estados maníacos, ou seja, tem um humor menos contagiante. Ademais, o aumento da psicomotricidade costuma acontecer de maneira mais estereotipada e com maneirismos. Já as distimias depressivas costumam se assemelhar mais às de pacientes não portadores de esquizofrenia, havendo inibição do pensamento, da psicomotricidade, tristeza, angústia e redução de repertório ideativo com tendência a ter discursos monotemáticos.
- Vivência de empobrecimento afetivo: o empobrecimento afetivo em si é observado externamente por um avaliador. Contudo, por vezes, alguns pacientes podem se queixar de perceberem uma redução de suas capacidades afetivas, não se mobilizando mais com o que antes se comoviam. Ademais, o sujeito pode vivenciar uma modificação na qualidade dos sentimentos direcionados principalmente a outras pessoas, havendo mudança de um sentimento por

outro ou a irrupção de um sentimento novo, diverso daqueles vivenciados por outras pessoas.

Já na descrição de outros sintomas expressivos, são elencados[7]:

- Alterações do pensamento: bloqueio de pensamento (uma parada no curso do pensamento, à qual pode se seguir uma retomada do pensamento voltando ao seu início, um desvio de assunto ou um período de completo silêncio); compulsão a pensar (uma vivência de pensamentos serem impostos ao sujeito contra a sua vontade ou de que outros pensam dentro dele); inspiração de pensamento (experiência de um pensamento ter-lhe sido comunicado por meio de uma divindade ou ente de esfera superior); pensamento vago (a despeito de não haver limitação de conceitos, as relações conceptuais presentes se tornam imprecisas).
- Ambivalência: pode acontecer tanto na esfera intelectiva – construindo-se juízos contrários sobre um mesmo objeto – como na esfera afetiva – por meio de sentimentos opostos em relação a um mesmo motivo.
- Autismo: trata-se da dificuldade de estabelecer relações normais com o entorno, construindo um mundo próprio e não compartilhado com os outros.
- Sintomas catatônicos: são alterações da atividade motora voluntária, como negativismo e estereotipias.

ATUAL CRITÉRIO DIAGNÓSTICO PELO DSM-5 E CID-11

A contribuição histórica de Kraepelin, Bleuler e Schneider para o entendimento e desenvolvimento do construto de esquizofrenia também se estende aos critérios diagnósticos atuais. Os dois grandes sistemas vigentes, a Classificação Internacional das Doenças (CID) e o Manual Diagnóstico e Estatístico de Transtornos Mentais (DSM), têm suas raízes nas obras desses autores.

No DSM, as ideias de Kraepelin estão presentes na relevância dada à cronicidade, ao curso desfavorável da doença e à avolição. Bleuler influenciou diretamente a construção dos sintomas negativos, enquanto Schneider a dos sintomas positivos. As concepções elaboradas por esse tripé de autores aparecem em todas as edições, porém em destaque variável[9,10].

Inicialmente, nota-se nos DSM-I e II bastante influência das ideias bleulerianas, o que gerou relevante inconsistência diagnóstica entre os países[11,12]. O autismo, por exemplo, em razão de sua relativa dificuldade de definição, deixou de ser critério diagnóstico. Consequentemente, no DSM-III os sintomas positivos schneiderianos ganharam relevância, assim como a evolução crônica e a baixa funcionalidade[13]. A partir do DSM-IV, há um afrouxamento progressivo da definição de esquizofrenia, com a eliminação do critério de início antes dos 45 anos e a inclusão de sintomas negativos novamente[14]. No DSM-5, houve a inclusão do requerimento de que pelo menos um dos sintomas do critério A seja delírios, alucinações ou discurso desorganizado. Por outro lado, a supervalorização dos sintomas de primeira ordem de Schneider foi excluída, visto que não tem correspondência em aumento de especificidade. Também foi extinta a divisão em subtipos, por não haver utilidade clínica[15]. Os critérios atuais pelo DSM-5 estão descritos na Tabela 1.

Tabela 1 Critérios diagnósticos da esquizofrenia segundo o DSM-5

A. Presença de dois ou mais dos seguintes itens, por um período significativo (durante um mês, ou menos, se tratado com sucesso). Pelo menos um dos itens deve ser o (1), (2) ou (3): 1. Delírios. 2. Alucinações. 3. Discurso desorganizado. 4. Comportamento catatônico ou grosseiramente desorganizado. 5. Sintomas negativos.
B. Durante um período significativo desde o início do transtorno, o nível de funcionamento em uma ou mais áreas principais, como trabalho, relações interpessoais ou autocuidado, está reduzido de forma importante, em comparação com o nível atingido antes do transtorno (ou quando o início se dá durante a infância ou adolescência, há insucesso em atingir o nível de desenvolvimento esperado de funcionamento interpessoal, acadêmico ou ocupacional).
C. Sinais contínuos do transtorno persistem por pelo menos seis meses. Esse período deve incluir pelo menos um mês de sintomas (ou menos, se tratados com sucesso) que preencham o critério A (i.e., sintomas da fase ativa) e pode compreender sintomas prodrômicos ou residuais. Durante esses períodos prodrômicos ou residuais, os sinais do transtorno podem se manifestar apenas por sintomas negativos ou por dois ou mais dos listados no critério A, presentes de forma atenuada (p. ex., crenças estranhas, experiências perceptivas incomuns).
D. Transtorno esquizoafetivo e transtorno depressivo ou bipolar com características psicóticas foram descartados porque: (1) nenhum episódio de depressão maior ou de mania ocorreu concomitantemente com os sintomas da fase ativa; ou, (2) se episódios de alteração de humor ocorreram durante os sintomas da fase ativa, sua duração foi breve em relação aos períodos ativo e residual do transtorno.
E. O transtorno não é atribuível a efeitos fisiológicos de uma substância (p. ex.: abuso de drogas ou medicação) ou a uma doença clínica.
F. Se houver história de transtorno do espectro autista ou de transtorno da comunicação iniciado na infância, o diagnóstico adicional de esquizofrenia é realizado apenas se estiverem presentes delírios ou alucinações proeminentes por pelo menos um mês (ou menos, se tratados com sucesso), além dos outros sintomas necessários para esquizofrenia.

Fonte: American Psychiatric Association, 2013[15].

Ainda segundo o DSM-5, a gravidade dos sintomas pode ser graduada de 0 (não presente) a 4 (presente e grave) e pode ou não haver catatonia associada. Além disso, o curso pode ser especificado após 1 ano de evolução (Tabela 2).

Tabela 2 Especificadores de evolução segundo o DSM-5

Primeiro episódio, atualmente em episódio agudo	A primeira manifestação do transtorno atende aos sintomas diagnósticos definidos e ao critério de tempo. Um episódio agudo é um período de tempo em que são satisfeitos os critérios de sintomas.
Primeiro episódio, atualmente em remissão parcial	Remissão parcial é um período de tempo durante o qual é mantida uma melhora após um episódio anterior e em que os critérios definidores do transtorno são atendidos apenas em parte.
Primeiro episódio, atualmente em remissão completa	Remissão completa é um período de tempo após um episódio anterior durante o qual não estão presentes sintomas específicos do transtorno.
Episódios múltiplos, atualmente em episódio agudo	Múltiplos episódios podem ser determinados após um mínimo de dois episódios (i.e., após um primeiro episódio, uma remissão e pelo menos uma recaída).
Episódios múltiplos, atualmente em remissão parcial	
Episódios múltiplos, atualmente em remissão completa	
Contínuo	Os sintomas que atendem aos critérios de sintomas diagnósticos do transtorno permanecem durante a maior parte do curso da doença, com períodos de sintomas em nível subclínico muito breves em relação ao curso geral.
Não especificado	

Fonte: American Psychiatric Association, 2013[15].

A recente publicação da CID-11 evidenciou a tendência à convergência dos critérios diagnósticos entre os dois manuais. As mudanças da 10ª para a 11ª edição já se iniciam com o nome do capítulo, que passou de "esquizofrenia, transtornos esquizotípicos e transtornos delirantes" para "esquizofrenia ou outros transtornos psicóticos primários"[16,17]. Assim como no DSM-5, na CID-11 houve a extinção dos nove subtipos anteriormente descritos, em razão da falta de estabilidade e de diferença prognóstica entre eles. Em comparação às edições anteriores da CID, houve certa redução da importância dos sintomas de primeira ordem de Schneider, e introdução de especificadores (de sintomas, de curso e de gravidade). Manteve-se a necessidade de 1 mês de sintomatologia (*versus* 6 meses no DSM)[18].

Não há como separar os manuais diagnósticos da configuração histórica em que estão inseridos e é inegável que sua construção se apoiou em uma visão cartesiana de mundo, na qual há certo reducionismo da condição humana e, consequentemente, dos acometimentos psíquicos e psiquiátricos. O deslocamento das prioridades da classificação faz com que o construto em si se enfraqueça, por isso esses sistemas não são unânimes e estão sendo criticados mais veementemente nos últimos anos[19]. Surge, portanto, um dos grandes dilemas da psiquiatria atual: o DSM e a CID têm boa validade e confiabilidade, porém têm falhas e não há ainda um modelo alternativo igualmente robusto para a prática clínica. Cabe a nós, psiquiatras, então, a tarefa de usar esses instrumentos de maneira crítica.

PSICOPATOLOGIA DESCRITIVA E EXAME PSÍQUICO

Tendo em vista que a nomenclatura utilizada pela Associação para Metodologia e Documentação em Psiquiatria (AMDP)[20] se estruturou principalmente pela avaliação de pacientes portadores das antigamente denominadas psicoses endógenas (esquizofrenias, psicoses afetivas e esquizoafetivas), muitas das descrições lá presentes podem ser observadas em portadores de esquizofrenia. Ademais, a esquizofrenia também é reconhecida pela sua riqueza psicopatológica e pela diversidade de sua apresentação.

A esquizofrenia é concebida conforme os critérios diagnósticos atuais como uma psicose, sendo seus sintomas frequentemente divididos entre positivos, negativos e desorganização, além dos sintomas cognitivos[8].

Os sintomas positivos correspondem aos delírios e alucinações. Os delírios surgem no contexto de uma alteração global da vivência[20] e são alterações do processo de pensamento e de julgamento, caracterizados externamente por[21,22]:

- Serem juízos patologicamente falsos, ou seja, carregam apreciações equivocadas da realidade.
- Possuírem elevada convicção e certeza interna, ou seja, no delírio o sujeito "sabe" e não "acredita", "crê" ou "supõe".
- Serem imunes à argumentação e não modificados pela experiência, ou seja, há uma evidência *a priori*.
- Terem um conteúdo irreal.
- Destoarem do contexto educacional e sociocultural do indivíduo.

A impossibilidade de seu conteúdo é uma característica criticada pela literatura, pois eventualmente o conteúdo pode corresponder ao real (como no delírio de ciúmes), contudo, o processo de formação do juízo que está alterado[22]. Em geral, falta qualidade nas informações do delírio, dado que o paciente pode prescindir de fundamentos, uma vez que a evidência é indiscutível[20]. Subjetivamente, os delírios são crenças, ideias ou noções que não se diferenciam daquelas verdadeiras, ou seja, raramente alguém se autodeclara delirante[22].

Os delírios não são elementos patognomônicos da esquizofrenia, podendo ser identificados em outros quadros psicóticos. Entretanto, é habitual se colocar a diferenciação entre delírios primários e secundários. Os delírios primários são os considerados típicos da esquizofrenia (e do transtorno delirante persistente) e decorrem de alterações primárias do processo de pensamento, recebendo a alcunha de incompreensíveis – ou seja, é impossível determinar empaticamente como tais crenças se desenvolveram. Por sua vez, os delírios secundários são aqueles decorrentes de outras modificações na conjuntura psicológica, sendo compreensíveis então por tais alterações (p. ex., declínio cognitivo ou humor pervasivo)[21,22].

A gravidade dos delírios pode ser avaliada por algumas dimensões[22]:

- Convicção: o grau de convencimento na crença.
- Extensão: o impacto em diferentes áreas da vida do sujeito.
- Bizarrice: distanciamento da realidade consensual determinada culturalmente.
- Desorganização: o grau de consistência lógica interna e sistematização das crenças.
- Pressão: o impacto nas preocupações do sujeito.
- Resposta afetiva: o grau de envolvimento afetivo do sujeito com a crença.
- Comportamento desviante: as atuações da pessoa decorrentes do delírio.

A descrição psicopatológica dos delírios precisa de duas marcações, uma relativa à descrição formal e outra concernente ao conteúdo. Em relação ao aspecto formal, há as seguintes descrições[20-22]:

- Pressentimento delirante (também é possível encontrar os termos atmosfera delirante ou humor delirante): trata-se de uma vivência desconfortável, geralmente acompanhada de perplexidade e apreensão, na qual há uma sensação de antecipação por algo que está para ser revelado. Há uma tensão subjacente à experiência, de caráter difuso, na qual a relação entre "Eu" e mundo se infiltra de estranheza, desconfiança e suspeita. Durante o pressentimento delirante, o conteúdo ainda não está definido. As ideações e as percepções delirantes frequentemente surgem em um contexto de atmosfera delirante, sendo que a irrupção do delírio costuma trazer alívio à tensão da atmosfera.
- Percepção delirante: trata-se de um significado anormal associado a um ato perceptivo real sem que haja conexão racional ou emocional compreensível. Para muitos autores, trata-se de um processo em duas fases: há primeiro a percepção normal de um estímulo, à qual se segue uma doação equivocada de significado, gerando uma importância delirante para aquele objeto percebido, principalmente de caráter autorreferente. O AMDP[20] inclui nessa notação as

percepções delirantes mnêmicas (também chamadas de memórias delirantes ou delírios retrospectivos, que são interpretações delirantes de uma lembrança normal) e os falsos reconhecimentos de pessoas de caráter delirante.

- Ideação delirante (também é possível encontrar os termos intuição delirante ou delírio autóctone): são delírios que surgem repentinamente, tal qual a chegada de uma nova ideia. Trata-se de um processo em fase única, sem ter participação da percepção.
- Pensamentos delirantes: trata-se do resultado da sedimentação das ideações e das percepções delirantes, assim as convicções de caráter delirante se tornam estabelecidas e duradouras.
- Delírio sistematizado: trata-se do estabelecimento de conexões entre um sintoma delirante com outros fenômenos psíquicos, como alucinações, alterações do "Eu" e vivência não patológicas. Tais conexões aumentam a coerência interna do delírio, provendo evidências para a convicção.
- Dinâmica delirante: descreve a intensidade afetiva que acompanha o sintoma delirante.

Já em relação ao conteúdo, o AMDP[20] fornece as seguintes notações:

- Delírio de referência: o sujeito ganha centralidade na experiência; assim, acontecimentos ou objetos do ambiente passam a ganhar significado especial direcionado ao sujeito.
- Delírio persecutório ou de ser prejudicado: o sujeito se sente ameaçado, prejudicado, ofendido ou insultado, como foco de hostilidade à sua vida, às suas posses ou à sua saúde. Os delírios querelantes, marcados por comportamentos desviantes em busca de direitos ou para manutenção da honra, também são classificados nessa notação.
- Delírio de ciúme: convicção delirante de ser traído ou enganado pelo parceiro conjugal.
- Delírio de culpa: convicção delirante de ter cometido um erro imperdoável e irreparável contra normas individuais, sociais ou religiosas. Pequenos deslizes de conduta do passado podem ser tomados de forma superdimensionada. Ademais, pode acompanhar a convicção de estar sendo punido por tal delito.
- Delírio de empobrecimento (ruína): convicção delirante de não possuir recursos para se sustentar, de estar próximo à falência financeira.
- Delírio hipocondríaco: convicção delirante de estar gravemente enfermo.
- Delírio de grandeza: convicção delirante de ser superior às outras pessoas, podendo abranger âmbitos como inteligência, beleza, riqueza ou outros.
- Outros conteúdos delirantes.

As alterações descritas no DSM como "fenômenos delirantes bizarros" se encontram inseridas na seção de alterações da consciência do Eu no AMDP[20]. Nessa seção, encontram-se os fenômenos marcados pela modificação dos limites entre o "Eu" e o mundo, como, por exemplo, as vivências de controle externo sobre o corpo, o pensamento, os sentimentos e as ações. São apresentados:

- Desrealização: trata-se de uma vivência de estranhamento, perda de familiaridade com o ambiente e com o tempo, que ganham aspectos de irreais ou estranhos. A desrealização pode acompanhar o pressentimento delirante.
- Despersonalização: trata-se de um estranhamento em relação a si mesmo, como se tivesse mudado ou fosse irreal. Nessa notação são incluídas as experiências de transitivismo (atribuir a outrem as próprias experiências e comportamentos) e de personificação (atos e vivências observados em outros são sentidos como em si mesmo, no próprio corpo).
- Difusão do pensamento: vivência de que o pensamento pode ser acessado ou ouvido por outros. O eco do pensamento pode ser colocado nessa notação se houver crença de que outros também podem ouvir.
- Retirada/roubo do pensamento: os pensamentos são subtraídos por uma força ou por outras pessoas.
- Inserção do pensamento: os pensamentos são controlados, inseridos, impostos ou sofrem influência de alguma força ou de outras pessoas.
- Outras vivências de influência externa: sob essa notação se encontram as vivências diversas de controle sobre os sentimentos, as intenções, os comportamentos ou o corpo.

Os delírios estão presentes em aproximadamente 70% dos pacientes, sendo os conteúdos mais frequentes: persecutórios (84,1%), controle sobre corpo e/ou mente (75,4%), grandiosidade (48,6%) e religiosos (35,5%)[8]. Alguns autores defendem que o conteúdo do delírio é aleatório, incidental ao processo de formação do delírio.[21]

As alucinações, por sua vez, são alterações da sensopercepção definidas como uma percepção falsa de um objeto sem estímulo sensorial real correspondente. Trata-se de imagens mentais que aparecem à consciência como perceptos que, apesar de se originarem de fontes internas de informação, são incorretamente avaliadas como fontes externas, e que ocorrem de forma invasiva[22]. Sua classificação se dá pela modalidade de sensopercepção – auditivas, visuais, somestésicas (cenestésicas e táteis), olfativas e gustativas. A gravidade das alucinações pode ser avaliada pela frequência de aparecimentos, pela intensidade (concretude, clareza e complexidade) e pelo comprometimento subjetivo (sofrimento ou impacto no comportamento do sujeito)[20].

As alucinações auditivas costumam estar presentes em até 80% dos pacientes, sendo refratárias ao tratamento em até um quarto deles. As alucinações visuais podem estar presentes em aproximadamente um quarto dos pacientes, já outras modalidades de alucinações são menos frequentes[8].

Os sintomas negativos se referem a funções psicológicas e cognitivas que se encontram diminuídas ou ausentes, trazendo grande impacto na funcionalidade e qualidade de vida. Dentre eles são geralmente descritos: o embotamento afetivo (diminuição da expressão emocional), alogia (redução da expressão verbal), avolição (redução da iniciativa e da persistência em tarefas direcionadas), redução da sociabilidade e anedonia (diminuição da capacidade de experimentar prazer nas atividades). Alguns autores, todavia, contestam a presença de anedonia na esquizofrenia, defendendo que há preservação da capacidade hedônica, porém há uma redução da busca por atividades que resultem em prazer[8]. No AMDP[20], são utilizados os termos pobreza de impulso (falta de interesse e iniciativa), empobrecimento afetivo (redução da quantidade de manifestações afetivas) e retraimento social (afastamento de outras pessoas por redução do desejo de contato social).

A desorganização pode ser evidenciada no discurso e/ou no comportamento. No discurso podem ser observados pensamento inconsistente, construções linguísticas que fogem à gramática, tangencialidade (respostas inadequadas, que apenas tangenciam o tema interrogado, a despeito da adequada compreensão da pergunta pelo paciente) e neologismos[8]. No AMDP[20], o termo incoerência é utilizado para a situações nas quais o entrevistador não consegue compreender o discurso do paciente. Já no comportamento, podem ser observados sintomas catatônicos, maneirismos, estereotipias e agitação[8]. O AMDP[20] utiliza o termo paracineses para se referir a movimentos qualitativamente anormais, geralmente complexos e com impacto na gesticulação, na fala e na mímica. As paracineses incluem as estereotipias, a obediência automática e o negativismo. As estereotipias se manifestam na linguagem ou na esfera motora por meio de gestos que se repetem por períodos longos de tempo, incluindo as verbigerações (estereotipias da fala), ecolalia (repetição das palavras finais de um interlocutor), ecopraxia (imitação automática dos movimentos de outra pessoa), catalepsia (estereotipia de postura), flexibilidade cérea e riso automático. O negativismo pode ser classificado como passivo (quando não é acatada uma solicitação) ou ativo (quando é executado o contrário do que foi demandado). Por sua vez, o AMDP[20] define maneirismos e posturas bizarras como movimentos (gestos, falas ou mímica) rotineiros que são executados de modo excêntrico, extravagante, pronunciado ou jocoso. Para a expressão inadequada de afeto, com reações inadequadas aos sentimentos, há o termo paratimia (discordância afetiva).

PSICOPATOLOGIA DO TRANSTORNO EM SUAS CARACTERÍSTICAS FUNDAMENTAIS

A esquizofrenia é um quadro clínico de início geralmente entre o final da adolescência e o início da idade adulta, tendendo a ser algo mais precoce e mais prevalente nos indivíduos do sexo masculino. Seu quadro clínico é bastante heterogêneo, com diferenças na gravidade dos sintomas e nos níveis de incapacitação. A evolução psicopatológica de sua apresentação pode ser dividida entre fase pré-mórbida, fase prodrômica, primeiro episódio psicótico, curso inicial e fases tardias[23].

A fase pré-mórbida corresponde ao período que antecede a irrupção dos sintomas psicóticos. Epidemiologicamente são descritas alterações no neurodesenvolvimento em comparação à população geral, com atraso nos marcos do desenvolvimento motor, déficits cognitivos e dificuldades de interação social. Contudo, há uma importante sobreposição entre aqueles que vieram a desenvolver esquizofrenia e a população geral, tornando um grande desafio a identificação precoce dos indivíduos em risco.

A fase prodrômica é identificada em aproximadamente 80% dos indivíduos. Sua característica central é a presença de sintomas psicóticos atenuados. Há alterações na estrutura do pensamento, no conteúdo do pensamento, na sensopercepção e no comportamento que já começam a impactar no cotidiano do indivíduo, porém este tende a manter certa crítica sobre os sintomas. Entretanto, a presença de sintomas psicóticos atenuados, apesar de denotar um risco, não é uma sentença de conversão para esquizofrenia, dado que apenas 25% evoluirão para esquizofrenia em 2 anos, sendo que outros podem continuar apresentando sintomas psicóticos atenuados ou remitirem espontaneamente desses sintomas[23]. Ademais, na fase prodrômica sintomas negativos podem já começar a se desenvolver, além de poderem ser detectados sintomas depressivos, ansiosos e irritabilidade.

O primeiro episódio psicótico se evidencia pelo surgimento dos sintomas psicóticos positivos, que, na maior parte das vezes, emergem agudamente, em menos de um mês. No entanto, alguns indivíduos podem ter um início mais insidioso.

Após o primeiro episódio psicótico, a evolução do quadro é variável. Os sintomas psicóticos positivos podem remitir ou persistir em graus diversos, associados ou não a períodos de recrudescimento. Da mesma forma, a presença de sintomas negativos pode variar individualmente, tal qual a presença de prejuízo cognitivo e sintomas de humor associados. Em consequência, os prejuízos interpessoais e sociais divergem conforme a evolução do quadro clínico. Em geral, a gravidade do quadro clínico e dos prejuízos associados tende a estabilizar após 5 a 10 anos de evolução após o primeiro episódio psicótico[22]. Resultam, portanto, diferentes fases tardias.

O processo de abertura e evolução do quadro esquizofrênico também foi retratado pelo psiquiatra alemão Klaus Conrad (1905-1961), que classicamente organizou a esquizofrenia inicial nos seguintes estágios[24,25]:

- Trema: há uma sensação de antecipação, "frio na barriga". O indivíduo nota uma alteração atmosférica, mas não consegue descrever exatamente o que está diferente, existe um fundo difuso de que algo está prestes a mudar, mas não se configura um tema específico – há algo desconhecido, não revelado. Diante do estranhamento, ele pode se sentir mais desconfiado, excitado, culpado, deprimido ou uma combinação desses sentimentos. Remete ao conceito jasperiano de humor delirante. Ao exame psíquico, destaca-se a perplexidade.
- Apofania: o sentimento difuso presente previamente toma forma e é sucedido pelo fenômeno de "revelação" (Aha-Erlebinis), no qual a reorganização das vivências resulta na formação do delírio. O termo "revelação" ilustra a sensação de que o indivíduo foi atingido abrupta e intrusivamente por um conhecimento significativo. É marcante o fenômeno de percepção delirante nesse estágio.
- Anástrofe: o indivíduo interpreta que todos os acontecimentos ao seu redor estão relacionados a ele, por isso, geralmente manifesta um delírio paranoide. Pode-se observar, por exemplo, os fenômenos de inserção, roubo e sonorização de pensamento já descritos anteriormente. Nessa etapa, o sujeito se sente como um ponto central passivo, ao qual se remetem os acontecimentos do mundo.
- Fase apocalíptica-catatônica: existe uma desagregação marcante da personalidade. Descreve bem o extinto subtipo "hebefrênico" presente até o DSM-IV. Caso haja piora, pode evoluir para corporificação da consciência e catatonia.
- Consolidação (ou remissão parcial): pode haver consolidação ou remissão dos sintomas em graus variáveis.
- Estado residual: caracterizado por diminuição na habilidade de concentração e no vigor. O indivíduo tem dificuldade de tomar decisões ou perseguir objetivos.

ALTERAÇÃO DO *SELF* BÁSICO NA ESQUIZOFRENIA

Como discutido anteriormente, alterações no exame psíquico presentes na esquizofrenia muitas vezes englobam modificações na consciência do Eu. Apesar de autores clássicos, tais como Karl Jaspers e Emil Kraepelin, já terem descrito alterações na estruturação do Eu nesse transtorno, esse tema tem ganhado grande relevância em estudos recentes de psicopatologia.

Sass[26] argumenta que os sintomas principais da esquizofrenia teriam por base uma alteração fundamental da ipseidade, ou seja, do senso básico de *self*. Diante dessa concepção, as transformações no *self* básico antecederiam, propiciariam e modelariam os sintomas psicóticos da esquizofrenia, possibilitando a unificação dos diferentes quadros clínicos do ponto de vista da psicopatologia descritiva[27].

Antes de prosseguir na descrição das alterações da ipseidade, é fundamental entender qual o significado desse senso básico de *self*, dado que esse é um termo que pode facilmente gerar ambivalências na epistemologia psiquiátrica. Aqui tomado, a ipseidade remete a uma instância fundamental organizadora da experiência, de caráter pré-reflexivo (ou seja, não é um produto da reflexão ou da introspecção, é dado de maneira tácita), que possibilita um componente de familiaridade/habitualidade consigo mesmo[27]. A ipseidade possibilita, então, a naturalidade e a fluidez no desenvolvimento da experiência – ter o corpo como "meu", o pensamento como "meu", a ação como "minha".

A familiaridade e a habitualidade do *self* básico garantem o contexto de referência da experiência. Ou seja, os acontecimentos sempre se remetem a um caráter de primeira pessoa – algo acontece para *mim*. Ao entrar em contato com um objeto, isso não se dá de maneira simples, mas se forma em uma modalidade – o objeto é julgado, visto, temido, apreciado, rejeitado. E é justamente essa modalidade (a disposição para o sujeito) que crava a ipseidade como fundamental para a organização da experiência – o *self* básico não seria um objeto a mais na consciência, mas *como* a experiência se dispõe em relação ao Eu[27].

Deve-se ressaltar que essa concepção de ipseidade como um *self* básico se distancia de outros conceitos que também receberam o nome de *self* na psicologia e na psiquiatria. Ou seja, não se confunde, por exemplo, com o chamado *self* narrativo, que é fruto da estruturação de uma identidade explicitada pelo indivíduo diante de complexos processos sociais, culturais e políticos.

Retomando, dessa forma, a esquizofrenia como expressão de uma fragilidade da ipseidade, é importante entender em que consiste essa alteração, que se dá por três elementos inter-relacionados: hiper-reflexividade, redução do senso de agenciamento e modificação na apreensão cognitiva/perceptual do mundo[26]. Esses três elementos não devem ser tomados separadamente, mas como vertentes do mesmo processo de deterioração da ipseidade.

Um dos aspectos da ipseidade explicados é a garantia da habitualidade e da familiaridade dos constituintes do Eu na experiência. Assim, aspectos implícitos da experiência, como sensações proprioceptivas, componentes cinéticos e pensamentos, são tomados de maneira tácita como pertencentes ao Eu. Contudo, diante da fragilidade da ipseidade, a consciência passa a examinar e a questionar esses elementos, havendo reflexão sobre o que antes seria tomado como óbvio (o corpo como *meu*, o pensamento como *meu*). A hiper-reflexividade se refere, pois, ao escrutínio da consciência sobre componentes da experiência que habitualmente seriam tomados como tácitos. Em consequência, eles passam a adquirir características estrangeiras ao sujeito.

Ademais, a ipseidade garante que a experiência seja remetida a uma primeira pessoa, permitindo que o sujeito se reconheça como agente da ação. A deterioração da familiaridade dos elementos inerentes ao Eu (a ação como *minha*, a decisão como *minha*) esfacela o existir como um sujeito. Desse modo, a redução do senso de agenciamento se relaciona à deterioração do horizonte de ser o agente da ação, a uma diminuição da perspectiva de primeira pessoa.

Dentro da psicopatologia descritiva, a hiper-reflexividade e a redução do senso de agenciamento podem ser observadas, por exemplo, nas experiências de transitivismo, no roubo e inserção do pensamento e nas outras vivências de influência externa.

Por fim, a ipseidade marca *como* a experiência se dispõe para o Eu, ou seja, organiza a apreensão cognitiva e perceptual do mundo. A deterioração da ipseidade impacta nos objetos percebidos, lembrados e imaginados no que se refere a seu sentido e a seu contexto para o Eu. Consequentemente, há uma modificação no modo de apreensão cognitiva/perceptual do mundo. Em relação à psicopatologia descritiva, esse aspecto pode ser observado com clareza na definição do pressentimento delirante – o estranhamento e a perplexidade revelam um mundo que se apresenta modificado para o Eu.

CONSIDERAÇÕES FINAIS

As manifestações psicopatológicas no campo da esquizofrenia constituem um vasto e rico repertório, que foi objeto de estudo dos maiores nomes da história da psiquiatria e da psicopatologia, como ilustrado neste capítulo. Os conceitos apresentados oferecem um apanhado panorâmico de fenômenos bastante paradigmáticos da condição esquizofrênica, mas não esgotam o tema, que continua a ser objeto de investigações profícuas no cenário da psicopatologia contemporânea.

REFERÊNCIAS

1. Saha S, Chant D, Welham J, McGrath J. A systematic review of the prevalence of schizophrenia. PLoS Med. 2005;2(5):e141.
2. Whiteford HA, Degenhardt L, Rehm J, Baxter AJ, Ferrari AJ, Erskine HE, et al. Global burden of disease attributable to mental and substance use disorders: findings from the Global Burden of Disease Study 2010. Lancet. 2013;382(9904):1575-86.
3. Nobre de Melo AL. Psiquiatria – Volume 2. Rio de Janeiro: Civilização Brasileira; 1979.
4. Bleuler E. Dementia praecoux ou o grupo das esquizofrenias. Lisboa: Climepsi; 2005.
5. Paim I. Tratado de clínica psiquiátrica. 3.ed. revista e atualizada. São Paulo: E.P.U.; 1991.
6. Jaspers K. Psicopatologia generale. 7.ed.. Roma: Il Pernsiero Scientifico; 2016.

7. Schneider K. Psicopatologia clinica. 4.ed. italiana. Roma: Giovanni Fioriti; 2004.
8. Lawrence RE, First MB. Psychopathology. In: Lieberman JA, Stroup TS, Perkins DO, Dixon LB (eds.). Textbook of schizophrenia. 2.ed. Washington: American Psychiatric Association Publishing; 2020.
9. Tandon R. The Nosology of Schizophrenia. Toward DSM-5 and ICD-11. Psych Clin North Am. 2012;35(3):557-69.
10. Tandon R, Gaebel W, Barch DM, Bustillo J, Gur RE, Heckers S, et al. Definition and description of schizophrenia in the DSM-5. Schizophrenia Res. 2013;150(1):3-10.
11. American Psychiatric Association. Diagnostic and statistical manual of mental disorders (DSM-I). 1.ed. Washington: American Psychiatric Association; 1952.
12. American Psychiatric Association. Diagnostic and statistical manual of mental disorders (DSM-II). 2.ed. Washington: American Psychiatric Association; 1968.
13. American Psychiatric Association. Diagnostic and statistical manual of mental disorders (DSM--III). 3.ed. Washington: American Psychiatric Association; 1980.
14. American Psychiatric Association. Diagnostic and statistical manual of mental disorders (DSM--IV). 4.ed. Washington: American Psychiatric Association; 1994.
15. American Psychiatric Association. Diagnostic and statistical manual of mental disorders (DSM-5). 5.ed. Washington: American Psychiatric Association; 2013.
16. World Health Organization. International Statistical Classification of Diseases and Related Health Problems. 10.ed; 1992. Disponível em: https://icd.who.int/
17. World Health Organization. International Statistical Classification of Diseases and Related Health Problems. 11.ed; 2019. Disponível em: https://icd.who.int/
18. Reed GM, First MB, Kogan CS, Hyman SE, Gureje O, Gaebel W, et al. Innovations and changes in the ICD-11 classification of mental, behavioural and neurodevelopmental disorders. World Psychiatry. 2019;18(1):3-19.
19. Andreasen NC. DSM and the death of phenomenology in America: An example of unintended consequences. Schizophrenia Bulletin. 2007;33(1):108-12.
20. Associação para Metodologia e Documentação em Psiquiatria (AMDP) (org.). O Sistema AMDP: Manual de documentação de achados diagnósticos psiquiátricos. São Paulo: Hogrefe CETEPP; 2016.
21. Dalgalarrondo P. Psicopatologia e semiologia dos transtornos mentais. 2.ed. Porto Alegre: Artmed; 2008.
22. Oyebode F. Sintomas da mente: introdução à psicopatologia descritiva, 5.ed. Rio de Janeiro: Guanabara Koogan; 2021.
23. Perkins DO, Lieberman JA. Natural History. In: Lieberman JA, Stroup TS, Perkins DO, Dixon LB (eds.). Textbook of Schizophrenia. 2.ed. Washington: The American Psychiatric Association Publishing; 2020.
24. Conrad K. Beginning schizophrenia: attempt for a Gestalt-analysis of delusion". In: Broome MR, Harland R, Owen GS, Stringaris A (eds.). The Maudsley reader in phenomenological psychiatry, Vol. 23(4). Cambridge: Cambridge University Press; 2012. p.387-403.
25. Mishara AL. Klaus Conrad (1905-1961): delusional mood, psychosis, and beginning schizophrenia. Schizophrenia Bulletin. 2010;36(Issue1):9-13.
26. Sass L. The life-world of persons with schizophrenia: considered as a disorder of basic self. In: Stanghellini G, Broome MR, Fernandez AV, Fusar-Poli P, Raballo A, Rosfort R (eds.). The Oxford handbook of phenomenologucal psychopathology. Oxford: Oxford University Press; 2019.
27. Zahavi D. Self. In: Stanghellini G, Broome MR, Fernandez AV, Fusar-Poli P, Raballo A, Rosfort R (eds.). The Oxford handbook of phenomenologucal psychopathology. Oxford: Oxford University Press; 2019.
28. Picardi A. The two faces of first-rank symptoms. Psychopathology. 2019;52:221-3.

Índice remissivo